结核菌素与卡介苗及其应用

卢立国　叶隆昌　主编

苏州大学出版社

图书在版编目(CIP)数据

结核菌素与卡介苗及其应用 / 卢立国,叶隆昌主编. —苏州:苏州大学出版社,2020.9
ISBN 978-7-5672-3213-6

Ⅰ.①结… Ⅱ.①卢…②叶… Ⅲ.①结核菌试验-皮肤试验②卡介苗-预防接种 Ⅳ.①R52②R446.61③R186

中国版本图书馆 CIP 数据核字(2020)第 154469 号

书　　名:	结核菌素与卡介苗及其应用
主　　编:	卢立国　叶隆昌
责任编辑:	周建国
助理编辑:	牛涵波
装帧设计:	刘　俊
出版发行:	苏州大学出版社(Soochow University Press)
社　　址:	苏州市十梓街1号　邮编:215006
印　　装:	苏州工业园区美柯乐制版印务有限责任公司
网　　址:	www.sudapress.com
邮购热线:	0512-67480030
销售热线:	0512-67481020
开　　本:	889mm×1194mm　1/16　印张:29.75　字数:942千
版　　次:	2020年9月第1版
印　　次:	2020年9月第1次印刷
书　　号:	ISBN 978-7-5672-3213-6
定　　价:	180.00元

凡购本社图书发现印装错误,请与本社联系调换。服务热线:0512-67481020

《结核菌素与卡介苗及其应用》编写委员会

主　编　卢立国　叶隆昌
副主编　（排名不分先后）
　　　　　严明月　姜红梅　叶继业　仲崇霞
编　者　（排名不分先后）

卢立国	主任医师	江苏省沭阳县人民医院
叶隆昌	主任医师	江苏省淮安市疾病预防控制中心
张以祥	副主任医师	江苏省淮安市洪泽区疾病预防控制中心
马丙强	副主任医师	江苏省昆山市人民医院
马　浩	医学硕士	江苏省沭阳县人民医院
胡玉兰	主治医师	江苏省沭阳县人民医院
刘金玉	主治医师	江苏省沭阳县人民医院
宋小艳	主治医师	江苏省沭阳县人民医院
蔡　群	主治医师	江苏省沭阳县人民医院
吴红波	主治医师	江苏省沭阳县人民医院
潘海洋	主治医师	江苏省沭阳县人民医院
陈　桃	主治医师	江苏省沭阳县人民医院
裘　强	副主任医师	江苏省泗洪县分金亭医院
姜红梅	主治医师	江苏省淮安市第四人民医院
闫卫彬	主任医师	江苏省沭阳县人民医院
薛同明	副主任医师	江苏省涟水县疾病预防控制中心
巢玉琼	主治医师	江苏省沭阳县人民医院
吴良文	主管医师	江苏省淮安市卫生监督所
孙婷婷	副主任医师	江苏省沭阳县人民医院
朱加宏	副主任医师	江苏省涟水县疾病预防控制中心
韩　光	主治医师	江苏省沭阳县人民医院
张成富	副主任医师	江苏省涟水县疾病预防控制中心
叶继业	医学硕士	湖北省黄石市中心医院
张亦工	副主任医师	江苏省淮安市疾病预防控制中心
仲崇霞	副主任医师	江苏省沭阳县疾病预防控制中心
曹永红	主管医师	江苏省淮安市洪泽区疾病预防控制中心
严明月	主治医师	江苏省沭阳县人民医院
王　胜	住院医师	江苏省沭阳县人民医院
顾春湘	主任医师	江苏省泗洪县分金亭医院
戴举响	主治医师	江苏省沭阳县人民医院

序 一

结核病是一种古老的疾病,长期威胁着人类的健康乃至生命。在抗结核药物问世前,结核病几乎是无药可治的世界性慢性传染病,又被称为"白色瘟疫"。1882 年,Koch 发现结核分枝杆菌为结核病的致病原,从而奠定了现代结核病学的基础。人类通过长期不懈的努力,在结核病的诊治、预防等方面取得了卓越的成就,但是结核病至今仍是人类十大死因之一,是单一因素传染病的头号杀手,在我国仍属重点控制的重大疾病之一,也是全球关注的公共卫生问题和社会问题。

回顾人类对结核病百余年的艰苦探索、研究,用于诊断结核杆菌感染的旧结核菌素和结核菌素纯蛋白衍生物的皮肤试验,尤其是历经 13 年、231 代的传代培养而获得减毒的、具有抗结核免疫力的牛结核分枝杆菌活菌苗——卡介苗问世,这是 20 世纪震惊世界的发明。1921 年,卡介苗首先用于人类,证实了其预防结核病的有效性和安全性,1924 年,卡介苗公布并在全球逐步推广使用,造福于人类,功不可没。研究证明,接种卡介苗对儿童血行播散性结核病、结核性脑膜炎可达到 58%~100% 的保护率,但对成人结核病的预防尚无充分证据。至今,世界卫生组织仍建议在结核病疫情高发国家应对新生儿(至少在 1 岁内)接种卡介苗。

但是,每一项技术往往都有一定的生命周期,事物总要发展进步,尤其在医学科技日新月异快速进展的当今。在人类进一步要求研发并接种与非发结核分枝杆菌感染无交叉的、用于皮肤试验和其他免疫学诊断的高特异性抗原卡介苗的过程中,ESAT-6、CFP-10 及其融合抗原应运而生。对具有更好保护效果的疫苗研发也已迫在眉睫、势在必行。全球都致力于对预防结核病新疫苗的研发,目前全球已有 12 个新型结核疫苗正在开展临床试验。

在卢立国、叶隆昌等怀有与人分享知识、造福患者和推动医学进步之志者的号召与组织下,集三十余人的智慧,历经六个春秋的耕耘,内容丰富、实用性强的《结核菌素与卡介苗及其应用》一书终于出版,可喜可贺可赞,特为之序。

马玙
2020 年 3 月

序 二

结核病是非常古老的一种慢性传染病,至今已延绵千百年。资料显示,在抗结核化疗药物问世之前,结核病几乎无药可治,结核病患者的死亡率、带病迁延率和自身治愈率大约分别占25%、50%和25%。在我国,结核病的疫情亦非常严重,民间流传"十痨九死"之说,曾因此病在我国流行严重,我国人民被诬为"东亚病夫"。结核病的危害如此之大,常造成人们心理上强烈的恐惧,"谈痨色变"。

德国科学家Robert Koch于1882年发现了结核病的病原体——结核分枝杆菌(1890年从结核菌的培养滤液中提炼出"旧结核菌素")。随后,法国科学家A. Calmette和C. Guérin又历经13年、计231代传代培养,成功培育出减毒牛型结核杆菌菌苗,谓之卡介苗,卡介苗于1921年开始用于人类。随着卡介苗的使用和抗结核药物的不断发现,人们看到了扼制结核病的希望。

本书编写者历经多年艰辛,参考整理了诸多文献,重新全面而系统性地审视与论述了卡介苗和结核菌素的功效,终成一册关于卡介苗和结核菌素的小百科专论。该书是一本不可多得的、较好的参考书。

该书的出版对从事儿科、呼吸、传染及免疫等疾病工作的同志均有帮助,他们可以丰富知识,学到更多预防结核疾病的措施,增加治疗相关疾病的手段。该书对保障人们的健康有非同一般的意义。

正如希波克拉底誓言所述,该书编写者怀有与人分享医学知识、造福患者和推动医学进步之志,他们在新中国成立七十周年之际,集三十余人的智慧,历经六个春秋的耕耘,终于将这部实用性强、内容翔实丰富的专业著作付梓,实乃可喜可贺,今特为之序。

安燕生
写于国庆70周年之际

前 言

《结核菌素与卡介苗及其应用》一书和诸位读者见面了,编写组的所有成员莫不深感欣慰。大家历经数次卡介苗科研工作的实施,数年、十数年、数十年防痨工作的经验积累,六年多"痴情"的资料搜集、商讨、优选,以及不分昼夜的撰写、修改,终于获得了回报,了却了心愿。因为编写组成员在从事结核病防治工作中,深深感到结核病给人类,特别是给我国人民带来了不可言喻的灾难:20世纪50年代年感染率为8%,"十痨九死""白色瘟疫""东亚病夫"是当时的写照。因此,我国许多防痨先驱为了防痨事业无怨无悔地奋斗终生。像置个人安危于不顾,1931年只身前往法国学习卡介苗培养、接种方面的知识和技能,回国后为人民健康服务、为卡介苗事业奉献毕生的中国卡介苗奠基人王良(1891—1985年);上海社会名流丁福保先生,亦是我国防痨界一位先驱,他所编著的《肺病指南》《肺病预防法》《肺病疗养法》三本书,与北京卢永春所著《痨病论》《肺痨咳血》《痊愈日记》成为20世纪30年代国内南北防痨界的经典防痨丛书。丁福保先生在上海不但与社会名流运筹帷幄,还和全国各地联系,筹备、创建中国防痨协会,该协会于1933年10月21日在上海成立。1933年沪上商业巨亨叶澄衷之子叶子衡获悉创办台湾中央大学的颜福庆在募集资金以建一所诊治结核病医院后,慷然献出自家的沪上名园——叶家花园,用来创办"澄衷肺病疗养院"。尽管防痨协会因战事而活动停顿,但后来在吴绍青的奔走下,于1948年1月29日,在上海八仙桥青年会举行中国防痨协会恢复大会,重建(恢复)了中国防痨协会。1956年,中国防痨协会加入国际防痨联合会(International Union Against Tuberculosis,简称IUAT)。防痨战线上众多英雄、勇士们的艰辛付出和不懈追求,不但为我们从事防痨工作者树立了榜样,也激励、敦促我们努力去开展创造性的工作。本书编写组中的一些人在苏州诸荣恩、嘉兴陈德献、南京谈光新等教授和主任医师的指点下进行临床试验、课题设计,将他们的谆言铭记于心、实践于行:这些研究项目中的一些预初试验往往是在本书编著者身上进行的,被试者通过常规或非常规的不同途径(包括静脉)、不同剂量接受多次接种,切身感受卡介苗接种后的反应,以及亲自处理有关反应,为下一步的工作开展打下坚实的基础。

本书编写组的同志们深知图书编撰工作的艰辛,清楚自己做这项工作力量的不足,但更明白这项工作的重要性:在自己的研究工作中懂得,结核病在全球广泛分布,是传染性疾病中的头号杀手,也是单因素所致感染性疾病中死亡率最高的疾病,全世界约有三分之一的人受到结核分枝杆菌感染,结核分枝杆菌严重危害人类健康和生命,是严重的公共卫生问题;结核菌素与卡介苗及其制剂的研制不仅仅是为满足控制甚至消灭结核病的需要,其接种后诱发的非特异性免疫力还可预防、治疗细菌和病毒感染性疾病及过敏性疾病,甚至可以应对对人类危害严重的恶性肿瘤;在保障人类的健康中是效果好、作用范围广(在使用中,其隐性或潜在效应或许可意外地显示出来)、副反应少的生物制剂。但在其发展历程中,曾受到诸如20世纪70年代发生在印度南部的或因研究对象选择不当,或因地区选择不当,或因菌株、制剂选择不当而产生的不和谐情况的影响。我们要尊重实际,走自己的路;在分析卡介苗接种成本-效益、成本-效应、成本-效果后,我们发现结果均令人鼓舞。所以,编写者认定编著该书对促进与保障人民的健康有重要的意义。晋代医学家葛洪曾说过："学之广在于不倦，不倦在于固志。"在编著本书的过程中，我们陶醉于搜集到的材料内容，深深感受到撰写的过程亦是学习的过程、促进进步的过程，其中许多研究结核病、结核菌素与卡介苗及其制剂的人和事深深地鼓舞着大家，还有许多研究者、制造者对产品质量无止境与永不满足的苛求精神亦为我们对本书质量的苛刻要求树立了榜样。人生能将难做成功的事做成功了才有意义。功从惟志，业广惟勤。故编写组的同志们树立了信心，下定决心，似乎由此产生无穷的力量：认准方向，明确目标，锲而不舍的愚公移山精神鼓舞着我们，锚足一股劲，拧成一股绳，坚持不懈，越战越勇，终达完成此书之夙愿。

尽管编写组的所有成员竭力想使该书更完美以飨读者，但限于知识水平和时间，不乏疏漏之处，盼望读者不吝赐教，我们"闻过则喜""闻善者则拜"，以便再版时完善之。我们应遵照王良的遗训："卡介苗接种后，人体的防御机能加强，不仅对结核病产生免疫效果，对其他传染病也增加了抵抗能力。我们应该继续加倍努力，做好这项工作，为人民做出更大的贡献。"

在编著该书的过程中，曾得到淮安市疾病预防控制中心同志的帮助，特别是得到沭阳县人民医院周业庭院长无微不至的关怀和全力支持，在此表示衷心感谢！

卢立国
2020 年 3 月

目 录

上篇 结核菌素及其应用

第一章 结核菌素 ····· 张以祥（2）
- 第一节 结核菌素的由来 ····· （2）
- 第二节 结核菌素的种类 ····· （4）

第二章 结核菌素的生产 ····· 孙婷婷（50）
- 第一节 结核分枝杆菌的基因组学 ····· （50）
- 第二节 结核分枝杆菌的营养 ····· （53）
- 第三节 结核分枝杆菌菌体成分及生物学活性 ····· （55）
- 第四节 结核分枝杆菌的培养 ····· （57）
- 第五节 结核菌素的制造与质量控制 ····· （57）

第三章 结核菌素的剂量 ····· 胡玉兰（63）

第四章 结核菌素试验 ····· 薛同明（65）
- 第一节 结核菌素试验 ····· （65）
- 第二节 结核菌素试验反应的临床意义 ····· （72）
- 第三节 结核菌素试验阳性、强阳性反应局部的处理 ····· （80）
- 第四节 人体感染结核菌的过敏反应与免疫效应 ····· （80）
- 第五节 结核菌素产生反应的物质基础 ····· （81）
- 第六节 结核菌素产生反应的机制 ····· （82）
- 第七节 结核菌素使用剂量与产生反应的标准 ····· （84）

第五章 结核菌素效价的标定 ····· 巢玉琼（86）

第六章 影响结核菌素反应强度的因素 ····· 朱加宏（87）
- 第一节 受试者特征 ····· （87）
- 第二节 卡介苗接种后检查时间与婴儿出生后接种时间 ····· （88）
- 第三节 结核菌素反应强化现象 ····· （89）
- 第四节 双臂同时进行结核菌素试验 ····· （94）
- 第五节 结核菌素试验的速发型超敏反应 ····· （95）
- 第六节 结核菌素试验反应强度与卡疤大小及卡介苗接种次数的关系 ····· （97）
- 第七节 结核菌素试验反应强度与卡介苗活菌数相关 ····· （99）
- 第八节 结核菌素试验假阴/阳性反应的原因及鉴别方法 ····· （99）
- 第九节 种族、健康状态与患病情况 ····· （106）
- 第十节 结核菌素转换 ····· （106）
- 第十一节 妊娠期间能否做结核菌素试验？ ····· （106）

第十二节　不同生产单位、不同批号结核菌素对试验结果的影响 …………………………… (108)
第七章　结核菌素的实际应用 ………………………………………………………… 张成富 (109)
　　第一节　结核菌素试验一般应用 ………………………………………………………… (109)
　　第二节　结核菌素的特殊作用 …………………………………………………………… (143)
　　第三节　活动性结核病人变应性(allergy)缺失问题 …………………………………… (149)
第八章　自然感染与卡介苗接种反应间的鉴别 ………………………………………… 蔡　群 (153)
第九章　结核菌素皮肤试验的副反应及处理 …………………………………………… 吴良文 (157)
第十章　结核菌素试验引起的晕厥及处理 ……………………………………………… 吴良文 (158)
第十一章　结核菌素试验方法及注意事项 ……………………………………………… 巢玉琼 (159)
第十二章　关于不做结核菌素试验直接接种卡介苗问题 ……………………………… 张亦工 (161)

下篇　卡介苗及其应用

第十三章　卡介苗的历史 ………………………………………………………………… 吴红波 (164)
　　第一节　卡介苗的由来 …………………………………………………………………… (164)
　　第二节　卡介苗接种的发展阶段 ………………………………………………………… (166)
　　第三节　我国的卡介苗接种与发展史 …………………………………………………… (167)
第十四章　卡介苗类品种 ………………………………………………………………… 陈　桃 (171)
　　第一节　卡介苗 …………………………………………………………………………… (171)
　　第二节　鼷鼠杆菌菌苗 …………………………………………………………………… (175)
　　第三节　田鼠杆菌疫苗 …………………………………………………………………… (176)
第十五章　卡介苗的生产与鉴定 ………………………………………………………… 闫卫彬 (178)
　　第一节　液体卡介苗的生产 ……………………………………………………………… (178)
　　第二节　冻干卡介苗的生产 ……………………………………………………………… (179)
　　第三节　卡介苗产品鉴定 ………………………………………………………………… (180)
　　第四节　我国对卡介苗质量的探讨 ……………………………………………………… (181)
　　第五节　我国治疗用卡介苗的研制 ……………………………………………………… (203)
第十六章　卡介苗的有效期 ……………………………………………………………… 裘　强 (205)
第十七章　卡介苗的保存与运输 ………………………………………………………… 王　胜 (207)
　　第一节　影响卡介苗活菌数的因素 ……………………………………………………… (207)
　　第二节　卡介苗的保存与运输方法 ……………………………………………………… (208)
第十八章　卡介苗的接种方法与剂量 …………………………………………………… 曹永红 (210)
　　第一节　卡介苗的接种方法 ……………………………………………………………… (210)
　　第二节　卡介苗接种后卡介菌在人体内的分布 ………………………………………… (214)
　　第三节　对卡介苗接种方法的评价 ……………………………………………………… (215)
　　第四节　卡介苗接种的改变 ……………………………………………………………… (219)
　　第五节　卡介苗接种有关技术的改进 …………………………………………………… (221)
　　第六节　卡介苗接种监测的评价变化 …………………………………………………… (221)
　　第七节　与卡介苗接种有关的指标 ……………………………………………………… (222)
第十九章　卡介苗菌体成分的生物学效应与接种后免疫力 …………………………… 韩　光 (223)
　　第一节　卡介苗菌体成分与生物学效应 ………………………………………………… (223)
　　第二节　卡介苗接种(或MTB感染)后免疫力 ………………………………………… (227)

| 第三节 | 卡介苗接种后免疫力产生的考核方法 | (238) |

第二十章 卡介苗接种的反应 ········ 戴举响 (240)
| 第一节 | 卡介苗接种的正常反应 | (240) |
| 第二节 | 卡介苗接种的副反应类型、产生原因及处理 | (242) |

第二十一章 卡介苗的接种对象 ········ 戴举响 (253)
第一节	初次接种对象的选择	(253)
第二节	复种对象的选择	(265)
第三节	卡介苗接种的禁忌证与化学药物预防	(269)

第二十二章 优质卡介苗的标准 ········ 宋小艳 (270)
| 第一节 | 优质卡介苗菌苗要具有高的效能 | (270) |
| 第二节 | 优质卡介苗菌苗高效能的检测方法 | (270) |

第二十三章 卡介苗接种的注意事项 ········ 刘金玉 (272)
第一节	选择恰当的接种对象	(272)
第二节	卡介苗接种要规范化操作	(272)
第三节	卡介苗要防止污染致病菌或杂菌	(273)

第二十四章 常见卡介苗接种差错事故、并发症与防治 ········ 顾春湘 (274)
第一节	差错事故的分类	(275)
第二节	差错事故的预防	(278)
第三节	差错事故、并发症的处理与治疗	(279)

第二十五章 卡介苗接种的效果及影响因素 ········ 顾春湘 (283)
第一节	不同菌株卡介苗的效价	(284)
第二节	卡介苗培养时间不同的效价问题	(287)
第三节	卡介苗的效价与培养基的关系	(288)
第四节	卡介苗的效价与接种季节的关系	(288)
第五节	卡介苗接种后的卡疤大小与免疫强度	(289)
第六节	卡介苗接种局部反应、变态反应与免疫力的关系	(289)
第七节	卡介苗的活菌数与效价的关系	(290)
第八节	儿童出生后不同时间接种卡介苗与效果的关系	(292)

第二十六章 卡介苗接种与其他预防疫苗同时接种问题 ········ 朱加宏 (293)

第二十七章 卡介苗接种对结核病的预防作用 ········ 张以祥 (297)
第一节	卡介苗接种对结核病的保护力	(297)
第二节	结核病仍然是不可忽视的传染病	(314)
第三节	结核病的其他研究进展	(320)
第四节	结核菌素试验阳性者预防服药问题探讨	(324)
第五节	卡介苗接种预防结核病机理	(326)

第二十八章 卡介苗的一般临床应用 ········ 潘海洋 (328)
第一节	卡介苗对感冒的预防和治疗作用	(328)
第二节	卡介苗预防和治疗慢性支气管炎	(329)
第三节	卡介苗预防和治疗支气管哮喘	(333)
第四节	卡介苗治疗扁平疣	(336)
第五节	卡介苗对银屑病的治疗作用	(336)
第六节	卡介苗对其他疾病的治疗作用	(337)

第二十九章 卡介苗接种预防和治疗肿瘤 …… 马 浩（338）
第一节 卡介苗治疗黑色素瘤 …… （341）
第二节 卡介苗治疗白血病 …… （342）
第三节 卡介苗辅助治疗膀胱癌 …… （344）
第四节 卡介苗治疗恶性淋巴瘤 …… （375）
第五节 卡介苗治疗胃癌 …… （376）
第六节 卡介苗治疗鼻咽癌 …… （377）
第七节 卡介苗治疗肝癌 …… （377）
第八节 卡介苗对肺癌及恶性胸腔积液的治疗 …… （379）
第九节 卡介苗对其他肿瘤的治疗 …… （380）
第十节 影响卡介苗治疗肿瘤效果的因素 …… （381）
第十一节 卡介苗对其他肿瘤的预防、治疗及展望 …… （383）

第三十章 卡介苗制剂（卡介菌多糖核酸）及其功用 …… 严明月（386）
第一节 卡介菌多糖核酸治疗肿瘤 …… （387）
第二节 卡介菌多糖核酸治疗难治性皮肤病 …… （391）
第三节 卡介菌多糖核酸预防和治疗感冒、支气管炎、哮喘等呼吸道疾病 …… （392）
第四节 卡介菌多糖核酸辅助治疗结核病 …… （393）
第五节 卡介菌多糖核酸治疗病毒感染性疾病 …… （393）
第六节 卡介菌多糖核酸治疗肾病综合征及肾炎 …… （395）
第七节 卡介菌多糖核酸治疗变应性鼻炎 …… （395）
第八节 卡介菌多糖核酸治疗皮炎 …… （396）
第九节 卡介菌多糖核酸治疗儿童哮喘成本与效果 …… （397）
第十节 有关卡介菌多糖核酸的基础性研究 …… （398）

第三十一章 卡介苗效力分析与新菌苗研制要求及动向 …… 姜红梅（403）

第三十二章 卡介苗接种工作的监测与考核评价 …… 仲崇霞（407）
第一节 监测 …… （407）
第二节 考核评价 …… （409）

第三十三章 结核病防治工作的经济学 …… 叶继业（411）

第三十四章 卡介苗接种预防结核病等工作的课题设计 …… 马丙强（414）
第一节 课题设计概况 …… （414）
第二节 卡介苗接种预防结核病常用的研究方法 …… （418）

第三十五章 流行病学和卫生统计学在卡介苗预防结核病工作中的应用 …… 马丙强（422）
第一节 卡介苗接种及预防结核病中的流行病学 …… （423）
第二节 卡介苗接种及预防结核病中的卫生统计学方法 …… （427）
第三节 结核菌素、卡介苗项目中常用的关联性指标 …… （428）

第三十六章 卡介苗接种的规划、组织及实施 …… 张成富（431）

附录：卡介苗接种工作方案 …… 张成富（434）

参考文献 …… （437）

上 篇

结核菌素及其应用

第一章 结核菌素

第一节 结核菌素的由来

结核菌素(tuberculin,简称"结素")系旧结核菌素(old tuberculin,简称 OT)与结核菌素纯蛋白衍生物(tuberculin purified protein derivative,简称 PPD)的通用名称。前者为液体培养基中生长的结核杆菌裂解的可溶性产物的浓缩过滤物,后者是由结核杆菌液体合成培养基的培养物经蒸气杀菌后滤液中的提取物,主要成分为蛋白质。二者均能引起分枝杆菌致敏机体的迟发型皮肤变态反应,广泛用来评价机体对结核病免疫性和测量细胞免疫力,应用于结核病诊断、结核病流行病学调查、结核病流行情况监测及卡介苗(bacillus Calmette-Guérin,简称 BCG)预防接种状况及程序的控制,并可作为结核杆菌抗原以酶联免疫吸附测定(enzyme-linked immunosorbent assay,简称 ELISA)、放射免疫、免疫电泳等方法进行结核病血清学检测。结核菌素皮肤试验(简称"结素试验")是测定机体是否感染结核菌的一种传统方法,尽管目前还存在着许多不足,但尚无更好的检测方法。

伟大的德国医学家、细菌学家海因里希·赫尔曼·罗伯特·科赫(Heinrich Hermann Robert Koch, 1843—1910年)在经过镜检、动物实验、分离培养、用培养菌接种动物均获得成功后,于1882年3月24日宣布结核病的病原体是结核分枝杆菌。因结核分枝杆菌引起的疾病都呈慢性并伴有肉芽肿形成的结节,菌的形态为细长、稍弯曲,有分枝生长的趋势,故称为结核分枝杆菌(*Mycobacterium tuberculosis*,简称 MTB)。结核分枝杆菌在细菌分类学上为结核分枝杆菌属厚壁菌门、裂殖菌纲、放线菌目、分枝杆菌科、分枝杆菌属(*Mycobacterium*),医学上常简称为"结核杆菌"(tubercle bacilli)。对人致病的放线菌可分为含分枝菌酸和不含分枝菌酸两类。分枝杆菌属含分枝菌酸类。自此之后,许多学者开始研究结核病的免疫与治疗。1890年,Koch 在第十届国际医学大会上将结核菌作为一种预防和治疗结核病的药物做了报告,其初步实验结果是:以小量结核死菌注射到受结核菌感染的机体,其病情可以好转,注射结核菌培养滤液,亦可得到同样结果。当年11月 Koch 在 *Deutsche Medizinische Wochenschrift* 上发表了一篇论文,称他发现了一种可以预防和治疗豚鼠结核病的物质,并认为它对人类结核病也有效,据此 Koch 提倡将结核菌培养滤液应用于结核病治疗。1891年,Bujwid 命名这种滤液为"结核菌素"。但科学家在使用后不久发现:结核菌素对结核病症无治疗价值。在给结核病人皮下注射结核菌素 10~12 h 后,病人出现发冷、寒战、发热、呕吐,体温由38.9℃升至40℃等严重的全身反应,以及注射部位红肿、坏死、溃疡等局部反应;反之,无结核病的人接受注射后,仅少数人出现轻度四肢疼痛、一时性不适或体温稍有增高,即反应很轻微或无任何反应。科学家从对患结核病猫的结素注射研究中发现,有结核病的猫对结素具有敏感性。从那时起,Koch 的这一观察的意义即在于应用结素来发现结核杆菌感染者和结核病人,而不用以治疗结核病。这给将结素作为结核病的诊断试剂奠定了基础。1891—1892年,Guttman 和 Pearson 先后用其诊断牛结核获得成功之后,临床医学领域里诸如1907年 Von Pirguet 开始用皮上划痕法试验检查受结核菌感染的人,并且称结素局部反应为变态反应(allergy)。随后的研究表明结素皮肤试验(tuberculin skin test,简称 TST)可作

第一章 结核菌素

为感染结核菌的鉴别诊断方法。它由此开辟了新的、广泛的用途。百余年来结素试验的应用不仅使人们对结核菌感染与非结核菌感染的鉴别诊断均有了深入认识,而且对整个医学知识特别是人类免疫系统及机制有了更好的了解。

知识拓展　罗伯特·科赫(Robert Koch,1843—1910年)

科赫的一生颇为曲折,其中有许多经验与教训值得后人学习或借鉴。

1843年科赫出生于德国的汉诺威州克劳斯塔尔。父亲是位矿山工人,家境并不好。1866年他大学毕业后,为糊口辗转多处,开业行医6年。1872年,他来到了波森州沃尔施太因,在地方卫生机关任一普通公职。生活刚稳定下来,他就在完成本职工作之余开始了业余的细菌学研究。4年后,他发现了家畜炭疽杆菌,发表了第一篇有关病原菌与疾病的文献,轰动当时的学术界,科赫逐渐受到世人重视。1877年之后,科赫的涂片制作及染色方法、平皿法细菌培养、悬液检查法、微生物摄影等奠定了细菌学研究基础。他1880年受聘到柏林帝国卫生局专门从事研究工作。1年后,他发明了用动物明胶制成的半固定营养培养基的"细菌纯培养法",使细菌的纯化分离成为可能,并且他试图由此去发现结核病病原体。当时,用染片方法找病原菌方面有魏格特(Weigert)的亚甲蓝染色法,又有欧利希(Ehrlich)的加热固定法。科赫充满信心地去探寻结核病的病原体。起初,他想从结核病死者的肺中找到结核菌,但一无所获。于是他把死者的肺磨碎,擦在老鼠和兔子身上后发现它们感染了结核病。最终他想到结核菌可能是透明的,必须染色才能观察到。于是他用各种色素进行染色比对试验并不断改变染色方法,制成千百种结核菌样品,终于在第271号样品中发现了染上蓝色素、呈细棒状的结核杆菌,他亦由此发明了抗酸染色法。接着,他将结核杆菌制成悬液注射到豚鼠的腹腔内,共接种496只实验动物豚鼠,豚鼠因此感染而患了结核病,从而科学地证明了结核杆菌是结核病的病原菌。他又用血清培养基对结核杆菌进行纯培养,共获得了人工培养出的结核杆菌46份,对200只动物进行毒力试验。科赫在研究工作中为证明致病菌与疾病间的因果关系,制定了"科赫准则":① 致病菌应在机体中的每一个病灶内找到;② 致病菌在体外应能进行多代的纯培养;③ 致病菌经几代纯培养后能在动物体内产生与原来一样的疾病,并且能在动物体内发现该菌。

1882年3月24日,他在柏林召开的生理学会议上面对众多世界学者做了确定结核菌为结核病病原体的报告,并于同年4月10日在德国的《柏林医学周报》上发表了相关论文,引起医学界的轰动。这为结核病这个当时的不治之症的攻克带来了曙光。当时,全世界有约1/7的人患有肺结核,其中97%的成年患者医治无效,医学界对此也束手无策。

科赫发现了结核杆菌,开创了结核病诊断的方向,奠定了病因治疗的基础,把结核病的研究及控制结核病的历史推向新的阶段,使人们了解机体各脏器不同形式的结核病都含有由于结核菌繁殖所造成组织损伤产生的同一种成分,消除了往昔医生们面对彼此间没有明显相关的成组成套的特征与症状或症候群的束手无策,避免继续产生难以计数的用来描述各种类别结核菌感染的名称,人类与结核病的抗争进入了新的时代。1890年8月4日,科赫在柏林召开的第十届世界医学会上宣布:他发现了结核菌素,他认为结核菌素可以用来治疗结核病,开启肺结核治疗与免疫治疗新时代。世人为之欢欣鼓舞。可是,当世界各地的医院纷纷用结核菌素治疗结核病时,发现结果并不如宣称的那样理想,结核菌素非但不能治疗结核病,还有可能加重结核病症状。科赫的声誉由此受到了很大冲击。但科学家毕竟有坚毅和倔强的优良品质,在逆境下,科赫没有就此沉沦,他去了埃及和印度,潜心调查霍乱,终于又发现了霍乱弧菌,为人类再次做出了贡献,并于1905年获得了诺贝尔生理学或医学奖。观其一生,他的经历对于青年人来说的确很有教育意义。

第二节 结核菌素的种类

一、结核菌素

结核菌素因不同的产生时间和生产工艺流程而有不同的分类。

(一) 旧结核菌素

Koch 将人型结核杆菌培养于 5% 中性甘油、1% 蛋白胨、0.5% 氯化钠及牛肉汤培养基中,温度为 37℃,6~8 周后,连同培养基加热至 100℃ 并保持 1 小时,杀死结核杆菌后滤去菌体,然后将滤液加热至 80℃ 蒸发,浓缩至原量的 10%,再加入 0.5% 石炭酸为防腐剂,再过滤,即成一种棕色、透明、糖浆状黏稠液体,就是浓缩的旧结核菌素。它的主要成分除结核蛋白质外,还有菌体自溶成分、菌体代谢产物、培养基成分及盐类,其中甘油占 5%。使用时可以根据需要制成不同浓度的稀释液。后来多用合成培养基代替科赫的甘油肉汤培养基。这种热浓缩合成培养基(heat-concentrated synthetic-medium)制成的结素虽无肉汤成分,但仍含有杂质,且不同单位生产或同一生产单位的各批次产品效价也不一致,于是国际联盟专门委员会在 1931 年、1935 年分别选定了第一、第二批结素国际标准品,以标化世界各地生产的结核菌素的效价。1952 年,世界卫生组织(World Health Organization,简称 WHO)将旧结核菌素标准化,规定每毫升(mL)原液中含 10 万个结素单位,相当于 1 000 毫克(mg)。旧结素虽然可以标准化,但不易标准化,虽然其制法不同,但效价却基本一致。1965 年,国际上制成了第 3 批结素国际标准品。

中华人民共和国成立后,我国的 OT 制品由北京和上海两个生物制品研究所生产,虽均按原卫生部颁布的《生物制品和检验规程》制造,但都按各自的标准标定。其他生物制品研究所的成品系用其原液稀释分装。鉴于 OT 在质量和使用上存在着一定的缺点,如非特异性成分抗原性广,能引起非特异性反应,注射后皮肤呈现红晕,红晕大于硬结,边缘欠整齐,硬结不易准确测量等,一些发达国家早已用 PPD 取代了 OT。我国人口多,WHO 不可能每年足量无偿供应我国 PPD。如果向国外购买,丹麦 PPD-RT 23 的售价每支(15 人份)为 25 克朗(约合 3 美元),我国每年按当时的 400 万支计算,则每年需支付 1 200 万美元。因此,中国药品生物制品检定所于 1976 年便开始了 PPD 的研制工作,在制备人型结核菌 PPD 的同时,检定所还进行以检测 BCG 接种后结素试验阳转率为目的的卡介菌素(BCG-PPD)研制。历时 10 余年,先后制成并建立了我国人型-PPD(PPD-C)及卡介苗-PPD(BCG-PPD)两个国家级标准品。到 20 世纪 80 年代后,我国许多地区才逐渐用 PPD 取代了 OT,90 年代后,OT 仅在少数地区使用。

之所以用 PPD 取代 OT,是出于 OT 自身的缺点,OT 的缺点有:

1. 反应性强且特异性低

OT 是结核杆菌培养后的滤液,其中除有特异性结核蛋白(变态反应性抗原)外,还有细菌的其他破碎物质、代谢产物及培养基中大分子异性蛋白等。这些物质的存在影响了结素试验反应的特异性,特别是在机体处于弱致敏状态时,可能不呈现阳性反应,同时由于 OT 含有特异性蛋白,重复试验可引起机体的过敏反应,即非迟发型超敏反应。

2. 效期短和稳定性差

稀释结素是用生理盐水稀释原液制成,稀释液中不具有保护蛋白不被吸附的物质,故其稳定性差,效期短(仅约 6 周)。因此,它的使用就受到很大限制,特别是在交通不便的边远地区难以得到应用;而 PPD 的效期为 1 年,稳定性好,适用于幅员辽阔的我国。

3. 未建立我国的 OT 标准品

OT 系直接由滤液浓缩制成,对其蛋白含量未做定量测定,其效价主要根据 OT 标准品来标化。我国在 1965 年以前采用国际第二标准品,由于浓缩 OT 本身不稳定,且年代久远,效价下降,实际上我国 OT 无可信的结素标准,有人曾试图用 PPD 来标化 OT,但 WHO 专家委员会认为"结核菌素 PPD 和旧结素成分不同,并且已知具有不同剂量反应关系,原则上它们在有效实验中是不能相比的"。

《中国生物制品规程》规定 OT 生产时应按检定所 OT 标准品标化,但检定所并未建立 OT 标准品,1969 年后,上海和北京生物研究所生产的 OT 是采用国际第三标准品标化的,实际是各自建立的标准品。检定所曾抽检两所生物研究所的 OT,发现上海生产的 OT 强于北京生产的。如 1993 年 4 月,研究者们用同体双臂对 52 名小学生进行结素试验阳转率检查,上海所和北京所结素试验分别为 46.2% 和 42.3%,硬结均径分别为 5.8 mm 和 3.8 mm。而据 20 世纪 60 年代的资料,北京 OT 比上海 OT 效价强 50%。其原因系 OT 本身的稳定性差,难以准确标化。

由于 OT 在实际应用中没有特殊缺点,而且制备容易,性质稳定,故应用了较长时间。但这种滤液中毕竟包括一些与活性无关的多糖、核酸、脂类、细菌代谢产物及培养基中的各种成分,容易造成非特异性反应。当结素试验的应用越来越广泛时,旧结素所含复杂成分的缺点逐渐显露出来,人们发现更需要较纯的结素,故 OT 逐渐被 PPD 取代。

(二)结核菌素纯蛋白衍生物

为了克服 Koch 所制备滤液的缺点,自 20 世纪 20 年代末,人们就开始研究从滤液中提取纯蛋白质。1928 年,美国生物学家 Seibert 首次提取得到结核蛋白,其中最引人注目的是,1932 年,Seibert 与 Long 合作,用蛋白纯化手段(化学方法)进一步纯化旧结核菌素,将结核菌培养液用 10% 三氯醋酸沉淀,滤去杂质,经无水乙醚脱水得提取的结核蛋白,将其制成一种白色粉末状纯蛋白,称为 TPT(三氯醋酸沉淀结素)。1934 年,Seibert 首先把生长在 Dorset 综合培养基中 6~8 周的结核菌,经过 100℃ 3 个小时杀死,每千克加 122 mL 甘油,热浴蒸发浓缩至原先的 1/5,加石炭酸防腐,在冷室过滤,再用火棉胶膜超滤,利用蛋白质盐溶盐析方法,将滤出液加热浓缩后,用饱和硫酸铵沉淀出其中的蛋白质,制成晶体状结核菌蛋白,称为纯蛋白衍生物,其中含 80% 结核蛋白,其他是多糖类。在提取过程中结核蛋白分子发生部分变性,变成一种不完整的变态反应原,类似半抗原。Seibert 发现菌种和生产的批号或产地不同,效力也互有差异,用 4 种不同菌株制备出来的纯蛋白衍生物,其中所含的蛋白质 A、B、C 和多糖 I、II 等 5 个部分的数量均不相同,Seibert 认为这是产品效力有差异的基本原因。因此 Seibert 于 1939 年进一步改进制备方法,生产出一批纯净的纯蛋白衍生物,较以前制备的结素效力大两倍。1948 年,Seibert 与 Dufour 用综合培养基培养 MTB 时以硫酸铵(ammonium sulfate)沉淀法生产了一大批较前更纯的纯蛋白衍生物(批号 49608),冻干后得纯结核菌素 107 g,美国 Bethesda 国家医药研究所将其定为美国的标准参考结素。

1951 年,WHO 专家委员会将 5 株人型结核杆菌培养后按 Seibert 方法的制作程序,以 50% 饱和硫酸铵沉淀法制造的一批含核酸及碳水化合物较少、效价和特异性更强的 PPD,1952 年由 WHO 规定为哺乳类国际标准结素,正式命名为"结核菌素纯蛋白衍生物标准",即 PPD-S,每毫升中含 50 000 结素单位。据 Bretey(1959)报告,滴定用 PPD-S 的国际单位(IU)计算是 1IU = 0.000 028 mg,即要求含 PPD 0.000 02 mg、其他盐类物质 0.000 008 mg,每人份量 5IU,含 PPD 0.000 1 mg。以后其他制剂被统称为 PPD-T 或者冠以批号。如丹麦 1941 年制作的 PPD-RT 19、PPD-RT 20、PPD-RT 21,1949 年制作的 PPD-RT 22 及 1955 年制作的 PPD-RT 23。虽然 PPD-S 可以标化各地不同批号的结素产品,但长期以来各地不同时期生产的结素,未能严格遵照标化的原则,致使许多产品不合乎试验要求,在效应上造成了不准确的结果。因此,WHO 与联合国国际儿童基金会(UNICEF)于 1955 年委托丹麦哥本哈根 statens 血清研究所用 7 株人型结核杆菌(即原制作 PPD-RT 19~22 的菌株 E5、E1656、E1530、U1921 4 株及从结核病人痰中分离出来的 T3419、T3480、T3487 3 株)在 Lind 的主持下,在原生产 PPD-RT 19~22 等几种产品方法的基础上以 Lind 的方法(三氯醋酸沉淀)生产出共计95批滤液,其中有18批发现有沉淀而放弃,保留77批,后用乙醚制成混悬液,挥发干燥,在保证了混合的均匀与提高了蛋白纯度的基础上,于1958年共研制成且获得总量670.5 g更纯、更浓的结核菌素纯蛋白衍生物,pH=7.38,定名为PPD-RT 23,用磷酸缓冲液稀释,其中加0.05‰Tween80做稳定剂。经过严格的生物活性鉴定,PPD-RT 23较RT 19~22效价强50%,1 TU(Tuberculin unit,TU)PPD-RT 23=1 mg/50 000=0.2 μg≈3 TU PPD-S,2 TU PPD-RT 23=0.4 μg≈6 TU PPD-S。证实这批产品在24 h与48 h的反应结果相似,硬结效应平均直径为9.4 mm,标准差为0.55 mm。实践证明,纯结核菌素PPD-RT 23较旧结素(稀释度1:2 000)对人群的反应强度高,相互之间存在着反应、硬结平均直径呈直线显著相关($r=0.71$),并且推荐给各国流行病学调查和比较之用。

Edwards(1963)认为PPD常温下储存24 h将比冷藏24 h效价下降20%。其后即使储存9个月,效价仍然保持稳定。

1932年Seibert发现结素活性部分存在于硫酸铵沉淀蛋白中。应用蛋白纯化手段进一步纯化旧结核菌素,所得产物PPD虽被称为结核菌纯化蛋白衍生物,其实际上是一种相当复杂的混合物,包含多种抗原成分:可得A、B、C三种蛋白。Larson(1970)证实蛋白中以C蛋白为主,A蛋白次之,B蛋白较少,结素反应活性也以C蛋白为强。Moulton(1972)指出PPD可有3个组分。Chase(1875)认为结素中至少有5种蛋白有效成分。Sharbaro(1978)指出:虽然PPD已有参考标准,但实际上不同产地、不同批号的制品,甚至用同一菌株生产的结素在多糖Ⅰ、Ⅱ和结核蛋白A、B、C这5个部分的含量上都不相等,这就造成了不同结素在效价上的差异。

关于结素活性部位,Kuwabra(1975)曾从肽链的结构上加以研究,发现仅以天门冬酰胺、甘氨酸、丝氨酸、谷氨酰胺、甲硫氨酸、精氨酸等氨基酸组成的肽链才具结素反应活性。这是有待研究的内容。

PPD最经典的用途是应用于结核菌素皮肤试验,此法应用于临床结核病的诊断、筛检及流行病学研究已有50多年了。PPD最大的弱点是其中大多数蛋白质与其他分枝杆菌和无关细菌相同。由于以前接触过非结核分枝杆菌或接种过卡介苗的个体对PPD也能产生免疫反应,因而大大降低了结核菌素皮肤试验的特异性——结核菌素皮肤试验不能区分感染者和卡介苗接种者,同时对感染后期的开放性结核和全身性结核不敏感。PPD亦是ELISA、斑点金免疫渗滤法(dot immunogold filtration assay,简称DIGFA)检测血清抗结核抗体常用的包被抗原,但各家报道之间的差异较大。闫世明等采用国产快速ELISA试剂盒检测肺结核病人血清,敏感度为58.7%,特异度为79.7%;陈守君等报道用ELISA检测PPD-IgG,其检测的敏感度为79%,特异度为55%;Amicosante等以PPD为抗原,用ELISA检测抗PPD-IgG,敏感度为56%,而特异度为100%。陈健康等采用DIGFA检测活动性肺结核病人血清PPD-IgG,其阳性率为70.5%,检测正常人血清标本,其特异度为95.2%。文献资料显示PPD在ELISA、DIGFA方法中被用作包被抗原,检测血清抗结核抗体的敏感度为56%~93.9%,特异度为62.5%~100%。

除我国外,其他国家也制备了纯蛋白衍化物,公认的有:Master Batch CT68(Connaught实验室制备),IP 48(由法国Brety实验室制备),Pt(由法国Brety实验室制备),Gt(由德国制备),Master Batch Tuberculin N0 9747(Park Davis实验室制备),PPD-Weybridge(英国制备)。另外,其他国家如俄罗斯、加拿大、美国、日本等国的PPD均系用结核分枝杆菌制成,以本国自用为主。

据丹麦专家Magnussoa 1993年8月来北京介绍,丹麦的PPD-RT 23原液在制备后10余年发现效价下降,迄今已30余年,累积下降高达50%。为此,近年来他们提供的PPD-RT 23将浓度提高了30%。

PPD-RT 23以磷酸盐缓冲液稀释并加0.1‰Chinosol(羟基磷酸喹啉)做防腐剂,pH=7.38,皮肤反应的特点是边缘清晰、平软、水泡强、反应少等。我国1984—1985年进行的第二次全国结核病流行病学调查时就使用该试剂取代OT。

最初,我国的PPD生产采用了分子筛法,进行了小量试制,后来由于用此法难以批量生产,故又参照国外的盐析法和酸变性沉淀法,并综合两法之优点加以改进,建立了我国的酸变加盐析的综合制备方法。我国于1978—1979年初试制成功后,1980年用人型结核菌制成了PPD,同时用卡介苗菌种制成了BCG-

PPD,这两批 PPD 的蛋白含量与 PPD-S 相近,高于 PPD-RT 23,核酸和糖类的含量均较低,这些指标全部达到 WHO 结素规程要求。

1982 年,我国用人型结核菌制成的 PPD 标准通过专家鉴定,定名为 PPD-C(C 代表中国),以 80-1 批为标准品。该标准品与其他结素的比较情况如下。

1. 不同制品 PPD 成分比较见表 1-2-1

表 1-2-1 不同制品 PPD 成分比较

样品	蛋白/%	核酸/%	多糖/%
PPD-S	92.9	1.2	5.9
PPD-RT	76.2	7.6	16.2
PPD-C	96.5	2.0	1.5

2. PPD-C 对不同人群活性敏感度的比较

人型 PPD-C 在新生儿组、结核调查组、临床组中与其他结素比较见表 1-2-2。

表 1-2-2 PPD-C 与其他结素比较结果

组别	项目	PPD-C∶PPD-S	PPD-C∶PPD-RT 23	PPD-C∶上海 OT	PPD-C∶北京 OT
新生儿组	5 TU 人数/例	75	50	104	63∶267
	硬结均径/mm	8.9∶7.8	7.4∶7.2	8.2∶5.6	8.8∶7.5
	阳性/%	85.9∶76.9	82.0∶82.0	92.3∶72.2	93.7∶85.0
结核调查组	5 TU 人数/例	134	116	126	
	硬结均径/mm	4.1∶4.1	3.9∶3.8	3.9∶3.6	
	2 TU 人数	86	96	85	
	硬结均径/mm	4.1∶3.5	3.2∶2.9	6.9∶6.9	
临床组	5 TU 人数/例	36	34	34	34
	硬结均径/mm	16.5∶15.9	13.8∶14.8	7.9∶13.9	19.9∶15.7
	2 TU 人数/例	36	39		
	硬结均径/mm	15.0∶13.9	15.5∶15.2		

由表 1-2-2 看出,人型 PPD-C 效价与 PPD-S、PPD-RT 23 相近或比其略强,较上海 OT 强(特别是新生儿组)。另外,有研究结果显示:PPD-C 5 IU 相当于北京 OT 10 TU 的结果(硬结均径、阳性率分别为 8.8 mm、8.4 mm;93.7%、94.0%)。

我国 PPD 标准制品迄今也已有近 40 年的历史,前几年对该制品考核结果证明,其效价十分稳定,蛋白、多糖含量均达标。效价测定可分为 3 个步骤:①蛋白定量;②动物标化;③人体注射复核。将待检品与标准品分别稀释成 3 个不同的适宜稀释度,国内现用标准品为检定所制备 PPD-C 80-1。实验用 6 只致敏豚鼠,以轮圈法注射豚鼠背部两侧,每点皮内注射 0.1 mL 或 0.2 mL 样品,用双盲法分别记录 24 h 及 48 h 局部硬结的纵、横径,计算每个稀释度 2 天硬结平均面积并求比值。比值为 1±0.2 者为合格,如果待检品效价与标准品效价不一致,可将待检品按标准效价计算并进行调整,调整后重新抽样测定效价,直至合格。在动物试验合格后,以 BCG 接种 12 周后婴幼儿至少 20 人,双臂注射 0.1 mL 50 IU/mL 标准品与待测品,72 h 后测量反应并求算比值,比值为 1±0.2 且无异常反应者为合格。比如,长春生物制品研究所生产 PPD 对核酸、多糖无检测指标,蛋白测定采用凯氏定氮法,要求蛋白含量必须在 50% 以上;成都生物制品研究所以 Folin 酚法测定蛋白含量,以蒽铜法测定多糖,要求蛋白含量 >60%,多糖含量 <3%。致敏效应的实验目的是检测 PPD 制品中是否含有致敏原,实验组与对照组分别用体重 300~400 g 豚鼠各 3 只,实验组每只皮内注入 0.1 mL 含 500 IU PPD 样品,共 3 次,每次间隔 5 d,第 3 次注射后 15 d 若两组动物反应无明显区别,则可认为该制品不含有致敏原。

3. 稳定性和安全性观察

人型 PPD-C 稀释后的成品分别放置冰箱(2℃~8℃)12 及 24 个月时,其与 PPD-RT 23 对免疫人群和豚鼠皮肤试验结果的比值仍在规定范围内,说明其稳定性良好,故此将效期定为 1 年(PPD-RT 23 效期为 6 个月)。在检测样品中是否含有有害物质及分枝杆菌时,PPD 原液与稀释 PPD 安全试验动物分别为豚鼠和小白鼠,若在规定观察时间内动物均健康存活,则安全试验合格。大面积人体观察时,1980—1983 年全国共有 41 个单位超过 30 万人次使用本品,1984—1993 年 PPD-C 应用遍及全国各地,约 5 000 万人次使用,几乎未见不良反应,进一步证明了它的安全性。

上述结果表明,我国建立的 PPD-C 品种质量优良,效价稳定,使用安全。1991 年,PPD-C 被列为国家标准品,并获得原卫生部 1989 年颁发的(人型-PPD)"新生物制品"证书。人型-PPD 于 1989 年转让长春生物制品研究所,1993 年,又转让北京华清生物技术有限公司,由上述单位进行批量生产。

为有所区别,将 Koch 所制备滤液称为旧结核菌素,而将与旧结核菌素相比,具有纯度高、灵敏度高、全身反应较少、不产生非特异性反应等优点的结核菌素纯蛋白衍生物称为纯结素(TB-PPD)。

二、非结核杆菌素制品

自从 1882 年 Koch 发现结核分枝杆菌以来,1885 年 Nocard 分离出鸟结核分枝杆菌,1899 年 Lenmann 与 Neumann 在环境中分离到不同于结核分枝杆菌的分枝杆菌,并将其命名为草分枝杆菌,之后陆续有新分枝杆菌被发现,且不同发现者将此类菌冠以不同名称,如非典型抗酸杆菌、非典型分枝杆菌、非典型结核杆菌、副结核分枝杆菌、无名分枝杆菌、未分类分枝杆菌及未鉴定分枝杆菌。1910 年,有人报道了这类分枝杆菌引起的人肺部感染,但未引起人们注意,即 1950 年以前,非结核分枝杆菌病仅有散在的病例报告。之后,Pollak(1951)、Buhler(1953)报告 4 例因这类分枝杆菌死亡病例,从患者痰中分离出与人型结核分枝杆菌不同的分枝杆菌,尸检也证明了患者体内有与痰中分离出的相同的细菌,称为黄色杆菌;Tempel(1954)报告从不同患者痰中分离出与肺切除标本中相同的分枝杆菌;Crow(1959)报道了不呈黄色的这类分枝杆菌病例,其中 10 例死亡。这些报道引起人们对这类分枝杆菌在人类致病方面的研究,证明有些分枝杆菌对人类有致病作用,目前已报道的有许多种。

人类对非结核分枝杆菌及疾病的研究与认识,随着时间的推移逐渐深入。1950—1970 年,人们研究了其组织学与诊断标准;1970 年以后,人们提出了非典型结核分枝杆菌的分类与鉴定方法。有关分枝杆菌的分类,其方法很多,通常分为典型结核分枝杆菌(tuberculosis mycobacterium,简称 TM)和非典型结核分枝杆菌(non-tuberculosis mycobacterium,简称 NTM)。TM 包括人型结核分枝杆菌、牛型结核分枝杆菌(这二者均不发酵糖类,区别在于前者能合成烟酸和还原硝酸盐,而后者不能)、非洲结核分枝杆菌和田鼠分枝杆菌,又合称为结核分枝杆菌复合群(*mycobacterium tuberculosis* complex,简称 MTBC),后有报道 MTBC 中还包括山羊分枝杆菌、卡内蒂分枝杆菌、鳍脚分枝杆菌等。该群中 DNA 相关性为 85%~100%,分类地位相近。NTM 包括 MTBC 和麻风分枝杆菌以外的所有其他分枝杆菌。根据生长速度特性,分枝杆菌属中的细菌又分为缓慢生长型(菌落形成时间等于或长于 7 d)和快速生长型(菌落形成时间短于 7 d)。MTBC 的成员属于缓慢生长分枝杆菌,鸟分枝杆菌复合群(*mycobacterium avium* complex,简称 MAC)即鸟分枝杆菌和胞内分枝杆菌,也属于缓慢生长分枝杆菌。欧美国家一般使用非结核分枝杆菌 mycobacterium other than tuberculosis,简称 MOTT。我国对非结核分枝杆菌非常重视,在 1993 年黄山召开的非典型抗酸杆菌会议上正式将非典型结核分枝杆菌 non-tuberculosis mycobacterium 定名为"非结核分枝杆菌",简称 NTM。目前已发现的 NTM 有 200 多种(包括亚种)。例如:鸟-胞内综合型分枝杆菌、堪萨斯分枝杆菌、蟾蜍型分枝杆菌、玛尔摩分枝杆菌、偶发分枝杆菌、龟分枝杆菌、溃疡型分枝杆菌、海分枝杆菌等。结核是由 MTBC 中的细菌引起的人畜共患传染病,NTM 导致的感染为 NTM 感染,引发的疾病称为 NTM 病。有文献显示目前可导致肺部疾病的缓慢生长 NTM 有 24 种,快速生长 NTM 有 18 种,共计 42 种。

热触酶试验对于区分 MTB 与 NTM 有重要意义,前者大多数呈阴性,而后者则呈阳性。分型结核菌素制品中包括非结核分枝杆菌和卡介苗菌制成的菌素。

非结核分枝杆菌素系列由各种类非结核性分枝杆菌制成的菌素组成。

(一) NTM 及 AMB 概况

随着结核病在防治、控制效果上的显著进展,艾滋病的流行,以致鸟-胞内 NTM 在人群中感染与致病问题日渐突出,逐渐引起人们注意,在结核病的流行病学调查中,对结核菌素和非结核性分枝杆菌(atypical mycobacterium,简称 AMB)素的研究与应用也有了一些新的发展,特别是热带地区的人群可以反复发生 NTM 的感染,使结核病流行病学调查和临床诊断发生困难,因而非结核性分枝杆菌素逐渐地被应用且广泛化。

非结核性分枝杆菌素,因系采用不同类型的 NTM 制备而有所不同,尽管其含有许多与其他分枝杆菌共有的抗原,制备方法与 PPD 亦基本相同,这是由于每种分枝杆菌都含有几种本身特有的抗原。各种非结核性分枝杆菌素的抗原都与结核菌素有交叉反应,因此在敏感的特异性上二者缺乏绝对的差异,仅仅是 NTM 感染的人群对非结核性分枝杆菌素的皮试反应明显强于结核菌素而已。有人试图将特有抗原与共同抗原分开,未获成功。但共同抗原的存在并不是 PPD 特异性低的唯一原因。如在制备 PPD 时就有三个步骤可使抗原变性,即陈旧培养物自溶、加热至 100℃和蛋白沉淀的制作过程。只要避开这些步骤而无须进一步分离抗原,就可明显增加所获得的皮肤试验制剂的特异性。

李妍(2004)等在《Buruli 溃疡病研究进展》中报道,Cook 于 1897 年在乌干达首次发现 Buruli 溃疡病。Stanford 等在乌干达和扎伊尔研究了 Buruli 溃疡。这种皮肤病是由溃疡分枝杆菌引起的,由于此菌不能在简单液体培养基中生长,因而不能用标准方法生产 PPD。幸而,当时 Stanford 小组正在从事分枝杆菌的详细分类,他们用超声破坏菌体,对游离的细胞质做抗原分析,因此,他们把超声处理的溃疡分枝杆菌反复通过除菌滤器,并稀释至标准的蛋白含量,制成一种新制剂。这种新制剂及之后从其他致病的分枝杆菌、环境中的分枝杆菌制备的一系列类似制剂,被统称为新制剂。虽然它们之间存在共同抗原,但种特异性抗原成分比 PPD 丰富得多。这可能是因为在制备时,避免了蛋白质变性的结果。在早期研究中,研究人员进一步研究了该制剂的特异性,该制剂被用于确定是哪一种分枝杆菌在已知人群中引起的致敏,以及该分枝杆菌对哪个年龄组致敏。新制剂在小鼠中产生的皮肤肿胀至少是两种迥然不同的免疫反应所致:① Listeria 型反应。它是由巨噬细胞活化引起的,与保护性免疫有关。②坏死性 Koch 型反应。这些反应与保护性免疫无关,甚至有害。一些种或群的分枝杆菌易于引起前一种反应,另一些则引起后一种反应。以新制剂(不用 PPD)试验后 72 h,检查皮肤肿胀性质来确定人的反应类型。这种流行病学研究对 BCG 接种计划实施有很大价值。BCG 的效果随着地区的不同而有明显变化,推测可能是由于与以前环境中的分枝杆菌接触而诱发的应答类型造成的,由于 BCG 能加强预先存在的应答,因此,BCG 可能保护出现 Listeria 型反应的个体,而不能保护出现 Koch 型反应的个体。Stanford 等认为,接种 BCG 后,通过观察新制剂引起的反应类型来检验某一地区 BCG 的保护效果,将是一个简便而经济的方法。

新制剂多次试验证明,遗传决定皮肤反应性的差异。有些人对分枝杆菌共同抗原起反应,有些人对种特异性抗原起反应,还有些人用常规浓度试验时对两者均无反应。这些反应性类型与 HLA-DR 组织相容性类型有关,这对我们了解分枝杆菌病抵抗力的遗传学有很大意义。新制剂也被用于研究分枝杆菌感染的抑制或调节机理,因而有可能证实这些机理的特异性,通过混合结核菌素还可证明一种分枝杆菌抗原是否能抑制另一种分枝杆菌抗原的应答。

因此,新制剂是研究分枝杆菌病的一个新的重要工具,并且已经产生了一些令人兴奋的和有希望的研究结果,有人主张使用这些制剂来诊断所谓的非结核性分枝杆菌引起的疾病。新制剂的应用使得分枝杆菌病的皮肤试验重新引起人们的兴趣。更重要的是,相关研究已证明现场应用这种简单试验可以取得与现代免疫实验室一样有价值的资料。笔者希望新结核菌素尽快地生产出售,以便人们能够更广泛地评价它使用的价值。

NTM 分类学:《伯杰系统细菌学手册》根据 NTM 的生长速度将其分为快速生长型和缓慢生长型。最常用的是 Runyon 分类法。1959 年 Runyon 根据 NTM 在试管内生长所需温度、最适合培养基、生长菌落形态特点、色素形成与否、与光反应的关系、合成烟酸及索状形成与否,把 NTM 分成四类,并详细介绍了各组菌群的特征和常见的菌种。

第Ⅰ类型:遇光产色素型(Photochromogenic)。在固体培养基上菌落不见光时为淡黄色,光照后变为黄色或橙色。其菌主要有:堪萨斯分枝杆菌(*M. kansasii* 可致肺部结核样病变)、海分枝杆菌(*M. marinum* 可致局部皮肤病变)、猿分枝杆菌(*M. simiae*)。

第Ⅱ类型:暗中产色素型(Scotochromogenic)。暗产色菌,在无光时菌落为黄色或红色。其菌主要有:瘰疬分枝杆菌(*M. scrofulaceum* 可引起儿童颈淋巴结核)、苏尔加分枝杆菌(*M. szulgai*)、戈登分枝杆菌(*M. gordonae*)。

第Ⅲ类型:不产色素型(Non-photochromogenic)。不产色菌,无论光照与否,菌落均不产生色素,也可呈灰白色或淡黄色。其菌主要有:鸟-胞内复合分枝杆菌(*M. avium-intracellulare* complex)、嗜血分枝杆菌(*M. haemophilum*)、蟾分枝杆菌(*M. xenopi*)、溃疡分枝杆菌(*M. ulcerans*)、胃分枝杆菌(*M. gastri*)、玛尔摩分枝杆菌(*M. malmoense*)、土地分枝杆菌(*M. terrae*)。

以上三型为缓慢生长型。

第Ⅳ类型:快速生长型(Rapid growing mycobacterla,简称 RGM)。快速生长分枝杆菌,3~5 d 内有肉眼可见的菌落,多数在 1 周内即生长旺盛。其菌主要有:偶发分枝杆菌(*M. fortuitum*)、脓肿分枝杆菌(*M. abscessus*)、龟分枝杆菌(*M. chelonei*)、母牛分枝杆菌(*M. vaccae*)、草分枝杆菌(*M. phlei*)、耻垢分枝杆菌(*M. smegmatis*)。

目前已报道的可引起肺部疾病的缓慢生长和快速生长 NTM 系 43 种。据 Well Young 报告,NTM 对小白鼠毒力强度由强到弱依次为遇光产色素型、不产色素型、暗中产色素型、快速生长型。

按照 PPD-S 标准,由这些 NTM 制成的菌素为非结核性分枝杆菌素。目前用于调查及鉴别方面的非结核性分枝杆菌素虽有多种,但真正具有确定意义的为数有限。

① PPD-Y:第一类型,1958 年由实验室编号为 Bostrom D35 和 Forbes 84 菌株的遇光产色素型 NTM 制备而成。由于菌落呈黄色(yellow),故称 PPD-Y。因为菌株均系从堪萨斯城中类似结核病的病人中分离出来,故把这类菌株称为 *M. Kansasii*。以 Bostrom D35 制备的 PPD-Y 含蛋白 94.3%,以 Forbes 84 制备的含蛋白 97.7%。

② PPD-G:第二类型,由暗产色的高氏(Gause)分枝杆菌制成。

③ PPD-A:第三类型,由不产色鸟型分枝杆菌(*M. avium*)制备而成。

④ PPD-B:第三类型,1957 年由 Battey 州立医院 Craw 和 Smith 首次从病人体内分离出的两株 NTM 制备而成。菌株编号为 Battey 100616 和 Battey 121326。均属不产色分枝杆菌,后称此类菌为"Battey 菌",现称鸟-胞内复合分枝杆菌。由 Battey 100616 制备的 PPD-B 含蛋白 96.9%,由 Battey 121326 株制备的 PPD-B 含蛋白 94.2%。PPD-B 在一些国家中应用较多,根据 PPD-B 皮试调查,发现美国南部各州及日本等地都有较高的阳性率,如 Battey 州立结核医院 173 例病人中,经 PPD-B 皮试,其阳性反应强度大于 PPD-S 者就有 28 人,而且最后从这些病人中都分离出 Battey 菌。因此,PPD-B 已被认为是 NTM 感染调查中一种主要应用的分枝杆菌素。故通常同时采用 PPD-S 和 PPD-B 做皮试以判断机体是否有 NTM 感染。

⑤ PPD-F、PPD-Sm、PPD-Ph:第Ⅳ类型,由快速生长的偶发分枝杆菌(*M. fortuitum*)制备。它的应用范围较小,虽然偶发分枝杆菌分布于世界范围内,但感染的机会不多,致病者更少,因此选用这种分枝菌素的意义不大。

⑥ PPD-pL:由光产色海分枝杆菌(*M. marinum*)制备而成。这些分枝杆菌素一般不普遍使用,只在某类非典型分枝杆菌可能流行的地区,或某些发病的特征需要鉴别时才应用。例如,PPD-B 可以在世界范围内使用,因鸟-胞内复合分枝杆菌几乎呈世界性分布,而且造成肺部病灶者颇为常见。PPD-Y 则多在热

带地区重点应用,因为堪萨斯分枝杆菌(*M. Kansasii*)多可从热带的牛奶和土壤中分离出来,如美国的西中部及西南部的各州。此菌易于侵犯呼吸道。PPD-A 则主要用于调查患颈淋巴腺炎的儿童。PPD-pL 则多用于热带从事渔业工作的人群调查,因为海分枝杆菌易从温水表面、鱼箱、池塘中分离出来。

⑦ 复合非典型结核菌素:自 1966 年以来,研究人员已开始对复合非结核性分枝杆菌素的研究和试用,目的是希望通过皮肤试验,从阳性反应人群中推论可能产生的 NTM 感染。选取复合非结核性分枝杆菌素的种类与组合,要根据调查的目的与流行的可能来选定。采用复合非结核性分枝杆菌素可以减少受试者多次及多种的重复皮试,但其反应强度的特异性仍为当前学者们所怀疑。Marks 于 1977 年报告,用鸟型、胞内型、瘰病分枝杆菌制备的复合分枝杆菌素称为复合鸟型-胞内型抗原,用其对业已在细菌学和血清学证实的鸟型或胞内型分枝杆菌所致淋巴结炎患者进行实验时,所产生的硬结反应直径达到 16.50 mm,明显高于 PPD-S 的 4.66 mm。与结核感染者相比,产生的硬结反应直径分别为 12.67 mm 和 18.50 mm。后行复合抗原对 30 例待诊病人进行皮试,取得了鉴别诊断意义上的明确效果。但美国胸科协会(American Thoracic Society,简称 AST)认为其鉴别诊断意义微小,这主要是由于这些抗原具有高度的交叉反应性(低特异性)。

我国曾试制了 PPD-A,完全可以应用自制的 NTM 皮肤抗原来观察、鉴别结核菌感染或 NTM 感染。

(二) 分型结核菌素试验情况

① 因感染某种分枝杆菌而致敏的动物,对 PPD-S 呈低敏反应,但使用相同抗原结素可产生强反应。

② 在低敏感地区判断结核菌感染时,宜选用 5TU PPD-S 和其他分枝杆菌抗原如 PPD-F、PPD-Y、PPD-B、PPD-G 等同时进行。

③ PPD-S 所致反应直径大于其他抗原,且≥5 mm 时为结核菌感染引起。AMB 抗原反应直径≥PPD-S 反应直径,则为 AMB 感染。

④ 证实已感染 AMB 的多数人对 5TU 结素没有交叉反应,而用大剂量(如 100 TU 或 250 TU)的 PPD-S,实际上几乎均有反应。

⑤ 诊断性试验的评价。美国胸科协会(American Thoracic Society,简称 ATS)在 1974 年公布的结核病与其他分枝杆菌病的诊断标准分类中提到,由于各种 AMB 抗原间存在交叉反应,故只要用一种 AMB 的 PPD 与 PPD-T 对照试验即可,且建议用 PPD-B 与 PPD-T 对照。1980 年,第 14 版结核病与其他分枝杆菌病的诊断标准分类改变了这种看法,认为其他分枝杆菌制备抗原在流行病学调查中已提供了有用资料,但由于缺乏特异性,这些抗原用作对个别病人进行判定何种分枝杆菌使其致病的尝试已经不必要了,要证明何种分枝杆菌致病,只能以培养出特异的菌株来确定。由于结素反应的异质性和病人应答反应的多样性,致使皮肤试验不能作为 AMB 与结核杆菌感染的鉴别手段,唯一可信的证据仍然是细菌培养与菌型鉴定。

(三) NTM 病流行病学

大多数 NTM 为腐物寄生菌,即以其共栖和共生方式在自然界中广泛分布,具有普遍性、多样性,以致人类接触的环境中 NTM 无处不在。NTM 具有难防性,亦具有难治性,至今已报告 200 多种。NTM 可以使人致病,由 NTM 菌引发的疾病为 NTM 病。

1. NTM 分布概况

英国学者从 6 043 例患者中分离出堪萨斯 NTM 及蟾 NTM。根据水系污染的可能,对饮用的凉水及热水进行化验分析,均分离出这两种菌。因此得出水污染是传染的主要原因。韩国学者对土壤、房间尘土、井水、下水道及污泥进行分析发现:土壤中 NTM 分离率为 76%,房间尘土为 7%,井水为 43%,污泥为 67%,而且在同一标本中可分离出一种以上的 NTM 菌。NTM 在自然界中广泛分布,例如:

(1) 自然环境中的天然水

从湖泊、池塘、河流和小溪等处的天然水中均分离到了大量 NTM,流经酸性沼泽地、北方森林和泥炭土的水源中可能含有大量NTM。天然水中代表性的菌种有鸟分枝杆菌、胞内分枝杆菌、海分枝杆菌和溃疡分枝杆菌。此外,还分离到了很多其他菌种,如苏加分枝杆菌、土地分枝杆菌、戈登分枝杆菌、偶发分枝杆菌、脓肿分枝杆菌、浅黄分枝杆菌、金黄分枝杆菌、瘰疬分枝杆菌和耐寒分枝杆菌等。蔡林等从北京市30份养鱼水中分离出35株分枝杆菌,包括海分枝杆菌、戈登分枝杆菌、龟-偶发分枝杆菌复合群等。水中NTM的菌种类型随时间推移也会发生变化。如以往在水中可分离到瘰疬分枝杆菌,但近年来从水中未分离到该菌。与此相一致的是,1970年以前,儿童颈部淋巴结炎的病原体大部分是瘰疬分枝杆菌,而1975年之后,儿童颈部淋巴结炎的病原体则主要是鸟分枝杆菌。

（2）水环境中的生活用水

含有NTM的水源有可能被用于生活用水,从生活用水中分离到了种类繁多的NTM,代表性的菌种有鸟分枝杆菌、胞内分枝杆菌、海分枝杆菌、戈登分枝杆菌和偶发分枝杆菌等。此外,还分离到了40多种其他菌种。杨怀霞调查了上海地区环境水与自来水系统中NTM的分布,结果显示上海地区环境水NTM污染较严重,在环境水中戈登分枝杆菌较常见,而在饮用水中堪萨斯分枝杆菌与戈登分枝杆菌较常见。罗道泉等调查了深圳地区环境中NTM的分布情况,结果显示在医院污水、居民区明沟污水、农贸菜场污水中均存在较多NTM。这应引起重视,以便采取有效措施,保护人们身体健康。在饮用水系统中存在多种NTM。首先,主要是由于NTM对氯和消毒剂等具有较强的抵抗力。因为使用常规剂量的臭氧或氯对饮用水进行消毒,可杀灭大部分其他微生物,但不能杀灭NTM,反而使饮用水系统中的NTM富集。NTM可以在自来水管道系统中生存,尤其是蟾分枝杆菌、堪萨斯分枝杆菌和猿分枝杆菌常可以从城市水源中分离到,使之成为人类大多数感染的主要来源,甚至造成NTM病的暴发。其次,NTM易于形成生物膜,可使NTM存在于流动系统中,并有利于提高NTM对消毒剂的抵抗力。此外,NTM具有非凡的饥饿生长能力,即使在营养匮乏的自来水中也可生存。而且NTM具有极强的环境耐受力,在热水系统、温泉和冰中均可存活。

（3）自然界中的土壤

土壤中也存在种类众多的NTM,鸟分枝杆菌、胞内分枝杆菌、堪萨斯分枝杆菌、偶发分枝杆菌和玛尔摩分枝杆菌是经常能从土壤中分离到的菌种,同时这些菌种也常从灰尘中分离到。北半球的针叶林和美国西南部的酸性沼泽地中均含有大量NTM,这可能是由于NTM适于生长于酸性环境中,而且腐殖质和棕黄酸可促进NTM生长。

（4）生物膜

生物膜可能是NTM的重要源头,也是NTM能够长期留存于流动系统中的基础。鸟分枝杆菌、胞内分枝杆菌、偶发分枝杆菌、龟分枝杆菌和堪萨斯分枝杆菌是经常能够从生物膜中分离到的菌种。在生物膜中NTM的浓度可高达$10\,000 \sim 100\,000\ CFU/cm^2$。供水系统的管道长达上千米,悬浮液中的NTM有可能不是来源于水源,而是从生物膜中夹带而来。这也与一些现象一致,如饮用水系统的地下水水源中不含有NTM,但在饮用水系统中存在定植NTM。

（5）医疗器械

有很多关于NTM引起医源性感染的报道,如外科手术器械和支气管镜或透析装置污染NTM均可引起医源性感染。从医疗器械中分离到了鸟分枝杆菌、胞内分枝杆菌、龟分枝杆菌、戈登分枝杆菌和蟾分枝杆菌等多种NTM,血液制品中还分离出了海分枝杆菌。医疗器械中出现NTM主要是由于NTM对消毒剂具有较强的抵抗力。

（6）金属去除液

有报道从金属去除液中分离到的第一种NTM为产免疫分枝杆菌（*M. immunogenum*）,金属去除液气溶胶中含有的产免疫分枝杆菌在汽车工人中引起了超敏性肺炎。另外从金属去除液中还分离到了其他菌种,如龟分枝杆菌、脓肿分枝杆菌和迪氏分枝杆菌（*M. diernhoferi*）。

NTM可与水环境中自由生长的阿米巴和其他原生动物相互作用。鸟分枝杆菌、胞内分枝杆菌、瘰疬分枝杆菌、海分枝杆菌、猿分枝杆菌、草分枝杆菌、耻垢分枝杆菌、偶发分枝杆菌、戈登分枝杆菌、溃疡分枝杆菌和龟分枝杆菌等可在原生动物中存活或生长。NTM与原生动物相互作用是非常重要的，可能原因有：有利于NTM的传播，很多原生动物可以吞噬细菌，细菌在原生动物体内存活有利于细菌在水中的传播。与在培养基上生长的鸟分枝杆菌相比，在阿米巴体内生长的鸟分枝杆菌对阿米巴、人类上皮细胞、吞噬细胞及小鼠肠道的侵袭力更强，因此原生动物还可作为NTM消化道传播的载体，增强NTM对抗菌药物的抵抗力。原生动物可保护体内NTM抵抗外界的不利环境，帮助NTM度过生存饥饿和毒力压力，在原生动物成囊时NTM可生存于包囊中，而脱囊时NTM又被释放出来，所以原生动物的包囊可作为NTM度过生存饥饿和毒力压力的载体。可见，在NTM发病机制的进化方面原生动物起着非常重要的作用，NTM在原生动物体内的感染复制促进了NTM在动物细胞内的生存。

另外，NTM在尘埃、草、牛奶、人的皮肤及人畜粪便中均有发现，以潮湿、温度高的地带多见，环境、温度、土壤的pH值均能影响其分布，不同洲、不同国家、不同地区及海洋、内陆、山区、平原、沼泽也影响其分布。董玛霞对我国入伍新兵进行了PPD-B皮肤试验，结果显示我国NTM的感染率南方高于北方，沿海地带高于内地，NTM的感染率随着年龄增长而增多。郑惠文等报告，我国NTM的分离率出现逐年增高的趋势，分枝杆菌阳性培养标本中，山东省分离率为1.37%，江苏省为3.37%，上海市为5.9%，福建省为10.2%，广东省最高，为19.2%。资料显示，Ⅰ类遇光产色素型NTM分布于北美洲、西北欧洲，少数分布于世界各地；Ⅱ类主要分布于津巴布韦与日本；Ⅲ类以太平洋沿岸地区较多；Ⅳ类为快速生长型NTM，在世界各地均有分布，如蟾分枝杆菌病在英国多见，古巴、匈牙利猿分枝杆菌病多见，玛尔摩分枝杆菌病多见于威尔士及英国等地，龟分枝杆菌多见于日本。

2. 影响NTM在环境中分布的因素

NTM的生理学特征，如生长缓慢、细胞壁渗透性差、表面疏水性、对极端环境适应性强、温度耐受范围广和细胞内生长等，是决定其环境分布的主要因素。

(1) 生长缓慢

由于NTM仅具有1套慢生长型或两套快生长型16S rRNA顺反子，具有渗透性差的富脂细胞壁，以及合成长链分枝菌酸所需能量成本高，导致其生长速度缓慢。由于NTM生长缓慢，似乎与其他细菌相比NTM应该不具有竞争优势，但在自然环境中NTM分布却很广泛。这是因为在条件恶劣的极端环境中，这些特征可使NTM具有更强的适应性，从而可在极端环境中生存和繁殖。生长缓慢还有一个优势就是使NTM对抗生素具有更强的耐受性，而抗生素对快速生长的细胞具有较好的杀菌效果。因为其抑制了一个细胞的生长过程，可导致其他过程不平衡而引起细菌死亡。在有抗生素存在的情况下，快速生长细菌出现不平衡生长而导致死亡；但无论是快生长型还是慢生长型NTM，由于NTM生长缓慢，失衡可以被抵消掉，所以在出现致病事件前它们有充足的时间适应变化的环境。

(2) 细胞壁渗透性差

该特征使NTM对许多抗生素与消毒剂天然耐药，而且该特征还使NTM在感染动物或原生动物后更容易在细胞内存活。因为细胞壁中含有大量脂质，使NTM具有抗酸性及细胞表面疏水性。

(3) 细胞表面疏水性

NTM的细胞表面疏水性使其易于吸附于物体表面，而且易于形成生物膜。细胞表面疏水性是NTM出现在饮用水和家用管道系统中的主要因素。快生长型和慢生长型NTM定植于饮用水系统均是通过吸附于进入净化厂的微小颗粒物质上，然后在管道系统中形成生物膜。疏水性形成的表面吸附作用可防止NTM被冲走。此外，生长缓慢和对消毒剂抵抗力强可使NTM在饮用水系统中生存、生长和长期留存。消毒剂可杀死环境中NTM的竞争者，因此对营养需求较低的NTM起到了选择性存活作用。生物膜的形成还可使NTM对抗生素的抵抗力增强。上述因素导致了饮用水系统中离净化厂越远的地方，NTM数量越多。

（4）可利用多种碳源和氮源

NTM可利用广泛的碳源和氮源，醋酸盐、甘油、葡萄糖、丙酮酸盐、柠檬酸盐和丙醇可作为单一碳源，氨基酸、氨、硝酸盐和亚硝酸盐可作为氮源。NTM中含有糖酵解途径、三羧酸循环、乙醛酸循环中的酶和多种水解酶。NTM可使用多种碳源和氮源，并含有多种水解酶，保证了NTM可在各种环境中生存。

（5）环境适应力强

NTM可生长于低pH值环境中。NTM具有抗酸特性，基本上NTM均适于生长于酸性环境中，几乎没有NTM可在pH值高于7.5的碱性环境中生长。

（6）温度耐受范围广

NTM的温度耐受范围较广。鸟分枝杆菌和蟾分枝杆菌可生长的温度范围为10℃~45℃。医院热水系统中的鸟分枝杆菌较水源中的鸟分枝杆菌数量多，一方面是由于残余消毒剂的浓度水平较低，另一方面原因是鸟分枝杆菌可存活于热水加热器和热水管道中。除非热水加热器的温度保持在50℃以上，否则NTM可在热水系统中增殖。

（7）可生长于低营养环境

NTM可生长于营养匮乏的自来水中。

（8）对盐度耐药力强

从淡水和海水中均可分离出NTM。鸟分枝杆菌、胞内分枝杆菌和瘰疬分枝杆菌既可在淡水中生存，也可在盐浓度高达2%的淡盐水中生存。这些种类的NTM都可从江河入海口分离到。很多NTM（包括堪萨斯分枝杆菌、海分枝杆菌、鸟分枝杆菌、蟾分枝杆菌和偶发分枝杆菌）可在海水中生存超过3个月，还有一些菌株可在海水中生存长达1年。

（9）可在低氧水平下生长

尽管NTM为专性需氧菌，但在缺氧的供水终端、游泳池和按摩浴缸中均可分离到大量NTM，鸟分枝杆菌和胞内分枝杆菌可在6%~12%的氧浓度条件下生长。

（10）细胞内生长

有些NTM可在原生动物体内生长，这对于NTM的传播和生存均有很大帮助。

3. NTM流行情况

NTM病的流行病学研究较为困难，某个国家或地区的确切资料和数据难以掌握，因为在大多数国家NTM病的报告不是强制的，而鉴别NTM感染和NTM病也很困难，不同的研究中NTM感染发生率和致病率有显著不同。

（1）世界范围内NTM流行情况

根据NTM分离株的数量估测，在大多数工业化国家，NTM病的发病率是1/10万~1.8/10万。日本NTM病的患病率由1971年的0.82/10万上升到1997年的3.52/10万。美国胸科协会于2007年第3次发布了关于非结核分枝杆菌疾病的诊疗指南，阐明其感染的流行病学、诊断、治疗和预后。据王忠仁等报道，世界各国由于地理、环境、气候的不同，经济、文化水平、医疗技术水平的差异和对疾病调查方法、标准不同，NTM病的流行情况千差万别。总的来看，结核病倾向于减少，NTM病有逐渐增加趋势。例如，俄罗斯在1986—1995年NTM的分离率与新患者数都稳步持续上升。1982—1986年，德国和匈牙利的结核病在减少，NTM病在增加。德国和匈牙利由NTM引起的肺部疾病分别占4.1%和2.2%。1991—1993年，荷兰在一个矿区43例肺结核患者中分离出12株堪萨斯分枝杆菌，比过去10年的总和还多。尽管前些年结核病的发病率总体呈逐年下降趋势，但NTM病的发病率几乎一直保持在同一个水平上。临床上NTM病的检出增加与应用现代细菌学方法、快速鉴别诊断有关。据统计，1992年，前全球经鉴定确认的NTM病1 552例，中国只有85例。1980年，美国报告24 346例临床结核患者痰培养阳性标本中，NTM的比例达32%，其中鸟-胞内分枝杆菌和龟-偶发分枝杆菌复合群分别达18%和6%。美国全国PPD测试结果显示，NTM感染率为2/10万。现有资料表明，在世界范围内NTM病的患病率不断增加。2003年，美国

NTM 病的发生率为 14.1/10 万,临床上显示,NTM 病在白人和免疫力低下的人群中更常见。在美国及一些其他国家,NTM 病的发病率和患病率的增加趋势,甚至可能超过结核病的发病率和患病率。如 1998—2005 年,美国 11 个州的国立医院住院 NTM 病患者中,NTM 病患者随年龄增长而显著增多;佛罗里达州的男女性患病率(分别为每年 3.2% 和 6.5%)均明显增加;纽约女性的患病率(每年 4.6%)也显著增加。2005—2006 年,美国俄勒冈州从 933 例疑似 NTM 患者中鉴定出 1 种或多种 NTM 菌株,其中 527 例符合 NTM 病的定义,NTM 病年患病率为 7.2/10 万,以 NTM 肺病占多数(5.6/10 万),其次为皮肤和软组织 NTM 病(0.9/10 万);在 NTM 肺病中以 MAC 病最常见(4.7/10 万),女性患病率(6.4/10 万)显著高于男性(4.7/10 万),50 岁以上的人患病率最高(15.5/10 万);而该地区 2005 年和 2006 年肺结核患病率仅分别为 2.8/10 万和 2.2/10 万。加拿大安大略省 NTM 病患病率从 1997 年的 9.1/10 万增至 2003 年的 14/10 万,远远超过该地区的结核病患病率;丹麦 1997—2008 年 NTM 病的平均年发病率为 1.08/10 万,发病率从 1997 年(1.66/10 万)到 2002 年(0.37/10 万)呈下降趋势,但 2003 年(0.58/10 万)至 2008 年(1.5/10 万)又呈上升趋势。澳大利亚昆士兰的研究结果显示,1999 年 NTM 病的患病率为 14.8/10 万,2005 年为 15.8/10 万,其中胞内分枝杆菌和鸟分枝杆菌病患病率分别从 1999 年的 2.2/10 万和 1/10 万,增至 2005 年的 5.3/10 万和 1.55/10 万。Shimoide 等报告,1971—1979 年,日本 NTM 病的发病率为 0.9/10 万~1.9/10 万,每年新增感染人数约 2 000 人。有资料表明,20 世纪八九十年代 NTM 病发病占分枝杆菌感染的 12%,比 70 年代的 5%~6% 有所上升。Byotai-Seiri 的临床实验室报告显示,东京各区堪萨斯分枝杆菌的检出率各异。凡堪萨斯分枝杆菌病发病率高的地区,结核病发病率亦高,推测堪萨斯分枝杆菌病可能在人与人之间传播。

(2)我国 NTM 流行情况

我国 NTM 研究工作起步较晚,尽管我国有一些资料,但尚未有大样本 NTM 病的流行病学调查资料。1959 年郑翼宗首次在地下污水中分离出 17 株 NTM,之后陆续又有从痰中分离出 NTM 的报告,如上海、北京、天津地区从 626 株耐药菌株中分离出 NTM 32 株,分离率为 5.1%。自此我国医学界很重视 NTM 及其流行的调查研究:中华医学会结核病学分会于 2000 年制定《非结核分枝杆菌病诊断与处理指南》,后在广泛征求国内有关 NTM 病流行病学、基础、临床和预防方面的专家与学者的意见,以及参考美国 2007 年《NTM 病诊断、治疗与预防的指南》的基础上,于 2012 年撰写了《非结核分枝杆菌病诊断与治疗专家共识》;我国在历次全国结核病流行病学调查中,均将 NTM 问题纳入调查内容。NTM 的分布,依瘰疬、胞内、戈登、转黄(金黄、草黄、变黄)、偶发型而递减。在不同报道中发现的菌株有偶发、苏尔加、蟾、堪萨斯、玛尔摩、溃疡、胃、次要、草、耻垢、牝牛等分枝杆菌菌株。我国文献报道已发现 NTM 肺病几百例,以鸟-胞内综合型、偶发型、龟型 NTM 病最为多见,此外,堪萨斯分枝杆菌病也不少见,还有报道病例中有堪萨斯分枝杆菌及草分枝杆菌引起的全身感染病例。之后的资料显示,我国 NTM 感染和发病总体上呈现逐渐增多的趋势,1979 年第一次全国结核病流行病学调查 NTM 的检出率为 4.3%,1984—1985 年第二次全国结核病流行病学调查 NTM 分离率为 5.3%,1990 年第三次全国结核病流行病学调查 NTM 分离率 4.9%,与 1979 年资料相比似乎无明显增多趋势,但有调查资料显示,1990 年我国人群 NTM 感染率约为 15.4%,最高为浙江省(44.9%),最低为西藏自治区(1.9%)。1991 年国内首次报告了我国部分地区 NTM 感染情况:海南 71.1%,福建 47.8%,河南 33.7%,四川 29.5%,内蒙古 45%,山东 40.9%,河北 28.7%,陕西 16.9%,山西 34.3%,辽宁 57.1%。其流行特点是:东南沿海气候温暖的海南、福建感染率高于气候寒冷的北方诸省(自治区),男性高于女性,农村高于城镇。北京 1991—1994 年对 52 株 NTM 进行了鉴定,48.1% 为鸟-胞内分枝杆菌,15% 为戈登分枝杆菌,11% 为龟-偶发分枝杆菌。上海 1986—1997 年 NTM 耐药结果为:NTM 对对氨基水杨酸呈高度耐药,对链霉素、异烟肼、利福平、乙胺丁醇等耐药性也较高,对阿米卡星、硫胺类较敏感。堪萨斯分枝杆菌对药物敏感,鸟-胞内、次要、土地、偶发分枝杆菌对多种药物耐受。2000 年第四次全国结核病流行病学调查内容中"非结核分枝杆菌分布和变化趋势"显示 NTM 分离率为 11.1%,到 2010 年 NTM 的分离率则达 22.9%。这些资料基本反映了我国的 NTM 病呈明显上升的态势。分离的NTM对任何一种抗结核药物均不敏感率达95.5%,同时对利福平和异烟肼不敏感率达83.7%。

王忠仁等于1989年在内蒙古通辽市对7346头黄牛屠宰后抽样采集标本进行结核分枝杆菌培养,在100份可疑结核标本中,经培养和菌型鉴定,24%为NTM。同时对52头结核菌素阳性和70头结核菌素阴性牛的乳汁进行了结核分枝杆菌培养,结果分别有21头和8头可见分枝杆菌生长,经菌种鉴定结核菌素阳性的21头牛中分离出NTM 11株,结核菌素阴性的8头牛均有NTM。由此可知NTM病在牛群中的流行情况,也揭示了内蒙地区的生态环境。

我国台湾地区NTM病的发病率从2000年的2.7/10万增至2008年的10.2/10万,NTM病占所有分枝杆菌病的比例从2000年的32.3%升至2008年的49.8%,而结核病的比例从2000年的67.7%降至2008年的50.2%;在致病的NTM中,MAC菌株居首位(占30.0%),其后依次为脓肿分枝杆菌(占17.5%)和偶发分枝杆菌(占13.0%)。我国有报道NTM肺病几百例,其中以胞内综合型、偶发型与龟型为多见,还报道有堪萨斯型及草分枝杆菌引发的全身感染病例。荟萃分析结果表明,东亚地区以MAC肺病最常见(占67%),其次为快速生长分枝杆菌病(占16%)。然而,我国以龟分枝杆菌、戈登分枝杆菌和脓肿分枝杆菌病较为常见。

NTM病患病率增加的原因尚不清楚,可能与实验室技术与方法的改进、对NTM病认识的提高、人口老龄化、免疫抑制剂使用人群增多及环境暴露的增加有一定关联。

4. NTM的传播途径

NTM感染主要是由于人类和NTM的生存环境存在重叠,导致人类常暴露于NTM。但NTM为条件致病菌,只有在特定条件下NTM才能成为致病菌。NTM的传播途径一般认为有3种,即雾化吸入、吞咽和吸入、创伤介入。

(1) 雾化吸入

在水中,人类通过饮水、游泳、洗澡等暴露NTM,而且这些活动易产生气溶胶,容易被人类吸入。在喷射的液滴中NTM的浓度是水体中的1000~10000倍,而且相当大比例的微滴直径 <5 μm,可以直接进入肺泡。鸟分枝杆菌引起的肺部感染与暴露于淋浴、热水浴缸和温泉的气溶胶有关,间接证明了NTM可通过气溶胶传播。海水若被环境污染,在振荡过程中可产生微滴,可被海风带到空气中形成气溶胶;喷泉的水大多是与外界不流通的水,在喷射过程中易于产生水雾,飘浮在空气中,若喷泉水被NTM污染,也会给人类健康带来危险。

由于土壤中含有大量NTM,表面疏水性使NTM易于吸附于土壤颗粒上,在干土形成灰尘时很容易形成气溶胶,而传播给人类。

(2) 吞咽和吸入

食品和香烟也可能是NTM感染的来源。近年来,胃食管反流病被认为可能是引起NTM肺病的一个中介。这是因为当NTM被吞咽后,胃食管反流可导致NTM被吸入肺。由于NTM具有耐酸性,所以可在低pH值的胃中存活。

另外,由于NTM尤其是Ⅱ类NTM可从自来水中检测出来,所以NTM不但可以通过饮水侵入消化道,还可通过咽黏膜,尤其是从扁桃体侵入,引起儿童颈部淋巴结炎。美国儿童发生的淋巴结结核样病变,几乎全部为瘰疬分枝杆菌引起的。故有人认为儿童颈部淋巴结炎主要是由于患者摄取了被NTM污染的水源。

(3) 创伤介入

水中含有海分枝杆菌,海分枝杆菌可通过皮肤破溃处感染人类。NTM也可通过伤口感染、注射后脓肿、外科手术、支气管镜检查或透析感染而引起医源性感染。NTM引起医源性感染可能是由于以下原因:用污染的自来水冲洗消毒后的手术器械或内镜、支气管镜,使用了污染的冰和制冰机,手术器械中存在生物膜,使用NTM污染的溶液进行皮肤消毒或皮肤包扎等。另外,水族馆工作人员可因手部伤口被海、龟分枝杆菌侵入而发生皮肤感染的皮肤病变。据相关报道,在医院的供水系统中 NTM 检出率为 20% ~ 50%,供水系统被 NTM 污染是 NTM 病发生、暴发和流行的重要原因之一。有报道称,医源性感染不可被忽视,有的医疗机构在注射,特别是侵入性的检查、治疗过程中因 NTM 污染导致人感染、发病,甚至 NTM 病暴发。刘燕辉报道,汕头市在 2009—2010 年有医源性感染 NTM 患者 27 例,包括一宗暴发感染 18 例。

5. 减少 NTM 暴露量的方法

由于治疗 NTM 引起的感染和疾病需要采用多种抗生素联合用药,疗程长并伴有不良反应,因此非常有必要研究降低 NTM 暴露量的方法。首先,应避免采用常规的消毒或灭菌方法,因为该方法可杀死大部分微生物,但对 NTM 却无效。若要有效杀死 NTM,氯的浓度需高于 1 mg/L,并且作用时间要大于 2 h。以下方法可减少环境中的 NTM 暴露量。

(1) 降低饮用水的浑浊度

表面疏水性使 NTM 易于吸附于颗粒物上,因而 NTM 的暴露量与水体的浑浊度呈正相关,降低饮用水的浊度可减少 NTM 的暴露量。同时,地下水(如井水)中 NTM 的暴露量较低,因此,选择一处洁净的地下水源也可以降低供水系统中的 NTM 暴露量。此外,还可在水龙头和淋浴喷头安装细菌过滤器(孔径≤ 0.45 μm)。孔径足够小的细菌过滤器可阻挡 NTM 通过,降低 NTM 的暴露量,但滤器应经常更换,更换频率应至少每 3 周更换 1 次。因为滤器也为 NTM 的生长提供了理想场所,即使滤器中填充了杀菌物质,NTM 也可吸附并生长于滤器中的有机化合物上。

(2) 紫外线照射

NTM 与大肠杆菌一样对短波长的紫外线敏感,因此紫外线照射是降低饮用水系统、房屋和家用管道中 NTM 暴露量的有效方法。但需要注意的是,紫外线照射可引起基因突变,所以应该检测存活菌株中突变体是否增加。

(3) 将热水加热器的温度提高到 55℃

NTM 可存活于热水加热器和热水管道中,因为其存活温度为 50℃~55℃。若将热水加热器的温度提高到 55℃以上,则可降低 NTM 的暴露量。加热饮用水和烹饪食物时,需煮沸 10 min(100℃)才能杀死其中的 NTM。

6. NTM 感染及发病

由于 NTM 是一种条件致病菌,包括 200 多种不同的分枝杆菌,NTM 仅导致少部分人发病。这些人往往会由于一些原因导致机体免疫力下降,才会感染 NTM 并且发病,所以这样的感染称为机会性感染,这种致病称为机会性致病。20 世纪 90 年代,人们认为,NTM 对人类有致病性的较少。后因为艾滋病 (acquired immunodeficiency syndrome,简称 AIDS)的流行,NTM 病有所增加。NTM 是 AIDS 患者的主要机会感染菌,AIDS 晚期患者最易感染鸟分枝杆菌,这已成为当今 AIDS 临床关注的话题。播散性鸟分枝杆菌感染常发生在 CD4 细胞低的人类免疫缺陷病毒(HIV)阳性者中,欧美 AIDS 患者有 20%~40% 在尸检中发现 MAC。统计资料显示,NTM 病在世界上因不同人种及各国对该类疾病重视程度、检查与鉴定菌种方法具备与否而有所不同。从世界各国 NTM 病的流行情况看,全球均有 NTM 疾病发生,结核病患病率较低的国家及大多数经济发达国家报道 NTM 病发生率为 1/10 万~2/10 万,如英、美、法等国 NTM 病肺部患病率较高;而在肺结核患病率较高的国家与地区,NTM 病则较低、少见,如中国与日本,发生率为 1.5/10 万以下。

7. NTM 传播途径和菌种

正由于 NTM 在自然环境中广泛存在,以及 NTM 对氯化物具有抗性,与我国流行病学调查显示的东南沿海地区胞内非结核分枝杆菌发病率最高相吻合。即由于海面上风浪作用,使海水产生小水泡,小水泡中含有高度浓缩的细菌及有机物,当进入空气后,可被海风吹到远距离的内陆,因之沿海地区附近 NTM 的感染率也高,从而支持了 NTM 侵入人体的感染来自环境的学说。现今被普遍接受的观点仅仅是,人可以从环境中感染 NTM,水和土壤是重要的传播媒介。

原认为NTM的传播途径可能有人传染人、动物传染人、环境中NTM传染人。但到目前没有发现NTM从动物到人或人之间传播的证据，也没有证据显示NTM的无症状感染会导致潜伏性感染。与结核病不同，目前也没有迹象表明NTM会导致复染。虽然部分学者认为NTM是条件致病菌，但也有学者提出，对免疫功能低下的患者来说，所有的NTM都应该被认为是潜在的致病菌，但值得注意的是：虽然NTM与MTB的菌体成分和抗原有共同性，但NTM的毒力较MTB弱，因此并非所有的NTM的分离都代表有真正的感染，也可能为定植或污染。尽管呼吸系统可能被NTM感染，但"寄生"这一途径未被严格验证过，NTM寄生不引起发病也未得到证明。

已知引起人类疾病的NTM以鸟分枝杆菌复合体和堪萨斯分枝杆菌最常见。堪萨斯分枝杆菌发病者以青年人多见，MAC发病者多为老年人。MAC包括两种菌，即鸟分枝杆菌和胞内分枝杆菌，几乎占NTM感染的1/2。鸟分枝杆菌主要引起播散性疾病，而胞内分枝杆菌更常见于呼吸道感染。其他引起感染的NTM为戈登分枝杆菌、龟分枝杆菌、偶发分枝杆菌和脓肿分枝杆菌等。

8. NTM感染后发病与全身及局部并发症有关

全身并发症以癌症、糖尿病、肝硬化、肺切除、风湿病、慢性酒精中毒、长期服用激素者及老年人多见，局部因素中最重要的是慢性阻塞性肺病、肺气肿、支气管扩张、哮喘、慢性支气管炎及囊性纤维化跨膜电导调节蛋白或α1-抗胰蛋白酶基因发生突变的囊性纤维性变（cystic fibrosis，简称CF）。过去，人们认为尘肺、硅肺与NTM菌症的发病有重要关系，现经研究发现，胞内型NTM患者的慢性阻塞性肺病远比尘肺、硅肺患者多见，瘰疬型NTM患者以电焊工较为多见。几乎全部成人的NTM病，其病变始终在肺部，不向其他脏器管腔发展。乳幼儿及成人AIDS患者有时有血行播散，导致脑膜炎及骨、肝、脾、肾、表浅淋巴结等的粟粒样病变。皮肤的NTM病，其中一部分有可能是从血行播散而来的。肺结核患者最易并发MAC感染，估计肺结核患者中MAC病发病率在18.7/10万，约为一般人群的10倍。乳幼儿的NTM病尤易发生淋巴系传播，能在肺门、纵隔淋巴结内形成持续性肉芽肿性病变。

NTM感染后发病与否有赖于NTM的地理分布，即NTM的生态学、细菌毒力及易感者的全身及局部免疫状况。近些年来，研究人员对NTM、NTM感染、NTM病、NTM病的发病机制及流行病学的深入研究达成一定程度上的共识——除NTM菌的毒力在感染后与发病有关外，机体抵抗力的降低更是发病的基础。NTM易感人群如下：

（1）有免疫缺陷宿主对NTM易感

NTM通过呼吸道、胃肠道和皮肤等途径侵入人体后，其致病过程与结核病相仿。开始时，DC、中性粒细胞及巨噬细胞均参与吞噬、捕捉NTM，NTM在巨噬细胞内生长、繁殖，在溶酶体酶的作用下部分NTM被溶解，其抗原产物及其菌体成分被运送至局部的淋巴结，在此通过一系列途径激活多种效应细胞，释放多种细胞因子，从而产生$CD4^+T$细胞等介导的免疫反应和迟发型变态反应。$CD4^+T$细胞主要分泌干扰素（interferon，简称IFN）-γ、白介素（interleukin，简称IL）-12等，对NTM起到杀灭作用。对AIDS患者自然病程的研究发现，由于HIV对$CD4^+T$有高度的亲和性，和$CD4^+T$结合后使$CD4^+T$的数量减少、功能减低，约40% $CD4^+T$淋巴细胞数量降低到10/μL以下的患者在1年内发展成为播散性NTM病。在确诊播散性NTM病的一组患者中，平均$CD4^+T$淋巴细胞计数常<25/μL，而无HIV感染者发生播散性NTM病与IFN-γ/IL-12合成及反应通路中某些基因突变有关，使其效应途径的受体和亚单位（IFN-γR1、IFN-γR2、IL-12 Rβ1和IL-12 Rp40）不足或缺失，导致IFN-γ或IL-12免疫调控障碍。单核细胞和巨噬细胞分泌肿瘤坏死因子（tumor necrosis factor，简称TNF）-α受到抑制，亦可能与NTM病发生有关。反映了$CD4^+T$淋巴细胞免疫反应对控制NTM病的重要性。不少前炎症细胞因子，如TNF-α也参与NTM感染的免疫发病过程，TNF可激活其他细胞因子如IL-18、IL-1，从而吸引炎症细胞聚集在病变局部；TNF可上调黏附分子表达，增加同型和异型细胞间的黏附作用，促进巨噬细胞活化，增强其吞噬作用；TNF参与肉芽肿形成，从而在NTM感染中起保护作用；然而，TNF也可导致组织坏死、空洞形成。

（2）原有肺部疾病是 NTM 病发生的"温床"

NTM 肺病通常发生在原有结构性肺病（比如慢性阻塞性肺病、支气管扩张、囊性肺纤维化、尘肺、结核病和肺泡蛋白沉积症）的基础上，这些患者可携带多种分枝杆菌并且可能对分枝杆菌易感。支气管扩张患者患 NTM 感染的危险性是非支气管扩张患者的 3.88 倍，各国报道的支气管扩张患者中 NTM 分离率为 0～40% 不等。我国文献记载：支气管扩张患者中 NTM 分离率为 11.2%，支气管扩张合并 NTM 感染占支气管扩张总数的 5%。陈华等参照《成人支气管扩张症诊治专家共识（2012 版）》对院内支气管扩张患者共 249 例进行了分析，撰写《支气管扩张并非结核分枝杆菌感染临床流行病学分析》一文，得出的结论是：支气管扩张并 NTM 感染占支气管扩张总数的 8.4%（249/2963），占 NTM 感染的 86.46%（249/288），男女比例 1∶1.94，以中老年女性为主。广东地区支气管扩张并 NTM 感染以鸟-胞内分枝杆菌复合菌群和龟-脓肿分枝杆菌复合群为主。

（3）有某些表型特征的人可能对 NTM 易感

例如，结节性肺病伴有支气管扩张的女性患者，有脊柱侧凸、漏斗胸、二尖瓣脱垂和关节伸展过度的人。这些人的表型特征可能代表着某些特殊的基因型，从而对 NTM 易感。

9. NTM 病临床表现

NTM 病具有与结核病临床表现相似的全身中毒症状和局部损害表现，主要侵犯肺，在无菌种鉴定结果的情况下，可长期被误诊为结核病。NTM 病因感染菌种和受累组织不同，其临床表现各异。NTM 致病以侵犯肺部为主。人类 NTM 病中 94% 的 NTM 感染有肺部临床表现。由于 NTM 与 MTB 的菌体成分和抗原有共同性，所以 NTM 肺病与肺结核病的病理所见很难区别。其区别在于 NTM 病的干酪样坏死较少，机体组织反应较弱。除肺部外，NTM 还可侵犯的组织有淋巴结、皮肤、软组织、骨关节、滑膜等处，甚至可引起全身性播散。因此，NTM 病如得不到及时治疗可以致命，应引起足够重视。

NTM 病主要有以下几种：

（1）NTM 肺病

NTM 肺部疾病是 NTM 感染最常见的临床类型。NTM 肺病的影像学表现以渗出、空洞、结节为主，需与肺部真菌感染相鉴别。NTM 肺病多数由鸟-胞内分枝杆菌复合群引起，其次是堪萨斯分枝杆菌、脓肿分枝杆菌、偶发分枝杆菌、蟾分枝杆菌，以老年人居多，女性患病率明显高于男性，尤其是绝经期妇女最为常见。

NTM 肺病临床症状与体征极似肺结核病，全身中毒症状等较肺结核病为轻。其临床表现差异很大，有的由体检发现，无症状，有的已进展到肺空洞，情况严重。多数发病缓慢，常表现为慢性肺部疾病的恶化，亦可急性起病。可有咳嗽、咳痰、咯血、胸痛、气急、盗汗、低热、乏力、消瘦、萎靡不振等症状，但咯血甚常见。王芳等选择 33 例 AIDS 并发 NTM 感染患者进行分析发现，AIDS 并发 NTM 感染者 $CD4^+T$ 细胞计数的中位数为 18/μL，出现贫血；播散性 NTM 为 18 例，占 54.5%。病变部位以肺部为主，CT 主要表现为炎症渗出，多发结节影，部位不固定，呈现弥散趋势 24 例（72.7%）。与同期培养为 MTB 感染者比较，在临床、实验室特点方面差异无统计学意义。

大多数患者肺部常有基础性疾病导致肺结构的改变，如慢性阻塞性肺疾病、支气管扩张症、肺尘埃沉着症等肺部有器质性疾病或肺部器官移植术后的患者，以及免疫抑制的患者为高发人群。因此，NTM 感染在下列人群中显著增多：肺泡蛋白沉积、尘肺、肺囊性纤维化及食管动力失调等患者，肺结核引起的实质性瘢痕和纤维化也可增加 NTM 感染的危险性。NTM 肺病常伴随某些症状，如慢性或复发性咳嗽、咳痰、呼吸困难，也可发生全身症状，如发热、乏力、不适、盗汗、消瘦等，时有咯血。NTM 肺病有时与活动性肺结核相似，尤其是堪萨斯分枝杆菌引起的感染。NTM 肺病主要有两种肺部表现，即纤维结节性疾病和结节性支气管扩张性肺病，每种表现均有各自的流行病学特征及临床过程。一般认为，空洞或纤维结节性疾病是 NTM 肺病的主要表现，多发生于 40～50 岁的男性，常见于吸烟者、慢性阻塞性肺部疾病患者和酗酒者，肺尖纤维空洞性改变为典型特点。患者除常发生咳嗽、咯血及全身症状，可通过胸片（X 线）、临床表现及 NTM 抗酸染色为强阳性与结核病相区别。在胸片上,病变多累及肺上叶尖段和前段,显示为炎性病灶,亦可见坏死和空洞形成,更常为多发或多房性、侵及双肺、位于胸膜下的以薄壁为主的空洞,洞内坏死层较厚且较稀软,与肺结核空洞有所不同。纤维硬结灶、球形病变及胸膜渗出相对少见。胸部 CT,尤其是高分辨 CT 可清楚显示 NTM 肺病的肺部病灶情况,可表现为结节影、斑片及小斑片样实变影、空洞(尤其是薄壁空洞)影、支气管扩张影、树芽征、磨玻璃影、线状及纤维条索影、胸膜肥厚粘连等,且通常以多种形态病变混杂存在。NTM 肺病组织学可分为 4 型:纤维空洞或类结核型、支气管扩张型、结节型和其他类型(包括肺纤维化、肺气肿和肺不张等)。

结节性支气管扩张性疾病主要见于既往无肺结核病史的老年妇女(80%),多数患者为白种人(95%),平均发病年龄 70 岁。患者很少有吸烟及酗酒史,常有相同的体型:偏瘦、漏斗胸、脊柱后侧凸、脊柱侧凸及三尖瓣脱垂,这些体型在临床上称为 Windermere 女士综合征。X 线显示典型的外周支气管血管小结节呈树芽状密度分布,局灶性圆柱状支气管扩张,最常累及右上叶和舌叶。结节性支气管扩张性疾病通常较轻微,病程进展缓慢,但可以造成严重的疾患或死亡。NTM 疾病如不治疗,病变将迅速进展,导致广泛的肺空洞、纤维化及呼吸衰竭。

另外,NTM 在肺部的表现还有两种类型:

NTM 过敏性肺炎。NTM 过敏性肺炎可表现为过敏性肺部综合征,即通常所称的热浴肺病,表现为实质性肺炎和活动性感染。临床表现常为亚急性,主要症状为咳嗽、气促及发热,肺结节性炎症常见,可以进展为低氧血症呼吸衰竭,与其他过敏性肺炎相似。患者常为年轻人和非吸烟者。胸部 X 线检查显示弥漫性结节性浸润及毛玻璃样改变,病变常分布在肺中叶。根据此特点可与其他过敏性肺炎及其他结节病相区别。组织病理学检查显示非坏死性肉芽肿及机化性肺炎。过敏性肺炎的诊断需根据 NTM 的分离及相应的临床症状、X 线检查和病理学检查。避免接触过敏原是阻止疾病发展的关键。皮质类固醇可改善通气功能,抗菌药物治疗有助于康复。为防止疾病的慢性进展,与其他非结核杆菌疾病不同,短疗程(3～6 个月)的抗菌药物治疗对 NTM 过敏性肺炎有效,且患者预后好,经治疗后症状可以迅速消失。

NTM 肺内播散性感染。播散性 NTM 感染具有致命性,几乎只发生于 AIDS 患者中,而在其他免疫抑制性疾病的患者中少见。已有报道:感染发生于心、肾移植与长期使用皮质类固醇及白血病患者中,大多数感染是由鸟-胞内分枝杆菌及堪萨斯分枝杆菌引起。播散性 NTM 感染在进展期 AIDS 患者中不鲜见,感染危险性随 CD4 细胞计数的逐渐减少而增高。其常发生于 CD4 细胞计数低于 $25/\mu L$ 的患者中。而 CD4 细胞计数低于 $50/\mu L$ 的患者已具有危险性。其临床表现及体征包括贫血、发热、盗汗、消瘦、肝脾大。对于最初接受抗反转录病毒治疗的患者,播散性 NTM 病可疑者重点是那些经正规抗结核治疗无效的结核病患者,如痰抗酸杆菌检查阳性而临床表现与肺结核不相符者;痰液显微镜检查发现菌体异常的分枝杆菌的患者;标本分枝杆菌培养阳性,但其菌落形态和生长情况与结核分枝杆菌复合菌有异的患者;初治结核病患者首次分离出的分枝杆菌对抗结核药物耐药者;接受正规抗结核治疗无效而反复排菌的患者;经支气管卫生净化处理后痰分枝杆菌不能阴转者;有免疫缺陷但已排除肺结核的肺病患者;医源性或非医源性软组织损伤或外科手术后伤口长期不愈找不到原因者。具备以上条件之一,即为 NTM 病可疑者。NTM 感染可能会与免疫重建综合征相混淆。免疫重建综合征是接受高效抗 AIDS 病毒感染治疗患者产生的对无痛性 NTM 感染的强烈局部炎症反应,表现为疼痛性化脓性淋巴结病、肺部浸润及皮肤脓肿。AIDS 和 NTM 感染应同时治疗,大环内酯类药物是播散性 NTM 感染的基本治疗药物,但在仅接受此类药物治疗的患者中,50% 仍会产生耐药性而导致治疗失败。所以,治疗方案应包含乙胺丁醇和利福平。

(2) NTM 淋巴结炎

人体淋巴结是结核病的好发部位,而 NTM 淋巴结炎的发生率在一些国家和地区已远远超过结核性淋巴结炎。儿童 NTM 淋巴结病以 1～5 岁最多见,10 岁以上儿童少见,男女之比为 1∶1.3～1∶2.0。临床表现常在不知不觉间加剧,全身性症状少见,最常见的症状为无触痛性腺病,常累及上颈部和下颌下淋巴结,以及颏下、耳前、腹股沟、腋下淋巴结。单侧多见(95%),双侧少见。20 世纪 80 年代,美国疾病控制与预防中心(CDC)报道,NTM 分离菌 3% 来自淋巴结。颈淋巴结肿大这种疾病在我国过去发生率较高,俗称"老鼠疮",虽然学名瘰疬,但在观念上认为是由 MTB 引起的。患者颈部无痛性淋巴结肿大,可以单一,也可以呈串珠状存在,之后溃破流脓,形成窦道,最后结疤而愈,在不整齐的皮肤愈合线上留下赘生的小结节。当然,由于时代不同及当时检测条件限制,对这种病是由 NTM 引起还是由 MTB 引起,未有明确诊断。有文章认为,虽然由 NTM 菌感染而导致的淋巴结炎发生率不高,但美国每年仍有约 300 例感染者。由于诊断时未考虑此感染及未分离出 NTM 菌,所以真正的 NTM 菌淋巴结炎病例数远高于此数字。NTM 淋巴结炎常见于儿童,成年人如果无 HIV 感染,很少发生此感染。近 50 年来,引起 NTM 淋巴结病的菌种发生了很大的变化:在 20 世纪 70 年代以瘰疬分枝杆菌最为常见,其次为 MAC,随后有被 MAC 所取代之势。如在澳大利亚,7 岁以下土著儿童的淋巴结炎许多由 NTM 引起。Pang 等报告,1972—1989 年在澳大利亚确诊分枝杆菌引起的淋巴结炎 172 例,其中 118 例系 7 岁以下儿童。由鸟-胞内分枝杆菌引起的占 74%,由瘰疬分枝杆菌引起的占 20%,由结核分枝杆菌引起的只占 4%;NTM 淋巴结炎患者 92% 为澳大利亚土著儿童。54 例 15 岁以上成人淋巴结核患者,74% 系亚洲移民,42 例结核性淋巴结炎用抗结核化疗,效果令人非常满意,随访 12 个月无失败与复发。鸟-胞内、瘰疬分枝杆菌患病儿童均接受了特异性结核菌素皮肤试验,结果敏感度为 79%,特异度为 69%。近年来澳大利亚 NTM 淋巴结炎患病率在下降,而结核性淋巴结炎患病率保持稳定。资料显示:颈淋巴结炎是最常见的类型,80% 由 MAC 引起,还有瘰疬分枝杆菌、玛尔摩分枝杆菌、嗜血分枝杆菌,次要菌种为瘰疬分枝杆菌、猿分枝杆菌、戈登分枝杆菌、龟分枝杆菌、偶发分枝杆菌、堪萨斯分枝杆菌和玛尔摩分枝杆菌。

NTM 淋巴结炎大多无全身症状及体征,仅有局部淋巴结受累的表现,无压痛或有轻度压痛。诊断应依据淋巴结是否分离出非结核分枝杆菌。对于可疑的病例,由于用细针抽吸或切开引流易形成瘘管,最好采用切除性活检。治疗采取对累及的淋巴结进行外科手术全切除,经切除后 95% 的患者可治愈,约 10% 进行了二次切除。如无其他部位感染,一般不需进行内科治疗。

(3) NTM 皮肤病

美国 CDC 资料显示,NTM 的分离株 3% 来自皮肤或软组织,显示 NTM 可引起皮肤及皮下软组织感染病变。引起皮肤病变的主要菌种有嗜血分枝杆菌、偶发分枝杆菌、脓肿分枝杆菌、龟分枝杆菌、海分枝杆菌、溃疡分枝杆菌。局部脓肿多由偶发分枝杆菌、脓肿分枝杆菌、龟分枝杆菌引起,往往发生在针刺伤口或开放性伤口、骨折处,往往迁延不愈。医院内皮肤软组织 NTM 病也常由这 3 种快生长型分枝杆菌引起。海分枝杆菌可引起游泳池肉芽肿和类孢子丝菌病。溃疡分枝杆菌可引起 Buruli 溃疡。堪萨斯分枝杆菌、苏加分枝杆菌、嗜血分枝杆菌可引起皮肤散播性和多中心结节病灶。国内近年内多次报道脓肿分枝杆菌、龟分枝杆菌、海分枝杆菌和偶发分枝杆菌引起院内创伤性和注射部位的感染。在造血干细胞移植受者中,NTM 感染的发生率大约为 3%,其中以肺部感染最常见,致病菌主要为 MAC 和堪萨斯分枝杆菌。有报道称,医源性 NTM 感染有所增加,主要是因人们对 NTM 防范意识淡薄,在注射、手术及侵入性的检查、治疗过程中消毒不严格导致的。耐热分枝杆菌在 37℃～45℃环境下均能生长,也可以在室内热水管道和金属加工液中生存,同样可以导致肺内外病变和院内感染。

(4) 全身播散性 NTM 病

播散性 NTM 病是主要见于免疫受损患者的一种新发传染性疾病,最常见于人类免疫缺陷病毒感染的个体。HIV 阳性者是 NTM 感染的高危人群,其感染所占的比例高达 95%。AIDS 患者播散性 NTM 病发生率几乎与肺病发生率相等,近期报告显示 NTM 分离菌中 94% 来自肺,5% 来自血液,其余来自皮肤、软组织和淋巴结。引起播散性病变的主要菌种有 MAC,其次为偶发分枝杆菌、堪萨斯分枝杆菌、脓肿分枝杆菌、嗜血分枝杆菌、瘰疬分枝杆菌、戈登分枝杆菌。播散性 NTM 病可侵犯全身许多脏器,最常受累的器官是肝脏、淋巴结和胃肠道,肺脏、骨髓、心脏和肾脏等也可累及,表现为淋巴结病、骨病、肝病、胃肠道疾病、心内膜炎、心包炎及脑膜炎等。其临床表现多种多样,常与其他感染不易区别,最常见症状为发热(不明原因,持续性或间歇性),多有进行性体重减轻、夜间盗汗。值得注意的是,我国 NTM 肺病以 MAC 最多见,脓肿分枝杆菌和龟分枝杆菌也很常见。

(5) NTM 骨病

堪萨斯分枝杆菌和 MAC 可引起滑膜、滑囊、腱鞘、关节、手深部和腰椎病变和骨髓炎;土地分枝杆菌可引起滑膜炎和骨髓炎;次要分枝杆菌可致化脓性关节炎,而偶发分枝杆菌和龟分枝杆菌常致牙齿感染。

(6) NTM 脑膜炎

NTM 脑膜炎是一种罕见病。随着 AIDS 的流行,播散性分枝杆菌病而增加。西班牙的 Flor 对 50 例 NTM 脑膜炎患者进行了临床分析,发现从脊髓液分离出的 NTM 60% 为鸟分枝杆菌,如伴随免疫抑制极易播散,致死率为 70%;偶发分枝杆菌脑膜炎与神经外科及背部创伤有关,当合并脓肿引流后预后良好;堪萨斯分枝杆菌脑膜炎与结核性脑膜炎相似,但致死率高,要尽早采用合适的抗生素治疗。

(7) 其他 NTM 病

MAC 可引起泌尿生殖系统疾病;偶发分枝杆菌可引起眼部、人工瓣膜和手术部位感染;脓肿分枝杆菌、海分枝杆菌、MAC 龟分枝杆菌等可导致中耳炎;偶发分枝杆菌、脓肿分枝杆菌和龟分枝杆菌导致相关性感染亦有报道。

10. 病理变化

NTM 可引起人类的慢性疾病,不但其感染发病率逐年上升,临床诊断亦较困难,且存在争议。从其病理变化上看,NTM 与结核分枝杆菌在菌体成分和抗原上多具共同性,NTM 病的病理所见与结核病很难鉴别,但 NTM 病干酪样坏死较少,机体组织反应较弱。

(1) NTM 肺病的病理所见

一般包括以淋巴细胞、巨噬细胞浸润和干酪样坏死为主的渗出性反应,以类上皮细胞、朗汉斯巨细胞性肉芽肿形成为主的增殖性反应,以浸润相关细胞消退伴有肉芽肿相关细胞萎缩及胶原纤维增生为主的硬化性反应等三种病理组织变化。NTM 的毒力较结核分枝杆菌弱。肺内可见坏死和空洞形成,常为多发性或多房性,侵及双肺,位于胸膜下,以薄壁为主,洞内坏死层较厚且较稀软,与肺结核空洞有所不同。

(2) NTM 淋巴结病的病理所见

早期形成以淋巴细胞、类上皮细胞、朗汉斯巨细胞为主的肉芽肿,累及的淋巴结黏连成串,肿大、质韧,可形成纤维化、钙化,也可迅速干酪样坏死及软化、破溃形成慢性窦道。

(3) NTM 皮肤病病理所见

皮肤 NTM 病变最易侵犯真皮和皮下脂肪组织,其次为深层肌肉组织,局部引流区域淋巴结也可受累。病变早期为急性炎症反应和渗出,随后可见硬结、脓肿和窦道形成。病理改变包括渗出、增生和坏死性病变,新旧病灶常在同一病例中交替存在,其主要病理表现为肉芽肿性病变和非特异性慢性化脓性炎症。

(4) 播散性 NTM 病病理所见

肉眼可见肝脏、脾脏和淋巴结肿大,其上可有柠檬色肉芽肿,小肠、心脏和肾脏均有灶性肉芽肿。镜下可见受累器官弥漫性肉芽肿,肉芽肿边缘模糊,由具有特征性纹状组织细胞组成,仅少数患者表现为由纤维化、坏死及类上皮细胞组成的典型肉芽肿结节。

11. NTM 疾病的诊断

尽管 NTM 病已经不再是一种罕见病,但人们对该病了解的程度远没有像结核病那样深入,一些问题至今没有界定和定论。原先对疑似 NTM 病者的痰或分泌物等按 NTM 接种培养,证实为 NTM 者,再进一步进行菌型鉴定,以明确菌型类别。近来,由于遗传学、分子生物学的发展,细菌学开发出一些新方法,给 TM 及 NTM 的诊断创造了良好基础条件。

对于 NTM 病的诊断,依据病史、物理检查、胸部 X 线所见、NTM 素皮试等,均无特异性诊断价值。诊断必须依靠 NTM 的分离培养。但因 NTM 在自然界广泛存在,培养标本也会受污染或一过性感染,仅有一次培养阳性不能成为诊断的依据。某些慢性呼吸器官疾病患者气道被 NTM 感染,但不形成疾病,称为寄生(colonization)，在 MAC 病例中常见，且不需要药物治疗。

关于 NTM 的诊断标准，日本在 20 世纪 60 年代提出了 NTM 病临床诊断标准，1985 年国立疗养所下属的 NTM 研究中心提出方案，后被采用为日本 NTM 病诊断标准。美国多采用 Ahn(1982)的标准，1990 年又发表了新的诊断标准。

1987 年，我国在海南省召开的非典型抗酸菌病研讨会，制定了 NTM 病的诊断试行标准。录于下：

（1）具有下列条件之一，病人须进行 NTM 检查

痰标本培养阳性，菌落状态及生长情况与人型结核杆菌不同者；

初治患者首次分离出抗酸杆菌，对一线及二线部分抗结核药物耐药者；

已诊断为肺结核的患者，应用多种抗结核药治疗无进步，痰菌仍呈阳性者；

新发现的肺结核患者，具有新鲜空洞，病变广泛，而症状轻微或正规化疗 3~6 个月仍反复排菌者；无空洞的浸润病灶正规化疗 6 个月以上仍反复排菌者；

肺疾患者有免疫缺陷，如硅肺、糖尿病，长期使用免疫抑制剂已除外结核者；

痰中发现抗酸杆菌，而临床表现与肺结核不相符者。

（2）根据我国情况，提出以下诊断方法

胸片有异常阴影，病情常与排菌有平行关系，且已排除结核感染者，同时，细菌检查中有以下情况：新发现病例，一个月内三次痰培养中，两次有同一病原性非结核分枝杆菌，每月培养一次，两次以上有同一菌种病原性非结核分枝杆菌；慢性肺部病变患者，三个月内每月做一次痰培养检查，三次以上证明为同一病原性非抗酸杆菌；在经无菌操作的消毒物、手术标本、尸检肺部或活检肺组织标本中发现为非结核分枝杆菌，而无其他致病菌者。

值得注意的是，诊断为胞内非结核分枝杆菌感染，痰菌培养菌落数至少有一次在 100 个以上；本病的诊断必须排除"寄生"的可能性，排除方法为两周内每日以生理盐水作雾化吸入，并检查非结核分枝杆菌的存在情况，如已阴转，即属寄生或寄生情况可疑，行抗结核药物治疗；两周内如果菌阴转，也属于寄生，可不必治疗。

NTM 及 NTM 病的流行引起人们对 NTM 病的重视，促使人们加强对 NTM 病诊断和治疗的研究，为进一步控制疾病打下基础。早在 2000 年，中华医学会结核病学分会制定并发布《非结核分枝杆菌病诊断与处理指南》，对 NTM 感染、疑似 NTM 病、NTM 病可疑者(重点是那些经正规抗结核治疗无效的结核病患者)、肺外 NTM 病、NTM 肺病等均有标准和界定，包括如何治疗与预防。可见我国相关方面科技工作者的远见卓识，该指南为我国临床治疗提供了依据。2007 年美国胸科学会第三次发布《非结核分枝杆菌病的诊断、治疗与预防的指南》，美国传染病学会(Infectious Disease Society of American，简称 IDSA)也提出了《非结核分枝杆菌肺病的临床和微生物学诊断标准》，2017 年英国《非结核分枝杆菌肺病管理指南》发布，认为非结核分枝杆菌肺病(NTM-PD)的发病率与患病率与日俱增。这可能与环境的改变、检测技术的更新、临床医生对该病认识的提高密切相关。

闫丽萍(2015)等在数年前即撰文发出"日趋严峻的非结核分枝杆菌挑战"警告称，大规模的流行病学研究发现，在经济发达国家 NTM 的发病率远高于结核病，然而感染 NTM 的危险因素、NTM 疾病的自然病程、治疗 NTM 疾病的药物、治疗 NTM 疾病的疗程等方案均不明确。而 NTM 引发的疾病与一些疾病的治疗用药等都是相关的。邓国防等对 277 例 NTM 肺病患者统计分析：未进行治疗者占 41.5%(115/277)，抗结核治疗者为 58.5%(162/277)，临床治愈率为 15.4%(25/162)；超过 77.3%(214/277)的患者对异烟肼(INH)、利福平(RFP)、链霉素(SM)、卷曲霉素(CM)和对氨基水杨酸(PAS)呈初始耐药，耐药率均 >80%。说明 NTM 患者原始耐药率高，治疗难以遵循国内专家共识的治疗原则，总体治疗不规范，效果差。

NTM 普遍存在于环境中，多数为污染菌。此类菌也可定植于肺结构异常患者的呼吸道。李昕洁报道，广州市结核病肺部肿瘤防治所对 2004—2009 年 6 年间分枝杆菌培养资料分析，共进行分枝杆菌培养

32 906例,812株为非结核分枝杆菌,占19.3%;对其中558株非结核分枝杆菌进行菌种鉴定或复合群鉴定,种群分布达22种,菌种分布前5位的顺序为龟-脓肿分枝杆菌复合群、鸟-胞内分枝杆菌复合群、偶发分枝菌、戈登分枝杆菌和耻垢分枝杆菌;荷菌者男女比例为3∶2。吴龙章报道的广州1 819株NTM的耐药率分别为:INH 96.15%,RFP 72.51%,S 76.25%,乙胺丁醇(EMB)70.42%;而对Am的敏感率为67.73%。

分离自呼吸道的NTM并不代表有真正的感染。NTM病主要依靠临床表现、NTM素的皮肤试验、影像学表现、细菌学及病理检查结果进行综合判断。

NTM病或NTM肺病可伴发胸膜炎及脓胸。NTM肺病是NTM病的重点。诊断肺部NTM病除NTM素皮肤试验阳性外,肺部疾病的临床表现及诊断标准建议如下:

① 40岁以上多见,抗结核疗效较差,肺部病变吸收较慢。

② 胸部X线检查常显示单、双侧上肺野纤维结节状阴影,当病情进展时病灶扩大融合,且边界模糊,并出现薄壁空洞,空洞周围浸润及播散病灶较少,慢性空洞呈厚壁和蜂窝状影,两肺下叶尖段病灶亦常见。糖尿病及其他免疫抑制者常表现为中、下野小结节状病灶,较少见胸腔积液。高分辨度胸部CT扫描能更清晰显示肺部病灶,以及伴随的多发性支气管扩张,表现在右中叶和左舌叶的多灶性支气管扩张和小叶中心结节。

③ 肺上叶的空洞性病变和肺门、纵隔、淋巴结增大,基底部胸膜病变和胸膜渗出少见。

④ 痰抗酸染色阳性,而临床表现与肺结核不符。

⑤ 抗酸杆菌菌体形态有别于典型结核分枝杆菌,培养的菌落形态和生长情况不同于结核分枝杆菌复合群。

⑥ 病原体对多种抗结核药物原始耐药。

⑦ 分枝杆菌在对硝基苯甲酸培养基、盐酸羟胺培养基和2-羧酸肼噻吩培养基上生长,则提示NTM,需进一步鉴定。在BACTEC 460系统培养基中加入对硝基-苯丙酮(NAP,5 μg/mL),可抑制结核分枝杆菌生长而不抑制NTM,其结果可用于区别。若仅在罗氏培养基中生长,则为结核分枝杆菌。

⑧ 软组织损伤或外科术后伤口(创口)长期不愈且原因不明。

NTM肺部感染(最常见的感染部位)的诊断必须进行支气管物培养,且必须在不同的日期进行3次痰培养,其中2次必须为阳性。痰培养阴性者可进行支气管镜冲洗或支气管镜灌洗液培养,单次培养阳性可作为诊断依据。从活检标本(经支气管肺部活检、外科手术肺部活检或感染组织切除活检)分离出NTM或病理检查显示为肉芽肿性炎症也可以作为诊断依据。根据临床及X线检查高度怀疑的患者,如果NTM培养为阴性,应重复进行培养。单次NTM培养阳性不能肯定为NTM疾病。污染是常见的,尤其是痰标本,即使用自来水冲洗支气管镜或培养皿,也可以产生污染而导致假阳性。因此,明确诊断必须根据高度怀疑的临床症状和可信的微生物学检查,所有的阳性培养结果都应高度怀疑,尤其是罕见的细菌及时常构成污染的细菌,如戈登分枝杆菌、产黏液分枝杆菌(*Mycobacterium mucogenicum*)、土地分枝杆菌、堪萨斯分枝杆菌及脓肿分枝杆菌。NTM疾病的表现与活动性肺结核相似,均能产生空洞性浸润、肺外疾病、肉芽肿、咯血及全身症状。因此,所有被怀疑的NTM疾病必须排除结核病,尤其是抗酸染色阳性。而且NTM可以与MTB混合感染,增加了诊断和治疗的难度。其他的肺部肉芽肿性疾病,如类肉瘤病及真菌感染也与NTM疾病相似,应加以鉴别。

尽管NTM病的发病率在全球逐年增加,但由于NTM病与结核病相比有相似的临床症状和体征,且致病菌种繁多,鉴别诊断困难,亦增加了治疗的难度。所以对分枝杆菌进行菌种鉴定在疾病的诊断、治疗及预后方面具有重要意义。现代细菌学方法的快速鉴别诊断,以及免疫技术和分子生物技术的发展,为NTM的鉴定提供了更快速、准确的诊断方法。

NTM肺病的确诊标准为NTM素皮试阳性,具有呼吸系统和(或)全身性症状,经放射影像学检查发现有肺内病变,已排除其他疾病,在确保标本无外源性污染的前提下,符合以下条件之一者,结合放射影像学和临床作出 NTM 肺病的诊断:痰 NTM 培养 3 次均为同一致病菌;痰 NTM 培养两次均为同一致病菌,1 次抗酸杆菌(AFB)涂片阳性;支气管灌洗液 NTM 培养 1 次阳性,AFB 涂片阳性度(++)以上;支气管肺组织活检物 NTM 培养阳性;肺活检见与 NTM 改变相似的肉芽肿,痰或支气管灌洗液 NTM 培养阳性。

（3）播散性 NTM 病

具有相关的临床症状,经相关检查发现有肺或肺外组织与器官病变,血培养 NTM 阳性,和(或)骨髓、肝、胸内或腹内淋巴结穿刺物培养 NTM 培养阳性。

（4）尚有推荐 NTM 感染和 NTM 肺病的临床诊断和微生物学诊断标准

① 临床标准（全部满足）：

a. 呼吸系统症状,胸片发现结节或空洞阴影,或高分辨率 CT（high resolution computerized tomography, HRCT）发现多灶性支气管扩张伴多发性小结节。

b. 排除其他可能疾病。

② 微生物学标准（部分满足）：

a. 痰和支气管肺泡灌洗液涂片和培养为最常见的检查方法,涂片抗酸染色(Ziehl-Neelsen)阳性,但检出率低,且不能与结核分枝杆菌作鉴别。需做培养和生化检查,如烟酸试验、过氧化氢酶试验和芳香硫酸酯酶活性检测等。要求至少两次痰标本抗酸杆菌培养阳性,如果结果未达到诊断标准,考虑重新做痰涂片和培养。

b. 至少 1 次支气管冲洗或灌洗液分枝杆菌培养阳性。

c. 经支气管镜或其他途径肺活组织检查,发现分枝杆菌病组织病理学特征性改变（肉芽肿性炎症或抗酸染色阳性）,并且 NTM 培养阳性;或者活检发现分枝杆菌病组织病理学特征性改变（肉芽肿性炎症或抗酸染色阳性）,并且 1 次或 1 次以上的痰标本和支气管冲洗液标本中 NTM 培养阳性。

d. 如果发现的 NTM 是不常见的种属或该分离菌提示有环境污染的可能,应进一步请专家会诊。

e. 如果怀疑为 NTM 肺病但不够诊断标准,须随访直至确诊和排除诊断。

f. 诊断为 NTM 肺病并不意味着必须治疗,应该对个体患者治疗潜在的危险性和利益进行评估后做出决定。

③ 美国胸科协会（ATS）和美国传染病学会（IDSA）就标本采集、培养和菌种鉴定提出如下建议：

a. 应收集 3 份不同日的清晨痰标本。

b. 给分枝杆菌实验室提供尽可能多的标本量（体液或脓液）,不推荐使用拭子。

c. 临床研究已经确定支气管冲洗液可以作为 NTM 的培养源。

d. 在样本处理上,对有菌部位收集的样本须消化和净化处理,无菌部位的组织和体液标本不需要净化。

e. 临床标本抗酸染色推荐使用荧光染色技术,石炭酸品红染色敏感性较差。

f. 所有 NTM 培养应该同时使用液体培养基和固体培养基。

g. 来自皮肤、关节和骨骼的标本需要含特殊成分的培养基和特殊的培养条件。

h. 涂片的半定量分析和培养后菌落计数有助于诊断。

i. 有重要意义的 NTM 菌应该明确到种属的水平。

④ ATS 和 IDSA 就药物敏感性试验提出如下建议：

a. 对于未经治疗的 MAC,建议将克拉霉素作为代表进行药敏试验,不建议对其他药物进行药敏试验;

b. 对接受大环内酯类药物治疗或预防失败的分离菌,应该进行克拉霉素药敏试验;

c. 对未经治疗的堪萨斯分枝杆菌分离菌只做利福平药敏试验;

d. 对对利福平耐药的堪萨斯分枝杆菌分离菌应进行多种药物药敏试验,包括利福布汀、乙胺丁醇、异烟肼、克拉霉素、喹诺酮类、阿米卡星和磺胺类;

e. 不要求对海分枝杆菌分离株进行药敏试验,除非治疗失败;

f. 目前还没有一种对需要复杂营养和一些少见的 NTM 分离株做体外药敏试验的特殊方法;

g. 对各种 NTM 药敏检测应注意质量控制。

患者目前 NTM 病确诊的"金标准"是 NTM 细菌学检查及菌种鉴定。所以,痰或支气管肺泡灌洗液、坏死组织及分泌物培养为最常见的检查方法。提示临床上须重视 NTM 素的皮试、病原学检查和病理检查相结合。这在一定程度上对实验室的条件要求高,技术难度大,一般医疗机构不容易做到。

12. NTM 病的治疗

NTM 的感染是机会性感染,NTM 病是机会感染性疾病,NTM 发病的基础是患者抵抗力低下。因此,NTM 病的治疗在一定程度上是提高患者的免疫力,强机健体,增强杀灭 NTM 的能力。为此建议:

可以接种卡介苗,特别是结素试验阴性者,尽管受种者是 NTM 的致病者;

可以使用卡介菌多糖核酸(BCG-PSN)或卡介菌基因疫苗(BCG-DNA);

可以使用干扰素或白介素;

适当使用胸腺素;

对结核菌素试验阳性者,可以反复进行结核菌素试验,甚至 1~3 个月进行 1 次;

可以采取中医中药和体育锻炼方法。中医学对 NTM 病进行辨证施治:如对肺阴虚者,施以"百合固金汤加减",肺肝阴虚者施以"一贯煎加减",肺肾阴虚者施以"麦味地黄丸加减",肺气虚者施以"补肺加减",肺脾气虚者施以"六君子加减",肺心肾虚者施以"真武汤加减",气阴两虚者施以"黄芪鳖甲散加减",咯血者施以"茜草根加减",肺痨积症者施以"肺痨积症汤"(自拟方),肺痨悬饮者施以"十枣汤加减"等。另外,如打太极拳,做好如《素问》中所言:"恬淡虚无,真气从之,精神内守,病安从来?"强基固本,有利于 NTM 病的治疗。

以上的免疫疗法可以作为小实验、小研究项目进行,以探求其有效性。

对于抗 NTM 菌药物的治疗方面,NTM 病的治疗很少是及时的,因为有些患者仅有轻微的症状及不明显的 X 线表现,以及相当多的医生对 NTM 病的陌生和该病的诊断常常很难确定,导致误诊以致治疗常被延误;加之大多数 NTM 对常用的抗分枝杆菌药物均耐药,应考虑到其临床治疗效果多具不确切性,使 NTM 病的根治很困难;另外,治疗费用昂贵,药物副作用多,患者常难以忍受。所以,临床医生应根据疾病进展的危险性、治疗所需的高额费用及药物的毒副作用等方面平衡考虑对患者的治疗。因为 NTM 病的治愈常常很困难,因此,并非所有的患者都必须将治愈作为最终的治疗目标,对于有些症状较轻微,胸部影像学表现为病灶较局限,经过动态随访变化不明显,且药敏试验结果为广泛、高度耐药,仅依靠目前的药物难以取得理想疗效,或耐受性、依从性较差的高龄 NTM 肺病患者,可不给予抗分枝杆菌治疗,或将缓解症状及尽可能地减缓疾病的进展作为合理的目标。对于刚开始接受治疗的患者,应将临床症状、X 线表现及微生物检查结果的改善作为合理的治疗目标。

(1) NTM 病治疗的基本原则

由于 NTM 是临床上相对不常见的病原体,分离菌既可能是标本污染,也可能是病原菌,临床医师必须正确评价。

由于 NTM 病不易根治,其治疗过程需要患者长期坚持,但是患者往往难以耐受。目前,对 NTM 病的化疗方案和疗程没有统一的标准,由于 NTM 的耐药模式可因菌种不同而有所差异,所以治疗前进行药物敏感试验仍十分重要;对不同的 NTM 种属,用药的种类和疗程有所不同;尽管目前难以确定药敏试验结果与临床效果的相关性,但制订 NTM 病的治疗方案时,仍应尽可能参考药敏试验;强调参考药敏试验结果时,要考虑到它的局限性。

在制订治疗方案时,多主张根据药敏和用药史,方案制订要完整、全面、力求优化,选择 5~6 种药联合,不要"留一手"待今后再用;强化期为 6~12 个月,巩固期为 12~18 个月,在抗酸杆菌阴转后继续治疗至少 12 个月。

不建议对疑似 NTM 肺病患者进行试验性治疗;对 NTM 肺病患者应谨慎采用外科手术治疗;对 NTM 肺病患者进行手术治疗没有被广泛接受时,应请相关专家会诊。

(2) NTM 病治疗的药物

笔者认为,MTB 病的药物治疗原则"早期、适量、联合、规律、全程",同样适用于 NTM 病的治疗,可以参考。

NTM 病的治疗应包括多种药物,尽可能地清除致病菌及减少其耐药性,基础药物包括大环内酯类药物、乙胺丁醇及利福平,最好 3 种药物同时应用,以免患者产生耐药性。在大多数情况下,每日均应进行治疗。但对于不能耐受及不需强化治疗的患者,应进行间歇性治疗(每周 3 次)。大环内酯类药物是治疗 NTM 疾病最有效的药物。因此,美国胸科协会推荐所有的治疗 NTM 感染的方案均应包括大环内酯类药物。一般认为克拉霉素效果较好,而患者对阿奇霉素有较好的耐受性。结节性支气管扩张性肺病、病情较轻及无痛性感染的患者,可以采用每周 3 次的治疗方案,即每次克拉霉素 1 000 mg 或阿奇霉素 500 mg + 乙胺丁醇 25 mg/kg + 利福平 10 mg/kg(最大剂量 600 毫克/次)。对于有空洞性疾病、以前有治疗史及病情一般或严重的患者,不推荐间歇性药物治疗。如患者有空洞/纤维结节性疾病或严重全身性感染,则须进行更积极的(强化)治疗,推荐的治疗方案为三联用药,可考虑:克拉霉素 1 000 mg/d(或 500 毫克/次,2 次/天)或阿奇霉素 250 mg/d;利福布汀 150 ~ 300 mg/d 或利福平 10 mg/(kg·d)(最大剂量 600 mg/d);乙胺丁醇 15 mg/(kg·d)。对于严重或顽固性疾病的患者,可考虑阿米卡星静脉给药或链霉素肌内注射 2 ~ 3 个月。治疗成功的标准要根据症状是否消除或控制及痰培养是否转阴制定,治疗期间应每月进行痰培养,以评估治疗效果及指导治疗的持续时间。临床症状常在治疗 4 ~ 6 个月内缓解,患者一般在接受多药治疗方案(包括大环内酯类药物)的 6 ~ 12 个月内痰培养转阴,痰培养转阴后应持续治疗 1 年。因此,治疗持续时间一般为 18 ~ 24 个月,对于有些患者而言,则可能需要更长时间。

NTM 疾病的治疗失败并不鲜见。如果患者在适当药物治疗后 6 个月内未见临床症状好转或 12 个月内痰培养未转阴,可认为治疗失败。治疗失败与下列因素有关:患者对治疗的不顺应或不耐受,有空洞或支气管扩张,对药物耐药(尤其是大环内酯类药物),复发和再感染也很常见,但可能与 NTM 对药物的敏感性无关。患者如果对大环内酯类药物耐药,约 1/3 在 1 年内死亡,约 1/2 在两年内死亡。对于产生耐药的患者,延长药物治疗过程,包括肠道内给药及外科手术切除,可得到一定的改善。治疗失败的患者再次接受治疗后很难产生理想的效果。因此,人们提倡初始治疗采用强化方案。但是,强化治疗方案必须权衡治疗效果及药物毒副作用的利弊。外科切除可作为治疗 NTM 感染的辅助疗法,适用于内科治疗无效或失败,以及复发性与顽固性咯血的患者。对大环内酯类药物耐药的患者,外科手术联合多药治疗方案明显优于单纯的内科药物治疗。外科切除对于局灶性疾病效果最明显,对于 NTM 感染引起的孤立性肺结节也有疗效。由于 NTM 感染治疗的长期性、难以耐受性和常见的无效性,尤其是日益增多的 NTM 感染,临床医生应充分熟知和重视 NTM 引起的疾病,尽早诊断与治疗。

(3) NTM 病几种主要的治疗方案

① 对 MAC 肺病的治疗方案:

对肺结节/支气管扩张或不能耐受者每日治疗,以及无须强力治疗的患者开始治疗时——

克拉霉素 1 000 mg(3 次/周)或阿奇霉素 500 ~ 600 mg(3 次/周) + 乙胺丁醇(EMB)25 mg/kg(3 次/周) + 利福平(RFP)600 mg(3 次/周),体重 < 50 kg 时减少药量,严重病变或接受过治疗者不建议使用。

对纤维空洞或严重支气管扩张患者开始治疗时——

克拉霉素 500 ~ 1 000 mg/d 或阿奇霉素 250 ~ 300 mg/d + 乙胺丁醇 15 mg/(kg·d) + 利福平 450 ~ 600 mg/d + 链霉素或阿米卡星或不用(体重 < 50 kg 时减少药量)。

对严重播散性病变或接受过治疗者治疗时——

克拉霉素 500 ~ 1 000 mg/d 或阿奇霉素 250 ~ 300 mg/d + 乙胺丁醇 15 mg/(kg·d) + 利福布汀 150 ~ 300 mg/d 或利福平 450 ~ 600 mg/d + 链霉素或阿米卡星(体重 < 50 kg 时减少药量)。

ATS 和 IDSA 建议,对于空洞病变患者、曾经接受过治疗的患者或病情程度中等以上的患者,不建议间歇治疗;不应单用大环内酯类药物治疗,以免出现对大环内酯类药物耐药性菌株;患者对第 1 次治疗反应最好,建议第 1 次治疗选用多药联合治疗方案。建议每个月做抗酸染色涂片和培养,将 12 个月的痰培养阴性作为治疗结束的标准。手术切除是 MAC 引发的单发肺结节的根治性方法;在此基础上联用多药治疗效果良好;分枝杆菌肺病手术应该在擅长药物和手术治疗的专科中心进行。在手术后痰分枝杆菌培养阴转 1 年后停药。

② 对堪萨斯分枝杆菌病的治疗方案:

堪萨斯分枝杆菌对利福平敏感的患者——

利福平 10 mg/(kg·d)(最大剂量 600 mg/d)+ 异烟肼 5 mg/(kg·d)(最大剂量 300 mg/d)+ 乙胺丁醇 15 mg/(kg·d)+ 维生素 B6 50 mg/d。

堪萨斯分枝杆菌对利福平耐药的患者——

推荐以体外敏感的克拉霉素或阿奇霉素、莫西沙星、乙胺丁醇、链霉素和磺胺甲噁(SMZ)为基础组成新的化疗方案。临床应密切观察和及时做痰液分枝杆菌培养,患者须接受每日服药方案,堪萨斯分枝杆菌肺病患者合理疗程可能是 12 个月,直至痰菌培养呈阴性。

③ 对脓肿分枝杆菌肺病:至今没有可靠的化疗方案能治愈脓肿分枝杆菌肺病,周期性多药治疗可以帮助控制症状和肺部病变进程。用药方案包括一种大环内酯类药物联合一种或多种经静脉药物(阿米卡星、头孢西丁或亚胺培南),或多种非胃肠道药物连用数月。手术联合多药化疗治疗局限性脓肿分枝杆菌肺病,可能是目前唯一的治愈方案。

(4)对于致病菌明确的治疗方案:

MAC 免疫健全者——

小结节状/支气管扩张性病变:最近研究发现,利福布汀可以显著减少鸟分枝杆菌病的发病率,新药大环内酯类的克拉霉素和阿奇霉素治疗鸟分枝杆菌感染亦颇有效。治疗方案为:克拉霉素或阿奇霉素 + EMB + RFP。

空洞性病变:克拉霉素或阿奇霉素 + EMB + RFP ± 链霉素或阿米卡星。晚期(重症)或原先治疗过敏患者:同空洞性病变的治疗,但去除 RFP。

MAC 免疫抑制者(HIV/AIDS)——

最初预防:对于 HIV 感染或艾滋病患者,可以考虑预防性使用抗生素,以减少发生播散性 MAC 病的概率。对 $CD4^+$ 计数小于 $50 \times 10^{-6}/L$ 的患者,更适合和需要进行预防性治疗,尤其是有机会性感染病史的患者。推荐的预防性治疗方案:首选阿奇霉素 1 200 毫克/(次·周),次选克拉霉素 1 000 mg/d,若患者不能耐受大环内酯类药物,则可选利福布汀 300 mg/d。

患者的治疗:克拉霉素 + EMB + RFP,口服;另选阿奇霉素 + EMB ± RFP,口服。

二次预防:预防是必要的。选择克拉霉素或阿奇霉素 + EMB;另选克拉霉素或阿奇霉素或 RFP。

堪萨斯分枝杆菌:用 INH + RFP + EMB。如果 RFP 耐药,可选 INH + 维生素 B6 + EMB,再联合 SMZ-TMP,直至培养阴性。

蟾分枝杆菌:方案未定。可试用大环内酯类 + RFP/RFP + EMB ± SM,或 INH + RFP + EMB。最近有研究提示大多数伴 HIV 感染患者不需要治疗。

玛尔摩分枝杆菌:外科切除,偶尔有化疗指征,方案未定。

溃疡分枝杆菌:方案未定。RFP + AMK 或 EMB + SMZ-TMP。外科切除最重要。

戈登分枝杆菌:方案未定。可以考虑 RFP + EMB + KM 或环丙沙星。

嗜血分枝杆菌:方案未定。可能需要外科剥离术。美国 Lefkowitz 报告,嗜血分枝杆菌最近已被证实为引起免疫缺陷患者骨髓炎的病因,虽不常见,但它随 AIDS 的增加而增加。

海分枝杆菌:克拉霉素或米诺环素或多西环素,或 SMZ-TMP,或 RFP + EMB,外科切除。

猿分枝杆菌:方案未定。因为猿分枝杆菌是一种无所不在的菌种,很少成为人类感染的病因,对它的致病性尚有争论。播散性猿分枝杆菌感染很少发生,只有在 AIDS 患者中报告过 7 例,有 2 例系鸟-猿分枝杆菌混合感染。Vandercam 等报告 2 例 AIDS 患者单纯猿分枝杆菌感染,1 例为播散性感染,1 例为肺感染。开始治疗时,4 种药联合,同播散型 MAC 感染治疗。

日内瓦分枝杆菌:应用≥2 种药联合,如 EMB、RFP、RFB、氯法齐明、克拉霉素。环丙沙星无效。

隐秘分枝杆菌:合理方案未定。多数采用克拉霉素 + EMB + 环丙沙星 ± RFP。

龟分枝杆菌(脓肿亚型和龟亚型):皮下脓肿切除联合化疗,可选克拉霉素口服。阿奇霉素亦有效。在严重播散性病例最初 2～6 周联合 AMK + 亚胺培南或头孢西丁。

偶发分枝杆菌:理想方案未定。感染灶外科切除。化疗可用(AMK + 头孢西丁 + 丙磺舒)。口服两种敏感药物 6～12 个月通常有效。美甲沙龙获得性感染米诺环素、多西环素或环丙沙星 4～6 个月有效。

(5)专家共识与建议

根据我国结核病方面的专家共识,药物与方案摘录于下。

新型大环内酯类药物:新型大环内酯类药物中的克拉霉素和阿奇霉素被认为是近二三十年来治疗 NTM 病,尤其是 MAC 病最重要的新药。体外研究结果显示,新型大环内酯类药物对 NTM,尤其是 MAC、偶发分枝杆菌、龟分枝杆菌和脓肿分枝杆菌等均具有较强的抗菌作用。克拉霉素抗 MAC 的 MIC(试管内最低抑菌浓度)值为 0.25～4 mg/L,抗偶发分枝杆菌和龟分枝杆菌的 MIC 值分别为 2 mg/L 和 0.125 mg/L,抗堪萨斯分枝杆菌和蟾分枝杆菌的 MIC 值分别为 0.5～1.0 mg/L 和 0.5 mg/L。尽管克拉霉素的血浓度较低(1～4 mg/L),但其在巨噬细胞和组织中的浓度却较高。

利福霉素类药物:利福平是治疗 NTM 病的常用药物,且有一定疗效。利福布汀在新型利福霉素类药物中最具代表性,对 NTM 中的 MAC、堪萨斯分枝杆菌、偶发分枝杆菌、龟分枝杆菌和脓肿分枝杆菌等均有一定抗菌作用,其最大优点是对肝脏细胞色素 P450-3A 系统的诱导作用较弱,在治疗 HIV 相关性结核病患者时,需要在抗结核治疗的同时进行抗反转录病毒治疗,此时用利福布汀较利福平有更大的优越性。

乙胺丁醇:乙胺丁醇是治疗 NTM 病最常用的基本药物。乙胺丁醇可抑制分枝杆菌 RNA 的合成,破坏分枝杆菌细胞壁,从而对 MTB 和部分 NTM(如 MAC、堪萨斯分枝杆菌、瘰疬分枝杆菌和海分枝杆菌等)有一定抗菌活性。乙胺丁醇与其他抗分枝杆菌药物间无交叉耐药性,与链霉素、利福平、氟喹诺酮类药物等联合应用则具有协同作用。

氨基糖苷类药物:链霉素对 NTM 具有一定的抗菌活性,有时也用于 NTM 病的治疗;阿米卡星对 MAC 具有较强的抗菌活性,其 MIC 值为 2.4～6.2 mg/L,多数 MAC 菌株对阿米卡星所能达到的血清浓度值敏感,阿米卡星对其他 NTM 也有一定的抗菌作用,是治疗 NTM 病常用及有效的药物;妥布霉素对龟分枝杆菌的抗菌活性强于阿米卡星。

氟喹诺酮类药物:新型氟喹诺酮类药物中的氧氟沙星、环丙沙星、左氧氟沙星、加替沙星和莫西沙星等对 NTM 均有一定的抗菌作用,其中以莫西沙星和加替沙星的抗菌活性最强,莫西沙星和加替沙星对 MAC、偶发分枝杆菌的作用最为显著。一种新开发的氟喹诺酮类药物(DC-159a)对大多数 NTM 均显示出良好的抗菌作用。

头孢西丁:头孢西丁对偶发分枝杆菌、脓肿分枝杆菌等快速生长分枝杆菌具有较强的抗菌作用,若以 MIC 值≤16 mg/L 作为耐药分界点,则 99% 的脓肿分枝杆菌对头孢西丁敏感。用含头孢西丁方案治疗高度耐药的快速生长型 NTM 肺病已取得良好的临床疗效。

其他药物:四环素类的多西环素和米诺环素等对偶发分枝杆菌、龟分枝杆菌、脓肿分枝杆菌和海分枝杆菌有一定的抗菌活性。磺胺类的磺胺甲噁唑和复方磺胺甲噁唑对偶发分枝杆菌、龟分枝杆菌、脓肿分枝杆菌和海分枝杆菌,也有一定抑菌作用。碳青霉烯类的伊米培南/西司他丁对偶发分枝杆菌、龟分枝杆菌和脓肿分枝杆菌等快速生长分枝杆菌具有较强的抗菌作用。新型抗生素替加环素和利奈唑胺对脓肿分枝杆菌等具有较强的抗菌作用。

荷兰49种NTM共2 275株临床分离株的药物敏感试验结果表明,克拉霉素和利福布汀的抗菌活性最强,对其敏感的菌株分别占87%和83%;而对环丙沙星、利福平、乙胺丁醇、链霉素、阿米卡星和异烟肼敏感的菌株分别占44%、37%、35%、33%、32%和0.5%。

(6)缓慢生长型NTM病的治疗

MAC病:MAC居NTM病的病原菌之首。大环内酯类药物是治疗MAC病疗效确切的唯一抗菌药物,因此,MAC病的基础药物必须包括克拉霉素或阿奇霉素。对于肺部有结节性病灶或支气管扩张及不能耐受每日治疗的患者,推荐采用每周3次的治疗方案:克拉霉素1 000 mg(或阿奇霉素500~600 mg)、利福平600 mg和乙胺丁醇25 mg/kg。对于有纤维空洞的MAC肺病或有严重的结节性病灶及支气管扩张症患者,推荐采用每日1次的治疗方案:克拉霉素500~1 000 mg(体重<50 kg者为450 mg)、乙胺丁醇15 mg/kg,治疗开始2~3个月应用阿米卡星或链霉素,每周3次。对于大环内酯类药物耐药的MAC病患者,推荐方案为:阿米卡星或链霉素、异烟肼、利福布汀,或利福平和乙胺丁醇。

对播散性MAC病患者的推荐方案为:克拉霉素1 000 mg/d或阿奇霉素250~300 mg/d、利福布汀300 mg和乙胺丁醇15 mg/(kg·d)。应关注大环内酯类药物与利福布汀的相互作用,大环内酯类可引起利福布汀血浆浓度增高,而利福布汀可降低大环内酯类药物的血浆浓度,在治疗过程中若患者出现明显的关节痛、葡萄膜炎、中性粒细胞减少和肝功能损害等不良反应,则应减量或停用利福布汀。还应注意的是,利福布汀是肝脏细胞色素P450同工酶的弱诱导剂,与抗HIV的蛋白酶抑制剂及非核苷类逆转录酶抑制剂之间可存在相互作用,在联合应用时应适当减量。对于AIDS合并播散性MAC病患者,应持续抗分枝杆菌治疗直至其免疫功能恢复后1年,甚至终生服药。对于局限于单侧肺部病灶,经过内科治疗效果不佳,对大环内酯类药物耐药,以及出现咯血等并发症患者,推荐采用外科手术治疗,术后痰分枝杆菌培养结果阴转1年后可以停药。一种与NTM尤其是MAC相关的过敏性肺部综合征曾受到广泛关注,AST和IDSA在2007年的NTM病诊治指南中将该病与其他NTM肺病分别列出,并命名为过敏样肺病(hypersensitivity-like disease),即通常所称的"热浴盆肺"(hot tub lung)。该病是MAC肺病的特殊表现,为亚急性发病过程,主要症状为咳嗽、气促及发热。患者多为年轻人和非吸烟者。胸部X线检查显示弥漫性结节性浸润及磨玻璃样改变。组织病理学检查显示非坏死性肉芽肿及机化性肺炎。阻止过敏样肺病发展的关键是避免接触过敏原。对病情严重或伴有呼吸衰竭的患者,可及时给予皮质类固醇治疗。3~6个月的短疗程抗菌药物治疗有效,患者的症状可迅速消失,预后良好。

堪萨斯分枝杆菌病:堪萨斯分枝杆菌病在美国仅次于MAC病,居第二位,在欧洲、亚洲和非洲也较为常见。体外实验结果表明,绝大多数堪萨斯分枝杆菌对利福平敏感,对异烟肼、乙胺丁醇和链霉素中度敏感,大环内酯类药物和莫西沙星等也有良好的抗菌活性。堪萨斯分枝杆菌肺病推荐采用每日治疗方案:利福平10 mg/kg(最大量为600 mg)、异烟肼5 mg/kg(最大量为300 mg)、乙胺丁醇15 mg/kg,疗程至痰培养结果阴转12个月;对利福平耐药的堪萨斯分枝杆菌病患者,推荐以体外药敏试验为基础,由3~4种药物组成治疗方案,包括克拉霉素或阿奇霉素、莫西沙星、乙胺丁醇、磺胺甲噁唑或链霉素等,疗程至痰培养结果阴转12~15个月。对播散性堪萨斯分枝杆菌病的治疗方案同堪萨斯分枝杆菌肺病,艾滋病合并播散性堪萨斯分枝杆菌病的治疗方案同播散性MAC病。

嗜血分枝杆菌病:嗜血分枝杆菌是引起NTM淋巴结炎的主要菌种,仅次于MAC。近年来,嗜血分枝杆菌也成为引起皮肤病变的重要菌种。嗜血分枝杆菌在器官移植、骨髓移植、艾滋病和长期应用皮质类固醇患者中可引起播散性病变。目前尚缺乏针对嗜血分枝杆菌的标准体外药敏试验方法,有文献记载,阿米卡星、克拉霉素、环丙沙星、利福平和利福布汀在体外对嗜血分枝杆菌有一定的抗菌作用,强力霉素和磺胺类药物的体外实验结果不一,嗜血分枝杆菌对乙胺丁醇耐药。推荐的治疗方案:采用克拉霉素、利福平或利福布汀及环丙沙星,疗程12个月。对于免疫功能受损的嗜血分枝杆菌淋巴结病患者,推荐采用外科手术治疗。

溃疡分枝杆菌病:近年来,溃疡分枝杆菌引起的NTM病明显增多,溃疡分枝杆菌是继MTB和麻风杆菌之后,感染免疫功能正常人群的第3位常见分枝杆菌病原体。溃疡分枝杆菌可引起皮肤软组织及骨坏死性病变,组织学称之为 Buruli 溃疡。溃疡分枝杆菌病已成为威胁人类健康的重要公共卫生问题。推荐的治疗方案:采用克拉霉素和利福平治疗8周,对于疗效不佳者可辅以外科手术清创治疗及皮肤移植。

海分枝杆菌病:海分枝杆菌是引起 NTM 皮肤病的主要菌种,是"游泳池肉芽肿"或"鱼缸肉芽肿"的重要病原体。海分枝杆菌病的临床表现主要为慢性皮肤病、软组织病和骨病,开始为皮肤丘疹,随后引起浅表溃疡及疤痕形成,主要见于四肢,如肘部、膝部及手足背部。体外药敏试验结果显示,海分枝杆菌对利福平、利福布汀和乙胺丁醇敏感,对链霉素中度敏感,对异烟肼和吡嗪酰胺耐药,对克拉霉素、磺胺类药物较敏感,对强力霉素和米诺环素中度敏感。推荐的治疗方案:采用利福平或利福布汀、乙胺丁醇和克拉霉素,疗程4~6个月。对疗效不佳者可采用外科手术清创治疗。

蟾分枝杆菌病:蟾分枝杆菌在加拿大及欧洲的英国等国家是引起 NTM 病的第二位常见病原菌。蟾分枝杆菌广泛存在于水、土壤、自来水系统和淋浴喷头,主要引起肺病,也可引起医院内脊髓病变、皮肤软组织病变和骨关节病。推荐的治疗方案:采用克拉霉素、利福平和乙胺丁醇治疗,疗程至痰培养结果阴转后12个月;对于药物疗效不佳且肺功能良好者可考虑外科手术治疗。

玛尔摩分枝杆菌病:在北欧,玛尔摩分枝杆菌是仅次于 MAC 的第二位常见 NTM 病原菌;在欧洲,玛尔摩分枝杆菌分离株的临床相关性为70%~80%。玛尔摩分枝杆菌常引起肺病和淋巴结病,也可导致播散性和肺外玛尔摩分枝杆菌病。玛尔摩分枝杆菌的药敏试验结果差异较大,且与临床疗效的相关性不强。推荐的治疗方案:采用克拉霉素、利福平、乙胺丁醇和异烟肼治疗,必要时可加用喹诺酮类药物,疗程至痰培养结果阴转后12个月。

瘰疬分枝杆菌病:瘰疬分枝杆菌可引起儿童淋巴结病、播散性瘰疬分枝杆菌病、肺病、皮肤和软组织病。药敏试验结果显示瘰疬分枝杆菌是 NTM 中耐药性较强的菌种之一。推荐的治疗方案:采用含克拉霉素、环丙沙星、利福平或利福布汀、乙胺丁醇等方案进行治疗,疗程18~24个月。对局部病变可采取外科手术清除。

(7) 快速生长型 NTM 病的治疗

脓肿分枝杆菌病:在美国,脓肿分枝杆菌是引起 NTM 肺病的第3种常见病原菌,占快速生长型 NTM 肺病的80%。脓肿分枝杆菌也是引起皮肤、软组织和骨病的主要病原菌,且对抗结核药物均耐药。体外药敏试验结果显示,脓肿分枝杆菌对克拉霉素、阿米卡星和头孢西丁敏感,对利奈唑胺、替加环素、亚胺培南和氯法齐明等中度敏感。脓肿分枝杆菌肺病的推荐治疗方案:采用1种大环内酯类药物联合1种或多种静脉用药物,如阿米卡星、头孢西丁或伊米配能,疗程6个月,对于肺部病变局限且可耐受手术的患者,可同时采用外科手术治疗,以提高治愈率。脓肿分枝杆菌皮肤病、软组织病和骨病的推荐治疗方案:克拉霉素1 000 mg/d 或阿奇霉素250 mg/d、阿米卡星10~15 mg/d、头孢西丁12 g/d(分次给予)或伊米配能500 mg(分次给予),重症病例的疗程至少4个月,骨病患者的疗程至少6个月,对于病灶广泛、脓肿形成及药物疗效不佳者,可采用外科清创术或异物清除处理。

龟分枝杆菌病:龟分枝杆菌常引起皮肤病、软组织病和骨病,对免疫功能受损患者可引起播散性龟分枝杆菌病。龟分枝杆菌肺病较为少见。龟分枝杆菌分离株对妥布霉素、克拉霉素、利奈唑胺和伊米配能敏感,对阿米卡星、氯法齐明、强力霉素和喹诺酮类药物中度敏感,对头孢西丁耐药。龟分枝杆菌皮肤病、软组织病和骨病的推荐治疗方案:根据体外药敏试验结果,至少采用两种敏感药物,如妥布霉素、克拉霉素和喹诺酮类药物,疗程至少4个月,骨病患者的疗程至少6个月,对于病灶广泛、脓肿形成及药物治疗效果不佳者,可采用外科清创术或异物清除处理。龟分枝杆菌肺病的推荐治疗方案:克拉霉素加1种敏感药物,疗程至痰培养结果阴转后12个月。

偶发分枝杆菌病:偶发分枝杆菌常引起皮肤病、软组织病和骨病,偶发分枝杆菌肺病较为少见,但在慢性胃食管反流患者中却较为常见。偶发分枝杆菌在快速生长分枝杆菌中对抗结核药物最敏感,对大环内酯类、喹诺酮类、利福平或利福布汀、磺胺类、米诺环素、强力霉素、头孢西丁、伊米配能和阿米卡星等均敏感。偶发分枝杆菌皮肤病、软组织病和骨病的推荐治疗方案：根据体外药敏试验结果，至少采用两种敏感药物，如喹诺酮类、利福平或利福布汀和克拉霉素或阿米卡星，疗程至少4个月，骨病患者的疗程至少6个月，对于病灶广泛、脓肿形成及药物疗效不佳者，可采用外科清创术或异物清除处理。偶发分枝杆菌肺病的推荐治疗方案：克拉霉素加1种敏感药物，疗程至痰培养结果阴转后12个月。

13. NTM病诊断和治疗的难点及展望

NTM病诊断和治疗难点概括起来主要有以下几个方面：我国还缺乏较详尽、系统的NTM感染、发病的流行病学资料；由于不易获得细菌学的实验室资料，常常忽略了NTM病的存在，对NTM病缺乏足够的认识和重视。如赵亭(1998)报道，在52株NTM的菌种鉴定中，鸟-胞内型25株(48.1%)，龟-偶发型6株(11.5%)，瘰疬型4株(7.7%)，戈登型8株(15.4%)，微黄型3株(5.8%)，结核分枝杆菌4株(7.7%，其实这4株当时也鉴定错误)，未定菌种2株(3.8%)。同时对其中较为完整的25份病历和对应的32株菌株进行了核实，诊断为NTM病的仅7例、14株(鸟-胞内型8株，5例；龟-偶发型6株，2例)，符合率43.8%；错误诊断为结核病的13例、13株(鸟-胞内型7株，7例；瘰疬型2株，2例；戈登型2株，2例；微黄型1株，1例；未定菌种1株，1例)，错误诊断为肺炎、癌症及稳定结核病灶等其他肺部病变者5例、5株(鸟-胞内型3株，3例；戈登型2株，2例)，错误诊断率为56.2%。实验室诊断技术，特别是分枝杆菌菌种鉴定和药敏研究滞后，尚未建立公认的早期、快速、敏感和特异的标准化诊断技术；临床诊断标准和方案有待进一步完善，特别是对天然耐药、治疗药物、有效化疗方案要深入研究；由于病例数较少，病程相对进展缓慢，医疗费用昂贵，使得临床试验研究难以系统进行；新药研制缺乏经济回报，可能会导致新药研制滞后。

近年来，我国与其他国家一样，NTM的分离频率均出现逐年增加的趋势，这与现代细菌学方法的快速鉴别诊断密切相关，并且随着免疫技术和分子生物技术的发展，NTM的鉴定有了更快速、准确的诊断方法。目前NTM感染常用实验室诊断方法有：

（1）抗酸染色和细菌培养涂片镜检

该法是一种快速检测分枝杆菌的廉价方法，目前常用的方法包括萋-尼抗酸染色和金胺荧光染色。但此法不能将NTM与结核分枝杆菌区分，特异度较差。核酸扩增（NAA）实验是直接从临床样本中快速检测分枝杆菌的理想方法，其敏感度高于涂片镜检和固体培养试验。但痰标本培养仍然是实验室鉴定NTM的金标准，常用的培养基包括固体培养基和液体培养基。固体培养基包括以鸡卵为固化及营养成分的培养基（如罗氏培养基），或以琼脂为基础的培养基（如7H10和7H11培养基）。在固体培养基上可观察分枝杆菌的克隆形态、生长速度，并能依据产色来鉴别菌种，对感染的微生物进行定量。目前，实验室常用的液体培养基是荧光底物培养基、C标记底物的培养基（BACTEC 460系统）、荧光感应器检测系统（BACTEC 960和MGIT系统）。液体培养的敏感度高于固体培养基，并且培养时间短，但易于被其他微生物污染。因此，所有的分枝杆菌都应进行固体和液体培养，两种方法的同时使用能够将检测NTM的敏感度增加15%。

（2）免疫学鉴定

免疫胶体金技术（immune colloidal gold technique），是以胶体金作为示踪标志物应用于抗原抗体的一种新型的免疫标记技术。MPB64抗原胶体金法是利用MPB64蛋白（结核分枝杆菌在生长繁殖中分泌的一种具有特殊作用的蛋白质）在NTM中极少存在的特点设计的，由此可以进行初步菌种鉴定。分枝杆菌培养物悬浊液或培养液均可直接作为标本，加入胶体金检测孔中15 min后即可观察结果。张帆(2014)等用MPB64抗原胶体金法进行NTM鉴定，敏感度为96.9%，特异度为100.0%，与传统分枝杆菌菌种鉴定方法检测的一致率为97.8%。此方法操作简便，不需要特殊的仪器，能在短时间内获得结果，但该法仅能用于NTM的初步鉴定，无法对NTM菌种进行进一步鉴定。

(3) 分子学鉴定

由于 NTM 分离株的临床特点和药物敏感性特征有很大的不同,临床治疗方案也不同,这使得 NTM 菌种鉴定非常重要。因此,建议将 NTM 菌鉴定到种。近年来,实验室鉴定分枝杆菌的方法发生了明显的变化,分子学方法已经代替了传统的生化方法和高效液相色谱技术,如分子线性探针(line probe assay,简称 LPA)杂交、限制性片段长度多态性聚合酶链反应、实时荧光定量 PCR 及 DNA 测序。该方法具有操作简便、快速、准确的特点,但成本较高,鉴定的种类有限,直接应用到临床检测中仍很困难。荧光定量 PCR 通过将双重 PCR 和 Taqman 探针技术相结合,针对分枝杆菌的特异性序列设计探针和引物,探针用不同的荧光基团进行标记,从而对分枝杆菌的核酸进行定性检测。张洁等通过比较 PCR-荧光探针与传统培养法对菌种的鉴定,发现 PCR-荧光探针法鉴定结核分枝杆菌复合群和 NTM 的准确性较高,与测序相比符合率达到 100.0%。该方法能够缩短检测报告周期,且检测结果准确,可以满足临床确诊的需求。

基因测序是 NTM 菌种鉴定的金标准,并且可用于不常见的菌种或将菌种鉴定到亚种水平。其中,16S rRNA 基因测序快速、准确,被认为是鉴定分枝杆菌的金标准。16S rRNA 含有 1 500 个核苷酸序列,具有高度保守性和相对可变性,对保守区进行扩增测序能将细菌鉴别到种、属。可变区是分枝杆菌属或种所特有的,对其进行分析可将生物菌种鉴定到亚种水平。然而,16S rRNA 基因对新的菌种或亲缘关系近的菌种无法区分。需更多同源序列的联合应用才能够发现新的菌种或亚种,如 16S rRNA 或 ITS 鉴定了脓肿分枝杆菌复合群,在进一步使用 hsp65 和 rpoB 基因后,将脓肿分枝杆菌复合群分为脓肿分枝杆菌的亚种 *M. bolletii* 亚种和 *M. massi-liense* 亚种。但就鉴别能力而言,hsp65 优于 rpoB 和 ITS,16S rRNA 的鉴别能力最低。然而,由于 16S rRNA 的相关数据库最为完整,因此建议常规使用。为提高菌种鉴定的分辨能力,建议至少将 hsp65、rpoB 或 ITS 基因之一与 16S rRNA 联合使用。随着分子生物学的发展,人们发现 NTM 的 16S rRNA 高度保守,如果有 1% 以上的差异即定义为新的菌种。因此,NTM 的种类还将增加。将分枝杆菌特异的基因序列用探针标记,并将探针标记在固相的支持物上(如纤维素膜、芯片等),通过检测每个探针分子与待测序列的杂交信号强度获取样品分子的数量和序列信息,从而达到鉴别菌种的目的。但鉴定的种类有限,仅能鉴别临床中最常见的部分 NTM 菌种,对无法鉴定的菌种须进一步采用其他方法鉴别。目前,基因测序是鉴定 NTM 菌种最正确的方法,然而鉴定到种水平有时需要分析好几个基因,并且仅限于专业实验室。近年来,基质辅助激光解析电离飞行时间质谱(MALDL-TOF MS)方法在临床上越来越多地应用于细菌和真菌感染的研究,是鉴定 NTM 的潜在方法。原理是在已知的 NTM 菌株文库中,通过比较 NTM 菌种特异的分子质谱类型,主要是核糖体蛋白,从而达到鉴定菌种的目的。在最近研究中,通过比较 MALDL-TOF MS 和常规的 PCR 方法对 NTM 的鉴定,结果表明,MALDL-TOF MS 是一种正确、快速和高效的方法。然而,与测序相比,MALDL-TOF MS 需要的菌量较大,分辨率主要取决于数据库的质量,并且不能将脓肿分枝杆菌复合群鉴定到亚种水平。

(4) NTM 耐药的分子诊断

药物敏感性试验是制定理想的治疗方案所必需的。但由于 NTM 的细胞壁通透性低、药物与靶位点的亲和力低及药物外排泵的作用,使得 NTM 对大多数抗结核药物具有天然耐药性。研究发现,NTM 对某些药物的耐药性与特定耐药基因的突变有关,如编码 23S rRNA 的 rrf 基因突变与大环内酯类耐药性有关,对阿米卡星药物的耐受性常与 16S rRNA 基因(rrs)突变有关,rpoB 基因突变与利福平耐受性有关。因此,通过对药物靶基因进行测序,及时发现耐药菌株,有助于更好地选用药物和制订治疗方案。

(5) NTM 病诊断的难点及展望

我国 NTM 的分布具有明显的地域差异,不同地区的感染率、发病率和流行菌种各有特点,而目前关于 NTM 流行病学研究的资料较少,又没有建立早期、快速、敏感和特异的标准化诊断技术。此外,由于其样本的临床症状、放射性特征和涂片镜检的敏感度和特异度较低,培养仍然是检测的金标准。然而其培养耗时,且需要使用不同类型的培养基和培养温度使细菌获得最优生长,不适于临床早期快速诊断的要求,具有一定的局限性。所以,NTM 的实验室诊断方面迫切需要进行更加深入的研究。免疫技术和分子生物技术的发展,为 NTM 的鉴定提供了更快速、准确的诊断方法。虽然这些诊断方法展现了独特的优势和巨大的应用前景,但各诊断方法都有利弊,应通过几种不同的方法同时鉴定,以克服每项技术的局限性,使其均能发挥各自优势,进而形成快速、可靠、成本低廉的诊断标准化体系。此外,可以利用结核病领域的诊断优势来解决 NTM 面临的挑战。在过去几十年中,结核病及 NTM 病实验室诊断的重大突破之一是 Xpert MTB/RIF 等分子诊断技术的出现,虽然有些分子诊断技术能够将 NTM 与结核分枝杆菌区分开来,但不能将 NTM 鉴定到种水平。然而,这种进步给包括至少几种常见的 NTM 病原重新建立分子诊断平台提供了机会。应大力加强 NTM 病的实验室诊断研究,诸如诊断技术、耐药机制、致病机制和组学研究,这将有助于确定种的特异性诊断标识,通过建立快速、特异的实验室诊断方法,为临床早期诊断 NTM 病提供更多可靠的参考依据。

总之,NTM 病的诊断和治疗还有大量的工作要做,相信随着流行病学调查、基础和临床研究的深入进行,NTM 病的整体控制工作会有明显的起色。

14. NTM 病的预防

我国应当加强基础免疫接种工作,特别是卡介苗的接种工作,使孩子自幼即具有抵抗 NTM 病原体的能力,尤其在 NTM 高流行区,新生儿要在出生后尽可能短的时间内接种;人们应当树立大卫生的观念,做到人人享有山清水秀、天蓝地绿的优美宜居环境;要发展体育运动,增强全民体质。

作为医务人员,对预防 NTM 病能做到的是预防 NTM 医源性感染。刘燕辉报道,汕头市在 2009—2010 年的 1 年内医源性感染 NTM 患者 27 例,包括一宗暴发感染 18 例、6 例散发感染、2 例肺部非结核分枝杆菌感染及 1 例治疗中检出病例,这些病例产生的原因多为手术、注射、各种侵入性检查及治疗中消毒隔离操作不规范。预防 NTM 院内感染的关键是要抓好医院用水和医疗器械的消毒工作。消毒液的配制必须严格按要求进行,规范操作。医疗器械消毒后最好采用灭菌水冲洗,以防二次污染。对留置中心导管的患者,特别是骨髓移植接受者,应避免让自来水接触或污染其导管。自动内镜冲洗仪器及人工清洗均应避免使用自来水,应用酒精进行最后冲洗。避免使用氯化苯甲烷铵(如烷基二甲基苄基氯化铵)作为局部注射的皮肤消毒剂,因为脓肿分枝杆菌等 NTM 可在其中继续生长。外科手术时应注意:在手术室不使用自来水或自来水来源的冰块,特别是心脏外科或扩大的乳房成形术期间;不用自来水冲洗或污染开放伤口;门诊进行整形外科手术,如抽脂或扩大的乳房成形术时,必须严格遵守无菌操作规程。在收集痰标本前,不要让患者饮用自来水或用自来水漱口。对于 HIV 感染或 AIDS 患者,可以考虑预防性使用抗生素,以减少发生播散性 MAC 病的概率。

近年来,全球 NTM 感染呈上升趋势,NTM 病亦逐渐增多,且研究人员普遍认为 NTM 病随着 AIDS 流行加重而"乘虚而入",增加了 AIDS 的治疗难度和死亡率。Van Soolingen 等报告,随着 HIV 的流行,鸟分枝杆菌已成为人类 NTM 病的主要病原体。人类对于 NTM 的威胁,必须多学科、全方位和临床、基础、流行病学相结合对其攻关研究,利用现代的分子流行病学方法建立 NTM 库、DNA 指纹库,积极调查寻找 NTM 病的分布状况和流行特点。目前,从整个 NTM 病流行情况看,不同地区感染率、发病率和主要菌种各有特点,其研究工作均颇有特色,为全面防治 NTM 病提供了科学依据,争取在与 NTM 感染与致病的斗争中取得胜利。

知识拓展 **《非结核分枝杆菌病诊断与处理指南(2000)》(中华医学会结核病学分会)**

一、绪论

分枝杆菌属内除结核分枝杆菌复合群(包括结核分枝杆菌、牛分枝杆菌、非洲分枝杆菌、田鼠分枝杆菌)和麻风分枝杆菌外统称为非结核分枝杆菌(nontuberculous mycobacteria,简称 NTM),其中部分是致病菌或条件致病菌。非结核分枝杆菌病多继发于慢性肺病如支气管扩张、硅肺和肺结核,是人类免疫缺陷病毒(human immunodeficiency virus,简称 HIV)感染或获得性免疫缺陷综合征(acquired immunodeficiency syndrome,简称 AIDS)的常见并发症,也可以是因消毒不严而引发的院内感染。

根据 NTM 的生长速度的不同,《伯杰系统细菌学手册》(*Bergy's manual of systematic bacteriology*)将其分为快速生长型和缓慢生长型。Runyon 分类法则将 NTM 分为四群:Ⅰ群——光产色菌,如猿分枝杆菌、堪萨斯分枝杆菌、海分枝杆菌;Ⅱ群——暗产色菌,如苏加分枝杆菌、蟾分枝杆菌、瘰疬分枝杆菌、戈登分枝杆菌;Ⅲ群——不产色菌,如鸟分枝杆菌复合群(*M. avium* complex,简称 MAC)、玛尔摩分枝杆菌、土地分枝杆菌、溃疡分枝杆菌、嗜血分枝杆菌;Ⅳ群——快生长菌,如偶发分枝杆菌、龟分枝杆菌、脓肿分枝杆菌、耻垢分枝杆菌。

近年来,NTM 病疫情呈现上升趋势。日本 NTM 病的患病率由 1971 年的 0.82/10 万上升到 1997 年的 3.52/10 万,是 25 年前的 3.8 倍。AIDS 的出现更是加剧了 NTM 病的流行,美国的研究表明 HIV 阳性者是感染 NTM 病的高危人群,尤以 MAC 为甚,其感染所占比例可高达 95% 以上。我国 1979 年第一次全国结核病流行病学抽样调查发现,山东、山西、江苏、吉林、陕西、湖南、上海、北京六省二市的 682 株抗酸杆菌中 NTM 检出率为 4.3%。1990 年对 27 个省、市、自治区进行第三次全国结核病流行病学抽样调查的结果表明,NTM 总感染率为 15.4%。其中感染率最高的省为浙江省(44.9%),海南省次之(43.8%)。西藏自治区的 NTM 感染率最低,为 1.9%。总的趋势是,南方高于北方,沿海高于内地,气候温和地区高于寒冷地区,男性高于女性,农村高于城镇。感染率随年龄增长而上升,60 岁开始下降。民族与 NTM 感染率之间无明显关系。我国已报告的 NTM 病以肺病为多,尤其是 MAC 肺病,快速生长的偶发分枝杆菌和龟分枝杆菌肺病并不少见,全身性 NTM 播散型者也有存在。值得警惕的是,国内已发生数起因手术或注射引起的术后感染病倒,其中最严重的一起是 1997 年某医院 292 例手术中共发生 168 例术后脓肿分枝杆菌院内感染暴发。

1987 年我国在海南召开的全国非典型抗酸菌病研讨会制定了《非典型分枝杆菌病诊断标准及其处理措施》。随后,1993 年在黄山市召开的非典型抗酸菌会议上正式将非典型抗酸菌定名为非结核分枝杆菌,与国际命名相一致。纵览国内外 NTM 病的流行趋势及其研究发展,我国现行的 NTM 病的诊断标准及其处理措施已显不足,有必要加以修正,以适应当前国际发展趋势和实际工作的需要。

二、定义

非结核分枝杆菌:指结核分枝杆菌复合群(结核分枝杆菌、牛分枝杆菌、非洲分枝杆菌、田鼠分枝杆菌)和麻风分枝杆菌以外的其他分枝杆菌。

非结核分枝杆菌感染:感染了 NTM,但未发病。

非结核分枝杆菌病:感染了 NTM,并引起相关组织、脏器的病变。

三、NTM 的生态环境与传播

大部分 NTM 是腐物寄生菌,存在于自然环境中,如水、土壤、灰尘等。迄今尚未证实 NTM 可以通过人进行传播,但可通过动物传播给人。如海分枝杆菌主要经皮肤感染,从事捕鱼和养鱼者中本病多见。又如曾有报道家禽饲养者中,MAC 发病率较高。

NTM 的疏水特性形成的生物膜使其可持续生存于供水系统中。某些 NTM 如 MAC、蟾分枝杆菌、偶发分枝杆菌和龟分枝杆菌对消毒剂及重金属的耐受性使其生存于饮水系统中。有研究指出 MAC 的分布直接与其对重金属的需求和代谢有关,如水中锌浓度。因医院供水及饮水系统使用的镀锌管道可使 NTM 长期生存,这可能是医院内感染 MAC 的主要来源之一。在土壤和自然水源中发现的迅速生长的分枝杆菌,如偶发分枝杆菌、龟分枝杆菌和脓肿分枝杆菌等,是院内感染中最常见的 NTM。调查研究证明,自来水、由自来水制成的冰块、经处理的透析用自来水和作为诸如龙胆紫溶剂等用的蒸馏水是院内感染的病原菌来源。蟾分枝杆菌是一种嗜热菌,是在管道供热水中唯一被发现的 NTM。

现在普遍被接受的观点是,人可从环境中感染 NTM 而患病,水和土壤是重要的传播途径。

四、NTM 的致病性

致病性 NTM 主要侵犯肺部,不同菌种的侵犯部位趋向性不尽相同。

1. 引起肺部病变的菌种

主要菌种:MAC,堪萨斯分枝杆菌,脓肿分枝杆菌,蟾分枝杆菌。

次要菌种:猿分枝杆菌,苏加分枝杆菌,玛尔摩分枝杆菌,偶发分枝杆菌,龟分枝杆菌。

2. 引起淋巴结炎的菌种

主要菌种:MAC,瘰疬分枝杆菌。

次要菌种:偶发分枝杆菌,龟分枝杆菌,脓肿分枝杆菌,堪萨斯分枝杆菌。

3. 引起皮肤病变的菌种

主要菌种:海分枝杆菌,偶发分枝杆菌,龟分枝杆菌,脓肿分枝杆菌,溃疡分枝杆菌。

次要菌种:MAC,堪萨斯分枝杆菌,土地分枝杆菌,耻垢分枝杆菌,嗜血分枝杆菌。

4. 引起播散性病变的菌种

主要菌种:MAC,堪萨斯分枝杆菌,龟分枝杆菌,脓肿分枝杆菌,嗜血分枝杆菌。

次要菌种:偶发分枝杆菌,蟾分枝杆菌。

值得注意的是,海分枝杆菌、偶发分枝杆菌、龟分枝杆菌和脓肿分枝杆菌还趋向侵犯医源性创伤或注射部位引起院内感染。

五、病理改变

NTM 与结核分枝杆菌在菌体成分和抗原上多具共同性,但其毒力较结核分枝杆菌为弱。NTM 病的病理所见与结核病很难鉴别,但前者干酪坏死较少,机体组织反应较弱。

肺部病变既有在健康肺组织上形成的原发感染,如堪萨斯分枝杆菌;又有在以往肺气肿、支气管扩张病变的基础上形成的继发感染,如瘰疬分枝杆菌和 MAC 等。目前尚不了解呼吸道以外 NTM 感染的发病进展形式。

NTM 病的病理组织所见一般包括以淋巴细胞、巨噬细胞浸润和干酪样坏死为主的渗出性反应,以类上皮细胞、朗格汉斯巨细胞性肉芽肿形成为主的增殖性反应,以浸润细胞消退伴有肉芽细胞的萎缩、胶原纤维增生为主的硬化性反应等三种病理组织变化。此外,NTM 病变尚可发生非坏死性组织细胞反应、中性粒细胞浸润、嗜酸粒细胞增多等,有的缺乏类上皮细胞反应。肺部病变为肉芽肿性,有类上皮细胞和淋巴细胞聚集成结节状病灶,但不如结核结节典型。肺内亦可见坏死和空洞形成,常为多发性或多房性,侵及两肺,位于胸膜下,以薄壁为主,洞内坏死层较厚且较稀软,与肺结核空洞有所不同。

六、临床表现

NTM 病具有与结核病临床表现相似的全身中毒症状和局部损害表现,主要侵犯肺,在无菌种鉴定结果的情况下,可被误诊为结核病。NTM 肺病多发生于原有慢性肺部疾病,如支气管扩张症、尘肺、肺结核愈后的患者等。NTM 皮肤病和骨骼病变多发生于创伤后或使用皮质类固醇的患者。而在 AIDS 和免疫受损宿主中,NTM 病通常表现为播散性。

NTM 病因感染菌和受累组织不同,其临床表现各异。

1. NTM 肺病

NTM 肺病为类似肺结核的慢性肺部疾病。胸片显示炎性病灶及单发或多发薄壁空洞,纤维硬结灶、球形病变及胸膜渗出相对少见。病变多累及上叶的尖段和前段。患者可无任何临床症状或仅有咯血。

2. NTM 淋巴结炎

多见于儿童颈淋巴结炎,也有成人病例的报道。耳部、腹股沟、腋下淋巴结也可受累。多为单侧无痛性淋巴结肿大,常有窦道形成。

3. NTM 皮肤病

NTM 可引起皮肤组织感染。局部脓肿多由偶发、龟分枝杆菌引起。海分枝杆菌可引起游泳池肉芽肿和类孢子丝菌病。溃疡分枝杆菌可引起 Bairnsdale 溃疡(在澳大利亚称 Searl 病,在乌干达称 Buruli 溃疡)。堪萨斯、苏加、嗜血分枝杆菌可引起皮肤播散性和多中心结节病灶。

4. NTM 骨病

堪萨斯分枝杆菌和 MAC 可引起滑膜、滑囊、腱鞘、关节、手深部、腰椎感染和骨髓炎,土地分枝杆菌可引起滑膜炎和骨髓炎,次要分枝杆菌可引起化脓性关节炎,偶发、龟分枝杆菌可引起牙感染。

5. 播散性 NTM 病

播散性 NTM 病可表现为播散性骨病、肝病、心内膜炎、心包炎及脑膜炎等。

6. 其他 NTM 病

MAC 可引起泌尿生殖系感染,偶发分枝杆菌可引起眼部感染,林达分枝杆菌(*M. linda*)可引起胃肠道疾病。副结核分枝杆菌和斑尾林鸽分枝杆菌(*M. woodpigeon*)与克罗恩病有关。

七、诊断标准

(一) NTM 感染

人体感染 NTM 后只有极少数人发病,全国感染 NTM 者估计在 1 亿以上,而目前国内文献报道的患者数仅百余例,不能代表全貌,但感染 NTM 而不发病或未被发现的现象大量存在也是客观事实。

同时具备以下两项条件者可诊断为 NTM 感染:第一,NTM 皮肤试验阳性;第二,缺乏组织、器官受到非结核分枝杆菌侵犯的依据。

(二) NTM 病可疑者

重点是那些经正规抗结核治疗无效的结核病患者,比如,痰抗酸杆菌检查阳性而临床表现与肺结核不相符者;痰液显微镜检查发现菌体异常的分枝杆菌;标本分枝杆菌培养阳性,但其菌落形态和生长情况与结核分枝杆菌复合群有异;初治结核病患者首次分离出的分枝杆菌对抗结核药物耐药;接受正规抗结核治疗无效而反复排菌的患者;经支气管卫生净化(toilet)处理后痰分枝杆菌不能阴转者;有免疫缺陷但已除外肺结核的肺病患者;医源性或非医源性软组织损伤或外科术后伤口长期不愈找不到原因者。

具备以上条件之一,即为 NTM 病可疑者。

(三) NTM 病

NTM 病按肺内、肺外分述。

1. NTM 肺病

具有呼吸系统和(或)全身性症状,经放射影像学检查发现有肺内病变,已排除其他疾病,在确保标本无外源性污染的前提下,符合以下条件之一者结合放射影像学和临床做出 NTM 肺病的诊断:①痰 NTM 培养 3 次均为同一致病菌。②痰 NTM 培养两次均为同一致病菌,1 次抗酸杆菌(AFB)涂片阳性。③支气管灌洗液 NTM 培养 1 次阳性,阳性度超过 2。④支气管灌洗液 NTM 培养 1 次阳性,AFB 涂片阳性度超过 2。⑤支气管肺组织活检物 NTM 培养阳性。⑥肺活检见与 NTM 改变相似的肉芽肿,痰或支气管灌洗液 NTM 培养阳性。

2. 肺外 NTM 病

具有局部和(或)全身性症状,经相关检查发现有肺外组织、器官病变,已排除其他疾病,在确保标本无外源性污染的前提下,病变部位组织 NTM 培养阳性,即可做出肺外 NTM 病的诊断。无论 NTM 肺病,还是肺外 NIM 病,均需进行 NTM 菌种鉴定。

八、治疗

多数 NTM 对抗结核药物耐药,用抗结核药物治疗疗效不佳。

NTM 细胞表面的高疏水性及细胞壁通透屏障是其广谱耐药的生理基础,是有效化疗的障碍。

为了克服药物进入细胞的屏障,主张应用破坏细胞壁的药物如乙胺丁醇(EMB)与作用机制不同的其他药物如链霉素(SM)、利福平(RFP)等联用。目前已研制新的药物运载方法以克服细胞壁通过障碍,如将抗结核药物加入脂质体等。NTM 的获得性耐药,多由使用单一药物预防和治疗引起。

近年出现了一些抗生素新药,其中一些对 NTM 病有效。如利福类的利福布汀(RFB)、利福喷汀(RPE)、苯恶嗪利福霉素 1648(KRM-1648),氟喹诺酮类(FQ)的环丙沙星(CIP)、氧氟沙星(OFLX)、左氟沙星(LVFX)、司氟沙星(SPFX)、莫西沙星(MXFX),新大环内酯类的克拉霉素(CTM)、罗红霉素(RTM)、阿奇霉素(ATM),另外还有头孢霉素类的头孢西丁(CXT)、头孢美唑(CMZ),碳青霉烯类的亚胺培南/西司他丁(imipenem,IPM)等。

除上述抗生素外,最近人们也发现了对 NTM 有活性的老一代抗生素。如磺胺类中的磺胺甲噁唑(SMZ)及其加增效剂的复方磺胺甲噁唑(TMP/SMZ,SMZco),四环素类的多西环素 C(又称强力霉素 DCC)和米诺环素(minocycline,MOC),氨基糖苷类的妥布霉素(TOB)和阿米卡星(AMK)等。

我们必须重视所应用药物可能存在的药物毒性和药物的相互作用。由于 NTM 的耐药模式可因亚群的种类不同而有所差异,所以治疗前的药物敏感试验仍是十分重要的。

目前对 NTM 病的合理化治疗方案和疗程还没有一致标准,多主张 4~5 种药物联合治疗,在抗酸杆菌阴转后继续治疗 18~24 个月,至少 12 个月。治疗中避免单一用药,注意药物的不良反应。

(一)缓慢生长 NTM 病

1. MAC 病

MAC 为引起 NTM 病的第一位病原菌。在美国,MAC 引起约 80% 的 NIM 淋巴结炎,单纯经外科手术切除可治愈 95% 的颈淋巴结炎。肺部感染通常发生于有基础肺病的病例,一般为缓慢的发展过程。

新的 MAC 病的治疗方案建立在最近对 AIDS 患者播散性 MAC 治疗试验的基础上,治疗方案至少包括 ATM(500 mg,1 次/天)或 CTM(500 mg,2 次/天)在内的两种或两种以上药物。EMB[15 mg/(kg·d)] 可作为次选药物。以下一种或几种药物可以作为第二、第三或第四线药物加入:氯法齐明(100 mg,1 次/天),RFB(300~600 mg,1 次/天;国内仅有 RPE,对 MAC 体外试验效果亦好),RFP(600 mg,1 次/天),CIP(750 mg,2 次/天)。在某些情况下应用 AMK[7.5~10 mg/(kg·d)]。应用异烟肼(INH)和吡嗪酰胺(PZA)无效。CTM + RFB 方案对于儿童淋巴结炎有效。免疫机制正常者应该接受至少 18~24 个月的治疗。AIDS 患者须终生服药。

2. 堪萨斯分枝杆菌病

堪萨斯分枝杆菌为光产色菌,是引起 NTM 病的第二位主要病原菌。体外试验结果表明,该菌绝大多数对 RFP 敏感,对 INH、EMB、SM 轻度耐药,唯独对 PZA 完全耐药。

堪萨斯分枝杆菌肺病的标准治疗方法是 INH(300 mg,1 次/天),RFIP(600 mg,1 次/天),EMB(15 mg/kg,1 次/天),疗程 18 个月。对不能耐受 INH 的患者,应用 RFP 和 EMB 治疗,最初 3 个月加或不加 SM 治疗。如分离菌株对 RFP 耐药,可用 INH(900 mg,1 次/天)加维生素 B6(吡哆醇,500 mg/d)、EMB[25 mg/(kg·d)],注:该剂量不是一个安全的剂量,必须密切监督该药物的眼毒性反应)和SMZ(3.0 g/d)18~24个月。该治疗方案可和SM或AMK联用,每日用药或每周用药5次,连用2~3个月,然后间歇使用SM或AMK至少6个月。目前尚不了解AIDS合并堪萨斯分枝杆菌播散型病变的最佳药物选择和疗程。

3. 海分枝杆菌病

表现为肢体皮疹,尤其在肘、膝及手、足背部,可能发展至浅溃疡和疤痕形成,也有肺部感染的报告。主要采取外科清创治疗,对微小损伤可单纯医学观察。可接受的化疗方案:DCC(100 mg,口服2次/天)加SMZco(TMP 160 mg/SMZ 800 mg,2次/天),或RFP(600 mg/d)加EMB[15 mg/(kg·d)],总疗程至少3个月。最近研究表明,CTM(500 mg/d)单药治疗海分枝杆菌可能有效。

4. 瘰疬分枝杆菌病

NTM淋巴结炎中瘰疬分枝杆菌感染占第二位,也有肺部感染的报告。体外试验对INH、RFP、EMB、PZA、AMK、CIP耐药,对CTM、SM、红霉素(ETM)敏感。对局部病变可手术清除。药物治疗可用CTM加CLO,伴或不伴EMB,以及INH、RFP、SM加环丝氨酸(CS)等化疗方案均可考虑使用,疗程据病情而定。

5. 溃疡分枝杆菌病

溃疡分枝杆菌可引起Bairnsdale溃疡。该菌体外试验对RFP、SM、CLO敏感。化疗方案为RFP加AMK(7.5 mg/kg,1次/12小时或2次/天),或EMB加SMZco(3次/天),疗程4~6周,结合手术清除。

6. 其他

蟾分枝杆菌、苏加分枝杆菌、玛尔摩分枝杆菌、猿分枝杆菌、嗜血分枝杆菌和土地分枝杆菌引起的肺部或肺外播散型感染,在加拿大、英国和欧洲的报道越来越多。AIDS患者尤其易患播散型疾病,初始治疗应包含INH,RFP和EMB,加或不加SM或AMK。最佳疗程仍未知,但至少18个月。也有建议对播散型猿分枝杆菌病治疗与对播散型MAC病一样,开始即应用CTM+EMB+CLO+SM或AMK,四种药物联合治疗。

(二)快速生长NTM病

偶发分枝杆菌、龟分枝杆菌、脓肿分枝杆菌均为快速生长NTM,对传统抗结核药物高度耐药,但对某些抗生素敏感。

1. 偶发分枝杆菌病

体外试验对DCC、MOC、CXT、IMP、SM、TMP/SMZ、CIP、OFLX、ATM、CTM敏感。治疗上以外科清除感染部位,同时用AMK+CXT+丙磺舒治疗2~6周,然后口服TMP/SMZ或DCC 2~6个月。建议使用新大环内酯类治疗。

2. 龟分枝杆菌病

对AMK、CTM、ATM敏感,对CXT、FQ耐药。外科清除有助于CTM对皮下脓肿的治疗。CTM的应用方法为:500 mg,口服,2次/天,6个月。

3. 脓肿分枝杆菌病

脓肿分枝杆菌一般对AMK,CXT敏感,有时对ETM敏感。任何治疗方案必须包括对感染伤口的外科清创术或异物切除。起始治疗可应用AMK加CXT(12 g/d)。可根据临床好转情况和药物敏感试验结果,考虑改用两种药物联合口服治疗,如CTM加FQ。严重病例的疗程至少3个月,骨骼感染至少6个月。

九、预防

预防NTM引发的院内感染,关键要抓好医院用水和医疗器械的消毒工作。消毒液的配制必须严格按要求进行,规范操作。医疗器械消毒后最好采用灭菌水冲洗,以防止二次污染。

对于 HIV/AIDS 患者,可以考虑预防性使用抗生素,以减少发生播散性 MAC 病的概率。可选用药物主要有 RFB(300 mg/d)、ATM(1 200 mg/w)和 CTM(1 000 mg/d),ATM 或 CTM 既可以单用,也可以分别与 RFB 联合使用。

所有 $CD4^+T < 50 \times 10^{-6}/L$ 的患者均须进行预防性治疗,尤其是有机会感染病史的患者。

在做好预防工作的同时,还要注意加强 NTM 的检测工作。各大区,甚至有关省、市应在现有的基础上重点培训和装备已有一定基础的检验中心,做好 NTM 菌种鉴定工作,并逐渐推广,使 NTM 能及时被检出,并能进行各种 NTM 致病菌种的药敏试验,以提高对 NTM 病的处理能力和水平。

附:经国际细菌命名委员会审定的 NTM(表1)

表1 国际细菌命名委员会审定的 NTM

菌种种类	菌种名称	菌种英文名称	菌种种类	菌种名称	菌种英文名称
快速生长 NTM	脓肿分枝杆菌	M. abscessus	快速生长 NTM	金色分枝杆菌	M. aurum
	龟分枝杆菌	M. chelonei		赤塔分枝杆菌	M. chitae
	汇合分枝杆菌	M. confluentis		迪氏分枝杆菌	M. diernhoferi
	诡诈分枝杆菌	M. fallax		产鼻疽分枝杆菌	M. farcinogenes
	微黄分枝杆菌	M. flavescens		偶发分枝杆菌	M. fortuitum
	马达加斯加分枝杆菌	M. madagascariense		新金色分枝杆菌	M. neoaurum
	副偶发分枝杆菌	M. parafortuitum		外来分枝杆菌	M. peregrinum
	草分枝杆菌	M. phlei		塞内加尔分枝杆菌	M. senegalense
	耻垢分枝杆菌	M. smegmatis		抗热分枝杆菌	M. thermoresistibile
缓慢生长 NTM	亚洲分枝杆菌	M. asiaticum	缓慢生长 NTM	鸟分枝杆菌	M. avium
	隐藏分枝杆菌1	M. celatum type 1		隐藏分枝杆菌	M. celatum
	库氏分枝杆菌	M. cookii		2型胃分枝杆菌	type 2 M. gastri
	日内瓦分枝杆菌	M. genavense		戈登分枝杆菌	M. gordonae
	爱尔兰分枝杆菌	M. hiberniae		插入分枝杆菌	M. interjectum
	中间分枝杆菌	M. intermedium		胞内分枝杆菌	M. intracellulare
	堪萨斯分枝杆菌	M. kansasii		玛尔摩分枝杆菌	M. malmoense
	海分枝杆菌	M. marinum		不产色分枝杆菌	M. nonchromogenicum
	副结核分枝杆菌	M. paratuberculosis		瘰疬分枝杆菌	M. scrofulaceum
	猿分枝杆菌	M. simiae		苏加分枝杆菌	M. szulgal
	土地分枝杆菌	M. terrae		通俗分枝杆菌	M. triviale
	溃疡分枝杆菌	M. ulcerans		蟾分枝杆菌	M. xenopi

三、卡介苗结核菌素及我国卡介菌素纯蛋白衍生物研制

1. 卡介苗结核菌素

1951 年,WHO 以 Seibert 法制造的一批 PPD 标准品称为 PPD-S,1952 年,国际标准 PPD-S 1 个单位被限定为 0.000 028 mg,其中 0.000 02 mg 为 PPD,0.000 008 mg 为盐类物质,定为哺乳类国际标准结素(人型)(H-PPD-S);我国也于 1980 年正式宣布制成了 H-PPD-C。由于 H-PPD-S 与 H-PPD-C 都是用人型结核菌制成的,它们用于人群结核菌感染的流行病学调查或临床结核病的诊断可能具有较好的敏感性,而在

用于新生儿 BCG 接种后的阳转的复查时,由于菌型不同,其敏感性在一定程度上会受到影响。虽然型间有交叉反应,但不及同型更为敏感。这不仅是理论上的推导,国内外有关报道也证实了这一点。由卡介菌制成的结核菌素称为卡介菌素与卡介菌素纯蛋白衍生物(BCG-PPD)。在 20 世纪 40 年代,人们就提取了卡介菌素,1975 年,WHO 生物标准委员会就有人提出研制同型 PPD,而早在 1943 年,Lind 等就曾进行卡介菌素与 OT 在人体和豚鼠中的对比试验,发现接种卡介苗后,OT 试验阴性时,卡介菌素可呈阳性反应甚至强阳性反应。1954 年,Lorber 对 900 余人观察认为,卡介菌素作为一种结素试验,对已感染或未感染者所呈现的过敏性与 OT 同样有效。结核病患儿用 10 单位卡介菌素皮上或皮内法试验常较 OT 阳性率高,对已接种卡介苗的儿童,用卡介菌素检查有 97.7% 阳性,同时用 OT 试验的阳转率仅为 64.5%。因此 Lorber 认为,用卡介菌素检查卡介苗接种对象比用同剂量 OT 灵敏。Freeman 用卡介菌素与 OT 对 91 名儿童进行试验、观察后认为,卡介菌素试验安全、准确,所产生的强反应与假反应均较同剂量 OT 少。Birkhang 指出,卡介菌素呈现的反应具有边缘较清晰、明显,实际应用中易于观察。北京结核病研究所报告指出,接种卡介苗后,卡介菌素在不同菌苗制品、不同剂量、不同接种方法中,反应的阳性率均高于 OT,而可疑阳性率皆低于 OT,在反应强度上,卡介菌素亦较 OT 为大。

1963 年,Stewart 报告了 42 例 BCG-PPD 与 Human-PPD 比较结果,其中 36 例对两种制品均呈现阳性反应,但 24 例 BCG-PPD 反应直径比 Human-PPD 大,BCG-PPD 反应平均直径为 9.6 mm,Human-PPD 为 6.7 mm。宋文虎等在《卡介菌素纯蛋白衍化物的初步研究》一文中提到,对 217 名新生儿接种 BCG 后 3~4 个月进行 BCG-PPD、PPD-S、PPD-RT23、OT 的对照观察,认为无论从阳性率还是反应平均直径上看,BCG-PPD 较 PPD-S、PPD-RT23、OT 均强,提出卡介苗接种后的变态反应测定可考虑采用 BCG-PPD,并且认为,BCG-PPD 在测定卡介苗接种后人群时,其之所以较其他结素敏感,可能符合"结核感染的机体对其所感染菌种所制成的结素可加强其皮肤敏感度"这一论点。但许多人在试图通过用 BCG-PPD 与 OT 试验来区分自然感染和人工感染时,却均未获得明确结论,这可能与各种分枝杆菌间存在交叉免疫有关。

采用卡介菌素纯蛋白衍生物对 2 000 名婴儿卡介苗接种后阳转测定的结果一致表明,所测定的阳转率均较其他结素制品为优,且局部硬结明显、反应面积清晰,是今后用于卡介苗接种后阳转考核的一种有希望的产品。由于卡介菌素纯蛋白衍生物系从变异的牛型结核杆菌制成,既不能列入结核菌素范围,也不能列入非结核性分枝杆菌素内,故予以单独介绍。

2. 我国卡介菌素纯蛋白衍生物(BCG-PPD)的研制

扩大免疫规划(Expanded Programme on Immunization,简称 EPI)是实现 WHO 提出的"到 2000 年使人人享有卫生保健"目标的重要措施之一。1978 年,全球扩大免疫规划顾问小组(EPI Global Advisory Group)提出 1990 年使全世界儿童都能接种百白破联合制剂、脊髓灰质炎疫苗、麻疹疫苗和卡介苗以控制相应的六种传染病。我国计免工作中 BCG 是重点产品,用 BCG-PPD-C 代替 OT 或 H-PPD-C,将会更科学地反映免疫效果,故加强了其研究。

(1) BCG-PPD 制备

北京生物制品检定所等单位采用国内生产的 BCG 中 BCG-S_1、BCG-S_2、BCG-S_3、BCG-S_4、BCG-S_5(丹麦 1、丹麦 2、丹麦 1331、巴西及日本 172 菌株)等计 5 株菌种,主要采用综合苏通培养基,稀释液为 0.3% 石炭酸及 0.005% 吐温(Tween)80 的磷酸盐缓冲液,制备方法主要参考国际 H-BCG-S 和 H-PPD-RT$_{23}$ 盐析法和酸变性沉淀法,并综合两法的工艺优点做了重要改进,建立我国的酸变加盐析的综合制备 PPD 方法,于 1978—1979 年初试制成功后,1980 年用卡介苗菌种制成了卡介菌素纯蛋白衍生物(BCG-PPD)。

研究中的对照品有:WHO 提供的 H-PPD-S(5×10^5 IU/支安瓿),丹麦提供的 H-PPD-RT$_{23}$(5×10^5 IU/支安瓿),我国的标准品 H-PPD-C(12×10^5 IU/支安瓿),上海生物所产品 OT。

(2) BCG-PPD 检测

① 包括无菌试验、安全试验、防腐剂试验及 pH 测定。先后共制备 8001-1、8001-2、8001-3、8001-4、8001-5、8001-6 等 6 个亚批,常规检测结果如表 1-2-3 所示。

表1-2-3 我国产 BCG-PPD 一般检测结果

批号	无菌试验	安全试验	pH
8001-1	—	—	7.0
8001-2	—	—	7.0
8001-3	—	—	7.0
8001-4	—	—	7.0
8001-5	—	—	7.0
8001-6	—	—	7.0

② 也包括化学成分测定。按 WHO 规定方法检测了 BCG-PPD（由 8001-1～8001-6 等 6 个亚批混合为一大批的产品）的蛋白、核酸和多糖含量，结果如表 1-2-4 所示。

表1-2-4 我国产 BCG-PPD 与不同制品 PPD 成分比较

单位:%

样品	蛋白	核酸	多糖
BCG-PPD	94.8	3.0	2.2
H-PPD-C	96.5	2.0	1.3
H-PPD-S∵	92.9	1.2	5.9
H-PPD-RT23∴	76.2	7.7	16.2

注：∵ 参考 Seibert FB, et al. Am Rev Tuberc, 44:9, 1941；∴ 参考 Magnuson M, et al. Bull WHO, 19:829, 1958.

从表中可看出，用 BCG 生产的菌种，用改良的 PPD 提取法制成的 BCG-PPD，其中蛋白含量 94.8%，核酸 3.0%，多糖 2.2%，与我国的标准品人型纯结核菌素（H-PPD-C）和国际标准品的人型纯结核菌素（H-PPD-S）相近。

③ 此外还包括豚鼠标化试验。按常规方法将致敏豚鼠分为数组，致敏后 6 周供试验。具体操作按 WHO 要求进行，并且以 24 h 和 48 h 纵横局部反应的平均面积为计算方法求其比值，如表 1-2-5 所示。

表1-2-5 豚鼠的 BCG-PPD 和 H-PPD-S 试验结果

单位:mm²

次数	BCG-PPD(IU)			H-PPD-S(IU)		
	100	20	10	100	20	10
Ⅰ	3 144	1 575	1 160	2 623	938	635
Ⅱ	3 309	1 702	903	2 615	1 095	418

结果显示，从表 1-2-5 中的次数号 Ⅰ 和 Ⅱ（对数值）看出，致敏豚鼠测试，对同型菌致敏的豚鼠引起的反应敏感性进行观察，BCG-PPD 特异性均较 H-PPD-S 强，反应总面积的比为 5 879 mm² : 4 196 mm² = 1.401 : 1。根据 BCG-PPD 与 H-PPD-S 比值多次测定结果，BCG-PPD 的 5 个亚批与 H-PPD-S 的基数值为 1 : 1.0652～1 : 0.957，比值落于我国较为严格规定的 1.0 ± 0.1 的范围内。不但合乎规定要求，而且在要求的比值 $\frac{待检品平均值（平均面积或直径）}{标准品平均值（平均面积或直径）} = 1.0 ± 0.2$ 范围内。根据待检品与标准品相比的相关规定，即用 H-PPD-S 为标准品，用 BCG 致敏豚鼠做皮肤试验，观察皮肤反应与剂量是否呈平行关系。结果显示 BCG-PPD 与 H-PPD-S 呈平行关系，而且 BCG-PPD 反应大于 H-PPD-S，这可能与 BCG-PPD 蛋白含量高有关。

在型间交叉反应试验中，分别用人型、BCG、牛型及鸟型分枝杆菌致敏的各组动物做皮肤试验时，以 H-PPD-S 和 H-PPD-C 为对照。结果显示，BCG-PPD 对不同菌致敏的豚鼠，特别是对同型菌致敏的豚鼠都可产生较强的变态反应，如 BCG 或牛型菌致敏组更为明显，包括鸟型菌致敏的。对接种 BCG 的新生儿做 12 周阳转率复查时，不论阳性率还是硬结大小，其均较接种 H-PPD-S 的新生儿高。

（3）BCG-PPD 实践中的人体检测

免疫婴儿皮试。受试者全部为 6 个月以内的婴儿，接种皮内 BCG 3～4 个月，经卡疤检查及核对接种卡后,于其双臂分别注入 BCG-PPD 和 H-PPD-S;每注射 20 名婴儿,左右臂交叉更换分别注射 H-PPD-S 和 BCG-PPD,72 h 后由专业人员按双盲法观察局部反应并计算。受试者婴儿共 85 人,分别用 BCG-PPD 和 H-PPD-S 比较结果,两组均无异常反应;BCG-PPD 组的 75 名阳性婴儿有 20 名在 H-PPD-S 组中为阴性,而 H-PPD-S 组中 55 名阳性婴儿在 BCG-PPD 组中全为阳性;不论阳性率和硬结均径,BCG-PPD 组数值明显更高,而且比 H-PPD-S 组皮肤反应颜色鲜艳、硬结明显、边缘整齐,易于观察。

① 将 BCG-PPD 用于新生儿 BCG 免疫后复查、结核病调查及临床实验,结果如表 1-2-6 所示。

表 1-2-6 BCG-PPD 与其他结素反应的比较

组别		BCG-PPD：PPD-S	BCG-PPD：PPD-C	BCG-PPD：OT
新生儿组	5 TU 人数/例	85	103	70
	硬结均径/mm	10.5：6.4	12.5：11.1	6.9：5.5
	阳性/%	88.2：64.7	94.2：88.4	88.2：57.1
结核调查组	5 TU 人数/例	1 184	50	
	硬结均径/mm	12.1：14.8	10.9：10.7	
	阳性/%	35.7：33.7	52.1：48.0	
临床组	5 TU 人数/例		213	
	硬结均径/mm		10.9：19.9	
	阳性/%		100.0：100.0	

BCG-PPD 用于新生儿 BCG 免疫后复查,其效果明显地高于人型结核菌制成的各类结素,但用于结核感染调查或诊断时,其反应强度和阳性率均不及人型结核菌的各类结素。

② 我国 BCG-PPD 对免疫或感染人群的敏感性和特异性的观察。

对北京、杭州、辽宁、广西、安徽、湖南、青海、江苏、黑龙江、西藏及上海等 14 个省、市、自治区共计 8 874 名新生儿和儿童接种 BCG 后的复查,并 3 260 名儿童结核病的普查及 214 例肺结核患者的临床诊断进行了研究,对他们同时用 BCG-PPD 和 H-PPD 或 OT 做皮肤试验的反应性进行比较。结素 H-PPD-S 由 WHO 提供标准品,每瓶含蛋白 10 mg(5×10^5 IU),稀释后为 50 IU/mL;我国的标准品 H-PPD-C,含量为 50 IU/mL;BCG-PPD 稀释品含量为 50 IU/mL;上海生物所产品 OT,用时按 1：2 000 稀释,含量为50 IU/mL。

人群分为 A、B、C 3 大组:A 组为 BCG 接种后的复查。主要对象为新生儿及学龄前儿童或小学生,即免疫后的比较观察。B 组为自然感染人群的普查,即在健康人群中用结素普查结核病的感染率。C 组为临床患者的诊断。即经其他方法确诊为肺结核患者及可疑病人用结素进行诊断。

所有观察对象按随机原则分组,由专业人员操作,于受试者前臂掌侧皮内注入菌素 0.1 mL,一侧注射 BCG-PPD,另一侧则注射 H-PPD 或 OT,其中有部分人为单侧注射。皮试后以双盲法判定两种结素反应,即测定硬结的纵横径,求出均径,并以均径 5 mm 及以上者为阳性,5 mm 以下为阴性。

A 组新生儿接种 BCG 后 12 周及 1 年反应情况如表 1-2-7、表 1-2-8 所示。

表 1-2-7 新生儿接种 BCG 后 12 周反应情况

组别	制品	剂量/IU	人数/例	硬结均径/mm	P 值	阳转率/%	P 值
Ⅰ	BCG-PPD	5	70	6.94	<0.01	84.20	<0.01
	OT	5		5.50		57.17	
Ⅱ	BCG-PPD	5	85	10.70	<0.01	88.24	<0.01
	H-PPD-S	5		6.38		64.17	
Ⅲ	BCG-PPD	5	103	12.45	<0.01	94.17	<0.01
	H-PPD-C	5		11.05		88.35	

从表1-2-7中可以看出,BCG-PPD 不论与 OT、H-PPD-C 还是 H-PPD-S 相比,在同一条件下,免疫后新生儿的皮试反应均是较强的,而且有显著性差异。

表1-2-8 新生儿接种 BCG 后1年反应情况

组别	制品	剂量/IU	人数/例	硬结反应/mm	P值	阳转率/%	P值
Ⅰ	BCG-PPD	5	59	5.91±0.97	<0.01	76.27	<0.01
	OT	5		4.42±0.99		54.24	
Ⅱ	BCG-PPD	5	57	6.68±1.29	<0.01	77.43	<0.05
	H-PPD-C	5		6.11±1.27		66.67	

从表1-2-8可以看出,BCG-PPD 与 OT、H-PPD-C 相比,接种1年后,其皮试反应仍然强于 OT 与 H-PPD-C。

B组为皮试反应阴性的儿童接种 BCG 后的结素复查情况:

结素试验阴性儿童接种 BCG 后12周复查,反应情况见表1-2-9。

表1-2-9 儿童接种 BCG 后12周反应情况

组别	制品	剂量/IU	人数/例	硬结反应/mm	P值	阳转率/%	P值
Ⅰ	BCG-PPD	5	137	9.93	<0.01	35.77	>0.01
	OT	5		9.81		31.35	
Ⅱ	BCG-PPD	5	96	13.4	>0.05	85.54	>0.05
	H-PPD-C	5		13.7		86.46	

结素试验阴性儿童接种 BCG 后1年复查,反应情况见表1-2-10。

表1-2-10 儿童接种 BCG 后1年反应情况

组别	制品	剂量/IU	人数/例	硬结反应/mm	P值	阳转率/%	P值
Ⅰ	BCG-PPD	5	102	8.90	>0.05	40.20	<0.01
	OT	5		8.37		28.43	
Ⅱ	BCG-PPD	5	87	14.80	>0.05	58.39	>0.05
	H-PPD-C	5		14.4		54.02	

从表1-2-10可见,BCG-PPD 不论与 OT 还是 H-PPD-C 相比,其反应均较强。

C组儿童结核病自然感染调查情况比较见表1-2-11。

表1-2-11 儿童结核病自然感染调查情况比较

组别	制品	剂量/IU	人数/例	硬结反应/mm	P值	阳转率/%	P值
Ⅰ	BCG-PPD	5	50	10.95±4.28	>0.05	52.00	>0.05
	OT	5		10.71±4.99		58.00	
Ⅱ	BCG-PPD	5	417			22.54	>0.05
	H-PPD-S	5				24.22	
Ⅲ	BCG-PPD	5	1 184			35.70	>0.05
	H-PPD-C	5				33.30	

从表1-2-11中可以看出,BCG-PPD 用于结核病调查时,能达到与 OT 或 H-PPD 相似的阳性检出率结果。

儿童随机抽样对比观察,即儿童皮试时随机注入不同制品(每人只注射1种制品),统计分析如表1-2-12所示。

表1-2-12 随机抽样对儿童自然感染率的检测

组别	制品	剂量/IU	人数/例	阳转率/%	P值
1~3岁	BCG-PPD	5	18	44.44	>0.05
	H-PPD-C	5	53	24.52	
4~7岁	BCG-PPD	5	38	42.11	>0.05
	H-PPD-C	5	63	31.46	
8~14岁	BCG-PPD	5	18	77.44	<0.01
	H-PPD-C	5	48	25.00	

从表1-2-12中可以看出,各年龄组BCG-PPD的反应均较H-PPD-C稍高。

临床肺结核确诊患者的诊断试验。这些患者在临床上经过化验、痰菌检查、X线摄片及体征、症状而诊断,共213例,试验结果如表1-2-13所示。

表1-2-13 对肺结核患者的反应性比较

组别	制品	剂量/IU	人数/例	硬结反应/mm	P值	阳转率/%	P值
I	BCG-PPD	5	213	16.96	<0.01	100	>0.05
	H-PPD-C	5		19.93		100	

从表1-2-13可看出:BCG-PPD用于临床结核病患者的诊断时阳性率为100%,只是硬结明显较小而已。在213例结核病患者中,有49例为痰菌阳性,对他们进行结素试验,反应情况如表1-2-14所示。

表1-2-14 对痰检结果不同患者的检测比较

组别	制品	剂量/IU	人数/例	硬结反应/mm	P值	阳转率/%	P值
痰菌(+)	BCG-PPD	5	49	16.66	<0.01	100	>0.05
	H-PPD-C	5		22.00		100	
痰菌(-)	BCG-PPD	5	164	17.09	<0.01	100	>0.05
	H-PPD-C	5		19.32		100	

对痰菌(+)患者,BCG-PPD仍均为阳性,但其硬结明显较小。

对双臂硬结大小不同分组观察比较,即H-PPD-C>BCG-PPD为一组,为"H>P",BCG-PPD>H-PPD-C为另一组,为"P>H"。结果如表1-2-15所示。

表1-2-15 对两臂硬结根据大小不同分组观察比较

组别	制品	剂量/IU	人数/例	硬结反应/mm	P值	阳转率/%	P值
H>P	BCG-PPD	5	175	15.63	<0.01	100	>0.05
	H-PPD-C	5		20.87		100	
P>H	BCG-PPD	5	38	23.17	<0.01	100	>0.05
	H-PPD-C	5		15.64		100	

从表1-2-15中可见,P>H组,BCG-PPD硬结明显>H-PPD-C。

(4)我国BCG-PPD皮试的反应性、安全性和稳定性探讨

研究者在做BCG-PPD反应性、安全性系统考察时,对象包括免疫后的新生儿、幼儿、学龄前儿童、小学生,以及临床确诊的肺结核患者和门诊疑似结核病患者。制剂有研究者所制备的BCG-PPD,WHO提供的H-PPD-S、H-PPD-C及OT,浓度均为50 IU/mL或20 IU/mL。方法大都采用随机分组,大多数为同一人双臂各皮内注入1种制品0.1 mL;注射后72 h测量硬结大小,观察有无坏死、水泡,询问有无全身反应。

试验结果显示,BCG-PPD不同剂量反应(主要比较2IU和5IU的反应)、符合率、特征、安全性及稳

定性。

① BCG-PPD 与 OT 比较,共有 3 个组,Ⅰ组为免疫后新生儿,Ⅱ组为免疫后儿童,Ⅲ组为医院儿科就诊患者,共计 1 359 人。结果如表 1-2-16 所示。

表 1-2-16　BCG-PPD 不同剂量与 OT 比较

组别	项目	BCG-PPD (2 IU)	OT (5 IU)	P 值	BCG-PPD (5 IU)	OT (5 IU)	P 值
Ⅰ	人数/例	97			70		
	硬结/mm	6.42	7.64	<0.01	6.94	5.50	<0.01
	阳转率/%	71.13	91.75	<0.01	84.29	57.14	<0.01
Ⅱ	人数/例	363			102		
	硬结/mm	8.94	10.71	<0.01	8.99	8.37	<0.05
	阳转率/%	74.60	82.64	<0.01	40.20	28.43	<0.01
Ⅲ	人数/例	677			50		
	硬结/mm	9.90	11.20	<0.01	10.95	10.71	<0.05
	阳转率/%	6.79	15.36	<0.01	52.00	38.00	<0.01

从表 1-2-16 看出,2 IU BCG-PPD 与 5 IU OT 相比,各组都呈低反应;而 5 IU BCG-PPD 与 5 IU OT 相比时,所得结果均高于 OT。

BCG-PPD 与 H-PPD-C 比较:观察对象为临床确诊肺结核患者,共计 254 人,结果如表 1-2-17 所示。

表 1-2-17　BCG-PPD 不同剂量与 H-PPD-C 比较

项目	BCG-PPD (2 IU)	H-PPD-C (5 IU)	P 值	BCG-PPD (5 IU)	H-PPD-C (5 IU)	P 值
人数/例	41			213		
阳转率/%	97.56	100	>0.05			
硬结/mm				16.96	19.93	>0.05

从表 1-2-17 可见,BCG-PPD 如用 2 IU 时有 2.44% 未阳转,说明对肺结核患者亦应用 5 IU 较妥当;BCG-PPD 出现的硬结均径小于 H-PPD-C,是其安全性好的反映。

2 IU BCG-PPD 与 5 IU BCG-PPD 比较,主要是新生儿免疫后 5 年的再次观察,见表 1-2-18。

表 1-2-18　新生儿免疫后 5 年不同 BCG-PPD 剂量比较

项目	BCG-PPD		P 值
	2 IU	5 IU	
人数/例	30	66	
硬结/mm	13.3	12.66	<0.05
阳转率/%	70.00	62.12	>0.05

从表 1-2-18 可看出,BCG-PPD 的 2 IU 组反应低于 5 IU 组。

② BCG-PPD 反应与其他结素反应符合率:首先是与 H-PPD-S 相比,对象为 BCG 接种后 12 周的新生儿,BCG-PPD 阳性的 75 个人中,H-PPD-S 组有 20 人为阴性;而后者阳性的 55 个人中,前者均为阳性。

在与剂量同为 5 IU 的 H-PPD-C 比较中,BCG-PPD 阳性的 418 个人中,H-PPD-C 组有 19 个人为阴性,而后者阳性的 399 个人中,BCG-PPD 均为阳性。

BCG-PPD 与 OT 的符合率:两者剂量均为 5 IU,对象为接种 BCG 后 12、14 周的婴幼儿。结果显示:BCG-PPD 组阳性的 59 人中,OT 组有 20 人阴性;而 OT 组 40 人阳性中,BCG-PPD 仅 1 人阴性。BCG-PPD 与 OT 剂量均为 5 IU,对 7~10 岁儿童免疫后 1 年进行检测:BCG-PPD 阴性的 41 人中,OT 阳性的有 13

人,OT 阳性的 29 人中,BCG-PPD 亦阳性的达 28 人。

③ BCG-PPD 反应特征:免疫后新生儿在接受做皮试时,就色泽粉红、硬结圆整、硬结红润及局限清晰度,在 46～59 人与 OT 的比较中及 48～56 人与 H-PPD-C 的比较中,BCG-PPD 组均优于另外两者;不过,差异无统计学意义。

④ BCG-PPD 试验的安全性:对 109 名新生儿免疫后 12 周及 1 184 名普查儿童做 H-PPD-C 与 BCG-PPD 硬结大小分布的比较中,BCG-PPD 组均径分布于 5～10 mm 者居多,而 H-PPD-C 组虽均径和阳转率均较低,但有的硬结高达 20 mm 以上。

另外,对临床确诊的 213 例肺结核患者双臂分别用 H-PPD-C 与 BCG-PPD 皮试,其阳性率均为 100%,但 H-PPD-C 均径为 19.90 mm,而 BCG-PPD 为 16.96 mm。

用于儿童普查时,H-PPD-C 和 BCG-PPD 剂量均为 5 IU,见表 1-2-19。

表 1-2-19 BCG-PPD 对检测人群局部严重反应

组别	样品	剂量/IU	总人数/例	阳性率/%	水泡坏死率/%	P 值
Ⅰ	BCG-PPD	5	1184	35.70	0.42	<0.01
	H-PPD-C	5		33.30	1.68	
Ⅱ	BCG-PPD	5	417	22.54	2.39	<0.01
	H-PPD-C	5		24.22	5.04	

从表 1-2-19 中可见:BCG-PPD 的阳性率与 H-PPD-C 相近,而引起的水泡坏死率明显低。

在异常反应观察中,以各地的 4 个协作组共观察 5 606 人,做 BCG-PPD 皮试的同时或做 OT(1 410 人),或做 H-PPD-C 皮试(2 979 人),或做 H-PPD-S 皮试(85 人)以及单做 BCG-PPD 皮试的 1 132 人,未发生 1 例异常反应,说明 BCG-PPD 安全性好。经统计 1984—1988 年有 300 000 人份使用中,未见 BCG-PPD 异常或严重反应者。

⑤ BCG-PPD 的稳定性:主要考察其在效期内(或超过效期)、不同温度条件下存放,敏感性是否有改变。

试验采用将制品分别置于室温和冰箱两处存放,分别于 6、12、30 个月后再用于对致敏豚鼠的皮肤试验,并以存入冰箱的 H-PPD-C 为对照。结果显示,不同时间和不同温度保存的 BCG-PPD 与 H-PPD-C 的结果相近,比值达到规定要求(1±0.2)。

对 BCG 接种后的新生儿用存入冰箱 6、12、18 个月的 BCG-PPD 做皮肤试验,并以效期内的 H-PPD-C 或 OT 作为对照,其结果为:总人数 302(依次是 104、107、91)人的硬结均径、阳性率都高于 H-PPD-C 或 OT 的结果。由此说明,本制品的稳定性好,超过效期 1 年半仍有较高敏感性。

上述研究显示,BCG-PPD 使用剂量为 2 IU,制品阳性率低于其他制品,若以 5 IU 为常规工作剂量,不论对免疫后新生儿、儿童还是结核病患者,则阳性率均高于其他制品。在与 OT、H-PPD-C 及 H-PPD-S 进行符合率观察时,基本上不漏检阳性对象,比其他 3 个制剂阳性率高且效果好,方便使用和结果判定。因此,今后要更好地推广和应用 BCG-PPD,使 BCG-PPD 为健康和防治疾病服务。

⑥ BCG-PPD 稳定性试验:将成品分别放置于冰箱及室温(20℃～30℃)各 12 个月和 30 个月,以存放冰箱的 BCG-PPD 为标准测其比值,除室温存放 30 个月的 3 批(20 IU/mL)中有 2 批比值略低于标准(1:0.7)外,其他各批均合格。说明其存放冰箱及室温长达 30 个月仍属稳定。更值得提出的是它的反应轻。如在对 1 184 名儿童做结核杆菌感染调查时,其反应硬结均径较小,而阳性率较高。1 184 人中有少数出现水泡和坏死反应,BCG-PPD 组有 5 人(0.4%),人型 PPD 组有 20 人(1.7%)。表明 BCG-PPD 皮试的过强反应明显降低。在做大面积人体安全性观察时,1980—1983 年共计达 10 万人以上,1984—1993 年达 2 000万人以上,无论直接观察或各地反馈资料,均未有异常反应报告。上述结果表明,我国建立的 BCG-PPD 品种质量优良,效价稳定,使用安全。1991 年其被列为国家标准品,并获得原卫生部 1991 年(BCG-

PPD)新生物制品证书。BCG-PPD 于 1991 年转让兰州生物研究所,此两种 PPD 又于 1993 年转让北京华清生物技术有限公司。由上述单位进行批量生产。

目前,我国用于临床诊断的 PPD 有两种,即人结核分枝杆菌制成的 PPD-C 和卡介苗制成的 BCG-PPD,每 0.1 mL 均含 5 TU。常规试验分别取两种 PPD 5 TU 注射于两前臂皮内,48~72 h 后红肿硬结平均直径≥5 mm 为阳性反应,≥15 mm 为强阳性,对临床诊断有意义。若 PPD-C 侧红肿大于 BCG-PPD 侧,为感染;反之,BCG-PPD 侧大于 PPD-C 侧,可能系卡介苗接种所致。

随着科学技术的进步,不断发现新的结核诊断用抗原,除结核菌素蛋白衍生物外,还有已报道的抗原 85 复合体、38 kDa 磷酸盐转运蛋白、6 kDa 早期分泌性蛋白、10 kDa 培养滤液蛋白、免疫性蛋白、主要分泌性免疫蛋白和表面脂蛋白等共计 8 种重要的结核分枝杆菌抗原。对如此多的 MTB 特异性抗原在结核诊断中如何应用尚无定论。每一种抗原只能检出一部分感染者,用单一抗原进行鉴别诊断的效果不够理想。因此,相关抗原蛋白的融合表达或几种抗原的联合应用或许是今后结核诊断的发展方向。

四、结核菌素、非结核分枝杆菌素实际应用中的几个问题

(一)结核菌素试验反应阳性标准问题

结素反应的阳性标准,系根据各地大量人群中结素反应硬结大小分布的频率来决定。按规律这种反应频率应出现两个高峰,一个高峰(反应"0"mm 横坐标上)是表示未感染者,另一个高峰(反应 15~20 mm)是感染者,两峰之间的"低谷",即定为阳性与阴性的临界点。在实际调查中,由于使用的结素不同、批号不同、地区不同等多种因素,临界阳性的标准并非始终一样,故阳性反应临界点是在大量调查数据的基础上人为地加以确定的,因此在阳性临界点标准的左右,实际上还存在着阳性与阴性的交叉现象。结素反应高峰"0"mm 显示未感染者是肯定存在的,代表感染者且其最高峰均落在 15~20 mm。为了证实这一高峰峰值的出现确系结核感染所致,专家们在确诊为结核病的患者中进行 PPD-S(5 TU)皮试,结果显示这些患者反应硬结均径为 13.0~18.8 mm。Pitto(1973)报告 Ceylon 为 14.4 mm;Palmer 和 Bates (1955)报告 Battey 医院为 18.3 mm;世界卫生组织(1955)报告泰国为 15.2 mm、我国台湾地区为 18.8 mm;Frimedt-Moller(1960)报告南印度为 14~15 mm。这些事实均表明反应硬结 15 mm 以上为结核自然感染的判定依据。当前全世界除阿拉斯加(Alaska)外,其他地区都存在 NTM 感染问题,因此一个地区把结素反应的阳性标准定得过低,就有可能把 NTM 的感染列入结核感染的范围内,而增加假阳性的可能;反之,如果把结素反应阳性标准定得太高,则又有可能把结核感染者划入阴性范围,而增加假阴性的可能。因此制定结素的阳性标准,除根据各地结核病的流行趋势、是否普种过卡介苗及 NTM 感染等情况加以综合衡量外,一般而言,在结核流行地区阳性反应标准不宜定得过高,而在结核已基本控制甚至近于消灭的国家,则阳性反应标准应当高一些。鉴于我国结核疫情,规定 1∶2 000 OT 0.1 mL(5 TU)皮内注射,阳性反应标准的硬结均径定为≥5 mm;PPD-RT 23 0.04 μg/0.1 mL(2 TU,相当于 PPD-S 5 TU)皮内注射,阳性反应标准的硬结平均径定为≥6 mm。这两种结核菌素所规定的阳性反应标准,已分别被北京市结核病研究所(1958 年河北涿县流调)及湖南省结核病防治所(1979 年湖南 34 个流调点)在实践中基本印证。

(二)结核菌素皮肤试验与低敏反应

进行结素试验时,如反应硬结均径为 5~9 mm,一般称为低敏反应。造成低敏反应的原因,除了由于致病的哺乳类有毒结核杆菌少量感染及机体本身免疫功能低下外,当前应当特别注意所谓获得性非特异性敏感性的存在。人工卡介苗接种与 NTM 的感染是获得性非特异性敏感的原因,前者可通过查询接种史与观察"卡痕"而获得解释;后者则必须通过分枝杆菌素的皮试加以鉴别。目前 NTM 感染已成为流行病学调查中的一个普遍性问题,由于 NTM 与人型、牛型等致病抗酸杆菌之间存在着交叉抗原性,因此,受到分枝杆菌感染的感染者对结素皮试可出现低敏反应。但是这类不同性质的分枝杆菌各自所具有的特异抗原性较其交叉抗原性强,这就使得感染者对具有同种抗原物质的分枝杆菌能产生强反应,而对具有

交叉抗原性物质的分枝杆菌则仅能产生低反应。

根据动物实验,在已知暗产色分枝杆菌感染致敏的豚鼠身上进行交叉反应比较。用暗产色分枝杆菌素皮试,其反应的均径为 11.4 mm,PPD-A 为 4.8 mm,PPD-B 为 3.6 mm,PPD-Y 为 0.2 mm,PPD-S 为 0.8 mm。Pitto 等(1973)采用纯结素与多种分枝杆菌素对已知结核病人进行皮试,PPD-S 反应硬结的均径为 16~17 mm,PPD-Y 为 6~9 mm,PPD-G 为 6~11 mm,PPD-B 为 12~15 mm,PPD-A 为 6~7 mm,PPD-F 为 0~1 mm。Frimodt-Moller(1966 年)采用比较皮内试验法,对比了斯里兰卡、美国、南印度的结核病人对豚鼠结核的 PPD-S 与其他几种分枝杆菌素的反应强度,也获得类似的结果;但病人对 PPD-B 的反应强度比 Pitto 等人报道的结果低。

(三)分枝杆菌素比较性皮内试验在流行病学调查中的应用

此法系采用 PPD-S(或 OT)5 TU 与其他 NTM 的纯蛋白衍生物 0.000 1 mg(下称"比较抗原"),进行对照比较性的皮内试验,一般在右前臂注入比较抗原,左前臂注入结素。比较性皮试可出现以下不同结果和不同的意义。

① 对原因不明的感染者,如 PPD-S 硬结明显大于比较抗原(特别是当 PPD-S 反应硬结直径大于 15 mm时),应解释为人型或牛型结核感染。

② 如 PPD-S 反应硬结在 5~9 mm 的低敏范围,而比较抗原明显大于 PPD-S 反应者(特别是比较抗原反应大于其在结核病人身上已知均径以上者),应解释为属于比较抗原的病原菌所致的感染或疾病,应进一步进行病原菌分离,以明确诊断。

③ 在流行病学调查中,出现 PPD(或 1∶2000 OT)的反应人数百分率曲线高峰,如果均径在 15 mm 左右,则一般属于哺乳类有毒结核菌(人型或牛型)造成的感染流行。

④ 在流行病学调查中,如 PPD-S 反应人数百分率的高峰仅出现在 5 mm 以内,而比较抗原的反应人数百分率的高峰都出现在 10 mm 以上(甚至达 15 mm 左右),则可解释为属于比较抗原的同种病原菌造成的感染流行。

⑤ 在流行病学调查中,如果 PPD-S 与比较抗原的反应硬结人数百分率高峰相似,但比较抗原高峰反应硬结均径略大于 PPD-S,则有可能是比较抗原的病原菌造成的流行,但这种病原菌的特异性较差(如堪萨斯分枝杆菌)。反之,如果 PPD-S 高峰的均径略大于比较抗原,则很可能是常见的结核感染流行,而比较抗原出现的曲线应解释为交叉反应所致。后来采用比较性抗原进行流行病学调查的报道较多,但探讨与研究的结果显示:皮肤试验仍然不能作为 AMB 与结核杆菌感染的鉴别手段,真正能解决问题且唯一可信的证据是细菌培养和菌型鉴定。

(张以祥)

第二章 结核菌素的生产

第一节 结核分枝杆菌的基因组学

地球上的生命种类繁多,形态万千。如大肠杆菌这样的单个细胞也含有 3 000 多种蛋白质、1 000 多种核酸、1 000 多种其他生物大分子和低分子量的有机化合物。以往人们曾经用生命是蛋白质的运动形态来认识生命的本质,目前应描述为生命是由核苷酸组成的核酸保持着遗传信息,而由表达这些信息的蛋白质运动来实现的,分别称为基因型和表现型,这样表述方较完整。分子生物学使人们可以从观点和技术上,在分子结构和功能及其相互作用的基础上观察和分析基因型和表现型之间的关系。

生物体虽然千变万化,但它们都遵循下列原则:

(1) 本质的简单性

本质是由 4 种脱氧核苷酸聚合而成的 DNA,4 种核糖核苷酸聚合而成的 RNA 和 20 多种氨基酸聚合而成的蛋白质,以及少数单糖聚合而成的多糖等构建的。

(2) 有共同的祖先

所有生物的共同性,反映了它们可能由共同的祖先进化而来。

(3) 专业分化

每个生物大分子在细胞中都具有自己特定的功能和职责。

(4) 物种的保守性

每个物种都通过特异的核酸和蛋白来保持自身的稳定。

(5) 物种的变异性

每一个个体可通过遗传物质的各种方式的变异产生和积累新的形状与功能,以适应环境变化的需要。

结核分枝杆菌(MTB)是重要的致病菌,由其引起的结核病全球分布广泛,目前仍然是由单一病原菌导致死亡人数最多的疾病,是世界上致死率最高的传染病。随着 HIV 的流行,MTB 使三分之一的 HIV 感染者转变为 AIDS。据结核病流行病学的调查,现状令人担心,想彻底改变可能还只是遥远的理想。

MTB 属于慢速生长型分枝杆菌,利用 16S rRNA、rpoB 和 hsp65 等重要基因序列构建分枝杆菌的进化树,发现其与其复合群(MTBC)在亲缘关系上更加相近。基因组包含 20 个编码细胞色素 P450 的单氧化酶基因,这些酶可以催化疏水复合物。这种催化活性和土壤中自由生长的腐生菌有密切联系,表明 MTB 的祖先菌可能属于土壤中生存的分枝杆菌。

1998 年英国剑桥 Sanger 中心和法国 Pasteur 研究所合作,Cole 等学者破译了结核分枝杆菌 $H_{37}Rv$ 株的全基因组序列(Whole Genome Sequencing,简称 WGS),是该中心"致病菌基因组项目"第一个完成全序列测定的致病菌。测序所用的菌株是 $H_{37}Rv$,选用该菌株的原因是:自 1905 年分离该菌株后,该菌株一直是全世界广泛使用的研究材料;它与一些临床分离的菌株不同,该菌株在动物模型中仍然保留全部的毒力;对药物敏感;相对容易进行遗传操作;该菌株的物理图谱、粒库、细菌人工染色体已经构建成功。基因组由4 411 529个碱基对组成,鸟嘌呤(G)和胞嘧啶(C)二者的含量达65.6%(GTG为起始密码的占35%),还包含4 000个基因和3 924个开放阅读框(Open Reading Frame,简称ORF,占整个基因组编码容量的91%)编码蛋白质的基因,50个编码稳定RNA的基因。ORF中40%编码蛋白基因功能清楚,44%编码蛋白基因功能部分清楚,剩余16%编码蛋白基因功能不清楚,为孤儿蛋白(Orphan Protein,指首次发现,蛋白质数据库中尚无相应位置的蛋白质)。这可能是分枝杆菌特有的功能基因。

染色体的20%用于编码两类不同的蛋白。一类用于编码脂类代谢的酶,另一类用于编码两类大不相关的富含Gly的酸性蛋白,即富含甘氨酸、丙氨酸的新的蛋白(novel glycine-alanine-rich protein,简称PE,脯氨酸和谷氨酸重复)家族和富含甘氨酸、天冬氨酸的新的蛋白(novel glycine-asparagine-rich protein,简称PPE,脯氨酸和谷氨酸重复)家族,即PE和PPE家族,这是结核分枝杆菌测序中最大的意外。富含Gly的酸性蛋白,其N-端高度保守,因为富含Pro-Glu和Pro-Pro-Glu基序。PE家族有99个成员,其中61个属于PGRS亚类,含多个Gly-Gly-Ala串联重复,蛋白也至少含1 400个氨基酸;其他成员的C-端变化很大。PPE家族有68个成员,至少可以分成3个亚类,最意外的是MPTR(major polymorphic tandern repeats),编码的蛋白有高达3 000个氨基酸,主要含有Asn-x-Gly-x-Gly-Asn-x-Gly全基因组基序(x代表氨基酸)。PE和PPE家族基因具有高度的多态性,这可能是上述基序在复制时链剪切的结果。

蛋白质是生命功能的主要体现者,多数疾病体现在蛋白质水平,蛋白质也是致病菌主要的致病因子之一。蛋白质组的概念由澳大利亚Macquane大学的Marc Wilkins和Keith Williams于1994年提出,指胞内全部蛋白质的存在与活动方式。蛋白质组学以蛋白质组为研究对象,从蛋白质整体水平上认识生命活动的规律。基因表达和蛋白表达之间并不总是呈现良好相关性。蛋白质组可以分析非转录水平控制的细胞过程。同基因组比,蛋白质组在时间、空间上具多样性,变化性大,研究的切入点多。Stein认为,基因组的注释分为3个层次:核酸水平、蛋白质水平及代谢水平。利用蛋白质基因组学(proteogenomics)可有效在蛋白质水平对基因组注释。"蛋白质基因组学"一词由Jaffe等于2004年首次提出,是指利用蛋白质组学数据,结合基因组数据(DNA)、转录组数据(RNA)来研究基因组注释问题。

在比较两无毒株(*M. bovis* BCG-chicago、Copenhagen)与两有毒株(*M. tuberculosis* H37Rv、Erdman)的蛋白质组后发现,细胞或上清液分别含1 800点和800点,有263点为特征性(54点来自上清液)。

Camas(2002)等根据新的实验数据和序列比对信息,在原先基础上又发现82个能够编码多肽的新基因,确定了2 058个蛋白质的功能,预测出376个蛋白质与已知蛋白质不具同源性,是MTB所独有的。MTB蛋白质组学的研究结果说明了蛋白质组学在补充基因组学功能和基因组分析方面的重要价值。蛋白质组学是阐明细菌和宿主相互作用的分子网络的基石。

研究显示,结核杆菌中的蛋白质的功能与结核杆菌抗原变异、逃避免疫有关。MTB另一个特征是有大量编码脂肪酸代谢酶的基因,大肠杆菌仅有50个,而MTB有250多个编码脂肪酸代谢酶的基因,有FASⅠ和FASⅡ两种脂肪酸合成酶系统。FASⅡ型系统可合成蜡样的结核菌醇二分枝菌酸(*phthiocerol dimycocerosate*,简称PDIM),它是一种致病分枝杆菌细胞壁上含量丰富的特有成分。Comas等还选取MTBC中6个主要世系且在全球都具多样性的21个菌株,采用新一代DNA测序技术,通过比较基因组学研究发现,重要基因在进化上比非重要基因要保守得多,但结核分枝杆菌基因组中编码人类T细胞抗原表位的序列却十分保守,其变异速率低于重要基因,这就暗示结核分枝杆菌可能是通过人类T细胞的识别而获得在人体内长期存活。通过比较DNA序列,人们发现MTBC起源于非洲,经历过菌群的扩增,在古代非洲的结核分枝杆菌携带者移民到他国后,结核分枝杆菌经历了多样化发展,随即引起MTBC三个主要世系通过旅行、贸易和战争在全球传播并传回非洲。人们亦发现,MTBC的遗传多样性与人类移民状况相一致,不同的世系与不同的人群共发展。

WGS工作完成后4年,Fleischamann等完成了临床分离得到的CDC 1551菌株的基因组测序,并将其与$H_{37}Rv$比较,两者之间有显著不同,二者基因组中存在1 075个全基因组单核苷酸多态性(Single

Nucleotide Polymorphism，简称 SNP），约 85% 的替换发生在编码区。相对于 CDC 1551 菌株基因组，$H_{37}Rv$ 菌株基因组中有 37 个插入片段（长于 10 bp）。而相对于 $H_{37}Rv$ 菌株基因组，CDC 1551 菌株基因组则有 49 个影响着 ORF 的插入序列，其中 14 个位于基因间。这些插入事件除了串联重复、ORF 两末端序列增多外，还导致增多了 17 个完整的 ORF。相近的 IS6110 插入序列之间发生的同源重组可能导致基因组序列的缺失，进而引起基因组的多样性。

MTB 基因组的变异：结核分枝杆菌正处于环境与人为的如抗结核药物治疗的选择压力下，从而通过基因缺失或失活导致变异的发生以求进化中的生存，即可能向着有利于细菌本身对寄主的适应和对不良环境的耐受方向进化，其结果是结核分枝杆菌不断地产生变异以抵抗包括药物等各种不利因素，从而能长期且广泛地感染并寄生于人类等寄主上，发挥着其对寄主的有害作用。对基因的鉴定也显示出一些菌株特异的多态性，将其数量外推至更多的菌株基因组，可见不同菌株含有有限数目的独有的基因组多态性。

Mulder（2009）等通过比对不同结核分枝杆菌基因组，研究它们独有的和扩增的基因后发现，结核分枝杆菌在演化中获得耐药性的能力至少部分与基因扩增的机制有关。在结核分枝杆菌等病原菌中，基因扩增在其进化中担当一定的角色，就结核分枝杆菌而言，52% 蛋白质来源于与基因扩增事件有关的蛋白质大家族的一部分。对病原菌来说，基因扩增提供了一个简单的机制来产生为数众多的必需基因产物，或者进化出对快速适应生存环境十分重要的新基因。Comas 等通过分析全球 259 株结核分枝杆菌复合群全基因组多样性，构建结核分枝杆菌复合群的进化史，发现结核分枝杆菌早在 7 万年前就存在于非洲的现代人类中，并伴随人类走出非洲而传播至全球，在此过程中细菌继续进化以适应人口密度的变化。在约 15 000 年前，结核分枝杆菌就从分枝杆菌属细菌的共同祖先分离、变异到今天的类型。在结核分枝杆菌中发现低水平的遗传变异表明，在发生过进化的瓶颈后，在 35 000—15 000 年前，结核分枝杆菌发生着正常的克隆扩增而产生一定规模的群体。细菌遗传变异的发生有 3 种情况：核酸序列较小位点的改变、基因组内部重排和从其他菌体中获得 DNA 序列。第 3 种是细菌获得新蛋白质最普遍的途径。基因水平转移在细菌中是普遍的，在进化过程中也被认为是广泛分布的。

研究提示，结核分枝杆菌的突变速率较为恒定。目前报道显示，结核分枝杆菌的 SNP 进化速率约为每年 0.5 SNP/基因组。但 Ford 研究发现，结核分枝杆菌东亚分支比欧美分支更易产生耐药，Ford 认为该现象并不是由于适应抗生素压力的能力增强所致，而可能是突变率更高所致。结核分枝杆菌不同基因家族的突变率是否存在差异，有待进一步研究。

从 MTB 基因组的变异与致病性的关系和从历史进程上讲，$H_{37}Rv$ 与 $H_{37}Ra$ 两菌株均来自它们共有的有毒亲本 H_{37}，该菌株于 1905 年从一个慢性肺结核病人体内被分离出，$H_{37}Rv$ 菌株一直在实验室作为标准菌株使用并保持毒力，而 $H_{37}Ra$ 菌株由于经过多次传代后丧失了毒力。

MTB 基因组突变速率直接影响其进化和适应能力。对同一菌株不同时间的分离株，应用比较全基因组学方法可估算结核分枝杆菌的突变速率。传统理论认为，潜伏感染与活动期相比，结核分枝杆菌的复制水平较低，直接导致突变率降低。这些研究提示，结核分枝杆菌的突变速率较为恒定。

我国国家人类基因组南方中心于 2008 年完成了 $H_{37}Ra$ 菌株的全基因组测序，亦对 $H_{37}Rv$ 进行部分序列的测序，运用比较基因组学方法，试图解释 $H_{37}Ra$ 菌株毒力丢失的原因。测序和比对结果表明，两菌株间有高度的保守性，但由于存在 53 个插入和 21 个缺失事件，$H_{37}Rv$ 比 $H_{37}Ra$ 多 8 445 bp。研究结果还显示，CDC1551 菌株序列更接近于 H_{37} 菌株。以 CDC 1551 菌株基因组比对 $H_{37}Ra$，有 130 个特异的基因组变异，共涉及 57 个基因。

虽然 $H_{37}Rv$ 与 $H_{37}Ra$ 基因组高度相似，但二者的表型完全不同，这表明 $H_{37}Ra$ 菌株基因组发生了一些可以影响其毒力和生长特征的突变。

MTB 的 SigC 基因可以调控至少 38 个与细胞代谢过程有关的基因表达，SigC 基因的缺失使得 $H_{37}Rv$ 菌株对小鼠的毒力明显下降。在 $H_{37}Ra$ 菌株基因组中发现预测的 SigC 启动子区域有 A-T 的颠倒。

PhoP 是已知的 MTB 毒力基因。由于单碱基突变,$H_{37}Ra$ 菌株的 PhoP 蛋白高度保守的 219 位丝氨酸突变为亮氨酸,导致 PhoP 与 DNA 序列结合能力受损,从而降低转录激活作用,这也可能和 $H_{37}Ra$ 菌株毒力丢失有关。

BCG 的基因组变异:比较基因组学是一种鉴定遗传变异的有效方法,这些遗传变异可阐明比较生物体的生理、生化和毒力方面的差异,使毒力研究方面有新突破。分枝杆菌比较基因组学结核杆菌 $H_{37}Rv$ 全基因组序列的公布促使人们采用 DNA 微阵列技术研究基因组的多样性。结核杆菌复合群的各菌种在 DNA 水平上的同源性大于 99.95%。利用定制的细菌人工染色体(Bacterial Artificial Chromosome,简称 BAC)库产生的 BAC 阵列作为模板,不同结核杆菌全基因组作为探针进行杂交试验,通过 MTB $H_{37}Rv$ 株与牛分枝杆菌 BCG 分离株之间的平行比较杂交实验发现,现在使用的 BCG 基因有 16 个差别区,采用人造细菌染色体(BAC)数据库和比较基因组学等方法发现,缺失部分 DNA 片段共 16 个区,129 个开放阅读框,统一称这些缺失区域为 RDs(regions of differences)区,即 RD1—RD16。在这些差别区中只有一个差别区,即 RD1 在 BCG 全部菌株中缺失,而在所有 MTB 有毒株中都存在,未缺失这些区域。提示结核杆菌复合群各菌种间的缺失区域的分布与宿主特异性、毒力相关基因一致。该区域缺失可以认为是 BCG 减毒的原因。

目前已经知道,致病细菌和宿主细胞相互作用的一个特点是将毒力因子分泌到胞外或定位到细菌表面,这些毒力因子有利于细菌在宿主体内的繁殖和扩散。

通过 BAC 的比较,证明 *M. bovis* 巴斯特菌株的染色体上有两个大的串联重复序列。综合比较基因组分析的结果,可以发现现今使用不同 BCG 菌株间遗传的多样性,其也可说明不同疫苗的抗结核试验中所观测到的差异。由于位于基因两侧 IS6110 拷贝之间同向同源重组的结果,结核杆菌复合群基因丢失概率非常高,至少存在多个这样的区域。IS6110 造成大多数 RDs 的机制已清楚,但有例外,因为这些 RDs 缺失位点附近都不包含 IS 元件。总之,单核苷酸多态性产生的遗传变异十分罕见,因此插入和缺失必然是结核杆菌复合群基因组可塑性的主要根源。这大大推动了人们对结核分枝杆菌的特征,包括缓慢生长、休眠与持留、特异的包膜及在细胞内寄生病原性等的了解。

结核分枝杆菌是需氧菌,在适宜的营养、温度等条件下可以在合成培养基上生长发育、分裂、增殖,直至形成可见的菌落。

第二节 结核分枝杆菌的营养

一、结核分枝杆菌生长的营养要求

从基因组分析发现:结核分枝杆菌可以合成全部自身必需的氨基酸、维生素和辅酶因子;结核分枝杆菌可代谢各种糖类、烃、醇、酮和有机酸。结核分枝杆菌的代谢系统足以应对宿主的有氧、微氧和无氧的各种不同环境。

培养结核分枝杆菌的培养基中需要有以下一些营养物质。

(一)氧

因结核分枝杆菌是需氧菌,氧是其发育、生长所必需的物质。在合适的温度(37℃)、充足氧气的环境中结核分枝杆菌生长良好。当处于低氧分压环境中时,结核分枝杆菌仍可生长。但在无氧环境中,即使其他营养条件具备,结核分枝杆菌也停止生长。在试管内培养条件下,结核分枝杆菌生长速率和氧分压呈正比关系。在 20%~40% 氧分压时,结核分枝杆菌生长速度持续增加;在氧分压超过 40% 时,结核分枝杆菌生长速度受到抑制;在100%氧气环境下,结核分枝杆菌生长停止;在突然缺氧时,生长中的分枝杆菌迅速死亡并且自溶。

有动物试验显示,小鼠尾静脉感染结核杆菌 $H_{37}Rv$ 后置于不同的氧分压环境中,处于40%氧分压时,其肺部病变进展较处于正常氧分压环境下的小鼠病变迅速,病变范围广泛;处于10%氧分压时,其病变范围发展缓慢。为此,有人认为这是结核病之所以好发于肺尖的原因所在。

有研究显示,2%~5%的二氧化碳气体存在可刺激结核分枝杆菌的生长。

(二) 碳

碳是结核分枝杆菌生长发育所需要的。培养基中的甘油是其所需的重要碳源。甘油分子结构简单,容易被利用。在甘油培养基中生长时,结核分枝杆菌脂质含量为23%,在葡萄糖培养基上生长时仅为14%。培养基中常用的甘油量为1%~5%,小川培养基为2%,苏通液体培养基为6%,苏通半流体培养基为1%,改良罗氏培养基则为0.75%。葡萄糖也是结核分枝杆菌生长的碳源和能源。在含甘油培养基中加入葡萄糖可促进细菌生长,提高产量。在结核分枝杆菌培养基中,葡萄糖的应用浓度为0.1%~1%,高于4%时,则有抑制生长作用。在鸡蛋培养基中葡萄糖浓度为0.25%。吐温80(Tween80)是油酸山梨醇酯,具有亲脂性的氧乙烯基和亲水性游离羟基的双重基团。Mizuno 等报道,除新分离的结核分枝杆菌外,几乎所有的结核分枝杆菌均可在谷氨酸为氮源的吐温80培养基中生长。水解后的吐温80产生山梨醇和油酸。油酸对结核分枝杆菌有一定的毒性,而牛血清白蛋白可中和其毒性。培养基中采用的吐温80浓度一般为0.2%,范围可在0.01%~0.5%之间。

马铃薯淀粉是许多鸡蛋培养基成分之一。马铃薯对结核分枝杆菌生长的促进作用存在于淀粉的非蛋白部分。在固体培养基中,淀粉也起着固体支持作用。

(三) 氮

结核分枝杆菌不能固定空气中的氮,需要从含氮化合物中摄取来构建细胞骨架。氨基酸中的氨基和酰胺基中的氮是结核分枝杆菌良好的氮源,脱氨基后生成的琥珀酸对菌的生长也有作用。直链氨基酸及其酰胺是结核分枝杆菌可利用的氨基酸。天门冬酸和天门冬酰胺,谷氨酸和谷氨酰胺,丙酮酸及其盐类,丙氨酸等直链氨基酸在结核分枝杆菌氮源中占重要地位。鸡蛋是许多结核分枝杆菌的天然培养基的重要组成部分。

(四) 无机盐类

无机盐类是结核分枝杆菌生长发育中不可缺少的营养成分,它在渗透压维持和调节胞浆酸碱平衡中发挥重要作用,也是许多酶的辅基。磷酸盐是构建核酸和磷脂的组分,参与糖代谢中磷酸化作用和一些转移酶的转运活动,组成缓冲系统,维持细胞内酸碱平衡。镁是生长必需因子,参与和促进细菌细胞酶类活性,提高新陈代谢活力。锌在结核分枝杆菌的生长、发育中起着重要作用,微量锌可促进结核分枝杆菌生长。锌也是一些碳酸酶、烯醇化酶、尿酸氧化酶的组成部分,在糖代谢中有特殊意义。另外,铁、铜、钠、钾等元素也是不可或缺的。

一些物质可能改变结核菌的生物活性,比如在含胆盐的马铃薯培养基上多次传代后,牛分枝杆菌减毒成一种疫苗菌,即卡介苗结核分枝杆菌。

二、结核分枝杆菌生长的影响因素

影响结核分枝杆菌生长的因素较多,包括营养物质、培养环境及条件等。

(一) 酸碱度

氢离子浓度对细菌的生长影响较大。结核分枝杆菌可在pH值为5.5~7.0的范围内生长,适宜pH是6.7~7.0的中性区域,偏酸或偏碱均不利于菌的生长。改良罗氏培养基制备pH为6.8,凝固后pH为7.1。苏通培养基和1%溶血半流体培养基的pH为7.2。

（二）培养器材的清洁度

清洁的培养器材是结核分枝杆菌培养成功的基础,但这一点往往被忽视。器材上残留的油污和清洁液、消毒剂及其他微量污染物都可能严重影响结核分枝杆菌的发育生长。

（三）色素

有些染料是灭菌剂,如孔雀绿。这些染料在低浓度时,对结核分枝杆菌生长无影响或影响轻微。因此,0.01%～0.02%的孔雀绿常用在固体培养基中来选择性抑制非结核性分枝杆菌的生长。

（四）温度

结核分枝杆菌生长的适宜温度是37℃左右,温度为28℃以下时结核分枝杆菌不能生长。

（五）抗结核药物

由于药物的作用,从化疗后患者身上分离的野生株往往出现了低活力现象,表现为痰菌涂片阳性,而培养阴性或阳性生长时间延迟现象。因此,延长培养时间可提高涂阳培阴菌的阳性率。故有人把培养报告时间推迟到26周。

（六）前处理

在分离培养痰标本中的结核分枝杆菌时,必须首先进行标本的脱污处理以杀灭污染标本中的非结核性分枝杆菌,一般采用酸碱处理法。这样的处理也同样对结核分枝杆菌造成损伤,特别是低活力菌。

第三节 结核分枝杆菌菌体成分及生物学活性

结核分枝杆菌不产生外毒素,也没有内毒素,其毒力主要表现为在人体内的持续生存能力,而组织或器官的病理损伤主要与其大量繁殖后与宿主细胞免疫之间相互作用相关。

结核分枝杆菌菌体成分赋予结核分枝杆菌的抗酸性、索状生长、多态性和疏水性等特性,也和诱导宿主迟发型变态反应和结节性病理改变相关。

分枝杆菌的鉴别主要在生化反应：结核分枝杆菌不发酵糖类。与牛分枝杆菌的区别在于结核分枝杆菌可合成烟酸和还原硝酸盐,而牛分枝杆菌则不能。热触酶试验对区别结核分枝杆菌与非结核性分枝杆菌有重要意义。热触酶试验检查方法是将浓的细菌悬液置于68 ℃水浴加温20 min,然后再加H_2O_2。观察是否产生气泡,有气泡者为阳性结核分枝杆菌。菌体成分有以下两种。

一、类脂质（脂质和脂多糖）

类脂质是结核分枝杆菌活性物质,与其特有的丰富脂质一致,结核分枝杆菌基因组有相当大部分的编码序列参与了脂肪酸的合成和分解代谢。菌体中类脂质约占菌体重量的60%,远高于类脂质含量较高的革兰氏阴性细菌(20%)。类脂质赋予结核分枝杆菌表面疏水性,这一特性成为痰标本中漂游集菌涂片镜检的基础。类脂质是一类复杂的复合物,它的成分有以下几种：

（一）分枝菌酸

分枝菌酸是Stodola等人首次于1938年从MTB中提取的不同于常规脂肪酸的一种大分子量的疏水性的α-羟基脂肪酸。它区别于其他菌类脂肪酸的特征性化学结构是具有一个碳数为22～26个的短臂和一个碳数为50～60个的长臂。在MTB的细胞壁中,分枝菌酸和其中的一种重要的多糖——阿拉伯半乳聚糖连接,阿拉伯半乳聚糖通过磷脂键又连接在维持结核菌骨架结构并保持其形状的肽聚糖上。分枝菌酸分子中的羟基与阿拉伯半乳糖中的羟基通过酯键垂直连接在阿拉伯半乳聚糖上,而结核菌壁外层的其他糖脂和游离脂类则嵌在分枝菌酸之中。这些包含分枝菌酸在内的脂质成分构成了独特的细胞壁结构,这层疏水性渗透屏障相当紧密,从而保护细菌不受外来有毒物质的侵害,同时使其容易在人巨噬细胞内生长。分枝菌酸的结构是多样的,它主要有三类结构:α-分枝菌酸、酮(keto)-分枝菌酸和甲氧基(methoxy)分枝菌酸。酮基和甲氧基分枝菌酸的存在与否可以明显改变细胞壁的渗透性能,使不同类型的分枝菌酸通过不同的组合构成具有不同毒力菌群,即使分枝菌酸单链上的一个微小变化,也会影响其毒力。大部分分枝菌酸以酯化形式和阿拉伯半乳聚糖结合,小部分游离于细胞体内。分枝菌酸在抗酸染色性中起着重要作用。类脂质也是阻抑盐酸乙醇脱色的屏障。

（二）索状因子与硫脂

索状因子是分枝菌酸和硫脂复合物,又称海藻糖6,6′-双分子酸酯。索状因子是一种趋化诱导因子,有毒性;能够刺激哺乳动物烟酰胺腺苷双核苷酸酶(NAD 酶)活性,导致宿主酶量减少,致使肌糖原和肝糖原合成受到抑制,合成减少,丙酮酸代谢失调。结核分枝杆菌硫脂也是海藻糖衍生物,可增加索状因子毒力。两个海藻糖酯对动物的毒力有协同作用,可抑制溶酶体和吞噬体融合。分枝杆菌的毒力与硫脂量相关。硫脂是致病性毒株在宿主体内赖以生存的必需物质。鉴别毒力差异的中性红反应就是根据中性红和菌体的硫脂结合。

（三）磷脂

磷脂以结合方式存在于细胞壁中,主要有磷脂酰肌醇甘露醇、磷脂酰乙烷胺、磷脂酰肌醇和心脂等。磷脂有半抗原性,其活性是磷脂酰肌醇甘露糖苷。

磷脂能够刺激机体内单核细胞增殖、类上皮细胞化、朗格汉斯细胞形成。高度致敏的宿主,吞噬磷脂的类上皮细胞并致其严重损伤,组织坏死。

（四）多糖类

多糖类物质是结核分枝杆菌细胞中重要成分,占30%~40%。结核分枝杆菌的多糖有阿拉伯半乳聚糖、阿拉伯甘露聚糖(LAM)和葡萄糖等。大部分多糖和磷脂、蜡质、蛋白质与核酸等相结合,如阿拉伯半乳聚糖和分枝菌酸糖脂结合。多糖是结核分枝杆菌菌体完全抗原的重要组成成分,可引起中性多核白细胞的趋化。

（五）细胞壁和蜡质 D

结核分枝杆菌细胞壁由糖脂和肽聚糖组成,有佐剂活性。加热杀死的菌体和液状石蜡混合称为完全弗氏佐剂。除完整菌体外,细胞壁提取物、肽聚糖脂、蜡质 D、索状因子及 RNA 都有佐剂活性。蜡质是结核分枝杆菌类脂质的重要成分,占类脂质的48%,占菌体干重的11%。蜡质分为 A、B、C、D 四种组分。蜡质 C 是分枝菌酸组成的脂肪酸酯,能引起动物发生结核性变态反应,有毒性作用。蜡质 D 是分枝菌酸阿拉伯半乳聚糖和黏肽相结合的复合物,具有和细胞壁相似的佐剂活性,能刺激免疫球蛋白的产生和诱发迟发型变态反应,在结核病的组织坏死、干酪液化与空洞形成中起重要作用。

二、蛋白质

结核分枝杆菌蛋白是结核菌素的主要成分。结核菌素诱发的皮肤变态反应是由菌体蛋白和其他成分共同参与完成的。结核菌素是经热处理后的滤液浓缩物。目前,许多分枝杆菌蛋白抗原的编码基因已得到确认和克隆。

第四节 结核分枝杆菌的培养

自从1882年Koch发现结核杆菌以来,为促进结核杆菌生长,缩短培养时间,达到提前分离、鉴定的目的,人们对结核杆菌的营养、生理代谢及人工培养进行了一系列的研究。经过一个多世纪的不懈努力,人们已经对结核杆菌的生长规律有了比较深入的了解,并且形成了许多成熟的培养方法。尽管现代分子生物学技术在结核病研究中发挥着越来越重要的作用,但是结核杆菌的培养在结核病的诊断、流行病学调查指标、结核菌的分型鉴定、药敏试验、结核病药物的研究等方面依然有着不可替代的作用。

培养基的种类有固体培养基、液体培养基和半流体培养基。固体培养基中有鸡卵培养基、琼脂培养基等。鸡卵培养基是临床实验室常采用的,如改良罗氏培养基和小川培养基。它们均以全卵液和无机盐类等组成。ATS培养基是以马铃薯淀粉和甘油加入卵黄制备而成的。琼脂培养基有克希纳(Kirchner)、改良苏通(Souton)琼脂培养基和更为广泛采用的米氏(Middlebrook)7H10和7H11琼脂培养基。米氏琼脂固体培养基包括酪蛋白水解物和触酶等成分众多的组分,培养基透明,因而其可以借助生物显微镜早期观察细小菌落出现。

结核分枝杆菌在液体培养基中生长速度可快于固体培养基,约一周就能观察到菌落生长。苏通和米氏7H9培养基是两种常用的液体培养基。苏通培养基是一种成分简单的无机物合成培养基。米氏7H9液体培养基含有较丰富的组分,包括一些蛋白质。为适用于BACTEC系统,在7H9培养基基础上增加了放射性底物和选择性抗污染药物试剂。在液体培养基中结核分枝杆菌呈管底部生长和膜生长方式。在加入吐温80后,结核分枝杆菌可均匀生长,这类培养基称为均匀培养基。

目前,尚无一种理想的结核分枝杆菌培养基。有学者查阅固体培养基配方,并对其适当地加以改进,认为其中有六种可在实验室选择应用。除上述米氏培养基外,还有椰子水固体培养基、平菇汁培养基、新鲜马铃薯鸡蛋培养基、羊血清琼脂培养基和马铃薯粉鸡蛋培养基。

有学者在罗金氏培养基中加入植物激素IAA、NAA和维生素B_1,发现其浓度为4 mg/mL时对结核杆菌的生长有最佳、显著促进作用,并且认为:植物激素及维生素对结核分枝杆菌的生长促进是由于激素的活力,主要决定于其结构上的3个部分,即一个不饱和环系统、一个羧基和α碳原子上的一个α氢原子,激素的每一个部分都必须与正在生长的细胞上其专一的作用点(受体)接触,才能发挥生物活性。这样就要求激素与细胞受体在结构上须有一一对应关系,否则,激素就不起作用。

第五节 结核菌素的制造与质量控制

一、旧结核菌素

(一)旧结核菌素的制造

将冻干的结核杆菌菌种启开后,接种于罗氏培养基37℃条件下培养2~3周,移种在苏通培养基或甘油肉汤培养基,于37℃条件下表面培养2~3周后,再移种1~2代供大量接种,等待菌膜形成之后移种于5%甘油肉汤培养基表面,37℃条件下培养8~10周,高压蒸汽121℃ 30 min后过滤除去菌体,将滤液于75~80℃水浴加热蒸发,浓缩至约为原液量1/10,浓缩液加入0.25%~0.5%苯酚或其他防腐剂即为旧结素原液。因此,旧结核菌素的定义为:结核杆菌在甘油肉汤或综合液体培养基中生长和溶解的可溶性产物的浓缩液。

甘油肉汤或培养基的配方:

1:2牛肉浸液	1 000 mL
蛋白胨	10 g(1%)
氯化钠	5 g(0.5%)
甘油	50 mL(5%)

用5%氢氧化钠(NaOH)调整pH为7.6~7.7,经120℃ 20 min灭菌,保持pH为7.2。

方法:将人型(牛型)结核杆菌,接种于37℃小牛肉汤液体培养基6~8周后,加温至100℃杀死结核杆菌,过滤掉菌体,80℃热浴使滤液蒸发缩浓至原量的1/10,加酚过滤成为棕色透明糖浆样液体。旧结素主要成分为结核蛋白及其分解产物,同时还包含了一些与活性无关的多糖、核酸、脂类、结核菌代谢产物及培养基中的各种成分,故容易发生非特异性反应。

牛肉浸液和蛋白胨成分未知成分,质量不易控制。培养滤液经浓缩呈黏稠物质后难以过滤,其中较大的蛋白质分子碎片还可能具有抗原性,因此近年来大多采用综合培养基进行生产。几种常用的综合培养基 Sauton、Long、Dorset、Lind b Ⅱ 及其成分组成如表2-5-1所示。

表2-5-1 几种常用综合培养基及其成分

培养基组成	单位	Sauton	Long	Dorset	Lind b Ⅱ
天门冬酰胺	g	4	5	14	8
枸橼酸	g	2	—	—	0.4(0.2)
KH_2PO_4	g	0.5	3	1.8	2.22
$MgSO_4$	g	0.5	1	1.5	0.5
枸橼酸铁胺	g	0.05	0.05	—	0.05
NaCi	g	—	—(2.0)	—	—
Na_2CO_3	g	—	—	2	—
枸橼酸钠	g	—	—	0.9	—
枸橼酸铁	g	—	—	0.3	—
枸橼酸胺	g	—	5	—	—
甘油	mL	50	40	100	60
葡萄糖	g	—	—	10	—
蒸馏水	mL	1 000	—	—	950(自来水)
自来水	mL	—	1 000	1 000(蒸馏水)	—
浓氢氧化钠	mL	2.2	—	—	—
高压灭菌前pH		7.4	7.2	6.9	6.7
高压灭菌后pH		—	—	6.8	6.7

注:( )内系原配方。

(二)制作旧结核菌素的菌种

用于制造旧结素的菌种在不同国家各不相同,我国主要采用北京药品生物制品检定所分发的人型93001、93004和93009菌株。93001是该所于1948年取自美国纽约州卫生试验所的34 283株,93004菌株则来自苏联。上海生物制品研究所曾在1956年试验用牛型菌株,即来自苏联的93006菌株,但由于其皮内效力试验效价太弱而未正式用于生产。因此,每次生产主要采用93001、93004两个菌株。

旧结素制备容易,性质稳定,在20世纪50年代,我国的结素效期规定为5年。

（三）旧结核菌素的试验

旧结素在投入使用前一般需要进行效价试验。在1956年以前，按照旧结核菌素制造及检定规程规定进行动物试验及人体反应二项测定，具体方法如下所示。

动物试验：将标准及待检旧结核菌素分别稀释成1:25、1:100、1:500、1:1 000四个不同稀释度（原规程要求稀释成1:100、1:500、1:1 000、1:5 000，由于1:5 000注射后反应太弱，故以1:25代替1:5 000）。用体重400～500 g已致敏的白色豚鼠（致敏方法是300～350 g白色豚鼠皮下注射卡介苗10 mg，注射后6周进行试验），最少4只，去毛后于背部脊柱两侧相对部位分别皮内注射上述各稀释度的旧结核菌素各0.1 mL，于注射后的24 h、48 h及72 h各观察结果一次，待检旧结核菌素及标准旧结核菌素的反应一致，计算出待检与标准旧结核菌素的平均反应（各个稀释度之两直径相乘积之和即为总面积，待检组豚鼠反应总面积之和除以试验组豚鼠数即为平均反应，同样也可求得标准旧结核菌素之平均反应），求其比值，其比值应为1±0.1。

人体反应：选结核菌素反应阳性且敏感的成人最少4人，每人于两前臂掌侧皮内相对部位分别注射1:10 000、1:20 000、1:40 000稀释的标准旧结核菌素及待检旧结核菌素各0.1 mL（1957年12月规程颁布前，还加注射1:80 000稀释度一针），注射后24 h、48 h及72 h规程结果要求与动物试验要求相同。

由于每次生产进行人体试验时找适宜的试验对象很困难，而且从几年来的检定情况看，动物试验效价合格者，通常人体试验效价也合格，所以1967年后生产的旧结核菌素取消了人体试验这一项检定，单用豚鼠进行效价试验。从上海生物所近几十年生产的旧结核菌素效价情况看，取消人体试验仍可以做出制品质量的判断。

（四）用于效价试验的标准旧结核菌素选择

上海生物所初次制造旧结核菌素54-1批时，选用的是丹麦国际标准作为参考来检定生产的旧结核菌素，合格后就用54-1批作为自己的标准旧结核菌素。1957年北京药品生物制品检定所派员到上海生物所用丹麦国际标准作为参考检定了该所56-2-1批旧结核菌素，并且决定把56-2-1批旧结核菌素定为今后生产的参考标准。因而，该所在56-2-1批旧结核菌素的5年效期内，生产的旧结核菌素均用56-2-1批作为标准来判定生产的旧结核菌素效价是否合格。

（五）旧结核菌素效价试验的结果

这要分为两个阶段：在1957年底原卫生部未批准旧结核菌素制造及检定规程之前，效价试验是不计算待检旧结核菌素与标准旧结核菌素的平均比值的，只要待检旧结核菌素与标准旧结核菌素在动物与人体皮内注射后，制成品与标准品两者的反应相似或制成品强于标准品即可。从1958年开始，按照原卫生部批准的制检规程，每批制造的旧结核菌素均须计算待检品与标准品的平均比值，若比值不在1±0.1内，该批制品即判定为不合格，必须设法纠正。上海生物所自制造旧结核菌素57-3批后，认真稳定了生产工艺，坚持在大生产之前一定做小试验，因此生产的旧结核菌素批批合格，即待检旧结核菌素与标准旧结核菌素的比值恒定在1±0.1。据统计，该所生产的旧结核菌素自1955年的54-1批到1976年的76-4-1批计22批次均合格（其中有的是会同北京药品生物制品检定所进行的）。

（六）影响旧结核菌素效价的因素

为稳定旧结核菌素的效价及节约原材料，上海生物所曾经结合生产做了一些试验。判断方法按照制检规程进行。该所初步认定：蛋白胨牌号、培养基种类、甘油肉汤培养基中肉浸液之肉与水的比例均能使制成的旧结核菌素出现不同的效价。

二、结核杆菌纯蛋白衍生物制备

结核杆菌在综合苏通培养基表面培养8～10周，培养物经100℃条件下60 min灭活后用滤器除去菌体，提纯滤液中蛋白即为PPD。国际上大量使用的PPD的制备方法主要有盐析法和酸变性沉淀法。

（一）盐析法

该方法的基本原理为蛋白质溶解度取决于蛋白分子上离子基团水分子数目，当盐浓度增加到一定程度时，水的活性度被降低，蛋白质表面电荷被中和，水化膜被破坏，蛋白质分子相互聚集而沉淀析出。由于硫酸铵在水溶液中性质稳定，溶解度大，饱和浓度为 4 mol/L，可使大多数蛋白质沉淀下来，也不易引起蛋白质活性丧失，这就是蛋白质的盐溶与盐析。所以，在 PPD 提纯中选用硫酸铵为盐析剂，提纯的主要步骤是：在结核菌培养滤液中加入等量饱和硫酸铵，即有沉淀析出，离心沉淀去除上清液，加入磷酸盐缓冲液溶解沉淀，再以硫酸铵反复沉淀数次，用透析或其他方法脱盐，除菌过滤后即为 PPD 原液。

（二）酸变性沉淀法

酸、碱或重金属离子均可使一些蛋白质变性而沉淀，在 PPD 提纯中利用三氯醋酸可使结核菌蛋白发生具有可逆性变性这一性质进行提纯，主要步骤为：在滤液中加入 50% 三氯醋酸，使之最终浓度为 2%，即有蛋白析出，离心沉淀除去水溶液，加入 2% 三氯醋酸反复洗数次后于沉淀物中加入乙醚，徐徐搅动，反复更换新乙醚，除去三氯醋酸并使乙醚挥发，制成粉剂 PPD。

国际上较知名 PPD 的 PPD-S 采用盐析法制备，而 PPD-RT 23 采用三氯醋酸沉淀法制备。用盐析法，蛋白沉淀次数多而产量低，用酸沉淀法则 PPD 中核酸含量偏高。

1976 年我国开始这项研究工作，经十年的努力终于获得成功：PPD-C（C 代表中国）标准品制备中集中上述两种方法的优点，并在工艺上做了较大改进。提纯在 5℃ 以下进行，开始用最终浓度为 2% 的三氯醋酸沉淀蛋白，加压过滤去除上清液，蛋白以磷酸盐缓冲液溶解后，以硫酸铵法再沉淀蛋白，并收集蛋白于 3 μL 孔径滤膜上，以 10% 氯化钠脱盐至中性，加入适量含防腐剂磷酸盐缓冲液溶解，除菌过滤后冷冻干燥，制成 PPD 标准品。

（三）OT 与 PPD 成品制备

浓缩 OT 以含 0.25%~0.5% 苯酚或其他适宜低腐剂生理盐水稀释，使每毫升含 50 TU；PPD 以含 0.0005% 吐温 80 及 0.3% 苯酚磷酸盐缓冲生理盐水稀释，每毫升含 20 IU 或 50 IU PPD。

三、结核菌素质量问题

对 PPD 的质量控制要求除按一般人用制品的生物制品规定进行物理性状检测、无菌试验外，还要进行生化成分分析、致敏效应试验、安全试验与效价测定，OT 质控的要求与 PPD 相似，但仅进行成分分析与致敏效应试验。

（一）生化成分分析

PPD 虽然比 OT 纯，但仍非纯蛋白。PPD 制品中主要成分有蛋白、核酸、多糖，如 PPD-S 含蛋白量为 92.9%，多糖为 5.9%，核酸为 1.2%，分子量为 10 500，pH 为 7.3，电泳有上行与下行两条迁移线，说明蛋白部分并非均一，至少有两种不同组分。PPD-RT 23 含蛋白量为 87.0%，多糖为 5.4%，核酸为 14.3%，4×10^4 IU/mg。Brety 实验室制备的 IP-48（法国）蛋白含量为 60.0%，多糖为 18.3%，核酸为 12.3%，32 700 IU/mg。国际上对这三种成分比例无明确规定，也无一致的检定方法；国内各产家对这三种成分有明确规定，但检定方法与要求也不尽相同。作为国家标准 PPD-C，检定所以凯氏定氮法测定蛋白，以蒽铜法测定多糖，以紫外分光链测定核酸，要求蛋白含量应 >90%，多糖含量 <3%，核酸与多糖总量 <10%，这一要求高于 PPD-S 与 PPD-RT 23。

PPD 若进一步纯化，可得 A、B、C 三种蛋白。Larson（1970）证实蛋白质中以 C 蛋白为主，其次为 B 蛋白，A 蛋白较少，结素反应活性也以 C 蛋白为最强。Moulton（1972）按 Seibert 法制备 PPD，进一步分离出三个组分，每一组分都能使结核菌和非结核性分枝杆菌所致敏的豚鼠呈现阳性皮肤反应：组分 I，两种菌致敏动物呈现几乎相同的反应强度（特异性差）；组分 II，同种菌致敏动物平均直径为 12.1 mm，交叉反应直径为 4.4 mm，电泳出现两个向阴极泳动的成分；组分 III，同种菌致敏动物平均直径为 9.8 mm，交叉反应直径为 1.8 mm,电泳出现单一向阳极泳动成分,特异性强。三个组分用 Pronase 处理,反应活性统统消失。Chase(1975)认为:结素中至少有 5 种蛋白质活性成分,哪一种更具特异性尚未研究清楚。

Sharbaro(1978)指出:虽有统一参考标准,但实际上不同产地、不同批号的制品,甚至用同一菌株生产的结素在多糖Ⅰ、Ⅱ及蛋白 A、B、C 等 5 个部分含量上都互不相等,这就造成了不同结素制品可能在效价上的差异(多糖Ⅰ可能系阿拉伯半乳聚糖、阿拉伯甘露聚糖,多糖Ⅱ为葡萄糖。

(二)致敏效应试验

致敏效应试验的目的是检测 PPD 制品中是否含有致敏原。试验组与对照组分别用体重为 300~400 g 的豚鼠各 3 只,试验组每只皮内注射 0.1 mL 含 500 IU 的 PPD 样品共 3 次,每次间隔 5 d,第 3 次注射后 15 d,试验组与对照组每只豚鼠各再注射 0.1 mL 含 500 IU 的 PPD 样品,连续观察 3 d,若两组动物反应无明显区别,则可认为该制品不含有致敏原。

(三)安全试验

本试验主要检测样品中是否含有有害物质及分枝杆菌。PPD 原液稀释后行 PPD 安全试验的动物分别为豚鼠和小白鼠,在规定观察时间内动物若健康存活,则为安全。

(四)效价测定

效价测定可分为 3 个步骤:蛋白定量、动物标化及与人体注射复核。将待检品与标准品分别稀释成 3 个不同的适宜稀释度,国内现用标准品为检定所制备 PPD-C 80-1。试验用 6 只致敏豚鼠,以轮圈法注射豚鼠背部两侧,每点皮内注射 0.1 mL 或 0.2 mL 样品,用双盲法分别记录 24 h 及 48 h 局部硬结的纵、横径,计算每个稀释度 2 天硬结平均面积并求比值,如待检品效价与标准品效价不一致,可将待检品按标准效价计算并进行调整,调整后重新抽样测定效价直至合格。在动物试验合格后,至少用婴幼儿 20 人进行 BCG 接种,12 周后于双臂注射 50 IU/mL 标准品与待测品各 0.1 mL,72 h 后测量反应,求算比值,比值 1 ± 0.2 且无异常反应者为合格。

关于结素活性部位,Kuwabra(1975)曾从肽链的结构上加以研究,发现仅以天门冬酰胺-甘氨酸-丝氨酸-谷氨酰胺-甲硫氨酸-精氨酸等氨基酸组成的肽链部分才具有结素反应活性。结素的组分及作用仍为今后研究的一项课题。

据 Bretey(1959)报告,每单位滴定用国际标准 PPD = 0.000 028 mg,其中 0.000 02 mg 为 PPD,0.000 008 mg 为盐类。

四、OT 与 PPD 差异比较

从应用角度出发,OT 与 PPD 具有相同功能,但从质量与使用效果来看,PPD 明显优于 OT,主要有以下几点原因。

(一)效价的标准化

OT 系直接由滤液浓缩制成,早期,各国制造的结核菌素(旧结素,简称 OT)由各国自己保存的菌株培养滤液制成,对其蛋白含量未做定量测定,效价常不一致,1924 年国际联盟专门委员会企图将 OT 国际标准化,遂把 Frank-Part、Paris、Pampsted 及东京的各标准液由 Calmatte、Depoter 用各种方法进行比较,结果证明相互间效价相差不多。1931 年即将英国的汉波斯戴(Hampstead)制品定为第一国际标准旧结核菌素原液,保存在丹麦血清研究所,其他 OT 的效价主要由标准品来标化,并且以此作为比较鉴定之用。1935 年建立第二国际标准旧结核菌素(1951 年 WHO 建立 PPD 第一国际标准),1965 年 WHO 建立旧结核菌素第三国际标准,规定每毫升中含 10 万个结素单位,相当于 1 000 mg,即 1 mg 旧结素 = 100 个结素单位。在我国,1965 年以前采用的是第二国际标准标化,1965 年后采用国际第三标准标化,由于浓缩 OT 本身不稳定,且年代久远效价下降,实际上我国 OT 无可信的结素标准,有人曾试图用 PPD 来标化 OT,但 WHO 专家委员会认为:结核菌素 PPD 和旧结素成分不同,并且已知具有不同剂量反应关系,原则上它们在有效实验中是不能相比的。所以，以 PPD 标化 OT 并不是一个理想的方法。而 PPD 是提纯蛋白衍生物，PPD-S 已沿用几十年，我国 PPD 标准制备迄今已有 40 余年历史，近年对这两种制品考核结果证明其效价稳定。

目前不同国家制备的 PPD 所用的剂量单位不统一，每个剂量单位所代表的生物学活性也不同，国际上使用范围最广的 PPD-RT 23 所采用的单位是 TU，1 TU PPD-RT 23(0.1 μg/0.1 mL) 与 5 IU PPD-S 所诱导的豚鼠迟发型皮肤变态反应相同。WHO 在规范的文件中描述 PPD 的单位时，依据不同的制品来源与类型采用不同的单位，即使在同一文章中，也涉及 PPD-RT 23 采用 TU，其他 PPD 则用 IU。由此可见，PPD 剂量的单位应根据不同制品而异。

现在，我国生产的 PPD 制品以国际标准进行标化，采用的是国际单位(IU)。IU 表述了结核菌素生物学活性的特点。我国生产的 PPD 与国际单位一致，因此全称应是国际结核菌素单位，现简称为国际单位。

（二）稀释制品的稳定性与效期

OT 的效期问题是长期困扰人们的一个重要问题。由于 OT 稀释后极不稳定，其有效期只有 42 d，无法适应边远地区需要，新制备稀释 OT 与效期末期 OT 效价差异也可能导致检测结果误差。此外，在流行病学调查及 BCG 接种后效果考核等研究也要求提供长效期同批稀释制品，显然 OT 制品无法满足这种需要，而 PPD 制品纯度高且在稀释液中加入了吐温 80 稳定剂，有效防止蛋白吸附，延长了效期。目前国际上使用的 PPD-RT 23 有效期为 6 个月，根据我国对 PPD 的稳定性观察，人型 PPD 放置冰箱 2 年后，BCG-PPD 放置 12 个月、30 个月后，与效期内 PPD 制品在致敏动物中硬结平均面积比值分别为 1∶0.98、1∶0.91、1∶0.89，均在规程要求范围之内。我国 PPD 制品有效期为 1 年，远远超过 OT 的有效期。

（三）特异性与敏感性

旧结素制造培养基以牛肉浸液和蛋白胨为主要基质，二者成分复杂，其中一些大分子物质可能具有抗原性，而且培养液中含有细菌代谢产物，菌体高压破裂后多糖、核酸、脂类等物质均可能造成非特异性反应，影响了结素试验反应的特异性，特别是机体处于弱致敏状态时，可能不呈现阳性反应。同时由于其含有异性蛋白，重复接触可引起机体的过敏反应，即非迟发型超敏反应。而 PPD 则无上述缺点，在反应敏感性上 PPD 也明显优于 OT。PPD 注射后皮肤反应的色泽、硬结的整齐程度均好于 OT，结果易于判断，在相同剂量情况下，PPD 反应灵敏度也大于 OT。长期以来，我国结核菌素皮试制品以 OT 为主，随着商品化 PPD 制品问世，使用 PPD 的地区越来越多，以 PPD 取代 OT 是必然趋势。但是 PPD 本身也不是非常完善的制品，由于各生产厂家制备工艺不同，虽都以蛋白定量，但其蛋白组分不一致，目前还没有完善检定 PPD 的各组分及其活性的方法。此外，PPD 系高温、高压处理滤液后提取物，其中一些不耐高温的活性成分可能丧失，国际上一些实验室正从事分枝杆菌活性蛋白的研究，我国以未经热处理方法提取活性蛋白制品活性 PPD-B，实验室动物试验结果也显示其敏感性与特异性均高于国外参考标准品 PPD-B。希望有朝一日，我国在用人型结核菌制成了 PPD-C，同时用卡介苗菌种制成了 BCG-PPD 的基础上再制成新型、质量更好的 PPD 制品，为人类健康服务。

（孙婷婷）

第三章 结核菌素的剂量

早期,各国的旧结素由各国自己保存的菌株培养滤液制成,效价常不一致。1931年,英国的汉波斯戴(Hampstead)制品被定为标准品,旧结核菌素原液被保存作为比较鉴定之用。因结核菌素的剂量(浓度)可以用稀释度或每0.1 mL稀释液中结素的含量来表示,稀释度表示剂量很不方便,如以蛋白质含量来表示,效价常有差异。因此,1938年,北欧学者建议采用国际上规定的结核菌素单位(TU)来表示。1952年,WHO将旧结素标准化,规定1结素单位(Tuberculin Unit,TU) = 1/100(mg)的国际标准旧结素,即旧结素1 mg = 100 TU,1 mL旧结素 = 1 000 mg,故1 mL旧结素 = 1 000 × 100 = 100 000 TU。如1 mL OT原液含10万结素单位,稀释至1:10 000时,0.1 mL含1个结素单位;稀释至1:2 000时,0.1 mL含5个结素单位。1934年,美国Seibert制成结核菌素纯蛋白衍生物(PPD),1951年,WHO将Seibert制成的Lot 49608结核菌素纯蛋白衍生物推荐为国际标准,称为PPD-S。国际上1个结核菌素单位的定义为,在0.000 028 mg标准制剂(由0.000 02 mg的Lot 49608 PPD和0.000 008 mg盐组成)中所含的生物学活性。此定义是基于与OT相比较,单位大小是以OT国际单位相关的PPD的重量来确定,即在结核杆菌(或卡介苗)致敏的豚鼠身体上与0.000 028 mg PPD国际标准品产生相同迟发型皮肤变态反应的OT的剂量为1 IU。后来世界上一些国家按PPD-S标准研制了本国自用的PPD,每人份量5IU,含PPD 0.000 1 mg。20世纪50年代中期,应联合国儿童基金会(UNICEF)委托,丹麦血清研究所制备670.5 g PPD,并定名为RT23,其中500 g供各国使用,WHO也拟免费供应我国PPD RT23。1980年,经原卫生部同意只接受3年,由中国药品生物制品检定所负责研制国产PPD,在制备人型结核菌PPD的同时,检定所还进行以检测BCG接种后阳转为目的卡介菌素(BCG-PPD)研制。

由于PPD和OT的成分不同,并且已知具有不同的剂量反应关系,不同厂家制备的PPD其相同重量的蛋白活性也可能不同。于是,WHO生物学专家委员会在1968年第20次报告中重新确定了结核菌素PPD的国际单位(IU),定义为0.000 028 mg结核菌素PPD国际标准品中所含的活性。所以有一部分标准制剂保存在丹麦哥本哈根Statens血液研究所,以供生产新的结核菌素时,在豚鼠中按标准进行校准。至20世纪90年代,OT仅在少数地区使用。由于其自身所含成分复杂的缺点,OT很快被PPD所取代。

我国结核菌素纯蛋白衍生物(TB-PPD)PPD-C与卡介菌素纯蛋白衍生物(BCG-PPD)以PPD-S进行标化,采用的单位为国际单位(IU),其含义为:每个单位制品所诱导的豚鼠皮肤变态反应与1个国际单位一致,该标准已由国家药品主管部门批准,并列入国家药典。因此,在编写有关结核病的指南或教科书时,不涉及具体结核菌素制品的,结核菌素剂量单位以IU为宜;采用国外结核菌素制品的,则应采用该制品标签说明书的剂量单位;采用我国TB-PPD或BCG-PPD制品的,其剂量单位应以IU表示。

吴瑞芹等对结核菌素试验液不同浓度结核菌素试验结果进行了探讨:用1倍生理盐水稀释试验液,稀释组皮丘浓度(2.5 IU/0.1 mL)与原液(5 IU/0.1 mL)对比,72 h判定结果为两种浓度结核菌素试验72 h硬结直径非常接近,两种浓度阴性、阳性结果完全一致;两种浓度结果分级,一致性检验差异无统计学意义,两组试验结果基本一致。用2倍生理盐水稀释后,稀释组皮丘浓度(1.7 IU/0.1 mL)与原液

(5 IU/0.1 mL)对比,72 h 判定结果为两种浓度结核菌素试验 72 h 硬结直径相差 2 mm,两种浓度阴性、阳性结果差异有统计学意义;两种浓度结果分级,一致性检验差异有统计学意义。2 倍生理盐水稀释的结核菌素试验液阳性程度与试验液一致性不高,2 倍的稀释液不能替代试验液应用。但笔者认为:这种探讨在小范围内可以试试,但是不符合规范要求,结果不可信,他人最好不要效仿。

(胡玉兰)

第四章 结核菌素试验

结素试验是诊断结核分枝杆菌感染的简便易行并行之有效的一个方法,可检测身体任何部位的结核感染,尤其在结核病的潜伏期无可替代。结素皮试是筛查潜伏结核感染的唯一金标准,其历史久、应用广,得到医务人员的公认。尽管现用的试验对结核感染并不具有100%的敏感性及特异性,但对有关问题的认识不断深化及技术的沿革亦使之在日臻完善。

第一节 结核菌素试验

一、结素试验的方法

结素在它的使用过程中,经过科学家多人、多次、多方面的接力棒式的探索,形成了一些人们可以接受的方法,在确定标准化的皮内注射技术和标准化的结素之后,确定最佳剂量是十分重要的,因为敏感性和特异性互相依赖,敏感性的获益常被特异性的流失所抵消,反之亦然。达到最好平衡的剂量是 PPD-S 5 TU。20 世纪 60 年代,哥本哈根血清研究院将稳定剂 80 加入结核菌素中,称为 PPD RT 23,其实际效力大增,两单位 PPD RT 23 相当于五单位 PPD-S。但在非结核分枝杆菌感染高的地区,特异性较低。目前用于诊断的结素试验一律采用 PPD-S 5 TU 一次性试验法,过去所用的 1 TU、10 TU、100 TU 分次试验法已被放弃,因为不能标准地解释反应结果。尽管使用了标准化技术和标准化的结素计量,但结素反应大小的分布还受到被研究人群中结核分枝杆菌及 NTM 感染的不同流行情况和卡介苗接种情况的影响。要确定一个标准来明确区分结核感染和交叉反应是十分困难的,但可以结合一个合适的阳性反应标准,使误差率降到最小限度。用于流行病学调查和监测诊断结核感染的结素反应阳性标准要根据该地区的当时情况来定,如某地区引起交叉反应的非结核分枝杆菌存在极少,接种卡介苗时,即使将 1 mm 以上的反应硬结作为感染标准,其误差也不会太大。用于个体结核感染的诊断时,原则上是反应越强,表示结核感染的可能性越大,但由于个体所处环境不同、本身情况不同等原因,结核感染的标准也应不同。对于与肺结核病人有密切接触史者和胸部 X 射线有符合结核病变表现者,或者结素反应比交叉反应可能性更大者,抑或使用激素者等,其接种反应能力可能受到抑制。对以上个体,采用较低的界值作为阳性标准可能是合适的,如果没有以上因素,采用较高的界值则更为合适。美国对结核菌素阳性反应标准予以分类:对感染 HIV 或 HIV 感染高危的病人,与肺结核病人有近期密切接触史者,胸片显示有陈旧性病灶者,来自低收入地区、结核流行地区者,以及患有糖尿病、胃切除、恶性疾病和使用免疫抑制剂者的结核病高发对象,以反应硬结直径≥5 mm 为阳性标准,其他人以反应硬结直径≥15 mm 为阳性标准。

结素试验方法主要有以下几种。

（一）皮上法

1. Moro 法（软膏粘贴法，1908 年）

定量稀释结素（1∶40，1∶60）与树胶制成软膏，取一小滴软膏放在一块 2 cm×2 cm 的黏膏中心，粘贴于胸部乳头上方或背部肩胛间皮肤上，48 h 后揭去，96 h 观察反应，局部皮肤红肿及有三个以上小丘疹者为阳性。该法以前多用于儿童，目前已被弃用。

2. Vollmor 法（1922 年）

将直径 3 mm 大小的吸有 OT 的滤纸片贴在胸部或背部，外覆橡皮膏，24～48 h 取去橡皮膏，72 h 查看反应，有红色小丘疹者为阳性。此法目前已极少应用。

（二）刺皮法

1. 皮上划痕法 [Pirquet（披尔凯氏）法，1907 年]

在左前臂掌侧中央常规皮肤消毒，点一滴旧结素原液，用消毒大针通过结素划一长 0.5～1.0 cm 横痕，深度以划破表皮微见血痕为宜，待结素稍干即可放下衣袖。72 h 局部硬结直径在 2 mm 及以上为阳性。研究结果证明：皮上划痕法试验反应结果与 1 单位结素皮内试验法近似。该法仅限用于严重感染地区，为避免过强反应，一般用于预试验。

假如在每毫升旧结素中加入 1% 肾上腺素一滴，可增加结素的敏感性，其阳性界限为 3 mm，其结果大致与 5 单位结素皮内试验法相同。

在对 307 人进行双臂结核菌素（5 IU）划痕和皮内试验效果对比测试中，每侧试验结果分别由两名不同观察者在 48～72 h 内辨认。皮内试验阳性率为 59%，注射部位硬结直径大于或等于 10 mm 者占 34.7%。划痕试验阳性率仅为 3.9%，另有 15.5% 属于可疑范围。鉴于划痕法与皮内法比较阴性及可疑率均高，故不宜将划痕法用于结核菌感染的流行病学调查。有研究者提出划痕试验临床应用的实际价值是非常局限的。

2. 皮上多孔刺皮法（Heaf 法，1951 年）

Rosenthal 于 1937 年首先试用多刺法，1940 年 Birkhaug 使用弹力刺种器，后 Heaf 法为人们接受。Heaf 法是于前臂掌侧中下 1/3 处滴一滴旧结素原液或 2 mg 的 PPD＋5% 甘油（含有肾上腺素），用 4～6 个（一般为 6 个）弹簧针头制成的枪（刺皮器）刺入皮内，深度是婴儿为 1 mm，儿童及成人为 2 mm，48～72 h 观察反应，其 6 个刺点中至少有 4 个刺点发生红肿者为阳性。英国主要采用这种方法，他们认为这种方法与 10 TU 皮内试验反应相当或稍大，因此直到 2005 年还在使用此法。

我国王福林等对 666 名不同年龄的健康人在双前臂中下交界处进行 Heaf 法与 5 单位皮内法结素试验比较：刺皮器为 6 个刺，位于直径 1 cm 的圆圈中，在一侧臂上滴含有肾上腺素的浓结素 1～2 滴，用刺皮器刺入皮肤，深度为 <12 岁的为 1 mm，成人为 2 mm，72 h 查看反应，以下述标准对 Heaf 法进行记录：

阴性反应（0 级）——仅有穿刺疤痕，无硬结。

第一度反应（Ⅰ级）——穿刺疤痕处至少 4 个针点可摸到硬结者。

第二度反应（Ⅱ级）——丘疹融合为环状者。

第三度反应（Ⅲ级）——形成硬结密集区者。

第四度反应（Ⅳ级）——有水泡、伪足出现，伴周围红斑或引流淋巴结肿大者。

结果显示，Heaf 法总阳性率为 46.2%，5 单位皮内法总阳性率为 44.4%；两者中 624 例完全符合（占 93.7%），不符合率为 6.3%。

3. 尖齿刺皮法（Tine Test）

使用器具有 4 个三角形尖齿，每尖齿长约 2 mm，相距 4 mm，不锈钢小圆盘连接塑料柄。试验前将尖齿浸入 OT 或 PPD 中，取出晾干后再浸，反复四次，最后一次浸后取出立即刺入皮肤，深度宜破表皮达真皮层为好。该尖齿经一次试用即被丢弃。

反应标准：

阴性反应——无反应或无硬结（可能有些充血或毛细血管出血）。

可疑（亦属阴性反应）——稀疏凸起或有直径<2 mm的轻度硬结。

阳性——有直径≥2 mm（相当于皮内法直径5~6 mm）的丘疹硬结。

阳性与融合——基底融合或完全融合（直径≥4 mm），有≥2 mm丘疹硬结，相当于5单位皮内法硬结直径≥10 mm。

（三）无针高压喷枪法（1970年）

中国人民解放军军事医学科学院5所鉴于我国每年有大量的儿童做结素试验，试制了喷枪，可利用高压将试剂压入皮内。实际应用中发现，每个人的皮肤电位有差异，因此压入的试剂量各不相同，结果不佳，搁置后未再用。

（四）死卡介苗试验

我国死卡介苗主要由兰州生物制品研究所生产，每毫升含50 mg死卡介苗。试验时用两滴死卡介苗滴于左前臂掌侧中央前1/3处，用大号缝针划两道平行、间距2.5 cm、长约1 mm的"一"字，划后用针涂抹数次，晾干后放下衣袖，第6日查验反应，硬结直径在2 mm及以上者为阳性反应（北京医疗队证实第4日，即72 h的反应结果与第6日的反应基本一致）。上海在40名新生儿身上用死卡介苗试验，出现两名阳性反应，若反复使用，准确性就更差。这可能与死卡介苗具有抗原性相关。

（五）皮内试验法（C. Mantoux法）

1908年，法国芒图（Charles Mantoux）开创了结核菌素定量的皮内注射法。该方法是世界上两个主要结素皮肤试验之一，现在英国也改用这种方法。用该方法注入的剂量准确，能仔细测量反应的程度，从反应的不同程度来评估感染的频率、密度与预测发病的概率，反复试验或不同皮试抗原反应结果的测量，可用作前后对比或不同菌型感染的鉴别。因此，该法发现后迅速被采用及普及：在澳大利亚、加拿大、匈牙利、荷兰、葡萄牙、南非、美国等国家均使用，并且还是美国胸腔学会和美国疾病控制与预防中心所推荐使用的方法，它也被苏联和历史上曾属于苏联的国家使用，成为国际间通用的标准结素试验方法，经常作为其他结素试验方法的最后鉴定标准，也是结核病监测与评价最常用的一种方法。

（1）部位

常用左前臂屈侧中部，皮肤无瘢痕的部位。如近期做2次，第2次注射部位应该在第1次的斜上方距离2~4 cm处或另一侧前臂。

（2）皮肤消毒

用75%酒精。

（3）器具

选用1 mL容量的蓝芯注射器，4—5号针头，专用于结素试验，针头斜面不宜太长，注射时每人换一针头，煮沸消毒者注意排水。目前均用一次性注射器。

（4）注射技术

严格按照无菌操作程序进行，将OT或PPD用无菌生理盐水稀释成不同浓度，前臂掌侧中下1/3处为最佳（此处皮肤薄嫩，反应敏感，易观察），不但避开疤痕，还有血管和皱褶。左手握被注射者左前臂，右手持刻度向上注射器，针孔与刻度一致，注射器与儿童前臂平行，针头稍向下压，平行刺入，宜不见针孔即可将OT（或PPD）0.1 mL（含1个或5个结素单位）缓慢注入，剂量准确时局部可出现直径7~8 mm大小的圆形橘皮样皮丘（有毛孔出现为佳）。如果因故不能在左前臂注射时可在右前臂进行，应于记录单上注明。

（5）质量控制

注射深度会影响皮丘（凸疱）大小。据Palmar和Edwards研究统计，注射深度合适时皮丘直径约

7.9 mm,中等深度时为6.2 mm,较深时为4.8 mm,若注射到皮下则无凸疱。在幼儿中,注射量0.20 mL深者与注射量0.05 mL浅者相同。1岁儿童注射0.20 mL深者与6岁儿童注射0.05 mL浅者相同。由此可见欲在1岁儿童身上接种直径达8 mm的凸疱,则注入量须很大,因此如果注射中看凸疱大小而不看注射器刻度,则注射量是不准确的。凸疱大小与年龄大小相关,可因皮肤及皮下脂肪含量不同而不同,其中成人男性最大,儿童最小。凸疱大小亦与注射量相关。对哥本哈根小学研究显示:注射0.05、0.10、0.20、0.30 mL药液形成凸疱的平均直径分别是6.3、7.9、9.6、10.5 mm。如果针头中途脱出导致注射量不足时,更换一个针头,在原部位继续注射,直到药量达0.1 mL;注射器不漏水、专用,不同种类的结素应固定专用注射器,用新注射器时应吸入稀释结素12 h,用前将其排出后再吸入新鲜的结素;尽量使用新鲜结素,不使用过期结素,不自行更换注射器,试剂吸入注射器后应尽快使用,不受日光暴晒。胡晓英(2006)等对196例结核病患者进行关于注射器对结核患者结核菌素试验结果影响的研究,对照组采用专用于结核菌素试验的1 mL蓝芯玻璃注射器针管、针头,对结核患者进行BCG-PPD试验,患者平均反应直径为(17.4±6.6)mm,阳性率为54.6%,强阳性率为29.6%;采用一次性1 mL无菌注射器对结核患者进行BCG-PPD试验,患者平均反应直径为(17.3±6.2)mm,阳性率为56.6%,强阳性率为27.5%。两者比较无统计学差异。由此可见,用1 mL无菌注射器(试剂吸入后立即使用)可以直接应用于结核患者结核菌素试验,并不影响反应结果测定,说明一次性1 mL无菌注射器可以代替专用于结核菌素试验的1 mL蓝芯玻璃注射器对结核患者进行结核菌素试验。

注射后48～72 h,其红晕与硬结达到高峰,然后逐渐消退。一般以72 h的观察结果为准:用卡尺测量硬结纵、横直径,硬结平均直径=(纵径+横径)/2,不可单独以红晕为标准。那对于大批量结核菌素试验人群怎么办?有人提出要有一个注射管理流程。其方法是:① 注射前准备:医护人员有呼吸科医师、主管护师、护师;② 环境:先调节好室温,清洁消毒环境,无菌清洁污染休息区域,摆放注射及登记位置;③ 用物:注射用物PPD(2℃～8℃冷藏),附有针头的一次性1 mL注射器,75%酒精,消毒棉签,快速手喷消毒剂,以及抢救备用物小氧气瓶、抢救箱、注射器、输液器、各种抢救药物;④ 注射流程:由指定人员填写表格登记,对进行结核菌素试验的人进行分组,每组有人交代试验注意事项,一名护士注射,一名医护人员巡视和观察受试者注射后的反应。要求受试者在休息区休息3～5 min,指导他们对局部不能用药水、药膏搽或用热水袋热敷,不要在注射部位按压揉搓和用肥皂刺激,72 h内禁止洗澡,洗脸时尽量避开注射部位,尽可能避免用激素类的药物,如果有其他反应,请到有关医院检查处理,告之复验时间。⑤ 体会:大批量的管理注射流程提高了工作效率,分工合作管理保证了工作质量。吴瑞芹(2006)对107例住院患者结核菌素试验结果24、48、72 h进行了对比研究,结果是24、48 h与72 h比较差异有统计学意义;48 h与72 h比较差异无统计学意义。说明24 h判定结果不能取代72 h,而48 h的判定结果通常可作为72 h判定结果的参考,还是以72 h的结果为准。不过,48 h检查在方便临床工作及患者方面具有重要意义。

关于这种方法的注射部位,有些国家主张注射于前臂的背侧,因为在检查反应时用手触摸硬结的边缘,背侧似乎较掌侧更为容易一些。

二、结素试验反应的分度

由于测量结素反应一般仅考虑"面"的大小,而未能测量"体积",故有时同样反应大小在"质"上可能差异很大,因此Edwards在观察结素与卡介苗问题时,将结素反应又分为以下四种类型。

Ⅰ型:反应硬结明显,境界清晰;

Ⅱ型:反应硬结突出明显,境界不是很清晰;

Ⅲ型:反应硬结较Ⅱ型为弱,境界不是很清晰;

Ⅳ型:反应硬结薄软,不仔细触摸易漏检。

实践显示,上述分类在实际应用中,由于标准难以掌握,不同观察者之间差异很大,故有人将上述分型简化为以下两种型。

Ⅰ型：反应硬结厚、硬，色深，边界清楚；

Ⅱ型：反应硬强薄软，色浅，边界较模糊。

这样，不同观察者观察结果易于一致，可作为硬结反应大小测量的一种补充。

至于结素试验反应直径的实际意义，则一定要结合临床与流行病学加以考虑，切忌生搬硬套。

Kardjito[Tubercle,1982,63(4):275.]对印尼107例活动性肺结核病人与143例年龄配对的健康对照组进行5TU的PPD-RT23试验，两者在不同时间内发生反应情况如表4-1-1所示。

表4-1-1　结核病患者与健康者结素试验阳性反应人数比较

时间/h	患者		对照者	
	例数/例	比例/%	例数/例	比例/%
6~8	77	72	5	3
24	99	93	93	65
48	103	96	103	72

6~8 h差别最大，早期皮内反应出现和持续时间表明这是由免疫复合物形成的一种Arthus反应，与酶联免疫吸附试验(ELISA)测定抗体量无关，在诊断上两种试验可以互相弥补不足。Ansary(1984)在一个相似的观察中发现，结素试验后6~8 h局部红斑出现率在结素阳性病人中为86%，在职业接触者中为77%，在结素阳性对照者中为36%($P=0.002$)。差别不如上述研究那么明显。

三、结素试验反应的检查

结素试验可产生注射局部反应、结核病灶反应、局部淋巴管炎等局部反应及严重者的发热、周身不适等全身反应。结素试验的目的是查验局部反应的强度与大小，现将检查局部反应的方法介绍如下。

查验结素反应的方法：应在光线明亮处（不可在直射阳光下），观察者端平受试者的前臂，受试者前臂伸展、肘部略屈，观察者先找到注射针孔，因为往往红晕与硬结基本一致，所以先是侧视，后全面观察，而不是触摸；若红晕与硬结不一致，或红晕不明显，应以手触摸，确定硬结界限；判断反应大小以硬结为准；用透明米尺测量硬结的纵、横径，记录反应的大小。由于特异性变态反应往往在48~96 h显示，故72 h为查验反应的标准时间（一般注射后5 d反应大小很少改变，反应强的在7 d仍然明显）。

结素反应为一种炎症反应，由于皮肤反应因子的作用，局部血管充血、通透性增加；结素反应的组织学特点是单核细胞浸润而呈现明显的局限性硬结肿块，也可呈现软的境界不清的隆起。因此，红晕与硬结是同时产生并同时存在的，有时只出现红晕而无硬结或硬结较弱。Mantoux认为红晕是阳性反应的表现，Sokal(1975)也认为反应应包括红晕与硬结，红晕也是超敏反应的表现。Weston(1976)等曾报告皮内注射PPD后，局部皮肤组织学检查发现，只有出现红晕者其反应中的单核炎症细胞数量与有硬结者相同。目前世界上欧美等国主张以硬结为观察标准，局部硬结的切片在显微镜下可见到单核细胞，主要是淋巴细胞和10%~20%的巨噬细胞渗入，也可能有少量浆细胞存在，这是特异性过敏反应。红晕只是局部充血的结果，是非特异性反应，不作为结核感染的指征，而芬兰等国则主张以红晕为标准。因二者往往同时存在，红晕是特异硬结反应后产生的非特异性反应。因此，应注意触摸，以免漏检红晕中的浸润。我国以硬结为反应标准。在测量局部硬结反应的大小时，一些国家如荷兰、加拿大、美国等采用最大横径测量法，而我国及英国等则在阅读结素反应时测量横竖平均直径。两种方法是否具有可比性、互换性及是否方便操作？何广学等学者在采用国际标准PPD 2TU/0.1 mL，试验操作人员和阅读结素反应人员均经过国际标准结素试验技术培训及考试合格的情况下对100名小学五年级学生进行试验，采用两种测量方法进行反复比较分析，结果表明，经过t检验，每个结素反应阅读者第一次与第二次阅读的结果之间差异无统计学意义($P>0.05$)，并且两次阅读结果高度相关($P<0.01$)，说明结素反应阅读者的技术具有稳定性；每名结素反应阅读者阅读的结果之间无显著性差异($P>0.05$)，并且高度相关($P<0.01$)，说明阅读

者阅读技术标准具有一致性;无论采用统计学上的 F 检验还是配对 t 检验,结素反应查验者用最大横径测量法所测得的结果与平均横竖径测量法所测得的结果之间均无显著性差异($P > 0.05$),经过 χ^2 检验,两种查验方法所测得的结果中 ≥5 mm 和 ≥10 mm 的比例同样无显著性差异($P > 0.05$)。这充分说明我国日常工作中的平均直径测量法测得的结素试验结果与国际标准的最大横径测量法测得的结果具有一致性和可比性。北京市海淀区结核病防治徐道康等对848名初生时接种过BCG的8岁儿童进行皮内结素试验(1:2 000 旧结素 0.1 mL,皮内注射),然后于 72 h 观察反应结果,将观察对象分为横径组、纵径组及平均直径组进行测量,并且以平均直径为准。局部硬结大于或等于 5 mm 为阳性。其结果是:横、纵、平均径组结素反应阳性率分别为 59.1%、54.3%、56.0%,差异无统计学意义($P > 0.05$)。横、纵、平均径组结素阳性反应平均直径分别为 6.0 mm、6.5 mm 及 5.7 mm。单一径组与平均组比较无显著差异($P > 0.05$)。横径组阳性率为 59.1%,与本组纵、横平均径为准的阳性率 58.4% 无显著差异($P > 0.05$);纵径组结素反应阳性率为 54.3%,与本组用平均径为准的阳性率 50.9% 无显著差异($P > 0.05$)。横径法与平均径法测量符合率为 99.3%;纵径与平均径符合率为 97.8%,二组符合率无显著差异($P > 0.05$)。结果表明,三种测量结果无统计学差异,尤以横径组符合率高。北京市结核病防治所的宋文虎在其论文《皮内结素试验测量方法的简化》(1980)中公布其研究结果:一组选择接种过卡介苗的婴儿198名,予稀释5单位旧结素试验,72 h 测定反应,对平均硬结直径与最大横径两种测定方法进行比较,另一组选择 436 名卡介苗接种前的小学生进行对比。婴儿组用两种方法测量,平均硬结直径法阳转率为 73.2%,最大横径法阳转率为 74.2%,小学生组阳性率分别为 87.2% 与 87.6%;婴儿组平均直径为 7.87 ± 2.75 mm,最大横径法为 6.88 ± 2.79 mm($P < 0.01$),小学生组强阳性率前者为 1.8%,后者为 5.2%($P < 0.01$)。故认为如果前后采用同一种方法测量还是可以比较的,但前后或各个组之间采用不同方法测量则是不可比较的。测定最大横径的方法为实际工作提供了一项简单、易行的途径(若有双圈反应时,测量外侧最大横径)。这在实际工作中可能要注意。对出生后 3~6 个月的 263 名婴儿接种卡介苗,以 PPD-RT23 2TU 与 OT 5TU 同时分别在左右前臂进行皮内试验,72 h 查验反应,结果在阳转率方面,不同结素稀释液及不同测量方法,除反应横径稍高于横竖二径平均值外,其余皆无统计学差异($P > 0.05$);对农村出生婴儿1月内接种卡介苗,1年内以 OT 5TU 进行阳转率测定,以横径计算阳转率、反应强度与用横竖径平均值之间比较,其差异均无统计学意义($P > 0.05$);对 2 452 名学龄前儿童及 4 232 名学龄儿童以 OT 5TU 做皮内试验,反应横径与横竖径平均值之间无统计学差异($P > 0.05$)。对69名初种与110名复种学龄儿童接种卡介苗后的结素 PPD-RT23 2TU 试验检查,结果显示横径阳转率及反应强度与横竖径平均值的阳转率及反应强度之间皆无统计学差异($P > 0.05$)。

不同测定法测定结素阴阳性之间的不符合率,在接种卡介苗的1岁以内婴幼儿中为 1.5%,学龄前儿童为 0.8%,学龄儿童为 1.2%,初复种为 0.56%,平均不符合率为 1.1%。对未接种卡介苗儿童进行观察,在三个农村地区计 1 971 名儿童做结素试验后,不同测定法的反应平均直径无统计学差异;不同测定法阴阳性之间的不符合情况为:农村Ⅰ为 0.7%,农村Ⅱ为 0.9%,农村Ⅲ在 7~14 岁儿童中未见不符合情况,平均不符合率为 0.66%。

于方濂等比较横竖径平均法与单一横径或竖径法,结果显示三种方法在卡介苗接种前后的结素检查中,差异均无统计学意义,但横径法更有优越性。从以上观察结果可见在日常工作中可考虑采用测量结素反应横径方法判定阳性率及反应强度,从而减化手续,但在科学研究中不宜采用。周亚玲等对怀疑结核感染的 2 714 例小儿做 PPD 皮试和随访后认为,PPD 皮试安全且不良反应小,推荐为常规的结核病筛查方法,结果观察时间建议为 3~5 d;皮试阳性程度可从皮试硬结直径大小判断为 +~+++,硬结比较硬,皮肤有紧绷感,但硬结边界不清,不规则,色为红色而非深红或紫色,色素消退在一周左右者,一般不宜立即判为结核感染,要从皮试肿胀的颜色、边界、厚度综合判断。过敏原测试为重度过敏的小儿皮试硬结偏大,在分析结素皮试结果时要考虑这些情况并进行随访才能更准确判断。单从硬结直径判断可达到 ++~+++ 的结核感染的色素消退在小儿中一般要2周以上,肿胀较厚,边界规则清楚,颜色深红偏紫;

在判断结核感染上,硬结的颜色与肿胀边界的规则比直径的大小更有意义。梁丽娟(2012)对收治肺部疾病 102 例患者,根据年龄分为 17~35 岁为青年组,36~60 岁为中年组,61~72 岁为老年组,做结核菌素 5IU 皮试,注射后皮丘呈隆起状、边界清楚、汗毛孔张开,直径 6~10 mm,每隔 12 h 检测一次,按测量硬结的平均横径为准。结果显示,青年组在 48 h 前出现高峰值占 84.8%,中年组为 81.1%,老年组仅占 28.6%,提示年轻的患者可在 48 h 之前检测结果,而年龄大的患者可在 48 h 后检测结果,这样 PPD 试验结果会相对准确。

四、结素试验反应测量的人为误差

关于结素试验反应测量的个人误差问题,北京结核病研究所于 1962 年曾经进行了观察,发现同一查验反应者,两次检查结果之间无明显差异,技术熟练者之间的查验结果无明显差异,而技术熟练与不熟练者之间查验结果有差异。Bearman 指出同一测量者对同一儿童重复测量反应,读数的差异很小,而各个观察者之间的差异则很大。Mari 对 25 例痰菌阳性肺结核病人做结素试验,四名工作人员单独查验反应,轮流查验三次,即对每个对象各查验十二次,平均直径最大值与最小值分布在不同人之间平均差为 6.9 mm,每个人三次查验反应结果之间相差 2.6 mm。因此,判断查验的结素试验反应结果时要考虑到其结果可能有多大的误差。同时,对操作者和查验反应者必须加强训练,以控制和减少测量结素试验反应结果的个人误差。

关于结素试验反应结果测量的个人误差问题,据 McKeown 报道,多数医师对结核菌素皮内试验结果会做出错误判断;Kendig 等在一项对儿科医师及其他医疗卫生保健人员的随机调查中发现,只有 7% 的人能通过皮内试验来正确判断结核分枝杆菌感染。对该试验结果的错误判断意味着延误或错误治疗。Virginia 等医学院的研究者们对一患过结核病者进行试验,注射结素后 64 h,检查患者局部硬结为 15 mm。遂把患者带到正在召开儿科会议的会议室,分别让与会者检查、测量,判断试验结果,确定硬结直径数值。约 3 h 后再把患者带到另一医院,让另一组专业人员用相同方法判读试验结果。受试者中包括开业儿科医师 52 人、家庭儿科医师 33 人、儿科学院士 10 人、注册护士 11 人及开业儿科护士 1 人。在开业 52 位儿科医师中,33% 测量硬结 <10 mm,有些人的测量值为 5 mm。研究者希望人们不要把这项研究看成是对一般儿科医师的指责。这种情况不该继续发生,否则业务不精的医师应受到谴责。医师的业务不精容易导致患者的依从性差。也就是说,这项工作应该专业化。

五、结素试验反应阳性、阴性标准判定及应用界限与说明

(一)结素试验反应阳性的标准判定

结素标准剂量是 5 单位(0.1 mL)进行皮内注射,并在 48~72 h 观察结果。有研究对首次接受卡介苗接种的 4 277 名 1~15 岁儿童给予 5 单位结素皮试,结核变态反应曲线图有两个结果:一个高峰在 0~2 mm,另一个高峰在 20 mm 左右,6 mm 处为破裂点,故以 5 mm 为阳性界限。

丹麦于 20 世纪 50 年代对 5 万人中,结素反应与肺部钙化灶的关系进行分析,探讨 10TU 结素试验在鉴别人群结核感染中的作用。结果显示,结素反应低处在 6~8 mm,将人群明显地分为大反应、小反应与无反应者,与我国北京市(1957 年)对城区 4 277 名 15 岁以下儿童所做旧结素 5TU 反应试验的强度分布相似,其交叉点也在 6~8 mm;这个结果与墨西哥市儿童结素反应分布亦相似。该观察支持我国一直以反应均径 5 mm 为阳性界限的标准。因此,在查验反应时,在结素注射部位有针眼大的红点或稍有红肿,硬结平均直径可按下列情况记录分度:

阴性反应包括:阴性(-),包括无硬结,即无反应;
疑似阳性(±),硬结平均直径为 0~4 mm;
阳性反应包括:(+),硬结平均直径为 5~9 mm;
(++),硬结平均直径为 10~14 mm;

（+++），硬结平均直径为 15~19 mm；

（++++），硬结平均直径≥20 mm 或局部合并有丘疹、水疱、坏死、淋巴管炎。

在全国第一次和第三次结核病流行病学调查中，应用由 WHO 提供的 PPD-RT23 2TU 做结素皮肤试验，反应的强度分布类似于旧结素 5 TU，定阳性标准为 6 mm。1988 年我国自制的 H-PPD-C 2TU 的皮肤试验阳性界限亦定为 6 mm。与旧结核菌素一样，TB-PPD 试验除引起局部反应外，偶可引起全身反应，但较前者少见。

当然，在一些国家如美国（1974）建议，以 PPD 5 单位加吐温 80 做皮内试验，48~72 h 查验反应，将反应硬结分为三部分：

阴性反应：硬结直径为 0~4 mm，视为对结素无反应或结核菌以外引起的低敏感，不需要再做试验。如受试者曾与结核患者接触，按接触者处理。

可疑反应：硬结直径为 5~9 mm，这种反应可由结核菌或其他非结核性分枝杆菌引起。如已知受试者与结核患者接触或 X 线临床诊断符合结核患者，可视为结核感染。

阳性反应：硬结直径为≥10 mm，表明受试者现在或以前受过结核感染。

另外，英国曾用 6 mm、荷兰曾用 8 mm 作为阳性界限。

（二）阳性界限判定的不同观点

结素皮肤试验的阳性界限应能判定机体是否受结核菌感染，但至今未能得出一个绝对的值。研究结果显示，一般情况下该值提高 1~2 mm 或降低 1~2 mm 的差异并不大，所以出现了一些争议。

1. 阳性界限定在 10 mm 能否避开干扰？

Edwards 和 Palmer 曾经在世界各地分别做了大量结素皮肤试验，得出较为典型的结素应用强度频率分布图，并在非结核性分枝杆菌流行地区亦做了皮肤试验。该研究在国际上影响很大，大多数国家认为 10 mm 为阳性界限恰当，所以很多国家均采用 10 mm 为阳性界限。但艾氏和派氏根据研究数据指出，非结核性分枝杆菌感染的结素试验的皮肤反应往往较弱，可能在 6~9 mm 之间。大多数学者可接受艾氏和派氏观点，可是有的学者遇到的非结核性分枝杆菌感染的结素试验的皮肤反应可达到 10 mm 以上，有时竟达到 15~20 mm。这一争论对当前非结核性分枝杆菌感染日益增多并有条件致病的情况有非常重要的现实参考意义。

2. 结核病疫情回升后怎样看待 10 mm 阳性界限？

20 世纪 80 年代西方国家结核病疫情普遍逐渐回升，特别是美国。该事引起医学界很大关注，有的学者从延缓诊断和误诊的患者中发现，有些患者的结素皮肤反应在 10 mm 以下，大多数患者反应在 5~9 mm。由此认为原来的 10 mm 界限定得太高，这是延误诊断的重要原因之一。

更有甚者是西方国家，尤其是北美的学者观察到，结核病患者的结素反应呈阴性者和 <10 mm 者明显增多，尤其以 HIV 感染者和 AIDS 患者中更明显。故有学者认为，凡 HIV 与结核合并感染者，应进行抗结核药物预防，以减少结核的发病。可是当结素试验阳性界限定在 5 mm 之后，需要服药的对象数大大增加，增加的这部分对象中，可能混杂有实际为非结核感染者。另外服用抗结核药物的副反应是难免的，可能导致严重的后果。

第二节　结核菌素试验反应的临床意义

结核菌是分枝杆菌属中对人类致病的主要病原菌，其中以人型结核菌感染发病率最高，占结核患者的 90% 左右，其次为牛型和非洲型结核菌。结核病的主要传染源是继发性肺结核涂片阳性的患者。痰涂片阳性者一般痰液内含菌量为 $5 \times 10^4 \sim 1 \times 10^8/\text{mL}$,$>5\,000/\text{mL}$ 才能在涂片上找到抗酸菌,可见大量病原菌都是通过痰液传播的。对于免疫功能健全的人来说,只要有一个结核菌进入肺泡内就可造成感染,人感染结核菌 4~8 周后就产生对结核菌素的特殊免疫力。当局部注射结核菌素时,机体内已被激活的免疫细胞就会从血液内向注射部位集聚并且停留,与其产生的细胞因子的综合作用使局部皮肤产生红晕、硬结和水泡,即结素反应阳性。若将结核杆菌注入健康豚鼠皮下,注射后豚鼠无立即反应,10~14 日局部形成浸润硬结,逐渐形成溃疡,同时附近淋巴结受到侵害,病变组织中有大量结核菌。如果这样的豚鼠未死亡,再次给它注射结核菌,注射后 2~3 日豚鼠局部出现大块浸润硬结,2~3 周后硬结中心坏死,但不久即结痂愈合。若给它注射结素,则结素反应呈现阳性。可见,结素试验反应阳性对诊断结核感染有重要价值。反之,没有被结核菌感染的人几乎对结核菌没有抵抗能力,结素反应也就呈阴性。人体受结核菌的自然感染是如此,若是受人工感染(卡介苗接种)也会产生同样的结果。因此,结素试验是一种敏感性很高、特异性很强的检查方法。当结素注入过敏性人体皮肤后,便会引起迟发型局部炎症反应。如果注射的量够大,几乎每一个人都可能发生迟发型过敏反应。当前,临床上或流行病学上用一定剂量结素做试验,就是为了区分受试者是否受到了结核菌感染;卡介苗接种是为了观察免疫形成状态;在肿瘤方面目前多用于观察个体免疫情况。结素反应大小、强度与结素的量及机体的过敏状态有关。不难发现,结素试验是一个"量"的试验。

一、结素阴性反应意义

结素试验呈阴性反应,这种情况一般表示未受结核菌自然感染、人工结核菌感染,或过敏反应尚未建立。然而在一些情况下亦不能表示绝对未受到结核感染,或至少说明过敏的程度轻微,使常规剂量的结素或某一浓度的结素稀释液进入不足以引发机体产生达到所谓"阳性"反应的程度。另外,亦可反映特殊人群免疫功能特别是细胞免疫功能低下状况。重点人群结素反应阴性者,一般表明无结核病,须加大浓度重复试验,如仍然呈阴性则可排除结核病。在临床上有感染结核的确切依据而患者结素试验呈阴性,这种情况常见于以下情况或疾病:如受试者处于原发感染早期,即初次感染结核菌 4~8 周以内尚未产生变态反应者,或重度营养不良、有恶性肿瘤、有机体免疫缺陷性疾病,如先天性免疫缺陷症、艾滋病病毒(HIV)感染者或其他传染病者及免疫抑制剂使用者等均可暂时出现阴性反应。确诊的结核病患者如急性粟粒性结核病患者,结素反应持续呈阴性,常常表示病情重笃,机体已丧失反应能力,预后不良。个别老年人因机体变态反应功能低下也常呈阴性反应。阴性反应及一般阳性反应者可正常生活。

结素阴性反应常表示人体未受过结核菌自然感染,一般可作为否定结核病的证据之一。

二、儿童结素阳性反应意义

通常,人感染结核后 2~10 周 PPD 反应为阳性,但由于种种因素,其反应较弱或呈假阳性,总之不恒定因素较多。据有关调查,婴幼儿 PPD 反应中,弱阳性者占 33.6%,可疑阳性者占 64.5%,重复试验后转为阴性。因此研究者决定,婴幼儿的 PPD 反应如第一次为可疑阳性或弱阳性,要再次注射结核菌素,如转为阴性,可接种 BCG。这个现象的一部分原因是由非特异性反应造成的。出现非特异性反应的原因,有 PPD 液中的酚对乳幼儿的皮肤有若干影响问题,宿主方面患有非典型分枝杆菌症时,可出现交叉反应呈现阳性,另外就是判定的技术有问题。

对于儿童结素阳性的一般观点是:

① 3 岁以下幼儿,未接种 BCG 而呈阳性或强阳性反应,并伴发热等不适时,常表示体内有活动性结核病灶。

② 儿童无临床症状,而结素呈一般阳性反应,常表示有过结核感染,但不表示都有活动性病灶。

③ 儿童结素呈强阳性反应,说明自然感染较严重,将来发病机会较多(反复接种过 BCG 的儿童除外)。

④ 婴幼儿结素试验常用于 BCG 接种的选择和监测。阳性者常表示已感染结核菌并产生特异免疫力,不需要接种 BCG;阴性时则应该及时接种 BCG。婴幼儿结素试验呈阳性反应的,往往是接种 BCG 后的结果,是免疫要求达到的结果;对于未接种 BCG 的儿童,尤其 3 岁以下呈阳性反应者,虽无症状,亦应视为结核感染。强阳性反应常表示体内有活动性结核灶,应及时进行结核菌检查、影像学检查、红细胞沉降率等检查。若肺部有病灶,则有利于结核病的诊断,若胸部 X 线检查正常,则表示机体处于结核超敏感状态,宜进一步检查或密切观察。对结素试验新近阳转者,应视为结核菌新感染者。

⑤ 结核菌素试验可为接种卡介苗及测定免疫效果提供依据。若结核菌素试验阴性,应接种 BCG,接种后若反应转为阳性,即表示接种已产生免疫效果。结核菌素测试转换是指在 2 年期间反应硬结增加了 10 mm 或以上,不论其年龄,均视为结核新感染。

结核菌素试验可在未接种过 BCG 的人群中调查结核病的流行(感染)情况,也可在流行病学中用来考核 BCG 的接种效果。如果结素试验呈阴性,应予接种 BCG,促使机体产生对结核病的抵抗能力,使结素试验阳转。

⑥ 如果结素反应较强,表示体内可能有新近感染或活动性病灶,或属高发人群。据来自北京市的材料显示,某小学 1 年级、4 年级学生阳性率为 71.4%,其中 20 mm 强阳性反应占阳性反应的 6.1%,强阳性反应者患病率为 1.0‰,1 年后发病率为 7.2‰,2 年后发病率为 1.8‰,较当时一般反应者患病率 0.2‰为高。英国医学科学研究委员会报告,12 867 名对 100TU 结素呈阴性反应的人,其中 1 335 人在 15 年内受到了感染,10 年期间有 108 人发生结核病,15 年内有 243 人发病。据分析,初感染 1 年内发病者占 54%,2 年内发病占 24%(感染后 2 年内发病者占总发病者的 80%),其他则为陆续发病。因此结素反应的强弱可作为预示发病的估量。

⑦ 至今为止,检测易受结核感染人群的方法仍然为结核菌素试验。《结核与肺部疾病杂志》中文版(2001)在《结核菌素反应与结核病的危险综述》中对支持结核菌素反应与结核病危险之间存在联系的证据进行了综述。设计:前瞻性研究,包括根据用电子搜寻的方法查到的三个或更多的结素阳性类别的结核发病的原始资料。结果:11 项研究结果都表明结素皮肤试验反应的增加与结核病危险性增加有联系,有几项研究发现弱结素反应与保护性作用有关。结论:这些研究综述结果都支持结素反应与结核病危险性之间呈正相关。但该综述发现发病危险增加程度与增大结素反应之间的联系有很大程度的不同,结素反应和结核病危险性的联系加大。为了高效率地检测出受结核感染的高发病人群,美国近年来提出目标型结核菌素试验,也就是说,把 PPD 实验对象标定在具有感染后高发病危险或具有该危险的人群中。学者公认这类人群为近期新感染者及结核病传染源密切接触者,HIV 感染者及一些发生结核病的特殊临床病症者,如糖尿病患者等。Ferebee 报告,1 472 例新感染者 1 年后发生结核病者高达 12.9%。英国 Sutherland 对 2 550 名新感染学生做了 15 年观察,共 1.7% 发生结核病,其中第 1 年发病率为 54%,感染后 2 年内发病率为 82%。

三、青少年、在校学生、青年军人等特殊人群 PPD 皮试及结核病调查

近几年,肺结核聚集性暴发流行,在全国各地学校时有发生,学生成为结核病的一大高发人群。刘二勇等(2018)报道,2014 年,全球共报告 35.9 万例儿童(0~14 岁)结核病,占登记报告结核病病例的 6.5%。2013 年我国研究数据显示,不同结核病疫情地区 5~15 岁儿童的结核菌素试验(PPD)阳性率为 8.09%~21.26%(≥10 mm)。2015 年,全国共报告儿童肺结核患者 6 861 例,发病率为 3.03/10 万。2014 年,全国 0~14 岁儿童结核病死亡率为 0.12/10 万。儿童结核病诊断要基于对接触史、临床检查和相关检查等证据的全面评估,而儿童结核病治疗原则与成人相同。为此,国务院下发了《"十三五"全国结核病防治规划》,提出要完善儿童结核病的防治措施,对儿科医生开展结核病防治技术培训,规范儿童结核病的诊断和治疗服务。我国医务人员,特别是结核病防治人员加强了对青少年、在校学生、青年军人等的结核病的调查。

(一)青少年

苏雅文(2013)2011年对武汉市青山区26所小学的一年级新生计4 005名中自愿者3 661人进行PPD检查时,查验BCG接种疤痕并记录,户籍学生卡痕率为99.88%,非户籍学生卡痕率为94.97%;户籍学生与非户籍学生在卡痕率上有显著性差异。延芸等人对榆林市榆阳区2015—2016年各中学入学新生计26 420名进行PPD试验调查。结果显示,PPD试验筛查阳性反应611名,阳性率为2.31%;强阳性反应189名,强阳性率为0.72%;其中阳性反应率以14岁年龄组最高(达3.32%),强阳性率以18岁组最高(达2.21%);PPD反应强阳性者X线检查率为99.47%,综合诊断肺结核患者8例,PPD反应强阳性者肺结核发现率为4.26%。刘欣等于2012年6—10月,对重庆市合川区中、小学校采用随机抽样,共计抽取8所中、小学学校计995名学生,对他们进行流行病学调查。高中、初中、小学学生有卡痕率分别为90.72%、90.46%、92.12%,平均为91.06%。高中学生318人PPD阴性反应率为79.70%,弱阳性率为11.78%,阳性反应率为6.77%,强阳性反应率为1.75%(7人);初中生则相应分别为79.60%、12.83%、6.25%、1.32%(4人);小学生为80.48%、9.59%、8.90%、1.03%(3人)。由此可见该地青少年BCG接种后的PPD反应随着时间延长而降低,亦可见其结核免疫水平低下,再次接种BCG是必要的;高中、初中、小学生PPD反应结果阳性率及强阳性率均无统计学差异($P>0.05$);PPD反应强阳性与有卡痕的高中、初中、小学学生分别为0.25%、0.33%、1.03%,无卡痕的分别为1.50%、0.99%、0。各组显示有卡痕及无卡痕之间均无统计学差异($P>0.05$);PPD反应呈强阳性的学生14人,综合诊断活动性肺结核1人,强阳性发现率为7.14%,而受检学生的发病率仅为0.1%。刘小颖等为了解儿童结核病的自然感染情况及BCG接种质量,采用整体抽样对武汉市硚口区2个社区内3个月~15岁的儿童进行PPD皮试,并询问BCG接种史和查验卡痕。结果:PPD阳性率为57.35%,强阳性率为3.68%,BCG接种率为97.06%,卡痕阳性率为65.05%。不同年龄段间的PPD阳性率差异有统计学意义($\chi^2=9.70,P=0.034$),4岁~年龄段儿童的阳性率最低;6岁以下儿童卡痕阳性率高于卡痕阴性率($\chi^2=7.18,P=0.023$);PPD中度以上阳性的卡痕直径分别明显高于PPD阴性与一般阳性的儿童,差异有统计学意义($P<0.05$)。以上结果显示该区儿童结核病的流行情况不容忽视,应重点关注新生儿的有效BCG免疫接种和学龄期儿童的结核菌素试验复查工作,以加强对儿童结核病的预防和控制。

(二)在校学生

鞠剑波(2017)将2008年宣威市6 068名高中新生列为前瞻性队列研究对象,做PPD皮试等检查、χ^2检验和Cox回归分析,以结核菌素试验阴性反应为对照组,阳性反应为暴露组。随访32个月,发现8例继发性肺结核患者(1例涂阳、7例涂阴)。结果显示,PPD反应程度为≥15 mm、≥20 mm和水疱为结核病发病的危险因素,RR值分别为47.28、58.53、213.19。丁守华等(2017)根据《学校结核病防治工作手册》对淮安市4所高校2013—2015年登记的3例涂阳、9例涂阴计12例肺结核患者的密切接触者计683人进行100%的筛查,做PPD试验,PPD筛查率为97.21%,呈强阳性者134例,强阳性率为20.2%(134/663),其中涂阳患者的密切接触者强阳性率(30.1%,53/176)高于涂阴患者密切接触者(16.6%,81/487),二者间的差异有统计学意义($\chi^2=14.570,P<0.05$)。徐伟对北京市某区2014—2015年大学入学新生共计41 384名做PPD试验,阳性率为18.42%(7 621/41 384),强阳性率为4.54%(1 880/41 384);2年中,分别检出肺结核病患者4例、3例,患病率为0.17‰(7/41 384)。王希晨以2013—2016年大连市23所高校入学新生203 347名为研究对象,进行PPD试验,总强阳性率为5.54%(11 265/203 347),共检出活动性结核患者143例,患病率为70/10万。何树梅等(2018)在探讨少数民族学生结核病疫情中,对西藏民族大学2016—2017年新生进行PPD皮试。受试者共4 786名,查验反应阳性231例,阳性率为4.83%,其中汉族学生PPD阳性率为1.86%,藏族学生为7.22%,其他民族学生为2.88%,不同民族间差异有统计学意义($\chi^2=10.74,P<0.01$);PPD强阳性223例,汉族学生PPD强阳性率为1.18%(24/2 040),藏族学生为7.46%(197/2 642),其他民族学生为1.92%(2/104),不同民族间差异有统计学意义($\chi^2=103.99,P<$

0.01)。共确诊结核病患者28例,患病率为585/10万。所以,建议将来自结核病高发地区的大学新生作为结核病重点筛查对象,加强结核病健康教育,以有效控制结核病在民族高校内的传播和流行。

(三)青年军人

高玉然等(2013)对2010—2011年某军校新学员1 900名结核感染状况进行调查,有卡痕率为61.21%,结核菌素试验结果阳性率为48.63%,强阳性率为1.74%;有卡痕阳性率为54.34%,无卡痕阳性率为39.62%。新学员中一半多为结核易感人群,少部分为高危人群,特建议对结核菌素试验阴性者补种卡介苗以减少易感人群。高建伟(2012)报道,某飞行学院飞行人员进行年度大体检时发现两例肺结核(同一教学组),遂进行流行病学调查:PPD试验共筛查623人,一般阳性者99人,阳性率15.89%;强阳性人数108人,强阳性率为17.34%;而阴性者416人,阴性率为66.77%。足可见这些学员对结核免疫力低下,应该加强免疫预防。李桥等(2013)在对驻京部队2009—2012年入伍新兵检查中,以无BCG接种史和双上臂无BCG接种疤痕而结核菌素试验阳性者作为结核自然感染,计算结核自然感染率。其结果是:入伍新兵结核菌素试验阳性率为48.5%~58.0%,平均为52.0%(12 628/24 277);强阳性率为2.2%~4.1%,平均为3.0%。新兵结核自然感染率25.2%~27.5%,平均为26.3%,平均年感染率为1.59%。新兵自然感染率4年中差异无统计学意义($P>0.05$)。结核自然感染率近年来无明显变化,是军队结核病发病率居高不降的主要原因。王兰等对2009年907例驻京部队入伍新兵进行PPD皮肤试验和胸部X线检查,观察其结核感染情况并且随访。907例入伍新兵中,PPD皮肤试验阳性455例,阳性率为50.2%;有BCG接种史的PPD阳性率为65.6%;在452例PPD皮肤试验阴性者接种BCG 7个月后抽查110例,再进行PPD皮肤试验,85例(77.3%)PPD皮肤试验阳性、21例(19.1%)强阳性。12例新兵被发现胸片异常,12例(100%)PPD皮肤试验均阳性。随访18个月,均未发现发展为结核病,提示BCG接种能部分保护人群抵抗结核感染。赵文娟等对2010年度某部新兵7 137人进行PPD试验,PPD阳性者3 958例,总阳性率为55.5%,其中PPD强阳性243例,强阳性率3.4%。有BCG接种瘢痕人群5 112例,PPD阳性率(71.6%)显著高于无接种瘢痕人群($P<0.01$)。江西、山东和江苏新兵PPD阳性率居前3位,江西、河北和山东新兵PPD强阳性率居前3位,江西、湖北和湖南新兵结核自然感染率居前3位。城乡新兵结核自然感染率差异不显著($P>0.05$)。显示新兵PPD强阳性率及阴性率较高,应加强军队结核病防控工作,补种BCG。王昕等对1 274名新兵卫生员进行PPD皮试,阴性反应者占57.77%(736/1274),阳性为42.23%(538/1274);有卡痕522名,占40.97%,而无卡痕752名,占59.03%。PPD试验结果为强阳性者共计136名,全部进行胸部X线照射检查,102名发现肺部有钙化点,为感染者,其中有卡痕者48名,感染率为61.54%;无卡痕者54名,感染率为93.10%。从上述数据中可见我国BCG接种未到位。

四、成人结素试验阳性反应

杜启超(1998)对北京东城区辖的单位数年招工体检中发现的结核病进行分析:在41 517人中,发现结核病患者涂阳率48.2/10万,其中北京居民为17.4/10万,流动人口为201.4/10万,后者为前者的11.6倍。外省去京的人群中涂阳发现率较高的有辽宁(458/10万)、河北(306/10万)、内蒙(237.1/10万)、四川(193.2/10万);境外求职者中发现7例涂阳病人,分别为菲律宾籍、马来西亚籍和中国港澳居民。林存智等(2015)选取终日与病人(其中不乏有传染性肺结核病人)打交道的医务人员658名,分别进行TST皮试,对反应强阳性者行胸部X线检查,筛查结核病患者。结果是:658人中,阴性202人,阴性率为30.70%;阳性456人,阳性率为69.30%,其中强阳性125人,强阳性率为19.00%。筛查出肺结核病患者8人,结核病检出率为1.22%。

结素阳性反应标准的确定:尽管使用了标准化的技术和标准化的结素剂量,结素反应大小的分布还受被研究人群中结核感染、非结核分枝杆菌感染的不同流行情况或BCG接种的影响。要确定一个标准来明确区分结核感染和交叉反应是十分困难的,但是可以确定一个合适的阳性反应标准,使误差降低到最小限度。

结素试验阳性反应是指机体接受一定剂量结素试验出现的炎症反应达到一定的阳性标准。所以,结核菌素试验皮肤反应阳性并不一定是坏事,就算它是由结核菌感染导致的,表明体内已有结核菌,也说明机体对结核病已产生了一定免疫力,不一定患病或发病;而且当细菌再次感染,或体内细菌繁殖形成病灶时,体内的特异性免疫细胞则会把细菌"包围"在局部,使其不易播散到其他部位和脏器。如果结素反应阳性是由 BCG 接种后所产生的变态反应,则是达到了接种 BCG 目的的表现:机体已经对结核菌致敏,可以抵御结核菌的侵袭了。因此,结素试验一般阳性反应表明机体对结核杆菌有反应能力,过去曾自然或人工感染过结核杆菌,不表示患病。当然结素试验也会出现假阴性或假阳性结果,这些都要医生去全面考虑。结素试验反应不能诊断肺部有没有结核或确定病变性质,故对结素测试结果的解释应慎重。一个阳性反应的结果可能只是反映了机体对结核的感染史。当前,我国城镇中因人口密集,尤其是成年居民的结核感染率很高,特别在医院工作的医务人员等易受感染,如果试验呈一般阳性,不表示患病;即使呈强阳性反应,常提示可能有新近的感染,在没有自觉症状与未查见有明确病灶时,仍无必要治疗。因为这可能是反复接受感染而强化了结素反应的结果。因此,结素试验在诊断成人结核性疾病时价值受限。

一般情况下,年龄越大,社会活动越多、活动范围越广,结核自然感染率越高,结素反应阳性者越多,因而结素阳性反应的诊断意义也就越小。根据结核病患者多少,排菌病人的密疏不同,一般把 BCG 接种者排除在外。20 世纪 90 年代资料显示,我国 35 岁以上的人群几乎均受过结核菌感染,而发达国家和地区如西欧,特别是北欧的部分国家,居民在 55 岁以后甚至 65 岁以后或更高年龄才受到结核菌感染。

结核患者,除原发性结核常为强阳性反应外,各型续发型结核的结素反应差别不大,其反应的强度与病型、病期、活动性、空洞有无、排菌与否均无明显的关系。

一般情况下,结核菌素试验主要用于测定人群结核菌感染率和指导 BCG 接种,阳性反应表明机体曾有过结核菌感染;强阳性反应提示体内有活动性结核病灶;阴性反应见于无结核菌感染或免疫反应未建立及免疫功能受抑制时,如 PDD 试验与 HIV 或 AIDS 就有一定关系。崔为国等研究显示,HIV 感染者或 AIDS 患者中 PPD 阳性率为 12.5%,健康对照 PPD 阳性率为 28.2%($P<0.055$),两者之间有显著性差异。$CD4^+T$ 细胞计数 $<200/\mu L$ 者,PPD 均为阴性,$CD4^+T/CD8^+T$ 比值 <1 者达 90%。可见 HIV 感染者或 AIDS 患者机体免疫力降低,PPD 反应明显下降。PPD 试验不再是合并活动性结核病的必要指标,在确诊 HIV 感染者或 AIDS 患者并发结核病时应值得注意。但是随着 HIV 感染者或 AIDS 患者免疫状况的好转,反应可发生阳转,这对下一步的治疗具有一定的指导意义。

知识拓展 HIV 或 AIDS

人类免疫缺陷病毒(Human Immunodeficiency Virus,简称 HIV)是 AIDS 的病原体。1983 年和 1984 年分别由法国的 Montagnier 和美国的 Gallo、Levy 从个别 AIDS 患者中分离出来。HIV 是逆转录病毒的一种,RNA 是遗传物质,经病毒感染后的 RNA 转变为 DNA,其一部分作为前病毒,进入感染细胞的 DNA 中呈现持续感染状态,在感染后不久出现抗体。由于病毒表面抗原易发生突然变异,难以成为中和抗体,使病毒具有持续感染性。

当 HIV 携带者有并发症后即为获得性免疫缺陷综合征(Acquired Immunodeficiency Syndrome,简称 AIDS)患者,又名艾滋病患者。HIV 感染机体导致宿主细胞免疫缺陷,这种免疫缺陷是进行性不可逆转的,从而引发机会性感染或罕见肿瘤而致患者死亡。

1985 年于亚特兰大召开的首届艾滋病大会上人们讲到一个可怕的隐喻:AIDS 是个令人类永远摆脱不掉的恶梦。它有两个梦魇相随:一为 HIV 引起的疾病症候群,包括连带的痛苦和必死的结局;二是胆寒的流行性和一旦感染上将受到的歧视,这种歧视比疾病本身更可怕,有着使生活崩溃的力量。因为这个,在美国的一个小镇上就引起过不小的哄动:一个有 3 例血液病孩子的家庭父母,自愿公开了他们的宝宝带有 HIV 抗体后,他们全家就被禁止进入当地公共场所、学校和教室,社会生活被剥夺。

> 最终,1987年8月31日,这个家被放火烧毁,一家人被赶出了小镇。当时,该地的同性恋与瘾君子们面临着类似的暴力事件与由非理性的恐惧引发的顽固的仇视。
>
> 当然,由HIV感染到出现AIDS有一个过程。一般HIV感染后常出现传染性单核细胞综合征的症状,其后2~8周出现抗体。这些HIV抗体阳性者中有2%~15%在潜伏期2~10年出现AIDS,或者有23%~26%出现AIDS相关的综合征。其余的60%~70%无症状,但有感染性。目前,对HIV感染者的预防与治疗已显示出有效性。因为HIV感染后,机体细胞免疫与体液免疫均对HIV产生免疫,如何能提高机体的细胞与体液免疫功能,达到足以遏制HIV数量的增加,甚至减少或逐渐清除HIV,这是人类探讨的重要课题与追求的理想目标。

另外,PPD试验用于结核病辅助诊断有自身的特点,不同于别的检查方法,如红细胞沉降率检测,随着病情好转,炎症消失,红细胞沉降率一般就会在短时间内下降至正常值。王玉春(2010)研究得出,经预防性治疗间隔半年或一年后复查PPD试验,其结果无显著性差异,而两年后复查PPD试验,强阳性率才会出现明显下降。由此推测,经预防性治疗至少需要1~2年,PPD强阳性率才会降下来,短时间内复查PPD试验用于考核预防性治疗的效果,其医学意义不大。卢永祥(2005)等研究显示,涂阳肺结核患者的治疗效果与PPD试验强阳性级别呈正相关,PPD试验阳性级别越高,说明患者具有的免疫力越好,其治疗效果也越好,通过PPD试验的结果可以用于预测肺结核的治疗效果。

五、PPD和抗结核抗体

范水平等人曾经将PPD和抗结核抗体一起用于结核免疫反应性疾病的诊断。结核免疫反应性疾病,国内多称之为结核性风湿病。因为认识不足,迄今仍然有93%被误诊为风湿病或结缔组织病。为此他们选择了确诊为结核病并存在多发性关节炎、结节性红斑、口腔或生殖器溃疡、水泡性结膜角膜炎等免疫反应表现的患者111例,同时做抗结核抗体检测和PPD 5TU试验,结果是抗结核抗体阳性者81例(73%),阴性者30例(27%),反映了结核患者特异性血清免疫状态;而PPD强阳性者85例(76.6%),一般阳性者26例(23.4%),反映了结核患者特异性细胞免疫状态。抗结核抗体和PPD试验结果对比:抗结核抗体阳性者81例中,同时PPD强阳性者60例,占74.1%;而在抗结核抗体阴性的30例中,PPD强阳性24例,占80%。在PPD强阳性的85例中,同时抗结核抗体阳性者63例,占74.1%;在PPD一般阳性的26例中,抗结核抗体阳性者18例,占69.2%。由此可说明,结核病的发病机理是在机体感染结核菌后或在患结核病的过程中除发生细胞免疫和变态反应外,还同时发生体液免疫,发生免疫复合物沉积反应,使机体均处于高敏状态。这种反应是相互调节和关联的,有时可发生调节功能紊乱。抗结核抗体和PPD两项特异性检查,对结核性免疫反应性疾病能起相互补充诊断作用,提高其诊断率。

任世英等(1991)在《结核变态反应性疾病421例临床研究》中指出,结核变态反应性疾病,原称Poncet氏病,国内多称结核性风湿病,93%误诊为风湿病。该院10多年经专科确诊为结核病同时并发本病的421例治疗观察两个月以上者统计报告如下。临床表现有:风湿症表现,急性发病者224例(53.2%),有发冷、发热、乏力、头痛、食欲缺乏等症状,慢性者症状较轻或无;多发性关节炎者372例(88.4%),以膝关节(346例,占93%)、踝关节(329例,占88.4%)为多见。皮肤黏膜损害、结节性红斑者324例(77.0%),多见于双下肢,多少不等,如蚕豆大小,突出皮肤,初为鲜红,有自觉痛及压痛,可融合成片,呈渗出红润,不破溃,有一定特征,中后期变暗红,可自然消退,遗留色素沉着。有皮下结节者144例(34.2%),其中与结节红斑并存者126例(87.5%),发生于皮下,黄豆大小,皮色正常,可自然消退,为早期损害;部分渐增大,变浅、发红,形成结节性红斑。针刺反应即皮肤针刺后发生米粒样红丘疹或小脓疱,208例阳性者中142例(68.3%)有特征性。口腔黏膜溃疡165例(39.2%),主要为复发性口疮,其特点为发生早、呈多发性、周围红晕、疼痛较剧、较易愈合、易反复、无长期缓解。生殖器黏膜溃疡87例(20.7%),主要为外阴炎,其特点为呈散发性、溃疡大而深、愈合慢、周围红晕、疼痛剧烈、可反复、有较长间歇。眼炎87例(20.7%),其中疱疹性结膜角膜炎64例(73.6%)、虹膜睫状体炎12例(13.8%)、视网膜静脉炎4例、巩膜炎3例、其他4例。临床表现有:风湿症表现,78.6%的患者OT试验强阳性,40.6%的患者IgG增高,73%的患者抗结核抗体阳性,90.2%的患者皮肤结节病理为变应性结节性血管炎,共5方面;临床类型有:结核变应性风湿症,复发性口疮,外阴炎,眼炎,白塞综合征,结节性红斑,多发性关节炎,多发性肌炎,渗出性关节滑膜炎,结节性脂膜炎和大动脉炎计10种。

张东芳对结核门诊初诊登记计49例患者进行追踪调查,外院转诊13例,结素试验12例为阴性,占92.3%,病理检查为肺癌;确诊肺结核病人27例,结素试验强阳性者21例,占77.8%;余者阴性及一般阳性占87.5%,诊断肺感染8例,1例为肺囊肿。调查结果显示出结核菌素在肺部疾病中的诊断价值。对就诊的89例结核病患者做结素试验,阳性85例,阳性率为95.5%;61例非结核患者中阳性14例,阳性率为22.9%;在33例结素强阳性病例中,结核病人32例,非结核病人仅1例,分别占同组阳性反应病例的36.0%和1.5%。

许旭艳等(2004)在《结核菌素在肺部疾病中的诊断价值》一文中指出,对1 496例活动性肺结核病患者做结核菌素试验,反应阳性者1 387例,阳性率92.7%(其中强阳性320例,占21.4%),阴性109例,阴性率7.3%;非结核病患者中,肺炎阳性率48.4%,肺癌阳性率17.1%。其他疾病者阳性率36.3%。所以作者认为,结核菌素试验是诊断结核感染最简便可靠的方法。文中肺癌和肺部炎症组结核素菌试验反应阳性率显著低于结核组,说明结核素菌试验对结核病人具有较高的敏感性。因此结核菌素试验可广泛用于肺结核疑似症状的鉴别和诊断,尤其是对于结核菌素试验呈强阳性反应者,其诊断意义更大。在基层结防门诊设备简单,新诊断技术不普及,在痰菌阴性疑似肺结核病例的定诊鉴别中,结核菌素试验作为辅助诊断方法,可起到事半功倍的作用。同时也应注意到肺结核组结核菌素试验的阴性率占7.3%,肺炎组和肺癌组阳性率分别为48.4%和17.1%,说明结核菌素试验的特异性没有敏感性强,其作为诊断的价值是有限的,只能作为辅助诊断,不能作为诊断疾病的唯一依据。但结核菌素试验对有些疾病则具有意义,如结节病(肉瘤样病)。结节病为一种少见病,该病原因不明,特征是受累脏器系统中有非干酪性肉芽肿。纵隔及肺门淋巴结是最常受累部位,90%有不同程度的肺部侵犯,其他脏器系统或组织亦可原发或同时并发相应临床症状。肺结节病临床症状不典型,在诊断上要结合临床表现、胸部X线片及纤维支气管镜、皮肤黏膜、淋巴结活组织检查进行病理检查。由于结节病在我国发病率低,常被误诊为其他疾病,如结核病。金燕琴(2006)对浙江大学医学院附属医院经病理确诊为结节病的18例患者进行分析,18例患者中61.11%有双侧肺门阴影对称性增大,83.33%的患者PPD试验为阴性。对结核菌素试验阴性反应者,除应注意少数结核病人可能存在的假阴性外,更应当考虑其他有关疾病,须对病人进一步深入检查,以免误诊。对少数阳性病人,在排除结核感染的可能时,须考虑非结核分枝杆菌感染的可能。因此,常规PPD检测不仅对结核病早期诊断、细胞免疫功能评价有重要意义,而且在评价BCG接种效果、及时发现漏种病例、提高整体免疫水平方面亦有重要价值。

另外,黄银霞(2008)等曾对结核菌素皮试在肺癌与肺结核临床鉴别诊断中的价值进行了探讨:对肺癌、肺结核及呼吸道其他疾病各1 200例做PPD 5 IU测试,结果是肺癌(PPD反应强度与4类组织分型肺癌类型无关)病例阳性率为51.8%,反应强度以一般阳性为主;肺结核病例阳性率为95.2%,与肺结核的传染性、活动性和病灶范围大小无关;呼吸道其他疾病组(包括慢性支气管炎、支气管扩张、肺气肿、肺部感染、肺部肿瘤、慢性间质性肺炎和硅肺等)阳性率为44.6%,反应强度以一般阳性(5~9 mm)为主,占阳性反应病例的62.3%。该研究结果提示:肺结核阳性率95%以上,比其他疾病高得多,有临床鉴别诊断的参考价值。另外,肺结核病人痊愈后其PPD阳性反应或强阳性反应可持续多年,因此,肺部异常病灶明显、反复痰查结核菌阴性、PPD反应阴性者应考虑非结核性疾病及肺癌的可能性;肺部病灶显著甚至空洞,但反复查痰菌阴性,PPD呈阳性或强阳性者,切不可以此为据确认为结核,而忽视其他检查;对极少数病例,肺结核病灶明确,甚至痰菌阳性,在抗结核治疗后,若病情日趋恶化,无论其PPD反应是阴性还是阳性,都不可因痰菌阳性而忽略了合并肺癌的可能性。因为本次肺癌病例,既往有肺结核病史占10.1%,

现症痰菌阳性6例。本资料结果同时也说明，无论是结核病防治医师还是临床各科室医师，都必须强化一个基本观念，即PPD阳性反应仅说明机体是结核感染和过敏反应状态，并不能诊断肺部或体内其他部位有无结核病灶、病灶性质及其活动性。比如对某些不明原因长期低热者，对一些颈部、腋窝或其他部位浅表淋巴结明显肿大者，并不能因红细胞沉降率升高和PPD呈强阳性反应认定其患有结核病或淋巴结结核。应意识到目前PPD皮试在肺结核、肺癌临床鉴别诊断中，皆还缺乏特异性与敏感性，阳性、阴性均不能作为诊断或排除结核病的重要依据，要避免忽视本应进行的其他临床检查所导致的误诊误治。

第三节　结核菌素试验阳性、强阳性反应局部的处理

结素试验后的一般反应如红肿、硬结，不需要处理，数日后可自行消退。少数受试者尤其儿童局部出现强烈反应时，处理方法如下：

（1）小水疱：用1%龙胆紫涂抹。

（2）大水疱：首先在大水疱局部消毒，后用消毒针将水疱内液体抽出来，涂抹1%龙胆紫，再用无菌纱布包扎，防止污染。

（3）溃疡或坏死：可涂抹1%龙胆紫或用10%硫黄软膏涂敷。

（4）淋巴管炎：可每日热敷2~3次。反应局部一般不会导致感染，因为这个地方是吞噬细胞聚集的地方。

第四节　人体感染结核菌的过敏反应与免疫效应

当结核菌侵入人体后开始繁殖，人体对这种异常的外来物（完全抗原）的刺激在天然免疫力的作用下产生过敏反应，同时产生特异性免疫力。这种免疫力有别于人体固有免疫力，它是受结核菌感染后产生的，为获得性免疫力。目前一般认为：人体感染结核菌后的过敏反应与免疫力往往是同时出现的，但不同学者对两者关系有不同见解。

一、过敏反应与免疫相互关系的学说解释

在细胞生物学与分子生物学前期，归纳起来有以下3类学说：

① 两者互有关联而且性质是相同的；

② 两者完全无关而且可以彼此分离；

③ 两者呈相反的性质。

这是各学者从不同角度以一定的实验依据来阐述问题的结果。

二、各种学说的历史演变

有关过敏反应与免疫相互关系解释的争论是从科赫时代即开始的，争论的中心为免疫是否依赖于过敏反应存在。

Romer(1908)及Hamburger(1909)证明将少量抗原（结核菌或结素）注射于已经受结核菌感染的动物只引起局部反应，大量注射会导致组织的破坏，但中等量注射则阻碍抗原在体内的播散并加强白细胞的吞噬作用。Rich(1921)用脱敏方法使过敏反应与免疫反应分开。Raffel(1950)用结核菌的蜡质及结核蛋

白注射豚鼠,豚鼠产生过敏反应,但不产生对结核菌的免疫,因此 Raffel 也认为免疫反应与过敏反应为单独的两种情况。1962 年 Mackuness 等经过一系列工作,认为过敏反应与获得免疫是互有关联的,同时认为脱敏效果仅限于皮肤而内部器官并未脱敏,并指出 Raffel 的结果系试验过程过长且攻毒量过大所致。

临床有许多事例说明:机体在无过敏或过敏反应削弱,如老年人、原发免疫缺陷及某些急性传染病(如麻疹、水痘、百日咳等)的最初阶段并发结核,其死亡或相对增多;用肾上腺素皮质激素可以脱敏,但往往亦促使结核病恶化;不过在过敏反应过强时同样出现患病增多。所以这是一个相当复杂的问题,不可只通过设想以简单的概念来解释。

三、最新认识及展望

现代杰出的微生物学家与结核病学家 Youmans 的观点是:免疫与过敏反应均来源于 T 淋巴细胞产生的多种淋巴因子,虽然同时发生,但可能不是同一种淋巴因子所致。由于其实验严谨,且比既往的试验有较高的先进性,所以提出的这种观点能为大多数学者接受,然而这种观点仍不能解释全部的临床现象。Youmans 的追随者在 Youmans 之后继续研究,把结核菌、大单核细胞和 T 淋巴细胞置于体外的培养皿内,赋予与体内近似的条件。结果证明:活化了的 T 淋巴细胞可分泌多种淋巴因子,而活化了的大单核细胞分泌促进结核杆菌生长因子。这是一项新发现,结核杆菌生长因子可引起机体过敏反应而不增加免疫力,其来源于不同细胞,可产生性质不同的代谢产物。这就可以理解:当外来的抗原引起一对细胞的反应时,这对细胞必须相互作用,两者之间紧密不可分开。所以过敏反应与免疫效应似乎是同时产生,又同时发展,但当发展到顶峰时,两者或可分开。这与进入抗原(侵入结核菌)量的多寡、大单核细胞作用的数量及活化的程度相关。大单核细胞分泌促进结核杆菌生长因子的发现在研究中无疑是有重大意义的。可是机体内的大环境显然比体外经精心设计并有条件控制的小环境复杂。科学论点往往需要经过实践、再实践,检验、再检验。尽管临床上的过敏反应与免疫效应是同时发生的,但在一定程度上又是相随发展的。基于此,可以在利用简单的皮肤试验测知过敏反应的同时来判断免疫力,可是医学范畴的防治活动期望过敏反应与免疫效应能够分开。原来预防接种用的 BCG 进入人体可预防重症结核病的发生,减少死亡,而过敏反应明显地干扰了对机体是否受自然感染的判定,亦影响对结核病的诊断。因此,科学家们不禁设想只产生免疫效应而不伴随过敏反应的分子化学疫苗能够应时而生。促进此项工作的是西方 HIV 的流行。在西方 HIV 流行区,儿童接种 BCG 可能导致 AIDS 的恶化或卡介菌病,或两者兼而有之。因此,寻找新的疫苗势在必行。从活结核菌的菌体成分分析中得知免疫抗原成分来源于多糖类和糖蛋白,尝试用多糖或糖蛋白制作分子预防疫苗的工作在 WHO 的指导下已经开始。然而有一些试验的初步结果表明:做体外试验,或者用结核菌的核糖核酸或用多糖部分注射于动物时,结果仍表现出免疫与过敏反应相关,较难完全分开。我们相信在科学家的不断努力和探索下,过敏反应与免疫效应的相互关系会逐渐清晰。

第五节 结核菌素产生反应的物质基础

结素试验皮肤反应是比较复杂的过程:首先要有过敏原,使机体过敏,有产生过敏反应的基础;其次是致敏的机体遇到过敏原,在局部产生一定的反应。对于一个没有致敏的机体,结素试验不出现反应,只有对于已经致敏的机体,结素试验才可出现反应。因此,结素称为反应原,为半抗原。对于能引起结素产生反应的物质,很早就有人提出是蛋白质,实验证实能引起结素反应的物质有蛋白质成分特性,但不能就此断定是蛋白质或是与蛋白质交杂在一起的其他物质。为此,Long 与 Seibert 用不含蛋白质的综合培养基培养人型结核杆菌,再研究培养基化学成分和结素作用,结果如下:

① 当用蛋白水解酶如胃蛋白酶/胰蛋白酶处理结素时,结素失去活性反应;
② 结素具有蛋白质的通性,如胶状物,不可透析,pH 为 4.0,出现沉淀反应等;
③ 结素不能通过动物或植物性的膜;
④ 结素反应活性与培养滤液中的蛋白质含量有关;
⑤ 用硫酸铵沉淀结素,其活性集中于沉淀物中,上清液中无活性;
⑥ 培养滤液中的有效成分在电泳上与蛋白质一起移动。

由此推论结素中的活性物质为蛋白质,并以化学方法提取滤液中结核蛋白(纯蛋白衍化物)来代替旧结素。因此,结素试验的反应原确认为结核蛋白。结核分枝杆菌的菌体蛋白质是以结合形式存在于菌细胞内,是完全抗原,是具有极稳定的生物学活性的物质。但是,用沉淀法把结核分枝杆菌培养物内的蛋白质清除后,其对结核菌素的活性效应即消失;或者在酸性条件下用胃蛋白酶处理结核菌蛋白质,结核菌素的生物学活性也消失。由此可见,结核菌素应该是由结核杆菌蛋白质制成的一种特异性反应原。但结核菌素或 PPD 对机体产生的反应是由结核蛋白质和菌体成分共同参与所产生的迟发型变态反应。结核菌素反应的生物学活性物质是蛋白质或多肽类物质。对不同种分枝杆菌采取相同方法精制分枝杆菌活性肽,对动物进行免疫,动物呈现特异性皮肤反应。产生皮肤反应的物质为结核分枝杆菌的菌体蛋白质和与菌体某些组分相结合的复合物。实验证明,由结核分枝杆菌引发的结核菌素反应和纯蛋白衍生物 PPD 反应的生物活性物质,均不是很纯的物质,而是由含有许多蛋白质和不等分子量的多肽及多糖类物质所组成的复合物。山村等从结核分枝杆菌菌体内提取物中精制出一种具有高度的活性物质,称之为结核菌素活性肽(TAP),其组成中不含核酸和糖质,0.1 μg 的结核菌素活性肽的强度相当于 2 000 倍的结核菌素反应效果,而且前者具有种的特异性。Kunabara 从结核分枝杆菌的培养物中提纯了一种细胞内结核菌素活性蛋白,该蛋白使人和豚鼠均可产生结核菌素反应,反应的效果比 PPD 强千倍。都本业在《结核病的变态反应和免疫产生的物质基础》的报告中亦提及:在 1959—1962 年,又有日本学者森译等人为了进一步纯化和研究结核菌蛋白的活性单位,提纯了结核菌素活性肽(Tuberoulin active peptide),分子量为 7 180,著者初次报告其活性很高,0.1 μg 大于 5 个结素单位,但在 1962 年的报告中则认为其活性较 PPD-S 为弱,Sinks(1963)追试了该项工作,亦认为其较纯蛋白衍化物的活性为弱,故认为其没有实际意义。

第六节 结核菌素产生反应的机制

结素反应是一种免疫反应。给致敏机体注射结素后,机体 24 h 局部出现红晕、硬结,48~72 h 反应明显。如果进行组织学检查,则见血管充血扩张,细胞渗出浸润,显微镜下早期以多核白细胞为主,后期(24 h 后)主要是淋巴细胞浸润,有 10%~20% 为大单巨噬细胞,应为硬结所在。渗出的致敏 T 淋巴细胞在抗原局部同抗原(即结核菌蛋白)直接接触和相互作用,这种作用的发生是否是 T 淋巴细胞致敏后具有了结核蛋白受体,一旦和结核蛋白接触即发生反应?总之,这种结核菌素的反应中,T 淋巴细胞是诱发细胞,在结核免疫的反应中起关键作用,而大单巨噬细胞则为结素反应的效应细胞。因此这种反应被称为第 IV 型细胞介导(Cell Mediated Immunity,简称 CMI)迟发型变态反应。这种结素迟发型变态反应可分为特异性与非特异性两个阶段。

(1) 特异性反应阶段

给致敏机体注射结素后,结素与循环的已致敏 T 淋巴细胞接触,由于结素刺激或趋化作用,有大量多核白细胞和淋巴细胞聚集,在局部直接与结素接触并相互作用,在前后约 6 h 渗出的致敏淋巴细胞即合成并释放免疫活性物质淋巴因子,如皮肤反应因子(Skin Reacting Factor,简称 SRF)或炎症因子(Inflammatory Factor,简称 IF),使血管充血扩张,表现为皮肤红晕;巨噬细胞活化因子(Macrophage

Activating Factor,简称 MAF),使巨噬细胞活化、分泌巨噬细胞趋化因子(Macrophage Chemotactic Factor,简称 MCF),使巨噬细胞向抗原所在处移动;巨噬细胞移动抑制因子(Macrophage Inhibitory Factor,简称 MIF),当巨噬细胞移动到抗原所在处即停止移动,停留聚集在局部,发育增殖,形成更多巨噬细胞,使皮肤反应达到可见程度的硬结或红晕,并且巨噬细胞吞噬抗原以至清除抗原。这种反应阶段是特异性抗原与已有特异性抗原受体的致敏淋巴细胞的结合,是两者相互作用的结果。因此,结素反应的基础是致敏淋巴细胞。当然,在这个反应中必须依赖大单巨噬细胞的存在,并且巨噬细胞的组织相容性抗原必须与至敏淋巴细胞相同,即巨噬细胞在反应中执行了处理抗原、递呈抗原给淋巴细胞的功能,而且只有 Ia 抗原阳性的巨噬细胞亚群才有此功能。有研究显示朗格汉斯细胞在皮肤迟发型变态反应中也起抗原递呈作用,而且也是 T 淋巴细胞的靶细胞。

(2)非特异性反应阶段

结素的皮肤反应实际上是多阶段连锁反应的结果,最终表现在皮肤上。在巨噬细胞移动到抗原所在处停止移动,聚集在局部,吞噬、清除抗原,这种以巨噬细胞被激活、细胞体积增大、溶酶体增多及浸润为主的免疫反应为非特异性反应阶段。该反应不仅对准结素(抗原),还对准一切非己抗原。该反应显示的是巨噬细胞对抗原的作用,即单核巨噬细胞是结素反应的效应细胞。

结核菌素迟发型超敏反应可用致敏的活的白细胞转递给正常受体。Chase 于 1945 年用豚鼠做实验,结果显示:结素在动物试验中,其反应能用细胞转递而不能用血清转移,如以结素阳性供体的淋巴细胞转递给结素阴性的受体后,后者获得结素反应阳性并增强抵抗力。Lawrence 于 1949 年将结核菌素阳性反应的人的活白细胞注入结核菌素阴性反应的人体后,受体很快就出现结核菌素皮试阳性反应,表明进行结素过敏反应的转移已获得成功,而且这种结素反应的细胞转递可持续 1~2 年。以上试验表明白细胞可将供体的结核菌素迟发型超敏反应转递给阴性反应的受体,使其迅速转为阳性反应。1955 年,Lawrence 用蒸馏水溶解白细胞,后用反复冰冻和融化的方法使白细胞裂解后抽取其提取物,证明白细胞也具有转递迟发型超敏反应的作用。这种存在于白细胞中与转递迟发型超敏反应有关的物质,能将供体的某种特定的细胞免疫功能特异地转移给受体,使受体也具有该种细胞免疫力,这种物质称为转移因子(Transfer Factor,简称 TF)。

1963 年,Lawrence 又发现 TF 的分子量较小,能通过半透膜被透析出来,可透析的 TF 无抗原性,因此可以反复多次注射而无不良反应。1969 年 Levin 等对 1 例湿疹血小板减少、多次感染 Wiskott-Alclrich syndrome 综合征(Wiskott-Alclrich syndrome,简称 WAS)的病人用 TF 诱发细胞免疫成功而获得疗效,TF 开始应用于临床。近年来该方法已广泛使用于因细胞免疫水平低下而引起的各种疾病。之后研究发现,TF 能转移多种抗原的细胞免疫,包括真菌、细菌、病毒、寄生虫、组织相容性抗原及肿瘤抗原的细胞免疫。一般认为 TF 没有转移体液免疫的作用。TF 具有可透析性,不含蛋白质,粗制的 TF 含有多肽及核苷酸,其活性不为胰蛋白酶、DNA 酶及胰核糖核酸酶所破坏,分子量<5 000。在葡聚糖 G25 凝胶过柱时,洗脱液出现两三个高峰和若干个较小的峰,最后一个高峰含有活性。Gottlieb 等认为 TF 免疫活性部分可能由 12 个氨基酸和 3 或 4 个 RNA 碱基组成。有人认为 TF 由低分子量的双螺旋 RNA 组成。Kirkpatriek 等认为 TF 含有被动转移迟发型超敏反应的物质中含有 6-氧化嘌呤(hypoxanthine)。许多学者认为 TF 含有多肽和核苷酸,但无 cAMP。紫外光谱测定粗制 TF 的 E_{260}/E_{280} 比值一般在 2.0 左右。研究发现,TF 不含免疫球蛋白,无免疫原性。因受体很快就获得转移供体的细胞免疫力,一般认为这种免疫为非自动免疫,受体一旦获得转移成功后,免疫力持续时间较长,有达 1 年之久;亦认为这种免疫为非被动免疫,受体经转移而获得很高的敏感性后,不论从皮肤还是血清中均找不到相应抗体。在体内或体外,TF 可把正常淋巴细胞转变为对抗原具有敏感性的淋巴细胞,这种转变的淋巴细胞遇到相应抗原就发生转化和克隆的增生。TF 的免疫传递是具有特异性的,因此,在制备特异性 TF 时,供体的敏感性十分重要。鉴于 TF 能激活细胞免疫反应,因而凡属于细胞免疫低下而引起的疾病皆可考虑用 TF 治疗。Spitler 等认为可以应用 TF 的疾病有下列几种:① 先天性细胞免疫缺损;② 播散性传染病;③ 自身免疫病;④ 病因不明的疾病;

⑤癌瘤。为此,上海转移因子协作组用正常人 TF 治疗各型带状疱疹 61 例,有效 48 例,有效率为 78.7%;其中注射 TF 1 支者 34 例,有效者 23 例,有效率为 67.6%,而注射 TF 两支者 27 例,多为重型病例,有效者 25 例,有效率为 92.6%。说明增加剂量,对于重症带状疱疹也能有很好的疗效。北京生物制品研究所肿瘤组用正常人 TF 治疗癌症患者并进行临床观察,在近百例癌症患者中,初步发现正常人 TF 对癌症有一定辅助治疗作用。癌症患者经手术、放疗或化疗后,常出现细胞免疫水平下降,甚至可能影响到治疗的继续进行。细胞免疫检测结果表明,注射 TF 后许多病例(21/29,72.0%)免疫力显著回升,表现出获得细胞免疫重建的效果。接受 TF 治疗的患者,多数自觉症状好转,食欲增进,体力增加。白血病患者在缓解期注射 TF,可延长缓解期,且有较好的抗感染作用。因此,TF 在肿瘤综合治疗中可作为一种辅助治疗药物。

另外,结核病是一种慢性消耗性疾病,患者在其漫长的病程中会产生各种特异性抗体,因此皮肤试验、血清学试验一直是结核诊断的重要依据。随着科学技术的进步,不断发现新的结核诊断用抗原。目前已报道的重要结核分枝杆菌抗原有 8 种,除结核菌素蛋白衍生物外,还有抗原 85 复合体、38 kDa 磷酸盐转运蛋白、6 kDa 早期分泌性蛋白、10 kDa 培养滤液蛋白、免疫性蛋白、主要分泌性免疫蛋白和表面脂蛋白等作为结核诊断用抗原。

在缺少磷元素的培养条件下,MTB 合成 38 kDa 蛋白的量增加。38 kDa 蛋白是 MTB 相对特异的蛋白,只存在于 MTBC 中,有两个特异的 B 细胞抗原决定簇,对应的单克隆抗体分别为 TB71 和 TB72。38 kDa 蛋白又名 pab,是一种磷酸盐转运蛋白。38 kDa 蛋白具有较强的免疫原性,能使结核患者产生 T 细胞反应和皮肤迟发型超敏反应(DTH)。后续研究显示,38 kDa 蛋白的特异度为 27.0% ~ 89.0%,表明其特异性不稳定。6 kDa 早期分泌性蛋白(ESAT-6)和 10 kDa 培养滤液蛋白(CFP-10)是近年研究较多的两种结核分枝杆菌蛋白抗原,是存在于致病性结核分枝杆菌培养滤液中的早期分泌蛋白,均由 BCG 缺失的基因片段 RD1 所编码,序列有 25.0% 的同源性,都能够被 70.0% 的结核患者 T 淋巴细胞识别,诱导强烈的 T 淋巴细胞增殖活化和细胞因子分泌。ESAT-6 编码基因大小约为 288 bp,蛋白相对分子质量约为 6×10^3,它不仅是抗结核分枝杆菌记忆免疫应答的主要配体,而且还是保护性免疫的靶抗原。

第七节　结核菌素使用剂量与产生反应的标准

目前以 5 个结素单位 PPD(0.000 1 mg)或 5 单位 OT(0.05 mg)为常规诊断使用剂量。美国肺科学会 1969 年将 PPD 原 1、10、100、250 单位分次试验改为一次 5 单位试验法。1980 年美国胸科学会对试验标准(14 版)进一步确认:用吐温 80 做稳定剂并经生物检定标化至 5 个结素单位 PPD 为所需抗原,以皮内法试验,48 ~ 72 h 查验反应,反应大小以硬结为准。并指出 1 单位的结素即使需要也很少使用,250 单位的结素由于含高浓度结素而缺乏特异性反应,故难以评价试验结果,而 5 单位结素发生不良反应的也极少。

安徽医学院附属医院肺科 1979 年报告:70 例活动性肺结核病人对 1∶2 000(5 单位)OT 反应全部阳性,而对 1∶10 000(1 单位)OT 反应有 35.7% 为阴性,对 1∶100 000(0.1 单位)OT 反应则有 78.6% 为阴性。对 23 例痰菌阳性患者进行结素试验,5 单位结素试验者全部阳性,1 单位者有 8 例阴性,0.1 单位者则有 20 例阴性。用 5 单位结素对 30 例住院重症结核病患者、100 例健康者及 60 例门诊结核病人分别进行试验观察,三种浓度结素试验 72 h 均无全身严重反应。上海中山医院(1982)报道:对明确诊断的肺结核、恶性肺部肿瘤及其他肺部疾病共 197 例进行分析,三组均进行 1 与 5 结素单位试验,结果显示 5 单位组较 1 单位组与临床诊断更符合,5 单位 OT 结核组强阳性率为 22.2%,阴性率为 1.9%;恶性肿瘤组相应为 3.0% 及 60.6%,其他肺部疾病为 4.5% 及 50.0%。上海第二结核病院 1983 年报道:399 例结核病人及 264 例非结核患者计 663 例先用 1 单位 OT 皮试,阴性率分别为 9.3% 与 59.1%,对阴性者再用 5 单位复试,阴性率则为2.3%与39.8%。354例肺结核病患者与147例肺癌患者,1单位结素的阴性率各为9.3%与54.4%,5单位阴性率各为2.3%与35.4%。354例肺结核病患者与79例肺炎患者,1单位结素的阴性率各为9.3%与55.7%,5单位阴性率各为2.3%与34.2%。结核性胸腔积液30例与癌性胸腔积液18例,1单位结素的阴性率各为10.0%与77.8%,5单位阴性率各为0、50%。15例淋巴结结核与7例结节病,1单位结素的阴性率为0与100%,5单位阴性率各为0与85.7%。故认为:对5单位结素阴性者应多考虑非结核性疾病;肺癌胸腔积液OT阴性率显著高于结核性的,在临床工作中OT试验可以作为疾病诊断与鉴别诊断的一种方法。399例结核病人用1单位OT皮试,阳性率为90.7%,5单位阳性率为97.7%,5单位的更符合诊断;结核病人5单位OT的阴性率显著低于非结核病人,显示鉴别诊断所使用OT以5单位为宜。因此,在我国使用结素的剂量为5单位是恰当的。

  在使用结素时,对疑有眼底活动性或陈旧性结核病的患者,最好不做结素试验。因为结素皮试后的反应常可使病变恶化,造成视力严重减退甚至失明。因此,对这类患者若需做结素试验,可以选取1(或0.1)单位而不是5单位。我国将5单位结素试验的阳性反应的硬结标准规定为5 mm,其他一些国家由于有非结核杆菌感染,将自然感染的阳性反应硬结标准规定为10 mm,规定0~4 mm为阴性,5~9 mm为可疑。

(薛同明)

第五章 结核菌素效价的标定

一、对比法

我国生产规程用对比法。将4只致敏的400~600 g的豚鼠,脱毛后在背部脊柱两侧对应部位皮内分别注射4个不同剂量的标准与待检结素,每个0.1 mL,于24 h、48 h、72 h各观察一次,算出待检结素与标准结素的平均反应值(横径×竖径为反应面积,4个剂量反应面积之和为总面积,每组动物反应总面积之和除以动物只数为各组平均反应面积),以标准结素的平均反应为1.0,求出标准品与待检结素的比值,比值在1.0±0.1为合格。

二、统计法

用对比法对6~8只动物进行皮试,于24 h和48 h测定结果,取其反应直径>8 mm、<25 mm者分别进行统计学处理,结素浓度的对数值与反应直径是直线关系,要求待检品效价为标准品的±20%,95%的可信区间,即在75%~130%之间为合格。

(巢玉琼)

第六章 影响结核菌素反应强度的因素

结素试验的特异性因年龄、性别、遗传因素、某些疾病(如HIV感染)而异,甚至受气候、地理因素以及其他因素如环境分枝杆菌感染和BCG接种等影响。尽管如此,结素皮试在结核病高发国家对评估结核病控制水平方面仍是有价值的。标准化的方法可以最大限度地扩大结素调查的应用范围。试验结果的解释取决于应用目的。结素试验在各不相同的接种对象身上,其反应强度是不相同的。其影响因素主要有以下诸方面。

第一节 受试者特征

一、性别

Takai用PPD-S对痰涂片阳性肺结核病人进行结素反应大小的观察:女性0~44岁、男性0~59岁的反应平均直径为16~17 mm;男性60岁以上、女性45岁以上的反应平均直径则分别为13.7 mm、13.8 mm,反应稍小,显示中老年人结素反应强度有所下降。

二、年龄

Toida观察结核病人结素反应强度,3个月至1岁的病人反应平均直径为17.0 mm,较总的平均直径19.9 mm稍小。

周小红(2013)等在对疑似结核病的8 884例病人结核菌素试验结果分析中发现,阳性率和强阳性率随着年龄的增长而逐渐升高,19岁~55岁达高峰,≥56岁逐渐下降。

1963年,Johnston对1 469例60岁以上结核病人用多刺法做结素皮试,结果如表6-1-1所示。

表6-1-1 1 469例60岁以上结核病人多刺法结素皮试结果

年龄/岁	阳性率/%
60	80
70	70
80	50
90	30

结果显示,随着年龄增长,结素反应阳性率反而下降。

研究结果还显示,对0~92岁的结核患者进行结核菌素试验,0~1岁小儿的硬结面积平均为 21.29 ± 5.52 mm^2,硬结直径平均值为 16.98 ± 5.77 mm,和2~64岁的硬结面积(平均为 26.65 ± 10.29 mm^2)及硬结平均直径(20.06 ± 10.07 mm)相比,明显呈低值。

国外有些学者认为,34岁以上女性及54岁以上男性,其结素阴性反应有所增加,>50岁衰退最明显。

江苏淮安市一项研究显示,结核病患者结素假阴性反应见于:高龄(60 岁以上者约 20%,70 岁以上者约 30%,80 岁以上 50%)为阴性;儿童患麻疹、百日咳后,结素反应为阴性,大约 3 周后可逐渐恢复;重症结核病患者,经过治疗随着病情好转,结核菌素反应可复阳;结节病患者,阳性率仅为 10%,且多为弱阳性;淋巴瘤与其他恶性肿瘤患者;接受糖皮质激素或免疫抑制剂治疗者;营养不良和 AIDS 患者;结核菌素稀释液效价降低。周亚玲等(2010)在 2008 年 1 月至 2009 年 12 月对怀疑结核感染的 2 714 例小儿做 PPD 皮试的研究显示,PPD 阳性率在不同年龄组间、不同性别、有无卡介苗接种及卡介苗接种后有无卡痕的组间比较,差异有统计学意义,在不同性别间比较差异无统计学意义。时文明等(2016)收集常州市结核病防治研究所预防接种门诊已接种 BCG(冻干皮内苗 0.1 mL)的 1 533 例婴幼儿资料,对其进行 PPD 试验结果显示,1 533 例婴幼儿卡痕率为 94.59%,PPD 试验阳转率为 96.09%,不同性别、户籍地、出生体重和不同年龄婴幼儿 PPD 试验阳转率差异均无统计学意义($P>0.05$);卡痕均径为 3～5 mm 和 >5 mm 的婴幼儿 PPD 试验阳转率均明显高于卡痕均径 <3 mm 者($P<0.01$)。

第二节　卡介苗接种后检查时间与婴儿出生后接种时间

一、卡介苗接种后时间的长短

刘萱等(1997)在《卡痕直径与 4 年结核菌素反应分析》一文中,对胶州市城区 6 所小学 545 名儿童进行皮内法 BCG 接种后 12 周及连续 4 年结核菌素皮试持续阳转情况分析,结果表明:① 皮内接种卡介苗后第 4 年仍有 72.84% 的儿童结核菌素试验阳性(笔者注:结素阳性是 BCG 接种使 T 淋巴细胞致敏的数量和强度的反映。一般认为只能维持 3～5 年,因为 T 淋巴细胞的寿命是有限的,即会死亡;虽然致敏 T 淋巴细胞可以把致敏信息传递给未致敏的新鲜 T 淋巴细胞,但数量少、强度低。随时间的延长,BCG 致敏 T 细胞及其效力将化为乌有。刘萱的文章中 BCG 接种后第 4 年仍有 72.84% 的儿童结素阳性的这一结论有待研究,因为这是经过结素 3 次复强的结果)。② 结核菌素试验阳性持续时间随接种 BCG 后 12 周结核菌素反应直径的增大而相应增长。③ 结核菌素阳性持续时间与卡介苗接种后 12 周卡痕大小无关(笔者注:这点和有关研究结果不一致,希望有志者进行大样本研究以确定)。

二、婴儿出生后不同时间接种卡介苗

洪幼萍(1999)曾经对儿童出生时与出生后 3 个月以内接种 BCG 的人群在接种后 3～6 个月内接种 BCG 的效果分别进行了探讨,结素试验以硬结为准,纵横均径 <5 mm 者为阴性,≥5 mm 者为阳性。结果显示:两组婴儿结素阳转率均为 93.9%～98.6%,结素反应均径为 8.79～9.86 mm。经统计学分析,两组间结素阳转率和反应均径大小均无显著性差异($P>0.05$)。

孔香兰等(2013)对由于各种原因在出生时未及时接种 BCG 的 210 名婴幼儿接种 BCG 后进行追踪观察,其阳转率为 57.6%,其中接种时药液无外漏,皮丘标准,卡痕明显者 PPD 试验阳转率高。黄麦玲(2018)报道,BCG 预防效果为 50.0%～80.0%,随着年龄的增长,BCG 接种后在体内形成的保护力逐渐减弱,约 20 年后几乎消失了,所以青少年容易发生结核病。因此,接种 BCG 后间隔数年需要再加强 1 次。

第三节 结核菌素反应强化现象

一、结素重复试验

Koch 曾经观察到,早先已获得对结素迟发型致敏反应者,在同一部位重复注射结素,会在 8~12 h 出现早反应(加速反应)、24 h 后达高峰后迅速下降(24~28 h)的消退快、水泡多等加速反应现象(Jones-Mote 型反应,结素的促进反应)。Stead 等于 1974—1976 年对 328 名两个月前结素试验无反应者及 23 名以前结素试验反应在 13 mm 以下者,以 5 TU PPD-T 对试验用过的右手同一部位及未用过的左手同时进行皮试。结果 23 人中 4 人双臂无反应;7 人低反应,双臂相近,差异不大;12 例反应增加 14 mm 以上,且左右差异不大。故认为在同一部位重复试验不产生假阳性反应。Glassrothd Thompson(1977)为观察复强作用,对 1 521 名健康者进行 5TU PPD-T 试验,同时做了 PPD-G 试验,1 周后以 PPD-T 重复试验,48 h 观察反应结果,反应平均直径明显大于第 1 次试验,如以 6 mm 以上的 PPD-T 反应自 <10 mm 增大到 >10 mm 即为增强,有 54 人,占 3.6%;开始的试验 PPD-T 反应 < PPD-G 者未见明显增强(与 PPD-T 反应 > PPD-G 相比),年龄以 35 岁者较多,其中非典型菌致敏可能是常见的增强原因。N. Thmnpson 和 Glossrath 等(1979)为了监测医院职工结核感染情况,对 10 所医院 1 478 名职工用 PPD-T 进行连续皮内结素试验,在观察中发现复强作用多见于 55 岁以上者,并可持续 1 年以上,故提出采用系列结素试验法以区别自然感染与复强作用:如第 1 次试验为阴性,1 周后第 2 次试验仍为阴性,则认为无自然感染;如以后数年内反应增大 6 mm 以上,则认为有新感染;如第二次试验有反应,则认为是复强作用。同一部位重复试验这种现象为 Koch 最初观察到的,1955 年 WHO 曾对同一部位重复试验对反应的影响进行观察,结果反应出现早、消退快、反应大、水泡多,故认为重复注射时应该更换部位。有人研究结果显示,重复试验者反应硬结较一次试验大 3 mm。据报告,这种重复试验的促进现象从第一次重复开始出现,6 年后有 25.0%、8 年后还有 15.0% 的人保留此种状态。故重复试验时应该更换部位,至少要距离原试验处 5 cm,才有可能避免重复试验对试验结果的影响。所以在试验中最好注明试验的部位,如左前上、左前下、右前上等。如表 6-3-1 所示。

表 6-3-1 重复试验结果(平均反应直径)

单位:mm

注射部位		不同试验反应时间			
		6 h	1 d	3 d	6 d
结素试验	新	4.4	4.1	3.3	1.9
	旧	5.1	4.8	3.3	2.1
卡介苗接种	新	8.6	14.4	13.6	10.6
	旧	17.1	16.7	12.5	8.7

重复试验这种现象的发生,有人解释为:原来结素阳性反应聚集在局部组织的致敏 T 淋巴细胞,仍停留并固定住局部组织,使局部皮肤组织对结素更为敏感,当再次在此敏感的局部做结素试验时,这部分固定下来的致敏 T 淋巴细胞可即时出现反应,而不必等待从血液循环中转移过来的致敏细胞。这种局部敏感现象可以维持多年。在同一部位反复试验能降低局部敏感性。如在前臂某一部位反复做 10 次试验,即可使反应转为阴性,这可能是局部抗原超量所导致的。而在身体别处如腿部试验,仍然为阳性。总之,对结素重复试验可归纳如下:① 未受结核菌感染,重复试验不出现反应增强现象;② 接种过卡介苗或受非结核性分枝杆菌感染有弱反应者,重复试验后反应可以增强;③ 在同一部位重复试验可引起加速反应,

消退亦快;④当原过敏反应减弱或消退后可由弱刺激引起反应增强现象;⑤反应增强现象的出现,一般是两次试验之间至少间隔一周,并可持续1年以上;⑥解释反应增强结果时须特别注意原因分析、增强标准,如美国认为2年内反应由10 mm以下增加到10 mm以上,二者之差至少6 mm以上者为新阳转。有人认为结素反应不易变化,但在有些情况下,结素过敏性也经常出现变化。

二、结素反应复强作用

结素过敏反应的复强作用(boost effect)是指已致敏机体经过一定时间后,结素的变态反应减弱或消失,此时可经再次结素试验而使变态反应加强的现象。

研究者在某次流行病学调查中,对某些人群每年定期进行结素试验,出现了一种当时无法解释的结素反应阳转现象,尤其在老年人群中更突出。有人发现第一次结素皮试阴性反应的老年人,一年后进行第二次皮试时,同一老年人群中出现了高达4.0%的结素反应阳转率,而当地结素反应平均阳性率为7.0%,如果说结核感染年增长率为4.0%,则当地的结素阳性率决不可能稳定在7.0%的水平,而且经过追查,这些结素阳转的老年人并无接触传染源的情况。这种矛盾现象引起了流行病学者的怀疑,因此学者进行了许多研究。Ferebee和Mount的研究证实这种复强作用均表现在第二次皮试时,并且发现这种对结素敏感性复强的现象,最早可在第一次皮试后一周发生,如果重复做三次皮试,其出现的结果和第二次皮试的结果几乎完全相同。据此,他们认为这种对结素敏感的复强作用,仅仅是在第二次皮试时形成的,并不因以后的多次重复试验再有所增强。此外,还有学者通过大量的试验和观察也证实了这一结果并肯定地认为,在第一次皮试后的短期内不可能产生新的感染的情况下,第二次皮试出现的结素反应阳转或敏感性增强的现象,就是结素皮试的复强现象。

1. 结素复强试验方法

① 采用1 TU结素皮内注射,如果在一周内未产生达到硬结平均直径的阳性反应阈值(我国为5 mm,国外有的为10 mm),则应在一周后,再用5 TU结素进行第二次皮试(复强注射),注射后48~72 h查验反应,其硬结平均直径如果大于阳性阈值,而且两次硬结反应平均直径的差超过6 mm,即视为复强反应阳性。亦有人认为第二次皮试反应硬结平均径达到10 mm以上,为复强反应阳性。

② 在第一次皮试时即采用5 TU结素,如为阴性,则在一周后再用5 TU结素进行第二次皮试,对所获得结果亦按上述方法予以鉴定。

复强反应常见于50~70岁的老年人(多数在55岁以上),而且一旦进行第一次皮试,复强的敏感性在一周内即变得非常明显,且至少可持续一年以上。为了防止在第一次皮试阴性反应后发生新感染的可能,复强试验应在第一次皮试后一周进行。

2. 相关研究

Magnus(1955)报告,接种BCG后的结素过敏反应至少保持5年不变。而其他许多人报告,接种BCG后过敏反应在几年内逐渐减弱甚至消失。为什么会有如此不同的结果?Magnus观察的方法是接种BCG后每年做一次结素试验进行连续观察,而别人的观察方法不是每年均做结素试验。Magmus(1957)在豚鼠接种BCG 7个月后做结素试验观察变态反应直径:将豚鼠分为四个组,A,B,C三组在结素试验前一个月做中间结素试验(5 TU,PPD-RT19-20-21),A组每周一次,共四次,B组月初一次,C组月末一次,D组为对照(不做中间结素试验)。结果(反应平均直径)是:A组9.4 mm,B组11.1 mm,C组4.9 mm,D组5.9 mm。在另一个实验中,中间试验用100 TU,其结果是:A组9.5 mm,B组11.8 mm,C组12.3 mm,D组6.1 mm。用OT亦获得相似结果。说明豚鼠接种BCG后过敏反应较弱时,可通过结素(PPD或OT)得到复强。复强程度与剂量无关,多次重复试验比一次结素试验所产生的复强效果小,其原因可能是脱敏作用的影响;或许更主要的是多次抗原的进入分散了机体免疫细胞及淋巴因子在一局部集中的结果。

Tolderlund(1960)观察644只接种BCG的豚鼠每周过敏反应的直径,其中部分豚鼠在观察过敏反应前14 d做一次中间试验,以便与不做中间试验的比较,同样每周观察未接种BCG的豚鼠,结果如表6-3-2

所示。

表 6-3-2　豚鼠接种与未接种 BCG 及中间有无试验结素反应统计

单位:mm

分组	4周	8周	12周	16周	20周	24周	28周	32周	36周	40周	44周	48周	52周	56周	59周
接种且中间试验	12.3	14.1	14.0	13.6	12.7	13.2	12.1	10.0	11.3	10.5	8.5	10.2	12.4	9.8	10.8
接种中间未试验	12.6	13.6	10.1	11.7	9.1	8.8	7.0	5.8	4.3	2.2	5.4	2.2	—	5.5	—
未接种卡介苗	1.0	1.5	3.0	1.5	4.5	4.2	2.0	3.8	2.6	3.8	—	2.2	—	—	5.5

豚鼠接种 BCG 后所引起的过敏反应在接种后 1~3 个月内达到高峰,3 个月后开始减弱,12 个月降低到与未接种 BCG 豚鼠同样的水平,结素试验对减弱或已几乎消失的过敏反应有明显复强作用,证实了 Magnus 在 1957 年所做的试验结果。

Tolderlund(1967)为了观察未接种 BCG 的豚鼠是否会因为结素试验产生过敏反应,BCG 引起的过敏反应减弱或消失是否伴随 BCG 引起的免疫力也减弱或消失,选用 840 只豚鼠,一年中每周选一批,其中一部分接种 BCG,另一部分不接种,到年底均攻毒,以豚鼠存活时间来反映其免疫力的大小。接种与未接种 BCG 的豚鼠都有一部分在攻毒前两周做一次中间结素试验,有一部分不做结素试验,为对照。各组动物在攻毒前两天任选一部分,做结素试验以反映攻毒前的过敏状态。结果是:① BCG 接种引起的过敏反应在持续减弱或消失,由于有中间试验,大部分可得到复强;② 注射结素对未接种 BCG 的动物没有引起过敏反应现象;③ BCG 引起的免疫力在一年中无明显减弱或消失,这与过敏反应不一样,而且与过敏反应状态无关,也不随过敏反应的复强而增强。Tolderlund 1967 年还报告了观察 5 年的类似报告:5 年中每周选一批豚鼠,接种与未接种的共 1 130 只,到 5 年终末攻毒前将其分为五个组:A. 原已接种 BCG 豚鼠在攻毒前 7 周重复接种 BCG 一次;B. 已接种 BCG 豚鼠在攻毒前 72 周皮内注射一次结素(复强);C. 已接种 BCG 豚鼠在攻毒前不做处理;D. 原未接种 BCG 豚鼠在攻毒前 7 周接种 BCG;E. 原未接种 BCG 豚鼠在攻毒前不做处理。各组豚鼠于攻毒前两周均做一次结素试验,以反映攻毒时过敏状态,并以攻毒后豚鼠的存活反映其免疫力的大小。结果是:5 年过程中,豚鼠因 BCG 接种所引起的过敏反应已完全消失,但注射一次结素后即复强到新接种 BCG 后的水平;与此相反,豚鼠对结核菌的获得性抵抗力在 5 年过程中并未完全消失,仍然保持中等水平,但稍逊于新接种动物,也不因为注射结素而有所提高。

Magnusson(1960)用豚鼠做了 9 个月实验观察发现,豚鼠接种 BCG 后结素过敏反应均径于两个月时为 14.7 mm,5 个月时为 10.6 mm,9 个月时为 9.3 mm。中间 5 个月、8 个月做过两次结素试验的豚鼠,9 个月时反应均径为 13.9 mm。9 个月攻毒后各组存活时间为:未接种 BCG 的对照组 63 日;两个月前接种者 93 日;9 个月前接种者 92 日;9 个月前接种且中间(5 个月、8 个月)做结素加强试验者 94 日。说明接种 BCG 后豚鼠结素反应逐渐减弱,但通过结素加强试验可以复强到较高的水平,接种 BCG 的各组豚鼠都较未接种豚鼠具有明显较长的存活时间,即较高的抵抗力,获得性抵抗力并未随时间而减弱(9 个月与 2 个月相比),而且过敏反应较弱的豚鼠与因中间试验而保持较高过敏反应的豚鼠亦无明显差别。

高再发等对人做研究观察,复种 BCG 前选取 1 213 名 12~18 岁结素反应 <5 mm 的中学生,在间隔 11 个月后以相同剂量对其中 1 202 名行第二次结素试验,结果显示,第一次有卡疤者结素硬结均径为 1.1 mm,无卡疤者为 1.0 mm,第二次则分别为 4.8 mm、3.0 mm,差异有统计学意义;以结素反应 ≥5 mm 者为阳性,首次阴性、第二次阳性的有卡疤者为 40.9%,无卡疤者为 21.1%,差异有统计学意义($P < 0.01$)。

1967 年,将三所托儿所中 5 单位结素试验反应均径为 0~8 mm 的 289 名幼儿分为三组(间隔 1、2、3 个月的各一组),定期再次进行与首次相同剂量、不同部位的结素试验,第一组(间隔 1 个月)结果如表 6-3-3 所示。

表 6-3-3　两次结素试验反应平均直径的比较

人数/例	第一次试验平均直径/mm	第二次试验平均直径/mm
43	0	3.28
86	2.26(0~4)	5.30
20	7.00(5~8)	11.20

第二次结素试验反应平均直径与第一次相比差异有统计学意义($P<0.01$),说明再次结素试验能使弱的变态反应复强,如表6-3-4所示。

表 6-3-4　第一次结素试验阴性、第二次阳性的频率

第一次	人数/例	第二次>5 mm	比例/%	第二次>10 mm	比例/%
0 mm	43	13	30.2	4	9.3
0~4 mm	86	38	44.1	15	17.4

第2、3组情况基本相同。

国外也有多篇报道,如 Magnus(1955)对一些接种卡介苗的儿童进行结素反应强度的观察,发现每年做结素试验的儿童比只做一次的儿童反应强,如表6-3-5所示。

表 6-3-5　卡介苗接种后首次与以后每年检查结素变态反应情况

	第一次试验	每年试验（接种后间隔3年）	第一次试验	每年试验（间隔4年）
受检人数/例	4	416	6	207
平均直径/mm	7.8	20.9	6.5	16.7

3. 结素复强作用原因

根据上述各种试验观察,目前对结素复强作用的原因认识如下。

① 由于某些人(特别是老年人)BCG 接种、少量结核菌自然感染、非结核性分枝杆菌感染等所引起的结素过敏反应,随着时间的推移而转弱或消失(人体比豚鼠慢得多),对结素的敏感性降低,甚至降至标准结素试验阳性阈值以下,如果这种降低了的敏感性不是低于阈值太多,当再次进行小剂量的结素一次或重复结素试验时,就可以刺激其敏感性的复强。这种复强可达到原来或接近原来的强度。对没有接种过BCG 和没有受过自然感染的机体,反复结素试验不会引起过敏反应。

② 动物实验中因接种BCG引起的免疫力不因过敏反应的逐渐减弱或消失而转弱或消失,也不因结素过敏反应的复强而增高。在人体中无法进行免疫力的观察,但这种现象在人体中也可能存在。

③ 在流行病学调查时,由于某一人群反复结素试验会出现异常偏高的"阳性率",故应考虑到结素复强作用的因素,避免得出错误的结论。

④ 老年人结素过敏反应转弱或消失,在重复结素试验时可能出现复强,应与新感染者区别,50~70岁老年人(多数>55岁)复强反应较多见。

⑤ 根据结素试验的结果来确定BCG复种时间和对象意义不大。

⑥ 对成人做定期的常规结素试验时,应使用两期试验(two-stage testing),应尽量减少因复强作用而判为阳转的可能。若首次试验反应<5 mm,一周后进行第二次试验,若第二次试验反应≥5 mm,则可能为复强作用;若仍然<5 mm,则判为未感染。以后定期进行试验,若阳转表示人体在此期间感染了结核菌。

⑦ 第一次试验后一周即可出现复强,复强作用随年龄增长反应有所增强,第一次试验后2~3年再次试验,仍出现复强。

1985—1986 年全国第二次结核病流行病学调查中,随机抽样5TU OT 皮试阴性者160 例,于1周后在另侧前臂以相同剂量、相同方法皮试,复强反应阳性者23 例;阳性率为14.3%,其中男性为22.2%,女性

为9.2%。由此可见,复强反应在感染率调查和临床工作中有现实意义。

结素复强的机制:复强机体在二次抗原进入时免疫反应的基本表现,说明结核菌抗原对机体已经致敏,只是由于感染时间较久,机体免疫细胞的量或强度反应减弱不足以引发可见的达到标准的硬结,故第一次结素试验可能为阴性,但第一次结素试验的抗原注入,就可使削弱的免疫活性细胞激活,增强回忆反应,故第二次用相同剂量的抗原进行复试,即可引起阳性或较强的变态反应。

⑧ 结素复强反应与血清免疫球蛋白(IgE)含量的关系。胡天勇等研究结果显示:全年龄组村民3 897人首次做PPD试验,阳性反应者1 924人,阳性率为49.4%,7天后对首次PPD反应阴性者进行第二次试验,1 793人中阳性者197人,复强反应阳性率为11.0%。证明结素复强现象的存在,并且作者认为结核菌自然感染或人工感染机体后引起的过敏反应随着时间的推移而减弱或消失,这种减弱或消失可通过一次后重复结素试验而复强。他们在PPD试验前、首次PPD试验阴性、首次PPD试验阳性、第2次PPD试验阴性和复强反应阳性计五组人群中各随机抽样32人,用ELISA法进行血清IgE含量检测发现:(1)试验前组血清IgE含量水平显著低于首次结素试验反应阴性组($t=2.43, P<0.05$),更低于阳性组($t=2.91, P<0.01$);(2)复强反应阳性组血清IgE含量水平不仅极显著高于试验前组($t=7.60, P<0.001$),而且也非常显著地高于首次结素试验阴性组($t=4.35, P<0.001$)、阳性组($t=4.35, P<0.001$)和第二次试验的阴性组($t=2.753, P<0.01$);(3)第二次PPD试验阴性组IgE含量水平显著高于试验前组($t=4.79, P<0.001$)和首次结素试验阴性组($t=2.43, P<0.05$);(4)第二次PPD试验阴性组IgE含量水平和首次结素试验阴性组($t=1.75, P>0.05$)、阳性组($t=1.61, P>0.05$)比较无统计学差异。由此说明结素试验除可用来检测机体细胞免疫功能状态外,它还具有刺激机体免疫系统产生IgE的作用。两次PPD试验的复强反应者体内产生的IgE含量水平较一次者更高,显示出人群血清IgE含量随着PPD试验次数的增加呈现逐渐升高的趋势,该现象符合抗原刺激机体而引起的再次免疫应答或回忆应答。该研究还表明各组PPD试验反应直径与血清IgE含量水平无相关性,支持结核菌侵入人的机体,机体免疫呈现细胞免疫与体液免疫发生分离现象的观点。出现这种情况的原因可能是在T淋巴细胞水平上,保护性免疫反应和延迟性变态反应是分离的。

活动性结核病人的免疫学特征是细胞免疫功能低下、体液免疫功能增强。笔者的研究结果显示,病变范围广、痰菌阳性的肺结核患者T/B淋巴细胞的比例可达到24/76,治疗以后则恢复为72/28。有人检测结核病人的血清IgE含量水平升高,并且与病情的严重程度相关;结核病人的结素试验还可呈现立即超敏反应的现象。

⑨ 复强的其他原因还可能有:第一,个人因素。在第一次试验时有抑制反应发生的原因,如病毒感染,预防疫苗或免疫抑制剂应用等;第二,所用抗原在注射器内保存时间较长,效价下降;第三,抗原注入过多、过少或注射过深;第四,查验反应技术问题及个人差异;第五,反应增强现象;第六,近期有结核菌感染或非典型抗酸菌感染。

三、结素反应增强或推助(enhancing)现象

Caplin(1980)报告,以1 TU结素对接种BCG者进行试验,反应阴性者于一周后又做10 TU试验,结果除第二次试验(+)外,首次试验的部位反应也增大。1例数年前接种BCG者做Heaf法试验(-)后又做100 TU试验,反应均径为10 mm,而原Heaf法试验也呈现阳性反应。

北京市海淀区结防所(1983)对曾经接种过BCG的小学生及成人分别进行观察:所有对象观察时5 TU OT呈阴性反应,皮内接种BCG后5天发现,原结素反应有增强现象,结果如表6-3-6所示。

表 6-3-6 接种 BCG 5 天后原结素试验反应情况

对象	人数/例	结素转阳人数/例	比例/%	原结素试验硬结平均直径/mm	复查结素硬结平均直径/mm
小学生	163	35	21.7	2.54±1.69	8.74±2.75
成人	51	9	17.7	1.67±1.0	8.67±2.0

Magnus(1955)报告接种 BCG 后,每年重复试验者反应大于 3 年内未试验者,每年试验者 54 人反应平均直径为 18.6 mm。3 年时第一次试验者反应平均直径为 12 mm,4 年中每年试验者反应平均直径为 17.7 mm,4 年时第一次试验者反应平均直径为 9.5 mm。

第四节　双臂同时进行结核菌素试验

双臂试验阳性率低于单臂试验($t=2.7, P<0.01; t=2.2, P<0.05$),以 5 TU 注射硬结平均直径,双臂为 4.8 mm,单臂为 5.2 mm;以 10 TU 注射,双臂为 7.9 mm,单臂为 8.2 mm,单臂均高于双臂($t=3.1, P<0.01; t=5.03, P<0.01$)。统计结果见表 6-4-1。

表 6-4-1 双前臂同时进行结素试验结果

类别	人数/例	5 TU 阳性		10 TU 阳性	
		人数/例	比例/%	人数/例	比例/%
双前臂同时 5 TU、10 TU 结素试验	118	59	50.0	99	83.9
左前臂单独 5 TU 结素试验	139	91	65.5	—	—
右前臂单独 10 TU 结素试验	71	—	—	65	91.5

苏联一学者(1965)报告,两种相同或不相同浓度结素,即使稀释相当的浓度同时试验,对对方的局部反应也均有抑制现象。因此,采用两种浓度结素在一个观察对象身上同时进行对比试验时,要考虑到有相互抑制的可能性,在解释反应结果时要注意这个问题。Rosenthal(1960)比较了婴儿接种 BCG 后单臂与双臂结素试验的硬结反应。结果如表 6-4-2 所示。

表 6-4-2 婴儿接种 BCG 后单臂与双臂结素试验的硬结反应

反应	1:10 000T(单臂)		1:10 000T(同时双侧)	
	人数/例	比例/%	人数/例	比例/%
-	0	0.0	10	3.3
±	1	1.3	6	2.0
+	38	12.4	105	34.4
++	230	75.2	175	57.4
+++	37	12.1	9	3.0
合计	306	100.0	305	100.0

Rosenthal 又对 BCG 接种后 3~5 个月婴儿,用 10 TU 与 100 TU 结素同时试验与单独试验,发现单独注射 10 TU 的人群平均直径为 17.6 mm,同时试验 10 TU 的人群平均直径为 13.4 mm,两者间差异有统计学意义($P<0.01$)。Rosenthal 与 Baer 等还进行了动物试验,也获得了类似结果。

第五节 结核菌素试验的速发型超敏反应

赵晓光(2002)等曾经对1例因双手近端指关节疼痛、肿胀逐渐加重而出现功能障碍半年的52岁女性类风湿性关节炎患者行PPD-C皮试,注射后约1 min,患者诉注射部位皮肤瘙痒,有刺痛及烧灼感,检查见局部皮丘隆起,红晕直径1.2 cm,周围有伪足出现,相继双上肢、下肢、前胸部出现多处大片隆起荨麻疹,双眼结合膜发红,中度充血;因奇痒难耐,患者用手抓挠,出现条索状抓痕;又诉头晕、气短、呼吸困难,测血压为(8.80/4.67 kPa),脉搏为140次/分等过敏性休克症状、体征。Capin提出:有少数人于注射结素后20 min甚至数分钟即出现全身荨麻疹,数小时消退,这种反应似为变态反应的第Ⅰ型反应;还有的人在注射结素后约6 h局部出现立即反应(红肿、硬结反应),24 h左右逐渐消退,似变态反应第Ⅲ型。这些均不能称为Koch现象,而是结素试验中的干扰情况。加拿大学者Penkins在他人观察到1例于2年内进行7~8次结素试验之后,再次注射结素后20 min内亦出现速发型皮肤超敏感性反应的患者,于是速发型和迟发型反应之间的关系问题被提出来。对此,该学者用皮肤试验和氚(^{3}H)标记胸腺嘧啶掺入法测定淋巴细胞转化,进行了对照研究。人体试验于1968—1974年在加拿大安大略金斯顿综合医院变态反应与临床免疫门诊进行。就医于该门诊的大多数是患有过敏性疾病的人,他们往往在同一时期内接受多种敏感试验。注射PPD(10 TU)后20 min观察速发反应,分为"0"至"4$^+$"五度,按照美国胸科学会的标准,48~72 h观察迟发反应。用组织胞浆菌素和白色念珠菌的提取物进行皮内注射,作为结素迟发型皮肤反应的另一指标。根据皮肤反应评定特应性(atopic),凡速发反应在3及3$^+$的硬结与红晕,则认为是特应性反应,并尽可能弄清楚患者接种BCG和接受结素试验的历史。为了确定抑制速发型反应是否有影响迟发反应的可能性,随机选择速发型阳性而迟发型阴性的就诊者,于12 h和在其先2 h给予抗组织胺药(羟嗪)25 mg口服,然后再一次进行10 TU PPD试验,并观察皮肤反应。试管试验(淋巴细胞培养)将从血液中分离出的淋巴细胞悬浮于培养基中,使细胞浓度达$2 \times 10^6 \sim 25 \times 10^6$/mL。将细胞的悬浮液分成每200 μL为一份,每份加入10 μL的刺激剂,重复3份,另有不加刺激剂的作为对照,同样的试验有两份。置于含95%空气及5%二氧化碳饱和水蒸气条件下37℃培养。刺激剂是用无防腐剂的PPD稀释成的6种浓度的贮存液,M型的冻干植物血凝素用无菌水稀释成5种浓度的贮存液,商陆有丝分裂原用灭菌蒸馏水溶解并稀释成5种浓度的贮存液。培养基中加入青霉素(10^6单位/升),每种细胞悬液的若干份与10%的自身血清一起培养,而另一些则与10%的AB型血清培养。淋巴细胞转化的测定是每分钟加入50 μg的1.48×10^5 Bq/mL氚标记的胸腺嘧啶,有的于48 h加入氚标记胸腺嘧啶,72 h收获细胞;而另一部分则于96 h加入,于120 h收获细胞。收获到的细胞经洗涤并干燥后,放入闪烁瓶中,加入10 mL闪烁液,然后在液闪仪中计数。结果用刺激指数(即进行刺激的培养物与对照培养物的放射活性的比例)表示。刺激指数在2以上者为阳性。在3 248名就诊者皮肤试验的结果中,有76人结素试验出现速发型超敏感性反应,占2.3%。在这76人中有66名(87%)的反应属特应性的,而对PPD无速发型超敏感性反应的病人中具有特应性的只有65%($P<0.005$),两者有显著差异。在PPD呈速发型超敏感性反应的76人中,有10名(13%)对组织胞浆菌素呈阳性迟发反应,17人(22%)对白色念珠菌提取物呈阳性迟发反应。而在PPD无速发反应的人中做前述两种试验,其特异性反应率分别为10%和20%。有一个事实值得注意,即对结素试验呈速发反应的人中,并有迟发反应阳性的数目比预期的要少。在全部就诊者中有14%对PPD呈迟发反应,而76名速发反应的人中只有3人(4%)并有迟发反应($P<0.025$),并且这3人均无特应性反应。在出现速发反应的就诊者中,有29名能查出既往结素试验与接触结核病的历史;8人未曾进行各种试验,亦无接触史;3人在几年中曾接受6~7次皮肤试验;另有4人接种过BCG。有无致敏史与有无特应性的就诊者之间,无显著差异。随机让6名有速发反应而无迟发反应的就诊者,于再试验的12 h和在其先2 h

口服 25 mg 的抗组织胺药物,尽管抑制了速发反应,但亦未出现迟发反应。用氚标记的胸腺嘧啶掺入的淋巴细胞刺激试验观察了 28 人,其中 4 人对结素皮肤试验呈速发反应,3 人速发和迟发反应都有,1 人仅表现为迟发反应,将其结果与 10 名结素皮肤试验呈阴性反应的做了比较:速发反应的就诊者与仅有迟发反应者显示相同的 PPD 对淋巴细胞的刺激水平。研究中的 76 人对 PPD 产生上述两类反应,且发生于所有年龄组,该现象发生于变态反应性病人中,也发生于非变态反应性病人中,但更常见于变态反应性的病人。Popys(1975)认为上述两类反应可能系结素中的多糖类引发,而 Kantor 认为受试者的防御机能非正常。美国胸科学会 1981 年报告提出结素试验特应性概念,并且指出结素试验的速发反应对临床和流行病学均无意义,也不能证明机体结核感染。

有学者对北京 19 所小学二年级的学生和 21 所中学初一的学生计 3 990 名做了结素试验,72 h 全部进行了复验,938 名(23.5%)结素阴性,随之对他们中 935 名(99.7%)接种 BCG,3~5 d 后有 901 名(96.4%)接受局部反应检查,呈 Koch 现象者(局部反应硬结≥5 mm 或局部有脓包溃疡者)745 名,占 82.7%(小二学生为 80.5%,初一学生为 85.0%)。根据当地多年来新生儿 BCG 接种率及阳转率均在 90.0% 以上及小学生卡疤率 88.9% 的结果推测,该次调查中呈现 Koch 现象的学生绝大多数系 BCG 接种所致,表明 BCG 接种后机体虽然结素阴性,但对结核菌仍然存在特异性免疫力(应该是很弱的)。Hendrickson 对 1 名 21 月龄女孩经常规皮内结核菌素(5U-PPD)皮试后 30 min,女孩前臂出现红肿,48 h 后皮试部位出现直径至少 12 mm 的硬结和持久性红斑,胸部 X 片正常,Smith 医生进行解释时认为:在接受 5U-PPD 后 30 min 内发生红斑和硬结,并且 12 mm 的硬结和红斑至少持续 48 h,这种情况是很少见的。这种反应的迟发型成分系 IgE 所介导。据报道,如果给个体(如本例病人)的几个不同部位注射 PPD,则在注射后 10 min 内,所有注射部位或在 4 个注射部位中的 1~2 个会发生这种反应。这一观察表明,IgE 可作用于不同的抗原组分,这种现象与 Koch 现象之间无直接关系,Koch 现象在 48~72 h 开始出现,发生于结核杆菌感染后。有些个体产生抗分枝杆菌抗原的 IgG 抗体,在注射部位可发生 Arhtus 反应,即在注射后 6~8 h 发生局部红斑和水肿,持续 12~48 h。这种反应可发展(也可不发展)为 Koch 现象的超敏反应。偶有个体在试验后 10~30 天发生对结核菌素皮试的异常迟发型应答(与麻风菌素晚期反应相似)。大家应该认识到这些由结核菌素引起的异常反应非常少见,对其机理尚不大了解。该病人的异常反应很可能由接触环境(非典型)分枝杆菌所致,而不是结核杆菌引起。Daniel 医生认为这个病例引起的问题极为少见,在这种情形下,不得不根据皮试反应的常识,并权衡皮试对病人可能产生的利弊,选择适当措施:首先,应该认识到,不能把这种早期反应归咎于 PPD 中的稀释液或防腐剂,PPD 中的抗原都来源于结核杆菌,所以应将任何超敏反应归咎于这些抗原或与有关微生物中的类似抗原的交叉反应性,交叉反应通常与环境的分枝杆菌有关。这些分枝杆菌的分布受到地理条件的限制。其次,人们必须认识到,像其他抗原引起的早期反应一样,PPD 引起的早期反应虽然罕见,但却可发生。通常认为,早期反应系对分枝杆菌抗原的循环抗体所引起,IgE 与最早期的反应有关,IgG 引起 Arhtus 反应,在注射后数小时达到高峰。已知结核病人体内有抗 PPD 的 IgE 和 IgG 抗体,在无症状感染者中,大多数血清学试验未检测到这些抗体。故建议在应用中等浓度的 5U PPD 后间隔 4 周或 4 周以上对病人做重复试验,做重复试验时,应观察反应部位,分别于 30 min、4~6 h、24 h 和 28 h 记录硬结直径。如果 48 h 反应仅是早期反应的消退期,那么反应结果可以忽略不计。早期抗体介导的反应是否与发生结核病的危险性相关,尚不清楚。富有经验的临床医师一致认为,对这些反应不需要进一步采取诊断或治疗措施。如果 48 h 出现的反应比 24 h 强烈,并有明确的后期反应高峰,那么早期反应可忽略不计,推测病人结核菌素试验阳性,这种情况显然需要应用异烟肼治疗。如果重复试验仍不能解决问题,则宜选用异烟肼治疗 1 年,对 21 月龄的病例来说,异烟肼毒性的危险性是微不足道的,而不治疗结核感染则具有很大危险性。

第六节 结核菌素试验反应强度与卡疤大小及卡介苗接种次数的关系

卡介苗接种将诱发结素反应阳性,那么,结素反应强度与卡疤大小的相关性如何?不少学者在近几年的结核病防治工作中,还观察到接种 BCG 后出现的卡痕平均直径大小与结核菌素试验阳转率有正相关关系,但查验卡痕有无及大小不能用于考核免疫成功与否,不能代替结核菌素试验来检测人的免疫状况。因为卡痕是接种卡介苗后局部组织发生反应留下疤痕的大小,有卡痕只能说明有过卡介苗接种史,而不能证明已经产生了免疫力或仍然持续有免疫力,因为卡介苗产生的免疫力会随着时间的推移而减弱。卡疤大小并不反映菌苗的活菌数和接种效果,接种的菌量越大卡痕越大,即使接种的是死菌,只要达到足够的数量也可引起较大的卡痕,但体内并不产生只有活菌才能产生的足够强免疫力。对此,胡京坤(2010)报道:北京西城区所属 5 家产院新生儿满 12~16 周后按时到西城区结核病防治所卡介苗门诊进行 PPD 试验者,共计 816 名,其中,阴性 12 名(1.5%),阳性 804 名(98.5%),≥15 mm 者 7 名(占总人数的 0.9%)。12 名 PPD 阴性新生儿 6 个月再次复查全部阳转,PPD 反应大小为 5~9.5 mm。816 名受检儿童左上臂均检出卡痕,卡痕率达 100%。卡痕大小与结素反应关系:卡痕<3 mm 者 114 人(14.0%),结素反应阳性者 106 人(93.0%),卡痕≥3 mm 者 702 人(86.0%),阳性人数 698 人(占总人数的 99.4%)。卡痕≥3 mm 者结素反应阳性率明显高于卡痕<3 mm 者,差异有统计学意义($\chi^2 = 23.12, P < 0.01$)。卡痕大小与结素反应平均直径之关系:PPD 反应平均直径为(9.94±2.26)mm,卡痕<3 mm 者 114 人,PPD 反应平均直径为(8.70±3.16)mm,卡痕≥3 mm 者 702 人,PPD 反应平均直径为(10.14±2.40)mm。卡痕≥3 mm 者结素反应平均直径明显大于卡痕<3 mm 者,差异有统计学意义($t = 4.65, P < 0.05$);卡痕均值<3 mm 者,6 个月有卡痕者结素 100% 阳转,但从卡介苗接种后的总成功率而言,虽然有报告存在卡痕而 PPD 反应阴性者,但结果显示只要有卡痕,表明机体均已产生对结核菌的特异性免疫力,只是卡痕小,产生的免疫反应滞后而已。故该研究结果提示,有卡痕者 3 个月后不必再常规做结素试验测定结素是否阳转,可直接以卡痕有无作为衡量卡介苗接种成功与否的标准,这样符合成本效益原则;在 3 个月时尚未见有卡痕发生者,应当做 PPD 试验,必要时补种卡介苗,以保证 100% 的婴儿获得对结核菌的特异性抵抗力。根据著者实践中所见:卡痕以≥3 mm 为好,否则,尽管对 PPD 试验可以滞后阳转,但可以快速阴转。杨守堂等报道:以未接种过卡介苗的 1 岁以下婴儿 241 人、结核菌素试验阴性的 7 岁小学生 312 人和 12 岁小学生 326 人为观察对象,给观察对象常规接种卡介苗 12 周后,常规进行 PPD 试验,72 h 后观察结果和接种卡介苗处有无卡痕,并测量卡痕的纵横平均直径。结果显示,PPD 检测 879 人,阳性 752 人,阳性率为 85.55%。其中,初免的 1 岁以下婴儿阳性率为 93.8%(226/241),复种的 7 岁儿童为 81.4%(254/312),复种的 12 岁儿童为 83.4%(272/326);卡痕结果与结核菌素试验结果比较,879 名观察对象中,无卡痕者 98 人,卡痕平均直径<4 mm 者 173 人,4~5 mm 者 495 人,6~7 mm 者 71 人,≥8 mm 者 42 人,结核菌素试验阳性率分别为 12.2%(12/98)、77.5%(134/173)、99.8%(494/495)、100%(71/71)和 97.6%(41/42)。结核菌素试验阳性率与卡痕大小呈高度正相关关系($r = 0.982, P < 0.01$)。如果以卡痕直径≥4 mm 为筛检界限值,则与结核菌素试验结果比较,其符合率为 60.0%(527/879),假阳性率为 11.8%(104/879),假阴性率为 28.2%(248/879)。本次观察结果中,879 名儿童的结核菌素试验阳性率与卡痕大小虽有正相关关系,但以卡痕直径≥4 mm 为界限值,与结核菌素试验结果比较,其符合率仅为 60.0%。因此,根据一个好的试验结果必须有高的敏感度和特异度,有较少的假阴性和假阳性的结论,提示卡痕反应确实只能说明有过卡介苗接种史,并不证明产生免疫力的高低,而用结核菌素试验评价结核免疫水平是目前唯一可靠、准确的方法。

刘萱(1007)等对小学 545 名儿童皮内法卡介苗接种后 12 周、1 年、2 年、3 年、4 年的连续 4 年结核菌素皮试阳转及持续情况进行观察和分析,结果如表6-6-1所示。

表6-6-1 545名小学生结素皮试12周阳转及持续情况

观察时间	观察人数/例	结核菌素阳转人数/例	阳转率/%
12周	545	522	95.78
1年	545	484	88.81
2年	545	426	78.17
3年	545	362	66.42
4年	545	397	72.44

从表中可见,接种卡介苗后12周与1年、2年、3年、4年的阳转率均有显著性差异(P值均<0.01)。1年与2年、2年与3年的阳转率亦有显著性差异($P<0.01$),3年与4年的阳转率无显著性差异($P>0.05$)。卡介苗接种后至第4年结核菌素阳性率仍有72.5%。根据著者的研究,一般没有如此高的阳性率。因为卡介苗(包括自然结核感染)所产生的结核菌素过敏反应,随着时间推移,反应可减弱或消失,这种减弱的过敏反应可通过重复TST(相隔1周以上)使过敏反应恢复,是复强的结果。该观察者之所以有这个结果,是因为他每年均做结素试验,使接种者每年都得到1次复强或推助导致的。

另外,儿童结核菌素反应强度与卡介苗接种针次的关系如何?结素硬结大小与卡介苗接种次数的关系如何?有学者在土耳其的布尔萨市7所小学选择6~12岁3 501名儿童,按接种次数0~3分成4组。这些儿童在受试前6个月内均未接种卡介苗或接受结核菌素试验,对每个受试者均给予PPD 5IU皮试,72 h观察反应,结果如表6-6-2所示。

表6-6-2 6~12岁3 501名儿童不同BCG接种次数PPD反应情况

	接种次数			
	0	1	2	3
人数/例	1 518	1 513	433	37
结素反应	3.2±3.9	6.3±7.8	10.7±6.2	14.8±4.3
第90和95百分位数值/mm	10和15	15和18	17.5和20	20和21
结素反应<5 mm、5~9 mm的比例/%	81、8	57、7	26、5	5、0
结素反应>15 mm的比例/%	0	13	28	57

从表可见,未接种者卡疤硬结大小的第90和第95百分位数值分别为10 mm和15 mm,接种1次者卡疤硬结大小的第90和第95百分位值为15 mm和18 mm,接种2次者卡疤的硬结大小的第90和第95百分位数值则分别为17.5 mm和20 mm,接种3次者卡疤的硬结大小的第90和第95百分位数值分别为20 mm和21 mm;未接种者硬结<5 mm、<9 mm的儿童分别有81%和8%,接种1、2、3次者则分别为57%和7%、26%和5%、5%和0%。此外,接种1、2、3次者分别有13%、28%、57%的儿童硬结>15 mm。该作者认为:在结核病高发与BCG强化免疫的国家,采用第90百分位数值的PPD硬结大小来判断结核病,可能是合理的。

新生儿接种卡介苗是我国儿童计划免疫的基础程序之一,是新生儿预防结核病的关键"第一针",接种的效果如何将直接影响到该儿童对结核病的免疫力,间接影响到人群结核病的流行状况。因此医务人员的接种效果如何将起到很重要的作用。柳超勤等将2003—2004年与2005—2006年出生的新生儿分别作为对照组和实验组,接种的疫苗剂量是:5人份/安瓿卡介苗冻干疫苗,经稀释后分别给对照组5名、实验组3名,即实验组新生儿的接种剂量约为对照组的1.7倍。卡介苗接种设立两个时间点:① 接种卡介苗后1个月检查接种部位有无红肿、有无硬结、白色小脓点大小、有无卡疤、腋下淋巴结有无肿大及其他全身反应;② 接种卡介苗后3个月检查接种部位卡疤情况,并做结核菌素试验。结果对照组380名和实验组 390 名的卡疤产生率和 PPD 试验阳性率分别是 90.79% 与 96.41%，83.68% 与 89.49%，二者差异有统计学意义（$P<0.05$）；PPD 试验强阳性及其他全身副反应比较，差异无统计学意义（$P>0.05$）。由此可见：5 人份/安瓿卡介苗冻干疫苗，加入 0.5 mL 稀释液，再用注射器进行抽吸药液，如排气、拔针等操作稍有不慎，易丢失少许药液，再加上注射后残留在针尖孔内、针管乳头处、针管壁的液体，实际进入皮内的药液不足 0.1 mL。考虑到以上这些情况，给 3 名新生儿接种，进入新生儿皮内的液体可满足标准要求，可提高其卡疤率及 PPD 试验阳性率，提高卡介苗接种"第一针"的成功率。李桂梅（2012）等对接种卡介苗的 2 600 名新生儿进行 12 周后结核菌素皮试，测量卡痕大小：卡痕平均直径≥3 mm 的 1 953 人，结核菌素试验阳转 1 933 人，阳转率达 99.0%。该作者将卡痕平均直径≥3 mm 视为接种成功，可免于行结核菌素试验。钟伟华（2015）在探讨两种 PPD 接种反应强度的差异性及 PPD 反应强度与结核病发病的相关性时，以 4 所高等院校的 4 028 名学生为研究对象，每所学校随机将观察对象分为两组，不同组别采用由两个不同厂家生产的 PPD 进行皮试。结果 PPD 接种反应强度差异具有统计学意义，结核病发病率随着 PPD 接种反应强度的增强逐渐升高。该研究结果提示：不同 PPD 产品其反应强度存在明显差异，必须选择质量可靠的产品，对于同一地区应选择同一个产品，从而更好把握自然感染的变化情况。

第七节　结核菌素试验反应强度与卡介苗活菌数相关

世界卫生组织结核病研究办公室在非洲、欧洲的研究结果显示：菌苗保存在 2.0~4.0℃，4 周时活菌数变化不大，但保存在 30℃，第三天活菌即全部死亡。而卡介苗的活菌数的多少直接影响接种后的免疫效果，是衡量菌苗质量的重要指标之一。根据菌苗制造规程的要求，每毫克菌苗至少应有 400 万以上活菌，一般约含几百万至 2 000 万活菌。动物试验证明 100 万活菌所致结素敏感性可维持 6~12 个月；接种量较少，降低至原来的 1/100 时所产生的敏感性是低水平的，而且消失较快。因此，活菌数的多少与接种效果有相关关系。在人体上观察，也得到同样结果，如表 6-7-1 所示。

表 6-7-1　卡介苗活菌数与结素阳转情况（8~12 周，OT 1∶2000）

活菌数/（万/毫克）	阳转率/%	结素反应平均直径/mm
50	50.0	5.4
500~600	65.0	6.4
800~900	73.8	8.2
1 000~	82.3	8.1

［注］：王明聚，多刺法，对象为新生儿。

第八节　结核菌素试验假阴/阳性反应的原因及鉴别方法

一、结素试验假阴性

未受到结核菌感染者结素试验应该是阴性反应，结核菌已经感染者是阳性反应，但可能会有例外。这样的例外使结核病被漏诊，延误患者的治疗，带来危害。现在的问题是假阴性反应者有增多趋势，即已受结核菌感染者亦出现阴性反应。受到结核菌感染者的 5 TU 结素试验出现假阴性可有其特殊原因或发生在如下的一般情况下。

(一) 体外因素

1. 结素的主要原因

① 结素未经标化；

② 不同剂量或不同稀释度的结素中,小剂量易引起假阴性反应；

③ 结素稀释液效价下降:第一,吸附作用。Warler 等研究证明:结素的有效成分结核蛋白约60%可被玻璃或塑料的容器壁吸收。这点应引起接种者的高度重视。第二,光线照射使结素效价下降。Hensen 报告结素在日光照射2 h 后完全失效；WHO 的研究显示用日光包括人工光线照射后的 PPD 给小学生接种,结果有90%以上的反应减小,较对照组相差最大8 mm,相差的比例相当于5 TU 与1 TU 的结果,效价下降80%。第三,结素反应大小与保存温度及时间长短有密切关系。如果在37℃保存,效价下降明显。

2. 技术方面

① 注射器漏水；

② 注射量不足,不呈现应有的反应；

③ 误注,皮下反应不易察觉；

④ 接种者查验反应不娴熟,缺少经验及记录出错等。

(二) 机体因素

1. 变态反应前期

Wall-Gren 随访与结核病家庭隔离后的婴儿46 例,在开始隔离时,婴儿结素反应为阴性,以后婴儿一直生活在没有结核病的环境中并且定期做结素试验,许多婴儿结素由阴性反应转变为阳性。因为在家中受了结核菌感染,91.3%(42/46)变态反应前期为4~7周,亦有人研究为3~12周,甚至2~10周,平均6~7周。在变态反应前期做结素试验常无反应。Muller 等认为"生物的潜伏期"即变态反应前期。据 Lubeck 城的经验,最早21 d,最迟4 个月出现结素(+)反应,临床潜伏期平均2~3周,变态反应前期平均5~6周,故临床及 X 线病征出现在结素(-)的时候。

2. 重症结核病

结核病患者结素反应阴性多发生于病情严重时期。严重结核病如粟粒性结核病、结核性脑膜炎等可能因呈递免疫作用的致敏淋巴细胞都浸润在病变中,只有很少或没有在注射部位处；另有解释为由于大量抗原负荷脱敏所致,可使变态反应暂时受到抑制。Roorey 报告100 例活动性结核病人,入院时21%结素反应为阴性,经2周治疗与加强营养后,反应为阴性的仅5.0%。100 例结核病人中重症者37 例,结素试验阴性反应的21 例(阴性率56.8%),其中18 例为空洞形成、病灶广泛的重症结核病患者(86.0%)。有人报告结脑病人25 例,PPD 5 TU 试验13 例阳性,其余12 例中有7 例结素250 TU 为阳性,所有病例在恢复期对5 TU 均为阳性。Comstock(1957)认为,粟粒性结核及结脑患儿中有约10.0%结素为阴性；痰菌阳性而结素阴性患者,经过治疗好转后转化为阳性。有研究者报告36 例结脑患儿,OT 试验1 TU 阳性率为36.8%,10 TU 为15.7%。研究者的观点是:重症结核病患者的抗原递呈细胞均因抗原负荷太大而破坏甚至死亡,激活的寥寥无几,无法致敏T 淋巴细胞,由此导致致敏T 淋巴细胞的匮乏,结素反应无以显示。

3. 某些急性传染病

某些急性传染病患者如麻疹、腮腺炎、水痘、风疹、流行性感冒、脊髓灰质炎、病毒性肝炎、传染性单核细胞增多症、伤寒、猩红热、肺炎支原体感染等患者,使用病毒性疫苗如麻疹疫苗、小儿麻痹糖丸、黄热病疫苗及流感疫苗接种后不长时间内也会出现反应抑制,因这些情况使免疫系统受干扰、抑制可出现的暂时性的假阴性反应,其持续时间为2~3周或长达6周。Starr 认为麻疹病毒可引起淋巴组织改变,而淋巴细胞与迟发型变态反应有关,由此推断麻疹病毒可直接影响淋巴细胞的功能,干扰结素反应。另一种可能是,麻疹病毒导致抗炎症类固醇的增加,降低结素的反应性。研究显示,注射减毒病毒疫苗后1 个月内也有可能抑制或减弱结素反应。

4. 淋巴系统疾病

如霍奇金病、白血病、结节病、肉瘤病等,皮肤反应普遍下降,结素反应可减弱或消失。Mengock 观察 138 例结节病人,5 TU 结素试验有 20 人阳性(14.0% 的阳性率)、118 人阴性(86.0% 的阴性率)。有人统计结节病人 2/3 对 100 TU 结素无反应,小于 1/10 对 10 TU 结素有反应,小于 1/20 对 1 TU 结素有反应。结节病人接种卡介苗后只有 1/3 阳转,且呈暂时性。相关研究结果如表 6-8-1 所示。

表 6-8-1 43 例何杰金氏病患者皮肤迟发超敏反应情况

单位:%

组别	腮腺炎病毒皮试抗原	白色念球菌浸出物	石羔样小芽胞菌浸出物	PPD
霍奇金病组	14	19	16	23
对照组	90	92	68	71

Sokel 给一组结素阴性的霍奇金病患者接种卡介苗,其后做结素试验,不阳转的 9 个人中有 7 个人在接种后一年内死亡,而阳转的两个人在相同时间内仅 1 人死亡。

5. 某些肿瘤疾病及一些感染

肿瘤患者及一些感染者结素反应情况如表 6-8-2 所示。

表 6-8-2 Hughes 报告肿瘤患者及一些感染者结素反应情况

组别	总人数/例	(－)人数/例	比例/%
肿瘤病人组	122	59	48
对照组	122	23	19

解放军总医院观察报告,支气管肺癌患者对结素的阳性率为 25.5%,而对照组达到 75.0%。

北京市结核病防治所观察报告:肺癌患者对结素的阳性率为 52.0%,而对照组达到 96.2%。见表 6-8-3。

表 6-8-3 肺癌病人的肿瘤大小、有无转移与结素试验的关系

组别		总人数/例	阴性反应		一般阳性反应		强阳性反应	
			人数/例	比例/%	人数/例	比例/%	人数/例	比例/%
肿瘤大小	<3 mm	26	2	7.7	17	65.4	7	26.9
	3~5 mm	35	7	20.0	27	77.1	1	2.9
	>5 mm	33	21	63.6	12	36.4	0	0
	不能测量	16	2	12.5	1	6.3	13	81.3
转移	有	57	27	47.4	29	50.8	1	1.8
	无	55	5	9.1	40	72.7	10	18.2

Al-Sarraf 对 150 例已经失去手术条件但至少能活三个月的实体瘤(卵巢、宫颈、胃肠道、胰腺、乳腺等恶性肿瘤)患者皮试,结果结素阳性率为 8.6%,其中腮腺炎病毒为 22.0%,白色念球菌菌素为 60.6%,DNCB 为 18.5%,与 22 例非肿瘤患者对照,除白色念球菌菌素抗原外,其他皮试反应均受到明显抑制。

6. 应用某些药物

(1)皮质激素

皮质激素对结素影响如表 6-8-4 所示。

表 6-8-4　皮质激素对结素影响

单位：例

组别	总人数/例	治疗前 PPD(−)数/例	治疗后 PPD(−)数/例
激素组	33	6	10
对照组	30	5	0

Rend(1983)认为皮质类固醇(CRS)可改变淋巴细胞运行,服强的松(PDN)可使外周 T 淋巴细胞缺乏。

（2）抗痨药物

北京一儿童医院 54 例肺结核患者治疗前结素试验均为阳性,服用异烟肼(8～15 mg/kg)4～6 周,15 例用链霉素(30～40 mg/kg)4～6 周,治疗后 1～6 个月分别观察,其中 2、3、4、6 月 100% OT 反应减低;1、5 两个月各有 73.9%、75% 下降。Dantee(1967)用异烟肼化学预防时,15 人中有 9 人在用异烟肼 18 个月后结素阴转,这一现象大多发生在弱阳性反应者中。

7. 营养不良

Edelmoon 报告 DNFB 营养不良者结素反应阳性率为 13%,营养改善后阳性率为 75%。白色念球菌菌素营养不良者 14% 阳性,营养改善后阳性率为 92%。营养不良可造成 T 淋巴细胞功能低下,严重脱水者亦致结素反应减弱。

8. 年龄

年龄越大,结核自然感染率越高,结素反应阳性者越多。但年龄大的人免疫机能特别是细胞免疫力的下降,使得身体对结素敏感性也下降,因而结素应用于诊断的意义降低。1963 年 Johnston 等研究报告,随年龄增加,结素阳性率下降:60 岁阳性率为 80%,70 岁为 70%,80 岁为 50%,90 岁为 30%。

9. 外科创伤、烧伤、精神病等

Rich 认为,由于周围血管机制的变化改变了血管对炎症刺激的反应能力,结素可呈阴性反应。

10. 恶病质、营养不良、高热

结素试验阳性反应者会出现这类不良反应。

11. 非结核性分枝杆菌感染

在结素反应阴性的结核病人中,约一半以上为非结核性分枝杆菌病。Schachter 发现,149 例病人中 16 例(10.7%)在入院时 5TU PPD-S 阴性,其中 10 例为非结核分枝杆菌病(6 例痰、胃液培养阳性;10 例细菌学或病理学检查为非结核分枝杆菌)。

12. 其他不明原因

在误服大量有毒结核菌代替口服 BCG 接种的吕伯克城事件中的随访追踪:1929 年 12 月 10 日—1930 年 6 月 30 日,该城市共出生 412 名新生儿,有 251 名(60%)于出生后第 6 天开始每人每天口服 2 mL(5 mg/mL)BCG,隔日 1 次,共服 3 次。第一年内婴儿死亡 76 名,第二年死亡 1 名,第三年未见死亡。在存活的 174 名婴儿中,有 9 名反复结素试验阴性,而且其中 6 名一直无任何结核症状。

（三）皮肤无反应性(anergic)及进一步控制

至今,对临床和细菌学已确诊的结核病患者中究竟有多少是结素皮试无反应者,尚未有确切研究结论。因各专家所用结素的剂量、是否除外皮试反应的影响因素及机体各个不同时期状态等无统一的标准及规定。Edwardl Pesanti 于 1994 年收集了世界各地许多学者撰写的有关论文 40 余篇,统计出初步结果:对确诊的结核病患者用 5～10 TU 的 PPD 皮试,其阴性反应率为 2%～3%。倘若对这些人进一步测试,有下列方法。

1. 利用体外淋巴细胞转化试验协助诊断

用特异性抗原(PPD)进行体外淋巴细胞转化试验可以弥补结素试验的不足。Miller 发现对 2 TU PPD

阳性反应者,其淋巴细胞转化指数最高(6.85±1.63),对 5 TU 或 250 TU PPD 阳性反应者,转化指数中等或轻微(2.70±1.05 及 2.01±0.55),对上述三种结素剂量均无反应者,则未见淋巴细胞转化(1.17±0.41)。说明特异性抗原(PPD)所产生的淋巴细胞转化与体内相应抗原是相符的。有研究者报告:在培养或病理证实为结核病的 25 例患者中,15 例结素呈阳性反应,10 例呈阴性反应。此 10 例除 1 例为非结核分枝杆菌所致淋巴结炎外,余 9 例体外淋巴细胞转化试验均为阳性。另有研究者报告:20 例小儿结核病患者对 1TU PPD 呈阴性反应,而体外淋巴细胞转化试验均为阳性(其中 2 例虽然服用皮质激素,亦为阳性)。所以,用特异性抗原(PPD)在体外做淋巴细胞转化试验对测定机体结素过敏反应,特别是假阴性反应的结核病人(如结脑病人)的诊断是有帮助的。

2. 利用结素试验反应复强作用

老年人可疑结核而结素试验反应呈阴性者,可间隔 1~2 周再做一次同剂量结素试验,利用结素复强作用协助诊断。

3. 加大剂量再试验

如将 PPD 剂量由 5~10 TU 加大到 100 TU 或 250 TU,结素反应仍然阴性者为 40%。当然,研究者这个方法有争议,因为这样会产生假阳性。

4. 卡介苗试验

就抗原性来讲,卡介苗较 1TU PPD 强 15 倍。有研究者用它作为是否感染结核的指标,用冻干卡介苗 0.1 mL,注射于左臂三角肌内,已感染者于第 3~4 d 可见最大反应,硬结均径为 6~10 mm 则为阳性,该学者认为这种反应是安全的,不会促进结核的加重。对已确诊为各种结核病的 65 例患儿做卡介苗试验,63 例呈阳性反应。有人指出:对结脑或粟粒性结核患者,卡介苗试验比结素试验敏感可靠,阳性率超过 95%,用它做结核感染的诊断试验准确性更高。

5. 同步皮试的结果观察

该法指有些微生物如白色念珠菌等,现在也已制成皮肤试剂。试验的结果往往与结素的结果一致,即结素阴性,其他的亦阴性。反之亦然。倘若遇有不一致的,如结素阴性,其他皮试结果阳性,则认为结素的反应属假阴性。有学者称这些同步试剂为"无反应性的嵌配试剂"(anergypanels)。Weinstein 于 1990 年报道:在老年人中,结素试验阴性,然而抽出的胃液中有结核分枝杆菌;而用白色念珠菌的皮肤抗原做试验,绝大多数是阳性。

6. 免疫功能协助的皮肤试验

国际上提倡用植物血凝素和刀豆素做皮肤试验,皮试反应结果阳性表示机体免疫功能正常,结素反应阴性为真阴性;皮试反应结果阴性表示机体免疫功能低下,若结素反应阴性,则应考虑为假阴性。我国蚌埠医学院对结素反应阴性者加试刀豆素以鉴别是否为假阴性,获得了令人满意的效果。

二、结素试验假阳性

结素皮肤试验只要是应用剂量准确、技术质控好和阳性标准制定恰当,那么阳性反应者表示已受感染,阴性反应者为未受感染。这当中会有少数例外。这种少数例外会使未受结核菌感染而发生结素试验阳性反应,可导致感染的人增多或临床结核病诊断错误,在特定地区和/或特定的时间或可发生大问题,因此不可忽视。它可出现于下列情况下。

(一)非结核性分枝杆菌感染

结素低敏感反应是 1948—1951 年在人群中用 PPD-RT-19、20、21、22 皮内试验做广泛调查时发现的。当时在人群中发现有很大一部分人包括儿童,对 5TU PPD 呈 2~6 mm 反应,引起人们注意。于是美国、英国、丹麦、荷兰等国均用不同方法对动物及人进行了观察研究,认为人群中的结素低敏感反应,可能不是结核杆菌造成的,而是由与结核杆菌的抗原成分中有相互重叠关系的非结核性分枝杆菌造成的,从而导致变态反应的交叉过敏性。临床研究发现非结核性分枝杆菌在人体中引起的病变与结核病有相似之处，且有研究显示纯非结核性分枝杆菌感染引发的反应直径可达 10 mm 以上。许多学者为了将结核分枝杆菌与非结核性分枝杆菌的交叉感染分开，工作从两方面进行：①不同菌种的 PPD 皮肤试验；②不同菌种的抗原决定簇的分析与鉴别。已制成的不同非结核性分枝杆菌 PPD 种类繁多。美国胸科学会考虑到在大量人群中做皮试的可行性，在 1974 年公布的结核与其他分枝杆菌诊断标准与分类中建议：用 PPD-B 与 PPD-T（各类不同结核菌素的统称）对照观察结核感染与其他分枝杆菌感染。如果一个人无明确结核接触史，对 PPD-T 呈可疑反应或小反应，而对 PPD-B 呈较大反应，便可证明未受结核感染而是非结核性分枝杆菌感染。并以此做皮肤试验与阳性标准的判定：结素反应阴性，而非结核性分枝杆菌素反应直径在 5 mm 及以上者即为阳性；结素反应为可疑阳性或阳性，则非结核性分枝杆菌素反应直径必须大于结素反应直径 6 mm 以上才为阳性。因此提议：为判定是否受非结核分枝杆菌感染，皮试时就不应局限于 PPD-B，而应当将 Runyon 4 群代表菌素均用上，如 PPD-Y、PPD-B、PPD-G、PPD-F 等。4 者中只要有 1 个为阳性即可判定为非结核分枝杆菌感染。这项倡议未得到公允。之后又从不同菌种的抗原决定簇进行探讨，但效果甚微。

（二）出现假阳性反应的其他因素

理论上讲，如果机体未受结核菌感染，结素试验便不会呈现阳性，但事实并非如此。假阳性是指将未受结核菌感染者错误地认定为感染者。其因素有以下几点。

（1）结素的剂量

大剂量的结素注射可引发阳性反应，此时的阳性反应可能不是由结核菌感染产生的。

（2）结素的种类

旧结素不仅含有菌体代谢产物，还有别的成分，因此有些反应是对培养基成分呈现的过敏反应。

（3）结素的交叉反应

除上述非结核分枝杆菌外，还有某些真菌如组织胞浆菌、头发癣菌、白色念球菌等，因为与结素部分抗原相同，可引发低度交叉过敏反应，使结素试验情况复杂化。

（4）结素反应的增强现象或助推现象

结素反应的增强现象（enhancing）或助推现象（boosting）是一个比较复杂的问题。解释反应增强结果时，需特别注意原因的分析与增强的标准。

（5）紫外线照射

结素试验后，皮肤接受紫外线照射，可使反应出现假阳性。

（三）结素反应的变化

机体一旦受结核菌感染致敏，结素反应可长期存在，甚至保持终身。这已成为共识。Kotz 等（1972）报道，结素过敏性会有经常性的变化，如随妇女的月经期、气候温度的变化使血管通透性改变而变化。Ferebee 与 Mount（1963）在对服用药物（如异烟肼）观察中发现有一部分（A 组）对 5 TU PPD 反应呈阳性者为 44%，另一部分人（B 组）以不含结素的对照液注射，1 个月后两组以结素 5 TU PPD 做皮内试验，结果 A 组阳性率为 71%，B 组为 45%，A 组较前增加 27%。

有研究显示：注射引起的非特异性刺激也可出现"反应"。但这类假阳性是较少见的，当感染率较高时，这种假阳性在阳性中的比例可忽略不计，但当感染率较低时，其中假阳性所占比例就高了。一个无卡介苗接种史、家庭内亦无结核病患者的婴幼儿，当结素反应直径在 5 mm 以上时，立即判断为阳性反应是不合适的。为慎重起见，应再次做结素试验，如第二次结素反应是阴性，这就是一种假阳性，这种情况并不少见。有研究者观察 105 例对象，首次试验 79 例反应直径 ≥10 mm，第二次试验时有 46 例（58.2%）反应直径 <10 mm；首次试验 26 例反应直径为 5~9 mm，第二次试验时 22 例无改变，4 例（15.4%）反应直径 ≥10 mm。

为了更深入地探讨,下面阐述有关结素反应的灵敏性、特异性及预期值等(表6-8-5)。

表6-8-5 结素反应的灵敏性、特异性及预期值

结素反应	感染的有无		总计
	+	-	
+	a	b	a+b
-	c	d	c+d
总计	a+c	b+d	

注:a"真阳性数",阳性反应,感染者人数;b"假阳性数",阳性反应,未感染者人数;c"假阴性数",阴性反应,感染者人数;d"真阴性数",阴性反应,未感染者人数。

灵敏性(Sensitivity,简称S):表示受检对象中能正确做出感染者的人数,即"真阳性"的诊断能力。表示真正属于阳性数的比例,即总感染($a+b$)中真阳性(a)的比例,可用下列公式表示:

$$S = \frac{a}{a+c} \times 100\%$$

特异性(Specificity,简称SP):表示受检对象中能正确做出未感染者的人数,即"真阴性"的诊断能力。表示真阴性数(d)在总未感染者($b+d$)中的比例,可用下列公式表示:

$$SP = \frac{b}{b+d} \times 100\%$$

预期值(Predictive Value,简称PV):本数值可明确结果的准确程度,可分为阳性预期值PV(+)及阴性PV(-)预期值。各自计算公式如下:

$$PV(+) = \frac{a}{a+b}$$

$$PV(-) = \frac{d}{c+d}$$

阳性预期值可以认为是诊断为阳性的人群中最有可能感染的人数,阴性预期值表示诊断为阴性的人群中最有可能未感染的人数。阳性预期值受到感染率的影响:若感染率高,则将结素阳性者认为是感染者,其出入不会太大;但当感染率低时,将有高灵敏性和高特异性的人群诊断为感染者,其准确性必定是差的。

结素试验的灵敏度达到97.8%,特异度达到99.0%,即使用这样的优良方法,当感染率低时,其预期值亦明显降低,即假阳性比例升高。例如:某年龄组结核感染率为0.5%,则PV(+)仅32.9%,即结素阳性反应者中有67.1%的人是未感染者。灵敏度为97.8%,特异度为99.0%。当感染率为0.5%时,1 000人进行结素反应检查时的预期值见表6-8-6。

表6-8-6 结素反应预期值

结素反应	感染		总计
	+	-	
+	4.89	9.95	14.84
-	0.11	985.05	985.16
总计	5	995	1 000

$$PV(+) = \frac{a}{a+b} \times 100\% = \frac{4.89}{14.84} \times 100\% = 32.9\%$$

当感染率升高时,PV(+)也随着升高,当感染率为3%时,PV(+)=75.2%;当感染率为8%时,PV(+)=89.5%。由于假阳性的干扰,当临床上确定周围无传染源而结素反应阳性时,只能再次进行结素试验,以排除假阳性。

第九节　种族、健康状态与患病情况

Gold 总结了世界上几个国家中经细菌学确诊的结核病患者情况,他们对 5 TU 结素反应硬结大小的频率分布曲线差异很小,故可以认为不同种族的结素反应差异很小。李树花等(1998)收集天津胸科医院于 1991—1996 年住院治疗的 35 例胸内结节病病例资料,其中 34 例均经过经胸壁肺活检,或胸内淋巴结活检,或浅表淋巴结活检和皮肤结节活检的一种以上病理组织学的典型的非干酪样坏死的肉芽肿改变,并结合临床转归而确诊为结节病;另 1 例病理组织学表现为慢性炎症,但根据临床表现、结核菌素试验阴性、血管紧张素转化酶(ACE)和尿钙的增高而做出临床的综合诊断;按我国胸内结节病 X 线胸片表现三期分类法分期：Ⅰ期,14 例,仅显示双侧肺门、纵隔淋巴结肿大,两肺野清晰；Ⅱ期,11 例,肺门淋巴结肿大伴肺内 3 mm 以下颗粒状阴影或较大结节状阴影；Ⅲ期,10 例,仅显示两肺弥漫性网状结节状阴影而无肺门淋巴结异常。该组资料显示：Ⅰ期多见低热及咳嗽；Ⅱ期病例症状较多,除胸内表现外,肺外表现亦多见,如皮肤表现(结节性红斑)、关节疼痛、颜面神经麻痹、心脏表现(早搏)等；而Ⅲ期患者多有气急、咳嗽及肺部啰音等肺纤维化表现。对这些患者做常规 PPD 皮肤试验,结果是阳性率为 60%(21/35,其中包括 4 例强阳性)。在分期上,Ⅰ期阳性及强阳性率为 71%(10/14),Ⅱ期为 73%(8/11),Ⅲ期为 30%(3/10)。研究中对与结节病例年龄组相近的胸内结核病 42 例、健康人 44 例做了结核菌素试验,结果是结核病患者阳性率为 95%(40/42),健康者阳性率为 84%(37/44)。该项研究结果提示,结节病患者结核菌素试验可呈现阳性或强阳性,其发生率可能与地区结核病流行情况、患者年龄及患者外周血 T 细胞表型状态等因素有关。当机体免疫力低下时,特别是患一些容易导致细胞免疫力下降的疾病时,结素反应的强度会发生变化,如前述的营养不良、患某些传染病,特别是 HIV 的感染后期,恶性肿瘤导致的恶液质、发热,以及正在服用一些免疫抑制剂药物或使用预防疫苗等。

第十节　结核菌素转换

有些以前感染过结核菌的人在感染后数年进行结素试验时可能呈阴性,因为其免疫系统的反应可能会逐渐减弱。这一初步皮肤试验虽然是阴性的,但可能刺激身体的免疫系统,使后来的测试结果呈阳性。

使用两个步骤进行初步测试。这将确保今后如果试验呈阳性,可以解释为一个新的感染,而不是一个过去感染的简单的反应。

第一次注射后 48~72 h 检查结果呈阳性,考虑为感染者;呈阴性者,在 1~3 周后进行第二次测试,第二次注射后 48~72 h 检查结果呈阳性,考虑为以前的感染,呈阴性者,考虑为未感染。

通过两个步骤的测试被诊断为"感染"的过程,被称为结核菌素转换。

第十一节　妊娠期间能否做结核菌素试验?

曾接种过 BCG 的妊娠者,其结核菌素皮肤试验的转归是复杂而具多因素的。主要有以下几个问题。

一、结素皮肤试验对孕妇是否安全？

PPD 注入局部皮内后，在 1 小时内，大部分由淋巴细胞清除，剩余部分由巨噬细胞吞噬。PPD 未致敏和超敏的两类患者，都只发生轻微而短暂的局部炎症反应。未致敏的患者，其反应的持续时间不长，致敏的患者，因过去感染了结核分枝杆菌，所以局部出现严重的单核细胞浸润，而且此炎症反应持续加重若干天。该过程涉及淋巴细胞的激活及巨噬细胞的激活，尽管有证据表明它对全身性巨噬细胞群有某些识别作用，但尚无证据表明它对宿主有损害。此外，也无证据说明，该皮肤试验能激活感染的静止灶；更无证据提示，未曾感染结核分枝杆菌的人，能经反复的皮肤试验而呈现假阳性反应。测试大量的孕妇后，没有观察到 PPD 皮肤试验对孕妇及其胎儿有副作用的迹象。因此，无论从实践中还是理论上，PPD 试验对妊娠的危险性似乎都不存在。

二、PPD 试验对孕妇是否适用？

鉴于诊断试验常常是为了对模糊不清的原因进行诊断以获得结果，那么，如能提供诊断的或预后的资料，就可以指导治疗。

PPD 皮肤试验，无论是对病人还是对孕妇基本都有诊断价值。PPD 试验阳性，即表示以往受过结核分枝杆菌感染，试验时处于静止期或活动期。由于活动性肺结核的症状有时会不知不觉地加剧，而在妊娠期总是把这种现象归咎于妊娠本身，此时的阳性试验结果，即是揭示这种隐蔽的活动性肺结核的唯一线索。孕妇 PPD 试验阳性，也可应用于检测她的接触者，特别是与她同室生活的人。若孕妇罹患活动性肺结核，就对新生儿构成莫大的威胁。孕妇结素试验阳性的预后意义尚无定论。目前似乎倾向于妊娠不会激活潜伏性感染，但是分娩后，潜伏性感染有可能发展为活动性结核，即具有发展成为活动性结核的高度危险性。

三、孕妇 PPD 皮肤试验是否准确可靠？

从来没有十全十美的诊断试验，当然，PPD 皮肤试验也不例外。对于营养状态良好、免疫功能健全者（有较强的免疫应答能力），PPD 试验对无活动性结核检出的敏感度可达 90%~95%。因为该项试验依靠完善的细胞免疫，而患者细胞介导免疫的任何改变（如营养不良、其间发生癌症或采用免疫抑制剂治疗）都会增加 PPD 试验的假阴性率。妊娠可引起细胞介导免疫的生理性抑制，这种生理性抑制在孕妇分娩后很快解除。试问，妊娠期间被降低了的淋巴细胞反应会不会降低结素皮肤试验的可靠性呢？早期的研究显示，妊娠所导致的 PPD 试验假阴性结果，常伴有操作不当的原因。Preset 和 Constock 对此有过研究并且报告了很有价值的资料，他们做了 25 000 例 PPD 试验（当作前瞻性调查的一部分）。在 1 年的研究期内，有 105 例在调查初期受孕，121 例在调查后期受孕。把这些已怀孕妇女同按年龄、民族配对的另外 226 名未怀孕妇女的 PPD 试验结果加以比较。两组间 PPD 试验的转换率（阳转和阴转）及局部反应的中位数大小，均无统计学差异。这些资料足以提示，妊娠并不影响 PPD 试验的敏感性，PPD 试验有望在妊娠期间依然保持其诊断价值。

四、PPD 试验对以前接种过 BCG 的孕妇是否安全？

不管孕妇对 PPD 试验敏感性的状态如何，若其发生的非特异性反应严重，均与 PPD 皮肤试验无关。迄今为止的科学文献综述尚无资料说明，先前接种 BCG，能在某种情况下，使孕妇 PPD 试验出现危险性。鉴于此，许多国家卫生部门认为，无论孕妇以前是否接种过 BCG，做 PPD 皮肤试验都是安全可靠的；在孕妇中开展 PPD 皮肤试验的检测是无可厚非的。

五、BCG 接种是否会改变 PPD 皮肤试验的诊断结果？

BCG 的免疫接种通常可诱生 PPD 反应性，但反应性的强度和持续时间差异甚大，并取决于多种因素，如 BCG 接种对象的年龄和营养状况,使用的菌苗菌种和菌苗剂量、接种途径、复种次数,PPD 试验的次数,非典型分枝杆菌的既往暴露史,以及典型结核分枝杆菌感染等。曾接受过 BCG 免疫,然后出现 PPD 试验阳性者,如果系来自结核病高发地区,或近期内与活动性结核病人有过密切接触,有可能兼有典型的结核分枝杆菌感染,此种阳性反应不仅仅是 BCG 所诱生的反应性。单纯由 BCG 免疫产生的对 PPD 试验的敏感性,几乎总是随着时间的推移而递减。虽然还存在有分歧的报道,但现有的资料已展示,在 10 年前接种过 BCG 的人,其 PPD 试验大多数不可能产生阳性反应。假如 BCG 接种已超过 10 年,而 PPD 试验又呈强阳性,应当视为真正的结核分枝杆菌感染;接种 BCG 不到 10 年,尤其是接种不超过 5 年,而呈 PPD 试验阳性者,此时以 PPD 试验结果来确证过去的结核分枝杆菌感染,已无实用价值。这种情况很可能是 BCG 所诱生的免疫力的一种表现。由此可以解释接种过 BCG 的人的 PPD 试验结果。

第十二节　不同生产单位、不同批号结核菌素对试验结果的影响

生产单位的不同,甚至生产单位相同但批号不同的 PPD,有时候其试验结果是不同的。武汉市新生儿卡介苗接种 20 余年,阳转率始终在 60% 以下,曾对接种技术、冷链、菌苗质量和结素效期等因素进行了专题调查,发现对结素效果影响较大的是结素生产单位的不同。吴多利(1988)对武汉市各产院出生的健康新生儿分别用北京生研所、上海生研所生产稀释的旧结素(5 TU/0.1 mL)以及北京检定所生产的 PPD-C(5 TU/0.1 mL),按全国统一标准,采用双盲法进行 12 周后的阳转观察。北京旧结素组复查 267 例,阳转 242 例,阳转率为 90.6%,硬结均径 8.5 ± 3.2 mm;上海旧结素组复查 157 例,阳转 118 例,阳转率为 75.2%,硬结均径 6.9 ± 3.6 mm;北京 PPD-C 组复查 622 例,阳转 530 例,阳转率为 85.2%,硬结均径 75 ± 3.0 mm。经统计学处理,三组有显著差异($\chi^2 = 18.70, P < 0.01$)。结果显示,北京旧结素组的阳转率和硬结平均直径大,PPD-C 组居中,上海旧结素组最小。黎力等用两个不同单位生产的结核菌素 A-PPD 与 B(BCG-PPD)对 4 所新入学的大学生 4 382 人进行结核菌素试验,结果结核菌素反应强度为 5~9 mm 者,A 组阳性率为 13.7%,B 组阳性率 14.3%,两组间差异无统计学意义($P > 0.05$);结核菌素反应强度为 10~14 mm 者,A 组阳性率为 11.6%,B 组阳性率为 11.4%,两组间差异也无统计学意义($P > 0.05$);结核菌素反应强度为 15~19 mm 者,A 组阳性率为 7.0%,B 组阳性率为 3.5%,两组间差异有统计学意义($P < 0.01$);结核菌素反应强度≥20 mm 者,A 组阳性率为 7.7%,B 组阳性率为 3.8%,两组间差异有统计学意义($P < 0.01$);A 组结核菌素试验总体阳性率为 40.1%,B 组结核菌素试验总体阳性率为 32.9%,两组之间阳性率差异有统计学意义($P < 0.01$)。不同结核菌素产品间存在差异,同一地区最好选择一个产品,连续多年的数据才有可比性,更能准确地反映出自然感染的变化情况。当然,在使用这样的产品时候,一定要首先详细阅读说明书,按说明书指定的使用方法操作和执行。

(朱加宏)

第七章 结核菌素的实际应用

结素皮肤试验一直是用来诊断结核菌感染的一种传统方法,但随着结核病预防、控制工作的加强、深入开展和对结素研究的进展,结素的应用不但越来越显得重要,范围也越来越广。据文献报道,目前,结素皮肤试验在结核病流行病学调查、流行情况监测,选择卡介苗接种对象,考核卡介苗接种质量,免疫试验,验证结核病高发人群,配合发现结核病人,配合结核病治疗及有关疾病的诊断与鉴别诊断等方面已广泛应用,结素对如肺癌、白血病和骨髓细胞瘤等疾患有无抗癌作用的实验研究亦在深入探讨中。

当结素注射入过敏性人体皮肤后,便会引起迟发型局部炎症过敏反应。近一个世纪以来,临床上或流行病学上用一定剂量结素做试验,就是为了区分是否受结核感染,在卡介苗接种后试验是为了检测免疫力形成情况,在肿瘤方面目前多用于观察个体免疫状态。现将结核菌素主要应用方面的情况介绍如下。

第一节 结核菌素试验一般应用

一、辅助诊断结核病及鉴别诊断结核病的进展

感染过结核杆菌的机体会产生相应的致敏淋巴细胞,这种致敏淋巴细胞对结核杆菌或结核病杆菌的特异性蛋白成分具有识别能力,当再次遇到结核杆菌或结核蛋白时,致敏的淋巴细胞受到刺激会释放出多种可溶性淋巴因子,导致血管通透性增加,其中的趋化因子促使、诱导巨噬细胞移动,在抗原局部集聚、浸润。在48~72 h内,局部出现红肿硬结,呈现变态反应阳性。PPD试验阳性随时间延长、免疫力下降而逐渐减弱或消失,但可因再次免疫应答因素出现重复结素试验而再次出现阳性,比如一周后重复进行PPD试验。结核菌素试验广泛应用于结核病临床诊断、流行病学调查、结核病的筛查等,由于许多国家和地区广泛推行卡介苗接种,但结核菌素试验阳性不能有效区分是结核分枝杆菌的自然感染还是卡介苗接种引起的免疫反应,因此,在卡介苗普遍接种的地区,结核菌素试验对检出结核菌感染的特异性受到一定限制,目前常采用联合其他检验方法,共同提高诊断的特异性。杨珊明等用PPD联合聚合酶链式反应(PCR)TB-DNA检测、血清抗结核抗体(TB-Ab)和血沉(ESR)4项指标联合检测,阳性特异性接近100%,对菌阴肺结核共同阳性检出率可达45.8%,比任何单项检测阳性率要高。范水平等以抗结核抗体和PPD试验对患有结核病并存在多发性关节炎、结节性红斑、口腔或生殖器溃疡、水泡性结膜角膜炎等免疫反应表现者计111例做了血清抗结核抗体检测和PPD试验,抗结核抗体阳性者81例,占73.0%,阴性者30例,占27.0%;PPD强阳性85例,占76.6%;一般阳性者26例,占23.4%。抗结核抗体阳性者81例中,同时PPD强阳性者60例,占74.1%;而在抗结核抗体阴性30例中,PPD强阳性者24例,占80.0%。在PPD强阳性85例中,同时抗结核抗体阳性者63例,占74.1%,而PPD一般阳性者26例中,抗结核抗体阳性者18例,占69.2%。结果显示,结核免疫反应性疾病是可侵犯多系统和器官组织的一组疾病。其特征是:

90%~100%可找到结核病灶;临床上主要是风湿症样表现;结素反应强阳性率为76.6%~80.0%;40.6%血清IgG升高;皮下结节病理89.2%为免疫反应性血管炎。因此,作者认为结核病发病机制除迟发型变态反应外,还存在免疫复合物沉积反应,两者均处于高敏状态。这两种反应是相互关联和调节的。临床上发生的结核免疫反应性疾病是以体液免疫为主导的结核性Ⅲ型变态反应(血管炎反应)的表现。陈莉莉等将PPD联合应用血清结核抗体及痰噬菌体检测,肺结核诊断的特异度提高到了89.5%,而单独任何一项的特异度均在35.0%以下,联合诊断的约登指数为0.89,明显高于三种方法单独应用时的约登指数0.3左右的水平,说明联合应用血清结核抗体、痰噬菌体及PPD检测比单独应用提高了诊断的准确性。经预防性治疗间隔半年或一年后复查PPD试验,其结果无显著性差异,而两年后复查PPD试验,强阳性率才会出现明显下降。由此推测,经预防性治疗至少需要1~2年,PPD强阳性率才会降下来,短时间内复查PPD试验用于考核预防性治疗的效果,其医学意义不大。采用快速酶联免疫吸附法(ELISA)检测340例活性肺结核、56例非活动性肺结核、88例非结核性病人血清中抗PPD-IgG,结果发现:活动性肺结核组抗PPD-IgG阳性率为83.8%,其中痰涂片阳性组为92.2%,涂片阴性组为78.7%;非活动性组3例阳性,非结核性组5例阳性,假阳性率分别为7.1%和5.7%。该法的敏感度为83.8%,特异度为93.8%,准确度为86.8%,阳性预测值为96.9%,阴性预测值为71.1%。结果显示血清抗PPD-IgG测定是一项对肺结核病人有用的辅助诊断手段。用ELISA法检测胸液中抗PPD-IgG,其中结胸(结核性胸液)组91例,阳性81例,阳性率89.0%,恶胸(恶性胸液)组82例,阳性7例,阳性率8.5%,二者差异有统计学意义。结果显示在结合其他临床资料的同时,用ELISA法检测胸液抗PPD-IgG是一种有实用价值的诊断结核病的辅助方法。以酶联单克隆抗人IgG为结合物,采用ELISA法检测了32例结核性腹膜炎和51例非结核性腹膜炎患者腹水及血清中的抗PPD-IgG水平,结果显示结核患者抗体水平明显高于对照组($P<0.01$)。其灵敏度分别为84.4%和78.1%,特异度为92.2%和95.6%。提示该法可作为结核性腹膜炎诊断的辅助方法。检测年龄24~56岁的25例肺结核复发病例,同时检测95例进展期、39例好转期、20例稳定期肺结核患者,68例非结核肺部疾患与100例健康献血员为对照组,用人型PPD最适包埋浓度10 μg/mL,辣根过氧化物酶标记羊抗IgG浓度1:4 000,血清稀释浓度1:100,参照ELISA间接法试验。结果:25例肺结核复发病例中有19例血清抗PPD-IgG阳性,符合率为76.0%,与肺结核好转期、稳定期、非结核组比较有统计学意义($P<0.01$),与进展期比较无统计学意义($P>0.05$)。说明肺结核复发,血中抗PPD-IgG可重新升高,对痰菌阴性者确定病变是否重新活动有一定价值。另有受检者共183例,其中结核病32例,MycoDot™阳性17例,阴性15例;其他呼吸系疾病134例,阳性21例,阴性113例;健康人17人,阳性0人,阴性17人。其敏感度为53.1%,特异度为86.0%,准确度为80.3%。显示美国Dana Gen公司生产的MycoDot™试剂盒对结核病检出率高,对肺部其他疾病的诊断有鉴别意义。

翁绳凤等选取544例疑似结核住院患者的痰标本,同时使用T-SPOT.TB试剂盒和2种结核抗体金标试剂进行检测,并根据细菌学诊断和临床诊断标准做抗酸染色涂片及结核分枝杆菌固体培养,给菌阳肺结核患者210例、菌阴肺结核患者268例、非结核病患者66例检测,T-SPOT.TB菌阳的敏感度为84.28%(177/210),菌阴的敏感度为76.9%(206/268);TB-DOT和ASSURETB抗体检测对菌阳肺结核患者检测敏感度分别为64.3%(135/210)和62.9%(132/210),对菌阴肺结核患者检测敏感度分别为44.8%(120/268)和39.6%(106/268)。T-SPOT.TB检测特异度为78.8%(52/66),TB-DOT和ASSURETB检测特异度分别为77.3%(51/66)和75.8%(50/66)。因此,T-SPOT.TB试验和结核抗体检测对结核病血清学诊断具有辅助价值,T-SPOT.TB试验对菌阴肺结核的灵敏度优于结核抗体,二者阴性结果有助于排除结核菌感染。邓伟吾等报道,在临床诊断时,血清学技术应用较普遍的对象为肺科预选人群,即有可疑症状者或存在X线异影者。但对于有可疑症状者,血清学技术的阳性预测值仍然很低,1996年在上海为4.2%;而X线异影人群中的阳性预测值较高,其作为临床辅助诊断技术具有一定的意义。因此,评价血清学技术对于肺结核病诊断的意义时,在考虑敏感度和特异度的同时,必须考虑其在人群中诊断正确的预测情况。血清学技术不具有流行病学筛选价值。虽然该技术可作为高危险人群的辅助诊断手段,但绝对不可替代常规细菌学诊断方法。

由于结核是一种慢性消耗性疾病,患者在感染结核菌后,结核菌可能在漫长的病程中刺激自身反应性细胞,会产生各种特异性抗体。因此,特异性抗体检测对痰菌阴性结核病、肺外结核病和儿童结核病的准确诊断具有特殊价值,而且不同特异性抗体与结核病病情进展阶段和某些诊断指征相关。

人体在结核菌感染后释放大量自身抗体的同时,还形成抗原抗体复合物,发生各种自身免疫性(结核变态反应性)疾病,可导致多脏器损害,其表现多样,比如结核风湿症、结节性红斑、大动脉炎等,故它只能是一组症候群,而非一种独立的疾病。其中结核风湿症(又称 Pollcet 综合征)最为常见,约占 88.4%。樊晓宁收集 13 例结核变态反应病例,虽然其临床表现多样,但无典型结核症状,故临床极易误诊(国内文献报告,诊治超过 3 个月仍不考虑结核病者定为误诊,误诊率为 93.0%。若定为首诊时不考虑结核病者,则误诊率为 100%),导致延误或错误的治疗。误诊疾病有风湿性关节炎、类风湿性关节炎、白塞氏病、疱疹性结膜炎、虹膜睫状体炎、系统性红斑狼疮等,其临床表现如午后低热或不规则发热,关节疼痛以双下肢关节疼痛为主,少数为指关节肿胀疼痛,或伴有关节腔积液等是造成误诊的重要原因。皮肤损害是皮下结节或结节性红斑,其特点为反复发作,少有色素斑沉着,发作时结节可有触痛;黏膜病变主要是口腔黏膜溃疡,外生殖器黏膜溃疡;眼部病变有疱疹性结膜炎、虹膜睫状体炎;其他方面有乏力、消瘦、盗汗等。因此对出现发热伴关节、皮肤、黏膜、眼等变态反应表现,症状迁延,反复发作,而 X 线检查无关节变形及骨质破坏,无心内膜损害者,应想到结核病的可能。判断是否存在结核感染的重要方法之一是结素试验,如果结核菌素试验强阳性,抗风湿治疗无效,抗痨治疗显效,即可诊为结核病。这些患者确诊为结核病后,抗结核治疗效果满意。

鉴于常规诊断技术的迟滞给结核病诊断造成延迟和可能导致预后不佳,分子线性探针技术(Molecular Line Probe Assay,简称 LPA)应运而生。LPA 又称 PCR 单链探针反向杂交试验,是指通过应用生物素标记的特异引物进行靶核酸(DNA)的扩增,并将扩增产物变性后与固定在尼龙膜上的特异寡核苷酸探针杂交,通过酶联免疫显色法显示结果,1 次杂交可以检测多种靶序列。该法还可对疑似耐药肺结核患者进行早期快速检测,可确保更多的结核病患者得到快速、准确的诊断和治疗。

二、确定卡介苗初次接种对象与复种者

(一)确定初次接种对象,避免接种产生强烈反应

我国 1951 年规定 15 岁以下儿童为卡介苗接种对象,这是根据当时我国 15 岁以上人群大部分均已受到自然感染决定的(当时北京 15 岁以上自然感染为 85.3%)。有些地区自然感染率很低,感染高峰向后推移,因而初种年龄也可向后推移。年感染率对决定卡介苗接种政策具有很重要的参考价值,它反映一年中结核感染机会的多少。年感染率高,就需要尽早、大量、普遍地进行卡介苗接种;反之,就可以缩小卡介苗接种范围。当然,这只是局限于从流行病学调查角度看问题,如果考虑到孩子要走出去到更广阔的天地中去,做好卡介苗这项基础免疫工作实在是非常重要的事情,它不仅预防结核,还有潜在的较长久的保健功能。同时,结素试验产生强变态反应的对象,避开了接种卡介苗后局部会出现 Koch 现象,即局部早发强烈反应。若是结核病患者,有可能发生病灶反应。Gordon(1950)在东非对 5~16 岁儿童 1 750 人(其中结素阳性 140 名)用冻干菌苗 1 mg/mL 0.1 mL 皮内注射,72 h 查验反应,原结素反应阴性者 233 名中有 35 名(15%)反应硬结 >15 mm;结素反应阳性者 129 名中有 118 名(91.5%)产生 Koch 现象,反应硬结 >15 mm。北京市结防所(1960)对 672 名结素试验反应(+)小学生进行皮上划痕法卡介苗接种,第三日有 11% 发生局部脓疱反应,并有 2 例肺部发现结核病变。广州不做结素试验直接皮内卡介苗接种(误种)644 例,局部产生强烈快速反应者(局部红斑硬结 >20 mm)245 例,占 38.0%,颈淋巴结肿大 420 例(65.2%),腋窝淋巴结肿大 138 例(21.4%)。因此,卡介苗接种前须先做结素试验才比较安全,只有对结素试验阴性者才予接种卡介苗,结素试验阳性者不予接种。

因为结核菌素反应对于婴幼儿结核病的诊断有重要价值,林华(1985)对婴幼儿结核菌素反应的问题研究情况是:通常感染结核菌后2~10周结核菌素反应为阳性,但由于种种因素,其反应较弱或呈假阳性,总之,其不恒定因素较多。在调查的婴幼儿结核菌素反应中,弱阳性者占33.6%,可疑阳性者占64.5%,重复试验后转为阴性。因此研究者决定婴幼儿的结核菌素反应如果第一次为可疑阳性或弱阳性,则再次注射结核菌素,如果转为阴性,表明前次接种不当,是真正的阴性反应者,可接种BCG。在小儿科领域包括结核菌素反应的定期检查,规定4岁前1次,小学一年级及中学一年级各1次,共3次。如果结素皮内注射0.1 mL准确的话,可出现6~7 mm的丘状膨起。但婴幼儿皮肤薄,皮内注射不太容易,如果用膨隆大小来推测注射量的大小是不妥的。婴幼儿的结核菌素反应呈多样化,在临床实践中常遇到各种判断上的疑惑。例1,某婴儿出生6个月时结核菌素反应发红,长径14 mm但无硬结,2个月后再检查,结果为18 mm阳性,预防内服INH 6个月,到7岁入小学时结核菌素反应却为阴性,接种了BCG。例2,某幼儿2岁半时发热至38℃,结核菌素反应10 mm×14 mm,左肺门部肺上野有小浸润灶,经抗结核治疗1年半,到8岁时结核菌素反应阴性,接种BCG。推测上述2例最初可能不是结核感染,例2异常阴影亦属非结核性。

根据1979年流行病学调查的结核菌素反应阳性及可疑阳性结果,把调查点分成结核病疫情高、中、低三层,各层任意抽出6个点,共调查182 388名婴幼儿。0岁儿占38.0%,1岁儿31.2%,2岁儿16.1%,3岁儿14.7%。阳性率为3.3%,可疑阳性率为6.9%。从年龄上看阳性率为:0岁儿占0.7%,1岁儿2.9%,2岁儿占4.0%,3岁儿占6.6%,随年龄增大有上升趋势。可疑阳性者也有这个趋势,但不同年龄的阳性率差别不大。根据对阳性、可疑阳性者的追踪调查,比较第一次与第二次、第二次与第三次的变化:第一次调查阳性和可疑阳性者1 661名,反应强度为8.70±4.58 mm,其中1 016人(61.2%)硬结均径为5~9 mm,374人(22.5%)为10~14 mm。检查两次以上者1 364人,第一次为可疑阳性(5~7 mm)的817人中有527人第二次复查转为阴性。另外,0~14 mm弱阳性的318人中转阴性者107人,201名转为可疑阳性。3次以上才查出结果的180人,第二次检查为5~9 mm,第三次降到0~4 mm者46%,转阳性者为37%,初次和第二次结果不同,即阴性转化率较可疑阳性者降低,阳性转化率增加。对反应5~9 mm的1 016名中的519人进行了BCG接种,其余的未采取措施,直至小学一年级,结核菌素反应为20 mm以上者,进行了药物预防或接受治疗。故建议:结核菌素试验为可疑阳性或阳性时,须再进行一次结核菌素试验,转为阴性者亦须接种BCG。

须注意的是:第一次反应阴性者可接种BCG,如果为可疑阳性或阳性(除去强阳性及发红直径30 mm以上者)可再次注射结核菌素,如果转阴亦应接种BCG;第二次结核菌素试验要在初次结核菌素试验反应判断后2个月内进行。

房登楼等将保定市部分县小学、初中、高中各随机抽取2所,对这些学校的学生进行PPD检查,共查学生14 642人,其中小学生4 872人,初中生4 697人,高中生5 073人。试验结果:小学生阴性率为63.90%,初中生阴性率为52.86%,高中生阴性率为35.11%,学生总平均阴性率为50.38%。

(二)卡介苗接种后免疫力持续与复种时间的确定

在日常卡介苗接种工作中,测定卡介苗接种后所产生的免疫力持续时间和确定卡介苗复种时间,传统上都是在卡介苗接种后连续每年重复做结素试验,看结素过敏反应维持多少年,也就是看每年有百分之多少的儿童仍能保持结素阳性反应,用这个指标来判定卡介苗接种后免疫力能维持多久,也用它来确定相隔多少年需要进行卡介苗复种。有这样一种设想,就是在接种卡介苗的同时产生免疫力和过敏性反应以后,结素过敏反应的存在和消失也意味着免疫力的存在和消失。这种设想实际上还没有得到有关科学实验的充分证实,因而还不能被肯定。最近已陆续有报告认为,接种后的保护率与接种后的结素试验(特别是接种后间隔较长时间的结素实验)反应强度之间无密切关联。Darcy Hart对卡介苗接种后结素变态反应强度和结核病发病时间的关系做了长期系统的观察,结果见表7-1-1。

表 7-1-1　BCG 接种后结素变态反应强度和结核病发病时间关系

结素反应	BCG 接种人数/例	结核病发病	
		人数/例	发病率/‰
>15 mm	1 320	3	2.27
10~14 mm	2 669	12	4.50
5~9 mm	2 188	14	6.40
>5 mm	1 044	2	1.92
0~4 mm 未测	94	1	10.64
0~4 mm	17	0	0
接种 1 年未检	6 266	17	2.71
⋮	⋮	⋮	⋮
合计	13 598	49	3.60

由表 7-1-1 可见,接种 1 年后的结素反应强度与 10 年间结核病发病未见有明显相关,说明不论接种后结素反应大小,机体都同样获得了免疫力。故该研究者认为如果接种用的菌苗质量高,接种人员接种技术好,似乎无须对结素反应未阳转者进行加强接种。

Gernez-Rieux 1973 年报告,1948—1951 年在法国 Lille 有 15 618 名学生经皮上划痕法接种 BCG(菌苗 75 mg/mL,活菌数 $1\times10^6\sim15\times10^6$/mg)。6~9 岁 7 406 人,6 条划痕各长 1 cm,10~15 岁 8 212 人,6 条划痕各长 1.5 cm。接种前 OT(10 TU)阴性,接种后 3 个月结素试验阳转率为 94.8%。由此观察 BCG 接种后结素试验皮肤反应大小与保护力的关系(结素反应在接种 1 年时再次试验获得),发现结素反应分为 <5 mm、介于 5~6 mm、>6 mm 的三个组,在 20 年的观察期间,发病率均为 1.3%,并无明显差别。岛尾钟男指出,日本卡介苗接种后结素试验阴性者或可疑阳性者再次接种卡介苗,90% 局部出现 Koch 现象。他认为这些人已经显示有免疫力。WHO 西太区的观察发现,一些国家(特别是南太平洋国家)卡介苗接种后结素阳转率很低,阳转者的结素强度在接种后数年中消退很快,但这些国家在卡介苗接种后的保护力却仍然可见。Matsanoitis 在 13 名接种卡介苗后结素试验阴性的儿童中用 PPD 进行刺激淋巴细胞转化试验,发现有 11 例为阳性。广东省结防研究所等对卡介苗接种后结素试验阴性者与未接种卡介苗结素试验阴性者进行了植物血凝素 24 h 皮肤反应的比较,结果接种者较未接种者植物血凝素反应无论阳转还是平均值均高。Freedman 指出:经卡介苗接种的人,即使结素试验阴性,似乎还保留着对结核病的免疫性。1981 年全国卡介苗会议上报告:四川、安徽两省在 1979 年全国结核病流行病学调查中发现,卡介苗接种与未接种地区 2 TU PPD-RT23 阴性率相差不多,但≤15 岁儿童的结核病患病率却有明显的差别,安徽未接种地区是接种地区的两倍多,四川为 1.5 倍。Collins 曾在一篇文章中提到,小白鼠接种 1×10^8 活卡介苗后,足掌结素试验直到 PPD 为 125 单位仍没有反应,但小白鼠对原来的卡介苗或 Erdman 毒菌的攻击均能保持有效的免疫反应。有无结素皮肤反应与接种动物对攻击感染的灭能效力并无影响,变态反应消失的小白鼠在 Erdman 毒菌攻击感染进展时,也不能对结素发生反应;然而,这些小白鼠虽然丧失变态反应性,却还保持有致敏的特异性反应细胞,用脾细胞可以转移它们的结素过敏性给其他动物,在培养物中加入 PPD 也可抑制肺巨噬细胞的移动,故 Collins 认为缺乏迟发型皮肤反应的表现并不能作为缺乏细胞过敏性的有力证据。Ten Den 指出,豚鼠接种卡介苗实验显示,豚鼠所获免疫力在自然生命过程中虽然逐渐有所下降,但不会消失。对照人体观察的试验又表明,人体后天获得免疫力的减退较豚鼠更为缓慢。以上结果使卡介苗接种定期化。

上述多项研究可以归纳为如下结论:

① 由于卡介苗接种量少,或由于菌苗效价低,作为整个群体,接种后结素反应弱者较结素反应强者的免疫力要弱。

② 在相同菌苗、同一剂量接种的情况下，从个体来看，也存在着结素强反应与弱反应，但这种强与弱的反应与免疫力高低不能说是平行关系，即由于接种所产生的免疫程度，作为一个群体能够用结素反应来判断，出现个别的结素阴性并不能说就没有免疫力。

③ BCG 接种后以结素过敏反应为指标的人群观察，要以实验室研究结果为基础。

由于结核变态反应和免疫的关系还有许多问题至今尚未解决。因此在确定卡介苗的免疫效能时必须有基础研究结果，不能单凭人体结素反应的结果而下结论。比如关于死卡介苗，北京结核病控制研究所 1972 年报告在动物试验中 43℃死卡介苗和活卡介苗在变态反应上无明显差异，而死卡介苗免疫力较活卡介苗明显为差，他们曾在小鼠、豚鼠、家兔中多次实验，结果基本上是一致的。如表 7-1-2、7-1-3 所示。

表 7-1-2　43℃卡介苗对豚鼠的变态反应

组别	动物数/例		结素反应阳性数		反应直径/mm	
	2 周	4 周	2 周	4 周	2 周	4 周
43℃死卡介苗	16	15	11(68.8%)	12(80.0%)	12.3	15.0
活卡介苗	22	20	15(68.2%)	17(85.0%)	10.2	18.0

表 7-1-3　43℃卡介苗对豚鼠的免疫力

组别	动物数/例	动物重量/g	脾重量/g	脾重量指数	脏器病变（肉眼）	指数总和（镜下）
43℃死卡介苗	8	532	1.34	0.26	53.7	54.1
活卡介苗	9	543	0.86	0.16	23.3	17.7
感染对照	8	531	1.44	0.28	55.6	56.6

注：这是实验结果。免疫菌量 10 mg 皮下注入，免疫后 8 周用结核菌 $H_{37}RV$ 0.000 1 mg 静脉注入攻毒，攻毒后 8 周解剖观察脏器病变。

动物实验的情况，在人体很可能也是如此。所以仅根据死卡介苗在人体可获得一定比例的结素阳转就认为"有效""可推广"就值得考虑了。

④ 测定卡介苗接种后减少结核病发病的实验效果，有赖于有对照的结核病发病率的长期比较观察，有赖于流行病学的实验研究。

⑤ 以婴幼儿接种卡介苗后发生结核性脑膜炎的多少作为反映推行卡介苗接种效果的指标之一，做好这项工作首先要求诊断工作的普及与准确，以及疾病（病例）报告（或调查）资料的完整。

三、检测接种卡介苗者的结核菌素阳转数和阳转率

这是监测卡介苗接种质量的一种方法。卡介苗接种实际上就是一次减毒活菌人工感染，如果接种成功，就会产生免疫力和过敏性变态反应。免疫力和过敏性的产生及其强弱在固定菌株活力的情况下，与接种到人体内的活菌数有关。接种卡介苗就是在能忍受的局部反应强度的条件下，争取接种尽可能多的卡介苗活菌，以产生尽可能强的免疫力和过敏性。免疫力和过敏性之间的关系到现在还不清楚。但是，动物实验证实：能产生较强过敏性的活菌数，同时也能产生较强的免疫力。目前在人体内还不能测定免疫力，但是可以用结素试验测定过敏性及其强弱。因此，为了了解接种效果（即接种到体内的活菌数是否足够），已知卡介苗接种后 2~3 个月（一般定为 12 个星期）就会产生免疫力和过敏性，通过结素试验了解过敏反应情况来掌握卡介苗接种质量，通常有以下两个指标。

（一）12 周阳转率

12 周阳转率即卡介苗接种后 12 周结素试验复验人数中阳性反应人数的百分比。

$$12\ 周阳转率(\%) = \frac{12\ 周复验结素转变为阳性人数}{12\ 周复验人数} \times 100\%$$

目前我国仍以 >5 mm 为阳转标准。实际上对新生儿来说,即使复验不足 5 mm 也不能说接种完全不成功,除非为 0。另外,以下两个指标可能更为重要:① 硬结反应平均直径,包括 5 mm 以下和 5 mm 及以上所有反应直径之和的平均值。② 反映一个地区接种质量的结素反应大小分布图。一般而言,如疫苗质量合格,保存运输符合要求,接种技术正确,12 周阳转率可达 90% 以上,硬结反应平均直径应在 8～10 mm,反应大小分布呈单峰常态曲线,表示接种良好(成功),说明已产生免疫力。阴性者表示接种不够好(不成功),需要再接种。同时要根据人群免疫水平消长情况,确定复种间隔年限,并且以二次结素试验净增 8 mm 为阳转标准。如果达不到以上要求应寻找原因。阴性反应(除外假阴性)称变应性缺乏或无变应性,提示有细胞免疫功能低下的可能。如果系重症结核病人,常提示预后不良。须注意:有少数人多次接种卡介苗也不能产生结素阳性反应,其原因目前还不确切了解。

蔡琰(2002)对卡介苗接种 100 天的 648 例婴幼儿中的 602 人进行结核菌素试验,阳转率为 92.9%,其中硬结平均直径 5～9 mm 者 486 人,10～14 mm 者 116 人,无 1 例强阳性反应;有卡疤者 643 人,卡疤阳性率为 99.2%。在 643 名卡疤阳性婴幼儿中,PPD 反应阳性者 601 人,阳转率为 93.5%,5 名卡疤阴性婴幼儿中 PPD 反应阳性者 1 人,阳转率为 20%,两组婴幼儿 PPD 阳转率经检验,差异显著($\chi^2 = 30.23, P < 0.01$)。

需要说明的是,检查卡介苗接种后的阳转率与测验结核感染的结素试验阳性具有不同含义。测验感染时,结素反应阳性表示机体已受到结核菌感染,阳性与阴性的界线为 5 mm,不足 5 mm 的为阴性反应,5 mm 及 5 mm 以上的为阳性反应。在未接种卡介苗地区调查人群(包括感染与未感染)感染率达到定量结素试验中的阳性(即已受结核菌感染)人群和阴性(即未受结核菌感染)人群,二者以 5 mm 为界线可予以分开,在以反应直径大小为横坐标,不同反应直径人数构成百分比为纵坐标的曲线图上呈双峰曲线。阳性反应和阴性反应的区别在于有无感染结核菌,但接种卡介苗后的人群结素试验反应强度一般总是呈现两头小、中间大的单峰常态曲线,即较强的反应和较弱的反应占少数,而一般阳性反应占多数。强和弱之间没有明显分界线(即反应为 5 mm 以上和 5 mm 以下之间没有明显分界线)。在这里,阳性(5 mm 以上)和阴性(不足 5 mm)不反映人工感染(即接种卡介苗)的有无,只反映人工感染后(即接种卡介苗后)产生过敏反应的不同强度而已,这里的 5 mm 是仿照测验结核菌感染时有无感染的界线而定下来的人为的界线。实际上,有些结素反应尽管较弱(反应硬结不足 5 mm),但既然已接种了卡介苗,不能认为机体完全无免疫力。所以,这里所谓的阳转只是指产生 5 mm 及以上的过敏反应强度而已;这里所谓的未阳转(不足 5 mm)与未受结核菌感染的结素反应阴性(即不足 5 mm)有迥然不同的含义。在接种卡介苗后应用 12 周结素阳转率作为考核接种效果时应有正确的理解。所以,有人认为应用结素反应平均直径(包括 5 mm 以下及 5 mm 以上所有平均直径之和的平均值)和硬结反应频率分布图,较应用阳转率作为考核卡介苗接种效果的指标似乎更为合理、确切。这一方法在国际上已较广泛应用,这一意见值得考虑。

为考核菌苗效能和接种效果,若需采用结素试验,一般以新生儿作为测试对象为宜,因为新生儿未受自然感染,是首次接种卡介苗,因素单纯,更能反映菌苗效能和接种效果的实际情况。北京结研所在对氮气保存冻干皮内卡介苗接种人群观察中发现,新生儿接种后 12 周阳转率为 73.2%,而学龄儿童高达 100%,平均反应直径分别为 7.44 ± 2.1 mm 与 10.30 ± 2.5 mm。本次使用的是充氮冻干皮内卡介苗 1 mg/mL,生产菌苗时活菌数为 137 万/mg,至使用时仅为 46 万/mg,说明使用时菌苗的效价已经不合制检规定。新生儿结素阳转情况反映了该菌苗的实际效能,而通过学龄儿童看不出菌苗效价低的实情。该研究还采用 75 mg/mL 皮上划痕卡介苗,于 17℃ 左右保存,在各方面条件相同的情况下,观察两类对象试验的结果。发现在 17℃ 左右存放 6 周的菌苗活菌数很快下降(每毫克从 1 000 多万下降到 10 多万),新生儿接种冷藏效期内疫苗的阳转率从 98.1% 迅速下降到 43.5%,而学龄儿童则相应为 98.7% 与 85.0%。说明当试验处理(此处为菌苗效能)发生变化时新生儿能较灵敏地反映菌苗的实际情况,而学龄儿童则明显为差。所以,用学龄儿童为研究对象时,常常发现实际试验条件已有明显改变而结果却依然如故的现象,这就难以达到相互比较的目的。问题的症结就在于观察的对象上。另外,即使同为学龄儿童,初种与复种对象在同样条件下结果也不相同。该研究在832例不同效期、不同温度保存的皮上划痕卡介苗接种研究中,发现菌苗在生产后保存在17~20℃条件下7周,初种儿童阳转率为85.0%,复种儿童为100%,死卡介苗初种为77.4%,复种的亦为100%。为了探讨出现这种情况的原因,该研究又进行了以下观察:选择初中一年级学生572人,将5 TU结素皮内法试验阴性(<5 mm)者144名分成两组,甲组48名给予接种卡介苗(皮内法,0.75 mg/mL,北京菌苗),乙组96名不予接种。3个月后两组均再做一次5 TU结素皮内法试验,甲组为阳转测定,乙组因未曾接种卡介苗,理论上讲第二次结素试验的结果应该与首次试验差别不大,但事实并非如此,结果见表7-1-4。

表7-1-4 结素阴性接种BCG者与不接种者结素再试验

组别	人数/例	结素试验硬结直径≥5 mm		总平均直径(mm)±SD
		人数/例	比例/%	
甲组	48	48	100.0	13.38±4.8
乙组	96	55	57.3	6.21±4.3

以上结果显示:结素试验阴性卡介苗接种组(甲组)3个月后结素试验的阳转率为100.0%,平均直径为13.38 mm,乙组未接种卡介苗而阳转率亦达57.3%(总平均直径6.21 mm),阳性平均直径9.52 mm。这种情况难以用结核杆菌自然感染来解释(因本地区年自然感染率约1%),可能的原因是:

① 连续结素试验导致出现复强作用。
② 重叠试验(结素局部敏感性和非特异性早期反应)导致出现阳性反应。
③ 原隐性变态反应呈现阳性反应。
④ 回忆反应(威利斯现象)。
⑤ 其他未知原因。

无论是以上何种原因所导致的,事实上以学龄儿童为研究对象时,出现了即使未接种卡介苗也有57.3%的阳性反应(新生儿不便设立对照组,但据实际工作经验,新生儿未发现有这样情况)。这就解释了以学龄儿童为研究对象时,为什么普遍出现结素试验阳性结果偏高。

综上所述,新生儿一般未受结核菌自然感染,因素单纯,对处理变化敏感,各组在进行比较时条件易一致,有重复性,能较客观地反映卡介苗效能和接种效果。学龄儿童情况较复杂,特别是在已开展卡介苗接种的地区,可能因为多种客观因素造成卡介苗接种后结素试验阳性率偏高,反应平均直径偏大。几个组相比较出现不规律结果,或实际试验条件已发生改变而结果却依然如故的现象,常常难以反映实际情况。这在统计学上即所谓的"偏倚",偏倚和随机抽样误差不一样,误差主要由生物变异引起,可以控制并可由统计检验确定其范围。罗兰英(2003)对湛江市1999—2001年991名0~7岁儿童做结核菌素试验,有卡介苗接种史者占95.9%,卡疤率为97.3%;结核菌素试验阳性率有卡介苗接种史者为86.4%,未接种卡介苗或接种史不详者为19.5%。提示湛江市部分儿童结核菌的感染率不高,建议要开展定期查漏,尽早补种卡介苗,进一步巩固和提高儿童对结核菌的免疫力。高波(2003)等对包头市出生儿童9 480人进行研究,24 h内接种卡介苗的9 056人,接种率为95.5%,3月后进行BCG-PPD(0.1 mL)皮肤试验7 914人,监测率为87.4%,72 h观察局部反应,PPD阳性反应7 463例,PPD反应均径为9.69±3.89 mm,阳转率为94.3%;出生后3月龄的新生儿卡痕均径为5.48±1.42 mm,无卡痕者60人,占接种数的0.66%。

(二)接种卡介苗后局部反应(卡痕)大小

卡痕大小并不反映菌苗的活菌数和接种效果。局部反应大小仅与接种的菌量有关,菌量越大,局部病变也越大,而与菌苗中活菌数的多少无关。接种同等菌量但含有不同活菌数的菌苗(包括全部死菌的菌苗),可产生同样大小的局部病变,产生不同强度的过敏反应性和免疫力。接种全部死卡介苗仅产生短时间的、微弱的过敏性和免疫力。在接种卡介苗后使用异烟肼,局部卡痕的大小与未使用异烟肼者相似,而结素试验病变反应则明显地减弱。

在动物试验中,选用 720 只豚鼠,每组 120 只,卡介苗接种后 32 周观察结素反应,攻毒 8 周后观察存活率,结果如表 7-1-5 所示。

表 7-1-5　卡介苗接种后局部病变、过敏反应、免疫力情况

组别	剂量	接种病变平均直径/mm	结素反应平均直径/mm	攻毒后存活率/%
对照		0	0.1	30
活菌	1/100	0.1	5.8	50
	1/10	2.2	7.0	60
	1	5.9	9.3	70
	10	8.1	10.9	74
死菌	100	10.5	5.4	37

这个观察结果可见,活菌剂量增加 10 倍,接种病变(卡痕)直径增加 2～3 mm,结素反应直径增加 2 mm。活菌剂量越大,结素反应越强,死菌 100 剂量仅相当于活菌 1/100 剂量的结素反应。活菌剂量大,豚鼠存活率高,死菌剂量大,豚鼠存活率并不高,说明局部病变与菌体总量有关而与免疫力不呈正比。

研究结果显示如表 7-1-6 所示。

表 7-1-6　卡介苗接种后接种病变、结素反应、存活时间情况

品种	剂量	接种后病变平均直径/mm	结素反应平均直径/mm	平均存活周数(T50)
卡介苗	1/100	0.1	7.1	7.7
	1	6.0	12.4	9.8
热死菌	1	4.8	5.8	6.3
	100	11.1	9.6	6.8
酚死菌	100	9.4	10.9	7.2
老死菌	100	11.4	9.2	7.7
热死 99 加卡介菌	1	11.2	9.6	7.6
对照		0	0.2	4.5	—

由表可见,死菌与活菌相同剂量局部反应一样,死菌的病变反应小,免疫力亦小。局部反应与病变反应、免疫力是不平行的。

四、流行病学调查测定结核杆菌自然感染率与年感染率

国内外公认的了解人群中结核病流行严重程度及评价结核病控制措施的作用及效果,最重要的、最客观的和最可靠的方法是掌握特定年龄人群的结核菌自然感染率、年感染率和变化趋势。结核病患病率、发病率及结核病死亡专率虽然也为重要的流行病学指标,但易受诸多因素影响。结核杆菌自然感染率是指一定地区、一定人群,在一定时间(某时点)感染结核菌的人数与观察人数之比。对未接种卡介苗的人群定量做结素试验(1 mL 1∶2 000 OT 或 5 IU PPD-S 或 2 IU PPD-RT23),若呈阳性反应,则说明某时点结核感染密度、范围和结核病蔓延程度较大。结素敏感性一旦建立,虽然可以随着时间而减弱,但一般是持续存在的,因此感染率能反映累计感染情况而不能反映现时感染的频度。

(一)自然感染率与年感染率

① 某年龄组自然感染率(%)=某年龄组结素试验反应(+)人数/某年龄组结素试验复验人数。年龄组一般选择 7 岁或 14 岁,每个年龄组人数应该 >100 人(感染率越低,人数应越多),结素复验率应 >90%。用同年龄组感染率间比较,比用全年龄组感染率比较更合适。

正因为感染率是某一人群从出生到检测时受结核自然感染的累积情况,所以感染率不能说明现在感染的频度或强度。为此,WHO与TSRU(国际结核病监制研究小组)推荐使用年感染率或年结核感染危险率(risk of infection or annual risk of tuberculosis infection)研究结核病流行动态及不同防治措施的效能与效率。通过结素试验测定结核感染率和年感染率可获得一个地区结核感染和结核菌传播的情况。结核感染率是目前结核病流行学中的主要指标。因目前结素试验尚不能区分是结核菌自然感染还是卡介苗接种的免疫的反应,所以感染率的调查需要在未接种卡介苗的人群中进行。某年龄组感染率为结素试验复查的人数中结素阳性反应人数的百分比。

② 年感染率可直接反映每年结核感染频度,更好地反映结核病流行严重程度,系一敏感指标,特异性亦高,使调查与判断容易标准化,是判断结核流行的主要指标。调查时间隔一年的两次试验必须为同一人群,并且人数还需达到原结素试验阴性人数的90%以上。

公式:年感染率 = 1年内结素试验反应阳转人数/原结素试验(-)受观察人数

直接测量结核年感染率需要重复试验大量个体,并可能产生复强等情况,因此通常是测量某年龄组的感染率,用代数方法从感染率推算出平均年感染率。

年感染率与本地区结核菌痰涂片阳性患(发)病率密切相关(TSRU研究发现,发展中国家年感染率为1%时,涂阳发病率为50/10万~60/10万,涂阳患病率为100/10万)。目前这一指标已成为主要的结核病流行指标之一。调查时两次试验人群必须是同一人群,间隔时间为一年。另有人认为,在第二次复查时,并非只取最初试验为阴性或可疑阳性者进行下一次结素试验反应检查,而是全部对象都需要重复进行结素试验,只能从阳性率之差计算出一年的感染危险性。此方法值得考虑。

③ 推算平均年感染率。由于年感染率要经过二次感染率的调查,而每次调查所耗人力、物力甚巨,且需一年时间方能获取结果,且调查时因为结素试验和查验反应的误差会使两次试验在测量和登记上产生较大误差,所以直接调查有时反而不如推算为好。

公式:某年龄组推算平均年感染率(%) = $1 - (1 - $某年龄组自然感染率$)^{1/年龄数} = 1 - (1 - P_n)^{1/n}$

例如,8岁组自然感染率为10%,则8岁组自然感染率推算为:

$1 - (1 - 10\%)^{1/8} = 1.3\%$

④ 通过不同时期二次推算平均年感染率的比较计算,可获取平均年递减率。

公式:推算年感染率平均递减率(%) = $1 - ($本次调查推算平均年感染率/上次调查推算平均年感染率$)^{1/间隔年}$

例如,1975年推算平均年感染率为1.0%,1978年推算平均年感染率为0.94%,则平均年递减率为:

平均年递减率(1975—1978) = $1 - (0.0094/0.01)^{1/3} = 2\%$

推算若干年后年感染率的水平:1975年推算平均年感染率为1.0%,每年递减率2%,1978年推算平均年感染率为多少?

$R_{1978} = R_{1975}(1-R)^n \ (R=2\%, R_{1975}=1.0\%, n=3)$

$R_{1978} = 0.01(1-0.02)^3 = 0.94\%$

自然感染率的每年下降率计算:

1970年0~4岁感染率为7%(出生于1965—1970年);

1975年0~4岁感染率为5%(出生于1970—1975年);

1965—1970年及1970—1975年平均感染机会:

$P = 1 - Q_5 1/2.5$ 或 $(1-P_5)1/2.5$

$P_{(1965—1970)} = 1 - (1-7\%)1/2.5 = 2.86\%$

$P_{(1970—1975)} = 1 - (1-5\%)1/2.5 = 2.03\%$

5年间感染率每年下降率:

$P_{(1970—1975)} = P_{(1965—1970)} \times (1-R)^5$

$$(1-R)^5 = P_{(1970-1975)}/P_{(1965-1970)}$$
$$R = 1 - [P_{(1970-1975)}/P_{(1965-1970)}]^{1/5}$$
$$= 1 - (0.020\ 3/0.028\ 6)^{1/5} = 6.626\% \approx 6.6\%$$

即每年下降约6.6%。

公式推导：

若年感染率为P，年末感染率为Q。

则$P + Q = 1, P = 1 - Q$

年感染率为P'（为已知），年末感染率为Q'。

6岁时感染率：$P_5' + Q_5' = 1$
$$Q_5' = 1 - P_5'$$
$$Q_5' = Q^6 = (1-P)^6$$

故 $P = 1 - (Q_5')^{1/6} = 1 - (Q_5')^{1/n} = 1 - (1 - P_n)^{1/n}$

例如：$P_5 = 7\%$
$$P = 1 - (1 - 0.07)^{1/5} = 1 - 0.9855 = 0.0144(1.44\%)$$

如果推算将来的感染率，例如：2005年年感染率为1.0%，每年下降2.0%，2008年感染率为多少？

即$R = 0.02, R_{2005} = 0.01, n = 3, R_{2008} = ?$

依计算公式 $R_{2008} = R_{2005}(1-R)^3 = 0.01(1-0.02)^3 = 0.009\ 94 = 0.994\%$

（二）结核杆菌自然感染率与年感染率间接推算

该推算方法是在Styblo研究基础上提出来的，这一研究结果是来源于未推行卡介苗接种的观察，各地区的适用性需要进行仔细考量后慎重应用。

死亡率 = (1/10万) ÷ 19 = ARI(Annual Risk of Infection)

0~4岁结脑发病率 ÷ 5 = ARI

20~29岁菌(+)发病率 ÷ 48 = ARI

全年龄组涂(+)发病率 ÷ 60 = ARI

（三）在卡介苗普遍开展地区进行ARI测定

在卡介苗普及程度较高的地区，至今仍然没有一个较理想的ARI测定方法，有人曾建议用下列方法测定，现分述如下。

（1）卡疤检查：将无卡痕者作为调查ARI对象

评论：在卡介苗接种普及地区，无卡痕者常见于各种禁忌证或特殊原因而未能接种者，这一人群是有别于正常人群的特殊人群，用它测定ARI要注意样本的代表性。另外，在卡介苗接种率高的地区，无卡痕者往往是由于结素(+)而未能接种，因此将这一部分人作为调查ARI对象时，所获得数据必然会高于实际水平。接种卡介苗者中还有一定比例人群可能检查不到卡痕，如果将这一部分人作为未接种者进行ARI调查也是不妥的。总之，以无卡疤者为对象，难以做到无选择随机抽取样本，因此，用它做ARI测定是不妥当的。

（2）Grzybowski假设

5 IU的PPD-S反应大小为10 mm以上全部是由于结核菌感染所致，以此来推算最高感染率。原作者肯定了其中包括一部分卡介苗接种所致的反应，但仍认为此法可作为推算方法之一。

评论：据实际使用，此方法结果高于实际数据数倍。

（3）据结素反应常态分配两侧对称原理，将结素反应直径≥20 mm的人数乘以2，来推算自然感染率（返折法）

评论：用此法测得的自然感染率与实际数据较为接近，但以若干毫米作为返折点，要根据该地区过去测的数据来决定(各年龄组各异),以常态分配的平均值为界,等于或大于此数的反应者数两倍作为感染者的人数来推算。

(四)年感染率指标的优点

1. 直接衡量结核病问题

年感染率不像患(发)病率那样可因病例发现和治疗措施的实施而增加,它的下降有赖于有效的防治措施,反映了防治工作本身的成绩,它可以直接表示治疗人群中结核病问题改善的速度。

2. 简便易行

用结素试验进行调查比用患病率调查简便,由于感染机会的分析方法早已确定,故此指标简便易行。

3. 重复性

即使调查的地点、时间有变化,调查结果可重复性仍然很高。

4. 可比性

各个国家感染机会及一个国家或地区历年感染的机会均具有可比性。

5. 趋势分析

用年感染率与其下降速度可对未来趋势进行估计,方法较为简便,能为制定未来结核病防治措施提供一个可靠的依据。

(五)专家建议

为了做好自然感染率的测定工作,首先要做好结核菌素皮试调查工作。其实施需要做好如下事宜。

1. 准备工作

必须建立一个中心机构负责调查工作,由熟悉业务的领导主持,工作人员必须经过专业切实训练,普查程序应当统一。如果对相关情况很少了解,则应做预试验,如为了了解卡介苗接种情况,可在几所学校进行调查,通常需要调查2 000名儿童。对痰菌阳性结核病患者进行皮试以观察结素反应是否有用,这样的调查起步应包含200人。

结素皮试调查设计时,抽样程序必须注意样本能够准确反映总体特征,采用完全随机、分层和同类分组抽样3种方法。在流行区,样本至少需要3 000名接种过卡介苗的儿童。分层或分组抽样要考虑到各种情况。学校调查相对比较容易,但入校儿童与未入校儿童在流行病学上属于不同的危险人群,前者感染危险度相对较低。刚入校儿童即低年级儿童最具代表性,在以后的年级中失学人数将增加,而失学儿童可能是高危险人群。此外,性别、地理位置(如城市还是乡村、平原还是山区)及患病率地区差别等均应考虑。预算和结素试剂应尽早编制和定货。乡村调查所需资金高于城市。结素和注射器损耗率预计可达50%。

2. 方法

试验过程的标准比方能使结果具有可比性,所有的皮试调查均应采用经UNICFE和WHO同意的标准试剂。结素保存的适宜温度是2~8℃。除非短时间,一般不应超过20℃,不能直接暴露于阳光下,不能冷冻。结素有效期为1年,普查时打开的制剂保存不得超过两天。WHO与国际防痨和肺病联合会推荐的结素标准剂量是2 TU 0.1 mL PPD-RT23/Tween 80。标准注射技术规定为左前臂下1/3处背侧皮内注射,亦可于掌侧注射,但在整个调查过程及以后的调查均须保持一致。采用特别的可拆卸针头、刻度为0.01 mL的注射器及26号针头。皮肤不必消毒,稍稍将其绷紧后,针头下压斜面向上刺入皮肤浅层,将液体缓慢推入皮内,使之成一皮丘。注射时必须保证0.1 mL准确剂量,如有明显泄漏,则应在另一手臂重复。3~4天后观察结果,仔细触摸边界清楚的硬结,用一把有弹性的、最小刻度1 mm的透明尺子测量,以毫米为单位进行记录,其大小以垂直于前臂轴的横径最为准确。观察者不应知道皮试对象的卡介苗接种史和以前的结素皮试结果,以及其他观察者的记录。测量和记录可由两人分担。尽量避免结果判断的偏性。记录应有统一设计的标准化表格。无硬结记录为0,而其他如水疱、大疱、淋巴管炎等可记入"其他"

一栏。

3. 数据处理和解释

应用计算机软件进行数据处理,可以复制。

(1) 参加率

参加率是阅读和测量皮试结果的儿童数占全部登记儿童数的比例。

(2) 反应频数分布

列出皮试结果(mm)的频度表,再绘成直方图,x 轴表示反应的毫米数,y 轴表示不同反应大小人群的数量或百分数。频度分布显示疫苗接种状况和所采用的统计方法。直方图亦可用于确诊结核(痰涂片阳性)患者组反应分布的表示。

(3) 感染率

结素试验的主要目的之一是区别结核菌感染与非感染人群。受试对象的状况决定了试验的有效性。经验证明,涂阳患者的结素反应呈对称分布。当用于流行病学调查目的以估计感染率时,一般应根据反应频数分布的直接分析进行估计,而不是按照常规标准来确定,仅有在仔细分析非卡介苗接种者的反应分布后才能确定。有 3 种分布形态:① 可以清楚区别反应者与无反应者;②尚能确定二者区分;③不能区分。感染率最好从无卡介苗疤痕的人群进行推算。但在卡介苗覆盖率很高的国家,上述人群可能没有代表性,因为有些儿童在出生时接种卡介苗并不产生疤痕。有一种被推荐的方法是在卡介苗接种率高的地区,对有无疤痕者均予记录,再想方设法排除卡介苗反应的影响,如增加测试例数可以缩小或消除这种误差。

(4) 感染的年危险度

年危险度指特定时间 $b+x$ 的危险度,b 是队列分析的开始时间,x 是 0 和 a 之间的取值,这里 a 是实施调查 $a+b$ 时间队列的时段。因为在一定时期内危险度可以改变,x 可以取队列开始和结束时段的中位数。如果仅是单次调查资料,则 $R_{b+a/2} = 1 - (1 - P_{b+a})^{1/a}$,这里 $R_{b+a/2}$ 即是队列开始和结束中位时间的年危险度,P_{b+a} 是调查时的感染率。年危险度和感染率均以分数表示。

(5) 感染危险度的趋向

当有两次调查数据可以进行比较时,便可以分析出感染危险度的变化趋势。

(6) 结素皮试调查结果的解释

结核菌感染率调查的重要目的是确定社区结核病问题的大小,青年组感染率是结核菌近期传播严重程度的一个指标。感染率和感染危险度反映疫情及其趋向,即传播是在增加、减少、抑或保持原状,当其与其他流行病学资料一起分析时,就可以确定是否要投入更大力量和资源控制结核病。

张立兴等在北京市顺义区结核菌年感染率专题研究资料中报道,他曾对北京市学龄前儿童结核病自然感染做过一个断面的调查研究。由于北京市自 1952 年就开展新生儿 BCG 接种,新生儿 BCG 接种率从 20 世纪 70 年代起一直在 90% 以上,故无法确定 BCG 接种与结核菌自然感染所产生的结素敏感性。因此,选择一个样板县(顺义县)停止新生儿 BCG 接种,然后采用国际统一的方法对未接种 BCG 的儿童在进入小学一年级时进行结素试验调查,以确定结核菌感染情况。

调查研究目的:①掌握 6~7 岁儿童结核菌自然感染率;②观察在现代结核病控制措施下自然感染率及年自然感染率的下降趋势及程度;③观察新生儿停止接种 BCG 后,0~4 岁儿童结核性脑膜炎发生的情况。1988 年 7 月 15 日,该县停止对新生儿接种 BCG。顺义县当年人口为 498 547 人,占全北京市人口 5%。1988 年 7 月 15 日到 1995 年,出生新生儿计 42 367 名,未接种 BCG 的为 41 817 名(占 98.7%)。

由此可见研究者对该课题研究设计上的严密性,也说明研究的艰难,课题实施是需要时间的,不能急于求成。

五、从结核菌素阳性者中评估发生结核病的可能(集中圈概念)

结素试验可以作为 X 线健康检查前的一种筛查方法。给动物注射结核杆菌后 10~14 d,动物局部形成一浸润硬结,逐渐形成溃疡,同时附近淋巴结受侵害,病变中有大量结核菌;人体结核菌感染后6～8周出现过敏反应。李志华等在《结核病人三种发现方式的分析与评价》中指出:PPD试验用于筛选活动性肺结核和疑似肺结核病人,是一种简便而实用的方法,也是诊断结核菌感染的重要参考指标,特异度在95%～99%之间,发现的结核病人是因症就诊的12倍。彭卫生的资料已证实,结核菌感染后的发病高峰为0～4岁和16～24岁这两个年龄段。因此,婴幼儿和高中、高校学生是肺结核的易感人群。

(一)确定初次感染者

从实践中认识到,初次感染(初染)大多发生在儿童、青少年时期(80%～90%)。20岁或30岁以后,仍有初染者,但为数较少。小剂量结素所引起的过敏反应95%是结核感染(如果只对大剂量有反应而对小剂量无反应或弱反应,可能为非结核性分枝杆菌感染),但不能据此诊断体内或肺部是否有病或病变活动性等;对于2岁以下的未接种卡介苗的婴幼儿,则应考虑是否有活动性结核,并应对其家庭接触者进行检查以发现传染源。如果结素反应较强,表示可能有新近感染或体内有活动性病灶,或属高发人群。特别是有结核病家庭接触史的结素阳性反应者,其发生活动性结核的可能性最大:在第一年其发生活动性结核的机会为1/30。

相关研究结果如表7-1-7所示。

表7-1-7 我国不同地区儿童青少年组结核感染率

资料来源	年份	儿童青少年		高峰年龄		儿童青少年所占比例/%
		年龄组/岁	感染率/%	年龄组/岁	感染率/%	
北京	1957	16～19	85	45～49	96	88.6
		20～24	90			93.7
河北	1958	20～24	63	50～54	73	83.0
		25～29	67			88.0
大庆	1978	15～29	70	45～49	93	75.4

荷兰的资料显示,若从1920年出生的一代人看,这代人50岁时的感染率为64.1%,24岁时的感染率即已经达到50岁的95%。由此可见,BCG早接种有多么重要的预防意义。

Groth-Petersen(1959)报告:青年中10 TU结素反应硬结直径>18 mm,年发病率为170/10万。另一项报告显示,15～24岁320 000人的观察结果如下:结素反应6～11 mm,发病率为24.5/10万;结素反应12～17 mm,发病率为56.4/10万;结素反应18～23 mm,发病率为87.8/10万;结素反应≥24 mm,发病率为72.6/10万。英国医学研究委员会(1980)对54 239名14～15.5岁人群20年观察的结果是:3 TU(+)者中,硬结>15 mm者的发病率为1.04‰,硬结5～14 mm者的发病率为0.45‰;100 TU(+)者,发病率为0.45‰。12 867名100 TU(-)者,15年中1 335名受到感染,10年内108人发病,15年内243人发病,20年内248人发病,感染者在1年内发病的占54%,第二年中发病的占24%,即总数的约80%(78%)在感染后2年中发病。其他则为陆续发病。

Comstok(1974)在波多黎各1～18岁191 827名研究对象中,对结素阳性82 269人随访18～20年,发现1 400例结核病人,年发病率为90.2/10万,其中1 TU结素反应>16 mm者患病率为162.0/10万,11～15 mm者为107.8/10万,6～10 mm者为89.8/10万;1 TU(-)而10 TU(+)>16 mm者患病率为81.8/10万,11～15 mm者为60.7/10万,6～10 mm者为32.2/10万。

加拿大不列颠哥伦比亚的8个省对数据库中1990—2000年登记在册的结核病患者接触者,进行12年的回顾队列监测研究,以评价结核病患者的接触者中潜伏的结核病感染者在没有接受治疗的情况下,其结素反应硬结的大小与发展成为结核病患者的危险性。在26 542名接触者中,发展为结核病患者的有180例(结核病发病率678/10万)。家庭接触者中结素反应的结核病发病率:硬结0～4 mm的为1 014/10万,5～9 mm的为2 162/10万,10～14 mm的为4 478/10万;10岁以下儿童,结素反应硬结

0~4 mm的结核病发病率为806/10万,反应硬结5~9 mm的发病率为5 556/10万,反应硬结10~14 mm的发病率为42 424/10万。免疫受到抑制的接触者中,TST反应硬结0~4 mm的结核病发病率为630/10万,反应硬结5~9 mm的发病率为1 923/10万,反应硬结10~14 mm的发病率为1 770/10万。结果显示:家庭接触者中,10岁以下儿童及免疫受到抑制的接触者,无论结素反应硬结的大小,其结核病发病率均较高。因此,这些接触者都可以从潜伏结核的治疗中获益,而不用考虑结素反应硬结的大小。

如北京市结核病防治所(1981)通过结核菌素强阳性检查在中、小学生中发现肺结核病人:该所自1973年—1979年结合卡介苗普种,对北京城区和部分郊区6 284名小学一、四年级及5 803名初中二年级结素强阳性(结素强阳性标准是以下四项者之一:硬结平均直径20 mm或20 mm以上;水疱或丘疹;溃疡或坏死;淋巴管炎)学生,分别进行追随观察监测。1973年某小学一、四年级学生阳性率为71.4%,强阳性反应占阳性反应的6.1%,结素强阳性小学生患病率为10.0‰;皮试后第一年发病率为7.2‰(比一般儿童高10倍),第二年为1.8‰(较一般儿童高7倍)。当时一般阳性反应者的患病率仅为0.2‰。结素强阳性中学生患病率为4.5‰,第一年发病率为2.4‰,第二年为4.1‰,第三年为5.3‰。小学一年级学生原发性肺结核第一年发病率较高(9.0‰),二、三年较低(3.6‰、2.9‰)。三年观察中未发现续发性肺结核。小学四年级与小学一年级有所不同,续发性肺结核发现率第一年为1.1‰,第二年为1.8‰,第三年为1.5‰。中学生新发现的肺结核病人中,续发性肺结核发现率第一年为1.2‰,第二年为1.8‰,第三年为3.0‰,第四年为4.6‰。故作者认为:①通过结素强阳性反应进行肺部透视过筛,可以检查较少学生,发现较多的结核病人;②结素强阳性反应的人,在最初两年内具有较高的发病率;③小学生的肺结核病以原发性为主,中学生以续发性为主,处在青春期的结核菌素强阳性人群具有较高的发病率。结果显示,15岁以下儿童结素阳性反应者,特别是强阳性反应者的发(患)病率较高,约占全部儿童的6%。山东省报告:228名儿童中,结素反应越大者的患病率越高,反应直径5~9 mm者患病率为2.9%,而强阳性者患病率为16.7%。

梁军军(2001)等采用整群抽样方法,对天津医科大学新生共607名进行结核菌素试验,城市学生的阳检率显著高于乡村学生,本市学生显著高于外埠学生。由此说明,城市学生的免疫水平显著高于乡村学生。原因可能与城市卫生条件好、结防工作管理水平高、预防接种普遍、人口密集、感染机会多有关,因而城市学生结核病免疫水平相对较高;乡村则相对条件较差,所以乡村学生免疫水平较低。我国有关资料显示,农村结核病的患病率是城市的2.4倍。为此应重视提高乡村学生的免疫水平,阴性者及时接受补种卡介苗,加强计划免疫。

高校是典型的生活特殊的群居环境,如果存在传染源,极易引起校内传染病的流行甚至暴发。因此高校学生已成为肺结核发病的高危人群,高校肺结核聚集性疫情时有发生。柳巍等对2013年西安高校入学新生采用等比例容积概率抽样法(Probability Proportion to Size,简称PPS),在西安市高等院校中按照10%的比例抽取6所高校计22 143名学生进行PPD皮试等方法的结核病筛查。其中,有肺结核可疑症状者117人,占5.28‰。PPD禁忌证者143人,实际参加PPD试验21 443人,PPD阳性率为27.85%,强阳性率为5.11%。22 143名学生均参加了X线胸透检查,最终确诊活动性菌阴肺结核患者31例,均无明显症状,发病率为0.14‰。PPD强阳性的1 096名学生中,预防性治疗的依从率仅2.64%。汉族学生PPD阳性率(27.95%)高于少数民族学生(25.07%),少数民族学生PPD强阳性率(7.84%)高于汉族学生(5.02%)。城市户籍学生PPD阳性率(30.42%)及强阳性率(5.62%)均高于农村户籍学生的25.88%及4.71%。从生源地看,西部地区学生PPD阳性率(29.65%)最高,其后依次为东部(22.45%)和中部(22.33%);西部地区生源学生强阳性率也最高(5.20%),其后依次为中部(4.87%)和东部(4.76%)。李毓清(2007)等分析575例结核菌素试验强阳性大学生,可能是男性生活范围广、生活相对不规律、自我防病意识差等因素,男女之间强阳性率差异有统计学意义;城市生源和农村生源PPD强阳性之间的差异亦有统计学意义,可能是因为城市人口多、密度大、人口流动性大,加之空气质量差,造成感染机会相对增多的缘故;调查显示,PPD强阳性好发于18~19岁。因此,应特别加强对这部分人群的监测和保护。

(二) 不同地区、不同结素反应者的发病率

欧洲在早年对结素阳性和阴性的人群同样在疫情高的地区或疫情较低的地区的发病率进行对比观察。结果发现原来结素阴性的人群,一旦接触到传染源,发病率明显高于原来结素阳性的人群。特别是受严重传染的地区,首次受感染者容易发生原发性结核病(发病率约为已经阳性者的7倍)。恰好与上述情况相反,1957年Palmer观察到海军入伍人员生活在感染机会极少的环境里,则阴性的发病率极低。见表7-1-8、表7-1-9。

表7-1-8 不同地区原来不同结素反应者的发病率比较

原结素反应	例数	人年数	新发病例数	发病率‰	统计学处理
传染严重地区					
阴性	1 843	3 895	172	44.2	$\chi^2=30.4$ $P<0.01$
阳性	6 916	14 133	107	7.6	$t=8.1$ $P<0.01$
传染不严重地区					
阴性	2 576	9 634	104	10.8	$\chi^2=30.4$ $P<0.01$
阳性	3 243	8 153	35	4.3	$t=8.1$ $P<0.01$

表7-1-9 1957年美国海军现役人员结素反应情况的发病率比较

原结素反应	例数	人年数	新发病例数	发病率/‰	统计学处理
阳性	5 910	23 541	37	1.57	$\chi^2=30.4$ $P<0.01$
阴性	62 844	251 468	72	0.29	(差5.4倍)

贾彩霞等认为结核病感染率高、病原体特殊,病变常累及多器官脏器,各种诊断技术均存在缺陷,认同2000年美国会议确定的部分人群PPD硬结≥15 mm则考虑结核病的观点,故对临床持续低热、X线胸片提示炎性病变、需排除肺结核的可疑患者1 052人进行PPD试验,注入的PPD使局部形成约1 cm大小皮丘,并以注射的皮丘可见有毛孔为好。皮试后48～72 h观察受试者皮肤是否有硬结(非红斑),结果显示:1 052人受检者中PPD(－)345人,肺结核患者2例(0.58%);PPD(＋)213人,肺结核患者15例(7.04%);PPD(＋＋)204人,肺结核患者45例(22.06%);PPD(＋＋＋)173人,肺结核患者156例(90.17%);PPD(＋＋＋＋)117例,肺结核患者116例(99.15%)。该结果中PPD(－)基本可排除结核,PPD(＋)则需进一步确诊,PPD(＋＋＋)及(＋＋＋＋)则提示结核活动,对肺结核诊断有重要意义。结果提示PPD试验在临床疑似肺结核患者的诊断中有实用价值,且PPD试验方法简单易行、安全性好、敏感性高、费用低廉,患者接受性强,可在各级各类医院推广运用,特别是对缺乏必要辅助检查的基层卫生院及疑似肺结核患者或久治不愈的呼吸道患者是一种较好的诊断方法。

任俊卿(2009)对接诊的568例需要排除肺结核做PPD试验的病例,按阴性、阳性、强阳性进行分组(硬结平均直径在5 mm以下者为阴性组,5～15 mm为阳性组,大于等于15 mm或硬结部出现水疱、丘疹、坏死、淋巴管炎者为强阳性组),PPD阴性148例中发现1例结核病人(占0.68%);PPD阳性328例中结核病55例(占16.8%);强阳性92例中结核病89例(占96.7%)。结论是PPD强阳性提示体内活动性结核的可能性大,对结核病诊断有重要意义。在诊断结核病还认识到红细胞沉降率(简称"血沉")对了解结核病的活动和病灶稳定性有一定相关性意义。该研究结果还显示,患者中初治结核病者131例,其中男性122人,女性9人,年龄17～67岁,均为外省籍务工者,他们无固定经济收入及固定居所。PPD在重症结核病或免疫功能低下时出现假阴性,提示预后差,如该次研究中的无反应性结核病、结核性脑膜炎、多脏器结核,PPD阳性率明显低下(8/25＝32%)。血清球蛋白可间接提示结核菌感染后免疫状态,而机体免疫状态的高低是直接影响结核的发生和病情轻重及抗结核治疗疗效的重要影响因素。血小板数量在慢性或严重感染时可反应性增高,反映了机体的应激能力。该研究的病例还显示,抗结核治疗起效,血小板数恢复正常早于血清球蛋白、血沉,是较便捷的实验室指标。

在结素试验检查中,要分外关心和重视具有易患结核的慢性疾病(硅肺、胃切除、糖尿病)人群、近期可能感染结核的高危人群(移民、城市贫民和流浪者、酗酒者)、三院(医院、疗养院、精神病院)职工、长期住院病人及监狱犯人等。

(三) 结素试验反应阳性者在不同疫情地区的发病率

结素反应阳性者在疫情不同地区,发病率仍可见有不同,这可能是再感染致病的缘故。相关研究结果如表7-1-10 所示。

表7-1-10　结素反应阳性者在疫情不同地区的发病率比较

不同疫情	例数	人年数	新发病例数	发病率/‰	统计学处理
疫情严重	6 916	14 133	107	7.6	$\chi^2 = 8.2$　$P = 0.05$
疫情不那么严重	3 243	8 153	35	4.3	$t = 3.2$　$P < 0.01$

(四) 结素试验反应阳性者对结核菌再感染的影响

在严重感染环境中已受结核感染的人比没有受过结核感染的人发病率低,表明已受结核感染者对外来再次感染有相当大的防御能力(表7-1-11)。

表7-1-11　在严重感染的同样环境中原结素阳性与阴性者发病率

报告者	年份	原结素阴性者发病率/‰		原结素阳性者发病率/‰	阴性与阳性发病率之比
		未接种BCG者	已接种者		
Heimbeck[1]	1938	126.6	—	12.3	10.3
Madsen[2]	1942	40.6	0	3.7	11.0
Damiels[3]	1948	28.3	—	8.0	3.5
Hyge[4]	1943	44.6	1.9	8.6	5.2

注:1:奥斯陆女护校学生;2:哥本哈根男医学生;3:伦敦医护学生;4:哥本哈根女子中学学生。

人体对结核菌获得的特异性免疫力可以有3种作用:① 控制自然感染的结核菌自由繁殖,限制结核菌数目的增长;② 增加人体破坏结核菌的能力,使活结核菌数目减少;③ 控制结核菌在体内的播散。在这种免疫力的作用下,原发病灶和肿大淋巴结里及播散到全身各处的结核菌就停止繁殖,甚至消亡。于是原发病灶愈合或消失,肿大淋巴结也逐渐紧缩而钙化。血行播散停止,已播散的结核菌大部分被消灭。这种免疫力可长期存在,并且这种免疫力的存在可以抵抗外来结核菌的再感染。BCG要在结核菌感染前接种,接种后人体的结核菌被控制在局部,繁殖受阻,不发生播散。

成人结素试验大多呈阳性反应,且感染者与患病者的结素反应强度常重叠,难以区分。续发性结核的病变情况与结素反应强度也不一致,虽然有人可根据不同结素反应强度进行成人选择性X线检查,但实际意义远较儿童为小。

[附] **集中圈概念**

结核病研究工作情况告诉我们:结核病主要由微滴核传播,其传播能力与微滴核弥散距离密切相关;人们也由此认为在结核病传播中其有效接触的定义应理解为两个个体间接近至足以达到他们之间可以交谈程度的接触,或在限定的空间内两人所在空间处于空气交换不足的状态。从生活交际圈来看,将与家庭成员中结核病患者共同生活的儿童定义为密切接触者应该颇为恰当,其他则依此类推。

1. 条件

① 涂片查痰发现的涂阳病人;

② 了解各类人群的感染情况。

2. 步骤

① 涂片法发现菌阳病人;

② 菌阳病人密切接触者为第一圈;

③ 菌阳病人较为密切接触者为第二圈；

④ 菌阳病人有可能接触者为第三圈；

⑤ 对第一圈人群进行结素试验。

a. 阳性率小于当地人群结素阳性率水平，不扩大查第二圈；

b. 阳性率高于当地人群结素阳性率水平，扩大查第二圈；

⑥ 当第一圈人群阳性率低于或等于当地感染水平时，应进一步对菌阳病人进行菌型鉴定，以便确定是否是非结核分枝杆菌感染患者。

⑦ 当第一圈人群阳性率高于当地感染水平时，对各圈结素阳性者进行进一步检查，并采取必要的防治措施。

马丽萍对传染性肺结核患者家庭中与之密切接触的14岁以下的共4 380名儿童中的3 251人做PPD试验，结核病自然感染者为无卡介苗接种史的1 076人，其中PPD试验阳性者949人，阳性率88.2%。因此，家庭中排菌的肺结核患者是儿童结核病的主要传染源；排菌肺结核病患者的儿童密切接触者是儿童结核感染、发病的高危人群。黎燕琼等对去某医院儿科门诊就诊有结核病密切接触史的14岁以下儿童的家庭接触结核病患者特征、居住环境及儿童自身体征资料进行统计分析：在儿童结核密切接触者中，结核感染率为36.0%；有可疑症状者结核感染率为38.2%，与无症状者结核感染率（30.0%）相似；接触传染性肺结核儿童结核感染率为45.2%，而接触菌阴肺结核儿童结核感染率为29.5%；在儿童结核密切接触者中，结核病患病率为16.0%；接触父母患者儿童结核患病率为6.8%，接触其他亲属患者儿童结核患病率为29.0%（$\chi^2=7.920, P<0.01$）。故黎燕琼等认为，儿童结核病的流行病学特点是：高感染率；高患病率；高病死率；高耐药率；农村疫情高于城市；低递降率。儿童结核病密切接触者结核感染率和患病率高；没有肺结核可疑症状儿童结核病密切接触者结核感染率和患病率与有可疑症状者相似；儿童菌阴肺结核密切接触者结核感染率和患病率相似；儿童密切接触其他亲属患者结核病患病率高于接触父母患者。朱松华（2012）报告江苏盐城1名高三学生被确诊为涂阳肺结核，对其追踪调查，该校共有高三8个班级，合计学生560名，全部在一栋教学楼中上课，绝大多数学生寄住学校。随即对高三全体师生、食堂工作人员等进行PPD皮试，筛查出阳性学生434人，包括后续的检查，共计筛出6例涂阴病人，学生患病率为1 250/10万。

加拿大一项长达12年的回顾性人群队列研究表明，在26 542例结核病接触者中180例发展为结核病，该人群结核病发病率为678/10万，其中2 212例0~10岁儿童结核病接触者中66例发展为结核病，该人群结核病发病率为2 984/10万；11~15岁儿童结核病接触者的结核病发病率则为1 500/10万左右。Kruk等则应用前瞻性观察研究方法对2004年南非3个诊所的所有<5岁的结核病儿童密切接触者进行了评估，结果在252例儿童中有27例经放射诊断为活动性结核。这些研究说明，对结核病儿童密切接触者进行筛查和追踪有助于对儿童结核病的发现，有力地支持了WHO关于结核病儿童密切接触者进行筛查的现行策略。

六、主动发现结核病人

（一）青少年

结核菌素试验反应越强，说明结核菌感染的可能性越大，但不能肯定疾病的存在。结素试验对婴幼儿诊断价值高于成人，因婴幼儿感染率尚低。有人认为，结素试验在未接种卡介苗的儿童中呈阳性反应，更具有参考意义，年龄越小，诊断价值越大；一旦结素试验阳性，即使是已接种BCG者，若反应>15 mm可认为为新近自然感染。对3岁以下5 TU强阳性反应者应予密切观察其变化，或将其视为有活动性结核并给予恰当预防治疗。有人主张15岁以下儿童结素阳性者，特别是强阳性反应者也应预防服药，以减少发病机会，因为这类儿童发病率较高。唐志明认为青少年儿童结核菌素皮内试验，乃是早期发现青少年儿童结核病人的一种简便、易行、效率高的途径与方法。于是，他在2001年对垦区荣军农场的3 171名3个月以上至15周岁的青少年儿童进行PPD试验，受检率为87.02%（3 171/3 644）。其中反应阴性者为2 414人，阴性率为76.13%，阳性者为757人，阳性率为23.87%。对阳性者全部进行X线检查与痰检。诸多检查结果综合诊断肺结核病人20例，占结素阳性实际检查者的3.01%。其中，原发性肺结核（Ⅰ型）8人，亚急性血型播散型肺结核（Ⅱ型）2人，浸润型肺结核（Ⅲ型）7人，结核性胸膜炎（Ⅴ型）3人。上述发现的结核病人，结素阳性反应硬结平均直径达5~10 mm者8人，其中有水疱者1人；硬结平均直径达11~20 mm者11人，其中有水疱者2人；硬结平均直径达25~30 mm者1人。患者年龄分别为3岁1人，8岁1人，11岁1人，12岁3人，14岁4人，15岁10人。20例患者仅1例为儿童，余皆为中小学学生。该年龄群体因为活动范围较小，结核感染的机会较少，检查费用少而效率高，群众愿意接受并且欢迎，这种以结素试验主动发现肺结核病人的方式方法，有其非同一般的现实意义，值得提倡。该研究结果似乎显示出趋于青春期者发病率高的现象。

一般认为，结素反应越大，患病机会越多。值得注意的是：原发性结核常出现强阳性反应。但必须注意以下因素，即使是结核病也可能是结素反应阴性：老年人严重或全身播散性结核病、营养不良、免疫缺陷及使用免疫抑制剂等。此外有些疾病可使感染了结核病的机体呈阴性反应，主要有肺炎、肿瘤，早期肿瘤病人对结素反应影响不大。病毒引起的如麻疹、腮腺炎、灰质炎、流行性感冒、急性病毒性肝炎等，可使结素反应减弱。

在寻找、发现结核病人的过程中，选择结素试验可以作为X射线健康检查前的一种筛选方法，随着过筛人群中结素反应率的降低，其价值逐渐提高。如某地区仅有少数结核感染病例时，包括成年人首先采用结素试验代替X射线筛选，能够减少费用和X射线的照射。

宾泽林等对平均年龄17~24岁的小学、中学、大学入学新生36 832名，使用PPD-RT23 2 TU做皮试，发现弱阳性及其以上者1 392名，分别做后续检查，其中弱阳性687例，胸片仅见肺门淋巴结钙化9例、肺纤维条索状影6例、胸膜粘连增厚5例等陈旧性肺结核改变；中度阳性者453例，胸部除肺门淋巴结钙化51例、肺纤维条索状影27例、胸膜粘连增厚23例等陈旧性肺结核改变外，尚有肺部斑片状浸润型结核3例和结核球1例改变；强阳性252例，胸部除肺门淋巴结钙化65例、肺纤维索条影37例、胸膜粘连增厚16例等陈旧性肺结核改变外，肺部斑片状浸润型肺结核31例及结核球2例，明显高于前组（$\chi^2 = 24.62, P < 0.01$）。因此，入校新生复检时PPD试验中度阳性以上者，尤其是强阳性或有水疱/坏死者等，有必要拍摄胸片及进一步检查，胸片不但可以帮助早期发现肺结核，而且可对病灶部位、范围、性质、发展情况和治疗效果做出判断，对制订治疗化学方案也很有帮助。刘氏报告：全县抽样人数22 113人（实检人数21 000人），调查中共筛出结素阳性人数1 620人，结核菌素阳性率为7.71%，共查出Ⅰ型肺结核6例，Ⅲ型肺结核16例，菌阳肺结核0例。发病率为104/10万，结素阳性者总患病率为1.36%。

结素阳性者中，有结核病家庭接触史者发生活动性结核病的可能性最大，在第一年发生活动性结核病的机会约为1/3。活动性结核病患者，如未受药物治疗或虽经治疗但疗程不足，也易使病灶复燃，其发生复燃的机会约为1/75；结素试验阳性而胸片显示有陈旧灶者，其旧灶复燃的机会约为1/125；结素试验阳性的健康人，发生活动性结核病的机会约为1/1 400。估计结素阳性者发生结核病的可能：第一次10 TU结素试验，阳性者的平均年发病率为1/10万。相关实验结果如表7-1-12所示。

表7-1-12　结素反应强度与发病率的关系

单位：1/10万

反应硬结/mm	平均	1~6岁	7~12岁	13~18岁
>16	156.5	238.1	123.4	149.2
10~15	98.2	186.2	88.8	65.1
6~10	45.7	59.0	40.0	44.0

英国爱丁堡中学生 Heaf 法研究的结果如表 7-1-13 所示。

表 7-1-13　结素反应强度与发病率的关系

结素反应	1960—1970 年平均年发病率/‰
一度阳性	0.094
二度阳性	0.430
三四度阳性	1.610
结素阴性接种卡介苗者	0.087

在结素试验调查中,阳性反应者的组成:① 新近结核菌感染者(处于高危险状态);② 很久前感染过结核菌的人(处于危险状态);③ 感染了非结核分枝杆菌(或接种卡介苗)的人(没有危险,甚至结素反应可以变为阴性)。

结核菌素反应性程度与发病高低关系是确定划分结核菌素标准的依据,结核菌素反应 ≥5 mm 而 ≤10 mm 者中绝大多数为卡介苗接种或环境分枝杆菌所致,因为卡介苗接种后 12 周平均直径约为 9.2 ± 2.8 mm。≥15 mm 虽然也有可能为卡介苗接种所致,但所占比例很小,约为 1.4%。同时结核病人结核菌素峰值多在 16 ~ 17 mm。不少研究观察多以 ≥15 mm 作为预防性治疗的依据,该研究观察中 ≥15 mm 反应占大学生总人数的 19.1%。有人统计如以 ≥20 mm 为准,则受试者几乎均为自然感染,不可能由卡介苗接种所致。

谢汇江等曾对北京部分中学生及地段居民进行结素试验,根据反应强度探讨其与结核病患病、发病的关系。结果见表 7-1-14、表 7-1-15、表 7-1-16。

表 7-1-14　北京市部分中学生与居民不同结素反应强度与患病率的关系

	结素反应强度/mm					合计
	0 ~ 4	5 ~ 9	10 ~ 14	15 ~ 19	≥20	
受检人数	2 752	3 988	5 374	3 382	2 634	18 130
患者数	3	16	60	68	54	201
患病率/%	0.1	0.4	1.1	2.0	2.1	1.1

表 7-1-15　北京市部分儿童、青少年不同结素反应强度与患病率的关系

组别		结素反应强度/mm				
		0 ~ 4	5 ~ 9	10 ~ 14	15 ~ 19	≥20
0 ~ 14 岁	受检人数	2 058	2 399	1 724	1 086	478
	患者数	—	1	3	2	5
	患病率/%	—	0.04	0.2	0.2	1.0
15 ~ 29 岁	受检人数	216	518	1 022	773	616
	患者数	—	2	3	22	20
	患病率/%	—	0.4	0.3	2.8	3.2

表 7-1-16　北京市部分中学生不同结素反应强度与患病率关系

组别		结素反应强度/mm						合计
		0	>1	>5	>10	>15	>20	
12~15岁	受检人数	181	190	862	1 388	573	266	3 460
	受检比例/%	5.2	5.5	24.9	40.1	16.6	7.7	100.0
	患者数	—	—	—	1	6	2	9
	患病率/%	—	—	—	0.07	0.87	0.76	0.23
16~18岁	受检人数	43	93	405	871	407	334	2 153
	受检比例/%	2.0	4.3	13.8	40.0	18.9	15.5	100.0
	患者数	—	—	—	1	2	3	6
	患病率/%	—	—	—	0.11	0.50	0.90	0.23
合计	受检人数	244	283	1 267	2 259	906	600	5 613
	受检比例/%	4.0	5.0	22.6	40.2	17.5	10.7	100.0
	患者数	—	—	—	2	7	5	14
	患病率/%	—	—	—	0.09	0.72	0.83	0.25

表中显示：①中学生里绝大多数的结核病患者集中在结素反应 15 mm 以上；②结素反应分布，16~18 岁的高于 12~15 岁的。

重庆市农村儿童、青少年不同结素反应强度与患病率的关系与北京的相近。而上海市中学生不同结素反应强度与发病的关系显示：结素反应强度越强，发病率越高，见表 7-1-17。

表 7-1-17　上海市部分中学生不同结素反应强度与发病的关系

结素反应/mm	受检人数	观察人数/年	4 年内发病数	平均年发病率/‰
0~6	4 257	17 028	—	—
7~10	4 255	17 020	2	0.12
11~14	3 235	12 940	4	0.31
15~	3 325	13 300	12	0.90

国外对不同结素反应强度与发病关系的观察资料也很多。Groth-petersen 指出：在青年人中应该强调结素反应越大，其发病的机会越多。用 10 TU 对 15~24 岁 320 000 名未接种 BCG 的对象进行观察，结果如下：结素反应 6~11 mm，发病率为 24.5/10 万；结素反应 12~17 mm，发病率为 56.4/10 万；结素反应 18~23 mm，发病率为 87.8/10 万；结素反应 24 mm 以上，发病率为 72.6/10 万。

Ferebee 与 Mount（1962）报道儿童发病率如下：结素反应 5~9 mm，发病率为 8.3‰；结素反应 ≥20 mm，发病率为 20.0‰。

英国医学研究委员会（Brit. Med. Res. Council）报告（1963）11 973 名青年的发病率：结素反应 <15 mm，发病率为 0.77‰；结素反应 >15 mm，发病率为 3.67‰。

Comstock（1974）报道，在波多黎各对 1~18 岁的 191 827 名儿童、青少年观察 18~20 年结素反应与结核病发病率的关系，结果显示：结素反应强，发病率高（表 7-1-18）。

表 7-1-18　波多黎各儿童、青少年结素反应与发病率的关系

剂量	反应直径/mm	年发病率/(1/10万)
100 TU	0	20
	1～5	30
	6	33
10 TU	6～10	42
	11～15	60
	16	70
1 TU	6～10	90
	11～15	100
	16	130

以上国内外资料中的结果显示：儿童、青少年不同结素反应强度与患发病率关系是，结素反应越强，患发病率就高。当然，这里是单因素看问题的。影响结核病发病的环境因素有居住、营养、职业、人口移动等。越南与美国战争期间难民营中人口密集、居住拥挤，人们营养不良、清洁卫生状况差、终日神经紧张、精神疲惫，患发病率就很高。第一、二次世界大战期间，有的国家结核病的年发病率达到 10%，甚至更高。

刘家红等(2006)对安康市中小学生进行连续结核感染监测分析，结果显示：小学、初中、高中学生数分别为 10 784、21 412、8 930，强阳性人数（及结核病患者检出率）依次为 195(1.81%)、704(3.29%)、518(5.80%)。按年级分，高中组高于初中组，小学组最低；按地区分，农村高于郊区，郊区高于城镇。此结果再次提示卡介苗基础免疫工作成效及免疫维持时限，直接影响着青少年感染率的消长，即卡介苗有效接种率越高，受种时间越短，感染率越低。周建云采用 PPD 皮肤试验研究洛阳市中小学生结核病感染情况时发现：小学和初中一年级学生 PPD 试验阴性率分别为 68.12% 和 53.19%；小学生弱、中、强、超强阳性率分别为 12.87%、12.97%、4.76%、1.28%，初中学生分别为 18.14%、17.42%、8.06%、3.19%，初一学生的阳性率均高于小学一年级学生，差异有统计学意义；预防性治疗率为 2.27%。房保国在对淮安市中小学生结核菌素试验结果分析中发现，16 160 名中小学生 PPD 的阳性率约 41%，但仍有 58.23% 的易感者必须获得及时的免疫。对 PPD 阳性者进一步检查，发现活动性肺结核患者 45 例，患病率为 278/10 万。由此说明：PPD 试验是学校新生发现结核病的必要辅助诊断方法。杨国民等对保山市门诊人群结核菌素试验结果分析中认为，儿童时期经过计划免疫接种后，相当一部分人已经获得了免疫力，但仍有 55.07% 的阴性易感者缺乏免疫力，一旦与传染源接触，很容易造成结核病的传播和流行。提示要加强计划免疫工作，尤其是卡介苗初次接种工作。张顺三等选取沧州市 4 所高中、16 所初中，对其学生进行结核病感染情况调查。高中生 8 231 名，初中学生 13 804 名，高中生阳性率为 22.86%，强阳性率为 5.8%；初中生阳性率为 9.00%，强阳性率 2.00%。其差异均有统计学意义($P<0.01$)。检出肺结核患者 75 例（涂阳 12 例），其中高中生 65 例，患病率为 790.00/10 万；初中生 10 例，患病率为 72.44/10 万，高中生患病率高于初中生，差异有统计学意义($P<0.01$)。李延河等根据原卫生部、教育部联合下发的《关于进一步规范学校结核病防控工作的通知》连续数年对平顶山市初一、高一、中专新生（中学生组），大专院校的大一新生（大学生组）计 94 914 名进行 PPD 试验，其中，强阳性者 4 680 人，强阳性率 4.93%，具体数据为：中学组 50 588 人，强阳性者 1899 人，强阳性率 3.75%；大学组 44 326 人，强阳性 2 781 人，强阳性率 6.27%。共发现活动性肺结核 120 人，其中中学生组 10 人，余为大学生组。显示 PPD 皮肤试验是筛查结核病的重要方法，有利于发现更多的活动性肺结核患者；同时说明大学（新）生组的强阳性率明显高于中学生组，发现的活动性肺结核的数量也远高于中学生组。这些结果源于高中毕业生，提示人们高中毕业生和初中毕业生的学习、精神压力太大，健康状况下降，特别是高中毕业生。陈强等报道，2009 年淮安市 4 所中学的

初一、高一计5 948名学生,给其中自愿、自费3 661名学生做PPD试验,接种率为61.55%,具体数据为:初一学生2 422人,阴性1 582人,阴性率65.32%;高中1 239人,阴性865人,阴性率69.81%。这提示人们:结核病预防工作亟待加强。

(二)高校学生

周跃平等在对江西医学院新生检查时发现,PPD试验阴性率达42.77%,肺结核检出率为4.13‰,强阳性检出率为30.3‰。Rosenthal观察后认为:BCG对新生儿的保护时间最长,儿童次之,青年人最短;机体的免疫力与宿主消除BCG活菌的能力有直接关系;每年应对OT(或PPD)阴转者补种BCG,使青年学生的结核病发病率降至零。这个观察结果和意见非常值得我们重视。

大学生是特殊的群体,又处在第二发病高峰年龄期(16～24岁,第一高峰为0～4岁)。因此,结核病防治一直是安徽工业大学医院工作的重点之一。统计结果显示:大学生因病辍学的首位原因一直是传染病,而结核病位列前3。对2004—2006年的入学新生27 885人进行结素试验,阳性12 183人,阳性率为43.69%。调查中发现,城市生源结素阳性率(38.18%)高于农村(33.75%),城市生源的卡疤率(78.8%)亦高于农村(59.3%)和边远山区(33.2%)。王玉红在《郑州某高校新生结核菌素检测结果分析》中提道,对28 084名学生在做PPD皮试时进行卡疤检查,城市学生的卡疤率为84.90%(1 434/1 689),明显高于农村学生的70.16%(1 653/2 356)。周凤先等报道,西南民族大学2001年招收的来自全国35个民族计2 665名新生做结素试验,新生中汉族占47.76%,少数民族为52.24%。PPD试验阳性率为40.34%,其中汉族为40.10%,少数民族为40.66%;汉族的卡疤率56.78%,少数民族的为55.88%;城市的卡疤率为62.91%,农村的为45.80%;有卡疤的阳性率为53.31%,无卡疤率为24.91%。李氏等人报告:西安市雁塔区抽检的5所高校入学新生PPD应检28 596人(实检27 386人),阳性率为42.5%(11 640/27 386),其中强阳性率为4.0%(1 088/27 386);查出肺结核病38人,其中涂阳者4人,PPD反应≥20 mm及有丘疹水泡者患病率达1 746/10万,其次是15～19 mm者患病率为681/10万,10～14 mm者患病率是141/10万,5～9 mm者患病率为0,反应为0～4 mm者患病率是13/10万。徐伟等对北京市朝阳区2014—2015年大学入学新生共计41 384名做PPD试验,对结果采用描述性统计方法分析。PPD试验阳性率为18.42%(7 621/41 384),强阳性率为4.54%(1 880/41 384),分别检出肺结核病患者4例、3例,患病率为0.17‰(7/41 384)。北京户籍学生阳性率为15.46%(2 853/18 458),强阳性率为3.47%(641/18 458);非京籍学生阳性率为20.80%(4 768/22 926),强阳性率为5.40%(12 39/22 926)。截至2017年9月底,2014级新生中有6例确诊为继发性肺结核。因此,对大学新生进行PPD试验筛查有助于及时发现结核病患者,对高校内控制结核病传播有重要意义。

大学生是一个具有结核病流行病学特点的群体,这是由于大学生年龄集中在18～20岁,该年龄段处于体质发育、内分泌系统变化较大的青春后期,处于结核病发病起始上升阶段。北京市大学生来源于全国各地,其他大多数地区结核病患病率比北京高出若干倍,结核感染率更是比北京高。北京的大学生过集体生活,外地学生来京后,环境的变化、学习的压力等因素对结核病发病和传播带来一定影响。基于上面所述,把大学生作为北京"目标结核菌素试验"规程的对象符合流行病学要求,是合理的。"目标结核菌素试验"实施目的就是将检出已感染高发病人群作为进行预防治疗的对象。因为迄今检出已受结核感染人群的方法仍为结核菌素试验方法。为了高效率地检出受结核感染中高发病人群,美国提出"目标性结核菌素试验"(targeted tuberculin testing),也就是说,把结核菌素试验对象标定在具有感染后高发病危险因素的人群:近期新感染者以及结核病传染源密切接触者,HIV感染者及一些发生结核病高的患特殊临床病症者。Ferebee报告1 472例新感染者第一年发生结核病高达12.9%。英国的Suthertand观察2 550名新感染学生15年发现,总共4.7%发生结核病,其中第一年发病占54%,感染后两年内发病占82%。这些从结核高发地区来的特定人群的受感染者存在高发病危险因素,这与近期报告的从高发病国家和地区移民中的受感染者存在高发结核病的危险一致,与采用RFLP的研究相符合,以及同美国疾病控制中心把从外国出生的留学生作为"目标结核菌素试验"对象的观点一致。在北京市20余年的结核病流行病学观察中,该年龄段的确为起始发病上升阶段,到25~30岁形成发病高峰。如果能检出该年龄段高发病对象并予药物预防治疗,则会对改善和降低发病高峰,改善流行病学形势起到一定作用。Comstock等报告也证实青春期及年轻成人感染后同样也是发病的高峰。张景琼用PPD给平均年龄19.2岁的大学生5 103名做皮试,有卡疤者394人(占7.96%,可见其卡介苗接种率之低);PPD试验阴性率为60.68%,强阳性184人,强阳性率为8.47%,查出活动性结核病患者5例。在这些强阳性人群中,2年内共计又有新发结核病患者15例,尤以3~6月发病为多,8~10月次之。结果提示了大学新生进行结素试验体检的重要性。陈思玉等对遵义医学院大学生做PPD皮试,阴性率为56.%;1 276名大学生入学后发生结核病10人,发生率为784/10万,高于全国及贵州全省。李称英等对接种过卡介苗的出国留学生842人进行PPD试验,其中弱阳性率达23.28%(196/842),阳性人数为470人,阳性率达55.82(470/842);全部受试者PPD试验反应平均直径为10.23 mm;强阳性人数为24人,强阳性率为2.85%(24/842);未检出肺部异常阴影及活动性肺结核病患者。这说明人体接种卡介苗后,不论PPD试验反应强弱,都对结核菌具有一定的特异性免疫力,表明卡介苗在该年龄段的留学生中已建立了有效的保护屏障。

(三)军人

军队是青壮年集中的地方,其中20岁左右处于结核病发病起始上升阶段,直至30多岁。军队传染病监测资料显示,肺结核病发病序位已由传染病发病总数的第3升至第1。小范围的结核病聚集流行时有发生,军队肺结核疫情仍然不容忽视。尤其是军校学员、入伍新兵,他们来自全国各地,如西部地区及交通不便的山区等地,他们的免疫程度、感染状况不一,往往卡介苗接种率较低或很低,而结核感染率却较高,在部队这个集体生活的特殊群体中,一旦有传染源,就容易酿成聚集性疫情。对此,部队的有些结核病防治工作者做了细致而有效的工作。

军校学员是部队里的特殊群体的一部分,故对军校新学员进行结核菌素试验,对部队结核病的防控实属十分必要。蒿盔然等对北京某军校2010—2011年新学员1 900名进行检查和结核菌素试验,有卡痕率61.21%,新学员结核菌素试验阳性率为48.63%,强阳性率为1.74%;有卡痕阳性率为54.34%,无卡痕阳性率为39.62%。城市学员有卡痕阳性率为53.52%,农村学员有卡痕阳性率为54.99%(接种率均约50%);城市结核菌素试验阳性率为49.04%,农村结核菌素试验阳性率为48.35%。从此次新学员结核菌素试验阴性率51.37%、强阳性率1.74%的调查中看出,新学员约一半为结核易感人群,少部分为高危人群,仅有不到一半的人对结核病有特异免疫力。因此,近年来部队肺结核病患者增多。建议对新学员进行结核病的宣传教育,对结核菌素试验阴性者补种卡介苗以减少易感人群,同时有必要加强新学员的结核病追踪随访工作。张建平等对来自不同省份的城市与农村新战士3 138名做PPD试验,阳性者506人,阳性率为16.12%。PPD阴性者全部接种卡介苗后,局部出现明显化脓破溃的只占接种过的0.006%。该部队资料显示,肺结核病例1995年仅为4例,1996—1997年分别增加到19例和17例。分析其原因,原有潜在或隐性感染者入伍后有可能感染加重或显性化,易造成传染或流行。因此,新战士入伍后,了解其对结核菌的免疫状态是预防结核传染的第一关。对入伍新兵中调查发现有卡痕者进行PPD试验后,约70%为阴性。因此建议:新兵入伍时应普遍接种卡介苗,提高免疫力;认真检疫入伍新兵中的潜在病人;对PPD试验强阳性者给予口服异烟肼0.3 g/d,连续3个月;管理好出院病人,坚持定期随访、复查;加强基层卫生人员工作责任心,保证新兵预防接种率。邓国强等对来自全国13个省市7 145人进行了PPD试验,其中接种过卡介苗的有150人,接种时间为10~15年者119人,15年以上者31人。结果显示:PPD试验阳性者占试验总人数的38.1%,阴性占61.9%,未接种卡介苗的占阴性的97.9%。128名强阳性者中有5人曾接种过卡介苗。根据试验结果,对强阳性者进行进一步的检查,共诊断肺结核病2人,2例患者均未接种过卡介苗。之后对PPD阴性者统统接种卡介苗。

拓培祥(1999)等对年龄为16~22岁的入伍新兵846名(其中城市兵546人,农村兵300人)做结核菌素试验及发病情况随访观察：PPD 皮试阴性者 412 例（城市兵 302 例，农村兵 110 例），占 48.69%，其中 86 例无卡痕者均来自农村；阳性 399 例（城市兵 216 例，农村兵 183 例），占 47.16%；强阳性 35 例（城市兵 28 例，农村兵 7 例），占 4.13%。其中经胸片等检查发现肺门淋巴结核、活动性肺结核和肾结核各 1 例。3 年随访发病情况，PPD 试验后第 1 年发病 7 例（强阳性组 3 例，结素阴性无卡疤组 4 例）；第 2 年 2 例（阳性组和阴性组各 1 例）；第 3 年 3 例（强阳性组 2 例，阴性无卡疤组 1 例）。12 例结核病中，1 例确诊肾结核，4 例由痰菌阳性确诊，7 例由胸片确诊。12 例病人中，有 6 例为阴性无卡痕者，而且都来自偏远山区，说明卡介苗普种措施在经济不发达的偏远山区还未真正落实。故建议新兵到达部队后应立即进行 PPD 试验，阴性无卡痕者及时补种卡介苗，以降低发病率。

赵爱华（2016）专家笔谈中提及：解放军一直坚持对入伍新兵结核菌素皮试阴性者接种卡介苗。著者对此做法大加赞赏：这是有远见的、非常科学的举措，收到的多种效果可能不是用经济能衡量的。

七、选择儿童药物预防对象和追溯传染源

崔帷等人在实践中证明，选用毒性小、疗效高、半衰期长的利福喷汀和异烟肼联用预防服药，每周 2 次，连服半年。只要能坚持完成全疗程（共服药 60 次），发病率在 5 年内为零。完成预防服药的结素反应强阳性儿童，观察人年发病率为 165/10 万，而未落实预防服药的结素反应强阳性儿童，观察人年发病率高达 554/10 万，发病率较正常人群高 4～5 倍，显示出预防服药的必要性。作者认为学生结素反应≥15 mm 者多半属于自然感染，因此认为结素反应≥15 mm 可以作为药物预防对象的界定标准。接受预防服药者 1 075 人，完成全疗程预防服药者 753 人，占服药人数的 70.0%。疗程结束后，观察 1～5 年。完成全疗程预防服药的儿童无一人发病，未完成全疗程预防服药的 322 名儿童有 2 人发病（其中 1 人服药 1 个月，3 年后发病；另 1 人服药 2 个月，4 年后发病），观察人年发病率 165/10 万；未服预防药的 109 名儿童中发病 2 人（分别于做结素实验后第 3 年和第 5 年发病），观察人年发病率 554/万。以上 4 例均是有症状后就诊发现。崔氏等人还将结素反应≥15 mm 者作为学生药物预防对象的界定标准并认为该标准切实可行。因为学生结核菌素试验阳性率结果表明，结素反应者≥15 mm 约占高中以下学生的 11.12%，这一预防服药比例社会可以接受。如果将结素反应≥20 mm 或不足 20 mm 但有水泡溃疡者作为学生药物预防对象，那么只占学生的 2.12%，对预防发病意义不大；假设将结素反应≥10 mm 者作为学生药物预防对象，那么将占学生的 19.18%，有近 1/5 的学生服药治疗，将会在社会上产生恐慌和不安定因素，学校和学生家长均不可能接受。根据这一研究结果，在 2003 年已将结素反应≥15 mm 者作为学生药物预防对象，社会反应平稳，收到了预期效果。同时从发展趋势来看，随着结核病控制工作的加强，结核病疫情不断下降，目前以治疗传染源病人为重点的控制策略必然会过渡到主动对新感染人群进行药物预防，从而使药物预防成为控制结核病的主要措施。

对结核菌素试验阳性儿童进行药物预防，是旅美学人许汉光教授早在 20 世纪 50 年代就提出并验证成功的，许光汉教授被称为当代结核病化学药物预防的先驱。一般认为，结素初阳转者（包括未接种卡介苗的 3 岁以下儿童结素呈阳性反应者）均可作为化学药物预防对象。丹麦报告：结素反应硬结直径 18～23 mm 者 4 年内发病是 6～11 mm 者的 3 倍。美国报告：结素反应 >20 mm 者 1 年内的发病数较反应为 5 mm 者高 5 倍以上；结素反应 >15 mm 且有丘疹者为无丘疹者的 9 倍。因而结素试验常常用来选择高发人群，亦为选择化学药物预防对象的一种方法。在判定阳性反应时要考虑到误差的大小，个人误差大约 7 mm，其他技术误差在未接种过卡介苗的人群中两次试验中间至少要增加 8 mm，在接种过卡介苗的人群中，结素反应相差更大，可能需要增加 20 mm 才有意义。

由于幼儿活动范围有限，因此幼儿的结素阳性反应（指自然感染）或强阳性反应，常表示其家庭成员（或密切接触者）中有传染源存在。从结素阳性或强阳性的幼儿中寻找传染源，是主动发现传染源的途径（方法）之一。有些感染率很低的国家，实际上已经停止接种卡介苗，只是把在一定时间内对一定年龄组儿童进行结素试验作为监督措施，及时发现新感染者，并追溯传染源，因此，结素试验也是追溯传染源的

一种手段。

八、监测结核病暴发流行

结核病暴发是我国面临的严重校园公共卫生挑战之一。结核病暴发流行是指"某地区集体或一定人群中,短时期内,由一个传染源引起的结核结核感染或病人数异常增加"。近年来,对这个概念有新的解释。

（一）结核病暴发的相关概念

1. 结核病患者聚集（tuberculosis clusters）

结核病患者聚集是特定人群、时间和空间上发生的不寻常的结核病患者聚集,患者数可超过或不超过预期。患者聚集必须通过流行病学调查进一步查明原因。因此结核病聚集发病往往作为现场流行病学调查前对疫情的暂时性描述,不能作为最终的事件描述。

2. 结核病暴发（tuberculosis outbreak）

结核病暴发是在特定时间、地点和人群出现了多例具有流行病学关联的结核病患者,使一个集团内结核病发病数量超过预期。我国尚未制定结核病暴发的具体流行病学标准。美国CDC认为具备以下条件之一均可称为结核病暴发：

① 在接触者调查中发现2例或2例以上结核病患者；

② 在1年内发生2例或2例以上具有流行病学关联的患者。

在确定结核病暴发之前,需通过检测菌株基因类型进一步证实传播关系。

3. 结核病集团感染

结核病集团感染是指由于结核病传染源的存在,一个集团的接触者中感染结核分枝杆菌的人数超过正常分布。该名词在国内广泛被使用,但国外文献检索没有发现"结核病集团感染"这一特定称谓。实际上集团感染与结核病暴发可以是时间上的先后关系,但不能被视为等同。由于集团感染描述了结核病暴发的部分属性,侧重于感染者,因此具有特殊的意义,仍存在继续使用的必要。结核病集团感染者与一般的潜伏感染者不同,具有以下特点：

① 具有显性传染源和固定结核分枝杆菌属性。

② 传播关系相对明确,疫情分布特点较为清晰。

③ 接触者群体经历了新近的暴露,已经处于发病的窗口期。

由于感染后前2年发生结核病的概率最高,在结核病集团感染发生后的一段时间内（一般为2年）具有较高的续发率,因此集团感染的控制是结核病暴发的关键技术环节。

4. 结核病突发公共卫生事件（tuberculosis public health emergencies）

结核病突发公共卫生事件是指突然发生,造成或者可能造成社会公众健康严重损害的重大结核病疫情。原卫生部2010年将一所学校在一个学期内发生10例或10例以上具有流行病学关联的结核病患者或出现死亡患者时定义为结核病突发公共卫生事件。结核病暴发、结核病集团感染和结核病突发公共卫生事件三者既有关联也有区别。结核病暴发是在集团感染的基础上发生的,是集团感染后疫情的继续和恶化；当然,集团感染未必都导致结核病暴发,有的仅成为潜伏感染者。结核病的集团感染往往不容易引起人们注意,即不容易被发现,对之处理不及时,则有可能导致结核病暴发或暴发升级。结核病突发公共卫生事件提示结核病暴发处于严重的级别,反映了公共属性。因此三者互为影响,密不可分。

1973年北京市某县在开展卡介苗接种工作中,发现一个托儿所结素试验阳性率达82%,强阳转率达49%,远较同类托儿所为高（阳性率约高4倍,强阳转率高70倍）。进一步调查发现,一名保育员是排菌结核病人,由于其与儿童接触密切,致使大部分儿童受到感染,并造成7名儿童发生结核病,其中2名是结核性胸膜炎,发病率达10%。因而,结素试验可为结核病暴发联系提供线索。但是,当大部分人群接种过卡介苗时,有时即使进行了结素试验也难以判断是否是暴发流行。在这种情况下若能了解暴露于传染源前或利用未曾暴露于传染源的类似群体的结素大小分布,亦可加以判断。例如,某校同一班级学生发生结核病3人,怀疑有集体结核感染,该班70%接种过卡介苗,其前一年结素反应分布高峰在15～19 mm,是一个通常分布,怀疑有集体感染时,结素反应明显增大(高峰在近40 mm处,分布曲线右移),后检查出传染源,可以认为是集体感染事件。

（二）导致结核病暴发的因素

1. 结核病患者发现的延迟和卫生系统延误诊断

结核病患者的发现延迟会导致患者病情加重、并发症增多,并使接触者经受更长时间的暴露,增加了传播的风险。因此,延误诊断是控制结核病流行最重要的障碍。在中等收入国家和高收入国家,结核病患者首诊延误时间均超过15 d,发展中国家的情况更为严重。2010年全国结核病流行性病学抽样调查显示,无症状隐匿性肺结核患者有呈日益增多趋势。患者中有症状就诊者仅占47%,因此首诊延误已成为学校结核病防治急需解决的问题。另外,卫生系统延误诊断也不容忽视,主要包括校医院、各级综合性医疗机构、结核病定点医疗机构的确诊延迟和疫情报告延迟等。Sreeramareddy等认为中国的肺结核延误(首诊延误与卫生系统延误之和)诊断时间高达25～71 d。延迟时间如果超过结核病发病的窗口期,即使立即启动患者接触者筛查工作,也无法遏制结核病暴发。因此校园结核病发现策略必须以早发现、早干预为重要手段和措施,通过完善结核病防治工作流程和网络,加强健康促进,对校医进行技术指导,提高发现患者的效率。

2. 学校结核病暴发的环境因素

学校是典型的群体环境,人群密集、接触密切,出现传染源后,存在结核病暴发的风险。在冬季和春季,宿舍和教室的通风条件较差,出现传染源后非常容易造成集团感染。结核病暴发初期,主要表现为某个宿舍、班级的患者聚集,如果不及时控制,疫情可通过公共区域(比如图书馆、教室、宿舍和食堂)不断扩散蔓延,导致结核病暴发疫情加重,同时还给疫情的调查和处置增加了难度。

3. 学校结核病暴发的人群特征

既往未接种卡介苗者、PPD硬结平均直径<5 mm者、HIV感染者均为结核病易感人群;在高中发生过结核病集团感染的高校入学新生为发病的高风险人群。另外,学生营养条件差、学习负担重、休息不足也是感染后发生结核病的因素。学生结核病防治知晓率低下导致就诊延迟,容易导致结核病暴发。

（三）结核病暴发现场流行病学调查方法及评价

1. 传染源及传播链调查

（1）传染源调查

未经治疗的活动性肺结核,特别是咳嗽症状明显、痰抗酸杆菌涂片阳性或空洞型肺结核具有传染性,痰涂片阴性也可以是传染源。国外对844所中学的结核病患者进行分析发现,13%的患者是被涂片阴性的患者感染所致。鉴于我国结核分枝杆菌菌株的高耐药率,建议常规开展痰结核分枝杆菌的耐药测定。在有条件的地区所有确诊患者应进行快速耐药基因检测。

（2）传播链调查

随着1998年结核分枝杆菌标准菌株($H_{37}Rv$)全基因测序工作的完成,结核病分子流行病学得到快速发展。结核分枝杆菌基因分型技术在结核病暴发的传播链调查中发挥了独特作用。聚集性患者间的结核分枝杆菌DNA指纹图谱分析显示,相同的限制性片段长度多态性模式可被认为患者之间具有流行病学关联。通过对聚集性患者的结核分枝杆菌基因型测序可发现最初的传染源,同时还可溯源并确立与该集团中既往发生的结核病患者的传播关系。另外通过指纹图谱的对比,可以区别新近感染抑或久远感染和混合感染。一般来说,指纹图谱谱带相同或相似,提示为近期发生的同源暴发;谱带相似点较少,提示可能为久远传播;谱带不同,表示无传播关系。新近分子流行病学研究提示,结核性胸膜炎的基因族群聚集率最高,分别达到肺结核和非呼吸系统结核病的2倍和3倍。提示结核性胸膜炎为新近的再感染。

2. 接触者调查

（1）暴露队列评估

相对于传染源来说,密切接触与非密切接触者的结核病续发率存在明显差别,对接触者进行暴露分级可以帮助我们迅速抓住重点环节,提高筛检效率。传染源接触的暴露等级应根据患者(或传染源)的居住寝室和班级进行横向和纵向调查。暴露分级方法多用于流行病学研究,但在结核病暴发控制方面具有意义。一般来说,暴露程度可分为高、中、低3个等级。寝室和班级内的密切接触者一般处于高暴露等级;中暴露等级一般为同一楼层居住或具有接触关系的其他班级同学;低暴露等级一般为既不在同一楼层居住,又不在一个教室上课的学生。为提高调查效率,应首先对中、高暴露等级人群展开调查。筛检完成后,通过对比分析不同楼层和班级的感染率、患者检出率,可帮助发现隐性的传播链,为重新评估感染的波及范围和扩大筛检范围提供依据。一些出现二代患者的严重混合性传播疫情常出现多疫点暴发,此时仍需按照上述原则对新疫点的感染暴露情况做出评估。

（2）潜伏感染者的筛检

一般可采用并且力求首先采用PPD试验与γ-干扰素释放分析试验两种手段。

① PPD试验。PPD作为一种评价潜伏感染的流行病学调查手段仍具有重要价值。结核病暴发后PPD硬结平均直径频数分布曲线显著右移,往往提示结核病集团感染的发生,这是一种较为传统的做法。但PPD硬结平均直径频数分布曲线右移无法对结核病集团感染做出量化估计,对于轻度右移的情况须结合该集团"自然年感染率递增水平"才能做出准确评估。由于其受卡介苗接种及与其他环境分枝杆菌之间交叉免疫反应的影响,PPD试验无法将结核分枝杆菌感染从卡介苗感染、非结核分枝杆菌感染中区分出来,导致其特异度不足。因此,对于个体而言,用PPD试验诊断潜伏性结核病感染存在限制,国际上对未接种BCG者普遍采用PPD硬结平均直径≥5 mm作为阳性标准;对接种BCG者以PPD硬结平均直径≥10 mm作为阳性标准。调查中卡疤的检查一定不可或缺,著者在相关研究中,未见有3个卡疤的结核病患者,某教授认为BCG的保护率为60%~80%。我国将PPD硬结平均直径≥15 mm作为阳性标准。PPD试验的截断值升高,虽然特异度随之升高,但敏感度下降,在事件调查中可能遗漏真正的感染者。美国胸科协会提出,两年内PPD硬结平均直径净增≥10 mm定义为PPD阳转(TST conversion),提示为新感染。将PPD阳转作为我国现行结核病潜伏感染标准的一个补充标准值得推荐。由于须对结核病暴发做出快速反应,这里所说的PPD净增值是基于结核病暴发首次PPD硬结平均直径调查值与既往PPD硬结平均直径值对比得出的,而非结核病暴发12周后的PPD硬结平均直径的净增值。机体感染结核分枝杆菌后,PPD的反应性时间间隔为8周(范围为2~12周),这个时期被称为"PPD反应窗口期"。对于急性发生的结核病暴发事件,新发结核病患者的PPD阳性率较低,此时进行接触者PPD检测,可能会造成假阴性过多,需要在12周后重新进行PPD检测,这对于结核病暴发应急处置工作来说无疑是一个挑战。另外,PPD试验在结核性胸膜炎诊断中也存在局限,西班牙的一组254例结核性胸膜炎患者中,只有66.5%的患者PPD阳性,我国香港的研究中PPD阴性的比例达到1/2以上。

② 干扰素释放分析试验。γ-干扰素释放分析试验(IGRA)的技术原理是用卡介菌及非结核分枝杆菌所缺失的特异性蛋白CFP-10、ESAT6等作为抗原刺激物刺激结核分枝杆菌感染者外周血单个核细胞中的结核特异性活化T细胞分泌γ-干扰素,通过定量或定性检测手段判断结核分枝杆菌潜伏感染。IGRA不受卡介苗接种的影响,并且可将结核分枝杆菌感染从大多数非结核分枝杆菌感染中分离出来,因此特异度大大提高。综合文献报道,IGRA诊断活动性肺结核的敏感度为70%~80%,特异度为88%~97%,与PPD试验比较特异度显著较高。美国2010年出版的《IGRA检测结核分枝杆菌感染最新指南》推荐,对于卡介苗接种人群应使用IGRA进行感染调查。多中心研究发现,IGRA与暴露等级相关性高,而PPD试验则差强人意。日本对一起普遍接种卡介苗的学生群体在发生结核病暴发事件后进行PPD和QFT-G联合检测,接触者中PPD试验阳性率为93.2%,非接触者为72.3%;接触者中IGRA阳性率为33%,非接触者

中阳性率仅为1%,说明两个群体明显不同。Arend等针对一起超市发生的结核病暴发事件,联合使用了PPD试验、QFT-G和T-SPOT对接触者进行了大样本的观察和研究,结果表明IGRA与接触者的暴露水平密切相关,其中QFT-G效果最佳。路希维等在一起学校结核病暴发事件中应用PPD硬结平均直径≥15 mm、PPD硬结平均直径≥10 mm和IGRA等进行联合感染检测,结果显示IGRA阳性、PPD硬结平均直径≥10 mm与暴露水平具有相关性,虽然PPD硬结平均直径≥10 mm能反映暴露水平,但由于阳性率过高、难以针对性地启动感染控制而被从指标评价体系中排除。这些情况都间接证明,IGRA是一种迄今为止较为理想的结核病集团感染的筛查手段。但由于IGRA试剂成本较高,需要政府将其纳入学校结核病公共卫生储备才能得到推广使用。

3. 患者筛检

目前,对PPD试验阳性和/或IGRA阳性者,特别是兼有症状需进一步检查者,往往采用痰结核菌检查与胸部X线检查。X线检查是结核病暴发后进行患者筛检的常用手段。由于X线检查对微小结节、微量积液,以及隐蔽部位病变检出存在限度,往往造成筛查后不久,就有结核病续发患者产生。螺旋CT具有较强的密度和空间分辨率,对肺结核病变内部结构、隐蔽部位、微小病变、淋巴结病变的检出明显优于X线胸片,可将临床的结核病患者从结核分枝杆菌潜伏感染者中分离出来,采取积极的治疗措施,达到减少续发患者产生的目的。近年来低剂量螺旋CT扫描技术的推广,也为该技术在结核病暴发群体筛检中提供了有价值的应用前景。但国内在使用CT进行患者筛检上存在较多顾忌,主要有对CT发现的微小病变是否按照肺结核进行疫情报告,以及推广CT筛检所产生的放射性损伤问题等。对这个问题,采用追踪观察是非常必要的,而不一定要直接选用有放射性损伤的检查。有关资料显示,甲状腺肿瘤较以往有呈高发态势,这是否与婴幼儿期及青少年期接触放射性物质有关,有待探讨。

(四)结核病暴发处置的相关问题

结核病暴发处置的目标是发现和治疗所有与暴发相关的患者、及时启动接触者调查,以及对潜伏感染者进行医学评估、追踪,并保证规律完成必要的预防性治疗的疗程。

1. 患者管理

患者的诊断治疗和管理具体应参照《结核病控制规划实施指南》进行。原卫生部《学校结核病防控工作规范》规定,对于涂阳和重症涂阴患者应在完成治疗后2个月方考虑复学,这在我国尚未普及耐药快速检测和结核分枝杆菌快速培养技术的情况下是一种较为明智的选择;对于涂阴的轻症患者,其复学的时间应以不小于2周为宜。复学时咳嗽症状有无、影像学检查和痰涂片检查结果为重要的参考条件,同时进行痰结核分枝杆菌分子生物学检测可有效解决痰涂片敏感度不高的问题。

2. 潜伏感染者管理

(1)预防性治疗对象调整

结核病暴发后,潜伏感染者是重点干预的对象。由于PPD试验的限度,在确定预防性治疗范围时,不能机械地使用PPD试验来设定集团潜伏感染者范围,要结合传染源的暴露等级和接触暴露时间等流行病学要素进行综合分析。其中密切接触是优先考虑的因素,研究证实密切接触者无论PPD试验结果是否阳性,发病的概率均较高,需要进行药物预防性治疗。美国胸科学会在潜伏感染诊断指南中指出:在高暴露人群中PPD硬结平均直径≥5 mm被认为是阳性标准;在中度暴露风险PPD硬结平均直径≥10 mm被认为是阳性标准;在没有感染风险时PPD硬结平均直径≥15 mm被认为是阳性标准。该指南较好地解决了PPD的不足问题,对于结核病集团感染控制具有重要意义。另外,与活动性肺结核患者有近期密切接触,但仍处于12周的窗口期之内者,PPD试验硬结反应尽管是阴性的,也须评估进展为活动性肺结核的高风险并立即进行潜伏感染治疗,在12周后应重复进行PPD试验测试,如果PPD试验结果阳转或净增值增加,则治疗应持续,如果PPD试验持续阴性,则终止预防治疗。

（2）潜伏感染者预防性治疗方案

常用的预防性治疗方案包括2种：① 单用异烟肼预防，疗程6～9个月；② 异烟肼联合利福平预防，疗程3个月。治疗方案的短程化和降低服药次数是提高治疗依从性的关键环节。在治疗前，结核病防治机构要对潜伏感染者进行用药指导，并做好定期的血常规和肝功能复查，改进与提高治疗的依从性。

（3）化学预防效果有待证实

1988年，Tsevat 和 Taylor 未能证明化学预防有效，认为PPD试验转阳者对异烟肼预防给药可能不再需要。从对多伦多大学结核病诊所69例患者的回顾性分析中发现：所有患者都是近期PPD试验阳转者，其中19例因接种BCG而除外，余50人中有12人有结核病接触史。通过对50人1～16年的回顾性定期随访发现，8人用过异烟肼，其中4人为结核病接触者，余42人未使用任何抗结核药物。其结果是：① 42例未用异烟肼作化学预防，无1例发展为临床结核患者；② 7人服用异烟肼作化学预防，无1人发展为结核病患者；③ 8人中的另1人因服用异烟肼产生药物毒性于1周内停药，随访1年，未发生临床结核病。故对PPD试验阳转者，不建议异烟肼化学预防作为常规实施。

（4）世界各国结核菌素阳性数量

20世纪90年代的资料显示，由于结核病传染源密度的不同与结核病感染率随年龄增长而增长的特点，100%的感染率是：中国人35岁以上，日本人45岁以上，北欧人55岁以上。由此推算，中国人的结核菌素阳性人数有多少？各国的人数又有多少？

（5）结核感染者发病率

统计资料显示，结核感染者的发病率为5%～10%，即使生活条件改善的今天，人们的发病率和以往也近似。如果服药预防，将有90%～95%的人陪着5%～10%的患者服药，还有服药带来的烦琐劳作、精神负担及经费支持等；如果任其自然，只给发病者治疗，或许是比较划算的，特别是经费、药物副作用等。

（6）预防服用的药物

一般是异烟肼或异烟肼与利福平联用。这些药物对人的神经系统、消化系统等诸多方面均有一定毒性作用，特别是这些系统有疾患的人更不宜服用。如果服用，就要加用诸如保肝药等，带来的不便会更多。

（7）潜伏感染者预防性服药的疗程问题

如果人们正常生活，一般不发病，就没有必要预防服药；如果是近期感染，感染人的往往是代谢旺盛、繁殖力强的细菌，这样的菌对抗结核药物很敏感。如果采用异烟肼联合利福平，对细菌的杀灭效率每日约90%，或许短期即可将菌量降低到微量（作者的观点是7～10 d）。如果想杀灭全部结核菌，那是不可能的，因为到一定时候，这样的菌对药物是不敏感的，清除它们只有依靠机体的特异性免疫力。

（8）结核潜伏感染（latent tuberculosis infection，简称LTBI）诊断的进展

结核潜伏感染通常是指体内存在结核杆菌，但未出现明显的临床症状且痰中也无结核菌，但PPD试验呈阳性。然而到目前为止，对结核潜伏感染的诊断并无很好的手段，免疫学检查常用的是PPD皮肤试验，但由于与BCG存在交叉反应，其特异性较差。酶联免疫斑点试验（enzyme-linked immunospot，简称ELISPOT）是一个新的建立于T细胞基础上的γ-干扰素（IFN-γ）释放试验，对结核感染有较好的特异性和敏感性。梁艳等应用结核分枝杆菌重组CFP-10/ESAT-6融合蛋白为刺激剂建立ELISPOT新方法检测入伍新兵结核分枝杆菌抗原特异性IFN效应T细胞数，从而对入伍新兵结核潜伏感染的现状进行调查，以发现高危人群。一方面检测入伍新兵结核潜伏状况，另一方面评价ELISPOT在检测结核潜伏感染中的价值。其方法是以PPD皮肤试验为对照，应用ELISPOT试剂盒检测366例2009年驻京部队入伍新兵外周血中分泌结核菌抗原特异性干扰素（IFN-γ）的T淋巴细胞数。对PPD和ELISPOT均为阴性的入伍新兵接种卡介苗，10个月后再做PPD皮肤试验和ELISPOT，比较二者结果。其结果是，366例入伍新兵中，PPD皮肤试验和ELISPOT均阳性者各为164人和116人，阳性率分别为44.81%和31.69%。202例PPD皮肤试验阴性和164例PPD皮肤试验阳性者中，分别有53例（26.24%）和63例（38.41%）ELISPOT阳性，两者的一致率为57.92%(212/366),两者的检测结果差异具有统计学意义($\chi^2 = 14.34, P < 0.001$)。

在接种过卡介苗者中,PPD皮肤试验阳性率为58.53%(127/217),ELISPOT阳性率为29.03%(63/217),斑点形成细胞数为32.44±26.52;在未接种卡介苗者中,PPD皮肤试验阳性率为24.83%(37/149),ELISPOT阳性率为35.57%(53/149),斑点形成细胞数为41.81±30.48。110例PPD和ELISPOT均为阴性的入伍新兵接种卡介苗10个月后,PPD皮肤试验阳转率为78.18%,而ELISPOT检测均为阴性。显示ELISPOT具有较高的特异性和敏感性,PPD试验与ELISPOT无相关性,能真实反映入伍新兵的结核潜伏感染情况,可进一步研究和推广应用。

(五)学校结核病暴发的防控策略展望

在学校结核病暴发的防控工作方面,首先是从传染病链条的三个环节着手:消灭传染源、切断传播途径和力求减少甚至没有易感人群。对于结核病防控,著者建议加大政府对基础免疫(BCG)接种的重视,做到保证质量的计划免疫初次免疫全覆盖,即在新生儿期BCG接种率达到100%,同时保证质量,即高质量的疫苗质量(BCG)0.1 mL注射。因为BCG是带菌免疫,必要时,给重点人群复种BCG,甚至不止加强1次。目前的问题是,BCG接种只有1次,有的地方对BCG注射注意点宣传过度,注射者"宁可无功,不可有过",注射的疫苗剂量偏小,产生的卡疤很小(针尖样),所以疫苗免疫强度低,维持预防作用的时间短、效果差。因此,做好基础免疫工作是预防结核病暴发的"压仓石",这项工作做好了,发病者少,传染源减少,更不用说结核病暴发。当然,当前一旦结核病暴发,积极治愈排菌者,消灭传染源亦是重要之举。

据《中国之声》"新闻和报纸摘要"栏目报道,湖南省原卫生和计划生育委员会2017年11月25日发布疫情通报,11月17日公布的桃江县第四中学的5例疑似病例和38例预防性服药学生中,41例订正为确诊结核病病例,2例排除;截至24日晚上8点半,桃江县第四中学共报告肺结核确诊病例81例、疑似病例7例;无独有偶,桃江县第四中学发生结核病暴发之际,该县职业中专也暴发了结核病疫情,学校共报告肺结核确诊病例9例、疑似病例3例。这样,两学校确诊病例90例。在结核病暴发流行的筛查中,往往根据以下程序:结素试验→可疑者胸部透视→异常者摄片→查痰找抗酸杆菌→综合材料、集体定诊。

2017年1月份桃江县第四中学高三364班有一位同学被确诊为肺结核病,随后该班多名学生陆续感染、发病。8月6日暑假收假回来的晚上,班上陆续有同学出现身体不适,请假回家。由于学生口述与病假证明上未提及结核病,加上老师对结核病不了解,对该次真实疾病不知情,使该结核病暴发流行事件一直未露真面目。后由于患者太多才被学校方面注意,引起重视、上报、调查处理。

根据原国家卫计委下发的《学校结核病防控工作规范(2017版)》明确要求,同一学校同一学期发现2例及以上患者,疾病预防控制机构应当及时向患者所在学校反馈;发现3例及以上有流行病学关联的患者时,应当向同级卫生计生行政部门、上级疾病预防控制机构和学校报告、反馈。《传染病防治法》规定,如遇到传染病暴发、流行,县级以上地方人民政府应当立即组织力量,按照预防、控制预案进行防治,切断传染病的传播途径,必要时,报经上一级人民政府决定,可以采取包括停工、停业、停课等紧急措施并予以公告。

同一学校、同一学期肺结核病例超10例已经属于结核疫情暴发。肺结核潜伏期症状不明显,很大一部分人没有症状,是学校结核病难以得到彻底控制的主要原因。著者曾亲自参与淮安市范集中学高三(乙)班结核病暴发疫情的处理:1986年10月,一名经过市二院诊断为硬化性结核病的患者复学了,就读于高三(乙)班,11月有咳嗽,1987年4月,该班连续有3名学生因出现症状而被当地诊为疑似结核病人。著者接到卫生主管部门通知后,立即与其他两人组成调查小组由当地卫生部门配合前往该校调查:首先将核实咳嗽学生和3名疑似结核病者均定诊为肺结核病。后随即对该校按流行病学程序进行调查:该校初一至高三均为两个班,计学生800多名;患者所在班级有65人,因为天寒,教室和宿舍的窗户缝隙统统用塑料布封死,30余人住在一间大宿舍里,双人床上下均住人;学校为学生蒸饭,供给咸汤,大部分学生中午吃从家中带来的铝制品饭盒里蒸的米饭,和着从家中带来的"雪里蕻"咸菜,很少有肉吃;对全校学生行结素试验等检查,后集中材料集体定诊。该校学生卡疤率约30%,初中的比例高,高三(乙)班不到10%,而结素阳性率却100%;该次共诊断结核病患者56例,其中52例是高三(乙)班的;首例学生即时痰菌(++);52例患者集中在同宿舍和教室中患者前后左右座位;患者大部分为结核性胸膜炎者。对其处理的方法是:肺结核Ⅲ型痰菌阳性者休学一年,痰菌阴性者经强化治疗和必要的对症治疗半个月后归班复习。当年有近1/3学生考上了高校,次年最后一名考取了山东石油大学。因此,对于其他学校患病的同学,相信在当地卫生主管部门的领导下和有关专家的努力下,在同学们的积极配合治疗下,不管患病在什么器官、部位,都会治愈的;同学们不应因此对未来感到迷茫,更不能对明天失去信心,而是应更坚强、更成熟、更期待灿烂的明天。

九、结核菌素阳转的确定

对于首次结素试验为阴性或可疑阳性反应,第二次再试验时其反应达到多少才算阳转的问题,至今世界各国意见尚不一致。这可能与各国情况不同、观察的对象不同、确定界限的依据不同有关。目前界限不一:从净增6 mm起,直到8、10、12、14、20 mm。WHO与一些国家高级防痨医师认为:未接种卡介苗的人,二次试验间至少增加8 mm,接种卡介苗的人,可能要增加20 mm方算有意义。Raj Rarain(1968)发现在1 102名0~14岁儿童中有799人未受感染,303名受感染,占14%。2个月后重试,反应≥8 mm者占28.5%;18个月重试,反应≥8 mm者占16.4%,2个月重试阳性率较原来高约50%,2个月重试阳性率较原来高约50%,不大可能是自然感染。南印度在一次研究中提出:3 IU PPD-S反应在0~7 mm认为未感染,净增至少10 mm为新感染。美国胸科协会(1973)提出:接种卡介苗儿童或受微弱感染者,最近两年由原来结素反应由<10 mm增加到≥10 mm,同时反应大小净增达到≥6 mm作为新阳转。

法国、南斯拉夫曾经对每年结素试验反应的数据进行分析,表明某些儿童一年中结素反应增至18 mm以上,大约代表着最近时期内受到了感染。这两个国家的阳性标准为≥10 mm。

在目前情况下,暂做如下考虑:由于不同人观察结素反应的误差可以达到7 mm的事实,建议以净增8 mm为未接种卡介苗者的新阳转标准。对曾接种卡介苗者,根据对83例受试者观察:若第二次试验以净增8 mm为标准,则可能有24.2%过检;以净增≥10 mm为标准,过检率为13.2%;净增≥12 mm过检率为3.6%,≥14 mm无过检。故建议在曾接种卡介苗人群中二次结素试验的反应净增14 mm及14 mm以上才有意义。

十、结素试验在经典型不明原因发热中的作用及对罕见结核病的诊断作用

门诊工作中,亦时常见到发热患者,但查不出原因,只好以"发热待查"名义收院查治。在收院查治的过程中,通过结素试验、卡疤有无、卡疤多少等一系列检查和/或试治疗等方法,最后诊断一部分为结核病患者。原因不明发热(fever of unknown origin,简称FUO)的通常定义是反复发热超过38.3℃,病程持续3周以上,并且经1周的检查后仍未明确诊断的疾病。FUO是内科常见的疑难病症。根据FUO潜在病因的不同,临床上常将其分为4种亚型:经典型、院内型、免疫缺陷型和HIV相关型。其中经典型FUO的诊断和治疗是临床中的难题之一。而结核菌感染,作为感染性发热的重要原因之一,在FUO的诊断与鉴别诊断中一直占有重要地位。许静等人在《结核菌感染在经典型不明原因发热诊断中的意义》一文中曾经对大型综合性医院(中国人民解放军总医院)497例经典型FUO患者中诊断为结核菌感染的患者资料进行回顾性分析,并与国内相关文献报道的4 784例患者资料进行对比分析。文中497例患者是在"发热待查"患者中,通过结素试验等方法排除了结缔组织和炎性血管疾病、恶性肿瘤性疾病、其他疾病及未明确诊断的疾病计4类后做出感染性疾病的诊断,再对其中感染性疾病中结核菌等感染病因进行详细分类。在该研究中,经典型FUO患者中,感染性疾病是其最常见的原因(189/497,占38.0%),明显低于文献组(2 484/4 784,占51.9%),差异有统计学意义($\chi^2 = 34.77, P<0.05$)。

在感染性疾病的FUO患者中,最终诊断为结核菌感染的临床类型计98例为结核病患者,其中未发现

病灶的、但抗结核治疗有效诊断为结核病患者计11例,占11.2%;单纯浸润性肺结核29例(占29.6%,其中1例合并韦格纳肉芽肿);结核性脑膜炎21例(21.4%);结核性胸膜炎8例(8.2%);血行播散性粟粒性肺结核3例(3.1%);其他临床类型还有:结核性腹膜炎2例(2%)、肝结核2例(2%)、浸润性肺结核+结核性腹膜炎2例(2%)、结核性胸膜炎+结核性心包炎2例(2%)、结核性脑脊髓膜炎2例(2%)、结核性心包炎1例(1%)、结核性脊髓蛛网膜炎1例(1%)、肾结核1例(1%)、肠结核1例(1%)、颈部淋巴结结核1例(1%)、腹腔淋巴结结核1例(1%)、双侧浸润性肺结核+结核性腹膜炎1例(1%)、粟粒性肺结核+结核性腹膜炎1例(1%)、结核性胸膜炎+结核性腹膜炎1例(1%)、浸润性肺结核+结核性脑脊髓膜炎1例(1%)、结核性脑脊髓膜炎+结核性胸膜炎1例(1%)、肠结核+结核性腹膜炎1例(1%)、肺结核+肝结核+腹膜结核1例(1%)、结核性多浆膜腔积液1例(1%)、多中心性Castieman病伴结核感染1例(1%)、浸润性肺结核伴真菌感染1例(1%)及未发现病灶的结核11例(11.2%),合计98例(100%)。

在具体临床实践中,虽然做了一定的检查,但何时开始提出和确立结核菌感染的诊断,或开始进行试验性治疗,这种做法不但一直饱受争议,而且对于怎么治疗未达成一致。文中涉及的4 784例FUO患者中,感染性疾病2 484例(占51.9%)。感染性疾病患者中,结核菌感染562例(占22.6%);病毒感染170例(占6.8%);寄生虫感染75例(占3.0%);真菌感染23例(占0.9%)。许静等人对中国人民解放军总医院数年间符合经典型FUO的497患者的诊断和治疗进行回顾性分析研究,感染性疾病患者在经典型FUO中的比例为38.0%(187/497),而结核菌感染占所有感染性疾病的51.8%;在FUO相关的结核菌感染中,肺结核和结核性脑膜炎占所有结核菌感染的51.0%;有11.2%的结核病患者临床未发现结核病灶,抗结核治疗有效。这一研究结果对于FUO中结核菌感染的临床诊断和治疗有一定的指导意义。因为该研究说明了结核菌感染是FUO的重要原因之一。在临床上有时患者可能无明显特异性的症状或体征,只能根据病因分布规律来判定初步的诊断及治疗方向。故了解结核菌感染在FUO病因中分布的规律对确立初步诊断方向十分重要。

在临床实践中,面对长期FUO患者,何时开始考虑结核菌感染的鉴别诊断,是一个很实际的问题。由于FUO诊断标准为病程持续3周以上,并且在1周的住院检查后仍然未明确诊断的疾病,故在多数情况下也进行针对病原体的抗感染治疗。此时如果怀疑感染性疾病,结核菌感染应该是首先考虑的疾病。因为研究显示,FUO中感染性疾病是其最常见的原因,而结核菌感染占所有感染性疾病的一半。这说明在FUO相关性感染性疾病中,结核菌感染应是优先考虑的问题。在FUO的诊断和治疗中,如果怀疑结核病,首先应检查哪些部位与器官感染了结核菌。这是临床医生关注的重要问题。该研究表明在FUO相关结核菌感染中,肺结核和结核性脑膜炎占所有结核菌感染的一半。这说明对于FUO患者怀疑结核病时,做PPD皮试、肺部检查和脑脊液检查,是应优先考虑的问题。对那些怀疑结核病而临床未发现结核病灶,但抗结核治疗有效者,这说明在高度怀疑结核病时,进行抗结核治疗有其合理性。当然,需要注意的是:在大型综合性医院就诊的不明原因发热患者中,结核菌感染所占比例可能要高于其他医院。

罗永昌(1998)报道1例疣状皮肤结核误诊孢子丝菌病:男性,47岁,1964年因不慎被木尖刺伤右脚底部后感染,形成冷脓肿,经切开引流后1965年7月好转,并出现暗红色小丘疹,质硬,随后丘疹表面形成角化,粗糙不平,并逐渐增生向脚背及四周扩展,互相融合成块状,其上结痂并覆有灰白色鳞屑及黄褐色黏着性痂皮,有时微痒,揭痂有少量淡黄色脓液渗出,易出血。1978年该患者被某医院诊断为外伤性湿疹;1983年4月被某医大附院诊断为孢子丝菌病后被一外科医院诊断为真菌病。活检后病灶发展、扩大,1983年与1987年于某医院2次真菌检查阴性。1964年在脚部切开引流时引起右侧腹股沟淋巴结肿大、化脓,经切开引流后于1966年基本痊愈留有瘢痕。1989年无诱因在腹股沟原瘢痕处出现黄豆大的暗红色丘疹与脚部病变同样方式向四周及远心端发展。1990年3月15日某医大附院取腹股沟处组织病检:见真皮内大量炎性细胞浸润,可见多核巨细胞淋巴细胞及浆细胞,深部可见上皮细胞团,中间有多核巨细胞。病理诊断为孢子丝菌病。病检后病灶扩大迅速。1991年5月某医学院附院病理检查诊断为孢子丝菌病、脚癣,随行治疗。1994年到某医大附院做真菌检查阴性,仍然按孢子丝菌病治疗。后被某医院诊断为皮肤癌。1994年8月7日，患者右脚弓及脚背处有7 cm×11 cm、右腹股沟及大腿内侧有13 cm×15 cm有疣状增殖性病灶，呈暗红色，上有痂皮和鳞屑及多个结节，边缘呈潜行性，稍隆起，为暗红色，无压痛。做PPD皮试，硬结为60 cm×60 mm，有水疱形成；病灶分泌物涂片染色镜检抗酸杆菌阳性。随后于8月13日予抗结核治疗，1月后两处病灶明显缩小，至疗程结束，病灶变平，鳞痂脱落，色变浅淡见光滑柔软浅表瘢痕，治疗后3年，皮肤恢复正常。该例患者因外伤后致病30余年，经PPD皮试强阳性后确诊为结核病治疗而愈。留给人们可思索的是：皮肤结核少见，临床医师对该病缺乏认识以至于忽略诊断；疣状皮肤结核与寻常疣、孢子丝菌病、慢性增殖性脓皮病、着色霉菌病等在临床表现上有某些相似，给诊断带来困难造成误诊，结核菌素试验结果揭开谜底！后旷翠娥等利用PPD皮肤试验，也诊断并且治愈1例疣状皮肤结核：男性患者，39岁。18年前无诱因左臀部出现数个绿豆至黄豆大小红色丘疹，无明显自觉症状，后逐渐增大并且互相融合，并扩展至会阴及右臀部。后曾在当地多家医院就医，并且行皮肤病理检查，"可见巨细胞肉芽肿，未见典型结核结节"。斑疹或可溃破，但渗液少；曾做过抗结核（方案不详）治疗，疗效欠佳，做过冷冻治疗等，皮损似有好转，但又反复且扩大，效果不明显。患者自发病以来，一般情况尚可，无慢性发热，肺部及各系统检查无异常，否认结核病史及结核病接触史。皮肤科会诊：累及约2/3会阴及两侧臀部的丘疹、斑块皮损，呈暗红色及酱色，周围隆起，中间有凹陷，可见疤痕萎缩及大面积色素沉着；臀部内侧丘疹及斑块溃破，渗液少；玻片压诊，未见苹果酱色改变。实验室见：抗结核抗体IgG、IgM均阴性；皮肤组织结核杆菌培养（−），真菌培养（−）。再次皮损病理显示：表皮呈假上皮瘤样增生、真皮浅层内有中性粒细胞及淋巴细胞浸润，并散在上皮样细胞及多核巨细胞，未见干酪样坏死，抗酸染色（−），但患者PPD（＋）。根据患者的病史和PPD（＋），最后诊断为疣状皮肤结核。采用积极的抗结核治疗后，疗程完成而愈。该患者18年的苦苦求医和疾病折磨，最终以结核菌素试验阳性等为参考，诊断为皮肤结核并且获得治愈，教训深刻。董高宏等报道1例被误诊65年的疣状皮肤结核患者：女性，70岁，主因"左臀部、下肢红斑块伴瘙痒进行性加重65年"于2010年6月21日住院。患者自5岁起左侧臀部出现米粒大小丘疹，瘙痒，逐渐扩大成一分硬币大小斑块，表面有少量白色鳞屑，无渗出，当地医疗机构曾做皮肤活检，病理示慢性炎症表现；真菌镜检及培养阴性。故一直以"牛皮癣"给予外用药物治疗。斑块时轻时重，并逐渐向四周扩大，原斑块周围逐渐出现同样丘疹，并扩大呈斑块、相互融合，斑块缓慢扩大，发展至对侧臀部、腹股沟、下肢，瘙痒剧烈，因搔抓出现糜烂渗出并有结痂。因臀部出现溃疡疼痛而来院就诊。专科检查结果：双侧臀部、会阴部、腹股沟、左侧大腿至膝关节处可见暗红色浸润性斑块、结节，触之有鼻尖样硬度，无明显压痛，表面有少量鳞屑。斑块边界清楚，边缘略隆起。左侧臀部近肛门处有5 cm×3 cm×0.3 cm大小的溃疡，边界规整，基底平坦，无脓性分泌物。入院后PPD（++），多部位多次真菌检查均阴性。溃疡及斑块处皮损病理检查可见朗格罕细胞，诊断为皮肤结核。治疗4个月后溃疡愈合，斑块明显消退，后愈。闵建强等报道1例病例，被误诊达9年，后由PPD试验（+++）而诊断为臀部疣状皮肤结核并且治愈。

皮肤结核是结核杆菌侵犯皮肤或其他脏器的结核病灶所继发的皮肤损害。除疣状皮肤结核外，还可见结核性下疳、瘰疬性皮肤结核、口腔结核、寻常狼疮、急性粟粒性结核、结核性树胶肿等多种表现形式。疣状皮肤结核可发生于臀部，也可发生其他部位，可单发，也可多发；容易造成误诊。蔡林等利用PPD皮试（++）和分子生物学方法鉴定皮肤结核分枝杆菌不典型感染1例：患者女性，35岁，病史10年，久治无果。检查见左前臂有一呈近5 cm横"V"字形暗红色略有浸润皮损。皮损病理显示表皮萎缩，基底层未见液化变性，真皮浅层可见明显致密的淋巴细胞及组织细胞浸润，未见干酪样坏死，诊断为"感染性肉芽肿"。皮试PPD（++），皮损组织结核菌染色（−），经PCR限制性片段长度测定多态性分析及PCR产物测序，证实为结核分枝杆菌复合体感染。取新鲜皮损组织培养，结果分离出1株结核分枝杆菌。结核分枝杆菌皮肤感染一般表现为寻常狼疮、疣状皮肤结核、瘰疬性皮肤结核。这是1例皮肤结核分枝杆菌不典型感染病例，经积极治疗后而愈。

旷翠娥等报道的疣状皮肤结核有典型的"三廓征"，即中央网状瘢痕、疣状边缘、四周红晕。一般不发生溃疡。组织病理常缺乏典型特征，但有角化过度、棘层增生、乳头瘤样增生（可呈假上皮瘤样增生），真皮内有中性粒细胞、单核细胞及巨细胞密集浸润，典型干酪样坏死或结核结节少见。约有33.3%的皮肤结核患者伴有其他脏器结核，特别是肺结核。由于疣状皮肤结核属于外源性原发性结核，因此胸片检查对疣状皮肤结核辅助诊断作用有限；血清中抗结核菌特异性抗体检测的特异性及灵敏性较差，其临床诊断指导价值有限；皮肤组织液涂片、皮损组织病理抗酸染色及培养较少找到结核杆菌。在结核病疫情较严重的我国，医务工作者对结核病不应掉以轻心。可以应用PCR技术检测皮损内结核杆菌，其敏感性远远大于组织培养，且所需时间较短，可作为诊断皮肤结核的重要辅助检查。对疑似病例采用抗结核试验治疗（一旦开始治疗，就要方案合理、规律、全程用药）。本例患者皮疹中央有萎缩性瘢痕，外周结节呈疣状增生，但红晕不明显，部分皮疹表面有溃疡，病理示分枝杆菌感染引起的肉芽肿性病变，抗结核治疗后皮疹好转，复发与未坚持全程治疗有关。旷翠娥提醒读者，该病临床上需与以下疾病鉴别：① 游泳池肉芽肿：由带有海鱼分枝杆菌的水、鱼或贝类等感染受损的皮肤引起的慢性皮肤肉芽肿，好发于四肢，以单侧上肢常见，可呈疣状，但皮疹首先多为孤立结节或脓疱增大破溃后形成溃疡或疣状损害，无"三廓征"，患者一般在1～3年内自愈，组织病理学与结核性肉芽肿相似。② 疣状寻常狼疮：质软，常在萎缩性瘢痕上有新发结节，有"探针贯通现象"，玻片压诊有苹果酱样现象，病理改变浸润细胞主要为淋巴细胞、上皮样细胞及巨细胞，无疣状皮肤结核的中性粒细胞浸润及脓肿形成。③ 着色真菌病：损害为斑块疣状增生，无"三廓征"，组织活检或脓液涂片可找到病原菌。④ 肥厚性扁平苔藓：又称疣状扁平苔藓，病程也漫长，典型皮疹为疣状增殖的肥厚性斑块，周围有散在性扁平小丘疹，瘙痒剧烈，好发于胫前部，常对称，组织病理学可见扁平苔藓病理特征。⑤ 疣状痣：通常在出生时或幼儿期发病，一般无自觉症状，多为单侧损害，病理表现为角化过度、角化不全、颗粒层及棘层肥厚，乳头瘤样增生及基底层黑素增加。谢震（2006）等还报道过1例疣状皮肤结核继发鳞状细胞癌患者。

第二节　结核菌素的特殊作用

一、结素的治疗作用

结素的治疗作用是多方面的。据报道，主要有以下几点。

（一）用于辅助治疗结核

对于这个研究，国际上仅苏联应用较多。苏联学者认为：依据发病机理，采用抗结核药物早期治疗并应用结素可显著提高结核病疗效和促进空洞的提前愈合。现将1973年的一篇报道摘录如下：选择无明显中毒症状的病人，在使用抗结核药物情况下，第一个月即开始结素治疗，每周两次皮下注射0.1 mL旧结素，先用8号稀释液开始（即$1:10^8$），至第三周末增至3号（$1:10^3$），直到第二个月结束时浓度不再增加。如果无反应，第二疗程可用较高浓度。对敏感增高的病人，在高浓度变态反应下降时，先用10号稀释液开始治疗（$1:10^{10}$）。对照观察发现：结素治疗方法简便，与抗结核药物合并应用疗效较高且安全，可在临床中应用。我国过去曾经有人试用，效果不甚明显，且副作用较大，目前一般不采用。笔者强调一点：结素的副作用较大是超量使用的结果。乔树民（1951）曾指出，"旧结素与PPD都有一定的毒性，做皮肤试验时只能用较小量，否则会发生事故"。目前，结素的使用量已成常规定量，正常使用是没有问题的。

前文曾言：Koch初始提倡用"以小量结核死菌注射到受结核菌感染机体，其病情可以好转，注射结核菌培养滤液（称为Hei-Imittel），亦可得到同样结果"的结素于结核病治疗之用。而后，其研究结果显示结核菌素对结核病无治疗价值，否定了Koch的结论。目前认为：当时全部否定的结论有局限性。结核病是以巨噬细胞为效应细胞的细胞免疫性疾病,结核菌寄生于巨噬细胞内。一个结核病患者,其身体不同器官、不同部位,免疫力是不均衡的,即免疫功能不一样。比如一个支气管播散的结核病人,特别是血行播散的病人,其肺部的巨噬细胞数量是少的。因为巨噬细胞在吞噬结核菌后无力杀死结核菌,反而结核菌的繁殖、数量增多使巨噬细胞裂解、破坏,虽然有血液中的单核细胞来补充,但终因其未被激活,所以虽然可以吞噬结核菌,但无力杀死结核菌,最后被结核菌破坏。如此反复,肺部的细胞免疫力始终是低下的。因此一个涂阳肺结核病患者,特别是Ⅱ型血行播散性患者,在无药物辅助、扶正情况下,虽然不死亡,自愈的可能性是比较小的,比如疗养院的肺结核患者,虽然症状可改善,但复发的比例很高。而这样的患者,肺部以外组织、器官(比如皮肤)抗原提呈细胞就比肺部多。在抗结核药物联合卡介苗超短程治疗结核病研究中,研究组可能就是利用机体免疫力不平衡的特点,在使用抗结核药物把病灶中的结核菌大部分或绝大部分消灭的情况下,在三角肌下缘反复多次进行皮内接种卡介苗,期盼从这儿流出的血带有可激活巨噬细胞或单核细胞的细胞因子,把肺部或血液中的巨噬细胞或单核细胞激活,甚至激活已吞噬结核菌的巨噬细胞,使之成为效应细胞,具备更多能力去消灭结核菌,特别是那些生长缓慢、繁殖力差的顽固菌,以达到缩短疗程的目的。当时的研究实现了这个目标。结素试验,对于一个已致敏的机体,它所诱发的特异性免疫反应不仅表现在接种局部充血、水肿、发生硬结,结核病灶处也必然会因应激反应产生类似变化,形成病灶周围炎。在抗结核药物联合卡介苗超短程治疗结核病研究中发现,这种病灶周围炎只是暂时"恶化",数日后其消散的速度比未接种的要快得多。由此认为:作为反应原的结素对于一个对结核已经致敏的机体而言,能起到免疫原的作用,加强机体免疫反应,即结素接种对结核病有一定的治疗作用。不过,它只能作为辅助治疗,必须联合强有力的抗结核化学药物,在药物治疗中或药物治疗后反复接种结素,以期不间断地唤醒、激发与提高机体的免疫细胞去消灭或肃清体内的残存菌(持留菌),减少复发的概率。其机理就在于结素反应的基础是必须有致敏T淋巴细胞。这种治疗效果是渐进式的、比较微弱的,在短时间内不容易显现,需要较长时间的坚持。当然,在这个反应中必须依赖大单巨噬细胞的存在,并且巨噬细胞的组织相容性抗原必须与致敏淋巴细胞相同,即巨噬细胞在反应中执行了处理抗原、递呈抗原给淋巴细胞的功能,而且只是Ⅰa抗原阳性的巨噬细胞亚群才有此功能。有研究显示,朗格罕细胞在皮肤迟发型变态反应中也起抗原递呈作用,而且也是T淋巴细胞的靶细胞。

流行病学调查显示,结核分枝杆菌急性感染和原发性感染患者外周血γδT细胞数量明显增加,这些资料强烈提示γδT细胞参与了机体早期抗MTB作用。PPD是MTB菌体的主要蛋白质成分,体外实验显示,BCG和PPD均可以诱导全血细胞中γδT细胞数量增加,但二者的诱导反射、方式和机制是否相同尚未见相关报道。为此,黄方等采用Ficoll密度梯度离心法分离人外周血单核细胞(peripheral blood mononuclear cells,简称PBMC),再分离得T细胞,用羧基荧光素二醋酸(Carboxyfluorescein diacetate,简称CFSE)标记后,分别以卡介苗和PPD等不同因素刺激γδT细胞,流式细胞仪分选纯化γδT细胞,并检测其抗原提呈细胞表型。按照T细胞培养基成分将实验分为4组($n=20$)。空白组:结核分枝杆菌分泌性抗原(Mtb-Sag)25 μg/mL + CFSE标记的T淋巴细胞;BCG组:BCG刺激γδT细胞 + Mtb-Sag 25 μg/mL + CFSE标记的T淋巴细胞;PPD组:PPD刺激γδT细胞 + Mtb-Sag 25 μg/mL + CFSE标记的T淋巴细胞;树突状细胞(dendritic cell,DC)组:成熟DC + Mtb-Sag 25μg/mL + CFSE标记的T淋巴细胞。9 d后检测T细胞及$CD4^+$T细胞的增殖情况。结果显示,均数±标准差$\left[n=20, \frac{pq}{(SE)(SE)} \pm s\right] \times \%$为:静止γδT细胞的CD80为$(2.12 \pm 0.76)\%$,CD86为$(4.67 \pm 1.21)\%$,HLA-DR为$(9.69 \pm 1.40)\%$,表达低;BCG激活的γδT细胞的CD80为$(42.12 \pm 1.72)\%$,CD86为$(54.67 \pm 2.01)\%$,HLA-DR为$(49.79 \pm 1.61)\%$;PPD激活的γδT细胞的CD80为$(39.07 \pm 1.26)\%$,CD86为$(51.93 \pm 1.85)\%$,HLA-DR为$(45.74 \pm 1.58)\%$。和静止的γδT细胞相比较,BCG组与PPD组的γδT细胞CD80、CD86和HLA-DR的表达均显著升高($P<0.05$);而BCG组与PPD组组间γδT细胞CD80、CD86和HLA-DR的表达并无显著性差异($P>0.05$)。T细胞增殖总数:四组方法培养中,T淋巴细胞初始量均约为每孔(24孔板)1×10^6个细胞,经过9~12 d的培养后,均数±标准差$\left\{n=20,\left[\frac{(0.4)(0.6)}{(0.01)(0.01)}\pm s\right]\times 10^6\right\}$与空白组(1.22±0.02)相比,BCG组(4.60±0.77)、PPD组(5.14±0.68)和DC组(7.50±0.35)T细胞总数均显著升高($P<0.05$);DC组T细胞总数显著高于BCG组和PPD组($P<0.05$)。$CD4^+$T细胞的增殖情况:各组的T淋巴细胞用小鼠抗人CD4-PE标记后,经FACS检测其$CD4^+$T细胞增殖情况,分别为空白组8.28%、BCG组32.00%、PPD组35.01%和DC组58.94%。细胞增殖分析显示,各组$CD4^+$T细胞增殖的代数均集中于第6~7代,分别为4.49%、71.46%、84.87%、84.42%。PPD组和BCG组$CD4^+$T细胞增殖情况要明显高于空白组($P<0.05$),低于DC组($P<0.05$)。PPD组和BCG组间无差别($P>0.05$)。

黄方等认为,γδT细胞是1986年被确认的一类T细胞亚群,在成年人外周血中仅占3%~10%,主要分布于黏膜和皮下组织。尽管γδT细胞数量稀少,但其在机体的抗感染、抗肿瘤及免疫调节等方面具有重要的作用。T细胞因为TCR类型的不同分为αβT和γδT,根据γδT的δ链V区片段不同,γδT细胞又可分为$Vδ1^+$和$Vδ2^+$二种亚型,$Vδ1^+$T细胞主要分布在黏膜上皮和皮肤组织,而$Vδ2^+$T细胞则主要分布在外周血中。研究发现,γδT细胞可被异戊烯焦磷酸和非肽类抗原4-羟基3-甲基2-烯基焦磷酸诱导表达协同刺激分子和MHC-Ⅱ类分子,其表达水平与成熟的DC相似。在抗原识别的过程中,γδT细胞具有可识别肽类和非肽类抗原,所识别的抗原无须处理、呈递,无MHC限制性等特点。研究认为,γδT细胞主要通过以下5点机制发挥抗结核作用:① 早期活化作用,这就是抗结核感染的第一道防线;② 识别αβT细胞不能识别的抗原;③ 促使巨噬细胞进入肉芽肿,促进结核性肉芽肿形成;④ 通过分泌IL-2、IFN-γ在感染初期完善ThⅠ型的免疫反应,使αβT细胞能尽早发挥其抗结核效应;⑤ 通过穿孔素/颗粒酶途径和Fas/FasL途径溶解结核分枝杆菌感染的靶细胞。

T细胞用CFSE标记后按培养基成分分组结果:PPD激活的γδT细胞CD80、CD86、HLA-DR的表达水平显著增加,与卡介苗组相似;PPD组T细总数及$CD4^+$T细胞数显著增加,与BCG组增殖情况相似,低于成熟DC细胞组。结论是:用PPD刺激的γδT细胞具有抗原提呈细胞表型和抗原提呈作用,提示PPD可能具有激活人外周的γδT细胞功能。

(二)用于预防与治疗肿瘤

结核菌素在预防及治疗结核病与肿瘤的作用上多年来一直存在争议,尤其表现在结核与肺癌或白血病方面。比如有的学者观察到活动期结核(即使在严重活动性肺结核时,细胞免疫常呈"瘫痪状态",结核菌素皮内试验可为阴性)罕见并发肺癌或与肺结核紧密衔接的肺区不易发生癌肿,结核病变可阻止癌性早期淋巴转移,结核病变将推迟癌向胸膜波及转移等。但当结核趋向治愈时,肺癌的发生率增加,钙化的淋巴结、结核灶瘢痕、陈旧性病灶、局部支气管扩张、空洞等可为癌的先驱病变。早在1854年,Rokintanky就首先提出肺结核与肺癌有对抗性,他认为曾患结核之处几乎不易患癌,反之癌多发生在结核少见的食管、胃、子宫、直肠等。看来这种观点是不无道理的。在白血病方面,有些学者提出白血病并存活动性结核时,由于结核的作用,可使白血病发生"自发性缓解",白血病浸润可以消失,白血病性骨髓增生可转变得再生障碍以致缺乏白血病相应的病理改变,使诊断(包括病理诊断)变得困难。为此,张家华等采用旧结核菌素对荷肝癌小鼠(18~22 g)进行治疗试验,并对鼠肝癌细胞、小鼠骨髓瘤细胞进行体外培养试验,发现结素能杀死小鼠骨髓瘤细胞和肝癌细胞。从而推论结核菌及其代谢产物对肿瘤细胞可能有直接杀灭或抑制作用。该结果的取得令人乐观,是值得关注的研究。

张子臻等用结核菌素对肝癌和肺癌肿瘤细胞生长和凋亡的调控作用进行了探讨:制备并且收集不同浓度的结核菌上清液(TB supernatant,TB-SN)(10%、5%、2.5%、1.25%和1%),并将肝癌细胞株HePG 2和肺癌细胞株A549分别与之进行反应,应用特异性荧光探针LIVE/DEAD Viability/Cytotoxicity试剂盒检测肿瘤细胞的生长情况,应用Vybrant凋亡试剂盒检测肿瘤细胞的凋亡情况。在反应1、3、5 d后,检测肿瘤细胞活性及凋亡。结果发现,在2.5%、1.25%及1%浓度的TB-SN作用下,两种肿瘤细胞活性及细胞凋亡与对照组相比,差异无统计学意义;而在5%和10%浓度的TB-SN作用下,两种肿瘤细胞生长均受到明显抑制,同时细胞凋亡增加,与对照组相比,差异具有统计学意义。在反应时间方面,反应5 d后的细胞生长抑制较3 d和1 d更为明显。特别是与5% TB-SN反应5 d后,两种肿瘤细胞的生长抑制最明显,凋亡细胞数量明显增多。即可认为:结核菌素可以介导肝癌和肺癌肿瘤细胞的凋亡,并抑制肿瘤细胞的生长。结核菌素一般指结核分枝杆菌培养滤液蛋白,是结核菌分泌蛋白的混合物。结核分枝杆菌培养液经离心、滤菌后所得的结核菌上清液包含有多种结核杆菌分泌蛋白,其中大多为结核菌素的活性成分。Zlotta等在研究中发现,BCG培养液刺激膀胱癌患者淋巴增生反应的能力高于BCG菌体,提示培养液中结核杆菌分泌的多种抗原蛋白可能对于BCG治疗膀胱癌具有重要作用。该实验旨在研究结核分枝杆菌分泌蛋白即结核菌素中的某些因子通过诱导细胞凋亡对肝癌和肺癌两种肿瘤细胞生长产生显著的抑制作用,但究竟是结核菌素中何种成分起主要作用,还有待今后提纯分离结核菌素中的不同成分做进一步研究。相信这一研究将为制备肿瘤疫苗提供帮助。

近年来,关于一些结核分枝杆菌分泌蛋白因子的研究值得关注。如Ag85(Antigen 85)是一组重要的结核分枝杆菌分泌性蛋白复合物,可在所有的分枝杆菌菌株中引起广泛交叉反应,具有较强的细胞免疫及体液免疫活性。多项研究表明Ag85是有效的辅助T细胞刺激物,并可引起粒细胞和单核细胞聚集及IL-2和IFN的产生。ESAT-6是从结核杆菌短期培养滤液中纯化分离出的一种相对分子质量较低的分泌性蛋白,对于BCG抗原性表达有着重要意义,被认为是引起T细胞反应的一种重要因子。另外,在结核菌培养上清液中已知存在的还有MTB 8.4、CFP10等多种蛋白因子。

(三)用于治疗呼吸道慢性炎症

关于慢性支气管炎病人的免疫功能低下的情况已有许多报道,一般认为免疫增强剂治疗慢性支气管炎是通过提高机体免疫功能,增强抗感染而达到治疗目的。有人认为卡介苗提取物如甲醛提取后剩余物(MER-BCO)等具有增强机体抗感染、免疫刺激活性细胞(包括T细胞、B细胞、巨噬细胞系统)等功能,也有人指出结核菌体成分如核糖核酸,在动物体内能产生免疫力。有人用死卡介苗治疗慢性支气管炎均取得满意疗效,但死卡介苗注射局部反应较重,易导致感染;还有人用胸腺素治疗也取得满意疗效,但胸腺素价格昂贵,不易被群众接受。据此,周坚波等人按1980年全国慢性支气管炎临床专业会议《慢支临床诊断及疗效评定标准》的诊断与疗效评定标准,对慢性支气管炎患者计129例采用1:1 000结核菌素前臂掌侧中部皮内注射0.1 mL(10Tu),每半月注射1次,两臂交替,1年为一疗程;和死卡介苗(0.75 mg/mL卡介苗,经60℃ 1小时灭活),取上臂三角肌下缘外侧皮内注射0.1 mL,每半月注射1次,两臂交替,1年一疗程为对照组治疗,至1988年4月,其间经历两个秋冬,完成满一疗程的系统对照观察及疗效判定。结素治疗慢支总有效率为96.66%,控显率为71.66%,死卡介苗总有效率为97.1%,控显率为55.07%。两种不同方法之间疗效比较无统计学意义:经卡方检验,$\chi^2 = 0.02(P > 0.05)$。该结果与国内郁横海用死卡介苗治疗哮喘和支气管炎有效率为99.3%,陈育智用胸腺素治疗小儿哮喘和支气管炎有效率为79.5%的结果基本一致。

该研究在用结素治疗慢支过程中,通过免疫功能测试也发现了免疫调节和增强免疫功能现象。

115例慢支病人结素治疗前、后血清IgA(mg%)变化情况无明显差异。

54例慢支病人结素治疗前、后血清IgG(mg%)为2 171.33 ± 541.54,1 691.02 ± 87.02,$t = 4.74, P < 0.01$;

61例慢支病人死卡介苗治疗前、后血清IgG(mg%)为2 010.52 ± 556.65,1 529.69 ± 679.01,$t = 4.29, P < 0.01$。

48例正常人血清IgG(mg%)为1 692.03 ± 473.52。

54例慢支病人结素治疗前、后血中E-玫瑰花环比较为:78.61 ± 11.28,87.15 ± 6.96,$t = 4.74, P < 0.01$;

61例慢支病人死卡介苗治疗前、后血中E-玫瑰花结比较为:75.44 ± 14.16,80.90 ± 16.52,$t = 1.90, P > 0.05$。

48 例正常人 E-玫瑰花结为 86.81±7.26。

在这样的研究中,必需的一个前提是:机体已经对结素敏感。

(四)结素治疗效应机理及副反应

结素和死卡介苗治疗的慢支病人血清 IgG 于治疗前明显高于治疗后,证明这些病人体液免疫占优势,治愈后恢复正常;115 例病人血中 E-玫瑰花结形成率,治疗后明显提高,差异非常显著($P<0.01$)。说明治疗后血中 T 细胞有明显提高,且恢复至正常人水平,显示结素有助于提高机体细胞免疫功能。此外,该研究发现,在治疗过程中结素和死卡介苗对感冒和过敏性鼻炎亦有明显防治作用,可使发病频率降低,病情减轻,病程缩短。这可能是通过稳定肥大细胞,减少释放活性物质,或刺激产生一个抑制 IgE 生成的抑制性 T 细胞,或激活巨噬细胞生成更多的 cAMP,从而抑制组织胺等介质释放的结果。机理作用与卡介苗的相近,强度差一些。

该研究中注射结素发生的副作用,有 4 例出现轻微反应,其中 2 例注射 3 次后有发热(近 38℃),停止注射后症状消失;另 2 例治疗过程中出现皮疹(压之褪色),1 例停止注射后皮疹消退,另 1 例病人不同意停注,仍然坚持治疗,但皮疹自然消退。而死卡介苗组病人,注射局部均有脓疱,继而形成溃疡。少数病人有注射局部感染、淋巴管炎和淋巴结肿大等,虽然有这样的反应,但不用抗感染治疗,病人可以自愈。

二、结素的抗过敏作用

对人体有害的物质侵入后免疫系统立即做出反应,将其驱除或消灭,这就是免疫应答发挥的保护作用,如果这种应答超出了正常范围,即免疫系统对无害物质进行攻击时,被认定为变态反应,往往是速发 I 型反应。这种反应一般是由于 Th2 细胞占优势,分泌的 Ig 导致的。如果 Th1 功能强劲,就可以改变这种情况。鉴于 Th1/Th2 细胞因子作用的复杂性,单因子治疗存在着一定的局限性。刘氏曾经采用比较典型的上调 Th1 细胞因子表达的免疫制品 PPD 并观察了其对卵蛋白(ovabumin,OVA)致敏豚鼠实验性哮喘的影响。① 采用 31 只豚鼠,体质量 250 g 左右,分为对照组($n=8$):每只豚鼠腹腔注射 10% OVA 1 mL;生理盐水雾化对照;② OVA 致敏组($n=13$):腹腔注射 10% OVA,2 周后用 1% OVA 连续 2 d 雾化,每次 20 s 左右;③ PPD 治疗组($n=10$):腹腔注射 OVA 前 3 d 每只豚鼠腹腔注射 PPD 0.1 mg,2 次雾化吸入 1% OVA,每次 20 s 左右,PPD(1 mg/100 mL)雾化吸入 2 次,每次 30 min。第 2 次雾化吸入后 12 h 处理动物。检测指标:哮喘发生情况共分 4 级,一级为呼吸困难;二级为呼吸困难+咳嗽;三级为呼吸困难+咳嗽+跌倒;四级为死亡。结果:其一,哮喘发生:经过 OVA 致敏的动物第一次雾化后 2 只死亡,其他 11 只全部表现为二级以上症状;第二次雾化吸入 OVA 后 2 只表现为二级以上症状,其他为二级以下症状;OVA 致敏的动物第一次雾化后 2 只死亡,其他 11 只全部表现为二级以上症状;PPD 治疗组第一次雾化吸入 OVA 后,3 只出现二级以上症状,1 只死亡,第二次雾化吸入后 1 只死亡,其他为二级以下症状。其二,致敏的动物气道 BALF 和肺组织中嗜酸粒细胞以及 BALF 中白细胞总计数有明显增加,PPD 可不同程度地降低肺组织嗜酸粒细胞的气道浸润,并使 BALF 中炎性细胞总数降低($P<0.01$)。显示 PPD 可以减轻实验性哮喘的气道炎症反应。有研究显示,PPD 对 OVA 致敏小鼠的气道炎症有较好的控制作用且明显抑制 Th2 细胞因子的表达,并且 PPD 可上调体内 Th1 细胞因子表达。体外研究表明,应用 PPD 诱导人外周全血可产生典型的 Th 1 细胞因子的转换,应用此条件培养液可诱导嗜酸粒细胞的凋亡并抑制其活化。

范亚可等对 PPD 反应与发作期哮喘患儿血嗜酸性细胞阳离子蛋白(ECP)、IgE 及细胞因子、PPD 试验后哮喘患儿外周血 IFN-γ、IL-4、IL-12、P40mRNA 表达的关系进行了探讨。结果:哮喘患儿 PPD 阴性者(24/32)明显多于阳性者(8/32),且 PPD 反应阴性患儿哮喘中/重度发作(16/24)较 PPD 阳性患儿(2/8)多,有统计学意义($P<0.05$)。PPD 阴性的哮喘患儿 ECP 及 IgE 较 PPD 阳性的哮喘患儿明显增高($P<0.05$)。哮喘患儿 PPD 试验后,IL-12P40mRNA、IFN-γmRNA 无明显变化,而 IL-4RNA 升高较对照组明显($P<005$),致 IFN-γ/IL-4mRNA 比值下降。显示 PPD 反应阴性的哮喘患儿可能存在着细胞免疫功能低

结核菌素与卡介苗及其应用

下,PPD 正向免疫刺激作用在哮喘患儿中受到抑制。

三、检测机体细胞免疫功能

(一)机体免疫功能状态测定

机体免疫功能状态与迟发型变态反应平行,故可用结素皮肤试验迟发型变态反应来检测,判定人体的细胞免疫能力。若以 1:2 000 OT 0.1 mL 皮内注射,凡硬结平均直径≥10 mm 者为阳性,由于成人中 90% 左右的人已经自然感染,所以阴性反应者提示有细胞免疫功能低下的可能。若 5 TU 出现一般阳性反应或强阳性反应表示结核感染,不能肯定是否患活动性结核病。但高稀释度如 1 TU 出现强阳性反应(硬结≥20 mm 或出现水疱、坏死),或 0.1 TU 出现一般阳性反应(硬结≥5 mm),一般都表示体内有活动性结核病灶。

(二)肿瘤患者、HIV 感染者等的细胞免疫功能测定和监测

结素试验还可测定肿瘤患者的非特异性细胞免疫功能:对结素反应阳性甚至强阳性者,反映其细胞免疫力尚佳,治疗效果较好;如果结素反应阴性,则患者预后不佳。郑素华等对 HIV 感染者 55 例进行了结核菌素(PPD-RT23)试验,探讨 HIV 感染者结素试验反应状况及与免疫系统的受损程度的联系。采用的指标有 $CD4^+T$、$CD8^+T$ 细胞计数及 $CD4^+T/CD8^+T$ 比值等。其结果是:55 例 HIV(+)结素 PPD 阳性反应率(9.8%),远比对照组(28.2%)低得多($P<0.01$),$CD4^+T$ 细胞计数下降说明细胞免疫活性低下,但当 $CD4^+T$ 细胞计数 <200 时,PPD 反应为 0(0×0);当 $CD4^+T$ 细胞计数下降到 <200 时,表示有严重免疫系统损害,常可判定 HIV 感染者已经发展为 AIDS 患者。当 $CD4^+T$ 细胞计数 >300 时,有部分强阳性反应(>15 mm)。而 $CD8^+T$ 细胞活性过度,显示宿主组织损伤,导致免疫病原学反应出现,因而出现 $CD4^+T/CD8^+T<1$。另外,对以下人员,例如 HIV 携带者、最近(曾)接触过结核病患者或受到感染者、器官移植的患者和其他免疫抑制剂使用的患者,结素试验的反应达到 5 mm 或更大者应该加强监测;结素反应达 10 mm 或更大,近 5 年中曾经从结核病高发国家返回、高风险区的居民和雇员,例如监狱、养老院、医院、收容所等及分枝杆菌实验室人员,不到 4 岁的孩子,或暴露在成年人中的高风险的儿童和青少年反应达到 15 mm 或更大,还有似乎无危险的结核病患者的密切接触者亦应加强监测。

(三)结素试验与呼吸道过敏性疾病的关系

李靖等采用选取轻、中度哮喘或合并过敏性鼻炎患者 214 例为观察组,以相同年龄段的健康志愿者 220 例为对照组进行皮肤过敏原点刺试验、PPD 皮试、血嗜酸粒细胞(EOS)计数与血清 LgE 检测及支气管组胺激发试验方法,探讨结核菌素反应与成人呼吸道过敏性疾病的关系。结果:观察组 EOS 显著高于对照组($P<0.05$);屋尘螨、粉尘螨和热带螨皮试的阳性率对照组为 10%,观察组为 59% 以上($P<0.01$)。气道反应性增高对照组为 2.3%,观察组为 70.1%($P<0.001$);屋尘螨和粉尘螨特异性增高的比例对照组分别为 13.3% 和 7.73%,观察组两者均为 65.9%($P<0.001$);两组 PPD 皮试结果差异无显著性($P>0.05$);PPD 皮试与上述各项指标均无相关性($P>0.05$)。显示成人结核菌素反应与呼吸道过敏性疾病无明显关系。

(四)其他

冯氏等人曾以人型 PPD、BCG-PPD、PHA(3P 试验)检测人体免疫力情况:共做 PPD 三联皮试 1 097 例,人型 PPD、BCG-PPD 阳性率随年龄增长而逐渐增高,PHA 阳性率在不同年龄组中均在 79.58% 上下。当结核杆菌感染机体后,机体即产生以特异性致敏 T 细胞为特征的细胞免疫,最终将结核菌清除。与此同时,机体也对结核菌菌体蛋白等产生超敏反应,即 Ⅳ 型变态反应。结素试验产生的 Ⅳ 型变态反应表明,它既可以检测机体是否受结核菌感染,又是判断机体细胞免疫功能状况的方法之一。PPD 强阳性反应率随年龄增长而增高,其反应高峰年龄在 30~50 岁(达 50% 左右)。12 岁及以下小儿中 1~3 岁组和 12 岁组强阳性率高于其他年龄组,亦显著高于正常儿童结核平均感染率(9.6%)。BCG-PPD 强阳性率较人型 PPD 略低,二者分布特点大致相同。若以 PPD 强阳性作为判断结核感染的标准,从上述结果中可见,在患病人群中结核感染率达 26.07%~31.09%,较正常人群明显高。提示在临床疾病中,结核感染是一个十分普遍而严重的问题,值得重视和研究。PPD 阳性率较高的前十位疾病中,临床高度怀疑结核病而缺乏典型症状疾病居首位,表明 PPD 试验与临床诊断有较好的一致性。胸膜炎等呼吸道疾病患者 PPD 阳性率亦较高,提示应对呼吸道疾病进行常规 PPD 筛查。本组中肿瘤患者 PHA 阳性率较其他疾病明显降低,而 PPD 强阳性率仍达 40%,提示肿瘤患者存在免疫功能低下或缺陷,而这也更易合并结核菌感染。因此对肿瘤等免疫功能低下的疾病,进行常规 PPD 筛查是十分必要的。结核菌素试验除检测机体是否受结核菌感染外,对卡介苗接种效果评价亦有重要价值。宋文虎等认为,卡介苗接种对人群的保护率在接种后第一个 5 年内超过 80%,高峰期在接种后 2.5~5 年,10~15 年仍达 59%。近年调查表明,全国平均儿童卡介苗接种率为 99.12%,卡介苗保护率为 82.26%。卡介苗接种是儿童结素阳性反应的主要原因。而该年龄组中 PHA 平均阳性率在 80% 左右,可基本除外免疫功能低下的影响。由此看出,在患病人群中常规开展 PPD 三联皮试,具有其独特的应用价值。

卢永祥等研究显示,涂阳肺结核患者的治疗效果与 PPD 试验强阳性级别呈正相关,PPD 试验阳性级别越高,说明患者具有的免疫力越好,其治疗效果也越好,PPD 试验的结果可以用于预测肺结核的治疗效果。结素试验注意事项:① 试验前应先核对产品的品名、剂量、有效期。有沉淀、瓶破损、过期者不得使用。② 紫外线能提高皮肤对结素的敏感性,试验应该在室内进行。③ 使用优质器材,注射时不漏水,刻度精确,针头接口严密。用同一牌号、同一规格制品。④ 注射以针管刻度为准,不以丘疹大小为准,剂量要准确,皮内注射,不得注入皮下或肌肉。⑤ 每次注射应更换部位,因为在以往注射过的地方重复注射时,会出现反应迅速、消退迅速、反应较强及发生水疱等现象。⑥ 操作者必须经过严格培训,经考核合格后持证上岗,试验方法、技术操作、查验反应时间、阳性标准等均须按统一规定执行。⑦ 查验反应者必须经过培训,技术熟练地进行。⑧ 做好登记、统计分析,以及整理、保存资料工作。

第三节 活动性结核病人变应性(allergy)缺失问题

已经发生细胞介导免疫患者,经注射结素抗原后而无迟发型过敏性皮肤反应称为变应性(allergy)缺失或无变应性。这种免疫忽视(immunological ignorance)应该是一种特殊的免疫耐受,结素成为耐受原(tolerogen)。以内科观点看活动性结核病患者 PPD 皮试反应阴性的原因是,患者变应性缺失,因而不能据此提供发现和诊断结核病的线索。若诊断已明确结素变应性缺失,常会被认为丧失了对抗原的防御,从细胞免疫角度来看,宿主对结核病的防御面临危急,特别是重症或粟粒性结核病患者,常暗示预后不良。由于结素变应性缺失可影响患者的治疗与预后,故对其原因必须加以认识。迟发型过敏性皮肤反应是一系列复杂的细胞、体液免疫互相作用最终所表现出的表面现象,也是辅助与抑制性免疫调节机制两者相互作用的最后结果。

各种实验显示循环因子(抗体、免疫复合物、α-球蛋白)能抑制细胞介导免疫反应,循环白细胞中的 T 淋巴细胞和巨噬细胞能加强或抑制免疫功能。结核病患者结素变应性缺失的一个常见征象是循环 T 淋巴细胞数量减少和(或)功能的减退。这可能是下列机制(媒介)所致。

① 病人血清中可能存在抑制物质,可能是抗体或抗原-抗体免疫复合物,或者存在一个 E-玫瑰花结形成的抑制因子;

② 细胞免疫功能的欠缺,可能是由于淋巴因子如 MIF、趋化因子(CT)产生的减少或其作用受血清中某物质的抑制;

③ 外周血中 T 细胞数量减少,而移居隔离在淋巴结内;

④ 可能存在一种抑制迟发型超敏反应的抑制性细胞,这与调节性 T 细胞(regulatory T cell,Treg)有无相关性是值得探讨的;

⑤ 可能与 HLA 表型有关,即可能与某些个体的遗传因素影响有关;

⑥ 免疫缺陷病。这可能是最重要的方面。上述已阐述的部分,有的也可能是由免疫缺陷病导致的。

樊晓宁(2002)等报道了无反应性结核病 5 例,认为无反应性结核为结核病的一种特殊类型,早期因对本病认识不足,本病临床表现无特异性,极易被误诊为伤寒型结核病、急性干酪样坏死性结核病、结核性败血症等,死亡患者多经尸检证实为结核。近年来随着免疫抑制剂的应用及脏器移植的开展,无反应性结核有增多趋势,为此,樊氏等特将经尸检证实的 5 例无反应性结核病患者的临床情况做以下介绍。

例1,男,33 岁,低热、乏力 2 个月。查体:四肢肌张力减低,周围性面瘫;胸部 X 线示双肺纹理重,左下肺片状阴影,诊为多发性硬化,肺部感染。主要病理改变:双侧肺叶多发性大小不等坏死结节;镜下见干酪样坏死周边有少许淋巴细胞;抗酸染色(+)。病理诊断为无反应性结核病播散至肺、脑、脊髓及脑脊髓膜。

例2,女,31 岁。间断浮肿 5 年,发热 2 个月。胸部 X 线示双肋膈角钝。诊为肾病综合征,慢性肾功能不全。主要病理改变:全身多器官散在粟粒状病灶,以干酪样坏死为主,少数上皮样肉芽肿;抗酸染色(+)。病理诊断为无反应性结核病播散至肺、胸膜、肝、脾、肾。

例3,男,5 个月。主要临床表现为咳嗽 1 个月,高热、气喘 5 d。诊为支气管肺炎。主要病理改变:肺、肝、脾、肾布满结节病灶,中心干酪样坏死,无上皮样细胞,气管旁、肺门、纵隔淋巴结大片干酪样坏死,增殖反应缺失。病理诊断为无反应性结核病。

例4,女,79 岁。主要临床表现为咳嗽、咯痰 20 年,加重伴痰中带血 5 个月。胸部 X 线示双肺纹理增粗,右下肺片状影。诊为肺部感染,怀疑肺癌。主要病理改变:气管黏膜广泛坏死,病灶中未见上皮样细胞及郎格罕细胞;抗酸染色(+);两肺粟粒结节,喉黏膜小灶性结核性溃疡,干酪样坏死,部分区域见上皮样细胞、郎格罕细胞。病理诊断为气管内膜结核、干酪性肺炎、喉结核(局部呈无反应性)。

例5,男,33 岁。主要临床表现为吞咽痛伴声音嘶哑。胸部 X 线示两肺大小不等结节状阴影。诊为喉癌肺转移。主要病理改变:(局解)喉、肠、肺、脾广泛结核病变,淋巴组织减少甚至消失。病理诊断为无反应性结核病。

由此可见,无反应性结核临床表现多不典型,可无呼吸道症状,胸片亦无特异表现,痰菌、结核菌素试验均可阴性,确诊仅能依据病理结果。无反应性结核的发病与结核菌的菌型、毒性、数量无关,主要是各种原因引起的机体细胞免疫功能低下所致,由此导致了其特异的病理改变:干酪坏死灶周围缺乏类上皮细胞及郎格罕细胞,无渗出或增殖性改变。免疫抑制剂有促发本病的可能,特别是在诊断不清、未完全除外结核病时。长期大量应用激素可导致结核病的全身播散或恶化,结核病情进展急骤,患者生存期短,多在数天内死亡。由于对该病认识不足,容易造成误诊、漏诊。文献报道中尚未见生前确诊者,均为死后尸检证实。因此,通过该组病例应吸取的教训是:需提高对该病的认识,遇有不明原因的发热应警惕结核的可能,严格掌握使用激素的适应证,对诊断不明者慎用激素。发现病情突然恶化,常规治疗不能奏效时,应及早行肿大淋巴结或肝脾穿刺活检,以获得病理学证实,活检的细菌学阳性率可高达 100%;或予以诊断性抗结核治疗,治疗应选用强有力的多药联合化疗方案,同时配合应用免疫增强剂,以免延误诊治时机。

知识拓展　免疫缺陷病(immunodeficiency disease,简称 IDD)

> IDD 是免疫系统先天发育障碍或后天损伤而使免疫细胞发育、分化、增生、调节和代谢异常,并导致免疫功能障碍所出现的临床综合征。
>
> 免疫缺陷病,根据病因可分为原发性免疫缺陷病(primary immunodeficiency disease,简称 PIDD)和获得性免疫缺陷病(acquired immunodeficiency disease,简称 AIDD)。PIDD 是由遗传因素或先天性免疫系统发育不全导致的免疫功能障碍(先天性免疫缺陷病:congenital immunodeficiency disease,简称 CIDD);继发性免疫缺陷病是由后天因素(营养不良、感染、肿瘤、药物及放射线等)所造成的免疫功能障碍。

健全的免疫系统功能有免疫防御、免疫监视、免疫自稳和调节的功能。免疫系统的任一组分的缺陷都会使这些功能发生障碍。免疫缺陷病可分为淋巴细胞(B、T)缺陷、联合免疫缺陷、吞噬细胞功能缺陷和补体缺陷,患者表现出与这些功能障碍密切相关的一些免疫缺陷病。其共同特点有:

一、因免疫防御功能障碍导致对病原体的易感性明显增加。包括体液免疫缺陷、补体缺陷和吞噬细胞功能缺陷的患者对化脓性细菌的易感性增加;细胞免疫缺陷患者对真菌、病毒、细胞内寄生菌和原虫易感性增加;联合免疫缺陷患者则对各类病原体的易感性增加和反复感染。

二、一些肿瘤发病率高。因免疫监视功能障碍或对潜在致癌因子易感性增加,导致患者特别是T细胞缺陷患者以白血病和淋巴系统肿瘤为主的肿瘤发病率增高。

三、免疫自稳和免疫调节功能障碍患者,易发自身免疫病和超敏反应性疾病。患者的系统性红斑狼疮(SLE)、类风湿关节炎和恶性贫血等发病率可高达14%,而正常人仅0.001%~0.01%。多数PIDD有遗传倾向,约1/3为常染色体遗传,1/5为性染色体隐性遗传,15岁以下PIDD患者多数为男性。

四、原发性免疫缺陷病。PIDD在人群中的总发病率为0.01%,其中约50%为抗体缺陷,20%为联合免疫缺陷,18%为细胞免疫缺陷,10%为吞噬细胞缺陷,2%为补体系统缺陷。

导致结核病患者对结素反应缺失的免疫缺陷病主要有:

T细胞免疫缺陷,这是一类由遗传因素所致的T细胞发育、分化和功能障碍的免疫缺陷病。原发性T细胞缺陷可导致免疫应答功能缺陷,它不仅导致细胞免疫缺陷,也会间接导致体液免疫缺陷和单核-巨噬细胞功能缺陷、先天性胸腺发育不全。

DiGeorge综合征,又称先天性胸腺发育不全(congenital thymic hypoplasia,CTH),是典型的T细胞缺陷。免疫学的主要异常包括外周血无T细胞或T细胞数量减少、缺乏T细胞应答。该综合征患者对病原体易感性增加,接种卡介苗可产生不良反应。这样患者往往在出生后一年内因感染而死亡。

T细胞活化和功能缺陷。这往往是因T细胞膜分子表达异常或缺失而导致T细胞活化和功能缺陷,例如细胞因子表达受损、共刺激分子(如B7)表达缺失、一些基因变异引起TCR-CD3复合体表达或功能受损等,使T细胞不能增生与分化为效应细胞。

联合免疫缺陷(combined immunodeficiency disease,CID),这是T细胞、B细胞均出现障碍或缺乏细胞间相互作用所致的疾病,极易导致感染。多见于新生儿和婴幼儿。

MHC-II类分子缺陷症,又称为裸淋巴细胞综合征,为常染色体隐性遗传。患者的B细胞、巨噬细胞和树突状细胞不表达或几乎不表达HLA-DP、HLA-DQ或HLA-DR分子,不能发挥抗原递呈细胞的作用,影响$CD4^+T$细胞发育成熟。

五、获得性免疫缺陷病。获得性免疫缺陷病是继发于其他疾病或其他因素导致的疾病。其诱因有肿瘤、感染(结核杆菌、HIV等)、遗传性疾病、外科手术(脾切除、胸腺切除)、免疫抑制剂、衰老与营养不良。

营养不良是获得性免疫缺陷最常见的原因。营养不良可由许多因素造成,如食物短缺。除此还有肿瘤恶病质、特殊器官系统功能不全及可引起免疫球蛋白或白细胞丢失的消耗性疾病。

首先,通常的营养缺乏极易造成淋巴样组织的损伤和功能不全。

淋巴样组织萎缩是营养不良导致的最显著的形态学特征。其中,胸腺对营养不良最敏感,营养不良可使胸腺体积缩小、重量减轻,组织学上显示皮质和髓质内淋巴样细胞极少,脾小动脉周围区萎缩,淋巴结副皮质区萎缩。这些变化不仅影响细胞免疫,亦影响体液免疫、吞噬细胞功能、补体系统及细胞因子合成。

另外,蛋白-能量营养不良亦严重影响免疫功能,中度/重度影响淋巴细胞的数量和功能,包括$CD4^+T$细胞减少,$CD4^+T/CD8^+T$比值下降;$CD4^+T$对B细胞的辅助功能降低;外周血不成熟T细胞增多;胸腺因子活性降低;常见疫苗诱导的分泌型IgA抗体应答减弱。

另一重要的免疫缺陷就是 HIV(human immunodeficiency virus)的感染。HIV 主要通过 CD4$^+$T 免疫细胞(还有 B、Mφ、CD、NK 细胞)来破坏免疫系统,产生获得性免疫缺陷综合征(acquired immunodeficiency syndrome,AIDS):以细胞免疫严重损伤、缺陷,反复机体感染,恶性肿瘤及中枢神经系统退行性变为特征的临床综合征。

HIV 可诱导免疫应答:HIV 早期诱导的免疫应答能有效地清除血液和循环 T 细胞内的大多数病毒,但不能清除所有病毒。HIV 感染后的 6~9 周即可检测到针对 HIV 各种蛋白的抗体。临床意义之一在于诊断和筛查 HIV 感染者。HIV 感染可诱导 CD4$^+$T 和 CD8$^+$T 细胞活化。由活化的 CD8$^+$T 分化的 CTL 细胞可识别 HIV 编码的所有蛋白。体外实验发现 HIV 特异性 CTL 可抑制 HIV 在 CD4$^+$T 细胞内复制。临床研究发现,在急性感染期,机体不断产生特异性 CTL 抑制 HIV 复制。HIV 抗原活化的 CD4$^+$T 可分泌多种细胞因子如 IL-2 和 IFN-γ,辅助体液免疫应答和细胞免疫应答。

HIV 感染者当 CD4$^+$T 细胞数降低到 200 个/微升以下时,出现免疫功能严重缺陷,HIV 感染进入症状期(AIDS-related complex,ARC)。AIDS 发病期,当 CD4$^+$T 细胞数降低至 50 个/微升时,特异性免疫完全消失。对于预防 HIV 非常有效的 HIV 疫苗尚未问世。

既然 HIV 感染可诱导 CD4$^+$T 和 CD8$^+$T 细胞活化,特别是由活化的 CD8$^+$T 细胞分化的 CTL 可识别 HIV 编码的所有蛋白。体外实验发现,HIV 特异性 CTL 可抑制 HIV 在 CD4$^+$T 细胞内复制。BCG 接种可诱导 CD4$^+$T 和 CD8$^+$T 细胞活化,活化的 CD8$^+$T 亦可分化 CTL。那么,能否给人接种 BCG 以进行这方面的探讨呢? 有待研究。

(张成富)

第八章　自然感染与卡介苗接种反应间的鉴别

儿童预防接种的卡介苗在预防结核病的效果上是毋庸置疑的,然而由此引发的人工感染卡介苗接种反应与自然感染结核菌导致的结素反应使防痨工作者及其他医务人员感到困惑。因为从结核菌素试验皮肤反应鉴别自然感染与人工感染是不容易的,尤其是想获得结核杆菌自然感染的情况更是不可能的,因为这两种类型菌的抗原性很难区分。经过不懈研究,探讨到的区别方法有以下几点。

1. 死卡介苗的皮肤试验

用 20 mg/mL 或 50 mg/mL 死卡介苗进行划痕试验,观察死卡介苗接种后的早发反应。有早发反应的即为人工感染。

2. BCG-PPD 试验

北京结核病研究所在学龄儿童中对卡介苗接种前后的 BCG-PPD 与 OT 皮内试验反应进行观察。结果是,在未接种卡介苗人群中二者阳性率相近,但 BCG-PPD 反应强度较低;在接种卡介苗的人群中,BCG-PPD 皮内试验阳性率与反应强度皆明显高于 OT。因此,从抗原来看,BCG-PPD 较 1TU PPD 强 15 倍。另外,卡介苗是牛型菌,而一般自然感染多为人型结核菌所致,用二者皮试结果做比较,在鉴别自然感染时,其特异性是有差别的。

3. 观察结素反应强度

20 世纪 80 年代,汤氏等对新生儿及小学一年级学生计 1 742 名进行了卡介苗接种后 12 周阳转率的测定:新生儿阳转率为 83.7%(699/835),硬结平均直径为 8.1 mm,初一学生阳转率为 83.4%(756/907),硬结平均直径为 9.0 mm。

一般认为结素反应强者,自然感染的可能性大。郭德隆曾报告:2 191 名大学新生结素反应观察结果显示,硬结直径 <9 mm 与卡介苗接种有关,>9 mm 大部分为结核感染的结果。目前,我国以 15 mm 或 20 mm 以上为强阳性,认为这部分人群为自然感染。

Styblo 根据自己在世界各地的调查结果及对结素强度规律的认识,提出估算结核感染率的折返法:

结核感染率(%) =(15 mm 以上的人数 ×2/查验结素反应的人数)×100,折返点在 15~17 mm。其后 Styblo 还提出修正设想:折返点可能在 15~17 mm 之间,世界各地可根据本地实际情况进行测算,也可以 19 岁年龄组的发病率估算或矫正当地的感染率。

4. 时间动态推移法

卡介苗接种后的变态反应随着时间的推移有逐渐减弱的趋势。如果再增强,则应考虑有自然感染的可能。美国胸科学会认为,较原来增加 6~8 mm 者为自然感染。Narian(1968)认为,较原来增加 14 mm 时方为自然感染的重叠。

因为结核菌感染后虽然愈合,但结素反应阳性可持续数年。所以,有学者在鉴别结素反应时,将卡介苗接种后的时间与结素反应强度结合参考,有助于判别。研究结果如表 8-0-1 所示。

表 8-0-1 卡介苗接种后结素反应分析

卡介苗接种后结素反应硬结直径	3 个月内	3～30 个月	30 个月以上
5～9 mm	人工感染	人工感染	人工感染
10～19 mm	不易鉴别	不易鉴别	自然感染
20～30 mm	不易鉴别	自然感染	自然感染

5. 除外卡介苗接种法

在卡介苗接种率不同的地区如何观察自然感染率呢？北京结核病控制研究所对来自全国各地（河南、河北、山东、山西、陕西、四川、江苏、安徽计 8 省）的入伍新兵在入伍 3 个月内，进行结素试验，同时检查双上臂的卡疤，发现无卡疤率为 41%～79%，连续观察 10 多年，结果无卡疤率在 1979、1980—1981、1982—1983、1984—1985、1986—1987、1988—1989、1990—1991 年各省平均依次为（%）：67.1、79.1、41.6、73.2、70.3、76.1、59.7、44.2，总平均无卡疤率为 66.4%，总感染率平均约 1.16%。

6. 三联皮试法

宋自卫以人型结核菌（PPD-C）、BCG-PPD 和植物凝血素（PHA）三联皮内注射进行鉴别结核自然感染与 BCG 接种后的结素反应的结核病免疫诊断研究：选取门诊及住院病人 251 例为试验对象，其中成人 40 例为结核病患者，38 例为肺炎患者；儿童 173 例中接种卡介苗的 117 人，未接种的 56 人；173 人中有结核病患者 5 例（2 例有卡介苗疤痕）。对他们行 PPD-C、BCG-PPD 和 PHA 三联皮试。结果是：在 40 例结核病人中，PPD-C 阳性反应＞BCG-PPD 者占 87.5%（12 例菌阳全部为 100%，菌阴 28 例中占 82.1%）；在有卡疤的 100 例儿童中，BCG-PPD 阳性反应＞PPD-C 者 75 例，占 75%。该结果提示，前者与自然感染有关，后者与接种 BCG 有关。同一病人二者反应强度有差别，但总阳性率二者几乎相同。PHA 注入皮内产生反应的大小，可反映机体非特异性细胞免疫功能。据报道，PHA 皮试对细胞免疫受损者较结素试验敏感。PHA（+）说明机体细胞免疫功能良好，可除外感染和免疫麻痹引起的结素假阴性。由此可见，PPD-C、BCG-PPD 和 PHA 三联皮内试验对结核诊断及鉴别诊断具有一定参考价值。

7. 动态对比观察法

如果在 BCG 接种率达到 70% 甚至达 80% 的卡介苗接种地区，而余下仅 30% 或 20% 的未接种者中做结素试验，如何得出结核的自然感染率？在统一标准的操作下，动态对比应该是有效果的。曹友文等对 BCG-PPD、PPD-C 及 OT 皮肤试验对小儿反应的强度进行了临床观察：用国产 BCG-PPD、PPD-C、OT 对三组小儿进行等量（5 单位）皮内试验。第一组 107 例，为二年前 OT 阳性但无结核病灶的小儿，OT 阳性率为 99/107（92.5%），结素硬结均径（以下简称"均径"）13.53 mm，PPD-C 阳性率为 87/107（81.3%），均径为 11.95 mm，BCG-PPD 阳性率为 56/107（50.4%），均径为 11.34 mm；第二组 84 例为结核病儿组，OT 阳性率为 82/84（97.6%），均径为 16.34 mm，PPD-C 阳性率为 76/84（90.5%），均径为 15.5 mm，BCG-PPD 阳性率为 72/84（85.7%），均径为 14.2 mm；第三组 78 例为接种卡介苗小儿，OT 阳性率为 59/78（75.6%），均径为 9.67 mm，PPD-C 阳性率为 46/78（59%），均径为 8.27 mm，BCG-PPD 阳性率为 52/78（66.7%），均径为 9.23 mm。结果显示：国产 BCG-PPD、PPD-C 的阳性率与反应强度尚不及 OT，尤以结核病儿组最为显著；BCG-PPD 组的阳性率与均径均高于 PPD-C，但低于 OT，经统计学处理，都有极显著差异。

尽管方法有多种，但了解卡介苗接种史，检查卡介苗疤痕，询问儿童结核病接触史及全身检查、观察儿童精神状态无疑是辅助鉴别的重要手段。

8. 综合观察法

王香怀从多方面观察，综合诊断，研究结果如表 8-0-2 所示。

表 8-0-2　卡介苗接种与自然感染结素阳性反应鉴别

组别	颜色	质地	厚度	边界	面积	硬结直径 >15 mm	强阳	保持时间
自然感染	深	硬	厚	清	大	多见	常见	不易消退,可保持终身
卡介苗	淡	不硬	薄	不清	小	少见	少见	持续 3~5 年

9. 结核菌感染与结核病诊断进展

结核病诊断方法主要有痰涂片镜检法、血清学诊断、结核菌素皮肤试验及 MTB 核酸扩增检测等。肺结核病诊断的金标准是痰中查到抗酸杆菌,但要排除非结核分枝杆菌病。

对于结核菌感染、痰涂片阴性肺结核及儿童结核病,尤其是发生在肺部以外其他脏器的包括多系统、多脏器、多部位、多种类型的结核病变的肺外结核(extrapulmonary tuberculosis,简称 EPTB)是结核病的重要组成部分,占结核病的 5%~30%。EPTB 较多是由于肺受结核分枝杆菌感染后播散的结果,缺乏特异性表现。上述情况往往会带来诸多不确定性,给临床的诊断和治疗带来极大困难。传统的检测方法如 MTB 培养、血清学结核体检测、PPD 皮试及 MTB 核酸检测等在这些情况的诊断中均存在局限性,增加了结核的漏诊、误诊率。近年来,临床上开展应用的以细胞免疫为基础的 γ-干扰素释放试验(interferon-release assays,简称 IGRAs)显示在 MTB 感染诊断中有较好的敏感性和特异性:机体内被结核菌抗原致敏的效应 T 细胞,在体外受到相同抗原的刺激后在抗原提呈细胞辅助下,会分泌大量 IFN-γ。通过 IFN-γ 的检测,可判断结核感染情况。IGRAs 采用结核分枝杆菌特有的缺失区域 RD1 区中的 2 种抗原 ESAT-6 和 CFP-10 刺激 T 淋巴细胞分泌 IFN-γ,而卡介苗和环境中大多数非结核分枝杆菌没有这 2 种抗原。检测血中 IFN-γ 水平就可检测机体中效应 T 淋巴细胞的水平,据此可判断机体是否感染结核分枝杆菌。临床上应用的 IGRAs 技术主要有 2 种,一种是酶联免疫斑点检测,主要测定在结核分枝杆菌特异性抗原刺激下,能够释放 IFN-γ 的效应 T 细胞数量;另外一种是 ELISA,主要测定全血中致敏 T 细胞再次受到结核分枝杆菌特异性抗原刺激后释放的 IFN-γ。因为后者是测定全血,不需要分离单个核细胞,相比 T 细胞斑点试验方法更加客观,应用起来更加便捷、快速。实践表明,该试剂有潜力成为新一代结核病早期辅助诊断用和潜伏感染筛查用制剂。陈振华等为了解用近年发展的、已广泛应用于临床的属于 IGRAs 试剂中的 QuantiFERON-TB Gold in tube(QFT-GIT)在辅助诊断活动性 EPTB 中的性能,对该院 2015—2016 年确诊的 EPTB 初治 161 例患者(Ⅰ组:单纯 EPTB 患者 112 例;Ⅱ组:单纯 EPTB 合并肺结核 49 例)回顾性分析 QFT-GIT 的原始结果。统计显示:Ⅰ组与Ⅱ组性别构成、年龄之间比较,差异无统计学意义($P>0.05$),具有可比性。Ⅰ组与Ⅱ组的 QFT-GIT 结果经 QFT-GIT 检测,161 例 EPTB 患者中,以 IFN-γ 浓度≥0.35 IU/mL 作为临界值,定性判读为阳性 125 例,阴性 24 例,不确定 2 例,总阳性率为 77.6%(95% CI:70.6%~83.4%),Ⅰ组与Ⅱ组的阳性率分别是 77.7% 和 77.6%,两组阳性率 95% 置信区间部分重叠,差异无统计学意义($P>0.05$)。定量检测 IFN-γ 浓度,Ⅰ组与Ⅱ组中位浓度比较,差异无统计学意义($P>0.05$)。有的研究结果是:体检人群中 QFT-GIT 检测 IGRAs 发生率低,女性高于男性,46 岁以上人群高于 5~45 岁人群,主要原因是 Mitogen 值低。有相关文献报道,T-SPOT.TB 具有较高的灵敏度(80%~90%)及特异度(90%~98%)。因儿童结核病患者留痰困难,而血液标本方便采集,具有较快的检测速度(24 h 即可出结果),所以逐渐被广泛使用。除了抽取外周血进行 T-SPOT.TB 检测之外,若其他标本(如脑脊液、胸腔积液、腹水)有足够的淋巴 T 细胞,亦可用于检测,这有利于肺外结核病的诊断。另外,在结核病患者抗结核的治疗过程中,T-SPOT.TB 在一定程度上有监测疗效的作用,若抗结核治疗有效,则 T-SPOT.TB 的斑点数会减少,部分患者 T-SPOT.TB 检测甚至可能转阴。但 T-SPOT.TB 检测也有局限性,因为其原理是人体对结核分枝特异性抗原的免疫反应(而并非细菌本身),阳性结果仅代表患者体内存在被结核分枝杆菌致敏的 T 淋巴细胞,故并不能区分患者是活动性结核感染、既往感染还是潜伏性感染的状态。刘耀选取 94 例肺结核患者随机分为对照组和研究组,每组 47 例,分别采用 T 细胞 γ-干扰素释放试验和 PPD 试验。结果显示,研究组结核阳性率为 91.49%、阴性率为 8.51%,参照组结核阳性率为 74.47%、阴性率为 25.53%,

差异有统计学意义（P<0.05）。泉州第一医院呼吸内科行 IGRA 检测的住院病例计 3 639 例，IGRA 诊断活动性肺结核的灵敏度为 75.2%、特异度为 82.1%、阳性似然比为 4.21、阴性似然比为 0.30、正确指数为 0.573、Kappa 值为 0.538。显示 IGRA 在诊断活动性肺结核有较高的价值，可用于活动性肺结核的辅助诊断。另外，结核分枝杆菌感染引起的细胞免疫属于带菌免疫，当人感染了结核分枝杆菌后，具有免疫活性的 T 淋巴细胞（效应记忆 T 淋巴细胞）识别 ESAT-6 及 CFP-10，并产生高水平的 IFN-γ，IFN-γ 能特异性地反映机体结核分枝杆菌的感染情况。该效应记忆 T 淋巴细胞只在人体内存在结核分枝杆菌时产生，当结核病治愈后即消失，故抗原特异性 IFN-γ 体外释放测定只与体内结核分枝杆菌负荷量即结核活动性呈正相关，而不受既往结核感染的影响，从而亦成为评估抗结核治疗疗效的理想指标。

路希维等在探索什么是控制集团感染的最佳策略中，将 513 名接触者按照暴露程度由高到低分为 6（1~6）级，接触者数量依次为 47、81、110、90、122 和 63 名，对接触者进行 PPD 与 IGRA 联合检测。采用多分类 logistic 回归分析统计不同 MTB 感染判断标准（PPD 试验硬结直径≥10 mm、PPD 试验硬结直径≥15 mm、PPD 阳性及 IGRA 阳性）与暴露等级的相关性；在剔除 40 例行预防性治疗的接触者后，采用二分类 logistic 回归分析确定患者续发（共 19 例续发患者）的高风险因子；比较不同暴露等级、不同感染判断标准的发病率，同时评价各种感染控制方案的优劣。结果显示：PPD 试验硬结直径≥10 mm、PPD 试验硬结直径≥15 mm、PPD 阳性和 IGRA 阳性结果与暴露等级（6 级）均密切相关（$P<0.05$），OR 值分别为 1.78（95% CI：1.14~2.78）、1.01（95% CI：0.69~1.47）和 2.84（95% CI：2.01~4.01）；IGRA 阳性（$P=0.03$，$OR=3.63$）与暴露程度（$P=0.00$，$OR=2.77$）是患者续发的高风险因子。高密切接触等级（L1~L2）、中密切接触等级（L3~L4）和低密切接触等级（L5~L6）的续发率分别为 13.3%（13/98）、3.2%（6/190）和 0（0/185）。高密切接触等级的续发病率显著高于低暴露等级，差异具有统计学意义（$\chi^2=29.85$，$P<0.05$）。IGRA 阳性组发病率为 8.3%（15/180），显著高于 IGRA 阴性组的 1.4%（4/293），差异具有统计学意义（$\chi^2=14.4$，$P<0.05$）；对于高暴露等级（1 级），无论 PPD 及 IGRA 结果如何，全部进行化学预防；对其他等级均依据 IGRA 阳性作为预防性治疗对象；其发病预测的敏感度为 94.7%（18/19），特异度为 46.1%（124/269），阳性似然比为 1.8，阴性似然比为 0.1，符合最佳效益原则。提示 IGRA 在结核感染诊断和发病预测等价值方面优于 PPD；暴露程度和 IGRA 阳性是制定集团感染控制策略的重要参考条件。

（蔡　群）

第九章 结核菌素皮肤试验的副反应及处理

初期的结核菌素是旧结核菌素,因为含有异原性物质而导致机体过敏。故有人认为目前国内均已采用结核菌素纯蛋白衍生物(TB-PPD)、BCG-PPD 做结核菌素试验,以使结核菌素的效果更稳定,反应更具特异性。但随着临床的广泛应用,PPD 试验不良反应亦随之增加。王瑜(2007)等研究 1990—2005 年国内文献报道的 PPD 不良反应病例 28 例,男女比例为 0.556∶1,PPD 不良反应以皮肤损害最多(占 60.8%),包括广泛过敏性皮疹、荨麻疹;其次为全身性的反应(占 17.8%),有 5 例出现过敏性休克,1 例强阳性反应致组织溃烂、坏死、液化。在临床工作中遇到最多的不良反应是强阳性反应致组织溃烂、局部遗留瘢痕。还有报道 PPD 引起小学生群体性癔症。PPD 不良反应发生时间,5 例过敏性休克在 5～30 min 内发生,其他不良反应均是 1 h 以后发生。PPD 试验不良反应发生与多因素有关,例如患者年龄、体质、精神因素等。故应注意 PPD 合理保存和正确使用,使用前应询问患者有无哮喘、荨麻疹,花粉、药物、食物过敏史,有广泛皮肤病病史及过敏体质者暂不宜使用。PPD 试验后应观察 15～30 min,以免发生意外。

实际工作中显示,结素试验只要严格按照操作规程进行,结素异常反应是非常少见的。结素试验后局部皮肤反应出现的红晕和硬结均不必处理,少数敏感性高的人局部可发生溃疡、水疱、淋巴管炎、区域淋巴结肿大,偶然有发烧,应迅速根据情况诊治处理。例如:接种局部反应强烈,产生小水疱,用 1% 龙胆紫涂抹即可;如果水疱较大,则可用注射器将水疱内液体抽出来,再以 1% 龙胆紫涂抹后贴敷消毒纱布预防感染。如果出现皮肤溃疡或坏死,则可涂抹 1% 龙胆紫并且涂敷 10% 磺胺软膏或金霉素软膏,再贴敷无菌纱布或包扎,数日后即可痊愈。如果出现淋巴管炎,则可见淋巴管的皮肤处有一红线,要减少前臂活动,沿着红线给予热敷就可在数日内痊愈。对于疑有感染者(一般不会感染),可根据实际酌情处理。

对于结核菌素试验引起的皮疹:有些个体处在过敏状态,体内产生相当数量的 IgE 抗体,当 IgE 与肥大细胞和嗜碱粒细胞结合,机体呈致敏状态,当变应原(PPD)进入机体后,发生变态反应,引起全身过敏症状。不过,这种情况很难发生,因为硬结处是巨噬细胞这类效应细胞集聚形成的地方。虽然结素皮试也会出现发热或发疹,但为数极少,而且往往是其他感染所致,给予查处即可。只要在诊断的剂量内使用,一般没有必要担心结素试验会使既有的结核病灶恶化。

冯景济报告,旧结素试验可引起视盘脉络膜炎,文献报告比例为 1/15 万。本症很少发生双侧性病变,但易复发,以后应避免结核菌素试验及卡介苗接种。究其原因:一般认为系非特异性过敏反应或变态反应前期(巧合),激发眼部结核病灶(潜伏灶)等。治疗可以短期使用抗结核药物及皮质激素。M. Caplin 提出,有少数人于注射结素后数分钟内发生全身荨麻疹,数小时后消退。这种反应似为变态反应的第 Ⅰ 型立即反应;另外,还有少数人于注射结素后 6 h 局部出现肿块,24 h 左右逐渐消退,似变态反应的第 Ⅱ 型。这两类反应,Popys(1975)认为可能系结素中的多糖类引起;Kantor 认为可能是防御机能出现了异常。美国胸科学会于 1981 年 8 月报告提出,结素试验的速发反应对临床或流行病学均无意义,也不能表明为结核感染。

(吴良文)

第十章　结核菌素试验引起的晕厥及处理

在做结素试验时,有时会发生个别孩子出现头晕、头痛、腹痛、心慌、脸色苍白、出冷汗现象,严重者肢体发凉、抽搐、血压下降,甚至晕倒,失去知觉。王星等报道(2010)在 7 299 名中学生结核菌素试验中有 3 名发生晕厥。这种情况一般在注射后 6~10 min 出现。此时,应立即起针,让儿童躺下、头部放低,松解其领扣及腰带,保持安静,注意保暖,可同时针刺人中、合谷、足三里等穴位,儿童稍好转时可喝些开水或糖水,一般不需要特殊处理,在短时间内即可恢复。如果在数分钟不恢复正常,可皮下注射 1/1 000 肾上腺素,10 岁左右孩子剂量为 0.3~0.5 mL,幼儿酌减。据工作实践经验,晕厥主要发生于学龄儿童,而新生儿和学龄前儿童罕见;在性别上,主要为女学生,而男学生少见。这种晕厥大多由各种精神因素(紧张)和刺激通过神经反射发生急性一过性脑缺血所引起,系血管神经性晕厥,短时间内即可恢复,好转后不留任何症状(后遗症)。

对晕厥的预防:加强宣传,说明试验目的和接种过程,解除受检者精神紧张和思想顾虑;接种前做好询问,了解儿童健康状况与以往预防接种过敏史,儿童接种前后应减少体力活动。空腹、疲劳、睡眠不足、所处室内通风不良,特别是体质虚弱者容易发生晕厥,需加强注意。

杭州周燕华报道,年龄 14~15 岁高一新生中符合受试条件而接受结核菌素试验者共 6 508 例,发生不良反应 75 例,发生率为 1.15%。其中全身性反应主要表现为面色苍白、出冷汗、心悸、头昏、恶心、呕吐等,消化系统反应主要表现为恶心、呕吐、腹痛,神经精神反应表现为头昏、头痛、四肢麻木,心血管系统反应表现为胸闷、心悸、心慌、血压下降等,出现休克者 3 例。在探讨发生原因时,作者认为有体质虚弱、疲劳、空腹或在饥饿状态下的体质因素,还有气候炎热、注射场所偏小、人员比较集中、人声嘈杂、室内空气不流通的环境因素,以及高中新生对注射治疗感到陌生和紧张的精神因素等,这些因素均会导致接种试验的不良反应发生。笔者认为做好宣传工作,预防饥饿,避开过度疲劳,创造良好的就诊环境,设计合理、科学的受试流程及必要的抢救措施、设备是必要的。

虽然文献报道中有结素试验导致的晕厥反应,但笔者曾多次对小学生、中学生(初、高中)计万余人/次所做的结素试验中,未见有此反应者。

(吴良文)

第十一章 结核菌素试验方法及注意事项

作为一种检查方法,要做到既符合要求,又力求尽善尽美,必须按一定的规定要求进行。皮内结素试验需要注意下列事项。

1. 做好宣传工作

在工作过程中首先必须做到思想重视,加强宣传,明确目的、意义,增强工作人员的责任感。

2. 明确结素试验目的

皮内结素试验是选择卡介苗接种对象的一种方法。三个月以上的儿童均应先做结素试验,反应阴性者才能接种卡介苗。

3. 剂量准确

皮内结素试验用的是 OT 或 PPD(目前全部为 PPD),每毫升含 50 IU PPD,每 0.1 mL 含 5 IU PPD。

4. 结素保存方法恰当

结素应避光、冷藏(2~8℃),不可直接放在冰上或冰水中。

5. 结素的使用方法正确

① 试验前先核对瓶签、药名、浓度及有效期,有沉淀、瓶破裂及过期者均弃用。使用时要记录产品批号。

② 应在室内注射,避免在日光照射下进行操作。

③ 安瓿被打开一小时后的药液作废。

④ 工作中全程均严格按无菌程序操作。

⑤ 试验前应注意儿童健康状况。

⑥ 结素试验禁忌证或暂时不能行结素皮肤试验者暂停接种,例如:患急性传染病或病后未满一个月处在恢复期者,如麻疹、水痘、百日咳、白喉、猩红热、肺炎、痢疾、流脑、乙脑、疱疹性结膜炎等患者;患有严重肾脏、心脏、肝脏等活动性疾病,神经及精神不正常者,患者本人及家族有过敏史者;体温在 37.5℃ 以上或有腹泻、感冒、咳嗽加重趋势者;接种者局部或全身有皮肤病,如婴儿湿疹、脓疱病、银屑病等,暂不接种;全身性淋巴结肿大或局部淋巴结肿大明显者,暂不接种;新生儿早产、难产、手术产破损显著,体重不足 2 500 g 或伴有消化不良、病理性黄疸、先天性畸形等,暂不接种。

6. 主要用具

① 消毒皮肤用的 70%~75% 酒精。

② 1 mL 的蓝芯针管。

③ 25 号或 26 号针头。

④ 米突尺(或三角板)。

7. 方法

① 在左前臂掌侧中下三分之一处,选择无疤痕、血管少的部位进行消毒,范围约 2.5 cm×2.5 cm。

② 注射时,操作者左手绷紧接种部位皮肤,用手持注射器,针管平放在受试者左前臂掌侧,针尖马蹄口与针管刻度一致向上,以便看清推注的剂量,针尖稍向下压,浅浅地与皮肤平行刺入皮内,不见针孔即

可,这时左手大拇指固定针基乳头部,右手缓慢将药液推入皮内(即表皮与真皮层之间)。

③ 注射剂量要准确,注射0.1 mL结素后应出现一个轮廓清楚的圆凸疱,直径以8 mm大小为佳,如果可见其上汗毛孔,使疱上可见橘皮征说明注射深度佳。对圆凸疱不要按摩。

④ 如果注射中途针尖脱出,注射剂量不足时,可更换一个针头,在原针眼处继续注射,总量不可超过0.1 mL。

⑤ 一人一针管(注射器)。

⑥ 注射前后,受试者应该减少强体力活动。

8. 查验反应

① 时间:结素注射后72 h查看反应,如果有特殊情况未能查看,也可在48~96 h之间查看其结果。根据检查的目的,决定采取下一步的行动。

② 标准:目视接种处,用食指轻轻触摸硬结的大小及边缘,并用尺子度量硬结的横竖直径,求得平均值,平均值达到5 mm及5 mm以上者为阳性反应。对5 mm以下的阴性反应者可以接种卡介苗。

③ 光线要充足,但要避免光线直接照射影响视线,最好是选择从检查者背后照射过来的间接光线下进行检查。

④ 查验反应时,受试者衣袖必须解开,胳膊稍微弯曲使肌肉松弛,保证查验反应的标准性。

⑤ 查验反应前,应先找到针痕,以免误将未试验者当阴性反应对待。

⑥ 对反应明显者可以直接用尺子测量。

⑦ 记录:将测量毫米数字记录于登记表上,将水疱、淋巴管炎等情况记录于数字后面(例如:28 mm × 20 mm 水疱)。

9. 反应的处理

一般结素局部反应不需处理。如果有强反应,按照上述处理副反应的方法进行。

还要提及一罕见情况,宋自卫曾经观察到结核菌素试验后第二次反应再现一例,这是一位女性结核病患者,20岁,在诊断中行1∶2 000 OT试验呈强阳性反应,后自行消失,完成疗程停药。在结素试验后约10个月在原试验处再次出现反应:皮肤暗红,硬结大小为20 mm×20 mm,中心有水疱。其余无异常,复查肺部无结核活动,数日后自愈。笔者认为,这可能是该期有抗原摄入引发的特殊现象。

(巢玉琼)

第十二章 关于不做结核菌素试验直接接种卡介苗问题

20世纪50年代卡介苗接种工作方案规定,对未受结核菌感染的人方可给予卡介苗接种。所以,除2个月以内的新生儿外,接种卡介苗前均需先做结素试验,只有试验反应阴性者才能接种卡介苗。这种方式除有增加手续,耗费人力、物力、财力等的弊端外,还会导致部分儿童因未能检查结素反应而失去接种卡介苗的机会。那么,能否不做结素试验直接接种卡介苗? 1949年第一届巴黎国际卡介苗会议上,法国的Lacvoix和Antoine提出,鉴于结核病流行严重地区的居民因受条件所限而难以做到结素试验后再接种,建议对12岁以下儿童可不做结素试验而直接接种卡介苗。1969年国际防痨委员会第20次会刊上亦推荐在发展中国家大规模开展卡介苗工作时可直接接种。我国自1958年,特别是1960年以后,各地对不做结素试验直接皮上划痕接种卡介苗做了大量的观察研究工作,多数结果表明取消接种前的结素试验是安全可行的。1973年北京结核病控制研究所做了有对照的研究,认为直接皮上划痕接种法是无害的。1974年世界卫生组织结核病专家委员会第九次报告认为,各年龄组不做结素试验直接接种卡介苗是安全的,可以接受的。20世纪80年代初,山东省报告直接皮内法接种也可行。据此,1982年卡介苗接种工作方案规定:"不做结素试验直接接种卡介苗已被认为是安全的接种方法,各地可根据疫情情况,采用结素试验或不做结素试验直接接种。"但一般的做法(包括北京市)还是先做结素试验。笔者在历年推行该法后的实践中有如下体会:

① 随着BCG接种工作的普遍推行和开展、菌苗质量的提高、接种技术的完善,儿童接种卡介苗后的阳转率均较高,城区一年级、四年级学生的阳转率约70%,近郊的60%左右;结素普查阳性率达到30%~40%。先做结素试验可以避免60%左右儿童不必要的再接种。因为有观点认为,已感染者再接种卡介苗并不能提高免疫力,结素阳性儿童的接种无实际意义。

② 先做结素试验有利于早期发现结核病患者,有利于把卡介苗接种工作与儿童防治工作结合起来。

③ 先做结素试验有利于经常考核生物制品质量。

④ 不做结素试验直接接种卡介苗,一般是皮上划痕法接种,而皮上法接种效果较皮内法差。因而先做结素试验就可以采用效果好、稳定性佳的皮内法。

⑤ 皮上划痕法卡介苗的用量较皮内法高100倍。大规模不做结素试验直接接种卡介苗耗费的菌苗量太大。

⑥ 先做结素试验对结核病儿童患者来说更安全。

⑦ 群众对预防接种有充分的认识,不存在因结素试验影响卡介苗接种工作进行的情况。

⑧ 由于接种人数的增加,不做结素试验直接接种卡介苗势必会增加卡介苗接种并发症的发生率。

Rosenyhal认为,不做结素试验直接接种卡介苗,阳性儿童的接种局部反应大,愈合迟,会影响卡介苗的推广普及,所以还是先做结素试验为好,结素试验尤其是在发现患者及观察强阳性率增减上的作用不宜被忽视。

叶隆昌等报道:结素阳性者可以接种卡介苗,活动性结核病患者也可以接种卡介苗,而且随着接种次数的增加,接种反应时间趋短、反应强度趋小,他们认为这是由于吞噬细胞吞噬和杀菌能力增强可迅速杀灭卡介菌,使之不能反复生长繁殖的结果。遗憾的是,该研究未能检测吞噬细胞的吞噬功能及有关免疫细胞因子浓度或强度。

　　为了解卡介苗复种前是否需要做结核菌素试验,潘维启(1988)等用广东省生物制品与药物研究所生产的液体卡介苗对中小学进行探讨。1 年级、6 年级做结素皮试的小学生 405 人,阳性 33 人,阳性率为 8.2%。接种卡介苗者 370 人,观测体温变化 366 人,发现体温升高 3 人,占 0.8%,不做结素试验直接接种卡介苗 388 人,体温升高 5 人,占 1.3%;两组体温升高率无显著性差异($P>0.05$),体温升高者多在 38~38.7℃。试验后又接种卡介苗者 641 人,卡疤出现率为 99.1%,其中卡疤>1 cm 的强反应者 28 人,占 4.4%;不做试验直接接种卡介苗的 995 人(小学 388 人,中学 607 人),卡疤形成 987 人,卡疤形成率为 99.2%,其中卡疤>1 cm 者 19 人,占 1.9%。两组均未发现严重的淋巴结化脓等严重反应。该研究显示:卡介苗复种前,做结素试验者与不做结素试验者体温升高发生率无显著性差异;均未发生严重反应;卡疤形成率亦无显著性差异。WHO 第九次结核病专家委员会报告认为,直接接种卡介苗特别是复种是可行的。我国卡介苗接种工作方案上指出:不做结素试验直接接种卡介苗已被认为是安全的接种方法,各地可根据疫情情况,采用做或不做结素试验直接接种法。WHO 鉴于世界各地的观察结果,已经证明不做结素试验直接接种卡介苗不会导致严重后果,因此为了更有利于开展卡介苗工作,提高接种率,降低人力、物力消耗,减少接种费用,提倡直接、全量接种卡介苗。综上所述,不做结素试验直接接种卡介苗是安全可行的。不做结素试验直接接种卡介苗既可减少占用学校教学时间,又可节约多种资源,它对于提高儿童免疫接种率和以前每年一次的卡介苗复种工作,甚至扩大到需要接种的任何人群均具有现实意义与指导价值。

(张亦工)

下 篇

卡介苗及其应用

第十三章 卡介苗的历史

第一节 卡介苗的由来

结核病是一种非常古老的疾病,曾经是无药可治、患者极众的世界性的慢性传染病,英国的工业革命酿成结核病的传播和大流行。翁肇祺曾报道,自1910年后近60年的时间内,一些国家的防痨组织和学者,相继报道200多起结核病暴发流行;结核病暴发流行范围极为广泛,比如产院、托幼机构、学校(包括大学、中学、小学、聋哑学校)、军队、居民区等;在收集的1921—1973年的材料中,学校占半数以上,约55%。我国疫情亦非常严重:据北京卢永春所著《痨病论》上所言,北平(今北京)第一卫生区的统计显示,当时我国人口约4亿,平均每36个人中即有1例结核病患者,死亡率为307/10万。在500名大学生中检查出结核病患者15例,患病率为3 000/10万。美国大学生是360/10万,美国军人为873/10万。加拿大人为270/10万。可见,结核病是人类的瘟疫。19世纪的世界,90%的成年肺结核患者都医治无效。阔冠卿于1952年对北京市城区335个单位,包括工厂、大学、中学、小学、托儿所、政府机关、商店和公安机关等共93 906人的肺结核患病率的初步调查显示,从北京市城区人口总数975 504人可以推算出该年城区市民10~59岁者中可能的平均活动性肺结核患病率为6.4%(不包括0~9岁和60岁以上年龄组)。

自Koch于1882年发现结核分枝杆菌(结核菌),找到结核病的病原体之后,研制预防结核病的疫苗就是各国科学家孜孜以求的目标。Koch说:"研究是为了公共卫生的利益,为人类谋幸福。"1891年,Koch观察到:将结核菌注射于健康豚鼠皮下(形成初染),注射后无立即反应,经10~14日,局部形成一个浸润硬结,逐渐形成溃疡,病变组织中有大量结核菌,同时附近淋巴结肿大;数月后一部分豚鼠因全身病变相继死亡,而后对生存的豚鼠再次注射同等的结核菌(一次再染),注射后数小时豚鼠即发生打寒战,体温升高,2~3天后局部出现大块浸润硬结,2~3周后硬结中心坏死,但不久即结痂愈合,附近淋巴结也未受到损害,病变组织中只有少量结核菌亦渐消失。以上现象不仅发生于注射部位,体内其他组织如胸膜、脾脏等也有发生。对此,Koch解释道:这表明初染后机体产生对结核菌的"特异性过敏性"的同时亦产生"特异性免疫力",当机体再次受到同一抗原刺激时,这种特异性过敏性表现可出现反应早而强,特异性免疫力表现为侵害轻而消退快。这种现象之后被称为Koch现象(R. Koch Phenomenon)。这些事实促使许多学者致力于预防结核病疫苗的研究。

早在1882年4月3日,Koch发现结核病病原体是结核分枝杆菌的消息传到美国后,爱德华·利文斯顿·特鲁多(Edward Livingston Trudeau)获悉这个信息。随之,他在家中成立了实验室,将自己置身于对细菌研究的新科学中。他是美洲大陆第一个用纯培养法培养出结核菌的学者,并且是美国结核病疗养院的发起人和建立者。他利用敏锐的思维、深邃的洞察力,于1905年观察和得出研究结论:死菌增加耳后接种的抵抗力,虽然增加程度极微;动物接种活的减毒结核菌产生的免疫力比接种热杀死的结核菌还强。他指出接种于豚鼠的疫苗,其结核菌减毒的程度与豚鼠耳后接种的毒结核菌提供的保护程度明显相关。培养菌仍有能力产生少量的细胞破坏,并传播到邻近腹股沟淋巴结,其所给予的保护比仅仅产生难以发现的及纯粹是局部组织改变的疫苗为佳。

在那个年代,概括起来曾有四种不同的疫苗进行过动物试验:① 含有小量活菌的制品;② 含对冷血动物或鸟类致病而对人类不致病的其他分枝杆菌制品(如海龟分枝杆菌);③ 经不同的物理方法(如加热、紫外线照射)或化学方法(如甲醛溶液)处理的结核杆菌或结核杆菌产物;④ 含有减毒致病菌的制品。第一种制品有危险;第二种虽然对人类不致病,但也无预防作用,直至1972年英国医学研究委员会的报告开始公布于世,认为鼹鼠型菌苗对人有一定保护力,但有局部不良反应,未大量使用;对于第三种,死菌接种效果不肯定,未被应用;人们最终选择了第四种,用减毒牛型结核杆菌变异株卡介苗作为预防结核病的疫苗,这是至今仍在全世界广泛使用的唯一菌苗。

1921年,对结核感染具有免疫作用的卡介苗进行人体试种,虽然重点在安全试验,但亦取得良好预防效果。卡介苗的问世是20世纪震惊世界的发明。卡介苗这种减毒活菌苗,用于人体预防结核病已有近百年历史了。世界各国在应用卡介苗的长期实践中,充分证明卡介苗效果是可靠的,是最安全的一种疫苗。研究结果显示,接种卡介苗群体比未接种卡介苗的结核发病率减少80%,保护力达70%~90%,保护时间能维持15~20年之久。

法国医学家 A. Calmette(卡尔莫特)(1863—1933)和他的助手兽医学家 C. Guérin(介兰)(1872—1961),在总结了以往一系列研究结果后,认识到只有活菌才能产生免疫,关键在于研究出一种能降低结核菌毒性而不影响免疫的方法,于是采用 Pasteurs(巴斯德)关于变更培养条件可以改变致病菌毒性而不影响免疫的理论进行研究,但在要解决将人工培养的结核菌分离的问题时,感到很困难。因为结核菌富含脂肪成分,在培养基上取下来是成束的,不易分开。他俩经过多次试验,采用过许多培养基,比如在培养基内加入化学原料碘、蚁醛等,但都没有成功。1907—1908年,他们在研究"不同数量的结核菌致病情况"时,终于发现用牛胆汁研磨可将结核菌分开,该方法简单易行且适用。因此,他们便将马铃薯浸在5%甘油的牛胆汁中制成培养基,将Nocard 在1901年从牛乳房中分离出来的一强毒株结核菌(1/10 000 mg,60天内可杀死400 g 重的豚鼠)进行培养,经过一次培养后,该菌在豚鼠身上的毒性反而增加了,之后继续培养,且每2~3周移植接种一次。到第15代时,用1 mg 细菌注射于豚鼠腹腔,5个月后无发病现象;第33代时给豚鼠皮下注射1 mg,2~3星期后局部寒性脓疡出现;在牛犊静脉中注射3 mg,隔一个月又种一次,经过一个星期以后再给牛犊静脉注射3 mg 结核毒菌,牛犊未死,但对照组的牛犊注射同量毒菌一个月后发病死亡。初步证实该菌在牛犊身上能产生免疫力。为谨慎起见,他们继续移植培养,发现该菌在第42代时对马还有些毒性,之后因第一次世界大战爆发,故只在培养基上传代,未做动物试验。到第210代,此菌对任何动物如豚鼠、兔、马、牛、羊及猴等均不致病,于豚鼠皮下注射1 mg,豚鼠已无寒性脓疡,心脏内注射100 mg,亦无异常现象,在兔静脉中注射20 mg,菌苗亦无害,但免疫变态反应及活力仍然保持高水平。为更加慎重,他们又在西非洲的 Pasteurs 研究院选择与人类最近似的黑猩猩做试验:将3只注射菌苗的猩猩和5只患结核病的猩猩、7只健康猩猩关在一起生活,经过15个月,5只患结核病的猩猩全部死亡,7只原健康的猩猩中4只因感染了结核病死去,而注射过菌苗的猩猩却生活得很好,亦无结核病征象。终经13年共231次移植,他们认为卡介苗的"残余"毒性已固定,其毒性已不能恢复。于是在1920年,卡尔莫特在医学科学会上第一次报告这株减毒无致病力而又能产生特异性免疫力的活结核菌为卡介菌(Bacille de Calmette et Guerin,简称BCG),用它制作的菌苗为卡介苗。

卡介苗的初次人体观察是1921年5月2日,巴黎大学儿科教授 Weill-Halle 面对一个在医院中刚出生的婴儿,其母亲患结核病于分娩时死亡,家中只有患结核病的祖母可以照顾该婴儿,在征得卡尔莫特同意之后,该教授用口服菌苗液方法给这名新生儿进行了第一次卡介苗接种,经6个月观察,小孩身体无异常。1924年卡尔莫特又以同样的方法给317名儿童接种,观察相当一段时间后认为无害,并将这一研究结果公布于世,后引起各国医学界的注意,很多国家向卡尔莫特索取菌种进行研究,并着手接种于幼儿。1922—1927年,法国有5万名儿童因为接种卡介苗而得到对结核病的抵抗力。1927年法国卫生大臣正式下指令接种卡介苗,当时接种了35万人,之后即在各国推广使用。1932年卡尔莫特收集了29个国家和地区从1924到1932年幼儿接种和动物试验的结果，编译成册，大多数的统计结果表明卡介苗接种是安全的，而且能增强接种者对结核病的抵抗力。到1930年欧洲有21万婴儿口服了卡介苗。1932年的调查显示，有24个国家或地区1岁以内儿童共计440万余名均系口服法接种了卡介苗。截至1970年年底，在37个国家170 600万人口中，平均每年接种卡介苗的有11 300万人。

自1924年开始，巴斯德研究院专设卡介苗部，制造并供应世界各国需要的卡介苗菌种，直到目前世界各国所用的卡介苗株均直接或间接来自巴黎巴斯德研究院。由于卡介菌从来没有被纯化过，后来在不同国家实验室的不同条件下储存和制备成菌苗株，改动了卡介苗的维持条件，基因型和表现型变异导致各种卡介菌次代株原残余毒性水平的渐次降低，国际上出现了丹麦株、法国株、巴西株、英国Glaxo株及日本株等卡介苗亚株，它们各自的活力、残余毒力、免疫性和反应性均有所不同。为此，WHO建立了卡介苗参比中心，以保存卡介菌次代株，供各实验室和各国之用。选择的目标是能够使全世界的实验室使用较少数或特优的卡介菌次代株，为研究和实用目的保留卡介苗亚株。19世纪后叶，俄国学者Elie Ilya Metchnikoff观察到吞噬细胞可吞噬微生物，于是首先使用"细胞免疫"一词。澳大利亚学者Burnet创始了"体液免疫"一词，卡介苗的预防免疫（premunition）一词于20世纪60年代用于肿瘤免疫。我国卫生部于1992年发出第370号通知，决定从1993年起，全国各生物制品研究所生产卡介苗时均使用丹麦Ⅱ株。

第二节　卡介苗接种的发展阶段

Logosi认为半个多世纪以来国际卡介苗接种经历了五个历史阶段：

（1）1908—1921年

C.G二氏在巴斯德研究所将Souche Lait Nocard于1902年分离到的MTB接种到5%甘油牛胆汁培养基上，每3周传代转移1次共传代231次，加以减毒研制BCG。

（2）1921—1931年

科学家首次在巴黎采用口服卡介苗方法预防结核病，1928年国际联盟宣布卡介苗用于人和动物是安全的，1929—1930年出现德国吕贝克（Lubeck）事件（见本章末知识拓展2），后查实系Kiel菌株污染；1927年皮内法、1939年多重针刺法、1947年划痕方法相继问世。

（3）1931—1948年

欧洲开始了卡介苗的大规模接种。起初是丹麦红十字会资助斯堪的纳维亚地区的一些医生在中欧地区为儿童接种卡介苗，后北欧国家挪威发起世界卡介苗接种运动，很快，加入这场卡介苗接种运动的国家越来越多，从1945年到1948年，奥地利、捷克斯洛伐克、芬兰、希腊、匈牙利、意大利、波兰和南斯拉夫这些国家有超过800万婴儿和儿童接种了卡介苗。这场运动得到联合国儿童紧急救助基金会（United Nations International Children's Emergency Fund，简称UNICEF）的支持，之后由WHO接过这一工作并且推荐将接种卡介苗作为长期结核病防治工作中的一项措施。1948年6月首届国际卡介苗会议总结25年中接种的结果并发表决议，确认BCG预防结核病有效，认为BCG普遍接种是防痨工作的重要措施之一，应与其他措施相辅而行。1947年后联合国儿童基金会和世界卫生组织合作，将卡介苗接种推广到全世界。这场大规模的卡介苗接种运动被称为"联合行动"（Joint Enterprise），《白色瘟疫——结核、人类与社会》一书的作者称"联合行动"为历史上最大的免疫运动："在世界卫生组织的技术指导下，超过2.5亿人在这场史上规模最大的免疫运动中接种。"在接种运动中，接种方法上由口服法发展为皮上划痕法、多孔穿刺法、皮内法等。到1948年，年累计接种已超过1 000万人。

（4）1948—1974年

第二次世界大战后WHO和UNICEF曾在几个国家组织卡介苗接种运动。Lotteo Poisson调查了172

个国家,从169个国家和地区获得的资料统计,全世界已接种了10亿余人,在169个国家中有46个国家有关于卡介苗接种的法令规定,有68个国家广泛开展卡介苗接种运动,应用规模较小的有36个国家,较少应用的19个国家中包括荷兰、澳大利亚、美国、加拿大等,因为这些国家结核病流行范围较小,基本上已不用卡介苗接种或只是用于高发人群。从1948—1974年初夏,卡介苗初、复种人数估计为15亿。

(5) 1974年至今

卡介苗的接种方针是,BCG统一纳入WHO-EPI(世界卫生组织扩大免疫规划)与初级卫生保健组织相结合,采用不做结素试验的直接接种,1956年采用"种子批法"生产BCG,1956年WHO要求使用冻干BCG,1966年WHO规定冻干BCG接种规则:年感染率在1%以上时,不但对新生儿接种,而且对小学生入学年龄组和小学毕业年龄组人群各再加强一次接种。1977年全世界BCG接种率不到5%,WHO全球扩大免疫计划提出在1990年要使全世界儿童都能接种BCG,至1993年接种率上升为81%。每年接种人数从1980年的5 000万逐年增加至2000年的1亿,BCG接种进入其历史的发展阶段。估计目前接种人次已超过30亿,而且每年以300万人的数量在递增。据WHO估计,若全球BCG接种率从81%提高到90%,可使5万名4岁以下儿童免遭因结核病导致的死亡。

第三节　我国的卡介苗接种与发展史

一、我国引进卡介苗

在卡氏将卡介苗第一次运用于人类之后不过7年,1928年中国官方通过了引进卡介苗推行接种的提案,引入了卡介苗。1929年,卡介苗被运至中国,由宋国宾医师保管。宋国宾当时为上海震旦大学医学院细菌学教授,在法国学医时曾师从卡尔莫特。他先后在《新医与社会》《医药评论》上发表文章呼吁进行卡介苗接种。其间医师王良则自行从法国带回菌种用于接种。由此可见,中国应用卡介苗接种技术几乎与西方同步。

王良(1891—1985),四川成都人,1906年考入法国在越南办的河内医学院,后赴法学医,1913年毕业回国之后被重庆仁爱堂医院(该医院于1902年由法国天主教创办)聘为主治医师。1925—1930年期间,他从法国的期刊中看到用卡介苗做动物实验与人群接种的安全性与预防效果的论文,当时中国结核病流行猖獗,患者众多,王良回国后知其一兄一妹均已因结核病死亡。他在这切肤之痛中想到:卡介苗若是真能预防结核病,如果能取回到中国应用,便能造福中国人。于是他在1931年由上海只身搭法国轮船公司飞利浦号客轮赴法前往巴黎,轮船途经印度洋时,夜间失火,他在救生小船上漂浮了约10个小时,险遭葬身鱼腹。后经法国外交部介绍去巴斯德研究院会见卡尔莫特博士,并被安排在卡尔莫特的试验室做研究工作。1933年王良学成,取得并且携带卡介苗菌种回国,到重庆自己的诊所后,王良就赶紧将菌种培养传代,并建了一间小型的微生物实验室制造卡介苗,卡介苗完全按照巴斯德研究院的培养制造方法制备,有口服的、注射的。他是我国进行卡介苗接种工作的第一人。由于王良是独自工作,因此特别谨慎,只给熟人的子女接种,他在1934—1936年间接种了248个小孩,到中华人民共和国成立前总共接种不过7 500人。由此,王良成为中国第一位以个人身份引入卡介苗菌种并推行卡介苗接种的医师。王良为人民防痨事业含辛茹苦、一片丹心。中华人民共和国成立后,人民政府委他以主持国立重庆卡介苗制造所制造卡介苗供应西南三省的工作之任,这才实现了他的夙愿。

然而,1930年德国发生了吕城惨案,卡介苗的安全性受到质疑,卡介苗接种工作因此而停顿。

1934—1935年,汤飞凡在上海雷士德研究所研究卡介苗,并开展了动物实验。然而动物实验的结果使得汤飞凡对卡介苗应用于人体的安全性心存疑虑。

1936年,上海巴斯德研究院成立,特设卡介苗制造部,并派刘永纯前往巴黎巴斯德总院考察卡介苗的制造技术。同年,卡介苗菌从巴黎巴斯德总院寄至上海巴斯德研究院,之后就一直在研究所进行继续培养以制造卡介苗用于接种。1937年卡介苗制造部与广慈医院产科合作,提供卡介苗以接种该院婴儿;1943年与中西疗养院合作,接种产科婴儿;1944年在磐石小学,刘永纯用皮内法接种学童,1937年到1946年年底,上海巴斯德研究院与各医疗机构、学校合作总共接种了5 661人。

第二次世界大战结束后,WHO设有结核病专门委员会,向全世界推广卡介苗。1947年10月,国民政府卫生署选派北平中央防疫处陈正仁、南京中央卫生实验院魏锡华和天津结核病院朱宗尧三人作为WHO的学员,前往丹麦国立血清研究所学习卡介苗制造、检定及使用,他们三人掌握了卡介苗的全套技术,于1948年10月返回北平,即官方再度引入菌种。陈正仁回到北平中央防疫处,在处长汤飞凡的领导下,开启带回的干燥菌种开始生产卡介苗,建立起我国第一个国立卡介苗制造室。1948年10月后制出了菌苗,在工作人员子女中进行接种试验,阳转率在90%以上。1949年北平和平解放后很快制出了卡介苗,经中央军委卫生部批准在京津地区试用,8个月内接种了16 185名儿童,未发生意外。虽然早在1933年王良曾从法国巴斯德研究所带回了卡介苗菌种,并开始在国内试制疫苗,刘永纯在上海巴斯德研究所也曾研制过卡介苗,但产品极少,十余年中仅接种1万余人,未能大范围使用。1949年中华人民共和国卫生部成立卡介苗推广委员会,陈正仁任副主任,编写了学习资料,举办过三期卡介苗培训班,由他培养出一批专业人员,使卡介苗预防工作很快推广到全国各地。1950年和1951年接种了60多万人,效果好,副反应低。据统计,我国结核病病死率在1949年为296/10万,1965年降低为1.1/10万,到1973年15岁以下儿童中无人因结核病死亡,接种卡介苗使我国结核病死亡率明显降低。陈正仁作为我国推广卡介苗事业的先驱者之一,他对卡介苗的科学研究延续到20世纪80年代,研究内容涉及接种中对有关问题的处置、卡介苗的液氮冻干保存、用生物发光技术检测卡介苗活菌数方法的建立等。

二、我国政府推行卡介苗接种

卡介苗接种是比较经济而且容易实行、效果显著的预防结核病的办法,卡介苗是全球应用最广泛的疫苗之一。所以中华人民共和国成立后,我国政府立即从1949年开始并且大力推行卡介苗接种。陈正仁详细记录了开展卡介苗接种的情况:1949年1月22日,北平解放,4月军委卫生部召开卡介苗接种工作座谈会,决定扩大试用。以事属创举必须持慎重态度,指定天坛防疫处(即前中央防疫处)严密制造,并分发北京、天津两地试用。到年底总结,8个月中接种了16 185名儿童,并未发生意外,证明了国产卡介苗的安全性和可靠性。1949年6月,上海解放初期,中国防痨协会和上海防痨协会分会联合中央防疫处上海分处卡介苗制造室的魏锡华及上海巴斯德研究院卡介苗制造室的刘永纯试行卡介苗接种,目标为20 000名儿童。由上海肺病中心诊所、上海防痨协会第二肺病诊疗所及上海儿童医院等执行接种,比较两个卡介苗制造室制造的菌苗,以及比较皮内注射和皮上划痕两种接种方法的效果,为以后推行卡介苗接种提供依据做准备。

在中华人民共和国成立后仅一个月,即于1949年11月1日就成立了中央人民政府卫生部,卫生部成立后,就成立了全国卡介苗推广委员会,在天坛防疫处举办卡介苗接种人员培训班,由铁路交通线上的大中城市派人前来学习。该培训班共举办了三期,每期约30人。第一期毕业时提出初步计划,希望在1年内能接种50万儿童,请求政府拨发100万斤(1斤=0.5 kg)小米作为购买注射器及针头之用。卫生部负责同志的答复是:小米不是拨发100万斤,而是加一番。同时要求接种人数也翻一番,这对学员的鼓励很大。经过培训的学员返回各地在当地再办培训班以培训助产士、护士开展卡介苗的接种工作。采用这一办法,1950年到1952年三年间,卡介苗已被推广到百余城市。结果在1950年接种了652 158名,1951年接种了632 897人,两年内阳转率为92.77%,淋巴结肿大者占1%,淋巴结化脓者占0.9%,完成了接种计划。之后接种人数逐渐攀升,至1958年达到约475万人。我国新生儿卡介苗接种率由1983年的34%上升到1989年的97%并且保持至今。1985年我国累计接种卡介苗6亿余人次。北京地区大规模的卡介苗接种在20世纪50年代已经开始,1983年接种率已达到96.8%,1988年上升为99.1%,1990年以后一直保持在99%以上。

我国成立初进行大规模卡介苗接种,究其原因有以下几点:

① 当时的科学界对卡介苗的免疫效果持肯定的态度。1948 年 6 月在卡介苗因为德国吕城惨案几乎停用十几年后,法国巴黎召开了第一次国际卡介苗会议,大多数与会专家认为:世界各地已使用卡介苗接种了千余万人,结果证明卡介苗不但对人体无害,而且是预防结核病的有效措施。我国学者吴绍青在 1947 年的《中华医学杂志》英文版上也谈到,丹麦的 J. Holm、美国的 J. D. Aronson 和 C. E. Palmer,以及加拿大的 R. G. Ferguson 和 J. A. Boudouin 通过一系列的对照实验证明:卡介苗确实能够预防结核病。他们用注射法接种卡介苗的儿童除几人注射部位有溃脓之外,并未有其他反应。Aronson 和 Palmer 对实验人群进行了连续六年的观察,发现卡介苗接种组与未接种卡介苗的对照组的患病率和死亡率之比分别是 1:5.2 和 1:7。正是科学界大量的实验,表明卡介苗对于预防结核病有显著的效果。因此,吴绍青大胆地估计:"如果对全国所有结核菌素阴性的儿童予以有效接种的话,不到 50 年,我们的结核病死亡率就将减少一半,不到 100 年,结核病就会被完全消灭。"

② 1940 年以后,丹麦、挪威、瑞典和其他斯堪的纳维亚国家开始普遍接种卡介苗;截至 1943 年,日本已经接种了超过 500 万名儿童;1946 年 9 月 7 日,美国卫生部也计划开展面向大众的卡介苗接种。世界各国已经陆续开始普遍接种卡介苗。更加值得注意的是:苏联从 1937 年就已经开始卡介苗强制性接种,从 1940 年到 1941 年,大城市中有 90% 以上的新生儿接受接种,到 1951 年,接种人数至少已达 700 万人,为世界首位。1951 年东北人民政府卫生部出版的《结核菌素与卡介苗》一书在介绍卡介苗的各国使用情况时,首先介绍的就是苏联,并且认为"关于卡介苗的应用,苏联是走在美国前面的"。

③ 免疫接种是预防结核病既实用又经济的办法。由于中国的结核病患者数量庞大,要将这些病患全部隔离起来显然是不现实的,正如乔树民在 1951 年出版的《卡介苗的理论基础和发展中的问题》一书中所指出的:如果要将患者全部隔离的话,大约需要 3 500 万张床位。由于没有办法做到完全的"隔离",通过接种卡介苗对人群进行"免疫"就是"最切合实际的方式"。因为预防结核病的原则,在技术上说可以分为两大类:一是"隔离",把全部有传染性的结核病患者送进疗养院去,不让他们在社会上有传播病菌的机会;二是"免疫",加强人们的抵抗力,让他们能够抵抗结核病菌的侵袭。假使我们有结核病床位3 500万张,能够做到彻底的"隔离",便没有再进行"免疫"的必要了。可是在今天,没有国家能完全做到彻底的"隔离"。只要一天没有做到完全的、彻底的"隔离",便有进行"免疫"的必要。因此在现阶段中,结核病的"免疫"是预防结核病最切合实际的方式。

根据中国肺痨大事史料《痨病论》所述,1933 年,中国人口为 4 亿 5 千万,每 100 人中约有结核病人 16 例,每 10 分钟死于结核病者 26 人。多么触目惊心的数字!裘祖源在 1952 年发表于《防痨通讯》上的文章中解释了这个问题。实际上,结核病在当时的中国非常普遍,患病人数多,患病率高,而且几乎是不治之症,"谈痨色变""十痨九死"的阴影笼罩在人们的心头,中国人被冠名"东亚病夫"也是由结核病引发的。卡介苗作为一种据称能够预防结核病、接种后副反应亦少的疫苗,群众当然易于接受。因此这真正是既利国利民又顺应民心的事,故疫苗得到广泛推广应用。

④ 医学期刊能够迅速传播技术信息。医学期刊在传播西医技术方面的作用不可低估。任何实验室的技术发明一旦在期刊上发表之后,很快能够受到各国科学家的关注并且得到应用。王良赴法国学习卡介苗技术就是因为他从医学期刊上看到关于卡介苗预防结核病有效的信息。

⑤ 卡介苗在中国能够如此迅速地得到应用,其基础有:第一,中国已经建立了几乎与西方同步的西医体制,因此在应用卡介苗技术方面也是与西方同步的。从 19 世纪开始,西方教会向中国派遣传教医师,在中国建立医院、开办医学教育,整套西医体制逐渐被移植进入中国;20 世纪之后,西医事业在中国得到迅速发展,相当数量的中国人受到西医教育并以西医为业。上述四川医师王良、雷士德研究所汤飞凡、巴斯德研究院刘永纯和北平中央防疫处陈正仁都是受过西医教育的医师或科研人员,这些供职于相应医学机构的医师或科研人员在引入卡介苗方面起到了关键的作用。第二,中国官方从 1945 年开始实施控制结核病的公共卫生,正是开展公共卫生的需要促进了卡介苗在中国的应用。实施公共卫生控制结核病有

两条路径,其中之一就是"免疫"路径的接种卡介苗。1945年国民政府卫生署开始在各大城市开展防痨卫生,1949年之后中央人民政府卫生部继续在全国推进防痨卫生,对卡介苗接种工作更加重视。上文已经指出,卡介苗被认为是预防结核病的最切合实际的方式。1950年,我国开始推行为儿童接种卡介苗,当年在北京、上海等大城市接种40万人。1954年,卫生部发布《接种卡介苗暂行办法》,逐步普及到各省,由此卡介苗接种工作在全国得到广泛推行。

1985年我国政府在世界儿童生存专题委员会上对1990年实现普及儿童免疫的目标做出了承诺,并提出分两步,即1988年以省为单位、1990年以县为单位,儿童疫苗接种率分别达到85%的具体实施目标。1990年我国政府宣布对联合国《儿童生存、保护和发展世界宣言》中提出的"到2000年一岁以下的儿童免疫覆盖率至少达到90%"的目标在我国已经实现。卫生部、WHO和UNICEF已于1989年3月和1991年3月对我国1985年承诺的"两个85%"达标情况进行了全面评审,结果表明,普及儿童免疫的目标在我国已经实现。在此基础上,1992年我国国务院颁发的《90年代中国儿童发展规划纲要》中又进一步提出了1995年以乡为单位,儿童"四苗"免疫接种率分别达到85%的目标。

知识拓展1 卡介苗产生的小故事

20世纪初,法国细菌学家卡尔莫特(Leon Calmette)和介兰(Camile Guerin)为试制预防结核菌的人工疫苗而忙于做实验,他们试图把结核杆菌接种到两只公羊身上,但每次都失败了。秋日的一天下午,他俩在巴黎近郊的马波泰农场的一条小路上走着,发现田里的玉米秆儿很矮,穗儿又小,便关心地问旁边的农场主:"这些玉米是不是缺乏肥料呢?"农场主说:"不是,先生。这玉米引种到这里已经十几代了,可能有些退化了。"

"什么?请您再说一遍!"他俩急切地问。

"是退化了,一代不如一代啦!"农场主笑着说。看着匆匆离去的两个人,他觉得很好笑。

卡尔莫特和介兰从玉米的退化马上联想到:如果把毒性强烈的结核杆菌一代代培养下去,它的毒性是否也会退化呢?用已退化了毒性的结核杆菌再注射到人体中,不就可以既不伤害人体,也能使人体产生免疫力了吗?于是,两位科学家足足花了13年的时间,终于成功培育了第231代被"驯服"的结核杆菌,又称"卡介苗"。

知识拓展2 吕贝克事件

吕贝克(Lubeck)事件又称德国吕城惨案。其经过是这样的:德国吕城于1929年12月10日至1930年6月30日的半年多时间内共出生412名新生儿,用从法国卡尔莫特处引进的卡介苗种制造的菌苗,给251名(占60%)新生儿于出生后6天用口服法接种卡介苗2 mL(每毫升含量5 mg),隔日一次,共服三次,结果当年就有76名新生儿死于结核病(63.5%死亡发生于口服疫苗后3~4月),第二年死亡1名,第三年无死亡。三年共死亡77名,占新生儿的30.7%,其中72名(占95.3%)新生儿死于结核病,68名死者尸检确系结核病。人们将这77名婴儿的死归罪于卡介苗,因此卡介苗因为这一事件"声名狼藉"。后来经过严格调查,法庭卫生官Lange与Pescatove反复审查,从死者身体中培养出"Kiel"毒结核杆菌,这株菌有特殊的生物学性质,能产生绿色荧光素,与当时保存在实验室中的"Kiel"毒结核杆菌相同,证明该事件是由于在制作卡介苗时操作不当,在卡介苗中混入了有毒结核杆菌造成的,而非卡介苗恢复了毒力,当时实验室中亦无人患结核病。真相大白之后,卡介苗逐渐地恢复名誉,曾因为吕城惨案停止接种卡介苗的国家又开始恢复接种。吕城惨案是卡介苗历史上罕见的事件,经过5年周密调查才得出了结论。该事件给菌苗制作者一重要教训,从此世界各国制作卡介苗的机构特别注意隔离制度,之后从未发生类似事件。

(吴红波)

第十四章　卡介苗类品种

卡介苗是减毒活菌苗。在实际使用中,卡介苗分为死卡介苗和活卡介苗两种。死卡介苗是通过物理方法将卡介菌灭活的产物,一般采用60℃ 30 min 的灭菌方法。死卡介苗用于人体免疫效果差,除应用于免疫功能差的特殊人群外,目前已基本不用。活卡介苗按剂型和形态分为液体和冻干两种剂型,即液体苗和冻干苗。液体卡介苗制备程序较简单,但有效期短,菌苗活力丧失快,仅约6周。冻干卡介苗在国外已有80多年的生产历史。冻干苗在国外问世后不久,我国亦于1956年开始生产。冻干苗制剂虽然成本稍高,但有效期长达1~2年,且制品耐热,便于贮存和运输,更适用于我国幅员辽阔、当时交通不便的山区和农村。卡介苗根据使用途径不同可分为皮内注射菌苗、口服菌苗、皮上划痕菌苗。使用途径不同,其浓度也不同。比如从人体使用的安全性和保护效果来看,口服卡介苗剂量最大(每剂10 mg),多并发化脓性颈淋巴结炎和中耳炎,目前除做免疫治疗的癌症病人尚应用外,常规卡介苗接种已不采用此法。划痕用卡介苗浓度高(50 mg/mL 或75 mg/mL),接种时划痕形状不同(" + "" = ""#""排"),划刺范围大小不一,部位高低前后各异,划刺深浅不等,各人之间操作技术差别100倍,这些极难统一,不仅会增加受种儿童的痛苦,浪费人力、物力,而且得不到应有的接种效果。国内外多年实践表明,划痕法接种卡介苗效果差,结核菌素阳转率可低至20%以下。皮内注射用卡介苗(0.75 mg/mL)在使用皮内注射器进行皮内注射时,注入剂量准确(注入皮层即呈现突起小泡),操作容易掌握,偶尔注入较大剂量也不致引起大的并发症。所以,WHO结核病专家委员会在第二、第六和第八次会议报告中都充分肯定卡介苗皮内注射技术稳妥可靠、效果理想。① 皮内注射菌苗含菌浓度0.5~0.75 mg/mL。② 口服菌苗含菌浓度10~30 mg/mL,口服卡介苗使用剂量最大。③ 皮上划痕菌苗含菌浓度最高,为50~75 mg/mL。在做卡介苗活菌计数时,必须首先观察瓶标,记录菌苗种类、含菌浓度、批号、失效期、计数日期。卡介苗出厂前,须经严格的检定:物理、化学检查,纯菌试验,活力试验和动物试验等,只有都合格者方可出厂。

第一节　卡介苗

一、液体卡介苗

液体卡介苗是按照卫生部颁布的操作规程要求经过反复接种培养的卡介菌原浆,直接依用途不同而稀释成不同浓度后保存,使用时可以直接使用的菌苗。

卫生部上海生物制品研究所生产用的卡介苗菌种,是长期使用交替传代的上海 D_2 菌株。该菌株经多年观察,免疫效果佳,但反应强。从1974年开始,逐步以纱膜传代取代胆汁土豆与苏通土豆交替传代,并且开始冻干种子批生产。对这些卡介苗的产品效果与反应,在投放市场之前特做了观察。

接种对象:某小学一年级学生。菌苗是该所常规产品:0.5 mg/mL效期内液体卡介苗。

接种方法:1:2 000 稀释 OT 试验阴性者为接种对象,皮内注射卡介苗 0.05 mg。

观察反应:卡介苗接种后12周,用1:2 000稀释OT皮内注射0.1 mL,72 h后观察反应,凡硬结纵横平均直径≥5 mm者为阳性;观察结素阳转率及淋巴结反应。

考核及结果:1982年至1988年计7年时间内,该所的产品每年接种约100个孩子,阳转率依次是:98.92%、100%、97.21%、100%、97.11%、98.62%、98.72%。硬结平均直径则依次是:9.6 mm、12.66 mm、9.31 mm、13.81 mm、12.73 mm、13.54 mm、10.94 mm。卡介苗接种12周后,接种局部均结痂或形成疤痕,无淋巴结肿大者。

由考核所见,7年接种效果与反应显示D_2菌株经纱膜传代后免疫效果不变,引发的新生儿淋巴结肿大由原来的0.8%(杭州结果)降低为0.18%(上海市资料)。

卡介苗接种引发的淋巴结肿大、化脓是婴儿接种卡介苗后的常见副反应。为此,徐道安等对卡介苗接种引发的淋巴结肿大进行了观察:杭州市结核病防治所卡介苗室自1957年起建立了卡介苗淋巴结反应门诊,负责观察该市卡介苗接种引起的淋巴结反应。1957—1989年该市婴儿接种卡介苗引起淋巴结肿大情况,该防治所使用的卡介苗统一由上海生物所生产。1957年曾以口服法接种部分婴儿,发生淋巴结肿大3例;1959—1964年曾使用皮上划痕法接种卡介苗,发生淋巴结肿大反应200例。总的情况是:卡介苗主要为皮内苗,接种剂量为0.1 mL(剂型0.5 mg/mL),1957—1975年共接种287 336人,发生淋巴结肿大1 570人,发生率为5.46‰,其中化脓者占56.69%,化脓发生率为2.81‰。为此,该所卡介苗室曾在上海生物所指导下行卡介苗减半接种的方法,即接种0.025毫克/人,淋巴结反应有所减少,至1979年共接种婴儿39 667人,发生淋巴结肿大62人,发生率为1.56‰。1979年9月,上海生物所启用新种子批生产卡介苗,并将剂量改为0.35 mg/mL。1980—1984年杭州市结核病防治所卡介苗室继续使用减量剂量菌苗,5年间接种婴儿78 392人,发生淋巴结肿大345例,发生率为4.4‰。其间观察12周、3年、6年阳性维持率均甚满意。1986年追踪1980年接种儿童660人,6年实际阳性维持率为66.6%。

1985年1月起,杭州市恢复婴儿接种使用上海生物所生产的全剂量皮内卡介苗(0.5 mg/mL),全年接种16 607人,淋巴结反应106例,发生率为6.38‰。

1985年10月,杭州市全市医院产房统一改用上海生物所冻干皮内卡介苗接种新生儿。该所统计发现该所产品的活菌数在1 000万/mg以上批号的淋巴结反应发生率明显高于活菌数在1 000万/mg以下批号的产品,而活菌数为300万/mg~500万/mg各批号产品基本上可不发生淋巴结反应,而且可保证比较理想的阳转率,200万/mg以下各批号虽然很少发生淋巴结反应,但卡痕明显变小,阳转率和反应强度也相应下降和减弱。因此,解决婴幼儿卡介苗接种引发的淋巴结肿大问题时应该注意菌苗浓度和活菌数。

以婴幼儿初种及6~8岁学龄儿童复种后12周结素阳转率衡量卡介苗的免疫效果。1980年液体卡介苗初种3 999人,阳转率为82%;1981年液体卡介苗初种2 157人,阳转率为90%;1983年液体BCG初种9 909人,阳转率为73.8%,复种886人,阳转率为93.6%;1985年液体BCG初种1 427人,阳转率为72.6%,复种486人,阳转率为98.2%;1988年冻干注射BCG初种3 845人,阳转率为84.85%,复种339人,阳转率为86.72%。显示BCG接种后能产生较好免疫效果,同时显示复种阳转率高于初种,因为这是加强接种,阳性率高是符合免疫理论的。还有的观察显示:初种阳性率约75%,复种阳性率约85%。研究还显示:菌苗接近失效期时,接种后阳性率低。因为此时活菌数变少了。接种人员不固定,技术不娴熟,接种剂量不足,也容易导致阳性率低。

叶隆昌等报道,选择痰涂片抗酸杆菌阳性、胸片上有活动性病灶初治肺结核病人110例,在治疗前做OT试验,在72 h检查反应时皮内接种皮内苗BCG 0.1 mL,次日开始用抗结核药物,于治疗后1个月、2个月、3个月末各再接种1次,第4次卡介苗是在疗程结束后次日先做淋巴细胞计数及IgG、IgA、IgM检查,OT试验72 h检查OT反应时进行的(OT与卡介苗均为上海生物所生产)。结果:治疗前和治疗后首试和复试的108例患者,总平均反应硬结直径分别是15.55 mm和19.28 mm,前后反应大小相比差异有统计学意义($t=3.76$,$P<0.01$);淋巴细胞检查共48例,治疗前T细胞/B细胞最低值为8/92,平均为42.48/

57.52,明显低于正常值;疗程结束时 T 细胞/B 细胞最低值为 37/63,平均为 67.79/32.21,几乎全部恢复正常。治疗前后相比差异显著($t=9.91$,$P<0.01$);Ig 检查 55 例,治疗前 IgG(g/L)、IgA(mg/L)、IgM(mg/L)的均值分别是 19.62、2.63、2.42,治疗后相应为 17.23、2.21、2.56。前后相比,IgG、IgA 有统计学意义(分别是 $t=2.09$、$t=2.98$,均 $P<0.01$),IgM 无明显差异($t=0.99$,$P>0.05$)。

文献显示结核病人细胞免疫功能低下,体液免疫水平升高(IgG)。那么,BCG 接种前后血内抗 BCG-IgG 水平有无变化?为此,高东哲等人进行了研究:对 7~13 岁健康小学生 712 人(有卡疤者 649 人,无卡疤者 63 人)接种卡介苗。在接种前和接种后 5 日、2 个月、6 个月、1 年分别测定血内抗 BCG-IgG 浓度,同时在接种后 2 个月、6 个月做结素试验;对 82 例有卡疤者在接种前和接种后 5 日分别测定血内抗 BCG-IgM 浓度。其结果是:有卡疤者卡介苗接种前结素反应阳性率为 67.5%,接种后 2 个月、6 个月分别上升为 97.6%、97.7%;ELISA 方法测定有卡疤者 649 人的抗 BCG-IgG 每孔光密度为 0.17,接种 5 日后的 242 人为 0.18,差异无统计学意义;在接种卡介苗后 2 个月、6 个月测定抗 BCG-IgG 则分别为 0.29 ± 0.06、0.35 ± 0.05,与前两次结果相比差异有统计学意义,接种后 1 年则为 0.23 ± 0.04,虽未恢复到接种前水平,但已有明显下降(和接种后 2 个月、6 个月相比差异有统计学意义)。无卡疤的儿童 63 人在接种前、接种后 2 个月、接种后 6 个月测定血内抗 BCG-IgM 浓度分别为 0.16 ± 0.06、0.28 ± 0.06、0.34 ± 0.05,与有卡疤儿童同期的结果相比,差异无统计学意义。有卡疤的儿童 82 人在接种卡介苗前和接种后 5 日抗 BCG-IgM 浓度分别为 0.36 ± 0.08、0.38 ± 0.10,二者差异无统计学意义。该研究者根据研究结果认为:未接种卡介苗者若 IgG 高于 0.33 界限,可考虑诊断为结核病。

液体卡介苗是卡介苗原始形态的菌苗。由于其自身存在的缺陷,现在已经停止生产和使用。

笔者在此提醒:有人会问,在今天信息和交通非常方便的时代,制作方便、较冻干卡介苗活菌数有一定优势的液体卡介苗,是否还能提倡使用?因为冻干卡介苗在制作过程中,比液体 BCG 要多数次工艺流程,这种对菌苗的"折腾"使疫苗的活力降低了,活菌数约减少了 90%。尽管在之后的生产过程中改进了工艺,采用了保护液,情况有所改变,但无必要舍简求繁。

二、冻干卡介苗

冻干卡介苗是当今使用的最主要疫苗。按照操作规程要求将经过反复接种培养的卡介菌依用途不同分装、冷冻、干燥保存,使用时根据需要稀释成不同浓度的菌苗为冻干卡介苗。1950 年,世界上出现了冻干卡介苗,并且开始使用;我国自 1956 年试制,1987 年全国统一了冻干卡介苗剂型,1988 年全部生产冻干卡介苗,并在全国普遍接种使用。

王芝薇选取 15 岁以下儿童 575 人行冻干卡介苗接种,12 周后进行结素阳转测定及卡痕调查,结果显示:阳性 558 人,阳转率为 97.04%,与同年龄组行皮内液体卡介苗接种的 201 人比较(阳性 191 人,阳转率 95.02%),差异无统计学意义($P>0.05$)。卡痕均径冻干组为 11.78 mm,较液体的为优。

三、死卡介苗

卡介苗是活的菌苗,在有些情况下有的人是不能使用的,但又要利用它进行接种以达到增强免疫力的目的,于是采用巴斯德消毒法,即将菌苗放在 60 ℃环境中,经 30 min 灭活后备用。死卡介苗与卡介苗的不同点在于:死卡介苗的菌株已经死亡,接种后其免疫原的结构仍然能发挥免疫功能的作用,因为细菌不能繁殖,所以要反复接种,以求一次次强化,反复多次进行才能达到接种卡介苗的目的。如谭礼智教授采用皮上划痕苗 75 mg/mL 灭活后用于慢性肺部疾病的治疗,人均接受近百次治疗方取得比较满意的结果。正由于是死卡介苗,所以灭活后要尽快使用,最好立即使用。因为存放时间久容易导致免疫原结构的分解丧失,产生免疫效用的功能。灭活卡介苗接种后几乎和卡介苗接种的免疫过程一样产生对结核菌的特异免疫力。笔者曾经采用灭活皮内苗给重症结核病人接种,取得较好效果。如果用灭活卡介苗给HIV 感染者接种将产生什么样结果?笔者曾经对 HIV 感染、自愿试验者采用灭活皮内苗每月 0.1 毫升/

次×4次的治疗,出现的是正常反应,患者的精神状态无变化。原准备接种1年后改为皮内苗0.05 mL接种,由于未能检测患者的淋巴细胞T/B值,特别是T细胞的亚群等原因中断。笔者的目标是唤醒患者的免疫系统功能,挖掘潜力,通过增强患者细胞免疫功能探索能否遏制HIV增殖,使HIV数量减少,甚至灭活HIV,使之没有传染性;或使T细胞数量不减少,功能不降低,甚至不丧失,永不发展为AIDS。因为T细胞是细胞免疫中的关键细胞。通常,BCG的菌株接种人体后,未产生结核杆菌特异免疫力的人将无法遏制进入体内卡介菌的繁殖,吞噬细胞可以吞噬卡介菌,但不能消灭卡介菌,卡介菌的繁殖使菌量增大、体积扩大,导致吞噬细胞破裂,最后的结果是卡介菌随着淋巴管引流到淋巴结,机体经过一系列免疫反应过程,直到对卡介菌特异性免疫反应建立才能逐渐把卡介菌消灭。这种特异性免疫反应必须在免疫功能正常的机体内才能建立。所以卡介苗接种在一定程度上讲是有条件的,比如HIV感染者接种卡介苗,就会酿成卡介菌播散的不良后果。

　　林福增报道,越南民主共和国防痨界用死卡介苗接种预防结核病有效,于1961年将死卡介苗用于治疗肺结核,1971年用于防治老年慢性支气管炎,同时还观察预防感冒的效果,1972年用于治疗哮喘、过敏性鼻炎,都取得了一定效果。于是,对新生儿,结核菌素或死卡介苗试验阴性的儿童,与结核病人接触的12~15岁儿童、少年,以及成人结核感染者进行了研究。在接种死卡介苗前,用灭活卡介菌1/800 mg做前臂掌侧皮内注射,15 d后对接种反应呈阴性者当即用0.1 mg(浓度1 mg/mL)死卡介苗再做三角肌下缘外侧皮内接种(皮试与接种的死卡介苗浓度及接种部位是不同的)。接种1个月后,再用死卡介苗试验进行阳转率的检查,如果接种者反应阴性,再做死卡介苗接种,第二次接种后,在15 d后再做死卡介苗试验检查反应。1960年在350名1~10岁死卡介苗试验呈阴性反应的儿童中,用皮内法注射0.1 mg死卡介苗,复查260人,阳转率为80.6%,对未阳转者再行第二次死卡介苗接种,15天后全部阳转。1962年,对300名新生儿在出生后7 d内皮内注射0.2 mg死卡介苗(B组),其中26名接种卡介苗(A组),接种后1个月,A组阳转者24人,2人未转阳,再做第二次死卡介苗接种,15 d后全阳转;B组接种后45 d对其中的200人行死卡介苗试验,阳转率100%。我国防痨界也将死卡介苗用于免疫接种,肯定了其预防结核的免疫效果。王明聚等采用口服法接种组变应性微弱,皮内死卡介苗组及活卡介苗组结果几乎完全一致;皮内及划痕组无论结核菌素反应强度或阳转率,活卡介苗试验组均较死卡介苗试验组为高;划痕法死卡介苗接种显著优于口服及皮内死卡介苗接种($P<0.01$),且阳转率半年时尚能维持较高水平(58.6%)。对2 002人接种后12周、半年、1年时,在结素反应直径及阳转率方面,死卡介苗组均较活卡介苗组为低,如将活卡介苗组的总计阳转率与各组死卡介苗相比,其阳转率、反应强度与43℃、60℃灭活组非常接近,而100℃灭活组最低。在36 490名12~50岁结核感染者皮内接种0.05 mg死卡介苗,接种后每3 d检查1次,局部反应早,在15 d硬结达到最大直径,超过10 mm者360人,硬结平均直径为6 mm,接种局部反应比新生儿及未受过结核感染者出现早,反应也较大,有些人在硬块上发生小溃疡。806名成人接种后,只有22人在接种局部出现10~12 mm的强反应;对1 606名结核感染者的230人观察,7人在接种局部出现强反应;1 800名工人接种后,91名出现10 mm以上的局部反应;210名农民接种,没有一人出现可以看得出的溃疡;接种了267名7~19岁的结核感染的儿童和少年,他们在接种前都做了死卡介苗试验,接种后24人出现10 mm以上的局部反应,并有溃疡,无身体不适者。由此可以说明死卡介苗预防接种可以适用于成年人,无论接种者是否有结核感染,都可以接种死卡介苗。在8 629名新生儿接种死卡介苗与484名未接种而患结核病者的对比观察中发现,新生儿的家属都无结核病。3年后,接种组有6名患原发性结核(0.07%),未接种组有50名患病(10.3%)。482名肺结核患者家庭接触者共1 961人,其中2岁以下的儿童264人,3~15岁963人,15岁以上734人。2岁以下的264人中有251人在出生时接种了死卡介苗,13人未接种。2年后接种组有2人患肺结核(0.79%),未接种组有8人患病(61.5%);3岁以上的1 697人都已受过自然感染,有184人患病(10.84%)。

　　研究似乎证明,用死卡介苗接种可以获得和活卡介苗接种同样的免疫力。死卡介苗的研究,解决了越南由于气候炎热,菌苗保存和运输难的问题。

第二节 鼷鼠杆菌菌苗

美国人 A.G.Wells 于 1937 年发现鼷鼠杆菌,当时他在苏格兰捕获了一只活的野鼷鼠,将之关在实验室中,短期内他发现该鼷鼠感染了一种耐酸性杆菌,肉眼观察,其病变与结核病相似。之后他又检查了大批野鼷鼠,证明这种病广泛分布于不列颠群岛,而且在某些地方已达到动物流行病的程度。在某些地区的某些时候,其感染率竟然能达到 65% 之多。该菌与典型的结核杆菌有某些差别,其培养特性与人型、牛型或鸟型杆菌又有显著差别。但在血清学上,该菌与人型或牛型的结素在性质上无任何区别,因此认为将这种鼷鼠杆菌归入结核杆菌属中作为一种新的鼠型是正确的。该菌在抗酸杆菌分类中属于缓慢生长抗酸菌类。抗酸菌分类国际研究班研究报告,从分类学来看,它和 BCG 类似处较多,认为它属结核分枝杆菌属鼠型的一种。鼷鼠杆菌在人类中不能引起结核病。该菌对鼷鼠的致病力强,而对实验室中一般动物的致病力则非常低。用该菌接种于鼷鼠后较 BCG 能引起较强大的结素敏感性,并能保护机体免受人型及牛型结核杆菌毒菌的攻击。人体接种后结素试验阳转率较接种 BCG 为高,维持时间也长,局部淋巴结肿大率低。由于有这些优点,英国、捷克等国热心研究用鼷鼠杆菌制作预防菌苗,这种菌苗称为"鼷鼠杆菌菌苗"。

1946 年,Wells 在一篇给英国医学研究会的报告中提到关于用鼷鼠杆菌接种于豚鼠后所产生的免疫力与变态反应的关系,后来又进行了 2 500 人的小量实验研究。1959 年国内报告,动物试验模型显示,鼷鼠型 MP 菌株抗结核的免疫力与 BCG 略同。由此看来,鼷鼠杆菌菌苗的接种反应略高于 BCG,但是在保护力方面,经过五年观察,认为其与 BCG 没有明显差别。Wells 认为鼷鼠杆菌菌苗与 BCG 不大相同,前者的毒力是相当稳定的,其毒力虽然不能用人工方法来提高,但能通过自然宿主比较稳定地保存,且在制造菌苗之前不必进行减毒。BCG 是一株减毒的牛型结核杆菌,其毒力已经减弱到不能使动物或人发生活动性结核病的程度,用通过动物接种的方法保存其毒力水平是不可能的,其毒力增高的危险性似乎不大,相反,其毒力下降到一定程度而使其抗原性下降,在理论上似乎是可能的。因此他认为在理论上,用鼷鼠杆菌来做菌苗是优于 BCG 的。

关于鼷鼠杆菌菌苗对人体结核病的预防作用,1972 年英国结核病菌苗研究委员会做了研究。报告情况如表 14-2-1 所示。

表 14-2-1 鼷鼠杆菌菌苗接种后各年度结核病发病率

组别	观察时间/年				
	0～2.5	～5	～7.5	～10	～15
结素阴性未接种鼷鼠杆菌菌苗/%	2.12	2.89	1.30	0.83	0.26
结素阴性接种鼷鼠杆菌菌苗/%	0.48	0.34	0.41	0.38	0.07

鼷鼠杆菌菌苗接种后各时期结核病保护率见表 14-2-2。

14-2-2 鼷鼠杆菌菌苗接种后各时期结核病保护率

组别	观察时间/年					总平均
	0～2.5	～5	～7.5	～10	～15	
结素阳性接种鼷鼠杆菌菌苗/%	77	88	68	58	73	80.0

接种与不接种鼹鼠杆菌菌苗发生结核病类型及例数对比见表14-2-3。

表14-2-3 接种与不接种鼹鼠杆菌菌苗发生结核病类型及例数对比

单位:例

组别	肺结核	胸膜炎	淋巴结结核	脑膜炎	Ⅱ型结核	骨结核	肺门淋巴结炎	腹膜结核	结节性红斑	泌尿系结核	其他	总例数
结素阴性未接种鼹鼠杆菌菌苗	163	51	4	5	5	3	2	2	4	3	1	243
结素阴性接种鼹鼠杆菌菌苗	20	4	0	0	0	1	0	0	0	0	0	25

注:①鼹鼠杆菌菌苗接种对结核病的预防作用与卡介苗相似,15年间使结核病发病率减少80.3%。②接种组无1例结脑、粟粒性结核(Ⅱ型结核),而对照组则有10例。③有些鼹鼠杆菌菌苗,存在接种局部发生狼疮样改变的缺点,但有一些亚菌株具有预防作用而无此并发症。

从上述的研究结果看:鼹鼠杆菌作为预防结核病的又一种菌苗,在今后BCG的多个毒性基因丢失、免疫原性有所下降和尚未找到替代菌苗的情况下,重新考虑对鼹鼠杆菌菌苗的研究,甚至开发利用也许是有积极意义的。

第三节 田鼠杆菌疫苗

在寻找新的预防结核病疫苗中,田鼠杆菌疫苗(Vole bacillus Vaccines)是比较受到重视的一种。根据医学研究组1972年的第四次研究报告,田鼠杆菌疫苗接种获得了几乎与卡介苗同等的保护效果。见表14-3-1与表14-3-2。

表14-3-1 田鼠杆菌苗接种后对结核病保护作用研究

组别		观察人数/例	总数/例	发病率/‰	结核病患者							
					间隔时间/年							
					0~	2.5~	5~	7.5~	10~	12.5~	15~	17.5~20
结素阴性者	不接种对照组	12 867	248	19.2	68	92	41	26	11	5	2	3
	卡介苗组	13 598	62	4.6	14	13	13	9	2	5	3	3
	田鼠杆菌组	5 817	26	4.5	7	5	6	5	1	1	0	1
结素阳性者	3 TU 阳性											
	硬结≥15 mm	6 866	140	20.4	64	31	17	7	11	5	5	0
	硬结 5~14 mm	8 838	78	8.8	17	19	12	7	9	7	3	4
	仅 100 TU 阳性	6 253	56	9.0	12	19	9	6	1	6	1	2
合计		54 239	610	11.2	182 (29.8%)	179 (29.4%)	98 (16.1%)	60 (9.8%)	35 (5.7%)	29 (4.8%)	14 (2.3%)	13 (2.1%)

表 14-3-2　田鼠杆菌苗接种后对结核病保护作用(年发病率)研究

单位:‰

组别		间隔年份/年				
		0~20	0~	5~	10~	15~20
结素试验阴性	不接种对照组	0.98	2.50	1.06	0.26	0.08
	卡介苗接种组	0.23(77%)	0.40(84%)	0.33(69%)	0.10(59%)	0.09(12%*)
	田鼠杆菌接种组	0.23(77%)	0.41(84%)	0.38(64%)	0.07(73%*)	0.03(56%)
结素试验阳性	3 TU 阳性					
	硬结≥15 mm	1.04	2.79	0.71	0.48	0.15
	硬结≥5~14 mm	0.45	0.82	0.43	0.37	0.16
	仅 100 TU 阳性	0.45	1.00	0.49	0.23	0.10

注:( )内的数值为保护率,*是根据不到 20 例病人计算的结果。

表 14-3-1 显示,在结素试验阴性者中,接种卡介苗组的发病率为 4.6‰,接种田鼠杆菌疫苗组的为 4.5‰,均明显低于不接种对照组的 19.2‰,也都明显低于结素阳性组的发病率;从表 14-3-2 可见,在接种后 20 年的观察期间,田鼠杆菌疫苗与卡介苗的保护作用均为 77%。其保护作用从最初的 80%,在接种后的 2.5~5 年间达到 84%,以后逐渐下降,接种后 10~15 年下降到 73%。由于以后观察人数少而无法再评估其保护作用。报告结果中显示:四种田鼠杆菌疫苗有近同等保护效果。根据临床研究的结果,田鼠杆菌疫苗对各种类型结核病均有保护作用。20 年间接种组无一例发生粟粒性结核病或结核性脑膜炎。研究结果的不足之处是病例数太少,尚不宜得出结论。研究中发现田鼠杆菌疫苗接种对以后发生结核病的严重程度及临床过程无任何影响,观察结果发现,不同效果与接种后结素反应强度无关联。在四种田鼠杆菌疫苗中有三种疫苗有 0.3% 的受接种者在接种后数年间在接种部位发生狼疮样病变,但可以治愈;而卡介苗接种组未发生这样的病例。

Fine PEM 在《卡介苗保护作用的变化:异源免疫力的意义》一文中,阐述了印度钦格尔普特试验区 90% 的 10~14 岁儿童及 95% 以上的年龄较大者对 PPD-B 呈强阳性反应。Palmer 等用豚鼠做试验与 BCG 比较:偶发分枝杆菌的保护力为 BCG 的 15%,鸟型分枝杆菌及 *M. gause* 为 BCG 的 50%,堪萨斯分枝杆菌为 BCG 的 85%。随后,Edwards 和 Orme 及 Brown 也得出类似的研究结果。对人的研究结果是:人暴露于环境分枝杆菌中可以防御结核病,而影响 BCG 所提供的保护作用。人队列研究显示,以往接触环境分枝杆菌而具有低度或中度结核菌素敏感性者,其结核病危险性低于无结核菌素敏感性者或敏感性很强者。异源防御作用的研究显示,接触分枝杆菌菌苗(BCG 或田鼠分枝杆菌)可产生保护作用而不影响对结核菌素的敏感性。免疫交叉作用使 BCG 产生对鸟型胞内分枝杆菌和溃疡分枝杆菌的防御作用。南印度医学研究委员会的 BCG 试验中,含有田鼠分枝杆菌的菌苗对结核病的防御作用与 BCG 相同。更多资料证实 BCG 能防御麻风病,在人群间保护率从 20% 到 80% 不等。在三组人群中用相同 BCG 评价对两种病的保护效果,结果表明 BCG 抗麻风病的效率高于抗结核病的效率。但环境分枝杆菌并不影响麻风病的流行,环境分枝杆菌也并不是影响结核病流行的唯一因素。接触自然环境分枝杆菌感染不可能产生 80% 以上对结核病的保护率。

(陈　桃)

第十五章　卡介苗的生产与鉴定

理论与实践均已经证实,使用近百年的卡介苗已经发生了变异,形成了不同菌株,不同菌株在免疫原性及致敏效价方面都已发生了明显的变化,产生了差别。丹麦血清研究所专家 K. Bucnh-Christensen 认为,许多实验室保存的卡介苗菌株可看到有特性的改变。这些改变往往是逐渐发生的,但在有些情况下,这是由于试图分离更适宜于菌苗生产或接种的菌株而进行的精心选择。结果是世界上许多卡介苗生产实验室保存了越来越多的菌株并用于菌苗生产。这样生产的菌苗不仅在菌种方面有区别,而且在细菌含量、活菌与死菌的比例甚至同一实验室批与批之间往往有很大差异。卡介苗标准化的尝试是不大成功的。为防止其进一步的遗传学方面的变化,1947 年 WHO 生物标准化专家委员会推荐巴黎巴斯德研究院保存的卡介苗"原始菌种"在国际上使用,放弃传统的连续传代保存菌种的方法。1950 年该委员会还规定了生产安全和有效的卡介苗所需要的条件。许多实验室均遵循这些指标,但的实验室,包括主要的生产中心,围绕其"自己"的菌种发展了工艺,因此不准备改变其生产程序,并且现已发展成许多实验模型。依靠这些模型,在某种程度上可控制菌苗的安全性。但关于菌苗效力,实验模型的应用似阻碍了其发展。各个实验室使用的模型产生的结果不同。所以,大多数实验室能找到一个模型表明其生产的菌苗特别有效,这是不足为奇的。根本的困难是没有一个模型能反映人体内的保护效力。已知卡介苗接种能引起对结素的皮肤反应性,但这个现象的意义尚未明了。尽管公认对某一菌种的菌苗来说,所诱发的结素敏感性水平反映所用活菌苗的剂量,但还存在下列可能性:结素敏感性和保护力是共存的,但又是独立的接种效果。因此,用结素试验在人身上进行比较简单的估价,不能用于评价不同卡介苗(菌种)。采用的"种子批"法,即以干燥状态保存卡介苗菌种的"原代种子批"(Primary seldlot),原代种子要尽可能少传代,一般不超过 12 代。实际上种子批就是分装于安瓿中的同一批冻干卡介苗,每次开启一支接种于培养基。此法避免了连续移种时可能选取了突变株,从而保证了菌株的稳定性。

第一节　液体卡介苗的生产

当卡介苗使用比较广泛的时候,在世界上,包括我国各个生物制品研究所对液体卡介苗的生产在选取菌种、采用工艺流程的各个细节等方面均有所不同。比如成都生物制品研究所于 1974 年选取苏通氏液体培养基马铃薯底部液体表面的菌膜,移植于苏通(Sauton)培养液表面,于温度 37~38.5℃下培养 6~8 日为苏通第一代。将苏通第一代菌膜移于培养瓶苏通液表面上,于 37~38℃下培育 10~14 日为第二代。生产卡介苗可用第二至第五代菌膜,9~14 日菌龄(北京生物制品研究所为苏通Ⅲ、12 日菌龄),经肉眼检查无杂菌,摇碎菌膜,用活塞压干,置于天平上称重,将菌块装入含钢珠的大玻璃瓶中震荡研磨数分钟后,放 1/4 苏通稀释液(苏通培养基 1 份,蒸馏水 3 份),继续摇动钢珠震荡研磨数分钟,成为每毫升含 75 mg 的原浆,后根据不同含量需要再加入苏通液稀释成不同浓度的卡介苗,最后加磷酸盐缓冲液 1∶8,调节酸碱度使 pH 值为 7.2~7.3。

制成的卡介苗必须经多种检测均合格方可使用。卡介苗活菌数是衡量制品质量的一项重要指标,活菌数的影响因素很多,其中主要的原因是浓度偏低及菌团过大(未充分研磨)。根据全国第四次卡介苗会议精神,于1983年后严格按照WHO制检规程及技术指南中的方法,采用两倍稀释法进行检定,对工作种子批以单批收获培养物的总代数不得超过12代,马铃薯培养基上传代的代数不超过8代计算,生产的卡介苗就稳定,1983—1986年使用"北京64-42"株生产液体卡介苗,并且于1986年选用兰州D_2B_{165},使以后数年间卡介苗活菌数保持较高水平,如1980—1986年共生产液体划痕卡介苗计255批次,总平均活菌数约3 031万/mg;1984—1986年共生产液体皮内注射卡介苗计105批次,总平均活菌数约2 155万/mg。1983—1986年共生产的注射用液体卡介苗211亚批中活菌数在1 500万/mg以上的有177亚批,占总数的83.89%,不合格(活菌数在400万/mg以下)的仅3批,占总数的1.4%。当然,在液体卡介苗的检测中还有多个指标,其中一个重要指标是无菌试验要合格。

第二节　冻干卡介苗的生产

生产优质卡介苗是一项困难工作,制备一种满意的冻干菌苗比好的液体菌苗要困难得多。必须有一个明确规定的标准化生产技术,还需要有可靠的和可重复的检定方法以评价菌苗质量。

为保持菌株的稳定性,成都生物所于1983—1988年由生产多种剂型逐渐转入单一剂型,1988年全部生产冻干注射卡介苗。于1974年,采用冻干种子批制造卡介苗。菌株传代及培养基均按照《中国生物制品规程》中冻干皮内注射用卡介苗的菌种传代,这与WHO制检规程要求冻干菌种在马铃薯培养基上12~14日为一代,对工作种子批以单批收获培养物的总代数不得超过12代的要求一致。若采用马铃薯培养基或液体苏通培养基,其培养特性亦符合《中国生物制品规程》中冻干皮内注射卡介苗的培养特性要求:取在改良苏通培养基上做浮膜适应性培养7天的菌膜移种于苏通培养瓶中,以培养8天的菌膜用于制造原浆。在进行菌体收集时,将其培养瓶逐个检查,收集菌膜压干,加入适量稀释液原液,浓度控制在120 mg/mL。后用分装机定量分装,每支装0.5 mL,采用分光光度法测定,达到每支安瓿中含有60 mg BCG后冷冻干燥。

冻干卡介苗不合格的主要原因是水分与活菌数含量不合格。冻干划痕卡介苗在生产的过程中,容易出现浓度偏低或菌团偏大而影响活菌数致合格率降低。所以诸多生物所均注意这个问题,以提高产品质量。1980—1987年我国共生产冻干划痕卡介苗计340批次,总平均冻干前活菌数约2 441万/mg,冻干后卡介苗计556批次,总平均活菌数约380万/mg,合格率100%。1987年冻干划痕卡介苗及冻干注射的菌株均为兰州D_2B_{165}。在生产中做到无污染,即标准化、规范化操作是控制和降低卡介苗原浆半成品污染的关键。如操作室的无菌程度应达到平均每付平皿不超过5个菌落方能进行生产,使1986—1988年单位面积产量(g/100 mL)依次达到2.9、3.4、3.03,冻干注射用卡介苗冻干后平均活菌数(万/mg)为298、248、364,三年间存活率为12.3%、26.5%、33.5%。冻干划痕卡介苗1983—1987年冻干前平均活菌数为3 174~9 230 000/mg,冻干后平均活菌数达到754~1 460 000/mg,五年间存活率依次为23.8%、19.3%、14.4%、12%和15.7%。冻干划痕卡介苗冻干后活菌数均符合规程要求的存活率,在12%~23.8%之间。

在菌苗的生产、研究中发现,冻干卡介苗的生产中使用的菌苗保护液很关键。比如北京生物所划痕卡介苗用的是0.5%明胶与10%蔗糖保护液;皮内卡介苗为0.5%明胶与1%味精液,在-40℃下凝冻2 h(结冰),用固体CO_2吸收水分7~10 h(干燥),再经25 ℃ 2 h升温,真空装入安瓿。

影响冻干卡介苗稳定的因素有:

① 菌种。如北京生物所1948年菌株来源于丹麦823,由于培养条件与原株不一致,形成北京亚株特性,自1963年确定"北京64-42"等为生产用"种子批系",由于年代久,保存数量有限,于1981年底将仅存

的"64-42"菌种带到丹麦国立血清研究所卡介苗实验室传代培养,制成冻干菌苗007,用作生产种子批并且多次抽检合格。实际上,我国各家生物所所用菌种不一致,1993年开始全部使用丹麦Ⅱ株。实践说明,使用的卡介苗中活菌数及细菌活力直接影响阳转率,而活菌数及细菌活力又与菌种及菌种传代方法、菌膜的菌龄有关。

② 培养基:马铃薯培养基或苏通培养基。

③ 培养物收获时间。Miller等认为,培养8~10 d的苏通培养基表面培养物是合适的。

④ 制备悬液的方法。Goodner发现,分散情况不好的菌苗对干燥的抵抗力也不好,建议用Tween 80之类的活性剂。

⑤ 真空度和干燥温度。真空度为0.013 3 kPa或更小时对细菌长期存活是必需的。

⑥ 收获时细菌的活菌数。不同用途的卡介苗品种,要求的活菌数是不同的。即使是冻干卡介苗,其冻干前和冻干后的活菌数亦不同。

⑦ 菌苗悬液冷却速度和最终温度。

⑧ 冻干时所用保护剂。Miller等研究了62种保护液在干燥和储存中保护菌苗悬液的能力,其中6种保护液能在冻干中保护细菌,其中4种是碳水化合物(半乳糖、葡萄糖、蔗糖、乳糖),2种是有机酸盐(谷氨酸钠、天门冬氨酸钠)。

⑨ 残余水分量。干燥卡介苗与存储器中氧的情况、水分含量及温度成比例,结果显示,有充分氧存在可使活菌数显著下降。

⑩ 熔封时容器中的空气。Fry引证了Rogers和Naylor及Smith等人的工作成效,认为真空保存是成功的,可保证培养物保持干燥,如果不完全干燥,惰性气体也是有害的。成都生物所1983—1986年冻干划痕卡介苗采用手工真空封口,1987年改为试用,1988年全部改为充氮保存冻干皮内注射卡介苗。

⑪ 保存温度。Obayashi报告,1%蔗糖中冻干卡介苗在11个月后活菌数为64.2%,24个月后为32.1%。如果开始活菌数很多并保存于5℃时,至少2年仍然能产生满意的变态反应。Vagay以无甘油培养基所制干燥卡介苗对外界高温(37℃)有相当稳定性,并认为是耐热的,期望在热带放置1~2个月仍保有足够的活菌数。Cho等评价了一些保护液在37℃下保存干燥卡介苗的效果,认为生产一种在室温(甚至炎热季节)保存数月而不至影响存活率的卡介苗是可能的。因此,冻干卡介苗在制造过程中最重要的是加入保护液,以防止细菌死亡。

第三节　卡介苗产品鉴定

① 物理检查:透光检查,卡介苗是乳白色的菌体悬液,不应含有摇不散的菌块或其他异物。分装后通过真空罐抽气,将熔封不严密的安瓿挑出废弃。

② 化学检查:检测pH值。注射卡介苗的pH为6.8~7.6;口服及划痕卡介苗pH为6.6~7.6。

③ 显微镜检查:应为抗酸杆菌,无荚膜、鞭毛、芽孢。不应含有粗大致密菌团。

④ 纯菌试验:在普通斜面培养基22℃、孟加拉红培养基25~28℃,以及琼脂斜面、葡萄糖肉汤、半固体培养基37℃的生长菌中均应无杂菌(24 h无杂菌可装入安瓿,48 h无杂菌可分发使用,继续培养观察5 d)。

⑤ 活菌计数:用罗氏鸡蛋培养基,培育3周后计算菌落,4周和5周时各计算一次,菌体含活菌量>400万/mg。也可用瓦勃耗氧计进行吸氧量的测定。

⑥ 安全试验:至少每3个月进行一次。取体重300~400 g豚鼠,皮下注射10 mg菌苗(含0.5 mL稀释液)。每2周称体重一次,观察4个月,其后解剖动物,检查各脏器,应无肉眼可见的结核性病变。

⑦ 效力试验:取体重 300~400 g 豚鼠,腹腔注射 10 mg/mL 菌种悬液 0.5 mL,4 周后解剖,大网膜上应有 2~3 个脓疱(脓疱内有卡介菌,免疫力强,脓疱就多),并有肠系膜淋巴结肿大现象,肝脾应无肉眼可见的结核性病变。

⑧ 免疫力试验:豚鼠接种卡介苗后,用毒株 $H_{37}Rv$ 攻毒观察病变指数;小白鼠接种卡介苗后攻毒观察半数死亡时间(LT50)。

⑨ 脾指数:小白鼠静脉注射卡介苗,观察卡介菌在体内存活繁殖情况,剩余毒力强的存活时间长,脾重量增加。

⑩ 毒性试验:5 只小白鼠腹腔内各注射卡介苗 5 mg,观察 5 天应无死亡。

鉴定冻干卡介苗还要增加三项试验:① 水分测定。含剩余水分(卡氏法)不超过 3%。② 溶解度测定。菌块加入蒸馏水,3 min 内应完全溶解。③ 稳定性试验。a. 热稳定试验:为提高产量,生物所对冻干卡介苗采用充氮封口代替原来的人工真空封口。经数批抽查,检定结果其质量均符合 WHO 规程要求。b. 冰箱储存不同时期稳定性试验。自 1988 年全部生产冻干注射卡介苗后,抽检数批,结果是冰箱储存 6 个月、10 个月后的活菌数均能达到规程中≥100 万/mg 的要求。另外同时将冻干卡介苗样品部分放于 37℃,部分放于 4℃的环境中,在 2~8 周的一定时间内做活力测定,以检查耐热程度。WHO 已将此列为常规质量检定项目,放于 37℃的冻干制品,活菌数不应少于冷藏的 20%方为合格。雷起蓉(1973)等认为,冻干卡介苗用于人体前要完成全部质量检定,其中热稳定试验更能衡量制品质量。

冻干卡介苗的有效期较长,目前国内一般定为二年。这样,冻干卡介苗在生产后用于人体之前,可用足够时间完成质量鉴定。冻干卡介苗的缺点是手续较繁,价格较贵,阳性率较液体卡介苗低等。

第四节 我国对卡介苗质量的探讨

我国在引进卡介苗菌株后,在边生产制造边供应中,还不断地对其进行研究,在菌种的选择、保护剂的选择均优中选优,即使是安瓿的封口、含氧量的多少、菌块的水分等及对如何保存菌株的数量与活力以提高免疫效果的诸多方面都进行了反复、多批次的研究试验,后又严格按 WHO 的生产规程及检定方法对制品的质量进行考核,考核内容不仅包括我国现行规程规定的活菌数、水分含量、安全试验等,还要抽取一定的批数进行热稳定试验(效期间、效期外的稳定性观察)及人体使用效果观察,并且还配合生产工艺由真空封口改为充氮封口的两者间比较试验。这些充分反映我国对关系民生健康的卡介苗质量的重视,也体现我国从事生物制品专业工作者精益求精的品德,对生产中的诸多环节都近乎"挑剔"地严苛,对产品质量永不满足、力求完美的追求。下面选取一些曾进行的生产质量控制、生产工艺流程改进、菌种比较、人体接种效果观察与基础研究及成果等方面的事例做简单介绍。

一、生产质量控制

自卡尔默特在 20 世纪 20 年代开始分发 BCG 菌株,由于菌株不是单一菌株,而是混合菌株,加之以后由于培养基不同、传代不同等的诸多因素致许多"daughter strain"在世界上相继出现,这是不可避免的,即使是"孪生兄弟""孪生姐妹",随着岁月的变迁也会产生变异。卡介苗质量的主要问题是生产用的菌种问题。1985 年 WHO 冻干卡介苗新规程中对生产用的菌种未做统一规定要求,说明国际上也存在菌种问题。所以,在客观地评价并解释卡介苗保护作用的功效、有效性和效率时,必须考虑下列事实:其一,一些从事生产的实验室业已开发了数种卡介苗次代株,它们的残余毒力各不相同,而残余毒力对免疫原性和反应原性起着决定作用;其二,用了各种液体的和冷干的卡介苗生产方法,结果一次剂量所含卡介苗活菌量各异;其三,定量的生物测定方法尚未被用于该疫苗的统计学的质量控制;其四,卡介苗产品被用于各种地区的人口统计、流行病学调查,这些地区的社会经济情况、接种制度均不相同;其五,不适当的生物统计学模式常被用于效能、有效性和不良反应的分析。

我国在卡介苗生产初期,各卡介苗生产实验室所采用的卡介苗菌种各不相同。因而,菌种比较、选择、统一便成为我国卡介苗工作中一个亟待解决的大问题,也是我国卡介苗工作者多年努力试图解决的问题。我国具有代表性的两个菌株——"北京64-42"株(丹麦Ⅰ株)和"上海D_2BP302"株(丹麦Ⅱ株),两株是同源于丹麦卡介菌种的,但它们之间存有差异,比如对其在生产实验室内按照WHO《干燥卡介苗制造及检定》和WHO《结核技术指南》进行系统比较方面就不一致。

(一)初步探讨

由于冻干卡介苗具有许多优越性,在国外已经较为广泛应用时,国内各生物所也均或多或少地试制了一些冻干卡介苗。比如北京和武汉二所均积累了很多经验,但各所均存在着活菌含量较低或在保存期不稳定的情况。为更好地保存卡介苗菌种,根据国内外冻干卡介苗研究的经验,利用一些极其简单的设备,我国进行了如何生产、保存卡介苗活菌的初步探讨。

1. 设备

1/2马力普通抽气机;麦氏真空表,干燥罐(附有二个特制铜丝筐:上层中空细铜丝筐及上下层铜丝筐,前者放干燥剂用,后者放安瓿用,可以自由取放);低温冰箱。

2. 方法及步骤

挑膜,挑选年轻的菌膜,用卡氏漏斗收集。洗涤,用中性蒸馏水洗涤二次,再用1%明胶10%蔗糖保护液洗涤二次。压干,称取其菌块净重。研磨,放在含不锈钢珠的厚玻璃摇瓶内,在20℃以下温度干磨,每分钟手摇约100转,5 g菌块摇5 min(钢珠与菌块量比为100:1)。稀释与校正浓度,加保护液,按菌块重量稀释成100 mg/mL,然后用比浊标准校正浓度。分装,于6 mL安瓿内分装30 mg菌体即0.3 mL,放于上下层铜丝筐内。冰冻,将放置安瓿的铜丝筐置于-40℃低温冰箱内冰冻2 h。真空抽气干燥(包括低温及室温阶段),先将干燥罐外系统抽气小于100 μm真空度,然后迅速将冷冻完毕的安瓿筐放于准备好的干燥罐内(上层中空细钢丝筐换好新的干燥剂),立刻将干燥罐接上真空抽气机,同时将干燥罐低温冰箱内低温抽气(利用低温冰箱冷冻时的低温),起先-20~0℃抽气15 h,再0~25℃抽气5 h,最后2 h于20~25℃抽气,每小时检查真空度一次,每次真空度均须小于100 μm。真空封口,干燥完毕后,真空罐内通入无菌空气,每支安瓿迅速地于小于100 μm真空度的环境下熔封,然后存放于2~8℃冰箱内保存待查。

3. 结果

不同年龄菌膜对干燥的抵抗力不同,将6株(巴西、苏联、北京丹麦、上海丹麦、法国、匈牙利)不同来源的卡介苗菌株控制在同样条件下,同时接种于甘油马铃薯培养基上培养14 d,选择基本相同的管底菌膜接种于苏通第一代(大管25 mL苏通),又选择接种量相近第一代菌膜接种于苏通第二代(Roux瓶150 mL苏通),由于6个株号分别具有不同的生长特性,但生长期不一致,因此生长速度不一,统一分别取9 d培养(谓之"年轻菌膜")及14 d培养(一般用于生产液体卡介苗)的菌膜制成菌苗,冻干方法一致,6个株号共进行10批的对比,结果见表15-4-1。

表 15-4-1　不同菌龄对干燥的抵抗力[活菌含量/(万/mg)]

不同来源卡介菌种株	9 d 菌膜		14 d 菌膜	
	干燥前	干燥后	干燥前	干燥后
巴　西	[1 020*	360	206	105
	840]	204	80	4.4
苏　联	[1 200]	160	1 280	270
北京丹麦	[1 200	200	120	48
	200]	100	520	64
上海丹麦	[1 600	980	1 000	104
	802]	180	200	100
法　国	[320]	140	48	3.9
匈牙利	[520	220	1 200	380
	360]	260	1 460	340

*活菌计算方法:按苏联法规记载,每批按 5 支安瓿,启开,稀释摇匀,取上清比浊,然后以 10 倍向下稀释,每稀释度接种骆氏鸡蛋培养基 5 支,取平均值计算得之。

从表中可见:年轻的菌膜活菌含量一般较高,即对冻干过程的抵抗力较大,选择 9 d 菌膜做冻干菌苗,无论哪一株,在干燥后均能达到每毫克含 100 万个活菌单位以上,即符合现行规程规定标准,特别是法国、北京丹麦二个株号必须用年轻的菌膜做冻干菌苗,否则冻干后含量不能达到每毫克 100 万个活菌单位,而苏联、匈牙利二个株号恰相反,它们 14 d 的菌膜用来干燥反而活菌含量高些。因此要制备冻干菌苗,必须事先掌握生产株号的生长期,才能决定采用多少天的菌膜方适宜。目前公认的是:用对数生长期幼龄培养菌来代替以往的平衡期培养菌,这样,存活率能够上升到 30% ~ 50%。现在世界各地制造卡介菌苗所用的卡介菌培养全部是培养 7 ~ 9 d 的对数生长期的幼龄菌。

(二) 菌种

成都生物所于 1974 年开始采用冻干种子批生产卡介苗,1983—1986 年使用"北京 64-42"株生产液体卡介苗和冻干卡介苗,由多种剂型逐渐转入单一剂型,1988 年全部生产冻干注射卡介苗。冻干菌种在马铃薯培养基上 12 ~ 14 d 为一代,以不超过 12 代为限,当时只是以马铃薯培养基上传代次数计算,而未计算苏通的代数,使代数增多了,出现过活菌数忽高忽低现象。1983 年后严格按照 WHO 制检规程,要求工作种子批以单批收获培养物的总代数不得超过 12 代,马铃薯培养基上传代的代数不超过 8 代,使活菌数保持稳定。据统计,成都生物所 1980—1986 年生产的液体划痕卡介苗批次(平均活菌数,万/mg)依次是40 次(2 386)、52 次(3 661)、49 次(2 820)、32 次(3 991)、29 次(3 126)、26 次(2 618)、27 次(2 618),1984—1986 年液体皮内注射卡介苗的批次(平均活菌数,万/mg)依次是 25 次(2 806)、43 次(1 909)、37 次(1 751);该所 1980—1986 年用北京菌株(6442)生产的冻干划痕卡介苗(亚批次,干燥前平均活菌数万/mg)、[亚批次,干燥后平均活菌数,万/mg]依次是(20,4 634)、[52,689]、(20,3 627)、[37,546]、(28,2 510)、[43,405]、(77,3 202)、[122,617]、(27,2 186)、[35,386]、(60,1993)、[118,269]、(89,2 247)、[89,240];1986 年开始用兰州菌株 D_2B_{165} 生产的冻干 BCG(亚批次,干燥前平均活菌数,万/mg)、[亚批次,干燥后平均活菌数,万/mg]依次是(5,537)、[20,112]、(14,1 042)、[40,102]。从上述数字看出:液体划痕卡介苗活菌含量每年平均在 2 000 万/mg 以上,合格率 100%,兰州菌株 D_2B_{165} 生产的冻干卡介苗,活菌数较高,且各批次均符合规程要求;液体皮内注射卡介苗含量每年平均在 1 500 万/mg 以上,不但达标,而且保持较高水平。

成都生物所还对在世界上卡介苗生产中广泛使用、颇具代表性的卡介菌种"丹麦 1331 株"与源于丹麦菌种的"北京 64-42"株进行了比较:按 WHO《冻干卡介苗制造、检定规程》,分别采用卡介菌种"丹麦

1331"株和"北京64-42"株在丹麦国立血清研究所卡介苗室制得的两批冻干皮内注射卡介苗用于该研究,目的是探讨这两个菌株的一些生物学活性。这两批菌苗均全面通过WHO规程规定的所有检定项目。其冻干后的活菌含量分别为:"丹麦1331"株520万/(0.75 mg·mL),"北京64-42"株245万/(0.75 mg·mL)。在实验中,各菌苗注射剂量为1活菌单位/0.1 mL至1 0001活菌单位/0.1 mL范围内成4倍稀释的4个不同浓度(即每0.1 mL含1、4、16、64活菌单位)。另外,为保证获得最大反应,该菌苗还同时使用了1 000活菌单位/0.1 mL的剂量浓度。菌苗稀释倍数的确定是基于冻干后鸡蛋培养基上可培养颗粒计数的结果。

各60只体重300~400 g的健康雄性豚鼠被用于试验和对照:对同一菌苗的不同剂量,使用同一注射器从小到大注射动物,所有浓度均按每剂0.1 mL注射。菌苗接种后10周,依次分别皮内注射0.1 mL 10 TU结核菌素PPD RT23,注射后24 h观察反应。实验结果显示:两种菌苗的最低致敏剂量为4活菌单位,而且每一接种剂量在接种10周后,豚鼠结核菌素反应在两种菌株间无显著差异($P>0.05$)。由此可以说明:"丹麦1331"株与"北京64-42"株菌苗致敏豚鼠产生的结核菌素变态反应的生物活性是相同的。

由于从1987年开始,一个实验室不能同时使用两个菌株生产,所以成都生物所冻干卡介苗改用同一兰州菌株D_2B_{165}生产的冻干卡介苗,有时因浓度偏低及菌团偏大而影响活菌数,造成有一批由于水分不合格而影响质量,使合格率为98.34%。

用成都生物所1980—1985年生产的液体卡介苗测定婴幼儿接种后12周结素阳转率,阳性率依次是82%、90%、73.8%、76.09%、72.6%;冻干卡介苗1986—1988年的12周结素阳转率分别是75.6%、75%和84.85%。据报道,不但初种者阳转率达75%及以上,而且观察中未发现异常反应者。

北京生物所生产的卡介苗菌株,系来源于1948年的"丹麦823",由于培养条件与原株不一而形成北京亚株特性。1963年确定"北京64-42"为该所生产用"种子批系",后因时间经久和保存的数量有限,于1981年将仅存的"北京64-42"菌种带到丹麦国立血清研究所卡介苗实验室传代培养,制成冻干菌苗"007",自1982年作为该所生产的种子批。

(三)菌苗制造及试验

1. 菌株

1979年在丹麦国立血清研究所卡介苗室用"上海D_2BP302"株制造冻干的卡介苗和1981年在同实验室用"北京64-42"株制造冻干的卡介苗(冻干时间"上海D_2BP302"株比"北京64-42"株早两年)作为两实验菌种的工作种子批,两批菌种均由各菌株的原始种子批第三代培养物制得。

菌种培养方法系采用单一液体天冬素苏通培养基连续传代法。培养温度为37℃±0.5℃。菌苗采用七天龄的培养物经过目检挑选出生长良好、均一、菌膜下培养基清晰透明的培养瓶收集制造。每一滤器中收集的培养物均经1L磷酸缓冲液(M/15,pH 7.38)冲洗一次,以去除残留的甘油,然后再将菌块压干,倒入称量杯内称重。然后将半干重6~8 g菌放入每个含2.5 kg钢珠的研磨瓶中,采用干、湿磨相结合的方法限定研磨:先以16 r/min转速干磨4 min,然后加入20 mL保护液(1.5%谷氨酸钠)以12 r/min转速研磨1 min,最后加入足量保护液使菌苗浓度达到30 mg/mL后再以12 r/min转速研磨半分钟。之后用保护液将菌苗原液按7.5 mg/mL的浓度做最后稀释,放置于2~4℃环境中24 h,待无菌试验初步观察合格后分装。菌苗的分装采用半自动分装机,5 mL棕色安瓿,每支装入0.5 mL(3.75 mg,50剂)。所有菌苗批均采用同一冻干机和同一曲线冻干,预冻温度为-37℃,升华干燥时制品温度升至36℃,10 h。冻干后的安瓿用自动真空封口机真空封口。

2. 检定情况

(1)菌块水分含量

每批菌苗制造所用菌块的剩余部分均通过五氧化二磷真空恒重法测定其水分百分含量。用于制造和传代的培养瓶均抽样用pH计测定pH值。采用半固体琼脂培养基、硫乙醇酸盐琼脂培养基、血琼脂培养基及酪蛋白水解物培养基对用于菌种传代和菌苗制造的培养物、菌苗原液、最终产品及用于活力检定和热稳定试验的重溶菌苗均进行纯菌试验,培养温度为 35～37 ℃ 和 24～26 ℃,观察时间 14 d。

(2) 真空度检查

每批菌苗的所有安瓿封口完毕后均使用高频火花真空测定器进行真空度测定,用于活力测定及热稳定试验的样品在启封前均逐支经过此项检查。通过涂片或 Dubo's 琼脂平板接种后切片镜检,根据菌团大小、多少,了解菌苗的匀化程度试验,此项试验包括涂片抗酸染色镜检及罗氏鸡蛋培养基上菌落特征的观察;后作可培养颗粒计数,此项实验采用 WHO 双倍稀释系列法,每次实验使用同一参考菌苗,实验全过程严格遵循随机化原则。菌苗稀释液为 1∶4 稀释的缓冲稀释苏通,培养基为质量标化的罗氏鸡蛋培养基,培养管用液态石蜡封口,37 ℃ 培育 5 周的计数用于结果计算。

(3) 耗氧量测定

采用华勃氏呼吸器进行耗氧量测定,每个反应瓶的样品半干重为 20～90 mg。测定时间为液体菌苗 1 h,干燥菌苗 3～4 h。

(4) 萌发试验

将浓度为 0.75 mg/mL 的菌苗接种于 Dubo's 琼脂固体培养基,置于 37 ± 0.5 ℃ 环境中培育 0、24、48、72、96 h 后切片镜检,在油镜下观察萌发情况,并对比未培养的片子计算不同时间萌发率。

(5) 浊度测定

浓度为 0.75 mg/mL 的重溶菌苗在分光光度计内,采用波长 390 μm 进行 OD 值测定,空白对照是重溶菌苗经孔径为 0.4 μm 的 HA 型 Millipore 滤膜过滤后的清液。

(6) 皮肤反应试验

每一待检菌苗分别稀释成 0.75 mg/mL,0.75 mg × 10^{-1}/mL,0.75 mg × 10^{-2}/mL,0.75 mg × 10^{-3}/mL 四个浓度进行皮肤反应试验,每一试验均用六只健康白色豚鼠,每只腹部注射四剂上述浓度稀释菌苗各 0.1 mL,皮肤反应观察时间在最初七周是每周三次,以后每周一次到第十周,十周后每两周观察一次,直到反应消失。观察时除测量注射局部反应硬结的大小、记录化脓溃破的情况外,还同时进行豚鼠一般健康情况的观察。皮肤反应计算取最初五周内的最大值。以后进一步的观察是为了对反应过程的产生、消失有一个完整的了解。

3. 结果

培养特性:"北京 64-42" 株从启封菌种到 S_1 长满培养基表面需 4～5 周时间,而 "上海 D_2BP302" 株这一过程只需 2 周。从 S_2 到 S_5,两株的生长情况基本一致,且培养产量和培养液的 pH 变化非常相似。然而,经过较多代后,两菌株都趋于不规律地生长,且上海株更明显。在罗氏培养基上,两菌株有明显的菌落形态学差异:"上海 D_2BP302" 株的菌落绝大多数是非扩散型的,而 "北京 64-42" 株主要产生菜花状的扩散型菌落。

4. 菌苗浓度

该生物所于数年间划痕卡介苗生产采用高度法测其菌苗浓度,皮内注射卡介苗用直接称重法测其菌苗浓度。由于操作人员压干菌块水分不一致,所以稀释后菌苗浓度差异比较大。后采用光电比色计测其原液浊度(OD 值),以制备好的冻干参考标准菌苗作为对照校正浓度,使菌苗含菌量控制在一定范围内不至太高或太低,划痕菌苗基本上能达到规程要求浓度 75 mg/mL ± 10%,冻干皮内注射菌苗也能控制在 1.5 mg/mL ± 10% 范围内,这样菌苗含菌量相对稳定和标化。

5. 活菌数、菌苗活力及对冻干的耐受力

成都生物所自 1983 年始按照 WHO 技术指南要求,采用两倍稀释法进行检定,于 1983—1986 年共生产液体卡介苗计 211 亚批,活菌数在 1 500 万/mg 以上的有 177 亚批,不合格仅 3 批。同时,冻干卡介苗后活菌数都理想,均高于规程要求,存活率达 12%～23.8%。冻干注射卡介苗自 1987 年生产后,产品质量稳定,存活率较高,在 211 批中,活菌数在 1 500 万/mg 以上的有 177 批,占总数的 83.89%,400 万/mg 以下者仅 3 批,不合格率 1.4%。

6. 冻干前、后比较

"北京 64-42"株菌苗活菌数是 $26.6×10^6 \sim 51.6×10^6$/mg,"上海 D_2BP302"株菌苗则为 $10.1×10^6 \sim 12.3×10^6$/mg;冻干后,前者为 $8.9×10^6 \sim 21.4×10^6$/mg,后者为 $5.7×10^6 \sim 7.9×10^6$/mg。

7. 半成品污染率、耗氧量、成品合格率

液体菌苗不合格的主要原因是无菌试验不合格,冻干疫苗不合格的主要原因是水分及活菌数。该生物所做到人员比较固定,技术操作规范,1983—1986 年做到液体划痕卡介苗合格率依次是 97.87%、97.67%、97.64%、100%,液体注射卡介苗则为 100%、98.48%、98.36%、97.92%;1983—1987 年冻干划痕卡介苗合格率依次是 93.58%、100%、100%、100%、66.67%;1986—1988 年冻干注射卡介苗合格率依次是 100%、100%、98.34%。在可培养颗粒计数结果一致时,显示出"北京 64-42"株菌苗较"上海 D_2BP302"株菌苗有较高的活菌含量。冻干前,前者的耗氧量为每小时 157~219 μL/90 mg,后者则为每小时 106~161 μL/90 mg;冻干后,它们分别为每小时 87~146 μL/90 mg 和 62~83 μL/90 mg。上述可培养颗粒计数及耗氧量测定都显示出"上海 D_2BP302"株较"北京 64-42"株对冻干的耐受力更强。根据冻干前、冻干后的可培养颗粒计数结果,"上海 D_2BP302"株菌苗的冻干存活率平均为 58.75%(波动范围:56%~64%),而"北京 64-42"株平均为 35%(波动范围:29%~41%);从冻干前、冻干后两者耗氧量测定的结果计算各菌株生产的菌苗的平均冻干存活率,"上海 D_2BP302"株菌苗的冻干存活率平均为 56.75%(波动范围:53%~59%),"北京 64-42"株平均为 53.35%(波动范围:42%~61%)。该生物所严格培训人员,要求人员素质高、技术过硬,人员相对固定,掌握卡介苗制检规程和操作细则,做好高压灭菌,保持无菌操作,无菌程度达到操作室平均每付平皿不超过 5 个菌落,以求控制和降低卡介苗半成品污染,使污染率下降,亦保证产品质量和做到节约生产。

8. 热稳定试验

通过可培养颗粒计数得到的热稳定试验,"上海 D_2BP302"株为 31%~39%,而"北京 64-42"株为 13%~38%;通过耗氧量测定,二者分别为 52%~79% 和 17%~35%。

9. 萌发试验

未能显示二者间活力与热稳定的差异。这可能是因为这种方法用于这方面定量分析的检查可靠程度低的缘故。

10. 皮肤反应结果

对于两菌株生产的菌苗,接种相同的剂量产生的皮肤硬结反应程度是一致的,而化脓率的发生"上海 D_2BP302"株比"北京 64-42"株绝对数稍高,但差异无统计学意义。虽然两菌株产生的皮肤反应非常接近,但当我们考虑到本实验中两菌株生产菌苗存在明显的活菌数量的差异,我们就会看到两菌株在皮肤反应性方面有明显的差异,显然"上海 D_2BP302"株强于"北京 64-42"株。

此外,整个实验结果还提示了:在同样的工艺条件下,使用"上海 D_2BP302"株生产的 BCG 较使用"北京 64-42"株更易保证生产稳定性。当然,根据以上所述,对于 BCG 生产来说,"上海 D_2BP302"株似乎比"北京 64-42"株具有更多优点。然而鉴于本研究仅限于生产实验室内的结果,因而要对两个菌株做出恰当的选择,还需要经过毒菌实验室内动物试验和现场人体使用效果的考核。

由于皮上划痕卡介苗使用简单,副反应率低,所以上海生物所从 1980 年开始主要生产皮上划痕卡介苗。但皮上划痕方法不易掌握,接种成功率低,影响免疫效果,逐渐为皮内法代替。到 1989 年,皮上划痕卡介苗的产量仅占皮内卡介苗的 0.5%。该所于 1985 年生产冻干卡介苗,到 1989 年生产的冻干卡介苗已经超过液体卡介苗。

因为卡介苗的活菌数直接影响阳转率,而活菌数和细菌活力又与菌种传代方法、菌膜的菌龄有关。所以上海生物所根据菌种特性,采用纱膜传代、冻干种子批生产:每年开启 2~3 次冻干菌种,通过严格选择菌膜、菌龄、菌体研磨等手段,使产品保持相当稳定性。例如,将易于在运输和保存中失去活力的液体卡介苗的活菌数控制得高一些,约 2 000 万/mg,以保证接种时仍有较高活菌数。如1980—1989 年液体卡介苗的活菌数(万/mg)依次是 2 180、2 030、2 401、2 449、2 578、2 574、2 526、2 186、1 631、2 058;冻干卡介苗较稳定,平均活菌数控制在 500 万/mg,1985—1989 年活菌数(万/mg)依次是 919、857、1 006、622、587。

上海生物所使用本所的制品在上海市的 3 所小学一年级小学生中进行研究,由专人负责接种、专人负责观察和记录:OT 皮试阴性小学生随机分为 A、B 两组,分别接种液体 BCG(活菌数 1 000 万/mL)和冻干 BCG(845 万/mL),12 周后结素检查阳转率和阳性平均直径如表 15-4-2、表 15-4-3 所示。1 年后按 1/3 抽检,测定其阳转率情况如表 15-4-4 所示。

表 15-4-2　两种 BCG 接种学龄儿童 12 周结素阳转率

菌苗名称	试验人数	阳性人数	阳转率/%	
液体 BCG	517	509	99.45	$U=0.841$
冻干 BCG	518	513	99.03	$P=>0.05$

表 15-4-3　两种 BCG 接种学龄儿童 12 周结素阳性平均直径

菌苗名称	试验人数	阳性人数	阳转率/%	
液体 BCG	517	509	13.1	$t=1.635$
冻干 BCG	518	513	12.49	$P\geqslant 0.05$

表 15-4-4　两种 BCG 接种 1 年后阳性率及硬结平均直径

菌苗名称	试验人数	阳性人数	阳转率/%	硬结平均直径/mm	
液体 BCG	156	156	100.0	14.39	$t=0.285$
冻干 BCG	156	156	100.0	14.23	$P\geqslant 0.05$

该研究显示该所生产的液体 BCG 与冻干 BCG,只要活菌数在一定范围内,接种技术标准化,所得结果无差异。

上海生物所生产的皮内 BCG 菌种,使用的是交替传代的 D_2 菌株,从 1974 年开始逐步以纱膜传代取代胆汁土豆与苏通交替传代,并开始用种子批生产。按 WHO 规程要求,从 1982 年始每年给 100 名学龄儿童接种,观察其反应和效果。邱奕励等研究者使用该所生产的冻干菌苗于 1982—1988 年对小学生进行了测定,阳转率(%)和硬结平均直径(mm)依次为 98.92(9.60)、100(12.66)、97.21(9.31)、100(13.81)、97.11(12.73)、98.62(13.54)、98.72(10.94);另一研究结果显示,1988—1989 年的冻干 BCG 接种效果情况相应为 100(13.7)、100(14.4)。

兰州生物所生产的菌株系 1958 年由卫生部下发的丹麦菌种,按原传代方法在苏通马铃薯培养基与胆汁马铃薯培养基上交替传代,一般发育良好。1974 年后采用冻干种子批,供每年生产启用,并且每 5 年检定 1 次菌种,以保证原菌株的性质。该所使用的菌膜基本上是培养 8~9 d 的第二代,一般发育良好。该所沿用压干比量法生产,先干磨、后湿磨,最后分次加稀释液,经手工再摇,直到原苗成均匀的菌悬液。1988 年菌苗浓度测定正式使用比浊法稀释菌苗,即将每个摇瓶的原苗进行浓度测定,按统一的浓度进行稀释。该所 1983—1989 年生产的菌苗质量,按单位面积产量,最高年平均产量为 34.0 g/100 mL,最低为 31.8 g/100 mL,总平均 32.8 g/100 mL。

由于"丹麦Ⅱ株"("兰州 $D_2$1")在兰州生物所已经使用 30 余年了,因使用该菌株期间通过苏通马铃薯培养基、牛胆汁马铃薯培养基各培养了近 150 代,从 1973 年开始建立种子批,到 1980 年已经 5 代了,但其培养特性、毒力试验及安全试验等指标亦均能通过卫生部颁布的《生物制品规程》。该所在 1980—1989 年对其生物学和免疫学特性进行了探讨,结果如下:

"兰州 $D_2$1"株特性、培养基础和培养条件:综合苏通培养基;培养温度 38.5~39.5℃,菌种保护液用苏通培养基(天门冬酰胺作氮源),生产用苏通培养基为食用味精(含谷氨酸 99.9%)。传代方式:用苏通马铃薯培养基和牛胆汁马铃薯培养基交替传代保存菌种,用苏通马铃薯下面液体培养基中生长的浮膜进行传代用于生产,20世纪近80年代开始使用冻干种子批保存菌种和纱膜传代法进行生产。$D_2 1$生物学性状:$D_2 1$在苏通培养基上发育良好,为典型抗酸杆菌;在苏通马铃薯培养基上,菌苔干燥且粗糙,呈菜花状,略带浅黄色;在牛胆汁马铃薯培养基上呈浅灰色黏膏状菌苔,较湿润、光滑;在苏通液体培养基上为多皱、丰满、菌膜干燥、微带黄色浮于液体表面,液体澄清。$D_2 1$菌落形态:扩散型,菌落较大,扁平,生长较薄,表面粗糙;非扩散型,菌落较小,圆而隆起,如同小米粒,呈典型的粗糙型菌落;中间型,菌落大小接近于扩散型菌落,生长扁平,但菌落中央有小的隆起,呈草帽状,表面粗糙。通过对骆氏鸡蛋培养基上244亚批27 944个菌落的观察,三种形态的构成是:扩散型5 755个(20.59%),非扩散型6 767个(24.22%),中间型15 422个(55.19%)。冻干前、后各菌落的组成:冻干前,14批,菌落数3 526个,其中扩散型486个(占13.8%),非扩散型549个(15.6%),中间型2 491个(70.6%);冻干后,230批,菌落数24 412个,其中扩散型5 269个(占21.6%),非扩散型6 218个(25.5%),中间型12 925个(52.9%)。毒力试验:豚鼠毒力试验,用300～400 g豚鼠6只,每只腹腔注射5 mg/mL,后每周称体重,注射后45天解剖检查。6只豚鼠体重平均增加46.47 g,平均每周增加11.62 g。解剖结果显示:除大网膜上有散在结节和少数肠系膜上有结节外,其他脏器均无异常。小白鼠毒力试验:用18～20 g小白鼠18只,随机分为对照组和实验组,实验组每只尾静脉注射BCG 1 mg,于1周、2周、4周后分别检查两组小白鼠的肺、肝、脾、肾、大网膜和肠系膜病变,并称体重和脾重。结果显示:体重均有增加,但两组间没有明显差异($P>0.05$);脾重实验组明显增加,和对照组相比有统计学意义($P<0.01$);其他脏器均无异常。用豚鼠做免疫力试验:300～400 g豚鼠,采用每毫升0.75 mg、0.075 mg、0.007 5 mg、0.000 75 mg菌苗分别于腹部皮内注射0.1 mL,每周测量反应大小,8周后用10单位结核菌素试验检查阳转情况。结果是:小剂量0.75 mg的反应一般可维持到28 d,反应率100%;小剂量0.075 mg的反应持续14～28 d,反应率100%,但反应面积较0.75 mg的为小;小剂量0.007 5 mg的不但反应持续时间短,反应面积小,反应率也只有66.69%;0.000 75 mg的注射后几乎没有反应。10单位结核菌素测定阳转100%,10单位结核菌素反应平均面积为9.67×10.33 mm^2。小白鼠免疫力试验:1985年,对冻干BCG抽样检查6批,用小白鼠做免疫力试验,以每只1.5 mg[浓度平均活菌数为227/(mg·mL)]进行腹腔免疫,28～30 d每只行尾静脉结核杆菌($H_{37}Rv$) 1.0 mg或1.5 mg[浓度平均活菌数亦为227/(mg·mL)]注射攻击,观察28 d后的结果是:感染小白鼠28只,存活26只,存活率为92.8%,死亡的2只平均存活天数为27.2 d。肺部病变指数$D_2 1$为2,$H_{37}Rv$为24。豚鼠安全试验:于结素试验阴性的同性豚鼠皮下注射1 mL含菌10 mg的菌苗,每周称其体重并且观察注射局部及淋巴结反应。在观察期间实验动物体重持续上升,60 d或120 d解剖动物时,除少数动物的鼠蹊部位有3～6 mm大小的肿大淋巴结外,其他脏器均未见有异常反应。

11."兰州$D_2 1$"株的菌苗质量探讨

冻干BCG生产既要考虑菌膜的产量,又要考虑菌膜的活力和菌的数量,故一般采用培养8～9 d的菌膜用于制造菌苗。其10年间共生产1 903亚批次,最高产量是37.1 g/L,最低31.8 g/L,平均为33.45 g/L。菌苗的活菌数:其间共生产卡介苗240批,冻干前活菌数平均2 371.37万/(mg·mL),冻干后448.84万/(mg·mL)。存活率平均20.17%。菌苗的稳定性试验:试验期间共对22亚批冻干皮内卡介苗进行热稳定测定,菌苗分别保存在4℃和37℃的环境中,28 d后进行活菌计数和残存率计算,以37℃保存菌苗的活菌数不低于4℃保存菌苗活菌数的20%即为合格,结果达到了50%。对检定合格的冻干皮内卡介苗保存于2～10℃环境中10个月后做活菌计数测定并与原活菌数进行比较,9个亚批次保存10个月后活菌数100%合格,达到规程要求,存活数占原活菌数的71.73%。人体接种效果及反应:① 对学龄儿童接种冻干皮内卡介苗12周后,结素复查阳转情况。定西复查649人,阳性604人,阳转率93.06%;陇西复查920人,阳性866人,阳转率94.13%。② 对新生儿接种冻干皮内卡介苗12周后,杭州点131人,阳转126人,阳转率96.18%;沈阳点复查79人,阳转77人,阳转率97.5%;兰州点复查5 899人,阳转5 372人,阳转率91.1%。兰州点复查学龄儿童组0～4岁的卡介苗反应平均值为11.89 mm,5～9岁的为11.41 mm,10～14岁的为10.59 mm。新生儿5 899人的反应平均值为10.59～10.86 mm。无论是新生儿还是学龄儿童,卡介苗接种后均未发生淋巴结肿大或化脓情况,显示菌苗安全。

兰州生物所在1983—1989年的7年间完成冻干皮内卡介苗计239 795万支;共生产菌苗1 786亚批,其中污染45亚批,合格率97.5%。自1983年开始,每年做活菌数检查共1 741亚批,检定结果:<100万/mg的26亚批,占1.49%;在100万~299万/mg计677亚批,占38.88%;≥300万/mg计1 038亚批,占59.62%。冻干后平均活菌数为430.7万/mg。

因为单位湿重卡介苗内含有活菌数的高低是衡量制品质量的一项重要指标,所以长春生物所非常重视这项工作,该所于1983—1888年间,共检定冻干皮内苗1 158批,平均活菌数为1 266.5万/mg;检定冻干划痕卡介苗92批,平均活菌数438.9万/mg;抽查液体皮内苗101批,平均活菌数1 430.6万/mg;抽查液体划痕苗38批,平均活菌数1 183万/mg。1985年,该所冻干及液体卡介苗的活菌数较低,引发全所人员重视:变更菌株;注意接种量与培养时间,选择卡介苗对数生长期进行制造。从1986年数年,该所生产的BCG活菌数提高,质量改进,干燥后平均活菌数均达到1 481万/mg以上。效果考核中,学龄儿童接种后12周阳转率达到98.06%,1年后阳转率达到97.84%;新生儿接种后12周阳转率达到86.95%,1年后阳转率达到84.4%。人体接种后异常反应率很低。

12. 长春生物所

长春生物所卡介苗组研究人员出于如下考虑:不做结素试验直接皮划接种卡介苗虽然安全,但阳转率低,免疫维持时间短,阴转得快,且用菌量大,不能保障供应,而皮内接种往往先做结素试验,手续繁杂,不利于农村接种,故采用直接皮内接种卡介苗,不但省时省力,而且接种局部引发的早发反应可以调查结核病、自然感染率,并对结核病临床诊断有一定意义,能把儿童结核病的预防和普查结合起来。为此进行了探讨:选取未接种BCG、排除结核病和禁忌证的小学一年级学生1 715名,于左上臂及左臂内侧分别常规接种BCG和注射PPD-C,72 h测量BCG和PPD反应,以硬结平均直径>6 mm为阳性,7 d后再次测量BCG接种反应,硬结平均直径>5 mm为阳性,同时观察全身反应及有无淋巴结肿大,淋巴结肿大以>10 mm为判断标准。BCG接种3 d、7 d后于接种处局部出现阳性反应为早发反应。接种后,参加2次复验者计1 653名,复验率96.38%。结果如表15-4-5所示。

表15-4-5 拉尔哈小学一年级学生PPD试验结果

PPD试验人数	72 h复验人数	复验率/%	PPD反应不同平均直径(mm)人数					PPD坏死人数	有水疱人数	有淋巴管炎人数	有双圈人数
			0~	6~	10~	20~	30~				
1 715	1 653	96.38	1 194	67	361	31	0	1	11	0	0

表15-4-5显示硬结直径>6 mm者459人,阳性率27.8%,其中强阳性31人,包括水疱、坏死计40人,占2.4%。

以PPD反应做标准分析,其早发反应如表15-4-6所示。

表15-4-6 PPD反应和BCG接种3天后早发反应人数对比

PPD反应平均直径/mm	BCG早发反应(mm)人数				合计	
	0~	5~	10~	20~		
0~	622	460	112	0	1 194	
6~	4	34	29	0	67	
10~	14	119	220	8	361	459
20~	0	11	17	3	31	
合计	640		1 013		1 653	

从表15-4-6中可见:PPD反应阴性者1 194人,早发反应亦为阴性者622人(52.1%),早发反应呈假

阳性者572人(460+112)(47.9%),PPD阳性的459人中早发反应亦为阳性者441人(96.1%),早发反应呈假阴性者18人(3.9%)。证明早发反应最明显。

PPD反应和BCG接种7 d后早发反应对比如表15-4-7所示。

表15-4-7　PPD反应和BCG接种7天后早发反应对比

PPD反应平均直径/mm	BCG早发反应(mm)人数				合计人数	
	0 ~	5 ~	10 ~	20 ~		
0 ~	1 002	190	2	0	1 194	
6 ~	39	26	2	0	67	
10 ~	196	160	5	0	361	459
20 ~	18	13	0	0	31	
合计	1 225	398	0		1 653	

从表15-4-7可见:PPD反应阴性者1 194人,早发反应亦为阴性者1 002人(89.3%),而早发反应呈假阳性者192人(16.1%),PPD阳性的459人中早发反应亦为阳性者206人(44.9%),早发反应呈假阴性者253人(55.1%)。早发反应均为阳性者,即PPD为459人,BCG者为398人。两者差别不大。

PPD反应与BCG早发反应符合率见表15-4-8。

表15-4-8　PPD反应和BCG接种早发反应符合率对比观察[n(%)]

反应天数	PPD反应阴性1 194人中的BCG早发反应		PPD反应阳性459人中的BCG早发反应	
	阴性人数	假阳性人数	阳性人数	假阴性人数
3	622(52.1%)	572(47.9%)	441(96.1%)	18(3.9%)
7	1 002(83.9%)	192(16.1%)	204(44.9%)	253(55.1%)

从表15-4-8可见:BCG的早发反应3 d后观察最好,符合率最高,PPD反应阳性的459人中BCG早发反应亦为阳性者441人,符合率96.1%,而假阴性者只有18人,占3.9%。7 d后的误差较大。

PPD皮试、BCG接种早发反应两者均为阳性对比观察如表15-4-9所示。

表15-4-9　PPD反应与BCG早发反应均为阳性对比观察

反应天数	PPD反应阳性人数	BCG早发反应阳性人数	BCG早发反应与PPD反应对比
3	459	1 013	>PPD反应554人
7	459	398	<PPD反应61人

从表中可见BCG的早发反应3 d后最为明显,7 d后两者的反应相似;同时发现,PPD反应强者,BCG的早发反应也强,二者反应基本一致。

在PPD与BCG同时接种后3 d、7 d,对接种儿童检查,未见有全身症状者,亦未见有淋巴结肿大者。

在1 653名儿童PPD复验和综合诊断中,发现36名可疑者,其中活动性肺结核患者14例,患病率0.85%。对14例患者观察其PPD与BCG接种后的反应,3 d内无反应阴性者,而PPD强阳性反应者1人,BCG接种局部反应阴性者1人,强阳性反应者1人。因为无症状,研究者们对14例结核病患者采用单盲法通知患者家长,也未用任何抗结核药物,患病孩子每天正常上学。3个月后进行胸部摄片复查,无1例有结核恶化,反而结核病变均有不同程度吸收。这是值得研究的现象。笔者认为这14例其实不是活动性肺结核病患者,理由是:① 受检儿童无活动性结核病症状和体征。② 这些儿童可能曾感染过结核菌,留下愈合灶,接种卡介苗后诱发的免疫增强使愈合灶处炎症明显化,致使在胸片上有反映,而3个月后炎症消散,显示好转。在抗结核药物联合卡介苗超短程治疗肺结核病研究中就出现过这种情况。③ 单独依靠卡介苗治愈活动性肺结核病有难度,特别是1次卡介苗注射。

该研究说明:不做 PPD 皮试,直接接种卡介苗,以其早发反应 3 d、7 d 作为标准,可大致判断接种前是否受到感染,证明不做结素试验直接接种卡介苗是可行的,而且对调查结核病自然感染和发现可疑结核病患者有指导意义。

13. 长春生物制品研究所和北京生物制品检定所

长春生物制品研究所和北京生物制品检定所合作在大连用丹麦、北京、巴西、日本、上海和上海 D_2 计 6 种菌株冻干卡介苗对 1983 年 11 月 15 日到 1984 年 11 月 31 日在妇产科医院出生的正常新生儿计 1 395 名,采用双盲法,将其随机分为 6 个组,分别接种 6 株疫苗。使用时每株疫苗均配制成浓度为 0.75 mg/mL 的注射液,行常规操作皮内注射 0.1 mL。接种后分别于 12 周做 OT 阳转测定、1~5 年做 PPD 试验,72 h 观察红肿硬结反应,OT 反应 ≥ 5 mm 为阳性,<5 mm 为阴性,PPD 反应 ≥ 6 mm 为阳性,<6 mm 为阴性,比较皮肤结素试验反应情况,考核其免疫效果,以便于筛选、使用高效菌株卡介苗。结素反应观察结果见表 15-4-10。

表 15-4-10 6 种卡介苗接种后不同时间结素反应

菌株	12 周		1 年		2 年		3 年		4 年		5 年	
	人数	阳性率/%	人数	阳性率/%	人数	阳性率/%	人数	阳性率/%	人数	阳性率/%	人数	阳性率/%
丹麦	267	92.69	165	97.57	145	92.41	121	92.56	96	95.83	76	97.37
北京	246	85.77	154	90.90	108	90.51	90	90.00	71	85.91	49	93.88
巴西	227	94.71	148	100.00	133	96.99	125	92.00	96	95.83	74	98.65
日本	216	89.81	149	97.98	108	98.14	101	88.11	83	98.79	70	98.57
上海	138	94.20	91	96.60	81	95.06	71	97.13	57	100.00	47	97.87
上海 D_2	275	91.27	167	98.20	134	91.79	115	88.69	91	94.50	65	98.46

阳性率:12 周 OT 阳性率最高为巴西菌株(94.71%),1 年后 PPD 阳性率最高为巴西菌株(100%),2 年后为日本菌株(98.14%),3 年后为上海菌株(97.13%),4 年后为上海菌株(100.00%),5 年后为巴西菌株(98.65%)。

不同菌株接种后反应硬结平均直径大小(mm)如表 15-4-11 所示。

表 15-4-11 各菌株接种反应平均硬结直径

单位:mm

观察时间	丹麦株	北京株	巴西株	日本株	上海株	上海 D_2 株
12 周	8.63	7.42	8.74	7.75	8.08	9.09
1 年	9.96	8.69	10.88	11.34	10.03	9.83
2 年	9.61	7.71	9.80	10.42	11.04	8.79
3 年	8.88	7.69	11.77	7.84	8.52	7.57
4 年	8.16	8.71	8.44	10.65	9.71	8.24
5 年	9.97	9.27	9.65	12.61	10.11	10.35

表 15-4-11 中显示:12 周平均直径(mm)最大者为上海 D_2 株,达到 9.09 mm;1 年后为日本株,达到 11.34 mm;2 年后是上海菌株,达到 11.04 mm;3 年后是巴西株,达到 11.77 mm;4 年后是日本株,达到 10.65 mm;5 年后是日本株,达到 12.61 mm。

以上研究显示,6 种菌株在正常情况下按常规操作于有效期内接种,免疫效果均能维持在 5 年以上;局部反应硬结大小与阳性维持率呈正比例关系;第 5 年各菌株的阳性率均在 80% 以上,且第 5 年的反应硬结直径大多 > 前 4 年。笔者认为,结素复试硬结增大的现象,可能是结素的复强作用所致。

(四) 保护液

在冻干卡介苗制造后保持活菌数稳定方法的研究中显示,保存温度愈高,保存时间愈长,活菌数就相应地减少。这里也能看出对数期的卡介菌抵抗力最强。然而如果在 30℃ 以上温度环境下有效地防止活菌数降低,则要靠加入冻干菌苗中的保护佐剂谷氨酸钠了。此法是美国开创的,但不同国家保护液有所不同。卡介苗制造中,菌种必须用浓度高的菌苗干燥,否则直接培养于生产用的马铃薯培养基上 14 d 不易生长,因此,在吸取了波兰、苏联的成功经验后,我国采用 1% 明胶与 10% 蔗糖为保护液,按上述方法干燥后存放于 2~8℃ 冰箱,定期复查,以观察活菌变化。研究结果如表 15-4-12 所示。

表 15-4-12　1% 明胶-10% 蔗糖保护液冻干卡介苗在保存期每毫克活菌数含量的变化

单位：万/mg

卡介菌种株	干燥前	干燥后	2~8℃ 保存 1 年	2~8℃ 保存 2 年
巴西	[206	105	106	<10
	1 020]	360	340	50
苏联	[1 200	360	280	120
	1 500]	380	280	142.5
北京丹麦	[200	100	50	<10
	1 250]	580	200	50
上海丹麦	[1 620]	980	未查	200
法国	[320	140	100	<10
	740]	220	140	50
匈牙利	[1 220]	380	400*	120

注：* 保存后反而活菌数高些,这主要是骆氏鸡蛋培养基质量不一致,以及在操作中存在一些错误造成的。

从表 15-4-12 中看出：用明胶、蔗糖为保护液冻干的菌苗在保存期尚稳定。除个别批号因原来活菌含量少外,其他 1 年后均能保持每毫克 100 万以上的活菌单位。以上 6 批结果中有的保存 2 年仍能保持每毫克 100 万以上活菌单位。由此可见,干燥后的活菌单位高是决定保存 2 年或更长时间仍能达到规定标准的关键。

对同时采用 1% 麸酸钠、1% 明胶-10% 蔗糖为保护液做对比试验,用同一瓶菌膜,分别干燥后,用两种不同保护液稀释成每毫升 100 mg 的菌苗,在同一条件下冻干,结果如表 15-4-13 所示。

表 15-4-13　二种不同保护液干燥同批菌苗的对比结果

	1% 明胶-10% 蔗糖液	1% 麸酸钠液
干前活菌含量/(万·mg^{-1})	440	520
干后活菌含量/(万·mg^{-1})	120	140
6 个月后活菌含量/(万·mg^{-1})	62	0.2
水分含量/%	3	4
溶解情况	均匀	有细小颗粒

以上二种干燥前相同均匀度的菌苗均在同一条件下冻干熔封,但用 1% 麸酸钠为保护液的菌苗易吸水致水分略高,溶解时呈细小颗粒,在保存期活菌含量下降较快,重复试验时仍见 1% 麸酸钠浓度菌苗出现小絮状颗粒,这可能是高浓度菌苗不适合用 1% 麸酸钠作为保护液所致,或麸酸钠不纯洁也可能有些影响。

长春生物所收集用苏通培养基培养 9 d 的菌膜,经研磨用生产保护剂(含明胶、蔗糖、味精)制成 75 mg/mL 的原浆,在菌液稀释时加入需要量的精氨酸和尿素(试验保护剂)对卡介苗冻干保护作用进行了试验：

冻干条件：予冻干机在 −30℃ 以下 2~3 h,干燥全过程 20 h,最高温度不超过 30℃,干燥后菌苗用充氮封口。

稳定性试验：将同批菌苗分别放在 2~10℃ 冷库和 38℃ 28 d,同时测定活菌数,培养基为改良骆氏鸡蛋培养基。WHO 要求热稳定性活菌数的残存率不应低于 20%。

将 75 mg/mL 的卡介苗原浆分别用生产保护剂和试验保护剂稀释成 1.5 mg/mL,稀释后分装冻干,每安瓿装 0.5 mL。共试验 6 次,平均结果如下:① 生产保护剂组和试验保护剂组放入冰箱后平均活菌数分别为 1 753 万和 1 886 万,二者差别不显著;在 38℃ 环境中 28 d 后,二者平均活菌数为 763 万和 1 182 万,差别显著。说明试验保护剂对 BCG 有更好的耐热性能。② 保护剂中精氨酸和尿素先加入和后加入的比较:对保护剂中的精氨酸和尿素可通过过滤除菌,对其他成分是 115 ℃ 30 min 灭菌。在菌液稀释时按需要量配制在一起,保护剂中的精氨酸和尿素有的是在菌液分装前加入的,有的是在分装前菌液现稀释时加入的。其结果是,冷库保存先加入组(活菌数为 1 446 万)不如后加入组好(活菌数为 1 886 万),38℃ 28 d 保存先加入组(活菌数为 737 万)也不如后加入组(活菌数为 1 182 万),残存率分别为 50.9% 和 62.7%,显示后加入组较先加入组为优;另外,将分装后剩下的菌液测定 pH,发现先加入精氨酸和尿素的菌液 pH 都由原来的 7.0 上升到 7.8~8.2,而后加入的 pH 仍在 7.0。③ 考虑到先加入精氨酸和尿素的菌液 pH 都升高,那么,只先加入精氨酸而不加尿素与精氨酸和尿素均后加入比较结果如何?研究显示:先加入精氨酸不加尿素冷库活菌数为 1 640 万,38℃ 环境中 28 d 后活菌数为 528 万(残存率 32.1%);而精氨酸、尿素均后加入的冷库活菌数为 1 946 万,38℃ 环境中 28 d 后活菌数为 1 287 万(残存率 66.1%)。说明后加入组好,两者耐热稳定性差别显著。④ 保护剂中尿素的作用:上述保护剂的研究有混杂因素,那么尿素有无作用?对保护剂设计一组无尿素,另一组有尿素。结果是:无尿素组,冷库活菌数为 975 万,38℃ 环境中 28 d 后活菌数为 320 万(残存率 32.7%);有尿素组,冷库活菌数为 1 626 万,38℃ 环境中 28 d 后活菌数为 821 万(残存率 50.4%)。由此可见尿素在保护剂中的重要作用。⑤ 保护液中味精除菌方法的比较:生产用保护剂一直是 115 ℃ 30 min 灭菌,这样的温度对味精是否有不良影响?比较了高压灭菌与过滤除菌的味精配制的保护液,高压灭菌组冷库活菌数为 1 407 万,38℃ 环境中 28 d 后活菌数为 802 万(残存率 56.8%);过滤除菌组冷库活菌数为 1 660 万,38℃ 环境中 28 d 后活菌数为 726 万(残存率 43.9%)。由此可见,含有味精的保护剂经高压灭菌对菌苗的稳定性没有影响。

(五) 生产工艺

1. 安瓿封口

20 世纪 80 年代,成都生物所长期常规采用罐装安瓿冻干,真空封口保存。每批封口完毕,当天或次日采用高频电火花真空测定仪检测,合格后贮存于 2~8℃ 冷库中,因为 1 年后合格率不理想而认为冻干卡介苗虽然冷库保存,但稳定性差,相当比例达不到 100 万/mg 的要求。工作人员在一次偶然的机会中随意将保存样品进行真空测试,发现有约 35% 的安瓿漏气。经反复测试,证明高频电火花真空测定仪从封口尖端改为安瓿颈下部,可保证安瓿完好无损,从而解决了安瓿真空漏气问题。成都生物所为了适应 WHO 扩大免疫规划,1986 年将任务扩大到 451 300 支。冻干室采用真空封口工作量大,操作繁杂,封口时间延长,直接影响了活菌数,不适应扩大生产需要。所以根据充氮封口与真空封口比较试验,最后完善了工艺制作方法。封口后安瓿内含氧量多少为好,是越多越好,还是说最高不超过多少或尽量少些?由于低于 5% 热稳定性就基本达标,因此,为保证质量,含氧量宜 <3%。因为缺氧可使卡介苗处于休眠状态,减少呼吸,降低死亡率。当然,影响冻干卡介苗热稳定性的因素是多方面的,包括菌种的耐热性能、冰冻干保护剂、放置处所的温度和光线、安瓿的颜色等。

2. 制造菌苗后放置、冰冻、干燥三个阶段后活菌数的变化

根据国外的统计资料,卡介苗在整个干燥过程中一般可损失 40%~97% 的活菌。为此进行了探讨,选择两个菌株号各进行两次活菌数测定的结果如表 15-4-14 所示。

表15-4-14 冻干过程中三个阶段活菌数的变化

单位:万/mg

卡介苗株号	当天测定	第三天测定	-40℃冰冻2 h	干燥后
巴西(1)	1 400	520	540	136
上海丹麦(1)	1 540	580	700	260
巴西(2)	未查	1 010	760	100
上海丹麦(2)	未查	900	760	30

从上表可见:如制造后放置冰箱三天,即下降一定的活菌数,-40 ℃冰冻2 h下降活菌数不多,而下降活菌数最多的过程是20 h左右的真空干燥过程(包括低温抽气干燥、加温抽气干燥及封口过程)。

3. 冰冻温度及时间对活菌数的影响

① 冰冻温度。采用-70℃与-40℃二种冰冻温度进行对比,-70 ℃是用2 磅(约908 g)固体CO_2加1磅(约454 g)丙酮,将装安瓿筐直接放入溶液冰冻15 min;-40℃是用低温冰箱-40 ℃内放置2 h。将二种不同温度下的菌苗合并于同一铜丝筐内进行同一条件下干燥,结果是上海丹麦株-70 ℃冻干前活菌数为206 万/mg,冻干后为105 万/mg,-40℃冻干前为206 万/mg,冻干后为100 万/mg。② 冰冻时间。同种株号苏联菌苗安瓿放在-40℃温度下分开、先后放置,一半放置8 h,另一半放置2 h冰冻,同时取出干燥,其结果是放置8 h者,冻干前活菌数为1 280 万/mg,冻干后为78 万/mg,放置2 h者冻干前为1 280 万/mg,冻干后为270 万/mg。可见冰冻时间长对活菌数有较大影响。以上试验虽然仅进行一次,因条件一致,还是有参考意义的。

4. 真空干燥时间、温度与干燥后含水分的关系

卡介苗经干燥后水分含量较高会影响保存效果。因此,国内外均要求干燥卡介苗的水分含量不超过3%。水分含量决定于干燥系统中干燥剂的质及量、待干制品的数量、制品的浓度、保护液的浓度及种类,还有真空系统性能的好坏(包括抽气机的抽气能力)等,如果以上条件决定后,则与干燥过程中温度与真空抽气的时间关系密切。换言之,如果现有设备即1/2 马力(745.7 W)抽气机连接22 cm口径的干燥罐一个,于其上层中空筐内放1.5 磅(约681 g)新换的氯化钙作吸水剂,待干安瓿有60 支,每支装量0.3 mL,每毫升以1% 明胶-10% 蔗糖为100 mg 菌苗的保护液,根据统计结果,干燥后的水分与干燥温度、时间关系如表15-4-15 所示。

表15-4-15 不同干燥时间、温度对水分的影响情况

水分含量	干燥时制品温度	时间/h
<3%	溶化低温 -40~0 ℃	15
	升温 0~25 ℃	5
≥3%	低温 -40~0 ℃	10
	升温 0~25 ℃	10
溶化	低温 -40~0 ℃	5
	升温 0~25 ℃	15

如果其他条件改变,安瓿量减少三分之一,或加入50 g P_2O_5 增加吸收水分,则低温10 h,升温10 h,也能使干燥后制品水分低于3%;如果减少安瓿数量的同时加入50 g P_2O_5,则低温10 h,升温5 h,能使干燥后制品的水分低于3%。这说明不同的设备条件或制品不能按统一的方法来干燥。

该研究显示,卡介苗的活菌数随着保存时间延长而降低,其下降速度与保存温度有关。对液体卡介苗观察结果显示:皮内卡介苗(0.5 mg/mL)在2~4 ℃保存二周后,其活菌数下降44.5%,保存四周后,其活菌数下降77.8%,而在室温20 ℃左右储存二周后,其活菌数下降88.9%,其活菌数虽然大幅度下降,但其对人群试验的阳转率仍然在69.8%~79.6%。似乎说明,活菌数与人群接种后的阳转率间无平行关

系。从实验室中冰箱保存的卡介苗活菌数看,贮存二周的皮内卡介苗平均下降12%(最大63%,最小0),皮上卡介苗平均下降28%(最大44%,最小0);贮存一个月,二种卡介苗活菌数平均下降31%~37%(最大78%,最小0)。另外还抽取过有效期一周的九批卡介苗,活菌数平均下降28.8%(最大75.7%,最小0)。由此可见,只要按规定温度保存,液体卡介苗就算过期1~2周,仍然有一定效果。

二、国家细菌浊度标准用于测定卡介苗含菌量的探讨

原卡介苗生产一直采用压干称重法进行浓度测定,麻烦、费时、容易污染,故多使用压干比量法,该法不易控制菌体水分,批间含菌浓度差异大,加之皮内注射苗比皮上划痕苗含菌量的要求更准确,提高菌苗批间一致性是非常必要的;而且其浓度、活菌数、人体反应等与历年的菌苗相比不致发生大的波动。为此,兰州生物所对比量法生产的卡介苗进行比浊测定,并用光电比色计进行复核,确立了卡介苗的特异比浊标准。

1. 不同菌苗透光率比较

将压干比量法生产的原苗稀释至1.5 mg/mL,即为皮内注射卡介苗(比量菌苗),以细菌浓度标准进行测定比浊,计算出原苗浓度,按原苗的不同毫克数分别加入不同量的原苗,使之成为1.5 mg/mL,即为比浊法生产的皮内注射用卡介苗(称为比浊菌苗)。将两种菌苗进行反复透光率测定比较后显示:比浊菌苗浓度相对集中、浓度比一致、批间一致性较好;44亚批比浊菌苗的透光率测定,1.5 mg/mL皮内注射卡介苗的冻干前浓度,以581-G型光电比色计测定时有98%~99%的透光率,可以作为生产过程中浓度测定的参考。

2. 不同菌苗的活菌数比较

在81亚批冻干皮内卡介苗中,按比量法稀释的菌苗36亚批,按比浊法稀释的45批。这些菌苗按WHO方法进行活菌数测定,全部达到现行生产规程要求[平均活菌数(mg/mL)≥300万]的均占50%以上。

3. 不同浓度原苗透光率和吸光度的关系

将原苗按比浊稀释法(以细菌浊度标准相当于卡介苗1.3 mg/mL计算)分别将其稀释成不同浓度,后分别进行透光率和吸光度的测定。结果显示:浓度越大,透光率越小,而吸光度和透光率相反。多次研究结果证实:卫生部药品生物制品检定所颁发的细菌浊度标准,相当于卡介苗1.3 mg/mL用于含菌量的测定比较适宜;光电比色计的透光率或吸光度可作为浓度测定的参考标准。

三、基础研究

(一)合成肽疫苗BCG-a-p及基因疫苗MbaA抗结核保护力观察

根据卡介苗A抗原氨基酸序列合成,合成肽中含有多种与卡介苗A抗原片段相应的不同肽链,命名为BCG-a-p。BCG-a-p具有与卡介苗及结核杆菌$H_{37}Rv$相同抗原,但与其他分枝杆菌不同。BCG-a-p的抗体能与分子量为10 000的卡介苗及结核杆菌$H_{37}Rv$的抗原反应,且BCG-a-p能引起卡介苗或$H_{37}Rv$菌致敏的豚鼠发生迟发型皮肤变态反应。基因疫苗MbaA(M. Bovis Antigen A)载体细胞为沙门氏菌。该菌携带含有卡介苗基因片段的质粒并能表达64 kD分枝杆菌牛型菌A抗原(MbaA),该DNA片段取材于大肠杆菌K-12的卡介苗基因库;选用质粒为PRIB1 000,携带1个49 kD MbaA的DNA片段,由该片段表达的MbaA能与80%的结核病患者及60%卡介苗接种者血清中特异性抗体结合,该疫苗注射豚鼠后以MbaA皮试显示能诱发迟发型变态反应。表明这两种疫苗均具有结核杆菌抗原特异性。随之,对这两种疫苗进行了动物试验。结果显示,合成肽疫苗BCG-a-p及基因疫苗MbaA均无抗结核保护效果。这说明该疫苗不能诱导CMI免疫应答或两种疫苗不具有诱导抗结核保护力的抗原决定族。

(二)用显微光度法对比研究两个卡介菌株细胞移动抑制试验分析

该研究用"北京007"株及"D1331"株。"北京007"株两批为有效期内的冻干卡介苗,菌苗的活菌数分别为1.97×10^6/mg及3.12×10^6/mg;"D1331"株系1981年2月在丹麦国立血清研究所制备的菌苗,已冷藏6年,活菌数为1.2×10^6/mg,到使用时已冷藏保存7年。

(1) 免疫剂量

豚鼠皮内注射 0.1 mg/0.1 mL，小白鼠为腹腔注射 0.2 mg/0.2 mL，每次均设同等数目的空白动物作为对照组。细胞移动抑制试验所检查的细胞不是在悬滴之内，而是在毛细血管之内，结果的表达方式不是电压的高低而是曝光时间的长短。

(2) 细胞悬液的制备

取免疫3个月后的小白鼠的腹腔巨噬细胞、免疫2~6个月的豚鼠腹腔巨噬细胞做巨噬细胞移动抑制试验（MMIT），用免疫3个月豚鼠的外周血做白细胞移动抑制试验（LMIT）。所用巨噬细胞或白细胞均用肝素抗凝，按常规方法用含10%小牛血清的 RPMI-1640 营养液配制成 $1 \times 10^8/mL \sim 3 \times 10^8/mL$ 的悬液。后用 10 μL 的进样器吸取 10 μL 的细胞悬液，一分为二地平均装入二段内径约 1 mm 的毛细管，封闭一端，低速离心，在细胞压积处截断，把带细胞的一截插入两孔凹玻板的一孔内，同一细胞悬液的两管分别放在同一凹玻板的两孔内，然后分别加入覆盖液，一侧对照孔加 10% 小牛血清 RPMI-1640 液，另一侧试验孔加含有 10 μg PPD 的 10% 小牛血清 RPMI-1640 液，盖上盖片，蜡封。于 37 ℃ 培养 20 h，取出放显微镜下做细胞移动抑制试验检查。结果显示，卡介苗免疫豚鼠3个月后，外周血 LMIT 的两个免疫组与未免疫组相比，其白细胞的活力受到抑制；在免疫组中"D1331"株平均抑制百分率超过 20%，与北京 007 株相比，有显著性差异。

两个菌株免疫豚鼠后 MMIT 显示其巨噬细胞的游走活力与未免疫组相比受到抑制，两者的抑制百分率均较未免疫组为高；在免疫组中"D1331"株平均抑制百分率超过 20%，与"北京 007"株免疫组相比，有显著性差异。

小白鼠腹腔巨噬细胞的 MMIT 仍然表明免疫组的移动抑制百分率较未免疫组为高，D1331 株平均抑制百分率超过 20%，与"北京 007"株免疫组相比有显著性差异。

该研究说明"D1331"株对机体引起的细胞免疫应答较"北京 007"株为高。

用显微光度法对比研究两个卡介菌株细胞移动抑制试验，结果显示：可能 PPD 也是一种促分裂原，能引起细胞的有丝分裂，常用来做淋巴细胞转化试验，有丝分裂是在抗原刺激 24~48 h 发生，72 h 达高峰。20 h 是细胞在转化准备阶段，细胞增大，胞浆增多。

(三) WHO 卡介苗活菌计数法与常规法的比较

卡介菌呈团状不易分开，需要经钢珠研磨后加稀释苏通液制成活菌苗。一个制造所生产的菌苗应恒用一种方法检测以保持菌苗的质量。1977 年 WHO 在卡介苗试管内试验技术指南上推荐使用两倍系列稀释法（WHO 法）。邱奕励等所在的上海生物所，自 1950 年生产卡介苗一直到 1984 年均采用常规十倍系列稀释法（常规法）进行活菌数测定。鉴于国际交流的需要，有必要对两种方法进行比较研究。为此从 1984 年开始该所生产的菌苗用两种方法检测：1984 年生产的 25 批卡介苗 WHO 法测定活菌数范围为 $14.40 \times 10^6/mg \sim 55.88 \times 10^6/mg$，常规法为 $12.20 \times 10^6/mg \sim 50.70 \times 10^6/mg$，两者平均活菌数分别为 $34.86 \times 10^6/mg$ 与 $32.89 \times 10^6/mg$，统计学处理两种方法活菌数计数无差异（$P > 0.05$）；两种方法求得的变异系数分别为 34.88% 与 36.73%，亦无统计学差异。1987 年初到 1989 年 5 月又重复了 100 批的试验比较，用配对方法对两种稀释法进行活菌计数的统计分析，再次证明两种稀释方法在测定卡介苗活菌数上无差异。但是，常规法以十倍系列稀释，以最终两个稀释度培育出来的菌落平均数计算，求得每毫克菌体内所含活菌数的方法具有操作简便、节省原料、计算方便的优点，适用于大生产；WHO 法采用随机抽样、密码编号，用两倍稀释的最终三个稀释度培育出来的菌落数按统计方法计算，虽然手续烦琐，耗用材料多，花费时间长，但可以减小人的主观误差，有其科学性，适应国际交流和用于科研或送检样品检测。

(四) 卡介苗保护力小鼠脾菌测定模型的建立

目前卡介苗的主要效力指标有：① 卡介苗的活菌数与耐热稳定性；② 卡介苗所诱导的迟发型及皮肤变态反应强度；③ 接种与不接种卡介苗人群的结核病流行病学指标；④ 卡介苗免疫动物的抗结核保护力。最后一项为卡介苗实验室检定的一个重要指标。WHO 冻干卡介苗制检规程也推荐应用卡介苗动物试验为实验项目。我国多年来卡介苗效力实验动物模型一直沿用小鼠残存率及平均生存天数为实验指标。该模型有两个缺陷,其一是攻击毒菌毒力不稳定,直接影响实验结果及实验批与批之间的可比性;其二是无法体现残存小鼠间病变程度的差异,即实验精度较差。为此,王国治等建立了卡介苗保护力小鼠脾菌测定模型。

（1）实验的卡介苗菌株

"D-1331"株系丹麦血清研究所提供,菌种开启后接种于7H9培养基,培养7~10 d后稀释分、装小管,于-60℃冷藏。

（2）攻击毒株

攻击毒株由Dr、D、W、Smith提供菌种转种于7H9培养基,于37℃培养10 d,以8 μm滤膜过滤,分装小管,冷藏于-60℃冰箱。

（3）OAA-TCH培养基

OAA(Olioc acid Albumin Agar)系美国Difco公司产品,培养基制备后加入TCH(Thiophono-2-Carboxylic acid Hydrazide),TCH最终浓度为2 μg/mL。

（4）L-J鸡培-TCH培养基

鸡蛋培养基按常规方法制备,TCH最终含量(μg/mL)分别为0、5、10、20、50、100。

本次实验采用双盲法,所有动物分组,4个卡介苗剂量、3个攻击毒菌剂量组均采用计算机编码,实验后脱码。

用18~20 g NIH品系雌性小鼠,5只一组分盒,观察一周无异常,行腹腔免疫0.5 mL含2.5×10^5 CFU、2.5×10^4 CFU、2.5×10^3 CFU、0.0 CFU卡介苗,免疫4周后,尾静脉注射含2.2×10^5 CFU、2.2×10^4 CFU、2.2×10^3 CFU攻击毒菌,4周、5周、6周后解剖小鼠,观察病变程度。取脾脏分装于研磨钵内(2个/组)研磨至匀浆,加入4.5 mL 7.5%生理盐水,稀释至10^{-3},并接种于OAA-TCH培养基,2周后活菌计数并计算均数及其对数。其结果是:按3次分设3个数据库,以minitab统计学标准程序对不同免疫剂量组与对照组、不同攻击剂量组进行F检验,以95%置信区间分析。① 脾菌分离数对数结果:各不同免疫剂量组、攻击剂量组的4周、5周、6周间无统计学差异,而免疫组与对照组间差异有显著性;② 攻毒5周后各免疫组与对照组间保护力差异有显著性,但二者有接近趋势,各攻击剂量组之间差异无显著性意义;③ 攻毒6周后免疫组与对照组之间及不同攻击剂量组之间均无差异。

（五）琼脂型培养基培养分枝杆菌比较研究

目前,国内分枝杆菌通用培养基为L-J鸡蛋培养基,人型结核分枝杆菌平均生长时间为29天,而且鸡蛋来源、制备时温度控制等条件均影响培养基质量;还有该培养基灵敏度较低,一些涂片阳性痰样品、脑脊液样品中也无法分离出结核菌;在卡介苗质量检定中L-J鸡蛋培养基批与批间差异已严重影响检定结果可靠性。人们对理想培养基的要求是:细菌生长速度快、代时短,可用于细菌微量分离,灵敏度高;可重复性好,易于制备;理化性质稳定,不诱发细菌变异。为此,国内外科研工作者曾做了不少努力,探索了多种培养基,如溶血类培养基、菌体成分培养基、生物活性成分添加型培养基、全合成培养基及琼脂型培养基。王国治等对琼脂型培养基做了探讨。

① 将实验菌株人型结核杆菌$H_{37}Rv$、$H_{37}Ra$、牛型结核杆菌接种于7H9液体培养基,37℃培养2周后,离心收集菌体,以新鲜7H9培养基洗涤2次,并以8 μm硝酸纤维素滤膜过滤,冷藏于-70℃冰箱。

② 卡介苗"D-1331"株冻干菌苗以新鲜7H9培养基稀释后分装小瓶,冷藏于-70℃冰箱。

③ 临床分离结核杆菌均来自未经药物处理的结核病患者,细菌经7H10琼脂培养基培养2周后以棉签涂抹置于7H9液体培养基,机械研磨后以8.0 μm滤膜过滤,冷藏于-70℃冰箱。

④ 培养基7H10,7H11,OAA均来自美国Difco公司,89-1琼脂培养基系自制:按培养基使用说明分别称取各培养基质19~21 g,加入900 mL蒸馏水,待基质均匀分散于水中后加热搅拌至沸腾。15磅(约

6 804 g)20分钟高压灭菌,待培养基冷却至55℃,加入100 mL小牛血清复合物;分装平皿室温下放置1周,经检查无污染后使用。

⑤实验用菌株自低温冰箱取出后,37℃水浴至溶化,以10倍稀释法稀释至10^{-4},接种0.1 mL 10^{-2}～10^{-4}稀释于各培养基,7 d后开始观察菌落形成,2周后开始计数,4周时复核一次,结果是:强毒株$H_{37}Rv$各培养基间差异并不显著,但对于弱毒株和牛型菌,OAA培养基明显优于其他培养基,该培养基测定菌落数高于其他培养基,而且出现菌落时间短,2周与4周无差别。89-1琼脂培养基在卡介苗质量检定中的初步应用。该实验比较了89-1琼脂培养基及L-J鸡蛋培养基活菌计数结果,稀释度为10^4、10^5,89-1琼脂培养基计数时间为2周,L-J鸡蛋培养基活菌计数时间为4周。

(六)氧电极法检定BCG活力的应用及结果

贾淑珍等认为,BCG活力的评定是卡介苗工作者应长期注目并积极探索的课题之一。在BCG常规检定中常用的方法是培养菌颗粒法(number of culture particles)。该法得到结果时间长,而且培养条件等因素影响其可靠性;更为重要的是,由于菌苗中含有大小不一的菌团,而1个菌团中含有几十甚至上百个菌体,然而其只能形成1个菌落,其结果只能表明菌苗含有多少活力单位而无法说明菌苗总体的活力。近来证实,氧电极法是一种较佳的检定BCG菌苗总体活力的方法。

1. 氧电极法基本原理

该法是利用与O_2有关的电极反应,以银(Ag)为阳极,以铂(Pt)为阴极,并且以KCl为电桥,一起密封于丙烯醛树脂中,通电后就产生了电解电流。若条件适当,则阴极反应速度取决于向电极补充氧的速度,取决于反应液中氧的浓度,而BCG是一种需氧微生物,因而以电学的方法测定菌悬液中溶解在反应液中的氧浓度变化的大小来衡量菌活力的强弱。

2. 材料

吉尔森氧图仪;超级恒温水浴箱;电磁搅拌器;实验用菌苗5组。

3. 根据样品检测时氧图的变化进行结果计算

①5组结果标准差很小;②菌苗浓度与耗氧量相关性极显著,二者呈线性关系;③活菌数高,相应的耗氧量亦高,菌苗浓度与菌活力及代谢能力都是不一致的。

4. 氧电极法检定BCG活力的价值

使用该法的实验室不多,该法应用于卡介苗质量检定是有价值的。原因如下:①检测时间短,可用于冻干菌苗挑选干燥前较佳原浆,有利于提高冻干制品活菌数;②活菌数的相关性可作为推算活菌数的参考值;③方法简单,操作步骤少,方便;④要求严格密闭不漏气,重复性好。其缺点是该法要求菌苗浓度>5 mg/mL,与现行使用皮内注射菌苗的浓度0.5～0.9 mg/mL不相配,若推广应用于冻干菌苗检测,则需多个安瓿样品浓缩,比较麻烦。尽管如此,研究者仍认为该法有使用价值。

(七)生物发光技术在卡介苗质量鉴定中的考核

安云庆等在采用生物发光技术取代CFU方法进行卡介苗活菌计数研究的基础上,进一步对这两种方法在卡介苗质量鉴定中的实际应用和临床考核进行了比较。他们首先建立了ATP标准品生物发光(BL)剂量反应曲线,以便通过CFU测定和BL测定,获得卡介苗菌液平均每个CFU产生的BL值和ATP含量。然后对同批次卡介苗进行耐热试验,求得细菌存活率批间变异系数,从而对两种检测方法的准确性做出判断。结果显示合格品标准(活菌数$>1\times10^6$/mL),活菌数、耐热试验及儿童接种的试验结果说明BL方法优于CFU,并且可以取代CFU。

(八)国家细菌浊度标准用于测定卡介菌含菌量的探讨

在没有国家卡介苗浊度标准时,我国在卡介苗生产过程中一直采用压干称重法进行浓度测定。此法麻烦、费时,且容易造成污染,故之后多使用压干比量法。这种生产方法不易控制菌体水分含量,导致批间含菌浓度差异很大。因皮内注射方法对皮内菌苗的含菌量要求准确,所以提高菌苗批次间含菌量的一致性是必要的。

根据卫生部药品生物制品检定所颁布的细菌浓度标准,对比量法生产的卡介苗进行了比浊测定,并且用光电比色计进行比对复核,确定了卡介苗特异的比浊标准。

该次探讨使用的菌种为丹麦Ⅱ兰州株(D_2L),其培养特性、毒力试验、安全试验均符合卫生部1983年批准的《冻干卡介苗制造及检定规程》要求。用苏通液体培养基,调整pH至7.2;以蔗糖、明胶、味精为保护液,调整pH至7.4;选择在综合苏通培养基上生长8～9 d的干满、厚、皱、无污染的菌膜,收集压干,记录收集器刻度,后以1:70的不锈钢珠进行研磨,以无大而致密的菌团为宜。根据菌量,用保护液将其稀释成100 mg/mL的菌液。后行菌液稀释,按需要将浓度为100 mg/mL的菌液稀释成各种浓度。把用压干比量法生产的100 mg/mL的菌液用细菌浊度标准进行比浊,以细菌浊度标准相当于1.3 mg/mL计算出原始浓度,然后按原始浓度用双蒸水稀释成各种菌液。然后用光电比色计,选择与测定菌液互补的NO.50绿蓝色滤光片进行测定。加入比色皿的测试菌液和对照液均不少于6 mL。然后将加入被测菌液的比色皿推入光路,仪器即可指示出读数。结果显示:工作人员体力接近或相同,菌苗压干程度一致,就可以使亚批次间菌苗浓度接近,差异缩小;将用压干比量法生产的57亚批原苗用光电比色计进行透光率测定,最高透光率10%和最低透光率4%之间相差1.5倍,说明用压干比量法生产的原苗亚批次间有差异,需要改进。不同菌苗透光率间比较:将用压干比量法正常生产的原苗稀释至1.5 mg/mL,即为皮内注射用卡介苗(称为比量菌苗);以细菌浓度标准测比浊,计算出原苗浓度,按原苗的不同毫克数分别加入不同量的双蒸水,使之浓度为1.5 mg/mL,即为比浊法生产的皮内注射用卡介苗(称为比浊菌苗)。对两种菌苗分别进行透光率测定,比量菌苗的透光率分布范围较大,而比浊菌苗则相对集中,浓度比一致,批间一致性较好。通过44亚批比浊菌苗透光率测定,1.5 mg/mL皮内注射用卡介苗的冻干前浓度在光电比色计测定时有98%～99%的透光率,可以作为生产过程中浓度测定的参考。

(1) 不同菌苗的活菌数比较

在81亚批冻干皮内卡介苗中按比量法稀释的菌苗有36亚批,其平均活菌数为345.31×10^4 mg/mL,其中$\geq 300 \times 10^4$ mg/mL的有18亚批,占50.00%;按比浊法稀释的菌苗有45亚批,其平均活菌数为$35\,987 \times 10^4$ mg/mL,其中$\geq 300 \times 10^4$ mg/mL的有24亚批,占53.33%。这些菌苗均按WHO方法进行了活菌数测定,全部达到现行生产规程要求,且用两种方法稀释的菌苗从其平均活菌数$\geq 300 \times 10^4$ mg/mL以上和其所占比例来看,均无显著差异($P > 0.05$)。

(2) 不同浓度原苗透光率和吸光率的关系

将原苗按比浊稀释法(以细菌浊度标准相当于卡介苗1.3 mg/mL计算)分别稀释成不同浓度,然后分别进行透光率和吸光率的测定。为了生产工作,需要将10～120 mg/mL之间以每10 mg/mL作为一个档次,共12档。由于各批原苗的浓度不同,所以稀释时高毫克的批数较低毫克的批数少。该法显示,浓度越大,透光率越小,浓度越小,透光率越大;而吸光度与透光率相反,菌液浓度的大小与透光率或吸光度的下降或上升的距离不完全呈比例关系;该法也可用于核对目测比浊浓度的准确性。该研究可说明:卫生部药品生物制品检定所颁发的细菌浊度标准,相当于卡介苗1.3 mg/mL用于卡介苗含菌量的测定比较适宜;光电比色计透光率或吸光度可作为浓度测定的参考指标。

(九) PPD-C稀释冻干BCG的动物试验

1987年7月,辽宁省铁岭市清河区(今清江浦区)清河乡的一所小学在常规接种BCG时,误将PPD-C当作缓冲盐水稀释冻干BCG,并皮内接种一年级小学生46人,在孩子家长中引发一定影响。为此,王志等应辽宁省结核病防治所请求,进行了豚鼠实验。

1. 使用的样品

使用的样品为现场使用的PPD和BCG。

2. 动物及分组

选择35只豚鼠。分组是:PPD试验阴性的健康组、BCG免疫组与对照组。免疫组用含量10 mg/mL

BCG皮下接种,2个月后用PPD检查阳性豚鼠。

3. 接种方法

健康组、免疫组豚鼠各15只,分别按下列方法进行注射:缓冲盐水稀释冻干BCG注射组、PPD稀释BCG组与PPD注射组,每组各5只,皮内注射0.1 mL,同时设立缓冲盐水对照组。

4. 观察内容

(1) 体温变化

各注射组接种前测量肛温,接种后每周量肛温至第4周,以后随机抽测体温至第2个月。

(2) 体重

各注射组于注射前称体重1次,注射后每周称体重1次。

(3) 局部反应

注射后观察局部反应1~4周。

(4) 病理组织学检查

于接种后1.5个月及4个月每组抽样2~3只豚鼠剖检,进行大体及病理组织学观察。由肝、脾肺门淋巴结和肠系膜淋巴结取材料,进行HE染色。

5. 结果

(1) 体温

基本正常。如表15-4-16所示。

(2) 接种局部反应

未免疫过BCG的动物组注射PPD稀释BCG及缓冲盐水稀释BCG,1周后出现反应,组间无大差异,以后逐渐减轻,至第4周全部消失。免疫过BCG的动物组即结素阳性组,分别接种PPD稀释的BCG及缓冲盐水稀释的BCG,第1周反应均较大,以后逐渐减弱直至消失。如表15-4-16所示。

(3) 体重

各组体重均正常增长,无差异。

表15-4-16 PPD稀释冻干BCG的动物研究

组别		豚鼠数	肛温/℃					局部反应/mm			
			注射前3天	注射后1周	注射后2周	注射后3周	注射后4周	注射后2个月	注射后1周	注射后2周	注射后3周	注射后4周
未免疫组	PPD稀释BCG	5	38.8	39.0	38.9	39.0	39.0	38.9	(3.89)2	(2.67)2	(2.2)2	(-)(无溃破)
	缓冲盐水稀释BCG	5	38.7	38.5	38.6	38.7	38.6	38.7	(2.74)2	(2.5)2	(2.0)2	(-)(无溃破)
	PPD注射	5	36.8	38.8	38.8	38.8	38.5	38.7	38.7	(-)	(-)	(-)
免疫组	PPD稀释BCG	5	38.8	39.1	39.0	38.9	38.9	38.9	(18.56)2	10.13×10.26	(6.4)2	逐渐消失(局部溃破)
	缓冲盐水稀释BCG	5	38.8	39.2	39.0	39.0	38.8	38.9	(14.29)2	(6.5)2	(3.4)2	逐渐消失(局部溃破)
	PPD注射	5	38.8	30.0	38.9	38.9	38.8	38.8	(9.3)2	(-)	(-)	(-)
缓冲盐水注射组		5	38.7	38.6	38.8	38.7	38.9	38.8	(-)	(-)	(-)	(-)

6. 病理组织学

(1) 接种后45天各实验组动物间病变的比较

① 未免疫组几乎无异常;

② 免疫组接种缓冲盐水稀释 BCG 的豚鼠与接种 PPD 稀释 BCG 的豚鼠病变未见明显区别;

③ 未免疫组接种缓冲盐水稀释 BCG 的豚鼠与免疫组接种缓冲盐水稀释 BCG 的豚鼠病变几乎无差别;

④ 未免疫组接种 PPD 稀释 BCG 的豚鼠与免疫组接种 PPD 稀释 BCG 的豚鼠病变几乎无差别。

(2) 接种后120天各实验组动物间病变的比较

① 未免疫组接种缓冲盐水稀释 BCG 的豚鼠与接种 PPD 稀释 BCG 的豚鼠病变在各个脏器间未见明显区别;

② 免疫组接种缓冲盐水稀释 BCG 的豚鼠与接种 PPD 稀释 BCG 的豚鼠病变在各个脏器间未见明显区别;

③ 未免疫组接种缓冲盐水稀释 BCG 的豚鼠与免疫组接种缓冲盐水稀释 BCG 的豚鼠病变在各个脏器间几乎无差别;

④ 未免疫组接种 PPD 稀释 BCG 的豚鼠与免疫组接种 PPD 稀释 BCG 的豚鼠病变在各个脏器间无明显区别。

有研究显示,PPD 稀释 BCG 通过影响菌苗活菌数,从而影响菌苗的免疫效果。

辽宁省结核病防治所吴启荣研究显示:BCG 接种对结核病有保护效果,保护力可达72.34%,但 BCG 接种尚不能达到终身免疫;BCG 皮内法接种技术没有达到标准化。吴启荣在1988年家访60例结核性脑膜炎儿童,只有24例接种过 BCG,但卡疤均径仅为2.31 mm,其中0~4岁儿童平均直径为1.54 mm,与标准4 mm 相差2.46 mm;对沈阳与大连的调查显示,接种后卡疤率为3.8%(63/1 675)。

四、科技界对卡介苗菌种的一些看法

BCG 菌种是影响 BCG 质量的重要因素。实践证明:一个好的菌种必须是由种子批生产,不产生严重反应,具有较高活力,对动物和人有较高的结素皮试阳转率,即具有抗结核的免疫力(保护力),具有 BCG 的特性,不含有杂菌。为此,对几个生物制品研究所使用的"巴西"株、"北京"株、"丹麦1331"株、"日本172"株和"英国1077"株计五个菌株做了一些试验。

(一) 菌苗的稳定性

在2~10℃冰箱保存,五个菌株在第一个月末,活力均保持较高水平,活菌数残存率为60%~100%;在第二个月末,"北京"株、"日本"株有下降,残存率为80%以上,"巴西"株只有24%,"丹麦"株为54%;第三四个月,"北京"株、"日本"株下降,残存率为80%以上,活菌数>1 000 万/mg,巴西株残存率为15%~21%。显示各菌株间差异较大。

在22℃环境中放置2周,五个菌株活菌数均>1 000 万/mg,4周后残存率为21%~68%,各组间差异较大。

(二) 动物效力试验

1:100结素病变反应的局部硬结平均直径为:"巴西"株22.00±5.97 mm,"北京"株20.70±3.45 mm,"日本"株19.58±3.02 mm,"丹麦"株23.16±2.79 mm,"英国"株22.25±1.26 mm。显示"丹麦"株结素病变反应的硬结直径大且稳定,而"巴西"株标准差大,不稳定,日本株硬结直径较小。

(三) 动物安全试验

为考查不同卡介菌株的安全性,有人对豚鼠进行了16周解剖的病理形态学观察:初步显示"日本"株对动物的致病力弱;"丹麦"株、"北京"株、"英国"株对豚鼠的致病力居中,只在注射局部和所属淋巴结引起轻度病理变化,不导致内脏改变;"巴西"株对豚鼠致病力较其他几个菌株强,个别动物不仅局部病变重,内脏亦被侵犯。从病理改变性质看,各卡介菌菌株在豚鼠局部与全身的反应属于非进行性病变,与人型结核菌在豚鼠体内所致的进行性结核病变是有明显区别的。动物效力与安全试验结果进一步证实这五株卡介菌株安全有效。

(四)相同卡介菌株剩余毒力比较

用同位素示踪方法研究卡介菌剩余毒力。根据卡介菌在生长过程中可将培养基中放射性同位素^{32}P吸收的原理,将卡介菌用^{32}P标记,然后将标记的卡介菌注入小白鼠体内,在不同时间观察标记菌在鼠体内各脏器分布与储留的动态变化。结果表明注射后几分钟标记菌便可积蓄全身,在肺、肝、脾与淋巴结等的积蓄上,巴西株具有亲肺性,积蓄量大,标记的卡介菌占60%,"北京"株、"丹麦"株、"日本"株约占40%,且这三株菌有共同的亲肝亲脾性;用五株卡介菌株免疫动物后,动物体内均产生不同程度的毒力。根据卡介菌在动物体内繁殖的能力观察到菌株毒性强者动物脾脏明显增大,说明脾指数对评价菌种毒力有一定意义。

(五)动物保护力比较

用卡介菌腹腔免疫小白鼠,每只注射0.1 mg/0.2 mL,第4周从尾静脉攻毒1 mg/0.2 mL。观察指标为半数死亡时间及动物死亡百分率。研究的三批结果显示,半数动物死亡时间以"巴西"株为好,平均29.5 d,"英国"株26 d,"丹麦"株23.6 d,"北京"株23.2 d,"日本"株18.3 d,对照组为15.6 d;而动物死亡百分率表明保护顺序是:"巴西"株51.6%,"丹麦"株64.4%,"英国"株73.4%,"日本"株79.9%,"北京"株82.8%。

小结:各国现在使用的菌种,都是由巴黎巴斯德研究院提供的,经过近百年的演用、互相传递,其菌株反复移植、培养的代次几乎不可计数,并且不同国家菌种的保存方法不同,为适应实验室条件,BCG菌株一直在演进,无可避免地导致菌株的变异,丢失了部分调控元件,使BCG在宿主体内生存和刺激产生持久免疫反应的能力因此下降,表型也可能发生差异,会导致在使用中产生不一的效果,这是情理之中的事。在初始用BCG接种人类时,有人就提出BCG是一个不同菌型的混合菌株。但经过很长时间使用,无人认真进行纯菌种的分离,在培养基上和动物体内,它的性能差别很大,确实说明它是混合菌株。因为传代方式方法都是随意采取,不仅各国保存的菌种各不相同,就是利用同一个菌株,在不同时间制造出来的菌苗,其免疫功能、菌株的生命力、接种后局部反应及在动物体内散布情况也常有波动,这对免疫效果的影响是肯定的。

通过研究认为:培养基中常出现亚株,即使为了防止菌种变异亚株产生而使用种子批生产也不可避免;目前菌株在生物学性状方面如菌膜产量比过去有所增加,菌种菌膜的培养温度平均比过去提高0.5~1.0℃,活菌数比以前有所提高,培养的菌龄较以前缩短;一般菌株剩余毒力越强,表现的免疫原性越好,保护力亦越好,菌膜的培养滤液pH值下降(变酸);种子批生产中启开冻干种子进行培养时,挑选菌膜表面颗粒丰富者,其产量会增加,其活力会相应提高。种子批传至第12代,中间要通过1~2代牛胆汁培养基培养,使其菌株毒力回升,以增加产量及活力。小白鼠免疫力试验是衡量BCG抗结核感染的直接方法。依靠该方法对所用菌株定期检查免疫效果,以便做出相应处理。由此显示:目前统一菌种和进一步对菌种的研究和试验是必要的,也是极困难的。根据目前我国结核病疫情状况和BCG使用的实践,尽管BCG有缺陷,但与其保护功能相比,影响实在是微不足道。因此,BCG接种工作应坚持下去。而且,WHO仍推荐结核病高发国家应尽早对新生儿接种BCG,因为接种BCG对结脑和播散性结核病有保护作用,幼儿常早期暴露于结核菌,且结脑和播散性结核病的潜伏期较短。WHO建议,对于结核病疾病负担较低的国家,可选择有限度的BCG接种方案,即仅在结核病高危人群或结核菌素皮试阴性的大龄儿童中接种BCG。虽然目前已有多种新型结核病疫苗正在研发或在进行临床试验,但至今尚无一种更成熟、更先进的疫苗能够完全替代BCG。所以,在新的结核病疫苗开始大量运用之前仍然需要依靠BCG。BCG不论是国际上供应的还是国内生产供应的都是安全的,不应过分渲染其可能产生的危害。据统计,文献中报道的可疑副反应,有42.3%反映的是医务人员错种BCG的事故及其挽救处理不当所导致,另外还有一部分是医生治疗淋巴结炎欠妥产生的。人们不能因小失大,这一点对于发挥BCG的最大功效是很重要的。在中国,结核病仍然是高度威胁公众健康的传染病,对适宜人群接种BCG,对预防传染病意义重大。因此,加强对医务人员接种BCG的专业培训,医务人员要严格把握接种剂量、接种途径、接种深度,接种前对婴儿进行体检,与婴儿父母进行充分沟通后再施行正确的接种,以及接种后对婴儿进行恰当的观察亦是必要的。

WHO于1965年制定的冻干卡介苗制检规程中规定,生产卡介苗要采用种子批系菌种,启开种子批菌种,使用不得超过12代,以保持其稳定性。《中国药典》三部(2010版)对卡介苗菌种传代要求与WHO一致。当前WHO对皮内注射用卡介苗的质量控制提出了更高要求。鉴于此,程鹏飞等对上海生物所卡介苗生产用菌种"上海D_2PB302"菌株(以下简称"上海D_2"株)的遗传稳定性进行了研究。"上海D_2"株是"丹麦BCG-823"株的子代菌株,1948年由丹麦国立血清研究所引进我国(该所1931年取自巴黎巴斯德研究所),由上海生物制品研究所一直沿用胆汁马铃薯及苏通马铃薯交替传代,培养基的氮源为天门冬素。1974年,上海生物制品研究所改变菌种的传代方法,采用纱膜传代取代马铃薯传代方法,将菌种在无胆汁苏通培养基中连续传代10次后,制成冻干菌种保存。受中国药品生物制品检定所委托,上海生物制品研究所建立了该菌株的原代、主代及工作种子批。自1992年起,该菌株成为我国生产皮内注射用卡介苗的唯一菌株。程氏等借助大量国际上研究成果,提取卡介苗"上海D_2"株工作种子批4、7、10、13、15代单批培养物基因组DNA,以其为模板,用PCR扩增16S核糖体RNA基因,并进行测序鉴定;对"上海D_2"株缺失区RD1、RD2、RD8、RD14、RD16及双组分系统操纵子SenX3-RegX3串联重复序列进行多重PCR检测;对"上海D_2"株缺失区RD1及ESAT6基因进行多重PCR检测;并对基因座SenX3-RegX3进行序列分析。结果是:"上海D_2"株工作种子批4、7、10、13、15代单批培养物的16S rRNA序列均未发生变异,与GeneBank中的Pasteur 1173P2株序列(AM408590.1)相似性为100%;"上海D_2"株工作种子批各代次特征性凝胶电泳图谱显示不同条带位置均相同,其基因座SenX3-RegX3有3个串联重复序列,每个串联重复序列均以ATG起始,以TG结尾,且前后重叠连接在一起;"上海D_2"株工作种子批各代次中均缺少编码毒力的ESAT6基因。说明"上海D_2"株与国际常用卡介苗亚株相比具有其特征性的遗传学特性,在传代15代次以内,分子遗传学特性稳定,符合《中国药典》三部(2010版)规定的12代次内制备疫苗,卡介苗遗传特性一致。

第五节　我国治疗用卡介苗的研制

20世纪90年代初,国内外有关卡介苗治疗膀胱癌的学术会议已举行多次,世界上已经有一些国家如美国、加拿大已有了国家批准的正式治疗用卡介苗制品。治疗用的卡介苗与免疫用的冻干皮内注射用卡介苗(以下简称"注卡")制造工艺基本上是一致的,主要区别在于浓度的差异,前者为60毫克/支,后者为0.5毫克/支。因此在菌体收集及原液稀释过程中极易造成污染,必须严格无菌操作。另外,按治疗用卡介苗的暂行制检规程,其纯菌试验需在增菌试验后进行,这对包括冻干注卡在内的其他不加防腐剂的活菌苗而言,加大了制造上的难度。因此,卡介苗实验室的无菌操作条件须进一步改善。根据全国"治疗用卡介苗"协助研究组制定的暂行制检规程,成都生物所进行了治疗用卡介苗的研制。

1. 方法

菌种及来源:由中国药品生物制品检定所下发的国家标准菌"上海D_2PB302"株。

菌株传代及培养基:按照《中国生物制品规程》中冻干皮内注卡的菌种传代要求进行,培养基采用马铃薯或液体苏通培养基。

培养特性:符合《中国生物制品规程》中冻干皮内注卡的培养特性要求。

原液制造用培养基:使用改良苏通培养基。

菌膜培养:取在苏通培养基上做浮膜适应性培养7 d的菌膜移种于苏通培养瓶中,使用培养8 d的菌膜制造原浆。

菌体收集:培养瓶逐瓶检查,收集菌膜压干,加入适量稀释液,原液浓度控制在120 mg/mL左右。

分装及浓度控制:用分装机定量分装,每支装0.5 mL,采用分光光度法测定,达到每支安瓿中含有60 mg卡介苗。

冷冻干燥:同冻干注卡的冻干过程。

2. 结果

按《生物制品无菌试验规程》,该所计研制出三批样品,分别为961004、961005和961006。经本所质管处及中国药品生物制品检定所检定,全部质检指标达到暂行规程要求。

物理化学检定:抗酸菌,pH(7.08,6.94,7.22)>6.7且<7.6;水分(1.37%、1.16%、0.87%)<3%。

纯度试验:合格。

毒性试验:用体重18~20 g普通小鼠,试验组及对照组各10只且雌雄各半,三批均合格。

安全试验及迟发型超敏试验:用体重300~400 g同性豚鼠6只,对经PPD 100 IU结素皮试呈阴性者,于腹内侧皮下注射0.5 mL含5 mg的菌液,6周后先以50 IU/mL PPD皮内注射0.2 mL,24 h后测迟发型超敏反应,随后将6只全部解剖,检查各脏器,应无肉眼可见结核病变,三批迟发型超敏试验及安全试验均合格。

脾激活试验:用体重18~20 g普通小白鼠,试验组及对照组各10只且雌雄各半,试验组每只注射菌液0.5 mL(30 mg),对照组小白鼠注射同量生理盐水,14 d后处死,称体重、脾重,计算指数,其指数不低于1.5即为合格。

活菌计数:方法同冻干皮内注射卡介苗热稳定性试验方法,结果合格。

目前,我国用于治疗膀胱癌的治疗用卡介苗已由我国自产,其名为CT-BCG,是由预防用卡介苗"丹麦Ⅱ"菌种制备的。该菌种是我国经30年研究筛选出,后采用不同于国外的制备工艺和检定项目研制的产品,其免疫原性好,反应轻微,具有中国的特点。另外,其治疗程序和药量设计是根据我国临床实践及国人体质而定的,更适用于我国患者。国产BCG已于2013年12月正式上市。

(闫卫彬)

第十六章　卡介苗的有效期

20世纪90年代,我国规定皮上划痕、皮内注射的液体卡介苗效期从制造日起计算为42 d(即6周时间),冻干卡介苗为1年。

我国学者于1973—1975年对冷藏液体皮内卡介苗的有效期进行了研究。将新生儿1 160人分为七个组,液体皮内卡介苗冷藏保存1~7周,每周为一个组。结果显示:结素试验阳转率1~3周高于4~7周($P<0.01$),活菌数亦以1~3周组为高,阳性硬结平均直径以1~2周组为高。同时测量卡介苗接种局部平均直径,以1~3周组为大。结果如表16-0-1所示。

表16-0-1　卡介苗冷藏时间与12周结素试验研究结果

冷藏时间	活菌数(万/mg)	结素试验人数	阳性率/%	阳性平均直径/mm
1周	1 090	108	98.4	10.12±2.45
2周	1 030	168	96.0	10.00±2.69
3周	1040	175	96.2	9.47±2.68
4周	300	148	95.0	9.26±2.77
5周	680	165	94.0	9.25±2.71
6周	350	166	90.6	9.15±3.00
7周	480	152	90.0	9.22±2.29

一年后原结素阳性者复试,七个组阳性率均在90%以上,各组间无明显差异($\chi^2=3.4,P>0.25$)。说明只要初次接种成功,一年后持续阳性情况是一致的。二年后复试,各组阳性率在74.7%~94.0%之间。二年观察期间未发现异常淋巴结肿大者。

从上述研究结果可见:菌苗在1~3周期间具有最好效果,4~7周效果稍逊(但4~7周阳转率仍然在90%以上)。说明菌苗就算保存在冷藏条件下,还是越快应用越好。

成都生物制品研究所于1960—1972年进行了三次冷藏条件下各周活菌数的测定,如1972年8月,共做10批,均用鸡蛋培养基做活菌计数并且与呼吸器测得数比较,其结果见表16-0-2。

表16-0-2　活菌计数与呼吸器测得数比较

单位:万/mg

| | 第1周 | | | 第2周 | | | 第3周 | | | 第4周 | | | 第5周 | | | 第6周 | | |
	呼吸器	计数	培养基计数	呼吸器	计数	培养基计数	呼吸器	计数	培养基计数	呼吸器	计数	培养基计数	呼吸器	计数	培养基计数	呼吸器	计数	培养基计数
气压降低	3 531		8 596	2 747		7 190	2 304		6 400	1 671		5 075	1 173		4 097	944		2 884
平均数	353		858	274		719	230		640	167		507	117		409	94		288
推算活菌数		1 589			1 233			1 035			752			526			423	
对首次/%	100		100	77.6		83.8	85.1		74.4	47.3		59.0	33.1		47.6	26.6		33.5

呼吸器测得活菌数,由生产到第6周为1 589万/mg~423万/mg,鸡蛋培养基计数为858万/mg~

288万/mg,可见6周内仍然有较高的活菌数。北京生物制品研究所、北京结核病研究所曾用冷藏1~7周皮内卡介苗做动物免疫力试验,小白鼠免疫后攻毒,T50>45 d,对照组为27 d;攻毒后22 d的动物死亡率,冷藏组为10%,对照组为100%。菌苗活菌数与储存时间成反比,即使在最合适的条件下也是如此。

张建陶用冻干卡介苗在婴儿出生72 h内接种,观察卡介苗接种反应,探讨不同效期的卡介苗接种效果:将一所妇产医院出生的健康婴儿共复查1 012名,其中为卡介苗出厂后4~6个月接种的279名,7~9个月接种的328名,10~12个月接种的405名;接种后12~16周观察卡痕,并做结核菌素试验。结果显示:结素总的阳性率为87.65%,结素平均直径为8.49 mm,卡痕率为97.83%;三组之间卡痕率、阳性率的差异无显著意义,但结素反应直径是4~6个月的最佳。

(裘　强)

第十七章 卡介苗的保存与运输

第一节 影响卡介苗活菌数的因素

如果卡介苗的保存与运输方法恰当,可保存较高的活菌数。卡介苗的活菌数多少,直接影响卡介苗接种的质量。那么,影响卡介苗活菌数的因素有哪些?研究显示有下列方面。

一、保存温度

WHO 结核病研究办公室在非洲、欧洲的研究结果显示:菌苗保存在 2~4.0℃,4 周时活菌数变化不大,但保存在 30℃,第三天活菌即全部死亡。实践证明 2~8℃为保存菌苗的适宜温度,高于或低于该温度,活菌数均会下降,从而影响菌苗质量。保存温度对卡介苗质量的影响如表 17-1-1 所示。

表 17-1-1 保存温度对卡介苗质量的影响

不同保存温度	接种人数	复查人数	反应阳性人数	阳性率/%
14℃室温保存	230	220	142	64.5
2~8℃冷藏保存	177	122	119	97.5

注:1963 年,成都防治所,学龄儿童的观察资料。

宋文虎(1980)在《卡介苗科研工作中不同对象的差异》中,对不同研究对象及各批菌苗在不同保存情况下接种时活菌计数(万/mg)进行了研究,结果如表 17-1-2 所示。

表 17-1-2 不同对象、不同保存情况下菌苗接种时活菌计数

单位:万/mg

对象	冷藏 2 周	室温 4 周	室温 6 周	死卡介苗
新生儿	1 060~2 290	20~143	无生长~31	无生长
学龄儿童	2 780	52	12	无生长

注:新生儿观察分两批进行,故活菌计数为两次结果。

二、光线照射

日光直接照射或在室外光线下,活菌数随时间延长而下降。

1951 年 Edwards 进行光线照射对卡介苗影响的研究:将菌苗放在冰上,暴晒于阳光下 1、4、12、23 h,以未见光的菌苗为对照,对象为学龄儿童,接种 4 周后用 PPD 10 单位(0.000 2 mg)测试,结果是活菌数开始为 962 万/mg,1 h 后只有 8 740 个/mg,12 h 后无菌生长。卡介苗活菌数随着暴晒时间延长而减少,结素试验反应的平均直径在接种后 9 周,菌苗曝光 1 h 者为 9.6 mm,对照组为 19.5 mm。1952 年实验再次证明:短时间暴露于阳光下的卡介苗活菌数大量减少,菌落数与在室外直接暴露于普通日光下相同(阳光

下30 min,室外4 h),卡介苗接种后的PPD皮试局部反应平均直径从10.3 mm下降为5.4 mm。该研究结果如表17-1-3所示。

表17-1-3 不同光线、不同时间对卡介菌菌落的影响

曝光时间/min	日光下菌落数	室外菌落数
0	750.9 万/mg	750.9 万/mg
5	422.3 万/mg	未观察
15	118.3 万/mg	308.3 万/mg
30	0.8 万/mg	123.4 万/mg
60	86 个	42 个
240	未观察	49 个

注:1952,Edwards & Dragsted 资料,丹麦。

冻干卡介苗实验也得到相似的结果:当卡介苗保存温度在6 ℃以下时,可保存数年,其有效性不会明显下降,但超过这个温度,其有效性则下降明显。Bunch-christensen 报道:在13~15 ℃时,随储存时间延长,菌苗活性下降;在22~25 ℃时,菌苗活力明显下降;在30~37 ℃时,菌苗活性在短时间内迅速下降。

第二节 卡介苗的保存与运输方法

由于卡介苗活菌数关系到接种质量,因而卡介苗的运输保存工作显得非常重要。具体保管方法是:无论是日常保存还是在运送途中,均需要避光及冷藏,这是重要的原则。因此,最好把菌苗放在冰箱内(温度调节在2~8 ℃),或放在天然冰箱中,但不能把菌苗直接放在冰块上,防止结冰或污染。在天热季节如没有冰箱,可将菌苗放在塑料袋或带有螺丝口密封的玻璃瓶内,吊放水井中或放置于地窖、深山洞中,这样也能取得一定的冷藏、避光效果。山东省惠民地区报告:该地1~12月份井水温度为12.3~16.5 ℃,保存于这样井水中的卡介苗,皮内注射苗接种后结素阳转率为94.5%,皮上苗接种后结素阳转率为92.7%,反应平均直径分别为11.6 mm与11.4 mm。还有人测得井水下1.5~2 m处的温度为12~16 ℃,并对井水中保存的皮内卡介苗与冰箱内保存的卡介苗进行了活菌数对比,结果如表17-2-1所示。

表17-2-1 井水与冰箱保存卡介苗活菌数比较

单位:万/mg

保存地点	活菌数	3周	4周	5周
冰箱	1 200	950	800	340
井水	1 100	980	700	280

保存于井水中的皮内卡介苗(保存1~5周)接种后结素阳转率93.5%~86.3%。

烟台结核病防治所用尿素500 g和水1 000 mL加以搅拌,根据他们的研究,在夏日室内24 h内温度可保持在10 ℃以下,适用于农村保存卡介苗。尿素还可以用作肥料。

山东聊城结核病防治所提出尿素配制保温液的具体注意事项:

① 尿素随配随用,配制后迅速装入保温瓶内;
② 配制液不可太少,否则温度回升;
③ 卡介苗必须包好,系重物后沉入水面以下;
④ 用15 ℃水作为溶媒时,2∶1尿素即可达到饱和溶液;
⑤ 尿素受潮变黄色,颗粒已经凝结成团块,其降温效果不变。

这儿介绍的是一些农村冷藏菌苗的方法,各地可以因地制宜采用不同方法保存菌苗。除保存菌苗外,菌苗存放地点亦需要固定、避光,不与其他药品混杂存放。

在任何季节,卡介苗均须用小型冰箱或冷藏瓶装运,以免受外界环境、气温变化的影响。

接种工作应在室内,不要在室外进行;菌苗安瓿打开后 1 h(夏季 30 min)即放弃不用。

在国外,有学者为保证卡介苗质量的有效性,采用卡介苗保护液的方法。1946 年苏联学者 Leshchinskaya 以 50% 葡萄糖作为保护液对冻干卡介苗保护得到较为成功的免疫效果后,各国开展了许多不同保护液的研究,不断地得到较理想的保护液,如美国的 Rosenthal 采用了 10% 乳糖发现其效果比葡萄糖更理想,英国学者 Lorber 采用右旋糖酐(dextran)也很成功,波兰、苏联自 1954 年采用了 10% 蔗糖 – 1% 明胶保护较浓冻干卡介苗均获得成功,以上成剂分别被列入生物制品规程。

(王 胜)

结核菌素与卡介苗及其应用

第十八章　卡介苗的接种方法与剂量

卡介苗的接种方法与剂量如同其他科技成果发展规律一样,总是在不断摸索中前进,在探讨中由多样化逐渐完善为标准化。卡介苗的接种方法和疫苗可分为原先的通过胃肠的供口服疫苗、供皮上划痕的疫苗及之后的供皮内注射的疫苗等。这真正是一个方法逐渐进步、效果逐渐提高的过程。

第一节　卡介苗的接种方法

一、卡介苗的接种途径

(一) 口服法

接种方法是完成卡介苗接种的手段,与接种效果、反应强度、工作速度及群众可接受性有关。卡介苗问世后,当时疫苗的发明者卡氏认为新生儿的肠壁表层细胞尚未发育完全,能吸收全部活菌,所以菌苗发明后,在卡介苗诞生的那一年——1921年,首先进行接种试验的就是口服法,当时主要是要确证卡介苗的安全性而并非其有效性。我国在初期的试验研究中也是采用口服法,到1949—1958年,新生儿卡介苗接种大多数仍然采用口服法。由于口服法用菌量大,接种效果差,禁忌证多,所以很快就被淘汰了,而改用经皮的液体卡介苗。但也不尽然,比如班续昭在《新生儿口服卡介苗的经验总结》一文中就持肯定态度,指出苏联卫生部在1937年公布新生儿均应接种卡介苗后,至1948年苏联小儿结核病的患病率至少减少了1/3;丹麦统计结果显示,接种卡介苗的儿童结核病死亡率减少至未接种儿童的1/5。故认为口服接种卡介苗是一种有效的防痨方法。所以班续昭所在医院产科自1953年开始给新生儿进行口服卡介苗的接种,认为此种方法较皮肤划痕法、压刺法、皮内注射及皮下注射等方法更方便易行,其效果也可达到87%的阳转率。口服卡介苗方法限出生后两个月以内的婴儿使用,新生儿最好在10 d内服完三次的剂量(共30 mg)。一般在婴儿出生后的第2、4、6 d或第3、5、7 d服卡介苗,每次1 mL,内含卡介苗10 mg,总量为30 mg。采用口服卡介苗接种法必须注意新生儿口腔的清洁及黏膜的完整,如果口腔黏膜有破损者即停止口服卡介苗,以免发生口腔炎。体重2 500 g以下及有严重的黄疸者或患有其他疾病者暂不接种。新生儿呕吐会妨碍口服卡介苗的接种,新生儿会因吞食羊水而发生呕吐,故应在接产时注意避免新生儿吞食羊水。呕吐轻微者,仍可正常服卡介苗。在给新生儿口服卡介苗时最好将稀释的卡介苗倾倒于橡皮乳头内,新生儿自己能如吸吮母乳般顺利吞下,再以温开水10 mL冲洗新生儿口腔,可减少新生儿颈淋巴结肿大(发生率约0.33%)和脓肿(发生率约0.067%)的发生。赵廷高在探讨应用皮内注射灭活卡介苗(85 ℃ 30 min)治疗慢性支气管炎(简称"慢支")时,发现接种局部反应强烈,尤其是反复接种的。故为避开皮内注射局部反应较强这一问题,应采用口服法。尽管此法从理论上和实践上都被认为效果差,但有学者认为卡介苗具有抗酸性,可以通过胃酸的作用而到达小肠,引起肠系膜淋巴结的免疫反应,而且小肠系淋巴结与支气管相关的组织可能是一种共同的黏膜系统,卡介苗经口服也能产生呼吸道的免疫力,且副反应小,值得探讨。例如,有锦州市的资料显示:灭活口服卡介苗,空腹服用,成人每次 150～300 mg,儿童每次 75～150 mg,首次服后再隔 5 d、7 d、10 d、15 d、20 d、30 d 各服 1 次,7 次为 1 个疗程。240 人进行治疗,结果是近期有疗效率为 78.33%(188/240)(治愈 32 例,显效 74 例,有效 82 例)。1 年后慢支的喘息型与单纯型之间仍然保持着近期疗效的比例。目前该法除了做免疫治疗的癌症病人尚在应用外(往往用浓度高菌苗),常规卡介苗接种已不再采用。有的研究显示,对于免疫功能健全的成人来说,口服卡介苗免疫效果较差,除非胃肠道处在特殊情况下才适宜口服卡介苗进行免疫。还有的研究结果显示,口服卡介苗接种者大多并发化脓性颈淋巴结炎和中耳炎。笔者认为这种情况应该是极少的。

(二) 皮下注射法

采用口服卡介苗后不久,卡尔莫特认为:出生两周的婴儿肠壁已生成黏膜,不能将活菌全部吸收,所以又主张对较大幼儿用小剂量菌苗采用经皮法接种。因此,接着各种经皮接种方法相继出现。首先是 1923 年采用的皮下注射法。虽然皮下注射法由于其反应太大而未得推广,但该方法仍为后人继承下来并且应用。比如有人采用皮下注射法治疗肿瘤:将皮内注射用卡介苗注入瘤内治疗恶性黑色素瘤计 7 例,每次瘤内注射皮内注射用卡介苗 0.5～1 mL,每周 2 次,8 次为一个疗程,每隔半年再做一个疗程,注射部位是恶性黑色素瘤的原发灶和转移的淋巴结内。研究显示,由于卡介苗抗感染保护力产生于被淋巴因子、也是巨噬细胞的活化因子 MAF 激活了的巨噬细胞的作用。MAF 还对恶性肿瘤具有细胞杀伤作用。对卡介苗这种抗癌免疫疗法的研究扩大到了全世界,在部分发达国家中,卡介苗对癌的意义比结核要大得多。最初,在美国,治疗方法主要是用多刺法(multiple puncture)的圆盘针刺法(rolenthal)代替皮内注射法,法国用划痕法(用牛痘刀划破表皮)接种。

笔者曾经对志愿者使用冻干皮内注射卡介苗,对不宜手术的直径约 2.5 cm 的脂肪瘤进行治疗:首先在受试者左臂三角肌下缘外侧注射皮内卡介苗 0.1 mL,待其破溃结痂时,将皮内注射卡介苗 0.2 mL 用注射用水稀释成约 0.6 mL,给脂肪瘤及周围皮肤以 75% 酒精消毒干燥后,对在脂肪瘤周围 3 点(钟)进针皮下注射疫苗约 0.1 mL,后退针到皮内向 6 点及 12 点边进针边皮下注射疫苗各约 0.1 mL,再从 9 点进针皮下注射疫苗 0.1 mL,后退针到皮内向 6 点及 12 点边进针边皮下注射疫苗计 0.1 mL,完成这样环封后将针退到皮下,向脂肪瘤下缘的底部进针并且注射剩余的 0.1 mL 疫苗。做环封时力求注射均匀。约 4 d 后,脂肪瘤周围一片红晕,但有间断(皮肤完好)。随即对间断处和由此处向脂肪瘤下缘的底部注射同样疫苗共 0.1 mL。第 2 d,脂肪瘤周围红晕加重,出现溃破,瘤体肿大,但没有疼痛,故立即用纱布敷盖包扎。3 d 后,在取下纱布时,瘤体和纱布粘在一起而脱离了身体,留下凹下去的溃疡面。溃疡面上分布着一些肉芽肿小结节。当时,对此溃疡面未做处理,让它自然干燥(如有条件适当理疗可能更好)直到膜形成,再轻轻包扎。后凹下去的溃疡面逐渐变平形成疤痕。整个过程中,志愿者未见有不适或不良反应。

(三) 压刺接种法

1937 年采用压刺法接种卡介苗,菌苗浓度为 20 mg/mL。其方法如下:取三角肌外缘下端局部消毒,以注射器吸取菌苗,滴两滴在消毒皮肤中央,绷紧皮肤,然后以大号缝衣针与皮肤成 45°角透过菌苗,在表皮上压刺 30 次,直径范围 1～1.5 cm,深度以刺破表皮可见血痕为宜,然后将菌苗在压刺处涂匀,能见有点状隆起,待菌苗稍干即可。在国外尚有无针注射法(压缩空气注射),比如在乌干达、新几内亚、南朝鲜(现韩国)、菲律宾、波兰等国家,就采用这种方法。这种方法深浅度难以掌握,注射剂量相差大,约有 50% 出血,有传染肝炎的可能,所以被认为不是一种最好的方法。

(四) 划痕接种法

划痕接种卡介苗首先使用于 1939 年。使用的卡介苗浓度为 50 mg/mL 或 75 mg/mL,通常菌苗浓度为 75 mg/mL,为划痕法接种专用,严禁注射。方法如下:取三角肌下缘外侧,用 75% 酒精局部消毒,以注射器吸取菌苗,滴 2～3 滴在消毒皮肤中央,绷紧皮肤,然后透过菌苗用大头针斜放与皮肤成 45°角,在皮肤上按"+""=""#"等不同形状划痕,纵(横)长度各 1~1.5 cm,两条平行划痕间距 0.5 cm,深度以划破表皮微见血痕为宜,然后用大头针将菌苗在划痕处涂匀,并从上下左右轻拉皮肤,让菌液充分渗入、布满痕内,5~10 min,待菌苗稍干,并有点状隆起即可穿衣。

操作要点:① 使受试者手臂抬平;② 酒精干后滴菌苗,晾干菌苗着衣服;③ 菌苗要摇匀,涂抹均匀;④ 菌苗足够量,划痕足够深、足够长;⑤ 技术熟练程度要高;⑥ 划痕针尖不宜太钝。效果:学龄儿童>新生儿,复种>初种,高浓度>低浓度,冷藏>室温,安瓿>毛细管。

皮上接种法设备简单,易推行,但由于接种的菌苗量不可能很准确,大规模接种时效果差异大。20世纪80年代以前,皮上与皮内两种接种方法并存,而且以皮上法接种人数较多,比如1977年全国接种8 617万人次,皮内法占18.6%,皮上法占81.4%。后来,WHO和国内一些专家学者推荐皮内接种法。

(五) 皮上多刺法(喷枪的注射法)

1937年开始使用皮上多刺法。该法使用的菌苗浓度亦为20 mg/mL。方法:于接种处滴上1~2滴菌苗,用4~6(一般6个)个弹簧针头制成的枪(刺皮器)对准菌苗刺入皮内,深度是1~2 mm。后将菌苗涂匀,待干燥即可。

(六) 皮内注射法

1908年,Charles Mantoux开创了定量的皮内注射法。卡介苗皮内接种法真正开始广泛使用于1927年。该接种方法在实践的使用和选择中,为WHO和我国专家所赏识、推荐,认为"应用针管针头的皮内注射法乃是注入规定剂量的最准确方法,喷枪的皮内注射法不够准确而价昂,皮上接种法则更不准确,且不可能使所要求的高剂量菌苗进入体内"。故逐渐进展变更为皮内注射法。皮内注射用卡介苗浓度为0.5~0.75 mg/mL。目前我国全部采用皮内注射法。皮内接种方法及标准化操作如下:

(1) 充分溶解摇匀菌苗

卡介苗是活菌疫苗(不放防腐剂),在制作时要求皮内苗每毫升至少有400万以上活菌,一般约含数百万至2 000万,较好的为3 000万~4 000万。接种到人体内的活菌数量的多少与接种效果成正比。如果每毫升含活菌数为50万,结素阳转率仅达50%;如果超过1 000万,则阳转率可达86.3%。卡介苗溶解后是均匀悬液,在静置后菌体下沉迅速,卡介菌容易吸附、沉积在试管内壁上。所以,现注射现抽取悬液为好。安瓿打开后需要在半小时之内用完,否则作废。

(2) 注射器的选用

选用25#、26#或4~5号不太长的针头,一次性1 mL容量的蓝芯接种用注射器;空气要排净、针头要装紧不漏水。现在要求使用疫苗专用注射器。

(3) 保证现场接种要求

登记人员先对接种儿童进行健康查体,确认无接种禁忌证,再核对接种证登记。

(4) 注射及注意点

选择部位是左上臂、三角肌下缘外侧,避开疤痕、血管和皱褶,以蘸75%酒精的棉签或棉球由里及外消毒该局部皮肤,直径范围2~3 cm,严格按照无菌操作程序进行(对有的受种者可用0.75%碘酊消毒后,再用75%的酒精脱碘的消毒方法)。待酒精挥发干后,最好置平被接种者左手臂,用左手握住上臂内侧,同时绷紧皮肤,右手持注射器,针尖斜面和刻度都向上平放,将针尖稍向下压,浅浅的、几乎与皮肤平行刺入皮内,待针头马蹄口刚被盖住后即可固定针基乳头部,右手推动注射器后座,缓慢注入0.1 mL菌苗,边推边注意皮肤改变为白色隆起突疱,后旋转针管90°缓慢拔出(目的是不让菌液流出来)。注射后,一般可形成约黄豆大(8 mm左右)圆形凸起橘皮样皮丘小白疱,细看表面可见毛孔者为佳。注射深度一定要合适,剂量一定要准确,接种时除要看局部隆起的小疱与毛孔,还要看针管上的刻度,并且以刻度为准。注意点:① 接种人员应专门培训,考核合格后方可上岗。② 做好宣传工作。③ 无菌操作。④ 使用前先核对瓶签上品名、浓度、有效期,充分摇匀疫苗后使用。⑤ 自然光线,室内接种。⑥ 注射器和针头内没有水分。⑦ 接种时谨防药液溅入眼内。⑧ 接种后安瓿、菌苗、棉球等应集中存放,及时深埋或焚烧处理。⑨ 接种后留观察室须观察 15~30 min 方可离开。⑩ 使用一次性疫苗接种专用注射器,做到 1 人 1 针 1 管。从根本上解决了玻璃注射器及针头灭菌不彻底、易污染等问题,杜绝了交叉感染。卡介苗接种使用的注射器与针头均不得为其他注射使用。据有的学者研究统计:皮内注射深度合适时皮丘(凸疱)为 7.9 mm,中等深度为 5.2 mm,较深为 4.8 mm,若注射到皮下则无皮丘。在幼儿中,注射深者0.20 mL与浅者 0.05 mL 相同。1 岁儿童注射深者 0.20 mL 与 6 岁浅者 0.05 mL 相同。由此可见,在 1 岁儿童身上注射欲达到 8 mm 的凸疱,注入量需很大,因此如注射中看凸疱而不看注射器刻度则注射量是不准确的。凸疱大小与年龄大小相关,因皮肤及皮下脂肪含量不同而不同,其中成人男性最大,儿童最小。凸疱大小与注射量相关。哥本哈根对小学生研究显示:注射 0.05 mL、0.10 mL、0.20 mL、0.30 mL 药液形成凸疱所对应的平均直径分别是 6.3 mm、7.9 mm、9.6 mm、10.5 mm。如果针头中途脱出导致注射量不足时,更换一个针头,在原部位继续注射,直到药量达 0.1 mL。不要在注射部位按压揉搓和用肥皂液刺激。特别提醒:注射时要注意针头与针管滑脱防止菌液溅入眼内。使用皮内注射法进行皮内接种,操作容易掌握,偶尔注入较大剂量也不致引起大的并发症。统计结果显示:1977 年全国接种卡介苗 8 617 万人次,皮上法占 81.4%,皮内法占 18.6%。到了 1985 年,二者所占比例几乎互换,且全国 14 个省、市、自治区使用液体卡介苗,12 个省、市、自治区兼用液体卡介苗和冻干卡介苗。1983—1993 年,北京、上海、成都、长春、兰州五个生物制品研究所,平均每年供应的菌苗 14 218 万人份中大部分是皮内苗,而且有一些生物制品研究所也只生产皮内注射用卡介苗,故全国逐渐均采用皮内注射法接种卡介苗。所以,目前对卡介苗免疫效果的评价以皮内注射法最好,结核菌素阳转率可达 90% 以上。我国在 1968 年全国结核病防治工作会议上提出的有关"卡介苗接种工作方案"中强调指出:应创造条件采取免疫效果好的皮内法接种,尽量采用冻干卡介苗。所以,我国菌苗迅速变更为含菌浓度为 0.5~0.75 mg/mL。因此液体卡介苗是 20 世纪 90 年代前国内最常用的卡介苗疫苗品种。1987 年以后全国以使用冻干皮内注射卡介苗为主。⑪ 接种室专用,不存放和使用其他疫苗,防止错用;接种室定期空气清洁;接种台、地面、空气接种前后分别消毒 1 次,每月做 1 次空气培养并记录。为了提高接种部位的皮肤消毒效果,宜定期更换消毒液,消毒液瓶每周消毒 2 次。

二、卡介苗剂型与剂量

使用的所有菌苗均为液体卡介苗。口服液体菌苗浓度一般是 10 mg/mL。最好新生儿在 10 d 内服完三次的剂量(共 30 mg)。一般在新生儿出生后的第 2、4、6 d 或第 3、5、7 d 服卡介苗,每次 1 mL,内含卡介苗 10 mg,总量为 30 mg。压刺接种法的菌苗浓度为 20 mg/mL。划痕接种卡介苗浓度为 50 mg/mL 或 75 mg/mL,通常菌苗浓度为 75 mg/mL。皮上多刺法使用的菌苗浓度为 20 mg/mL。皮内注射用卡介苗浓度为 0.5~0.75 mg/mL。治疗用如膀胱灌注的卡介苗剂型为每支 60 mg/mL。

由于不同的接种方法常用不同的接种剂量和不同的菌苗浓度,而卡介苗接种后产生的效果与接种剂量有密切关系,所以接种要用尽可能大的剂量,同时这个剂量又不至于产生不能耐受的局部反应和并发症。采用皮内注射法注入浓度为 0.5~0.75 mg/mL 的皮内苗 0.05~0.1 mL(一般为 0.1 mL)可产生好的免疫力及可耐受的局部反应。若菌苗剂量增加,便会发生较强的局部反应;而当剂量过小时(如所谓半量),一般难以产生令人满意的结果。

在评价卡介苗接种效果中,主要依据是接种后 12 周的阳转率。但卡介苗接种的真正目标是预防结核病等,这是远期的研究内容。

陈保文等的《我国卡介苗保护力评价参考体系建立的探讨》中显示:小鼠在接种卡介苗免疫组和注射生理盐水对照组免疫后 5 周、28 周、60 周分别感染 MTB,6 周后解剖小鼠,观察鼠肝、脾、肺的病变程度并进行脾脏 MTB 的分离,计算脾脏 MTB 的分离数和对数值,两者均显示差异有统计学意义。说明卡介苗保护力可靠稳定,临床用卡介苗呈现优良保护效果。

雷建平等撰文认为：卡介苗在抗结核病的斗争中发挥了重要的免疫保护作用，至今仍然是我国预防儿童结核病的重要武器之一，预防结核病的作用是肯定的。活卡介苗比死卡介苗有效。BCG接种后主要通过Th1途径增强，分泌INF-γ、IL-2等细胞因子，诱导保护性免疫，延长保护性免疫反应时限，提高抗结核的特异性免疫力，还可降低耐药结核病的发生率。陈振华等认为，目前有30多亿人次接种BCG，并且目前仍在以每年300万人群的接种速率递增，对预防儿童重症结核的发生和降低病死率起着举足轻重的作用。卡介苗对成人的保护效率为0~80%，而新生儿接种后诱导的免疫应答通常仅维持10~15年。学者桥本达一郎主张：不管BCG接种强化或不再强化免疫，遵循的一般原则应该是用最高剂量，这个剂量是在有关人群中能引起尚可接受的不良反应的最高剂量；关于其活菌数，一般意见应是尽量提高。有学者认为：尽管目前在预防结核病的疫苗上没有可替代BCG的疫苗，但BCG并不是完美无缺的，而且其存在的缺陷并非单一因素。故认为要达到预防结核病的目的应该研究不同类型、不同用途的疫苗，比如针对BCG缺失保护性抗原部分导致其免疫原性不足，研制重组BCG；为延迟BCG保护期，研制BCG接种后的加强免疫疫苗，以及研制预防MTB潜伏感染者内源性复发用BCG。

其实，BCG就是从牛型结核杆菌中研制出的产物，其抗原性和MTB是有差异的。实践证明BCG的功效为人们认同，故BCG依然是未感染MTB人群和BCG接种后PPD反应阴性人群免疫预防用疫苗。理由有：① 目前文献报道的BCG接种对新生儿的保护力最高可达80%，保护期约15年，但保护效力有逐年下降趋势。② BCG对成人保护作用的研究资料常常互相矛盾，多数研究结果显示有保护性，比如巴西的一项研究认为BCG保护力可维持20年，美国一项Meta分析显示BCG的保护力可持续50~60年。而历来用于证明BCG对普通人群无效的证据主要是印度南部大规模临床研究。现对于该临床研究的设计和数据认真分析可看出：该现场16岁以上人群用3 IU的PPD皮肤试验，硬结平均直径≥12 mm阳性率达71.0%；NTM感染率>90%。此结果仅可证明BCG对已感染MTB或NTM的人群无效，但对未感染MTB或NTM的人群无效的证据不充分。另外，该研究中使用的BCG是美国弱毒株的Tice冻干疫苗，接种疫苗中的活菌数未检测，人们应该考虑到印度的气候情况。因此，该研究在地点、人群、疫苗等的选择方面均有瑕疵，不具有代表性，结论充其量是Tice冻干疫苗在印度南部对已感染MTB或NTM的人群无效。

卢立国等对我国实施BCG接种儿童出生后第一针、上小学和初中时各加强1次的成年人进行断面监测，结果显示：BCG对成年人有保护作用，且随接种次数增多而增强。原南京医学院谈光新教授曾经讲到：在肺部疾病鉴别诊断中，对臂上有3个卡疤者，排除结核病。这与我们监测的结果"结核病患者无3个卡疤者"吻合。

第二节 卡介苗接种后卡介菌在人体内的分布

卡介苗接种后，卡介菌就被接种局部（入体部位）的吞噬细胞吞噬或随着淋巴液回流进入引流淋巴结。吞噬卡介菌的细胞因为未激活，对卡介菌无特异性，其内的溶酶体等均在初始状态，不足以杀灭生命力强的卡介菌。约18 h分裂繁殖一次的卡介菌，因为数量的增多将使吞噬它的细胞破裂，以后再被其他的吞噬细胞吞噬，由此循环往复。随着淋巴液引流进入既是淋巴细胞定居的场所又是免疫应答发生场所的淋巴结中的卡介菌亦是如此，甚至卡介菌的繁殖增多可使淋巴结破裂，卡介菌入血或可产生轻微的菌血症。入血后的卡介菌在人体内的分布情况如何？据于氏报道，卡介菌入体后可在全身各个脏器内发现，以肝脏内最多，其次为脾、肺、肾，随着时间的推移（特异性免疫建立后），脏器内的活菌数逐渐减少，但是活力强的菌株在接种后6~8个月仍能生存。这种情况表示BCG接种后的免疫效能较好。

Germsen（1956）检查了20个意外死亡的儿童，发现接种卡介苗后6~40个月在体内散布以肺和肝脏最多，其中13名儿童有上皮细胞肉芽肿和巨细胞，无坏死。当然，当时也不能从细菌学上证明这是卡介菌导致的。人们也许不禁要问：卡介菌入体后究竟能生存多久？这个可能要根据受接种者对结核菌的特异性免疫力强弱来确定。谷镜研氏（1951）观察豚鼠皮内接种后的病理变化发现，不仅接种局部及局部淋巴结发生组织变化，而且内脏也有轻微的良性病理变化。临床上也曾经观察到胸腔内支气管淋巴结或纵隔淋巴结肿大，肺门周围血管阴影增强。这些与接种剂量及被接种者的体质有关。不过，这些一般皆于一个时期后自行消失。因为卡介苗接种后所引起的变化是退行性的可以自然恢复的短时间变化。

笔者在临床工作中经常见到，健康体检者无活动性结核病，但可发现肺门淋巴结钙化灶、支气管淋巴结钙化灶，以及肝、脾、肺、肾等脏器有结核钙化灶，尤以肝脏为多。这即源于如同卡介菌入血的结核杆菌进入人体后的分布一样，结核杆菌引起组织的坏死，机体在特异性免疫建立起来后，把结核菌消灭后形成钙化的结果。

有学者动物试验显示：1/10 人用剂量的卡介苗入体即可达到良好的保护效果。由此计算可知：新生儿体重平均 3 000 g，试验动物体重一般达不到这个重量。说明当前卡介苗接种剂量一定要足，否则不容易达到免疫强度的要求。人们普遍认为结核菌的免疫是带菌性免疫，即结核菌存在于体内时，机体对结核菌有抵抗力，一旦结核菌消灭了，机体对结核菌的免疫力也随之消失。那么，人体被结核菌感染，真正发病的约 10%。那 90% 以上的未发病的感染者体内有无结核菌？如果有，是受到限制隐藏在何处吗？不然为什么此后的结核菌素阳性反应持久存在？如今人们认为，结核菌处于休眠状态，就寄生在人的巨噬细胞内，但它可诱发结核菌素试验反应阳性。有的学者认为卡介苗激活的 T 淋巴细胞虽然不再受到强化，但致敏的淋巴细胞可生存较长时间，那究竟能生存多少时间？致敏 T 细胞信息可以传递给新生 T 淋巴细胞，但随着时间的推移，信息强度会越来越弱，能维持多久？想到此，联系到卡介苗，人体内的卡介菌多长时间能被消灭？如果是 6~8 个月，就应该恰当地反复接种卡介苗，以保障对结核菌的抵抗力。叶嗣颖教授认为卡介苗的作用为 6~10 年，所以每 6 年加强 1 次为好。由此认为：卡介苗复种是必要的。

第三节　对卡介苗接种方法的评价

卡介苗接种方法有多种，从人体接种的安全性和之后产生的保护效果来看，目前有以下几种常用方法。

一、口服法

口服法简单易行，但卡介苗剂量最大（每剂 10 mg），易产生诸如化脓性颈淋巴结炎和中耳炎等并发症，使用对象的年龄也受到限制。因此，目前除做免疫治疗的癌症病人尚应用外，常规卡介苗接种已不采用此法。

二、皮下注射法（肿瘤内注射、膀胱灌注）

皮下注射法只使用于特定患者人群。

三、皮上划痕接种法

皮上划痕接种法设备简单，易于推行，但存在如下问题。

（一）皮上划痕接种法费时费力

《卡介苗接种方案（1978 年）》规定：复种间隔一般皮上法每隔 3 年，皮内法每隔 4 年。实际上一次合乎标准的皮内法接种，其复种间隔还可延长。上海报告：皮内法接种第 1 年结素试验阳转率为 91.7%，第

2年为89.6%,第5年为98.0%。英国结核病菌苗研究委员会20年观察结果表明:皮内法卡介苗接种的预防作用在第一个5年超过80%,在10~15年间效果仍高达59%。即使按照该接种工作方案计算,从新生儿接种开始至中学毕业,皮内法需复种4次,而皮上法则需复种5次。每人多种一次,全国就要多种百万人次,所耗人力、物力、财力均相当大。因此,皮上法相比皮内法也是不经济的。

(二) 皮上划痕接种法用菌量大

皮上划痕法其用菌量是皮内法的100~150倍。若大面积推行皮上接种法,则会给生产单位造成很大压力。生物制品研究所由于忙于生产,势必影响科学研究、影响菌苗的质量,反过来又影响到使用部门。另外,生产过于紧张也容易造成菌苗污染、供应不及时,产生供销矛盾。由于大面积采用不做结素试验直接接种的方法,出现了应该接种的对象无菌苗供应,而不需要接种者(结素阳性)却又大批接种了卡介苗的现象。如果多数地区能改用皮内接种法,这种情况就可以得到改善。

(三) 皮上划痕法接种效果不稳定、效果比较差

国内外多年实践表明,划痕法接种卡介苗效果差。某农村调查结果显示,结核菌素阳转率为20%~55%,个别地区可低至7%,即20%以下。而相同地区同期用皮内法接种,阳转率为80.4%~88.5%。山东省某地区1972—1977年新生儿采用皮上划痕法接种BCG,接种后每年进行结素试验阳转率测定,共测定47 824名,其中阳转者18 581名,阳转率为38%。6年间共接种130万名新生儿,以阳转率为38%计算,有80万儿童未能接种成功,显示皮上划痕法接种效果较差。上海、天津报道,1957年以前二地专业人员进行皮上划痕法接种,阳转率分别为97.4%和93.4%。但其后各地在推行皮上划痕法接种过程中,陆续报道皮上划痕法阳转率很不稳定。1971年上海抽样调查新生儿皮上划痕法接种的BCG 12周结素阳转率为20%,1960年广州皮上划痕法8周结素阳转率为22%。1975年,江苏省淮阴地区(今淮安市)卫生防疫站报告,对儿童、青年做BCG普遍接种中共接种11万多人,抽查皮上划痕法结素阳转率为37%(3 319/8 946),而皮内法接种的阳转率则为82%。由此说明进行大规模皮上划痕法接种BCG时,效果常较差。为什么会出现上述情况呢?就皮上接种法而言,在专业人员接种时,也可获得较高的结素试验阳转率。比如北京市结核病研究所的专业人员亲自用皮上划痕法在医院产房为新生儿接种BCG,12周结素试验阳转率曾达到90%左右。但皮上划痕法操作要领不易掌握,而且不是靠短期培训所能解决的。从皮上接种法资料看,常可见各个接种员之间存在着很大的差异。江西省结核病防治所报告,专业人员与非专业人员接种阳转率可差77.7%(98% –20.3%)。烟台市结核病防治所报告,专业人员与非专业人员接种阳转率可差41%(90% –49%)。所以,在发动数百乃至数千名基层接种人员进行大规模接种时,效果往往迥然不同。就接种方法而论,皮内接种法的情况则截然不同,不管是不是专业人员操作及技术是否熟练,只要注入规定剂量的菌苗,所获得的结果基本相似,在实际推行时容易获得预期的效果。正如WHO结核病专家委员会第九次会议报告所指出的,应用针头针管的皮内注射法仍然是注入规定剂量的最准确的方法,喷枪的皮内注射法不够准确而且价格昂贵,皮上划痕法则更不准确,而且皮上划痕法不可能使所要求的高剂量菌苗进入皮内。后者也是造成皮上划痕法效果较差的一个原因。

1975年,宋文虎曾经对北京农村的3个平原村、6个山区村20岁以下人群计3 842人进行了卡疤与结素(OT,5 TU)阳性率的调查(强阳性标准:局部硬结反应≥20 mm,或虽然局部硬结反应不足20 mm,但出现水疱坏死、淋巴管炎等情况之一者):皮内接种BCG的有246人,皮上划痕接种BCG的有1 054人,未接种BCG的有2 542人,结素强阳性率分别为2.03%、5.31%、7.55%。上述强阳性率间差异经处理有统计学意义($\chi^2 = 15.027, df = 2, P < 0.01$)。皮内接种法者与未接种者之间的强阳性率有显著性差异(统计学意义)($u = 3.253, P < 0.01$),皮上划痕法者与未接种者之间的强阳性率亦有显著性差异($u = 2.415, P < 0.05$),而皮内接种法者与皮上划痕法者之间的强阳性率也有显著性差异($u = 2.1837, P < 0.05$)。从调查结果中可以看出:以结素强阳性率为指标,则曾经皮内接种法者较皮上划痕法者强阳性率为低,接种者较未接种者为低,似可看出皮内接种法效果更好。

(四)皮上划痕接种法技术不先进

该接种法费时费力、用菌量大,易产生供需矛盾。调查结果显示,国际上除第三世界受到经济条件限制而采用皮上划痕法接种外,一些技术先进的国家主要还是对结素阴性者采用皮内法接种卡介苗。尽管一些资本主义国家学者倡导直接皮上划痕法接种,但他们自己的国家考虑到高效率却仍然采用皮内法接种。1969 年 Styblo 对 102 个国家进行调查,结果如表 18-3-1 所示。

表 18-3-1　102 个国家卡介苗接种方法调查

接种方法	国家数	比例/%
皮内	88	86.3
皮上	4	3.9
口服	2	1.9
多种方法	8	7.8

(五)皮上划痕法实用性较差

尽管皮上划痕接种法使用者经常获得有希望、较满意的结果,但在实际使用过程中皮上划痕法总是不及皮内注射法接种效果。研究显示:皮上划痕法接种效果差,人员训练不足和接种剂量不准确是重要因素。由于皮上划痕法接种入体的菌苗量不可能很准确,即使应用卡介苗浓度为 50 mg/mL 或 75 mg/mL 的最大浓度,进入皮肤层的菌苗也不但不准确,而且往往只有皮内注入剂量的 1/3。另外,接种时划痕形状不同("+""=""#""排"),划刺范围大小不一,部位高低前后各异,划刺深浅不等等个人操作技术差别也挺大,这些极难统一,不仅增加受种儿童的痛苦,浪费人力、物力、财力,而且得不到应有的接种效果,在应用于科学研究中数据不稳定、不可信、不便于对比、无说服力。

四、皮内注射接种法

从接种方法和从上面对研究结果的分析来看,要想取得满意的效果,并且有高的经济效益,还得推崇皮内接种法。皮内注射法,即使用皮内注射器进行皮内注射,使用卡介苗浓度为 0.5~0.75 mg/mL,注入剂量准确为 0.1 mL 时注入处皮层即呈现突起小疱(直径约 8 mm),操作还是容易掌握的,偶尔注入较大剂量也不致引起令人担心的并发症。所以,WHO 结核病专家委员会在第二次、第六次和第八次会议报告中都充分肯定卡介苗皮内注射技术稳妥可靠、效果理想,推荐使用该方法。

笔者在实践中认识到,只要思想认识到位,行动落实到位,制订好计划,准备好器材,培训好人员等就可以了。对于担心给婴幼儿采用皮内注射法接种卡介苗会引起淋巴结肿大和化脓率增加的问题,据研究结果显示,国内除个别生物制品研究所生产的卡介苗菌苗接种后所致淋巴结肿大发生率稍高外,其他各所生产的菌苗均问题不大。实际上,只要人员经严格培训、挂牌上岗,接种过程中严格按照接种操作规程进行,比如摇匀稀释的菌苗、选准部位、剂量准确注入皮内,接种并发症就可以大大减少;如果发生一些并发症,那也不是可怕的事情,专家会妥善处置,一般不会留下后遗症。因此,卡介苗接种后可能发生的淋巴结反应不应成为皮内接种法的障碍。皮内注射法接种卡介苗是效果好、效率高、效益大的接种方法,应该积极宣传、推广、应用皮内注射法接种卡介苗,为我国儿童防御结核病危害、为我国人民身体健康、为我国的国计民生服务做贡献。

伏英认为,卡介苗是 WHO 扩大免疫规划中使用广泛、覆盖率最高的用于预防儿童结核病的疫苗。卡介苗的成功接种受很多因素影响,加强接种的护理干预至关重要。天津市结核病控制中心 2010 年所负责卡介苗接种质量管理产院接种卡介苗后进行监测的婴儿有 2 594 例,年龄均为 3~4 个月。首先对婴儿进行检查,对凡是早产、难产或伴有明显先天畸形的新生儿暂缓接种;患有发热(体温 >37.5 ℃)、腹泻,急性传染病,其他严重的急、慢性疾病,严重的皮肤病者暂缓接种;患有免疫缺陷病,或因恶性疾病而至免疫应答反应抑制,或使用皮质激素者暂缓接种;患有结核病或对疫苗成分过敏者禁忌接种。

1. 接种卡介苗的护理干预

接种前让接种人员接受专业培训,包括标准操作规程、接种后不良反应观察、健康宣教等内容,培训后考核合格持证上岗;接种时护理干预,做好核对登记,记录姓名、性别、年龄、住址、菌苗批号、接种日期等,防止复种、漏种。接种体位:取左侧卧位,固定腰部及左上臂,防止针头脱出将药液注入皮下而引起严重深脓肿,长期不愈;同时脸偏向一侧,因皮内注射阻力较大,如果针头脱落导致菌液溅入眼内易造成伤害;遇特殊情况比如左侧接种部位有血管瘤等需在右侧接种时,应在接种本上特别注明并告知其家长;在接种其他疫苗时避开卡介苗接种部位,以防将卡介菌带入深部引起不良反应。采用75%乙醇溶液局部皮肤消毒,直径大于5 cm。待乙醇完全干燥后再进行皮内注射,因乙醇2 min内即可杀死卡介菌,影响接种质量,所以禁用2%碘酊皮肤消毒。缓慢注入卡介苗0.1 mL,如果有菌液流出,应补足接种量,使注射部位形成一个直径6~8 mm的圆形皮丘,然后将针管顺时针方向旋转180°后拔出针头以防疫苗溢出。

2. 接种后护理干预

卡介苗可与乙型肝炎疫苗同时不同臂接种,卡介苗接种至少1个月后再接种其他疫苗,且其他疫苗最好在另一侧接种,以减少不良反应的发生。接种后,在针孔处或接种部位发生轻度炎症反应,一般在48~72 h消失;几个婴儿接种后出现低热、嗜睡等全身反应,还有的有恶心、呕吐、腹痛、腹泻等症状,通常时间短暂,未做处理而愈;接种后14 d左右,三角肌处注射部位开始红肿,逐渐形成脓疱,脓疱破溃后形成溃疡,逐渐结痂,痂脱落后形成凹陷的典型卡痕。这是典型的卡介苗局部反应。从红肿出现到卡痕形成2~3个月。属正常反应,不需特殊处理。局部出现脓疱时,不必擦药或包扎,保持局部清洁,衣服不要穿得过紧,如果有脓液流出,可用无菌纱布或棉花轻轻拭净,禁忌挤压强行排脓,以免将脓液压向深部,引起腋下淋巴结肿大;痂皮形成后让其自然脱落,不可提早抠去。

卡介苗接种质量监测方法是行结核菌素试验,在卡介苗接种3~4个月后进行,如果显示不成功,应及时补种。其结果是2 594名婴儿未发生因接种造成的不良反应,接种效果为结核菌素阳转率100%,卡痕合格率95%以上,取得良好效果。

3. 成功接种要求

① 环境因素:清洁卫生,温度适宜,避免阳光直接照射,减少各种不良声光刺激,应在单独操作间进行。② 婴儿因素:婴儿处于放松安静状态对接种成功有很大帮助。③ 手法:操作人员需规范操作,手法轻柔,精心操作。因为皮内注射,注射深度不同,局部反应不同,注射越深,皮丘越小,局部反应也越重,所以皮内注射越浅越好。④ 操作人员因素:尽量固定专人负责接种。因为固定人员操作熟练,程序熟悉,可杜绝差错事故,确保接种质量。

卡介苗接种要求一人一针一管,防止交叉感染。接种中严格按照"冷链、摇匀、皮内、足量"要求接种,确保接种质量。冷链,即菌苗于2~8℃冷藏,操作时将菌苗间接置于冰排上。打开的菌苗要在半小时内用完,否则废弃。将废安瓿先置于盛有75%乙醇溶液的弯盘中,灭活菌苗后再废弃。摇匀,即菌苗使用时要摇匀,防止将高浓度的菌苗接种引发强反应。皮内,即卡介苗要求皮内接种,严禁皮下、肌内接种。足量,即接种时需将0.1 mL的菌苗注入皮内,如果有菌液流出,应补足接种量,以保证接种效果。

4. 平时护理

让婴儿适当休息,多饮开水,注意保暖;洗澡时不要擦洗接种部位,防止损伤。接种后,由于局部不适,婴儿可出现轻微烦躁、啼哭次数增多,属于正常现象。可多加安抚,使其有安全感。局部出现脓疱,不必擦药或包扎,溃烂时保持局部清洁,如果有脓液流出,可用无菌纱布或棉花轻轻拭净,禁忌挤压强行排脓,可适当红外线理疗,促进早日结痂,让痂皮自然脱落,不可提早抠去;衣服不要穿得过紧,以免将脓液压向深部引起腋下淋巴结肿大。注意观察婴儿接种一侧的腋下、锁骨上是否有硬结(淋巴结肿大)出现,轻微肿大可不必处理,1~2个月后自然消退;如果硬结直径>1 cm,应立即到专业机构就诊,可在医生的指导下热敷,但必须注意温度,以免被烫伤。接种卡介苗后3~4个月到专业机构进行一次复查,了解是否接种成功,如果不成功,应及时补种。告知婴儿家长卡介苗的免疫作用是相对的,如果家中有传染性肺结核病人,仍需注意隔离,预防传染。

第四节 卡介苗接种的改变

近百年的应用实践证明,有"出生第一针"之称的卡介苗是预防结核病的高度有效免疫制剂,是预防儿童结核病的一项有效武器。有研究结果显示,卡介苗的保护率可达90%以上。因此,卡介苗接种已在全球广泛开展,被世界各国正式用来预防结核病。我国婴幼儿接种率从1983年的34%上升到了1989年的97%。由于大力推行BCG接种,我国儿童结核病死亡率与患病率明显下降,结核性脑膜炎的发病人数也大大减少。BCG接种已成为我国结核病控制的重要组成部分。宋文虎在总结多国前瞻性与许多回顾性研究分析及实际经验后认为,BCG接种在减少原发结核、结核性脑膜炎及粟粒性结核等方面效果非凡。目前,BCG接种在多方面发生如下一些变化。

一、卡介苗初种、复种改变

在中华人民共和国成立初期,我国各年龄组儿童均实行普种(实际上仅在非常局限的地区进行)。1954年《卡介苗接种暂行办法》规定:"卡介苗接种适用于身体健康的两个月以内的新生婴儿及两个月以上15岁以下结素试验阴性的儿童。"1957年的接种工作方案规定新生儿出生后接受的第一项预防接种是BCG,正常新生儿出生后24 h即可接种BCG。有明显结核病接触史者、3个月以上的儿童及成年人在接种BCG前,必须先做结核菌素试验。已接种过BCG者,在复种前亦应做结核菌素试验,72 h查看反应结果。检查时不能以红晕为标准,要测量硬块的纵、横直径。硬块平均直径在5 mm以下者为阴性反应,表示没有接种过BCG,或虽接种过但免疫力已消失,亦未受过结核菌感染,需接种BCG。硬块平均直径达5 mm以上者,为阳性反应,表示过去接种过BCG,还有一定的免疫力,或过去虽未接种过BCG,但受过结核菌感染已获得免疫力,故不再接种BCG。除新生儿初种外,每隔3年复种一次。1978年修改后的《卡介苗接种方案》规定,复种间隔一般皮上法每隔3年、皮内法每隔4年。实际接种年龄组为3岁、7岁、11岁、14岁,复种对象多,规模大,任务重。许多研究表明,1次有效的卡介苗接种免疫力远比3年长。上海报告,皮内接种法第1年结素试验阳性率为91.7%,第5年为98%。BCG接种成功后,一般免疫可以达5~10年之久,但随着体内活菌数逐渐减少,免疫力也就逐渐降低,所以1982年BCG接种工作方案将复种年龄改为小学一年级和初中一年级学生各再加强1次。吴新华等研究结果显示,对302例0~1岁组婴幼儿初种BCG 3个月后监测和对321例2~7岁组儿童进行BCG-PPD复查,结果为0~1岁组阳性296人(98.01%),阴性6人(1.99%),2~7岁组阳性99人(33.56%),阴性225人(69.44%)。故认为:BCG接种近期免疫效果肯定,远期免疫效果不理想,应采取复种措施,使青少年人群继续得到免疫保护。Logosi(1996)曾报告,来自动物体内实验和常规BCG接种的观察资料表明,过去的BCG在被接种宿主器官内只能存活一定期限(2~5年),该期限取决于制作疫苗的卡介菌次代株的残余毒力和卡介菌活菌单位剂量。这些标准可以说明接种后结素过敏反应强度的下降,以及BCG接种采取持续重复接种方法时,需要再接种以维持其保护作用。

各国在BCG接种的程序上是不一致的。而且,BCG的接种程序随时代变迁和各国结核病疫情不同而异。1986年卫生部颁布的儿童基础免疫程序规定,出生时接种BCG,7岁时复种BCG,在农村12岁还需复种一次(城市12岁儿童是否复种,应根据当地结核病流行情况而定),所以在儿童进入小学及初中时均应给予复种。这种规定一直执行到1997年,卫生部通知BCG不再强化免疫,因此我国取消了儿童BCG免疫程序中的复种,从1998年起孩子只在出生时接种一次。而且自从我国把乙肝疫苗接种纳入计划免疫后,新生儿出生后的第1针变为了乙肝疫苗,第2针才是BCG,或二者同时接种。

二、卡介苗剂型改变

BCG 使用初期均为液体。由于液体 BCG 有自身的一些缺点,后逐渐为冻干 BCG 取代。20 世纪 80 年代,我国开始大量生产 WHO 推荐的剂型冻干 BCG,因为该剂型菌苗有耐热性能好,保存期长,在人体使用前有足够时间完成全部质量鉴定等优点。其品种有皮内注射用浓度为 0.5～1.0 mg/mL 的卡介苗与皮上划痕或划刺的浓度为 75 mg/mL 的卡介苗两种。据 1985 年统计,全国有 14 个省、市、自治区使用液体 BCG,12 个省、市、自治区液体和冻干 BCG 兼用,1 个省仅用冻干菌苗。1987 年以后,全国以使用冻干 BCG 为主,北京、上海、成都、长春、兰州五个生物所的统计资料显示:1983—1993 年期间平均每年制造并且供应的菌苗约 14 218 万人份。

三、制造菌苗的菌株改变

过去我国各个生物制品研究所制造 BCG 所用的菌株不尽相同,有"丹麦Ⅰ"株、"丹麦Ⅱ"株及"巴西"株等,但自 1993 年起统一使用"丹麦Ⅱ"株生产 BCG。

四、液体菌苗效期的改变

在过去,液体 BCG 的效期规定为 3 周(这与当时的冷藏设备受限,无法采取必要的恰当的措施有关)。到 20 世纪 70 年代,宋文虎等学者对北京新生儿及学龄儿童的研究发现,皮内 BCG 冷藏 1 周及 5～7 周,每 0.75 mg BCG 活菌数分别为 1 090 万及 680 万～480 万;皮上划痕 BCG 冷藏 2 周与 5 周,每 0.75 mg 活菌数为 2 410 万及 1 060 万。冷藏 1 周菌苗用于小白鼠免疫后攻毒,T50 > 45 d,5～7 周的对照组则为 27 d;冷藏 5～7 周菌苗用于新生儿接种,阳转率为 99.1%～90.2%;冷藏 2 周菌苗用于学龄儿童皮内接种,阳转率为 95.8%,5 周菌苗为 91.6%;冷藏 2 周菌苗用于皮上划痕接种,阳转率为 90.8%,5 周菌苗为 87.1%。另外,上海、成都、武汉、长春、重庆及黑龙江等省、市的研究结果也获得大致的结果。1973 年全国生物制品会议将液体 BCG 的有效期从 3 周延长到 6 周。效期的延长扩大了接种范围,有利于节约资源,但对边远地区的农村、山区及游牧民居住区仍然显得时间短促。

五、卡介苗接种前必须做结素试验的改变

20 世纪 50 年代 BCG 接种工作方案规定,未受结核菌感染的人才可接种 BCG。所以,除 3 个月以内的新生儿外(当时我国规定 3 个月以内婴儿可不做结素试验,直接接种卡介苗),接种 BCG 均需先做结素试验,只有试验反应阴性者才能接种 BCG。这种方法手续烦琐,耗费人力、物力、财力,同时常有部分儿童因未能检查结素反应而失去接种 BCG 的机会。在卡介苗接种之后 12 周还要做结素皮肤试验,测定转换率以确定免疫效果。这三针(皮试、接种、皮试)接种程序比其他疫苗(如麻疹、牛痘苗等)免疫程序复杂,接种程序复杂会使受种人数减少,直接影响防疫工作的顺利进行。后世界各国都在探索简化卡介苗的接种程序。WHO 多年来在世界各地进行了大量的卡介苗直接接种试验(省略先行的结素试验),证明此法是安全有效的,既不会使受种者增加意外并发症,又不会使静止的结核病灶活动,确保了免疫效果,因此引起了各国的关注。1958 年以后,我国各地对不做结素试验而直接皮上划痕接种 BCG 做了大量的观察研究,比如四川、陕西、甘肃、山东等省均进行了这方面的探索试验。在对结核病有特效化学药物的治疗保证下,在有 X 线、细菌学检查的有效监督下及能对直接接种卡介苗者的局部强反应配以密切观察的情况下,进行直接接种卡介苗是可以考虑试行的。当然,在防痨机构健全、有充分的人力物力、医疗条件较好的地区坚持先行的结素试验也是应该的。但在有大批易感者等待接种、结核感染造成威胁、医疗条件差且医务人员缺乏的地区,直接接种卡介苗试验的要求是迫切的,因此各地可在充分保证受种者安全的情况下有组织、有计划地开展这一工作。多数报告认为:取消接种前的结素试验是安全可行的。尤其是 1973 年北京结核病研究所做了有对照的研究,认为直接皮上划痕接种法是无害可行的。1974 年 WHO 结

核病专家委员会第九次会议报告认为:"各年龄组不做结素试验直接接种 BCG 是安全的,可以接受的。"20 世纪 80 年代初,山东省报告直接用皮内法接种 BCG 是可行的。据此,1982 年 BCG 接种工作方案规定:"不做结素试验直接接种 BCG 已被认为是安全的接种方法,各地可根据疫情情况,采用结素试验或不做结素试验直接接种。"

对于肺结核排菌病人诊断后其结素阴性接触者是否要接种 BCG,有人主张不立即接种 BCG。其原因是:① 若接触者处于变态反应前期,接种亦无效;② 接种后接触者有无感染无法判断;③ 若接触者感染了,就拖延了投药时间。笔者认为,不仅是肺结核患者的密切接触者,即使是结素试验阳性的活动性结核病人亦可直接接种 BCG。研究显示,常规皮内接种 BCG 0.1 mL 约 3 d,接种局部反应明显,红肿,范围可达直径 3 cm;此时 X 线显示肺部病灶周围炎症明显,病变显示活动、进展,但患者无任何不适感觉;1 周后 BCG 接种局部溃疡形成、溃液流出,开始结痂,之后检查肺部病灶周围炎症吸收迅速,消失亦快,比原来的情况还好。显示 BCG 接种对结核病不但无害,还有一定的治疗作用。笔者认为,即使是活动性结核病患者接种 BCG,亦不会发生危险。由此亦联想到 Koch 用小剂量结素治疗结核病的问题。我们认为,结素易发的反应只是短时间局部的恶化,其长时间的结果应该是好的,对整个机体是有利的。当然,该情况若能引起有志者的注意,对此能加以研究,则幸也!

六、卡介苗与其他疫苗联合免疫

20 世纪 50 年代的 BCG 接种工作方案规定:BCG 接种后的 1 个月可接种其他疫苗,其他疫苗接种后 2 周方可接种 BCG。到 20 世纪 80 年代,肯定了 BCG 与其他疫苗在不同部位可以同时接种。给多方提供了方便,简化了免疫运作,节约了成本。现在国内外普遍开展 BCG 与白喉、破伤风、脊髓灰质炎疫苗在不同部位的联合免疫接种。

第五节 卡介苗接种有关技术的改进

皮内注射需要一人一针一管,皮下及肌肉注射需抽回血,有学者曾在注射器中找到球状和管状乙型肝炎表面抗原(HBsAg)颗粒,所以为了消灭医源性传播乙型肝炎,必须实施一人一针一管。皮内注射法不抽回血,一般不引起毛细血管出血。过去注射时仅换针头,不换注射器。1984 年,宋文虎等首先报告皮内注射时针头、注射器也可受血液的污染:对 564 人的观察结果显示,肌肉注射受血液污染率为 36.0%,皮内注射针头污染率为 15.8%,针管污染率为 4.6%。因此认为皮内注射有可能传播乙型肝炎或 HIV,注射时必须实行一人一针一管,同期在北京开始全面推广。1987 年,于芳濂报告 215 名新生儿、婴儿及青年中有 7 例(3.2%)于皮内注射后,所用针头经高倍显微镜检验发现,其中有少量红细胞。30 例乙型肝炎病人中皮内注射后不烧针头者针头内第一滴剩余液 ELISA 检测阳性 1 例,烧针头者注射器剩余液阳性 1 例。目前认为,在大规模集体预防接种时,皮内注射 BCG 接种亦需一人一针一管。建议大力推行 1 mL 一次性注射器具,以彻底消灭医源性传播的疾病。(目前已使用一次性针具,这个问题可不必考虑了)

第六节 卡介苗接种监测的评价变化

20 世纪 50 年代,我国 BCG 接种质量的监测评价主要采用 BCG 接种后 8 周,用旧结素皮肤试验测定其阳转率的方法。1957 年改用 5 单位结素试验,测定时间也从 8 周延长到 12 周。据 1993 年对全国 72 个监测点 40 000 人的观察,新生儿 BCG 接种后 12 周结素试验阳转率为 87.1%。1982 年全国首届计划免疫会议召开后,监测内容又增加了对卡痕率与儿童结核性脑膜炎发病率的调查。据 1990 年全国结核病流行病学抽样调查结果,0~14 岁儿童有 BCG 接种史者,BCG 卡痕形成率为 51%。城市、城镇、农村卡痕形成率依次为 88.7%、58.9%、46.7%。1993 年全国监测点新生儿卡痕率为 89.7%,0~14 岁儿童结核性脑膜炎发病率为 0.6/10 万。由此看来,主要针对未感染人群、儿童的 BCG 接种,是可以减少结核病发病率,并可减少此后内源性恶化可能的一项措施,因此还应继续加强。由于儿童感染后发生传染性病例极少,因此在减少传染源、降低感染率方面,BCG 的作用在短期内是有限的,疫情下降的过程是缓慢的。Styblo 与 Meijer 也认为,肯定了 BCG 接种的直接作用并不意味着肯定了 BCG 接种具有可比的间接作用。间接作用应指未接种人群中某年龄组发病减少人数及其比例,衡量间接作用的指标主要看涂阳及涂阴病例数的下降,其中以涂阳例数下降意义尤为重要,因为涂阳病例是传染源。

第七节　与卡介苗接种有关的指标

　　WHO 提出,结核菌年感染率>1%,6 岁儿童感染率为 2%~5% 时,新生儿应该接种卡介苗;结核菌年感染率<0.2%,6 岁儿童感染率为 2%~5% 时,初种可延长到小学一年级。1964 年 WHO 又提出,小学一年级结核菌感染率约 2%,初种可延长到小学毕业时。在第 22 届国际防痨会议上,K. Styblo 提出年感染率在 0.25% 以下可停止集体接种卡介苗,而转为对高感染率危险者进行接种。WHO 规定,14 岁儿童感染率低于 1% 方可停止接种卡介苗。我国 1979 年第一次全国结核病流行病学调查结果显示,7 岁儿童感染率为 7%~10%,年平均感染率为 1.03%~1.47%。可见我国疫情之严重,BCG 接种工作不可放松。笔者根据有关研究成果认为:新生儿的 BCG 接种工作不可停止,千万不要把其作用仅限于预防结核病方面,其产生的非特异性免疫力的效益或许是不可估量的。

　　美国鉴于其本国的国情,已停止集体接种卡介苗。其理由是:① 大规模接种不易推行。② 接种引起少数人患病的客观存在。③ 各菌株保护力存在差异,并且很大。④ 当时流行情况显示多数已经成为感染者,并且不少人发病。关于何时停止集体接种,一般需要探讨几点:① 流行病学情况,特别是年感染率情况;② 卡介苗接种的经济效益;③ 经济费用的得失;④ 接种造成精神痛苦情况;⑤ 结素反应价值降低;⑥ 接种后难以了解结核病流行病学本来面目,因为对感染情况造成干扰;⑦ 接种 10 万人,若感染率为 0.2%,年递减率为 10%,其中 98 257 人不会,则接种卡介苗徒劳;⑧ 停止接种卡介苗前,就应该考虑和制定对付结核病暴发流行的对策;⑨ 利用化学预防的措施也应当考虑。

　　笔者在结束这章节之际,特别想提醒读者和有关研究者:BCG 制剂不是儿童接种的专利,大多数人都可以直接接种,只要不是免疫功能缺陷者。"给 15 岁的青少年接种,在以后 15 年中,15~30 岁年龄组可减少传染源 64%",这是令人欢欣鼓舞的效果。有的国家给 30 岁以下人口普种,而且反复加强接种,因为或许 1 次接种后效力维持是有限的,故复种是大有益处的。另外,还请综合其他研究者的结果。比如 Logosi 提及的 20 世纪 60 年代将 BCG 用于多种肿瘤刺激的预防与治疗,人们应该从 BCG 的反复灌注可有效辅助治疗膀胱癌的实际应用中有所感悟。因此,我们需要探讨 BCG 能否用于特殊人群接种,如果可以,之后再进行特殊人群接种的结果统计分析。例如,若给 60 岁以上的人群普种,并且每 3~5 年加强 1 次,共计 3 次,以观察诸多老年病的发生率,比如结核病的发生率、患病率,肿瘤的发生率、患病率等。

(曹永红)

第十九章 卡介苗菌体成分的生物学效应与接种后免疫力

生物体虽然千变万化,但其基本组成却是简单的:由4种脱氧核苷酸聚合而成的DNA,由4种核糖核苷酸聚合而成的RNA和由20多种氨基酸聚合而成的蛋白质,以及由少数单糖聚合而成的多糖等构建的。所有生物基本物质的共同性,反映它们可能有共同的祖先。专业分化使每个生物大分子在细胞中具有自己特定的功能,每个物种通过特异的核酸和蛋白质来保持自身的稳定(保守性),每一个个体也能通过遗传物质的各种方式的变异,产生和积累新的性状,以适应环境的进化而具有变异性。

实验研究证明,包括结核分枝杆菌、牛分枝杆菌等在内的结核分枝杆菌彼此之间的同源性很高,形成一个紧密的复合群。Athwal(1989)在实验中指出,结核分枝杆菌复合群内基因组DNA杂交同源性为78%~98%。但是,令人惊异的是,同为人类致病菌的结核分枝杆菌和麻风分枝杆菌之间的同源性仅1%。

卡介菌的菌体成分对已致敏的机体呈现迟发型变态反应。在感染、发病的病理学上呈现结核结节性变化,在生物学染色上呈现抗酸性、多形态、索状形成和疏水性等特征。研究证明,结核分枝杆菌和其他细菌不同,缺乏外毒素、内毒素与侵袭酶类作为其病原性的物质基础。卡介菌的免疫原性与其细胞壁内的某些成分有关。

第一节 卡介苗菌体成分与生物学效应

自 Robert Koch 在 1882 年发现结核分枝杆菌(*mycobacterium tuberculosis*,简称 MTB)后,人们借助光学显微镜就已认识到结核杆菌是长 4~6 μm、宽 0.3~0.4 μm、呈略弯曲的杆形。随着科技的进步,人们对分枝杆菌的微细结构和生物学功能也有了较为明确的认识:菌体由细胞壁、细胞膜、细胞质、核物质组成。

MTB 致病株的特征性表型是:① 人—人传染性存在;② 可进入哺乳宿主细胞;③ 可在宿主细胞中生活,并逃避吞噬细胞防御系统;④ 可在巨噬细胞中增殖;⑤ 可在细胞间传染;⑥ 引起细胞损伤,得到病理性结果;⑦ 可杀死宿主细胞。

MTB 的第一个毒力突变株是 C-G-BCG,第二个例子是实验室长期传代发生的 R_{37} 的无毒株 $R_{37}Ra$ 的解离。那么,分枝杆菌、卡介菌的菌体成分主要有什么?

那希宽在《结核病学》的"结核分枝杆菌菌体成分与生物学活性"一节中做了大致如下的阐述。

一、类脂质

分枝杆菌的绝大部分脂类存在于细胞壁,是细菌细胞壁的主要成分,是主要毒力因子,含量与 MTB 的毒力呈平行关系,含量愈多,毒力愈强。类脂质是 MTB 菌体成分中具有生物学活性的物质,在细菌中其含量最高者可达60%,而在普通细菌中类脂质含量最高者为革兰阴性细菌,含量只有20%。类脂质大多与蛋白质或多糖结合以复合物形式存在。它们使 MTB 具有疏水性和细菌间具有黏着的特性。依据细菌是否溶于水的特征,可初步鉴别 MTB 群和非 MTB 群的。又根据亲脂性的特征,肺结核病人痰标本可用漂浮集菌涂片法检测。从类脂质经有机溶剂处理后的提取物中可区分出磷脂和蜡质复合物,其中具有生物活性的物质有分枝菌酸、海藻糖醣酯、分枝苷、磷脂和蜡质 D 等。

1. 分枝菌酸(mycolic acid)

Stodola(1938)从 MTB 中分离到分枝菌酸(mycolic acid)。分枝菌酸通过其分子中的羧基与阿拉伯半乳聚糖中的羟基形成酯键垂直连接在阿拉伯半乳聚糖上,而结核菌壁外层的其他糖脂和游离脂类则嵌在分枝菌酸之中。分枝菌酸在细胞壁中至少有 4 种形式:① 坚硬不可溶性的胞壁质阿拉伯半乳聚糖复合物;② 可溶性的胞壁质阿拉伯半乳聚糖;③ 可溶性的阿拉伯半乳聚糖;④ 游离的分枝菌酸。它区别于其他菌类脂肪酸的特征性化学结构是具有一个短臂和一个长臂,其碳原子数为 60~68,为高分子量脂肪酸,大部分的分枝菌酸是以酯化形式和阿拉伯糖半乳聚糖相结合组成复合多聚糖体,呈疏水性质,而肽聚糖脂呈亲水性质。分枝菌酸只有一小部分呈游离状态分布于细菌细胞体内。在细胞壁这层保护层下,MTB 能有效地避开宿主的免疫系统,很容易在巨噬细胞中生长。分枝菌酸使分枝杆菌菌体呈现抗酸性特征。这层保护层中的分枝菌酸是结核菌镜检染色实验 Ziehl-Neelsen 及荧光染色实验中分别和石炭酸酚红及金胺发生显色反应的唯一抗酸物质。不同菌属的菌株中所含分枝菌酸的碳链长度是不同的。同时,不同细胞壁中的分枝菌酸结构与成分还和结核杆菌的毒力、致病性密切相关。在 MTB 中,分枝菌酸的典型结构为一个含有羧基和羟基官能团的 60~90 个碳原子长度的线性长链,其中,在羧基的 α-位带着烷基侧链,α-位为羟基,而羧基的 α-位所带的侧链通常是含有 22~24 个碳原子的烷基链。从终端为甲基的碳开始,到含有羟基的碳结束,这段碳链被称为 meromycolic 链,而另一端则被称为 mycocerosic 链。在 MTB 中分枝菌酸主要有 3 类结构,即 α-分枝菌酸,酮(keto)-分枝菌酸和甲氧基(methoxy)分枝菌酸。早在 1977 年,Bloch 等就证实了在分枝杆菌中存在着对其生物分枝菌酸起合成作用的 2 种类型的多功能酶混合体合成分枝菌酸。分枝菌酸生物合成过程中涉及的一些基因的功能已被查清,与分枝菌酸相关的一些功能毒力基因诸如 mas、mmaA4、pcaA 等毒力基因的功能也得到了证实。分枝菌酸的生物合成机理及相关的基因的研究也为抗结核药物的设计提供了有潜力的关键的药物作用靶位。异烟肼(INH)作为一个高效低毒的抗肺结核药物,对结核菌有很高的专一性。对此,Koch-Wester 等进行了研究。在应用抗结核药物 INH 治疗时,MTB 在 INH 作用下,致使分枝菌酸合成量减少,而损害细菌细胞壁完整性,在抗酸染色后发现细菌菌体的抗酸性减弱或消失。这种抗酸性减弱或消失的程度与分枝菌酸合成量的减少程度相一致。

2. 索状因子(cord factor)与硫脂

索状因子能破坏线粒体膜,影响细胞呼吸,抑制白细胞游走和引起慢性肉芽肿。索状因子是分枝菌酸和硫脂相结合的复合物,又称海藻糖 6-6′双分子酸酯。索状因子对中性多核白细胞具有趋化性作用,对小白鼠具有一定的毒性作用。Middle-brook 等(1947)报告,在实验中发现具有强毒力的 MTB(H_{37}Rv)菌株,将其接种在改良罗氏培养基上,细菌菌落不仅生长快,而且呈粗糙型,呈索状生长。如果丧失毒力的 MTB 菌株在相同培养基的培养条件下培养,细菌菌落虽然能够发育生长,但不呈索状生长。Bloch 的试验应用石油醚处理后的强毒力 MTB 菌株的提取物注入小白鼠的腹腔内进行追踪观察其反应,发现小白鼠逐渐由衰弱至死亡。说明提取物对小白鼠具有毒性作用。将提取后的 MTB 菌株接种于改良罗氏培养基进行培养,结果发现该细菌虽然能够发育、生长,但是不呈现毒力型 MTB 菌株的索状生长。

Berkiekunt 等报告,索状因子能够刺激哺乳动物的烟酰胺腺苷双核苷酸酶(NAD 酶)的活性,导致宿主体内烟酰胺腺苷双核苷酸含量减少,致使肌糖原和肝糖原合成受抑制及丙酮酸酯代谢失调。对由索状因子引起的机体中毒性反应,可以采用烟酰胺腺苷双核苷酸或烟酰胺进行治疗,能够部分缓解其毒性反应。

索状因子虽具有半抗原性而无免疫原性,但在用猪血清蛋白质为载体给动物注射后,可以使被免疫动物产生抗体。

MTB 菌体的硫脂也是海藻糖的衍生物，虽无毒性，但在硫脂作用下可助长索状因子的毒力。将硫脂和索状因子同时给动物注射，比单一注射索状因子的毒性强。两种海藻糖脂有协同作用，可增强对动物的毒性，具有抑制溶酶体、吞噬体的融合作用，阻抑吞噬细胞对 MTB 的消化，使其在吞噬细胞内寄生，逃脱药物、机体体液内免疫物质的作用；使细菌发育、增殖，加剧感染、病变恶化的进程。MTB 的强毒株在中性红液体内被染成红色，而弱毒力株的细菌在中性红液体内不被染色。因此，把中性红反应作为区分 MTB 强毒力菌株和弱毒力菌株的一种试验方法。强毒力菌株呈现中性红试验阳性反应的原因在于其菌体内含有硫脂，反应的强弱和硫脂数量有关。

Goren(1970)等用动物试验证明，分枝杆菌对豚鼠的毒力程度和硫脂浓度具有高度的相关性。结核病专家 Mitchison 在评价硫脂作用时认为，最强的毒力菌株中可以提取出大量的强酸性类脂质（主要是硫脂），而减毒的菌株则明显缺少。此种强酸性类脂质成分是致病性菌株在机体内赖以生存必须具有的物质。

3. 磷脂(phosphatide)

1939 年，Adndersen 从 MTB 毒株分离得一磷脂化合物。MTB 菌体内的磷脂在酶的烷基转化反应中起着重要作用。磷脂以结合的形式存在于分枝杆菌的细胞壁中，主要有磷酰肌醇甘露醇、磷脂酰乙烷胺、磷脂酰肌醇和心脂等。磷脂具有半抗原活性，但不能刺激机体产生抗体，如果把磷脂注入家兔腹腔内，可引起动物产生特征性的组织反应，比如能促进单核细胞增生，还可抑制蛋白酶的分解作用，使病灶组织溶解不完全，引起结核结节形成和干酪样坏死、单核细胞类上皮细胞化，单核细胞类上皮细胞化进而发展形成朗汉斯巨细胞。

Khcoller 和 Subrahmaujam 等用动物试验证明磷脂具有抗原性。方法是：采取单独给家兔注射弗氏不完全佐剂或与牛血清白蛋白相组合注射后，磷脂酰肌醇甘露糖苷刺激免疫动物产生体液性抗体，这种抗体和肺结核病人血清呈现沉淀反应、凝集反应和补体结合反应。高桥认为磷脂有半抗原性，抗原致敏活性的最强部分是比较高级的磷脂酰肌醇甘露醇苷，磷脂和卵磷脂与胆固醇相组合，全部和甲基化牛血清白蛋白相复合后，能够增强磷脂的抗原性，也是在血清学试验中提高半抗原基质的有效方法。

分枝杆菌菌体内的磷脂能够刺激机体内单核细胞的增殖、类上皮细胞化、朗汉斯巨细胞的形成。由于机体的免疫功能状态的不同，被单核细胞吞噬的磷脂对机体细胞产生的反应也不一样。健康动物在磷脂刺激下，呈现类上皮细胞的大量增殖，组织产生增殖性反应，在机体处于致敏的状态下，呈现细胞核分裂期延长，细胞质停止分裂，类上皮细胞向巨单核细胞演化，组织产生炎症性反应；在机体处于高度致敏状态下，吞噬磷脂的类上皮细胞遭受严重的损害，组织产生坏死性变化。

4. 多糖类

多糖类物质是 MTB 细胞中的重要组成物质。多糖类物质在 MTB 细胞壁中含量占 30%～40%，大部分和其他物质相结合而存在、相组合而起作用，比如与阿糖半乳聚糖相结合或相组合成分枝菌酸糖脂而起作用。

MTB 菌体的多糖是由阿糖半乳聚糖、阿糖甘露聚糖、甘露聚糖和葡聚糖等所组成的。这 4 种聚糖均无结核菌素样活性。

多糖类物质在 MTB 细胞中大部分和磷脂、蜡质、蛋白质和核酸等相结合而存在，在和其他物质共存的条件下才能发挥对机体的生物学活性效应。多糖是 MTB 菌体完全抗原的重要组成成分，具有佐剂活性作用。

MTB 菌体经提取后，其水溶液内的黏稠部分具有血清学活性效应，可以和相应的 MTB 免疫动物的血清学试验发生反应；而水溶液内的液体部分，则无生物学活性作用。

MTB 菌体的多糖类物质能对机体引起中性多核白细胞的化学性趋向反应，并增强骨髓内嗜酸粒细胞的增殖反应。

5. 细胞壁与蜡质

MTB 的细胞壁的脂类主要由糖脂和肽聚糖所组成。细胞壁具有芳香硫酸酯酶活性,不分解蔗糖。

蜡质是 MTB 菌体内类脂质的重要组成成分,占类脂质总量的 48%,占 MTB 干重的 11%。借助不同化学方法可将蜡质分为 A、B、C、D 4 种组分。蜡质 A 是结核醇和饱和的或不饱和的脂肪酸相结合所组成的脂肪酸酯。蜡质 B 是由蜡质和甘油酯相结合所组成的复合物,经皂化后可分为结核醇、甘油、脂肪酸和分枝菌酸,其生物学活性与蜡质 A 相似。蜡质 C 是分枝菌酸组合形成的脂肪酸酯,是结核分枝杆菌菌体生物学活性物质的携带者,对机体细胞能产生毒性作用,动物实验产生结核性变态反应。蜡质 D(wax D)分子量为 30 000~60 000,是分枝菌酸阿糖半乳聚糖和肽糖脂(peptidoglicolipid)相结合组成的复合物,是细胞壁脂质中的主要成分,在化学结构上和细胞壁组成成分相似。因此,蜡质 D 具有佐剂活性,刺激机体能产生免疫球蛋白,可诱发、引起迟发型变态反应,对结核性病变的干酪性病灶的液化、坏死、溶解和空洞的形成起重要作用。

硫酸脑苷脂(sulfatides)存在于有毒菌株细胞壁上,可抑制吞噬细胞中的吞噬体与溶酶体的融合,阻抑吞噬细胞对结核分枝杆菌的消化,使其在吞噬细胞内寄生,逃脱药物、机体体液内免疫物质的作用,使细菌发育、增殖,加剧感染、病变恶化的进程。分枝杆菌属中并非所有菌种的脂质都有致病性,只有有毒菌株的分枝菌酸有致病性,这种分枝菌酸带有环丙烷(cyclopropane)合成酶编码基因 $pcaA$,这是一种甲基化转移酶基因。蛋白 pcaA 在分枝菌酸合成中起修饰作用,即将环丙烷残基连接在分枝菌酸分子上。这种被修饰的分枝菌酸是致病性 MTB 与非致病性 MTB 的重要区别。环丙烷化的分枝菌酸使 MTB 能抵抗巨噬细胞抗微生物分子活性氧中间产物(reactive oxygen intermediate,简称 ROI)的杀灭作用,从而引起持续性感染。

MTB 还具有分布于荚膜和细胞壁中的多糖,有助于细菌的黏附与侵入细胞,细菌进入细胞后,多糖又能抑制吞噬体与溶酶体的融合来抵抗吞噬细胞的胞内杀伤作用,还能干扰巨噬细胞一氧化氮(NO^-)等抗微生物分子的产生,逃避反应性氮中间产物(RNI)如 NOS2 的杀伤作用。MTB 中的一些杀伤基因已经鉴定出来,如 $noxR3$,$ahpC$ 和 $glbN$ 表达产物能分解 RNI,$msrA$ 表达产物能修复过氧化物诱导的核酸损伤。

在结核性脓疡、痰等标本中可见有非抗酸性革兰阳性颗粒,过去称为 Much 颗粒,现为 L 型,这只是结核菌形态上的变异,基因没有改变,在体内或组织培养中能返回为抗酸性杆菌。在青霉素等抗生素及溶菌酶等作用下,MTB 可失去细胞壁结构而变为 L 型细菌。MTB 在陈旧病灶或培养物中,形态往往不典型,变为 L 型或串珠状。临床上各种类型的肺结核患者中有约 40% 可分离出 L 型。经治疗的结核病患者细菌型消失,而 L 型常持续存在。已发现在检测不出细菌型的肺空洞患者痰中应 8% 仍可检测出 L 型。所以,在结核病的治疗中应加做 L 型培养,二者均阴性才能视作痰菌阴性。BCG 是在实验室条件下牛型 MTB 发生变异的产物。

二、蛋白质

1. 结核菌素

在发现 MTB 后的 10 年,Koch 用 MTB 释放到合成培养基中的蛋白成分进行结核病治疗,此种浓缩液后来被称为 Koch 旧结核菌素。1932 年发现旧结核菌素的活性部分是存在于硫酸铵沉淀的蛋白部分,被称为结核菌素蛋白衍生物。MTB 具有多种蛋白质成分,其中结核菌素是主要的部分。结核菌素与蜡质 D 结合注入体内能诱发机体对结素的迟发型超敏反应。MTB 还可产生 MTB 生长素(mycobactin)毒力因子,该毒力因子为一种脂溶性的铁螯合物,可作为铁载体将环境中的铁转运到菌体中。

2. 蛋白质分类

1998 年 MTB 全基因组破译成功后,科学家对 MTB 蛋白进行了比较研究,在基因组中鉴定到了 3 924 个开放性阅读框架,估计其中 91% 有编码能力。通过信息库比较可预测 40% 的蛋白质功能,也获得了其他 44% 的功能信息。目前仍然有 16% 是未知蛋白,它们可能在 MTB 的特殊生物学功能与 MTB 抗原变异、逃避免疫有关方面有特别的意义。今后,蛋白质组学将阐明 MTB 和宿主相互作用的分子机制。MTB 的蛋白抗原可分为分泌蛋白、胞壁蛋白和胞浆蛋白。这些菌体蛋白质以结合形式存在于结核菌细胞内,是完全抗原,具有极稳定的生物学活性物质。

MTB 中结合蛋白的复合结构成分 25 kDa 糖脂蛋白和 19 kDa 脂蛋白均能抑制巨噬细胞 MHC Ⅱ类分子的表达,对巨噬细胞加工、提呈抗原造成干扰。活的 MTB 亦能削弱巨噬细胞加工抗原的能力和吞噬小体的成熟。

第二节 卡介苗接种(或 MTB 感染)后免疫力

卡介苗为牛型结核杆菌的减毒活菌苗,它失掉了致病力,但仍然保留了产生免疫力的抗原性。当人接种卡介苗后,同受到结核杆菌原发感染一样,产生对结核菌的特异免疫力。这种免疫力可以抵御外来结核杆菌的感染。为更符合实际情况,仍以毒力强的 MTB 作为对象进行阐述,可能会有利于该问题表达清楚。

一、抗原(MTB)进入机体引发免疫的几个概念

抗原提呈细胞(antigen-presenting cells,APC)是指能够吞噬颗粒抗原,并将抗原在胞质中加工降解即改变自然抗原的构象或其表面和间位的二级结构为抗原肽,后以抗原肽-MIIC 分子复合物(pMHC)的形式将抗原肽提呈给 T 细胞的一类细胞。APC 有专职性的细胞(如 DC、M/Mφ、B 细胞)和非专职性的细胞。

根据功能不同,T 细胞可分为 Th、CTL 及调节性 T 细胞。这些细胞实际上是初始 $CD4^+T$ 或初始 $CD8^+T$ 活化后分化成的效应细胞。初始 $CD4^+T$ 或初始 $CD8^+T$ 在抗原刺激前即 Th0。

(一) 抗原加工(antigen processing)(或抗原处理)

抗原加工是 APC 将摄取入胞内的外源性抗原或胞内自身产生的内源性抗原降解并加工为一定大小的多肽片段,使抗原肽适合与 MHC 分子结合,抗原肽-MHC 分子复合物再转运至细胞表面的过程。外源性抗原(exogenous antigen)MTB 则主要由专职性 APC 组成表达 MHC Ⅱ类分子、共刺激分子和黏附分子,可直接摄取、提呈、加工 MTB。

(二) 抗原提呈(antigen presentation)

抗原提呈是指表达于 APC 表面的抗原肽-MHC 分子复合物为 T 细胞识别,从而将抗原肽提呈给 T 细胞,诱导 T 细胞活化的过程。T 细胞只识别 APC 提呈的抗原肽:$CD4^+T$ 细胞的 TCR 只识别 APC 提呈的抗原肽-MHC Ⅱ类分子复合物。因此,抗原加工和提呈也是靶细胞的功能。

(三) 抗原识别(antigen recognition)

抗原识别是指初始 T 细胞在佐剂的作用下,通过 TCR 与 APC 提呈的抗原肽 pMHC 特异性结合的过程。这是 T 细胞特异性活化的第一步。TCR 在特异性识别 APC 提呈的抗原肽的同时,也必须识别复合物中自身 MHC 分子,这种特性称为 MHC 限制性(MHC restriction)。MHC 限制性决定了任何 T 细胞仅识别由同一个体提呈的 pMHC。

T 细胞的佐剂是一类激发细胞免疫应答的物质,有保持机体免疫网络稳定的重要作用。T 细胞佐剂主要包括胸腺素、拟胸腺素药物类、细胞因子类及抗原载体类。T 细胞佐剂作用分子机理:主要通过改变抗原物理性状、表位外显及空间限构等加强抗原识别、提呈、促 Th1 分化,促进细胞表面抗原受体吻合而启动免疫应答反应。T 淋巴细胞识别抗原观察的研究:机体对分枝杆菌感染的免疫应答包括了 T 淋巴细胞的分枝杆菌的识别。这种抗原显示于抗原提呈细胞的表面,与主要组织相容性复合物(MHC)的分子结

合在一起,激活 T 淋巴细胞分泌淋巴因子(LF),激活的 T 淋巴细胞又通过激活或抑制其他类型的淋巴细胞来调节免疫应答,LF 再激活其他的 Mφ,通过这样的过程才把免疫链条连接起来,发挥它的非特异免疫功能的作用。因此,这样一个由一特定抗原发动的整个免疫应答将是不同的"抗原-T 淋巴细胞"多次识别过程的结果。分子免疫学方面的进展已指引人们阐明"抗原-MHC-T 淋巴细胞受体"三元免疫复合物相互作用的结构基础。一个保护性的免疫应答涉及一个复杂的 T 淋巴细胞识别过程的平衡,很可能是通过多种抗原决定簇和多种功能上不同的 T 淋巴细胞亚群的同时识别而达到的。

CD4 表达于 60%~65% 的 T 细胞及部分 NKT 细胞,Mφ 及 DC 细胞可低水平表达 CD4。$CD4^+$ T 细胞识别由 13~17 个氨基酸残基组成的抗原肽,受自身 MHC Ⅱ类分子的限制,活化后分化为 Th 细胞,但有少数 $CD4^+$ 效应 T 细胞具有细胞毒作用。

CD8 表达于 30%~35% 的 T 细胞。$CD8^+$ T 识别由 8~10 个氨基酸组成的抗原肽,受自身 MHC Ⅰ类分子的限制,活化后分化为细胞毒性 T 细胞(CTL)。

二、抗原(MTB)入体后的不同情况

宿主 Mφ 等 APC 对 MTB 的识别作用是复杂的,尽管做了广泛研究,但至今仍未完全阐明其机理。

(一) MTB 入体途径及反应概况

研究证明,通常情况下,结核病的传染主要是开放性排菌病人咳嗽、大声讲话或唱歌,特别是打喷嚏时,将夹带有 MTB 的飞沫(微滴核)排出体外,这种微滴核为他人吸入,沿呼吸道进入肺的深部即引发肺部感染。结核病的传染程度受排菌量、咳嗽症状和接触密切程度等因素的影响。当今,往往是儿童或居于交通不便的山区或偏僻地方的成年人群进入人口密集、患活动性结核病相对较高的城市而受到 MTB 初次感染。这种属于外源性颗粒性抗原的 MTB 具有良好的免疫原性,入体后局部组织呈现充血、水肿,形成病灶和病灶周围炎。当然,病灶和病灶周围炎主要发生在肺部,亦可由别的途径发生在其他任何部位。肺结核的病灶周围炎发生的机制是由于结核病灶组织破坏时,释放出来的组织胺类物质进入附近组织所致,或为结核病灶内的结核菌菌体蛋白渗入邻近组织,使之出现结核菌素反应性炎症。病灶周围炎有:① 水肿型。肺泡腔内含均质状嗜伊红浆液。② 出血型。肺泡壁毛细血管充血,肺泡腔内有红细胞。③ 脱屑性肺炎型。肺泡腔内含巨噬细胞和脱落的肺泡上皮细胞。

一般而言,MTB 入体后会很快被第一道防线的天然免疫中性粒细胞吞噬。6~24 h 后,其他的如 DC、B 细胞,特别是 Mφ 等 APC 通过多种模式识别受体参与对 MTB 的识别进而吞噬。由于 MTB 菌体破坏释放的磷脂质的作用,Mφ 的形态增大,转变为类上皮细胞。通常,即使 1 个 MTB 经呼吸道进入也会酿成感染甚至致病。MTB 侵入人体后人体发病与否是由病原体与宿主之间复杂的免疫反应结果不同所导致的。它涉及免疫保护性机制、MTB 诱导的多途径逃避天然和适应性免疫应答机制及结核病的发病机制。MTB 感染后宿主不同的临床结局说明有免疫系统,包括天然免疫和获得性免疫的遗传学差异存在与人体的异质性。从产生效用角度讲,由于数量的优势,往往 MTB 为 APC 中的 Mφ 吞噬,并且首先进入早期的内涵体,随后出现在中期内涵体、高尔基体、内质网的网状结构中,然后到达终末内涵体或溶酶体。人们发现酰肼标记的分枝杆菌细胞壁的组成成分可高效地从感染的 Mφ 转移到未感染的 Mφ。因此,这些组成成分的释放可能影响细胞间和细胞内的生理过程。所以,了解分枝杆菌的脂基因组学对认识分枝杆菌疾病的发病机理极为重要。假如 MTB 基因组编码了大量与脂质代谢有关的酶,那么将基因型和脂质类型的信息结合起来仍然是一个巨大的挑战。MTB 在宿主具有杀菌活性的 Mφ 内有存活的能力,有抵抗 Mφ 天然免疫杀伤的作用,据此可推断:这种 MTB 具有一种能力改变自己的代谢要求,抑制或耐受与微生物消化有关的毒性因子的释放,如抑制吞噬体与溶酶体的融合,抑制 Mφ 的凋亡,改变自身代谢途径逃避杀伤作用及 MTB 的细胞壁的糖脂清除活性氧中间体、活性氮中间体氧自由基的杀伤,以及 MTB 抑制特异性免疫应答,如下调 Mφ 对 IFN-γ 刺激应答的敏感性、抑制 Mφ 的 MTB 抗原递呈作用和 MHC-Ⅱ MTB 的加工等,几

乎使任何吞噬细胞虽然可以吞噬 MTB，但均杀死不了 MTB，亦无能力抑制 MTB 的繁殖，MTB 在吞噬细胞内继续生长、分裂，其约 18 h 分裂 1 次的增殖速度，致菌量迅速增多，不断使吞噬它的细胞破裂，在感染处形成原发灶，并且沿输入淋巴管引流到附近淋巴结等处寄生。原因在于 MTB 感染后，初始 T 细胞活化延迟。其机制是：①有一些研究已经表明，与人类抗一般病原体或抗原的免疫应答相比，MTB 感染产生的适应性免疫应答被大大延迟。在严格控制条件下的短暂（≤24 h）暴露于活动性肺结核患者的正常人群的经典研究均揭示，针对 MTB 的特异性免疫应答发生在暴露后的平均 42 d（正常应该是 18 d～35 周）。通过过继转移 MTB 抗原特异性初始 $CD4^+T$ 细胞（来源于 ESAT-6 或 Ag85B 抗原表位特异性 TCR 转基因小鼠）所做的研究也证明，气溶胶感染后 T 细胞活化同样出现延迟；在小鼠肺实质中的功能完全的效应性 Th1 也不能识别结核杆菌抗原，仍需在气溶胶感染后 7 d 以上才能活化。其次，MTB 通过控制宿主类月桂酸代谢抑制凋亡和延迟或减弱 $CD4^+T$ 和 $CD8^+T$ 细胞应答能力的启动，MTB 可能通过抑制细胞凋亡使 DC 对细菌抗原的摄取和处理延迟，最终导致适应性免疫应答启动延迟。研究还表明，结核杆菌通过抑制细胞凋亡延迟 T 细胞应答与 IFN-γ 密切相关。②通过特异性 Treg 细胞作用以延迟 Th1 细胞应答。位于感染部位的 Treg 细胞与效应性 Th1 细胞相似，其增殖也存在延迟现象。用 MTB 气溶胶感染后的前两周，肺内炎症不仅不足以导致 Treg 细胞的快速增殖，而且实际上 Treg 细胞在此期间增殖下降。然而，在 DCs 将 MTB 转运到 LDLN 之后，Treg 细胞与效应 Th1 细胞呈并行性快速增殖。由于上述原因，MTB 感染后似乎存在"免疫特权部位"。亦有人认为：MTB 这种胞内感染微生物在人群中的持续存在，依赖于其在 Mφ 中的寄生状态。MTB 进入 Mφ 被认为是结核病发生的最初事件，疾病的发展可能取决于 Mφ 的能力：Mφ 是控制初始的感染，还是作为 MTB 感染后生长和播散的温床。研究还显示，Mφ 是宿主控制结核感染播散的重要防御屏障，它可以通过复杂的网络系统清除 MTB，如 TNF-α 和细胞因子的产生，TNF-α 能显著地诱导 Mφ 抑制 MTB 生长，引起机体产生有效的肉芽肿应答，诱导 Mφ 的凋亡或清除已胞吞细菌的宿主 Mφ 等。该网络系统中，Th1 细胞极化状态起着重要作用。Th1 细胞通过分泌 IFN-γ 激活 Mφ 来发挥关键性的免疫保护作用。只要控制 MTB 所需的大量免疫介导物，尤其是 IFN-γ 和 TNF-α 等持续有效合作，大部分感染者都不发病，保持无症状状态。

另外，细胞因子如 IL-1，IL-2，IL-12，IL-18 和 TNF-α 等在保持细胞免疫和免疫记忆中亦具有十分重要的作用。MTB 感染宿主后，Mφ 能迅速分泌 IL-1，参与机体早期保护性免疫反应。IL-2 和 IL-12 在增强 Th1 型细胞免疫，介导天然免疫和特异性免疫之间的联系，介导抗结核免疫中起着十分重要的作用。IL-18 也是在机体抗结核免疫中起着主要作用的一种细胞因子，IFN-γ 是抗结核保护性免疫中必要的细胞因子。研究表明 MTB 感染 Mφ 后细胞因子的表达对于了解结核病的发病机制等具有十分重要的意义。当然，MTB 和 Mφ 之间的相互作用是非常复杂的，目前人们对 Mφ 杀灭 MTB 的杀菌机制也尚未完全清楚。T 细胞应答的调节已经明确肺内（包括肉芽肿）持续存在的 $Foxp3^+Treg$ 细胞在慢性 MTB 感染中起免疫应答调节作用。肺部微环境也可影响 MTB 感染后聚集的效应细胞的命运和功能。在 MTB 慢性感染期间，肿瘤坏死因子的缺失会导致肉芽肿的破坏和促炎症反应的增强。该现象与 T 细胞的增殖和 IFN 的产生水平增加密切相关。对于 T 细胞免疫应答的维持，一般认为 IL-12 对于结核病中初始 $CD4^+T$ 细胞分化为产生 IFN-γ 的效应性细胞至关重要，控制其感染需要 IL-12 的持续表达。MTB 的免疫应答是一个紧密调节过程，至少有些是受 MTB 驱动造成的持续感染。因此，机体对 MTB 感染的免疫应答包括 T 淋巴细胞对 MTB 抗原的识别。这种抗原显示于抗原提呈细胞的表面，与 MHC 的分子结合在一起，因此它能激活 T 淋巴细胞。然后激活的 T 淋巴细胞又通过激活或抑制其他类型的淋巴细胞来调节免疫应答。由此，这样一个因一特定抗原引发的整个免疫应答将是不同的"抗原-T 淋巴细胞"多次识别过程的结果。分子生物学的进展已经指引人们阐明"抗原-MHC-T 淋巴细胞受体"三元免疫复合物相互作用的结构基础。很清楚，抗原结构和 T 细胞识别过程的研究应涉及抗原在抗原传递细胞内的合成、定位及三元免疫复合物中包含的抗原决定簇的特征的研究。很可能，一个保护性免疫应答涉及一个复杂的 T 细胞识别过程的平衡。这种平衡不是受单一抗原所支配，而是通过多种抗原决定簇和多种功能上不同的 T 细胞亚群的同时识别而达到的。这或许可以解释为何适应性免疫应答的启动频率对成功免疫保护十分关键。如果效应性T细胞能早期诱导,也许在有益于病原体的调节网络实施之前即可建立抗菌免疫控制。黏膜途径接种疫苗可诱导气道管腔效应性T细胞活化,抑制MTB增殖。

MTB入体产生原发病灶,沿淋巴管引流引发淋巴管炎和淋巴结肿大,这三者构成了结核病的原发复合征。原发复合征在X线下呈哑铃形阴影。原发病灶大多为良性过程,于3~6个月自然愈合或治愈,病变吸收或形成硬结钙化灶,遗留支气管淋巴结结核成为独立病灶,可历时1年或更长时间,在临床上成为原发型肺结核的主要表现及其演变发展为原发结核病的根源。MTB是胞内致病菌中最容易造成并维持潜伏状态的,即容易造成无症状携带者,潜伏期的唯一临床指标是无症状携带者能够对结核杆菌的抗原产生迟发型超敏反应。潜伏状态细菌最容易被激活的是感染HIV的无结核病症携带者。若病变有播散倾向,出现干酪性肺炎或慢性迁延不愈,空洞不闭合,反复出现,并呈纤维化及播散,易发展成为慢性纤维空洞型肺结核。

(二) MTB入体后引发病理组织学上炎症反应

MTB入体后引发病理组织学上的炎症反应主要表现为增生、渗出和变质三种基本反应。但以哪一种反应为主,由机体与MTB的具体情况而定。

1. 增生

增生是结核病形态学的特异性改变,表现为以类上皮细胞聚集成团形成结节、朗汉斯巨细胞(Langhans' giant cell)(朗汉斯巨细胞是结核病的重要特征)性结核性肉芽肿(tuberculous granuloma)为主的增殖性反应,以浸润细胞消退伴有肉芽细胞的萎缩、胶原纤维增生为主的硬化性反应。结核病是一种肉芽肿疾病,由机体对抗原的免疫反应引起。该病变通常与周围组织细胞有明显的分界,细胞的组成处于一种动态过程,在其形成和衰退的各个阶段,细胞组成成分不同。密集的细胞群可以发出和接收兴奋、抑制信号或组织破坏性物质。在肉芽肿反应高峰时,B细胞虽然也存在,但是T细胞占优势。巨噬细胞丰富,且保留其在免疫反应中的吞噬、感应和效应作用,这些细胞可转化成上皮样细胞。上皮样细胞吞噬作用较小,但在细胞吞饮作用和消化酶的同化作用中具有活性。其中有些细胞可以形成特殊的多核巨细胞。类上皮细胞和巨细胞位于结节中央或周围,结节内和边缘浸润有活化功能的T淋巴细胞为主的细胞,形成一个局部结节病灶。周亚玲等认为,典型结核结节是以上皮样细胞、朗汉斯巨细胞、淋巴细胞为主形成的组织病理变化,中心水分被吸收,中间可有干酪样坏死,结节纤维化或钙化。这种结核结节,早在20世纪20年代法国医师贝尔(Bayle G. L.)就发现了,是他的主要贡献。他认为结核结节(tubercle)是结核局部的特异性病变。贝尔在696例患者(其中250例是结核病患者)尸检和其他的计900多例患者尸检中发现了结节,一个小小的结核结节是肺痨许多病变的起始点;结核结节中见到的干酪样物质是肺痨的一种特殊产物。类上皮细胞结节在MTB初次感染后20 d左右形成,再感染者数天内即可出现。

2. 渗出

在结核菌量多、毒力强、机体处于进展的变态反应的过程中,病理组织所见一般包括淋巴细胞、巨噬细胞浸润,组织中的血管渗透性增高,炎性细胞和蛋白质向血管外渗出,形成渗出性反应。渗出性反应发生在肺部,肺内出现细叶性、小叶性、小叶融合性或大叶范围的边界不清的灰白色实变区。渗出可来源于内源性感染。

3. 变质

变质性反应是以组织细胞的变性与坏死为主的渗出性反应,是巨细胞和T细胞控制不了MTB的生长繁殖,相互纠结产生巨大的结核病变,使组织受到的损伤越来越多,出现大面积的组织坏死、细胞死亡、组织崩解。坏死组织呈淡黄色,干燥、凝固状,形如干酪,故名干酪样坏死。坏死组织液化,经气管排出形成空洞。如果损伤殃及血管,可致咯血。变质可发生在渗出性或增生性反应的基础上,亦见于原有组织的坏死(原发性坏死)。组织坏死可能与细胞内溶酶体的破坏或与细胞因子释放有关,通常发生于MTB感染后 2~4 周。

（三）Mφ 对 MTB 的杀灭机制

MTB 免疫应答细胞与分子生物学的研究显示，Mφ 是 MTB 的吞噬细胞，在 MTB 与 Mφ 间的反复较量中，"魔高一尺，道高一丈"，最终结果是仅不足 10% 的小部分人会发生结核病，大部分将因此建立起特异性免疫反应，激活的 Mφ 体积增大、胞内溶酶体增多、吞噬能力增强，成为杀伤 MTB 的效应细胞。Mφ 成为效应细胞后逐渐把 MTB 吞噬、消灭，使之菌量由多转少，以至于完全或几乎完全被清除，建立适应性免疫应答。效应细胞 Mφ 通过多种机制消灭 MTB，包括自噬、凋亡、炎性小体、ROI 及 RNI，或清除已胞吞细菌的宿主巨噬细胞等方式；并且可以通过复杂的免疫网络系统清除 MTB，比如与其他细胞产生诸如 IL-1、IL-2、TNF-α 等细胞因子。IL-12、IL-18 和 TNF-α 等在保持细胞免疫和免疫记忆中具有十分重要的作用，TNF-α 能显著地诱导 Mφ 抑制 MTB 生长，引起机体产生有效的肉芽肿应答。

1. 自噬

自噬是一种重要的可参与抵抗多种细胞内病原微生物感染的免疫防御机制。Costillo 等研究发现，自噬可以抑制细菌的增长，还能阻止过度炎症的发生，是一个天然免疫应答过程。自噬过程的发生可以增强机体的杀菌能力。我国学者万春辉等发现生理浓度的 $1,25(OH)_2D_3$ 可诱导 MTB 感染的 Mφ 产生自噬作用，清除胞内的 MTB。近年来许多基于鼠源 Mφ 的研究表明，杀菌机制很大程度上依赖自噬作用。自噬本是一种高度保守的细胞降解过程，其将部分胞质和细胞器隔离在双层膜的囊泡（自噬体）中，再运送到降解性的细胞器（液泡或溶酶体）中进行分解；另外，自噬作为一种免疫机制在最近几年已被确认，自噬消除胞内病原体的过程类似于隔离并降解大的高分子聚集体或过剩和功能异常的胞内细胞器的过程。在 MTB 与 Mφ 的较量中，原发病灶的扩大或肿大淋巴结破裂后 MTB 都可入血，引发菌血症，可造成身体多发感染。因此，MTB 感染后的终止或扩散，取决于结核杆菌的毒力差异，对于结核病的发展和致病与否极其关键。虽然 MTB 与人类长期相伴，但人类对其致病的毒力机制仍不十分清楚。不同毒力的 MTB 感染巨噬细胞后可诱导宿主细胞产生不同的转归：高毒力结核菌株 $H_{37}Rv$ 能够抑制细胞凋亡，在胞内存活、繁殖、扩散，导致细胞坏死，进而引发炎症反应、细菌扩散；而 $H_{37}Ra$，BCG 等减毒株则能诱导宿主细胞产生大量凋亡。同时有学者提出该转归的差异与 TLR2 密切相关。

2. 凋亡

凋亡是维持组织稳定的一种重要方式，可以最大限度地降低炎症反应和对周边细胞的损害。Mφ 可以通过自身凋亡来消除 MTB 赖以生存的环境，抑制其在宿主体内的进一步生长和繁殖。MTB 与巨噬细胞的相互作用非常复杂，巨噬细胞通过多种机制抑制及杀灭 MTB，同样，MTB 也以多种方式逃避巨噬细胞的杀伤，尤其重要的是 MTB 可调控 Mφ 的凋亡。作为 MTB 在体内存活的宿主细胞，Mφ 的凋亡情况从一定程度上决定了 MTB 的命运，对结核病的发生、发展及预后都具有重要影响。感染 MTB 的 Mφ 通过凋亡途径降低体内细菌的荷载量及传播，是结核病防治工作中值得探讨的课题。

3. 炎性小体

炎性小体是胞浆内模式识别受体（PRR）参与组装的多蛋白复合物，是天然免疫系统的重要组成部分，能通过识别结核菌的病原相关分子模式（PAMP）发挥抗结核作用。

4. ROI 与 RNI

ROI 来源于活化的 Mφ 等，在 Mφ 的氧化酶作用下产生。在宿主体内积累的 ROI 主要包括超氧阴离子（O_2^-）、过氧化氢（H_2O_2）和羟基自由基（OH），这些 ROI 进一步发挥抵抗病原体入侵的作用。RNI 包括一氧化氮自由基及其通过多种复杂反应而生成的产物，体内的 RNI 与催化 NO 产生的合成酶 NOS 有关系：NOS 可以被细胞因子、病原体及免疫刺激物激活，发挥防御病原体的作用。尽管这些物质有强的氧化作用和细胞毒作用，对 MTB 有强杀伤作用，但是 MTB 可以通过降低磷脂酶 D 的活性，抑制活性氧中间体和活性氮中间体的产生，下调 MHC-Ⅱ 表达，抑制吞噬溶酶体的成熟等。Auricchio 等研究发现，CpG 寡脱氧核苷酸可通过增强磷脂酶 D 的活性,增强巨噬细胞对 MTB 的反应,恢复巨噬细胞的天然防御机制。

MTB 引发局部病变产生的炎性物质,随淋巴管引流入既是免疫细胞聚集场所又是免疫发生场所的淋巴结,启动 Mφ 对 MTB 感染的免疫应答。比如初始 T 细胞通过其 TCR 与表达多种受体的专职性抗原提呈细胞 APC 表面的抗原肽-MHC 分子复合物特异性结合,完成一系列免疫反应过程。在随之的信号级联反应中,招募多种蛋白激酶,激活多种信号转导通路,导致转录因子的核转运,激活天然防御细胞基因转录,促进炎性细胞因子的分泌。

三、MTB 感染人体后的转归

MTB 感染后宿主的反应及生物学过程直接影响 MTB 进入人体后的临床过程和转归,可能发生三种情况:痊愈、感染、发病。

(一)感染后痊愈

MTB 入体在未被激活的 Mφ 内生长、大量繁殖,导致 Mφ 死亡、崩解。但这又引发更多 Mφ 的聚集,吞噬释放出来的细菌,如此反复,引起渗出性炎性病灶,即为原发感染灶。感染灶的细菌可经淋巴管扩散到肺门淋巴结,引起淋巴管炎和淋巴结肿大。这些感染灶在 X 线下呈现哑铃状影,为原发复合征。在 MTB 数量增多并使 Mφ 破裂的反复过程中,不断形成的炎症病灶可形成肉芽肿。Mφ 是结核性肉芽肿中最丰富的细胞。Marino 等发现,Mφ 极化类型与肉芽肿的结局密切相关,Mφ 分化途径的不同是肉芽肿内病原菌是否播散的原因之一。其肉芽肿中心呈固态干酪坏死的结核灶,能限制结核菌继续复制。原发灶有两种方式发生结核菌播散:①结核结节侵犯支气管,细菌借此通过支气管播散到肺的其他部位,或结节中心的结核菌因液化由吞咽感染胃肠道(这种情况更易发生于原发后感染);②结核菌入血,发生菌血症。因为原发感染后由 T 细胞介导的细胞免疫和迟发型变态反应在此期形成,即 MTB 自然感染史 3~8 周后结素皮试转阳,使约 90% 的免疫机制正常的健康感染者机体依靠由抗原激活的 $CD4^+$ T 细胞分泌细胞因子激活 Mφ,产生适应性免疫,最终由 Mφ 杀灭和清除 MTB,原发复合征自然消退或纤维化或钙化,原发复合征往往不治自愈,由支气管或菌血症导致的播散灶亦不治自愈,比如体检中常见到的肝、脾中钙化灶即源于此。因此,激活的 Mφ 是活化了的 T 淋巴细胞分泌的细胞因子。所以,活化的 T 细胞是起关键作用的细胞。众多研究还证实,结核病患者的免疫规律为:病变重、受损范围大者细胞免疫功能弱,抗体产生多,即细胞免疫随病情加重而减弱,体液免疫随病情加重而增强,明显表现为细胞免疫与体液免疫分离的现象。

目前,对 Mφ 的研究认为:Mφ 起源于血液单核细胞,在组织中经过不同诱导因素刺激可分化为不同表型和发挥不同功能,有人称之为极化,并将其分为 Mφ 经典激活的 M1 型和 Mφ 选择性激活的 M2 型。在结核性肉芽肿中,M1 细胞更靠近中心坏死区域,M2 则靠近外围部分。M1 吞噬细菌活化后,活化后的 M1 通过提高杀伤活性杀灭病原体;M2 则通过增强吞噬功能发挥其功能作用。

(二)原发后(带菌)感染(post-primary infection)或继发性感染(secondary infection)

正是由于 MTB 被巨噬细胞吞噬后形成早期感染病灶,而在病灶内常有一定量的 MTB 长期潜伏,导致机体成为潜伏结核感染(latent tuberculosis infection,简称 LTBI)人群。LTBI 是宿主感染 MTB 后尚未发病,无活动性结核的临床表现、影像学改变或细菌学证据的一种特殊状态。在潜伏结核感染状态细菌复制水平较低,不断刺激机体产生免疫,使结素试验持续呈现 DTH 反应应答,即结素反应阳性。因此,在病灶处可以说 DTH 反应是 $CD4^+$ 辅助 T 介导、Mφ 为效应细胞的针对细菌及其产物而产生的超常反应,有可能向着干酪坏死、肉芽肿形成和组织破坏发展。

MTB 是胞内致病细菌中最容易造成并且维持潜伏状态的。有人称此状态为共生期。共生期大部分感染者的 MTB 可持续存活,细菌和宿主共生,纤维包裹的坏死灶干酪性中央部位被认为是细菌持续存在的主要场所。MTB 的潜伏感染归功于 MTB 能在宿主体内以休眠状态存在的能力,处于休眠状态的 MTB 能抵抗巨噬细胞的吞噬杀灭作用,并能耐受通常对生长繁殖期的 MTB 具有杀灭作用的抗结核药物的抗菌作用,使机体与MTB之间达到一种平衡,进而使MTB在体内持续存在数月甚至数年。当机体免疫力降低时,MTB休眠菌又开始生长繁殖导致疾病。这是近年来结核病发病率回升的主要因素之一,特别是HIV感染的流行更使结核病成为人类健康的主要威胁之一。因此,研究MTB进入休眠期和在休眠状态下存活的机制,进而寻找抑制其进入休眠期和杀灭结核休眠菌的方法,对于控制和根除结核病具有重要意义。

结核休眠菌(dormant tubercle bacilli)由Mitchison等于20世纪50年代首先提出,在其设计的Cornell模型中用大剂量有毒株MTB感染小鼠,并让疾病进展2周,此后用INH和PZA联合化疗12周,此时取小鼠的肺和脾脏培养,无MTB生长。但若不给予进一步治疗,间隔一段时间MTB又会重新在这些组织出现,由此Mitchison认为这些组织中可能存在休眠状态的MTB。Wit等用PCR法证实培养无菌的组织内仍有MTB-DNA的存在,当然这包括死菌和休眠菌的DNA及游离DNA。Wayne于1994年提出结核休眠菌为残存在人体单核巨噬细胞内极微量、处于代谢静止期的MTB。Cunningham等用转换电子显微镜(TEM)发现无氧条件下的结核休眠菌因代谢改变而致细胞壁增厚,这和Wayne发现的细胞长度增长相吻合。因此,原发后感染主要为内源性的,很少为外源性。

内源性感染来源于过去结核菌感染的潜伏者,即与宿主共生的细菌在有机可乘如机体抵抗力下降的情况下再度开始生长繁殖,称为再激活(reactivation)。原发后感染较局限,病理表现主要为慢性肉芽肿炎症结节(induration),称原发后结核(post-primary tuberculosis)。其中心由含有MTB的巨细胞组成,中心周围环绕一层上皮样细胞。这些巨细胞是结核病的重要特征,称为朗汉斯巨细胞。$M\varphi$清除MTB的能力与病灶的大小、MTB毒力及组织结构有关。$M\varphi$向病灶中心集聚形成肉芽肿,若肉芽肿在3 mm以下,$M\varphi$可穿入其中将MTB全部杀死,上皮样细胞逐渐形成纤维组织包围巨细胞组成的中心,使中心水分被吸收形成干酪样坏死,结节最终被纤维化或钙化。

在结核感染免疫机制中,伴有以$CD4^+T$介导、$M\varphi$为效应细胞产生的针对MTB及其产物的超常反应。超常反应尤其容易发生在反复小剂量MTB摄入者中,但不致病,不影响健康。

(三) 感染后发病

在原发感染后MTB入体形成原发复合征的过程中及之后,如果MTB数量多、毒力强,当机体还没有建立获得性免疫力之前,特别是免疫力未完善建立、神经系统没有发育完全的新生儿和婴幼儿,当抗MTB有限度的$M\varphi$无法控制MTB的大量增殖,渗出性炎症加剧,形成病灶周围炎,产生坏死,甚或MTB通过静脉或淋巴进入血流,不仅会引发菌血症,甚至在大量进入后会形成血播引发粟粒性结核病和结核性脑膜炎等。此时的原发感染处致敏$M\varphi$将荡然无存。粟粒性结核病和结核性脑膜炎在无有效抗结核药物问世之前致死率极高,该情况患者若不借助药物外力而想扭转局面甚至自愈几乎是不可能的。所以,粟粒性结核病和结核性脑膜炎是初次感染后发生的疾病。

MTB是兼性细胞内寄生菌。MTB感染人体后,主要被$M\varphi$吞噬,未被机体免疫系统清除而潜伏下来的MTB也主要寄生于$M\varphi$内成为潜伏感染者。潜伏的MTB导致DTH,DTH既有免疫作用,亦与致病作用密切相关。潜伏感染者是以后原发后感染或内源性复燃的根源。5%~10%的潜伏感染者在日后因免疫力降低使这种潜在感染复燃而发病。比如HIV感染者,可大大加快发病的速度、加大发病的比例。有资料显示,LTBI者中HIV感染者发生结核病的数量是没有HIV感染者的400倍。当HIV感染导致$CD4^+T$缺失,细胞数降低至≤200个/微升时,MTB感染者往往迅速发展成重症结核病人,成为AIDS。潜伏感染者的肉芽肿在3 mm以上,若中心坏死更多,形成干酪样变,并在周围形成纤维囊膜结构,$M\varphi$无法进入杀死残存的细菌,这些细菌可逐渐转变为静息的休眠状态(dormant),即使在某些钙化灶内仍可能有活菌存在。潜伏感染的细菌可能通过细胞因子传递的信息仍能继续保持和病灶外界的联系,以致在若干年甚至几十年后,细菌可能大量繁殖、扩散,引起原发部位或其他部位的激发性结核病。

范若兰等报道,MTB感染后发病与否与MTB的几种因素有关:① 毒力。比如南印度BCG接种的研究提示,接种BCG无效的原因之一就是印度毒力弱的菌株太多,感染此种低毒力菌后要经过约7.5年才能发病,因而看不到 BCG 的预防效果。1964 年,Mitchison 对从南印度患者身上分离的菌株和从英国患者身上分离的菌株进行毒力比较,发现二者有很大差别。他使用豚鼠测定了死亡率、病变指数和脏器内活菌计数,观察了大量的南印度和英国菌株的毒力。发现南印度有一半以上的菌株毒力极弱,只有 1/3 菌株的毒力与英国菌株的毒力相似,这个报告引起人们普遍的注意。这一事实也说明了结核菌株的毒力强弱直接影响到结核病的发病、流行和预防工作。但至今为止,国内尚未见到在较大地区内对未治疗的结核病患者菌株进行系统完整的毒力测定报告,应该引起重视。② 数量。有人应用吸入感染装置使健康豚鼠雾化吸入结核菌液,定期观察结素反应强度、豚鼠内脏病变程度和脏器内活菌数变化。结果发现:结素反应强度与体内病变程度、细菌增殖情况相一致,豚鼠感染一次后,经过一个时期,各项观察指标均逐渐减弱,如果反复吸入感染,则各项观察指标均不断增强。这个实验说明了感染菌量与反复感染在结核病发病上的重要意义。当结核病患者痰内有大量结核菌(每毫升 1×10^6 以上)时,痰涂片检查可能呈阳性。如菌量较少时,则涂片可能阴性,只是痰培养可能阳性。如果痰中菌量更少,则可能培养也是阴性。所以,患者痰涂片阳性或培养阳性、培养阴性,说明痰中结核菌的数量多少。很多人证明了接触涂片阳性结核病患者较接触单纯培养阳性患者或培养阴性患者的感染和发病的机会大。从感染率上来看,Loudon 对 251 例小于 14 岁的结核病患者家庭接触者做结素试验,痰菌涂片阳性、培养阳性与培养阴性三组患者的接触者结素阳性率分别为 44.3%、21.4%、14.3%,它们之间有显著差别。作者同时按结核病患者每夜咳嗽次数分重、中、轻三组,其家庭接触者的结素阳性率分别为 43.9%、31.8%、27.5%,这也间接证明了感染菌量的不同及反复感染对接触者感染率影响的差别。从接触者的发病率上来看 Grzybowski 检查了 1 116 名接触者,发现有活动性结核病的百分率,按患者痰菌检查涂片阳性、培养阳性、培养阴性三组分别为 6.5%、1.3%、1.1%,涂片阳性组是单纯培养阳性组的 5 倍。从以上事实可看出感染菌量的不同在接触者的感染率和发病率上所显示出的差别。此外,Comstock 对 5 岁以上的人群 64 136 人连续观察 14 年发现,结素反应强阳性者,以后结核病的发病率高。从接种 BCG 后的结素反应强度和动物实验可以看到,在一定条件下,感染菌量越大,则结素反应越强。结素反应的大小反映了感染菌量的大小。故有人提出过小剂量抗原摄入,让机体有时间建立适应性免疫应答,以抵抗再次甚至是大量抗原的侵入。

因此,结素反应强者其后发病率高这一事实,正是从另一方面说明了感染菌量在结核病发病中的重要性。

四、结核免疫学的进展

(一) MTB 和 Mφ 的相互作用

$CD4^+$ T 细胞即 Th1 细胞活化的结果,由初始 T 细胞(Th0)经诱导分化而来。Th0 的完全活化需要两种活化信号的协同作用:第一信号(抗原刺激信号)由 TCR 识别 APC 提呈的 pMHC 产生,经 CD3 转导信号与 $CD4^+$ 的辅助作用,使 T 细胞初步活化;第二信号(共刺激信号)则由 APC 或靶细胞表面的共刺激分子与 T 细胞表面相应的共刺激分子相互作用而产生。共刺激信号使 T 细胞完全活化,只有完全活化的 T 细胞才能进一步分泌细胞因子与表达细胞因子受体,在细胞因子的作用下分化和增殖。没有共刺激信号,T 细胞不能完全活化而克隆失能,就不能产生适应性免疫,最后由 Mφ 杀灭和清除 MTB。由此可见,MHC 分子的表达与 APC 抗原提呈功能密切相关。

初始 T 淋巴细胞随血液循环定居于外周淋巴器官,并在体内再循环。初始 T 细胞通过其 TCR 与 APC 通过模式识别受体识别,以胞饮、吞噬、受体介导的内吞作用和内化等方式摄取,与表面的抗原肽-MHC 分子复合物特异性结合。荚膜多糖可与 Mφ 等表面的补体受体 3(CR3)结合,亦有助于 MTB 细菌的黏附与侵入,并在局部形成原发病灶,病灶中的血管和淋巴管增生并形成肉芽肿是 MTB 感染的重要特征。MTB 与宿主间可发生反复 APC 吞噬-破坏-吞噬的过程:宿主细胞吞噬 MTB 以达到杀灭目的,维持机体的稳定,而 MTB 是胞内寄生菌,以其自身黏附机制启动 Mφ 的吞噬活性并侵入宿主细胞,并在其中栖居或完成细菌的生活周期。其结局由宿主的免疫力和细菌的毒力、数量间的较量结果决定。在结核菌持续感染与发病的少量人群中,与机体易感性相关。人体基因 NRAMP 决定人对结核菌的天然抵抗力,即结核病与人的遗传因素相关:编码产生自然抵抗力相关性巨噬细胞蛋白(nature resistance-associated macropgage protein,NRAMP),这种蛋白位于巨噬细胞的吞噬体膜上,对杀死吞噬体中的结核分枝杆菌有重要作用。许多结核病患者及其家族患者 NRAMP 有变异。因此,正如 Koch 所言,"细菌不表示结核病的全部病因"。肉芽肿形成常伴随组织缺氧,组织缺氧又刺激血管增生,同时增生的血管有利于结核分枝杆菌由肉芽肿内部向远端播散。目前已经证实血管内皮生长因子 A(VEGF-A)是结核分枝杆菌感染的有效生物标志物。

从微观上看,在外源性抗原 MTB 进入机体组织后,为 APC 摄取的细菌等颗粒性抗原在胞内形成吞噬体(phagosome),吞噬体与溶酶体融合为吞噬溶酶体,吞噬溶酶体又与胞质中的一种称为 MHC Ⅱ类小室(MHC class Ⅱ compartment,MⅡC)、富含 MHC Ⅱ类分子的溶酶体样细胞器融合。MⅡC 和吞噬溶酶体中含有多种酶类,可将抗原降解为适合 MHC Ⅱ类分子结合的、含 10~30 个氨基酸的短肽。因此,MⅡC 和吞噬溶酶体是 APC 中加工外源性抗原的主要场所,而 MⅡC 是抗原肽与 MHC Ⅱ类分子结合的部位。降解的抗原肽经内质网(ER)膜上的抗原加工转运物转移至 ER 腔内。在 ER 中新合成的 MHC Ⅱ类分子 α、β 链折叠形成二聚体,并与 Ⅰa 相关恒定链(Ⅰa-associated invariant chain,Ⅰi)结合形成 $(\alpha\beta Ii)_3$ 九聚体。MHC Ⅱ/Ⅰi 九聚体由 ER 经高尔基体形成 MⅡC。Ⅰi 促进 MHC Ⅱ类分子转运到 MⅡC。Ⅰi 在 MⅡC 腔内被降解,仅在 MHC Ⅱ类分子抗原肽结合槽内留有称为 MHC Ⅱ类分子相关的恒定链多肽(class Ⅱ-associated invariant chain peptide,简称 CLIP)的一小片段。

在 MHC Ⅱ类分子功能区各有 2 个胞外结构域($\alpha1,\alpha2;\beta1,\beta2$),其中 $\alpha1$ 和 $\beta1$ 共同形成抗原肽结合槽,位于该分子远膜端,其两端为开放结构,与之结合的最适抗原肽含 13~18 个氨基酸。在 MⅡC 中,HLA-DM 分子辅助使 CLIP 与抗原肽结合槽解离,占据 MHC Ⅱ类分子抗原肽结合槽的 CLIP 被抗原肽置换,通过锚定形成稳定的抗原肽-MHC Ⅱ类分子复合物,然后转至细胞膜表面供 $CD4^+T$ 细胞识别,从而将 MTB 递呈给 $CD4^+T$ 细胞。T 细胞在其他辅助性因素作用下活化、增殖并分化为效应 T 细胞,分泌多种细胞因子,活化更多的 $M\varphi$,进而完成对抗原的清除与免疫应答的调节,建立适应性免疫应答,这是在 $M\varphi$ 非异质性的基础上。

这种细胞免疫的调节是一个连续的过程,可分为三个阶段:

① T 细胞特异性识别抗原阶段。TCR 在特异性识别 APC 提供的抗原肽的同时,也必须识别复合物中自身的 MHC 分子。这种 MHC 的限制性决定了任何 T 细胞仅仅识别由同一个 APC 递呈的 pMHC。

② T 细胞的活化、增殖与分化阶段。

③ 效应 T 细胞的产生及发生效应阶段。

在 Th1 进一步活化、增殖及分化这个过程中的提呈细胞,有学者认为包括 $M\varphi/M$,即 DC 及 $M/M\varphi$ 均为之。有学者认为 DC 高表达的 ICAM-1 黏附分子使之与 T 细胞的牢固结合有利于细胞之间的相互作用。与已活化或记忆 T 细胞不同的是,初始 T 细胞的活化更需要和依赖于 DC 刺激信号的存在。因此,DC 是唯一能直接激活初始 T 细胞的专职性 APC。Th1 分泌细胞因子包括 IFN-γ、IL-2、TNF 等。IFN-γ 上调 DC MHC Ⅱ类分子表达,Th1 细胞因子还可激活 $M\varphi$,促进其分泌 IL-12,使其他 Th0 向 Th1 转化,进一步扩大 Th1 免疫应答的效应;诱生并募集 $M\varphi$,以及增强对淋巴细胞及中性粒细胞的作用,$M\varphi/M$ 表达多种受体,包括模式识别受体、Fc 受体、补体受体等,可以通过吞噬作用、胞饮作用、受体介导的内吞作用等摄取抗原物质,且摄取和加工抗原能力、吞噬和清除病原微生物能力均很强,但提呈抗原能力很弱。在 IFNγ 等作用下,$M\varphi/M$ 表达 MHC Ⅱ类分子和共刺激分子能力显著升高,可将抗原肽-MHC 分子复合物提呈给 $CD4^+T$ 效应细胞,发挥专职 APC 作用。

(二)关于部分细胞因子

有研究应用感染结核菌小鼠动物模型,观察应用细胞因子后对小鼠的影响。结果发现:对 BCG 不敏感种系的 DBA/2 小鼠,经静脉感染院 1×10^7 CFU MTB(H_{37}Rv 株)后,结核菌逐渐自肺内清除出去;而应用类固醇或抗 $CD4^+T$ 抗体致免疫缺陷的小鼠,重复上述试验发现结核菌清除速度明显减缓,使用 Th1 类细胞因子 IFN-γ 后可明显加快清除速度,提示 IFN-γ 是抗结核保护性免疫中必要的细胞因子。对 BCG 敏感种系的 Balb/c 小鼠经静脉感染 2×10^6 CFU 结核菌,随着肺内结核菌的不断增加,小鼠均在 7 周内死亡;若应用 IL-12,则小鼠随着肺内结核菌减少而全部存活。IL-12 是通过诱导 Th1 类细胞因子 IFN-γ 的产生和抑制 Th2 类细胞因子 IL-4 的产生而发挥其感染防御效应的。上述结果表明:IFN-γ 和 IL-12 在小鼠结核病模型中显示明显的抗结核作用。上述小鼠实验结果证实了 IFN-γ 的价值,人们期待将其引入人结核病的治疗中。研究发现:难治性结核病患者血清及经 PPD 刺激后的外周血淋巴细胞培养液上清液中的 IFN-γ 水平偏低,提示难治性结核病患者系因某种原因致 IFN-γ 的产生受抑制;而抗结核治疗后排菌量逐渐减少直至消失、胸部 X 线检查阴影改善者血清及经 PPD 刺激后的外周血淋巴细胞培养液上清液中的 IFN-γ、IL-1、IL-2 和 IL-6 水平升高,提示 IFN-γ 补充疗法可能对难治性结核病有效。如果进行这样的研究,还存在两个问题:

① 全身应用 IFN-γ 后,外周血中免疫学指标的活性肯定会增强,但肺部病灶处这些免疫学指标的活性增强,是否也有利于感染防御功能?

② IFN-γ 和致炎细胞因子过度产生、NK 细胞过度活化反而会加重组织损害而对机体不利。这就是之所以称细胞因子疗法为"双刃剑"的原因。为了解决这些问题,需要探讨 IFN-γ 的剂量、给药方法和途径等,以便使 IFN-γ 既能在病灶部位有效发挥作用又不致诱发过度损害组织反应。国外已有有关在各种疾病的基础上并发播散性不典型分枝杆菌病的散在报道,患者应用 IFN-γ 后临床表现和细胞学均有改善,但副作用有低热、轻度疲乏。IFN-γ 增强巨噬细胞的抗结核菌活性,在小鼠试验中已得到明确的证实,但人 Mφ 未必如此,甚至有人报道使用 IFN-γ 后可抑制 Mφ 的抗结核活性。Kaplan 等提倡联合应用 IFN-γ 和 thalidomide 或其衍生物以防止 IFN-γ 副作用的发生,这也是今后需研究的课题。除 IFN-γ 外,还可试用 IL-12、IL-18 等诱导 IFN-γ 产生的细胞因子治疗难治性结核病。这些学者利用 MTB 感染小鼠动物模型研究发现,IL-2 具有比 IFN-γ 更强的疗效;但具有广谱生物学活性的 IL-12 也易引起严重的副作用,在临床应用之前尚有许多问题亟待解决。阐明 MTB 感染 Mφ 后细胞因子的表达对于了解结核病的发病机制及新疫苗的筛选等具有十分重要的意义,因为 IFN-γ 等 Th1 类细胞因子和诱导 IFN-γ 产生的 IL-12,在以 Mφ 为最终杀菌效应细胞的结核免疫防御机制中发挥了明显作用。IFN-γ 诱导因子 IL-18 在同样以细胞免疫为主的隐球菌的感染防御中起着重要作用。有关 IL-18 在结核免疫防御机制中的作用,有待今后进一步探讨。

如果慢性持续性感染或结核病变诱发细胞因子持续产生,特别是 TNF-α 持续产生,可导致结核特征性的发热。宋艳华等对 TNF-α 在抗结核免疫中的作用进行了研究:TNF-α 又称恶病质素,是早期研究免疫系统的抗肿瘤作用中发现的一种能引起肿瘤出血坏死的活性物质,主要由活化的单核巨噬细胞及 Th1 细胞产生,是一种多效性炎性细胞因子,其活化依赖 TNF-α 的基因表达而产生相应的生物效应。TNF-α 除了引起肿瘤坏死作用外,还可介导炎症反应及调节机体免疫、细胞凋亡等反应。TNF-α 可以与 IFN-γ 协同活化 Mφ,促进吞噬溶酶体的形成和成熟,以及刺激活性氮介质(reactive nitrogen intermediates,简称 RNIs)的产生,控制和杀灭 MTB。TNF-α 还可以增强 Mφ 和 DC 抗原提呈功能,活化 T 细胞,促进 IFN-γ 等 Th1 型细胞因子的产生,进而进一步增强 Mφ 的杀菌作用。吞噬 MTB 的 Mφ 凋亡是宿主清除 MTB 的另一重要途径。TNF-α 结合含有"死亡结构域"的 TNFR1 参与 MTB 感染诱导的细胞凋亡过程。TNF-α 在结核性肉芽肿形成及维持中的作用:一般认为,机体控制 MTB 感染的重要免疫机制是形成结核性肉芽肿。肉芽肿构成是以活化的、吞噬了 MTB 的 Mφ 为中心,周围是募集的其他未感染的 Mφ 及 T 细胞、B 细胞、DC、成纤维细胞等。肉芽肿可以封闭感染灶,限制细菌的扩散,保护周边组织,同时提供各种免疫细胞及细胞因子之间相互作用的场所,增强杀菌作用。所以 TNF-α 在结核性肉芽肿的形成和维持及抑制 MTB 潜伏感染中具有极其重要的作用,TNF-α 的缺乏可导致病情的恶化及潜伏 MTB 的活化。在慢性感染期,TNF-α 也可能有着必不可少的保护作用。

（三）树突状细胞

在吞噬、提呈 APC 中，DC 是特殊细胞。DC 是由美国学者 Steinman 于 1973 年发现的。从骨髓前体细胞分化的 DC 经血液进入多种实体器官及非淋巴的上皮组织，成为未成熟 DC(immature DC)。未成熟 DC 的特点：表达模式识别受体，有效识别与摄取外源性抗原；具有很强的抗原加工能力；低水平表达 MHC Ⅱ 类分子和共刺激分子、黏附分子，使之提呈抗原和激发免疫应答能力较弱。未成熟 DC 主要有朗格汉斯细胞及非免疫组织器官的间质 DC(interstitial DC)。外周血 DC(peripheral blood DC)则包括迁移中的 DC 及来自骨髓的 DC 前体。

DC 在体内的数量较少，但分布很广，在非淋巴组织如皮肤、淋巴器官、血液和淋巴液中都可发现这类细胞。DC 主要分为经典 DC(conventional，简称 cDC)与浆细胞样 DC(plasmacytoid DC，简称 pDC)。根据体征与功能，DC 可分为两种：与 T 细胞相关的指突状 DC(interdigitating dendritic cells，简称 IDC)，与 B 细胞相关的滤泡 DC(follicular dendritic cells，简称 FDC)。狭义的 DC 均指 IDC。不同部位的 DC 有不同名称：①皮肤的表皮层含特征性 birbech 颗粒的 LC；②心、肺、肾等多种非免疫器官组织间质的间质 DC；③外周血的 DC；④输入淋巴管的隐蔽细胞；⑤胸腺髓质的胸腺 DC；⑥外周淋巴组织的 T 细胞富含区的 IDC；⑦外周淋巴组织的 B 细胞富含区的 FDC 等。除 FDC 外，其他的 DC 均丰富表达 MHC 分子。

在抗原提呈这一过程中，未成熟 DC 在摄取抗原后逐渐成熟，并且经血液和淋巴循环迁移并归巢到淋巴结等的 T 细胞区，将抗原提呈给初始 T 细胞，启动适应性免疫应答。在摄取抗原过程中，IL-1β 和 TNF-α 等细胞因子诱导 IDC 成熟。在抗原递呈过程中，IFN-γ 上调 DC 的具有多态性、多基因、有 Ag 递呈功能的基因群 MHC Ⅰ、MHC Ⅱ分子表达，趋化因子调节 DC 的迁移和归巢。另外，有观点认为，Mφ 不能杀灭有毒 MTB，有可能杀灭弱毒 MTB，由此也可以建立对结核特异性细胞的免疫应答。对于对结核特异性细胞免疫应答建立后的维持，有研究认为，IL-12 对于结核病中初始 $CD4^+$ T 细胞分化为产生 IFN-γ 的效应性细胞至关重要，控制其感染需要 IL-12 的持续表达。该研究表明了 IL-12 在维持 Th1 效应细胞中发挥着重要作用，由 $CD4^+$ T 细胞所产生的细胞因子来进行微妙调节。

DC 能有效刺激初始 T 细胞，特别是外周组织中的未成熟 DC 功能最强。抗原 MTB 入体后，被未成熟 DC 识别、摄取、吞噬加工后，通过输入淋巴（管）液或血液迁移，在迁移的途中 DC 称为隐蔽细胞（DC-veiled cell），隐蔽细胞逐渐成熟。所谓迁移，是指 DC 从抗原摄取部位经过淋巴或血液迁移进入既是淋巴细胞定居的场所又是免疫应答发生场所的淋巴结中的 T 细胞富含区；所谓 DC 成熟(mature DC)过程，就是 DC 对抗原处理能力的降低和对抗原提呈能力的增强过程。外周免疫器官中 T 细胞区的并指状 DC (interdigitating DC，简称 IDC)即是成熟 DC。此时的 DC 有下列特点：表面有许多树突样突起；低表达模式识别受体，识别和摄取外源性抗原能力弱；加工抗原的能力弱；高水平表达 MHC Ⅱ分子和共刺激分子、黏附分子，故能有效提呈抗原和激活 T 淋巴细胞，启动适应性免疫应答。

因此，DC 是一类成熟时具有许多树突样突起的可识别、摄取和加工外源性抗原，将抗原肽提呈给初始 T 细胞并诱导 T 细胞活化、增殖的功能最强的提呈细胞。DC 不但参与固有免疫，还是连接固有免疫与适应性免疫的"桥梁"，是机体适应性免疫应答的始动者。

DC 依天然免疫程序摄取和加工外来源抗原 MTB，使之降解为适合于 MHC Ⅱ类分子结合的、含 10～30 个氨基酸的短肽，通过一定方式形成稳定的抗原肽-MHC Ⅱ类分子复合物，然后转运至 DC 细胞膜表面，供给初始 T 细胞识别，提呈给 T 细胞活化的启动信号（或抗原刺激信号、第一信号）。DC 分泌的多种细胞因子中的 IL-12 诱导初始 T 细胞(Th0)活化、增殖、分化为 Th1，产生 Th1 型免疫应答。成熟 DC 还高表达 CD80、CD86、CD40 等共刺激分子，变为提呈能力强的 DC，为 T 细胞的完全活化提供第二信号。

由此看来：DC 在活化 T 细胞中功能最强、完全；虽然 Mφ 摄取与加工抗原的能力强，但提呈抗原的能力弱；Mφ 仅能刺激已活化的 T 细胞与记忆 T 细胞，T 细胞活化后分泌的 IFN、IL-2、转移因子、移动抑制因子等细胞因子就是细胞免疫的物质基础,细胞免疫也就是细胞因子作用的总和,甚至是"1 加 1 大于 2"的协同效应和细胞因子综合作用的结果,激活其他的 Mφ 或 M,使 Mφ 等体积增大、溶菌酶含量更多,即变为吞噬指数更高、杀菌能力更强的效应细胞,并且向有抗原的部位移动和聚集,最终结果是把 MTB 杀死、降解,由此启动特异性免疫应答,使更多 T 细胞分化、活化、增殖,分泌更多可激活 Mφ 或 M 的细胞因子,在有效控制 MTB 及适应性免疫中发挥重要作用,直到把 MTB 清除。研究结果显示,激活的 Mφ 吞噬和杀灭病原微生物能力最强。因此,有人说结核病是由细胞免疫(Mφ 为效应细胞)控制的疾病。

综上可知,MTB 致敏的机体可有效防治结核病,这是冒很大风险后得到的结果。如果给机体,特别是免疫力低、弱的机体(重点是新生儿、婴幼儿)接种 BCG,预先通过 BCG 活菌致敏 T 淋巴细胞,机体建立适应性免疫应答,在 MTB 抗原感染的刺激下,实现产生对 MTB 特异免疫力的目的;一旦有特异性抗原(MTB)进入,致敏或记忆 T 细胞受到刺激,即可迅速活化,释放多种淋巴因子,Mφ 通过细胞因子被激活,这些被激活的 Mφ 向 MTB 的所在处移动、聚集、吞噬、控制和杀灭 MTB,消除发生结核病的隐患。

基于上述结果,目前普遍认为 BCG 接种可以增强机体细胞免疫,是一种预防结核病特别是儿童结核病的有效措施。

自然感染与人工感染的不同点如表 19-2-1 所示。

表 19-2-1 自然感染与人工感染的不同点

自然感染	人工感染
能致病	无致病性
人力无法控制	人工控制下进行感染
感染时身体状况差	接种时身体健康
感染的数量、毒性无法控制	接种减毒菌,有一定剂量
感染间隔、时间无法控制	接种时间、剂量可以控制
感染综合征	接种综合征

注:在清除抗原 MTB 后,效应 T 细胞逐渐凋亡,部分分化为记忆 T 细胞。

第三节 卡介苗接种后免疫力产生的考核方法

BCG 接种后的效果考核可从两方面进行:接种后的变态反应与对结核病的保护力。

一、卡介苗接种后的变态反应

BCG 接种后的原发性变态反应是细胞免疫力产生的表现,包括近期变态反应和远期变态反应。

1. 近期变态反应

BCG 接种后过一段时间,用一定量的结素对一定数量的人群进行试验,如果出现变态反应就认为产生了细胞免疫,是接种成功的表现。一般认为,接种后产生变态反应的强弱、大小,可以代表菌苗活力强弱,活菌数与结素反应之间有一定关系,但到一定数目后结素反应即不再受活菌数影响。

(1) 考核对象

一般以初种者为标准,如以新生儿或从未接种过卡介苗的儿童为标准,可于接种后随机抽取一部分,人数至少需要 100 人。

(2) 考核时间

一般于 BCG 接种后 12~16 周进行,也有研究者于接种后 8~10 周进行。

（3）考核方法

① 检查结素接种局部反应的发展程度；

② 做结素试验，观察结素反应大小及阳转率。阳转率表示在一定数量的接种人群中，结素试验转变为阳性反应的人数所占的百分比。

2. 远期变态反应

观察 BCG 接种后变态反应持续时间，一般可每年检查同一时期接种的一部分人群，为避免受结素增强作用的影响，从阳转人群中观察持续阳性人数或观察其中阴转人数。总之，从一些观察对象中可见，接种一次 BCG 不会产生终身免疫作用，定期加强还是有必要的，一般应有两三个卡疤为好。

二、卡介苗对结核病的预防作用

观察或监测 BCG 接种人群的结核病发病率，特别是结核性脑膜炎或粟粒性血行播散性肺结核的发病率，与未接种人群对照，计算其保护作用。

（韩 光）

第二十章　卡介苗接种的反应

BCG接种后,作为一种体外异物,机体的防御系统总会本能地对它做出反应,通过产生细胞免疫或体液免疫的反应将异物逐渐清除,直到完全清除为止。在做出这种反应的过程中,有的按疫苗性质应当发生的为正常反应,有的超出一般的、通常多数没有的、不应该发生的反应为异常反应,即副反应。在判定副反应时,不能把接种反应过程中应有反应的现象当作副反应。当然疫苗接种的加重反应或并发症要根据菌苗使用的目的来确定,比如治疗肿瘤的皮下注射BCG,就是要使肿瘤组织坏死甚至邻近肿瘤周围的组织也一道坏死,使整个肿瘤组织脱落,这是治疗要达到的目的,它当然就不算副反应或并发症。

卡介菌菌种的本质和毒性、菌体蛋白、代谢产物和减毒程度等均影响菌苗接种后的反应。目前,我国通常给儿童免疫使用的BCG是冻干皮内BCG。其辅料为蔗糖、明胶、氯化钾和味精。每安瓿含卡介菌0.25 mg(5人份)或0.5 mg(10人份),每毫克卡介菌含活菌数应当不低于1.0×10^6 CFU(有的是0.2~0.3 mg,>1 000万条菌/毫克),分别用0.5 mL或1 mL灭菌注射用水或生理盐水稀释。放置约1分钟,摇动,使之溶解并且充分混匀,用注射器抽取0.1 mL菌苗液注入皮内。菌苗应在半个小时内用完。

第一节　卡介苗接种的正常反应

一、皮内卡介苗接种正常反应

根据接种目的的不同,BCG含菌量与接种途径也不同,接种途径有口服、皮上划痕和皮内注射等。

预防用疫苗是皮内注射用BCG。我国已规定,正常新生儿出生后12~24 h,即可进行BCG接种。在城市最晚不超过72 h,在农村不应超过30 d接种。目的是接种必须在自然感染之前进行。

皮内BCG是一种混悬液,是不含防腐剂的活菌疫苗。接种时准备1 mL蓝芯注射器及4、5号针头,抽吸摇匀的菌苗0.1 mL(1 mL含菌量为0.5~0.75 mg),于受种者左上臂三角肌下端外侧做皮内注射。注射处可见局部隆起一个直径为7~8 mm的小皮丘凸疱,并可见毛孔。接种后数分钟(<半小时)凸疱消失,皮肤恢复原态。2~3 d皮肤略有红肿,几天后又恢复正常,2~4周后局部皮肤慢慢出现1个小结节,在1周内逐渐增大,几乎无疼痛感觉。大部分人的结节形成浸润性硬结,红肿、浸润,中间变软逐渐化脓、液化,形成小脓包,自行穿破流出少量脓液,形成溃疡,溃疡面随时间推移逐渐干燥、结脓痂,3~4个月后大部分可愈合,干痂脱落后局部形成一个永久性的6~8 mm凹陷的疤痕,称为"卡疤"。笔者观察认为,较小的卡疤会随着时间的久远(如20多年)而逐渐变平和模糊,甚至消失。BCG接种局部红肿化脓的正常反应有时被误诊为细菌感染或接种后继发感染而进行抗感染及外科治疗。其实正确的处理方法是保持局部清洁,待其自然愈合。整个过程几乎无发热者。即使有也是短暂的,且体温往往低于38.5℃,多饮些水即可。BCG特异性免疫建立后,新生儿接种后12周结核菌素试验呈阳性反应,结素反应硬结平均直径为10 mm左右,效价高的菌苗甚至可出现强阳性反应。在反应期,接种处汇流淋巴结可轻微肿胀,有的局部淋巴结肿大<10 mm,为正常现象,1~2个月可自行消退。个别发生淋巴结炎,即颈部、腋下、锁骨上下等

处淋巴结肿大（直径≥10 mm），为淋巴结强反应，亦称 BCG 反应性淋巴结炎、自限性化脓性淋巴结炎、卡介苗原发复合征，是 BCG 接种最常见的异常反应。据报道，国外 2 岁以下 BCG 接种儿童淋巴结强反应发生率为 0.1%～4.3%，国内发生率<1‰（0.05%～0.22%）。淋巴结强反应为良性经过，局部不需包扎或排脓，不抓破，大部分可自愈，通常不会影响生长发育与健康，但应注意保持清洁卫生。

二、皮内卡介苗接种质量检查方法

检查 BCG 接种成功与否，一般采用接种后 12 周做结核菌素试验，72 h 看反应结果。检查时不能以是否出现红晕为标准，而要以是否出现硬块并要测量硬块的纵、横直径。硬块平均直径达 5 mm 以上，为阳性反应，表示接种成功、效果好，机体对结核病有一定的免疫力；硬块平均直径在 5 mm 以下，为阴性反应，表示接种效果较差。

结核菌素试验的原理是：注入特异性抗原（结素）后，MTB 感染机体的致敏 T 细胞集聚于抗原部位，在局部形成以 T 细胞浸润为特征的细胞免疫反应，用以检测机体是否存在对该抗原有迟发型超敏反应。这种 T 细胞，即 Th1，也称 T_{DTH}。在检测 BCG 接种效果中，如果能检测到 T 细胞分泌的细胞因子如 IL-2、TNF、IFN-γ 等及激活的 Mφ 溶菌酶水平与吞噬指数，则具有重要的意义。

杨守堂等在结核菌素试验与卡痕反应结果关系分析中，合计检测 879 人，阳性 752 人，阳性率为 85.55%。其中，初免的 1 岁以下婴儿阳性率为 93.70%（226/241），复种的 7 岁儿童阳性率为 81.41%（254/312），复种的 12 岁儿童阳性率为 83.44%（272/326），3 组间的差异有统计学意义（$\chi^2 = 7.58, P < 0.05$）。879 名观察对象中，无卡痕者 98 人，卡痕平均直径<4 mm 者 173 人，4～5 mm 者 495 人，6～7 mm 者 71 人，≥8 mm 者 42 人，结核菌素试验阳性率分别为 12.24%（12/98），77.46%（134/173），99.79%（494/495），100%（71/71）和 97.60%（41/42）。结核菌素试验阳性率与卡痕大小呈高度正相关关系（$r = 0.982, P < 0.01$）。如果以卡痕直径≥4 mm 为筛检界限值，与结核菌素试验结果比较，则其符合率为 59.95%（527/879），假阳性率为 11.83%（104/879），假阴性率为 28.21%（248/879）。试验以局部硬结纵横平均直径≥5 mm 为阳性指标判断免疫水平的高低为宜。但是，有卡痕只说明有过 BCG 接种史而已。该次观察 879 名儿童的结核菌素试验阳性率与卡痕大小虽有正相关关系，但以卡痕直径≥4 mm 为界限值，与结核菌素试验结果比较，其符合率仅为 59.95%。提示卡痕仅能说明有过 BCG 接种史，并不证明产生免疫力的高低，而用结核菌素试验评价结核免疫水平是目前唯一可靠、准确的方法。

接种 BCG 后应当再做结素试验复查，因为接种 BCG 不一定皆能致敏机体，结素阳转率一般约 80%，专业人员接种的阳转率也不过是 90%，而有的基层人员接种者阳转率仅 23%。

三、皮内卡介苗接种局部早发反应（加速反应或 Koch 反应）及意义

在实施 BCG 接种的工作中，对有的人能否采取不做结素试验而直接接种，是结防部门很关心的问题。因为接种后有的人会出现早发反应。所谓早发反应，一般是接种 BCG 后约 3 d 时间出现，也有迟到 10 多天达到反应高峰的，表现为局部红肿、浸润、丘疹、硬结、水疱、坏死、脓疱、溃疡等，其纵横硬结平均直径>5 mm 者，时间较短，大多在 1 个月内消退，而淋巴结反应发生也比初次接种（结素阴性者接种 BCG）者反应较早、较弱，消退也快。这种反应大多发生在不做结素试验而直接接种 BCG 的情况下，或结素试验阳性误种 BCG 者，不需要处理。直接接种 BCG 观察早发反应，如果 BCG 的局部反应和结素反应基本一致，则 BCG 接种可起预防作用，又可利用其产生的早发反应发现可疑结核病人，可以把结核病的预防与普查结合起来，特别对于边远地区的结核病检查具有意义。为此，长春生物所赵廷高等进行了探讨。该所选择未接种过 BCG 的小学一年级学生为观察对象，计 1 715 人，给受试者左手臂常规接种 BCG 的同时常规做 PPD-C 试验，72 小时参加复验者 1 653 人，复验率为 96.38%。实验结果显示：

① BCG 接种局部早发反应产生的原因缘自自然感染；BCG 接种局部早发反应 3 d 后观察最好，阳性 441 人，PPD 反应阳性 459 人，符合率达 96.1%，为最高；7 d 的观察符合率仅为 44.9%，误差大。

② BCG 接种局部 3 d 后早发反应最强，PPD 反应亦最明显，两者一致。

③ BCG 和 PPD 同时接种后，未发现有全身反应如发热、发疹、淋巴结肿大等情况者。

④ PPD 反应阳性者 459 人（阳性率 27.8%）全部进行胸部透视，对肺部有可疑病变者 36 人予摄胸片，确诊为结核病患者 14 例，对他们未做任何抗结核药物治疗，他们如往常一样上学、生活。3 个月后摄胸片复查，结果未见结核恶化者，反而肺结核病变均有不同程度吸收好转。说明皮内直接接种 BCG 对活动性肺结核儿童也是无害的。另外，所谓的结核病变有可能是陈旧病灶处免疫细胞的再激活引起的短暂炎症反应，或是其他的炎症如支原体肺炎。

⑤ 在 1 653 名儿童 PPD 复验中，发现活动性肺结核患者 14 例，患病率为 0.85%，同时对 14 例肺结核患者的 PPD 与 BCG 接种后的局部反应情况对比观察，3 d 内 PPD 反应全部阳性，强阳性反应者 1 人；BCG 局部反应阴性者 1 人，强阳性 1 人。

⑥ PPD 试验 72 小时复验中反应直径 ≥20 mm 者 31 人，11 人有水疱；其中 <20 mm 但有水疱者 8 人，局部坏死 1 人，计 40 人（强阳性率为 2.4%）。11 名有水疱者和 1 名局部坏死者均不是活动性结核病患者，说明他们可能只是处在结核感染的高反应期而已。

⑦ PPD 皮试与 BCG 接种的早发反应的一致性和较高的符合率，说明可以用 BCG 接种代替 PPD 皮试。这样可以减少接种手续，节约资源，还可以调查结核病自然感染率和发现可疑结核病患者。

⑧ 活动性结核病患者直接接种 BCG，病情未见恶化，反而病变吸收。提示 BCG 直接接种是可行的。

第二节　卡介苗接种的副反应类型、产生原因及处理

BCG 接种副反应概况：在大量的预防接种中，因为种种原因会发生一些与接种目的相悖而与接种直接相关的、本来可以避免的非正常反应，称为异常反应或副反应。当然，随着科技进步，制品质量的提高，有的疫苗本来不可避免的反应亦没有了。而集体预防接种中的精神反应（心因性反应），即精神或心理因素引起，可有休克及各种神经官能症表现（疲惫、语言运动障碍等）。它应该不属于接种副反应，但它可造成一定影响，干扰工作进程，所以加以防范为好。这种心因性反应，可有内分泌及自主神经紊乱（面色苍白、潮红、出虚汗等），群体性出现时可多达数十至上百人，互相影响，同时发生，症状相似，亦称"群发性癔症"或"流行性癔症"。该病农村多于城市，特别是边远山区更多见，以 7～15 岁，尤其是 10 岁的小学生最多见。临床上以自主神经功能紊乱症状多见，尚可见到精神障碍，或运动障碍，或感觉障碍，或视觉障碍等。一般无阳性特征，预后良好。性格内向者易发。有人发生后，继之相互影响，集体发病。处理方法是：分散群体，转移环境，对个体实施暗示疗法，常可迅速解除病症。因此，注意处理好首例患者很重要。

BCG 接种的副反应，应该是指正常的受试者接种合格的疫苗而发生的异常情况，不包括不合格的疫苗与实施接种人的操作错误而导致的差错事故。彭晓雯对 BCG 的疑似预防接种异常反应（adverse event following immunization, AEFI）和并发症进行统计，结果显示 BCG 的安全性良好，人类使用 BCG 近 100 年的经验已验证了这一点。但在某些情况下，比如毒力较强的菌株、超剂量菌苗、不当接种部位或深度、敏感的年龄组、受种者的免疫状态、个体因素或免疫缺陷等也会导致出现一些异常反应和并发症。如果 BCG 接种后局部发生反应较大、有较深脓肿，愈合很慢，局部反应 >10 mm，或 6 个月以上未愈合，或局部淋巴结肿大 >15 mm，形成溃疡，一般视为异常的或特殊反应。一般来讲，BCG 的剂量越小，接种于皮内越浅，受种儿童的年龄越大，异常反应的发生率越低，但这样达不到接种要求，失去了接种的目的和意义。有研究显示：<6 月龄接种时的耐受性比 ≥6 月龄时接种要好。至于皮内 BCG 接种的副反应，在注射部位发生疤痕疙瘩、蟹状肿、狼疮样损害、银屑病、湿疹和皮肌炎等并发症者罕见；并发肉芽肿肝炎、BCG 吸入性肺结核、骨炎、致死和非致死性播散等严重并发症者更为罕见；基于 BCG 接种后的晕厥、急性精神性反应、过

敏性休克、过敏性皮疹、血清病、局部过敏性反应、变态反应性脑脊髓炎、多发性神经炎、类中毒反应、无菌性脓疡、种苗后破伤风等均未见或极罕见，全身化脓性的弥漫性 BCG 感染，通常仅发生于免疫异常者。

长期以来，在推行 BCG 接种的世界各地，已有接种 BCG 副作用的报告。但至今对有关 BCG 接种的严重副作用尚无世界范围内系统的统计。在 BCG 接种引起的并发症回顾性研究中，全面的、重点的研究的问题是：从医学科学的观点去阐明这些严重并发症的机理和设法防止其发生，从公共卫生观点去权衡 BCG 接种的严重并发症和 BCG 接种预防的病例数两者的得失和费用。国际防痨协会预防委员会表扬了这个回顾研究，而且在该协会成员国家中还进行了调查，有 100 个国家 300 名医师应邀回答填写关于在本国 BCG 接种中所遇到的严重并发症的标准调查表，而不拘这些材料是否发表过。从这两方面共收集了（已发表的和个人通讯）1 032 篇参考资料。这些 BCG 资料大多数是来自 21 个欧洲国家，这可能是由于欧洲国家采用较为精确的观察方法，同时也反映世界其他地区发生的病例少，或存在着漏报情况。统计的结果是：异常的 BCG 原发复合征发生率为 $4.49/10^6$，异常的 BCG 接种后（非特异）反应（瘢痕瘤、皮疹、眼症等）$1.25/10^6$，卡介苗播散性病变（全身的和局部的）为 $0.72/10^6$。

我国自 20 世纪 80 年代以来，开始实施有关 AEFI 处理及加强预防接种安全管理的措施。1985—2002 年广东等省、自治区、直辖市，先后建立了 AEFI 监测系统。2005 年 3 月，全国 AEFI 监测系统建立并开始在 10 个试点（北京、河北、黑龙江、上海、江苏、浙江、湖北、广东、广西、甘肃）运行。2005—2006 年有 16 个省（含 10 个试点省及直辖市和 6 个非试点省及直辖市）向 AEFI 监测网络报告数据。根据刘大卫（2007）等报道，2005 年共收到 10 个试点省及直辖市 BCG AEFI 报告 134 例，报告发生率为 28.88/100 万剂，2006 年 209 例，报告发生率为 37.03/100 万剂。根据武文娣（2009）等报道，2007 年共收到 10 个试点省及直辖市 BCG AEFI 报告 414 例，报告发生率为 74.58/100 万剂；2008 年 444 例，报告发生率为 68.24/100 万剂；2009 年 560 例，报告发生率为 84.67/100 万剂。这些报告的 AEFI 中也包含接种实施中的差错、一般反应和其他不明原因导致的异常反应。其中 BCG 淋巴结炎的报告发生率，2005—2006 年为 $17.7/10^6$，2007 年为 $42.7/10^6$，2008 年为 $28.44/10^6$，2009 年为 $54.43/10^6$，与国外文献报道的皮内注射 BCG 局部溃疡和淋巴结炎的发生率 <1% 基本一致。近几年，中国 AEFI 监测系统未发现骨髓炎的报道。全身播散性 BCG 感染，2005—2006 年报告发生率为 $0.10/10^6$，2007 年报告发生率为 $0.36/10^6$，2008 年为 $0.15/10^6$，2009 年为 $0.30/10^6$。国际痨病联合会报告，1948—1973 年全世界接种 BCG 13.85 亿剂次后，全身播散性 BCG 感染发生率为 $0.22/10^6$，大多发生在免疫缺陷儿童中。这和我国 2005—2009 年监测的数据相似。

2009 年监测的 560 例 BCG AEFI，按性别、月龄分布，男婴 365 例，占 65.18%；女婴 194 例，占 34.64%；性别不明 1 例。≤2 月龄出现 AEFI 例数最多，因为按照免疫程序，新生儿为 BCG 受种对象。

2009 年 10 个试点省及直辖市共收到 BCG AEFI 560 例，其中无疫苗质量事故和心因性反应病例，394 例为异常反应者，对其进行分析，结果是：BCG 淋巴结炎 360 例，占所有 AEFI 的 64.29%；全身播散性 BCG 感染、惊厥各 2 例，各占 0.36%；过敏性皮疹 28 例，占 5%；过敏性紫癜、血管性水肿各 1 例，各占 0.18%。

搜集 2000 年 1 月 1 日至 2009 年 12 月 31 日获得有关接种 BCG AEFI 的合格文献，关于 BCG AEFI 的报道涉及的案例共计 130 例，其中实施差错 15 例，占 11.54%；偶合症 14 例，占 10.77%。对余下的 101 例分析发现，一般反应 54 例，占 53.47%。其中包括局部脓肿 28 例，局部硬结 23 例，瘢痕疙瘩 3 例。异常反应共 35 例，占 34.65%。其中包括淋巴结炎 17 例，全身播散性 BCG 感染 12 例，骨髓炎 3 例，皮肤结核 3 例。过敏性反应 12 例，占 11.88%，含过敏性皮疹 5 例，过敏性休克 2 例，过敏性紫癜 5 例。文献中也有近一半的报道是关于 BCG 的实施差错事故，即接种者把 BCG 误当作乙型肝炎疫苗或者百日咳-白喉-破伤风联合疫苗进行了皮下注射。

对所谓的 130 例 BCG AEFI 治疗和转归监测中，AEFI 痊愈和好转的 104 例，占 80%，不详 7 例（实际也包含有痊愈的，只是作者与接种对象失去了联系，不知其病情的转归，因而治愈率和好转率实际是被低估了）。另外，还有 10 例患者死亡，占 7.69%。其中 5 例死于全身播散性 BCG 感染，还有 4 例死于偶合症。9 例有后遗症，占 6.92%。

需要强调的是：我国 AEFI 监测系统为一个被动监测体系，与针对疫苗上市后的Ⅳ期实用人群，其监测到的 AEFI 发生率与临床研究结果仍存在很大差距。对于两者之间是否存在函数关系，被动监测数据可以在多大程度上代表实际安全性水平等问题，还需要进一步探索。在分析 2006 年 AEFI 监测的数据库时，发现 10 个试点省及直辖市的报告数占总报告数的 95.02%，而其他 6 个非试点省的 AEFI 报告数仅 < 5%。说明我国监测的 BCG 的 AEFI 发生率还存在较大偏倚。至于文献报道的不足，有 42.3% 反映的是医务人员错种 BCG 的事故及其挽救处理，另外还有一部分是医生如何治疗淋巴结炎。但是这些报道大多缺乏详细的病例资料信息，这会对文献报道中的构成比造成一定影响，使得文献报道的 AEFI 中接种实施差错占的比例过大，给读者和研究者留下片面的印象。在 AEFI 中，不乏由于对 BCG 接种注意事项、危险性渲染过度而造成接种后的过多关照所产生的结果。

尽管 BCG 接种后的 AEFI 是很少的，也不管这些 AEFI 是偶合还是强加的，皆足以警示接种人员要非常小心谨慎和警惕，严加防范。

总之，1974 年，BCG 被 WHO 纳入扩大免疫规划（EPI），除一些结核病低发的西方国家只推荐给特定人群接种外，世界上大多数国家还是推荐给健康人群常规接种使用；中国从 1978 年将 BCG 纳入儿童 EPI 后，全国已接种数十亿人次。中国采用丹麦 2 株本地化生产，对种子批菌种进行培养 6～9 d 后，对培养物进行收获、过滤、浓缩，然后进行匀浆和稀释，最后冻干即为成品。我国每年产量上千万剂次的 BCG，免费供新生儿接种使用。实践中显示，如果疫苗质量合格，接种操作无误，接种后的 AEFI 很少。尽管如此，接种 BCG 的一些异常反应是毋庸置疑的，但应着重指出的是，我国并未因此而改变推行 BCG 接种的方针。事实上，BCG 接种的不良作用，更为确切地说，由于长期播散性 BCG 感染所引起的真正严重的并发症，与许多国家的结核病问题严重程度相比显得微不足道。尽管如此，笔者还是将陆义群摘译的 BCG 接种引起的 1 例过敏反应录于下：女性婴儿出生时健康状况良好，在出生后第 6 d 按常规在其左肩胛区皮内注射 0.1 mL BCG，婴儿 2 分钟后即发生虚脱，身上出现青紫斑点，无呕吐，也无分泌物吸入。临床表现为急性过敏反应。患儿被立即转到婴儿重点监护病房，面罩给氧，皮下注射 1:1 000 肾上腺素 0.2 mL，静脉注射可的松 50 mg，同时输入 50 mL 新鲜血浆，在 1 h 内，患儿的周围循环和全身情况逐渐改善。在发病后 2 h，患儿排出 2～3 次大量血性大便，考虑系过敏反应所致。在密切观察下，患儿腹部症状自行缓解，胸部和腹部 X 线检查、常规血培养和尿检查，以及血常规和血清生化检查均正常。患儿恢复正常，于发病后第 6 d 出院。笔者认为，BCG 免疫接种的 AEFI 非常少见，通常限于注射部位局部溃疡或区域淋巴结肿大。鉴于 BCG 的应用广泛，正常足月婴儿接种 BCG 时有引起这种反应的潜在危险性，值得注意。事后检查此批号 BCG 曾安全地应用于许多人，未见不良反应。

一、卡介苗接种局部反应类型与处理

（一）接种局部反应

接种局部反应是指 BCG 接种后 4～6 周局部脓肿或溃疡直径超过 10 mm，局部反应迟迟不结痂、不愈合达 6 个月以上。

1. 局部硬结

采用热敷，每日 3 次，每次 20 min，加快促进其吸收即可。

2. 局部小水疱或小脓疱

保持清洁即行，可以不做处理；局部有感染者，可以涂擦 1% 龙胆紫促进其收敛结痂。

3. 局部大水疱或大脓疱

为防止破溃，可以用消毒纱布包扎让其自行浓缩、吸收，或用消毒针在水疱或脓疱下缘抽出渗出液或脓液，涂以 5%～10% 硼酸软膏；分泌物多者可加用硫黄软膏，并以纱布包扎。（有人担心会引起继发感染，但笔者认为这是多虑了，该处不容易感染）

4.局部脓肿

局部脓肿在有明显波动感情况下,首先应考虑抽脓减压,不宜使其长时间肿胀下去,以免皮肤坏死或大面积溃疡。

抽脓的具体操作法:局部先行75%酒精常规消毒,用消毒针头在脓肿上方的健康皮肤刺入抽脓;如果脓液过于黏稠,可用生理盐水缓慢冲洗,不宜用力过猛,后注入5%链霉素溶液或2%异烟肼液,不宜过多。术后将针头旋转约90°迅速拔出。如果脓肿皮肤已变成紫色或灰白色,应低位切开排脓,然后用5%链霉素纱布条引流,并防止切口过早愈合;如果切口周围皮肤已变色,可在局麻下做扩创术;如果切口久而不愈,可用白糖、异烟肼、纱布条治疗。

5.局部坏死或溃疡

可用20%对氨基水杨酸软膏或5%异烟肼油膏敷裹,或用酒花素软膏外敷;如果溃疡面的分泌物较多,可撒上少许链霉素粉、利福平粉或30%白及粉糊。

6.溃疡面增长速度过盛

可用10%硝酸银棒烧灼,亦可用枯矾及冰片粉;必要时可用消毒剪刀剪平肉芽,再略撒上链霉素粉或利福平粉,上盖一层凡士林纱布包扎好。

(二)淋巴结异常反应

BCG接种后卡介菌必须到达其引流淋巴结才能产生免疫,因此容易引发淋巴结炎症。一般引流的淋巴结是腋下淋巴结。如果腋下甚至锁骨上下淋巴结肿大直径超过1 cm且约2个月不消退,均为副反应、异常反应或并发症。这是最常见的,特别容易发生在一岁以下婴儿和新生儿,占反应者的72%~98%。所以,有人认为对该敏感年龄组新生儿接种BCG时,只有降低剂量,才能降低反应率。徐道安等对此进行了探讨:1957—1975年,使用上海生物所0.5 mg/mL的皮内苗接种287 336名儿童,发生淋巴结炎者1 570例,发生率为5.46‰。其中1957年曾以口服法接种,发生淋巴结炎3例,1959—1964年曾以皮上划痕法接种,发生淋巴结反应200例,因为当时接种人数未分别统计,故无法计算发生率。自1976年开始采用0.25 mg/mL苗接种,到1979年共接种39 667名,淋巴结反应62例,发生率为1.56‰;1980—1984年继续减小剂量接种,计接种78 392名,发生反应者345例,发生率为4.40‰,此期间接种婴儿结素阳转率尚好。上海所自1979年9月启用新种子批生产,剂量为0.35 mg/mL,1979—1984年接种的儿童淋巴结反应率回升。从1985年1月起,上海所恢复生产全剂量的0.5 mg/mL皮内苗,全年接种16 607名儿童,淋巴结反应106例,发生率为6.38‰。之后的研究发现,活菌数在$1×10^7$/mg的批次苗淋巴结发生率明显高于$1×10^7$/mg以下者,$3×10^6$~$5×10^6$/mg者基本不发生淋巴结反应而保证较理想的阳转率,而$2×10^6$/mg以下的各批次菌苗,虽然很少发生淋巴结反应,但卡痕明显小,阳转率和反应强度也相应下降和变弱。自1988年起,上海所供应$3×10^6$~$5×10^6$/mg冻干菌苗。1986—1989年,接种儿童74 089名,淋巴结反应121例,发生率为1.63‰,化脓者占1.19‰。笔者认为降低剂量以换取降低反应率的做法是不可取的,因为菌量少了,活菌数亦少了,无法达到接种目的。而且儿童接种卡介苗后不再强化免疫,所以接种剂量一定不能不足。

1.淋巴结异常反应的类型

淋巴结异常反应按其临床及病理变化可分为4个类型:① 浸润干酪型。淋巴结肿大>10 mm且质地硬,早期可移动,不与皮肤粘连;病理检查显示大量浸润及坏死组织。在接种后3个月淋巴结肿大>10 mm,一般不做处理。如果肿大较大者,可以热敷,3~4次/天,15~20分/次。绝大多数是可以自行消散的。另外,也可用中药阿魏膏敷贴,使其逐渐消散。② 脓疡型。肿大淋巴结由浸润、干酪逐渐发展至坏死、液化,形成脓疡。此时皮肤呈紫红色,触及有波动感,脓疡与皮肤粘连,脓液中可见到呈抗酸性的卡介菌。在淋巴结化脓早期,不主张敷药和外科切开,因结核性淋巴破溃后很难收口,应先热敷,待肿块软化后,再用消毒注射器沿脓肿下方边缘进针抽脓,纱布加压后用橡皮膏固定;对破溃者可用纱布条引流排脓,常换药,数日后脓即减少,淋巴结缩小,逐渐愈合。一般不切开排脓。有人主张对卡介苗接种后发生的局部脓疱或溃疡用龙胆紫涂抹,这是可以的。有人采用在抽脓后向脓腔内同时注入5%链霉素或2%异烟肼溶液,且1次抽脓如未好,可反复多抽几次,2~3次即可愈;或用20%对氨基水杨酸软膏及5%异烟肼软膏涂敷,可以促进创面早日愈合,但有可能会影响(降低)BCG接种效果。这种含有抗结核药物的治疗方法尽量避免不用。如果脓疡已趋向破溃,应该低位切开排脓,用刮扒法清除干酪样坏死物质,并以纱布条引流,防止形成瘘管,换药时用0.2%呋喃西林清洁创面,然后再用20%对氨基水杨酸软膏或5%异烟肼油膏外敷,每天或隔日换药1次,换药时用枯矾少许塞入脓腔,使坏死组织及早脱落,有收敛作用,并且缩短治疗与愈合时间。③窦道型。由于淋巴结溃破引流不畅,易形成瘘管,长期不能愈合,同样也可用20%对氨基水杨酸软膏或5%异烟肼油膏局部外敷,纱布条引流不可缺少,瘘管用手术切除效果较好,愈合也快。④硬结钙化型。肿胀的淋巴结硬结钙化,溃疡愈合结疤。对此,有学者认为,BCG再接种可促进BCG反应性淋巴结炎的治疗,在这种情况下,直接在另一侧注射常规剂量BCG。笔者在BCG接种预防有关的疾病的研究中,对复种引发的迟迟不愈合反应溃疡,就是采用了另一侧再接种方法,促进了其分泌物迅速减少,创面结痂、愈合。武文清等对数年间接诊的新生儿接种BCG后淋巴结强反应者计112例处理方法:其中增殖硬结型13例,增殖干酪混合型41例,脓肿破溃型47例,外院术后伤口未愈增殖干酪坏死型11例。对13例增殖硬结者均给予局部热敷,其中5例结节缩小,8例结节内见液化;对49(41+8)例干酪坏死型均给予结节局部针吸和异烟肼注射剂结节内注射治疗,佐以热敷,均化脓破溃;对96(47+49)例脓肿破溃患儿经彻底清创、伤口置异烟肼引流条引流治疗,伤口愈合;对11例外院手术后伤口未愈者给予每周1次清创,并置异烟肼引流条引流,伤口愈合。112例中除外院手术11例外,余101例均未予全身抗结核治疗。随访6个月,均无复发。局部治疗对治疗新生儿接种BCG后淋巴结强反应的优点:效果好、创伤小、风险低、治愈率高。

2. 淋巴结异常反应的原因

(1)菌苗问题

菌株活力较强,引起的反应也较强。菌苗的活菌数标准为$1\times10^7/mg \sim 3\times10^7/mg$。菌苗沉淀太浓是引起强烈反应的重要原因,所以使用前必须摇匀菌苗。

(2)接种方法的问题

由于接种方法的不同而有不同反应。

(3)接种技术问题

菌苗未充分摇匀;皮内苗皮内注射时不慎将菌苗注入皮下或注射后按摩局部,使大量卡介菌挤入淋巴道;皮上划痕太深、太长,超过常规标准。

(4)机体本身的问题

接种对象年龄越小,反应愈强,发生率亦越高。

(三)疤痕疙瘩

BCG接种诱发的局部的疤痕疙瘩,多在接种后第一年内缓慢发生,有的患者在发现时已达两三年时间。表现为接种局部结缔组织增生,纤维组织亦过度增生,其形态不一,皮内注射者多为圆形,划痕接种者多为长条形状,边缘不整为锯齿状;大小不等,有报道小的为3 mm×5 mm×4 mm,大的达8 mm×21 mm×8 mm;病变常明显高出皮肤1~2 mm,触之坚韧而有弹性,小者呈淡白色,大者呈鲜红或紫红色,表面光滑发亮,有时可见毛细血管扩张,这种疤痕疙瘩外围如果有极窄一圈充血带,可能还会继续生长,使疙瘩发生后数年内持续增大,极少能自行消退。疤痕疙瘩的发生率各家报道不一,Lotte将卡介苗接种后的非特异的异常反应,包括疤痕瘤、皮疹、眼疾病等一起统计,其发生率为12.5/10万;国内德州铁路卫生所报告,818例皮上划痕卡介苗接种者中,有66例发生疤痕疙瘩,发生率达到8%;山东惠民地区结核病防治所报告,疤痕疙瘩发生率为4.7%。有些因素可影响疤痕疙瘩发生率,如果结素阳性者多于阴性者,女孩多于男孩,复种者多于初种者。若将BCG接种在肩上或三角肌上面,容易形成突出的疤痕;而接种在三角肌外下缘,形成疤痕的机会就少,所以接种部位一定要掌握好。

苏联曾经有人为探索疤痕疙瘩产生的原因、发展动态、频度与防治方法,对67名10~18岁复种卡介苗后引起疤痕疙瘩的青少年进行了分析研究,认为卡介苗所致疤痕疙瘩形成可能与以下因素有关:

(1) 青春期前后机体内分泌的改变

大多数病例(71%)为青春前期和青春期年龄的女孩,这些女孩发育良好,多数有营养过剩,说明疤痕疙瘩常常发生在内分泌改变前期。

(2) 局部机械刺激作用

比如摩擦、创伤、摸抓等。

(3) 复种对象选择不当

既往史表明,形成疤痕疙瘩的儿童患过麻疹样风疹和猩红热,即这些儿童发生过皮疹和机体受到过特异性致敏;25%的儿童近亲患有各种反应性疾病病变,许多儿童幼年观察到皮肤有过敏渗出性身体素质表现的有病变反应病史者等。

(4) 结素试验判断错误

比如结素阳性者接种后可形成疤痕疙瘩。

(5) 其他因素

某些批次的菌苗发生率较高(可能与菌株有关);皮上划痕法接种划痕过深;等等。

由于疤痕疙瘩产生原因不明,迄今尚无特异治疗方法。以下方法供治疗参考:① 对40例静止期直径在10 mm以下,颜色与周围皮肤一致的疤痕疙瘩用含有普鲁卡因的0.5%氢化可的松乳剂做贯穿注射,每周一次,3~10次为一疗程,效果较佳。② 上海市中心结核病防治所用醋酸氢化可的松12.5 mg、异烟肼100~300 mg、0.5%普鲁卡因溶液适量,对病变做环状封闭,3 d一次,连续十次,后停止2周,再治疗,直到疤痕疙瘩变平。他们观察了34例,发现变平21例,治愈率为61.7%。③ 将含有竹红菌素的油剂或软膏涂于患处3~5 min,进行可见光(波长400~650 μm)照射,光源用荧光高压汞灯(400 W);另外,红外线、白炽灯或特制ZG220-50型竹红菌光疗灯泡均可,光强度为5 000 lx,照射距离为30~40 cm,照射30 min(开始可减半),每日一次。由于小血管增生,胶原纤维变性,硬化疤痕可软化。④ 局部可使用醋酸确炎舒松A注射或用2%苯甲醇注射治疗。疤痕疙瘩不宜采用外科切除,因手术后均会复发,且较术前明显增大。

詹鸾珠等对小学一年级、六年级结素皮试阴性的学生复种BCG产生的21例疤痕疙瘩者行固体碘加压涂抹治疗:对疤痕疙瘩及其周围常规消毒,准备无菌镊子、组织剪刀各一把,固体碘2.0 g。对疤痕较为扁平或较新鲜呈粉红色者,直接用镊子夹住固体碘块在高出皮肤表面的疤痕疙瘩上加压涂抹,使其表面变为深褐色,直至疤痕疙瘩高度下降0.1~0.2 mm为止,即刻用75%酒精脱碘。治疗完毕后无须包扎。1周后复查,若有结痂形成,疤痕基本变平,即为治疗完成。对疤痕未变平者重复上述治疗,每周1次,直至疤痕疙瘩变平。对较坚韧且突出皮肤的疤痕疙瘩,先用无菌组织剪刀剪除高于皮肤的疤痕疙瘩,用纱布压迫片刻后,即用固体碘块在创面上加压涂抹,至创面变为深褐色,随即用75%酒精脱碘,包扎,两天后常规换药。如无渗血,伤口可开放暴露,1周后复诊,对治疗不彻底者可重复涂碘治疗,每周1次,直至疤痕变平为止。创面可在1周左右结痂,1~3周后痂皮自行脱落。治愈标准:治疗后2个月疤痕疙瘩变平、软化。复发:治疗后变平、软化的局部1年内再度出现疤痕疙瘩。21例中,7例1次治愈,9例治疗2次,5例治疗3次,没有无效者。使用该治疗方法须注意:固体碘加压涂抹时不能触及正常皮肤,否则可致皮肤灼伤并伴明显疼痛(接受治疗的病变处无疼痛);每次治疗后均要进行脱碘,以免造成不必要的灼伤。用该治疗方法是因为碘具有强大杀菌作用。其机理是氧化细菌胞浆的活性基因,并与蛋白质的氨基结合使其变性;对皮肤黏膜有强烈的刺激作用,浓度过高可引起皮肤发泡、脱皮及皮炎。张玉敏等试验证明,0.5%碘附对脓液中的结核杆菌有较强的杀灭作用。碘对BCG引发的疤痕疙瘩的局部治疗作用,可能基于碘对组织蛋白的变性、凝固作用使疤痕组织逐层脱落。用该法治疗时,注意避开对碘过敏者。

二、卡介苗接种全身反应类型及处理

(一) 过敏性紫癜

患者由于对 BCG 感染或过敏,接种 BCG 后引起皮下或黏膜出血致紫癜,有时伴有关节痛或腹痛。一般过敏性紫癜起病较急,可有发热,并出现各种皮疹。皮疹以四肢伸侧为多见,双侧对称。血小板计数及出(凝)血时间都正常。治疗可采用大剂量维生素 C 与芦丁以保护血管壁,同时使用抗组织胺类药物,使用皮质激素常有较好效果。疗程要适当,切忌过早停药,以免复发。抚顺市 1980 年在对 48 900 名儿童皮内 BCG 接种中出现 2 例该病。总的来看,预后良好。

(二) 骨髓炎

BCG 接种导致骨髓炎在 20 世纪 50 年代于北欧国家开始有文献报道,其发生率在世界范围内为 $0.18/10^6$,欧洲为 $0.55/10^6$,芬兰为 $32.5/10^6$,瑞典为 $44.3/10^6$。据文献报告,发生部位有腓骨、胸骨、尺骨、距骨、胫骨、脊椎骨、股骨、肱骨,其中四肢骨以股骨、胫骨的骨骺及股骨颈为多见,可多发,亦可单发,病灶局限,潜伏期 12 ± 4 个月,也有长达数年者。即刻的症状为触痛,骨性肿胀,体温与血沉均略上升,罹患关节活动不受限制或轻度受损;有些病例起病时就形成脓肿,病变呈慢性,病情良性,全身情况一般尚好;该病诊断较困难,组织病理可见结核性改变;细菌学有 80% 病例通过豚鼠能测到低毒抗酸杆菌,涂片常为阴性,而培养常为阳性;通过动物接种或生化反应可证实此菌为卡介苗;X 线显示病变局限于长骨的骨骺和干骺端,病变也有越过骨骺线者,与慢性非特异性骨髓炎不易鉴别。骨病变周围有硬化带,其软组织反应轻微,少数病例有骨膜反应,有些病例病灶中可见小死骨。总之,病变呈骨髓炎或骨肉瘤样改变。

1. 致病因素

Wose-Hockest 认为接种 BCG 导致骨髓炎的有关因素有:① 儿童免疫学与遗传学情况;② 菌苗毒力及其他不同组成部分;③ 接种程序及接种部位(第 23 届国际结核病会议认为 BCG 注射于大腿部位者易发生骨髓炎)。

2. 治疗方法

以外科手术加常规化疗效果较好,治愈后生长发育及关节功能一般不受影响,预后良好。国外学者大多推荐外科治疗,其理由是:① 可以缩短疗程;② 手术中能取组织进行病理及细菌学检查,借以确定诊断。

(三) 诱发银屑病

银屑病(牛皮癣)是一种病因不明的疾病。有人认为与病毒或细菌感染导致代谢障碍、免疫功能异常及精神因素有关;也有人认为与遗传因素相关。BCG 接种所致的银屑病,接种本身也许不是直接病因,可能为诱发因素。临床表现以寻常型为多见,常自接种部位开始,四肢、躯干、头部均可发生,分布稀疏,表面带有白色,基底呈红色丘疹,突出于皮肤,可融合成片,边缘清楚,覆盖有白色鳞屑。将鳞屑刮去,可见光亮薄膜,搔抓有点状出血。

1. 银屑病特点

① 多数发生于青春期前后女性,新生儿 BCG 接种很少发生;② 患者多数有银屑病家族过敏史;③ 早期发现及早治疗,效果满意;④ 治愈后很少复发。

2. 治疗方法

最好在皮肤科医师指导下进行。其方法是:① 外用药物:以还原剂、角质剥离剂及细胞抑制剂为主,比如 1∶200 000 牛皮癣素(芥子气)软膏、0.1%～0.5% 蒽林糊膏、5% 氧化氨基汞水杨酸软膏或黑豆馏油软膏。外用药物治疗的关键在于坚持搽用。若皮损较轻,也可用疾宁或皮炎宁软膏贴于患处。② 口服药物:氨蝶呤钠,每日 0.5 mg,7 d 为一个疗程,休息数日再进行第二个疗程,一般 3～4 个疗程即可见效。服药期间注意毒副反应,比如口腔炎、胃炎、贫血、药物性肝炎及白细胞下降等。亦可用口服氨甲蝶呤

(MTX),每片2.5 mg,每周服三片(每12 h服1片,连续36 h服药3片),之后用相同方法再服一周。该药毒副反应同氨蝶呤钠。另外,还可以用乙亚胺,300 mg/d,分三次饭后服用,连续或间隔服药,30 d为一个疗程。一般用药1~2周见效。毒副反应以白细胞下降最为严重,所以每周应该检查白细胞数,当白细胞数低于4 000/mL时应暂停使用。③ 肌肉注射剂:丙种(胎盘)球蛋白3 mL或胎盘(人)组织液4 mL,20次为一疗程,亦有一定效果。

3. 预防方法

① 接种BCG前做好病史询问与健康检查工作;② 对有银屑病家族过敏史或银屑病倾向者暂且不予接种;③ BCG接种后2~7 d,当患者接种部位出现微痒并有棕红色丘疹时,要警惕有诱发银屑病的可能;④ 患者一旦确诊,尽快治疗。

这里需特别指出:笔者在工作中尚未发现这样的病例,相反的是,笔者们对银屑病患者用BCG注射治疗收到了较好效果(见《卡介苗的临床应用》)。

(四) 全身卡介苗感染

全身BCG感染因极为罕见,目前尚无统一"定义"。根据多数作者对该病报告的内容,张天民等初步拟定为:BCG接种后全身有两处以上感染(不包括接种处)和二次(处)以上的BCG培养阳性,其中一次(处)应为血液或骨髓培养。BCG接种后导致全身播散性卡介菌感染是致命性粟粒性卡介苗症,是一种严重的并发症。1951年Bespierres首次报道1例。该病发病时间大多在接种BCG后17 d至48个月,个别病例发病时间较迟。患者绝大多数是婴幼儿,极少数为成年人。根据国际防痨联合会报告,全世界1948—1973年接种BCG 13.85亿人,因为卡介菌感染致死病例约30例,发生率为0.022/10万。其中欧洲国家发生22例,斯堪的纳维亚地区发生6例。研究发现,全身播散性卡介菌感染通常发生于原发或继发的免疫缺陷,比如重症联合免疫缺陷症(SCID)、慢性肉芽肿病(CGD)、IL-12与IFN-γ通路缺陷、X-连锁高IgM血症、X-连锁无丙种球蛋白血症、高IgE综合征等。

典型病例介绍:① Bouton 1963年报告一例系9个月婴儿,因先天性低丙种球蛋白血症而并发全身性卡介菌广泛播散。患儿出生后4 d接种BCG,接种后6周及6个月左右,分别在接种部位及腋下发生溃破,经久不愈。X线胸片可见双侧肺弥漫性粟粒型阴影,白细胞为9 000/μL,其中淋巴细胞为17%,血清总蛋白为5.3%,球蛋白略高于50%。纸上电泳显示:α_2球蛋白升高,γ球蛋白仅0.21%,很低。腋下瘘管物中发现大量抗酸杆菌,结素试验阴性。经治疗无效死亡。尸检证实患儿系全身性卡介菌病变,从中培养出对豚鼠无毒性抗酸杆菌;肺部有典型卡氏肺囊虫性肺炎,并发现典型病原体。患儿的父亲血清丙种球蛋白为1.38%,母亲为1.4%。② Mackag于1980年报告一例成年人BCG接种,卡介菌播散致死病例:患者18岁,男性,接种BCG后6年死于播散性卡介菌感染。患者12岁时,因结素阴性接种BCG,4年后发现右侧耳前淋巴结肿大,体重下降,由于骨痛行X线检查,显示双侧桡骨、胫骨、颅骨、股骨均有囊肿,活检有大量巨噬细胞,内含抗酸杆菌,随后给予抗结核治疗。2年后死亡,尸检证实为播散性结核病。③ 上海曾经报告一例新生儿出生2 d后口服BCG致死,尸检系胸腺淋巴体质。④ 中国人民解放军总院儿科报告一例:患者女性,出生1 d后接种BCG,25 d时就诊。患儿为近亲结婚所生,肺炎迁延不愈,大肠杆菌肠炎;BCG接种处破溃不愈,X线检查未见胸腺。T淋巴细胞检查:淋巴细胞绝对值<300/mL,OT试验反应阴性,E玫瑰花结异体植皮8%。B淋巴细胞检查:蛋白电泳γ球蛋白11%,γ球蛋白定量0.2%,IgA 0.1 g/L,IgG 8.8 g/L,IgM 0.1 g/L,血型抗体效价为B抗体阳性。患儿于5个月时死亡。尸检显示:患儿锁骨上、下主动脉旁及肠系膜等淋巴结明显坏死,但结构仍隐约可见,坏死组织周围无炎性细胞浸润,抗酸染色见密集的阳性杆菌,肝、肾组织中见多数慢性肉芽肿形成,无中央坏死及朗格汉斯巨细胞,仅有稀少上皮细胞,抗酸染色亦见大量杆菌。死亡原因为全身性卡介菌播散性结核病。⑤ Kallenivs报告:患儿男性,第一胎,出生时体重2 760 g,双亲健康。出生1 d后接种BCG,17个月时发热,咽痛,一周后恢复,三周后又发热,伴有呕吐,肝脾淋巴结肿大。住院检查:血沉65 mm/h,血红蛋白68 g/L,白细胞为

$11\,000\times10^9/L$,血培养阴性,体温下降到正常值一周,又出现败血症型体温。腺病毒补体结合试验 $1:160$ 阳性,提示新近有腺病毒感染。NBT 试验巨噬细胞功能正常,血清 IgG 增高,IgA、IgM 正常,PPD 试验 2 TU 及 5 TU 均阴性,骨髓与颈下淋巴结穿刺,均呈炎症反应,有大量淋巴细胞和细胞质内带空泡的组织细胞。肝活检见广泛组织细胞与肉芽肿,伴粟粒结核;肝、淋巴结和骨髓内有抗酸杆菌。经过抗结核药物(链霉素和利福平)治疗一年半后,症状均消失,之后停药,到 1980 年患儿已经 5 岁,检查情况正常。⑥ 美国《儿童疾病》杂志 1976 年报告 1 例 2 岁半男孩,在出生 1 个月后接种 BCG,6 个月时先在腋下出现 1 个肿大淋巴结,逐渐增大,最后溃破,在左胸壁上有一大面积溃疡。从淋巴结和皮肤溃疡处分离到的细菌,经美国疾控中心鉴定为卡介菌。随即行抗结核药物治疗。虽然经抗结核多方治疗,正常无毒的卡介菌仍然引起缓慢性和播散性进展。经过免疫功能检测:血中免疫球蛋白含量正常,T 淋巴细胞缺陷。据 Rosenthal 于 1980 年出版的《卡介苗免疫》专著中报告,17 例致死性 BCG 接种后播散症者,经检查,11 例很像胸腺发育不良、胸腺淋巴免疫缺陷,这些婴儿均在新生儿时期接种 BCG,在 5~15 个月死亡。缺乏 T 细胞,也极易发生病毒或真菌感染,甚至死亡,如迪格奥尔格综合征(DiGeorge syndrome)。

上述几例卡介菌感染死亡的报告中,一组:死亡者主要为 1 岁以下儿童,其中多数有 Swisy 型丙种球蛋白血症,血清免疫球蛋白呈低值;二组:死亡者为慢性肉芽肿疾病(chronic granutomatous disease,CGD);三组:死亡者仅有 IgA 缺乏和胸腺淋巴细胞免疫异常(缺陷)。预后:早期诊断,及时治疗,约半数患者可免于死亡。

(五) 过敏性反应

所谓过敏性反应,笔者们在已经接种近一千万人次的工作中未曾见过,故将少见的这种报道录于下。马永海报道:患者,男性,3 岁半,1:2 000 OT 试验阴性,3 d 后接种冻干 BCG,5 min 后突然出现发热、喘息、口唇发绀、周身皮疹,烦躁不安。随即予氧气吸入,注射肾上腺素 0.1 mg 及氢化可的松 25 mg 等处理,上述处理后症状缓解,2 h 后全身皮疹及症状全部消失。患儿既往健康,曾行多种预防接种均未发生过过敏反应。

另外,Tshabalala 报道:1982 年 1 月,1 名 3 月龄婴儿因呕吐入院,患儿发热,眼球凹陷,用抗生素和 Darrow 溶液治疗,3 d 后体温下降而出院,并进行 BCG 免疫接种。当天该女婴由于呼吸困难及发绀再次入院,患儿出现心动过缓、发绀,接着面部肌肉抽搐,当即予以氢化可的松、氧气、输注葡萄糖酸钙和地西泮罩,20 h 后,做气管插管,胸部检查发现两侧肺底捻发音,肋间凹陷,且患儿口吐泡沫,气喘,继续投以尼可刹米和给氧,最终死亡。

笔者注:报道的患儿在发热、脱水(因为眼球凹陷)后,用抗生素和 Darrow 溶液治疗,3 d 后体温才下降,刚出院就进行 BCG 免疫接种,致使该女婴由于呼吸困难及发绀而于当天再次入院,患儿出现心动过缓,接着出现面部肌肉抽搐等一系列症状,尽管给予针对性的抢救措施,患儿最终免不了因为肺水肿、心衰而死亡。该文章未做其他或后续的报道和阐述,不清楚是否有偶合其他因素发生的偶合症及诱发其他病、加重其他病的问题,而把患儿的死亡原因一言以蔽之强加在 BCG 的过敏反应上,未免难以令人信服,因为从机制和原理上均难圆其说。

三、诱发其他疾病

唐鸿珊报道卡介苗引起寻常狼疮 1 例:患者男性,16 岁,用皮上划痕法接种 BCG,接种部位不久即化脓,痊愈后局部逐渐增厚,2 年后划痕处有 5 cm×6 cm 大小椭圆形玫瑰色浸润性斑块。1:2 000 OT 试验反应呈 30 mm×30 mm 大小红肿硬结。取皮损局部活检:表皮疣状增生伴角化不全,真皮层见数个结核结节,有朗格汉斯细胞及上皮样细胞,无干酪坏死,真皮浅层有较多中性粒细胞浸润,伴有小溃疡。予口服异烟肼治愈。安燕生(2005)等报道,接种 BCG 引发结核性骨髓炎 1 例。

接种 1 次 BCG 引起的寻常狼疮少见,其发生率为 0.5/10 万~1/10 万。而多次接种 BCG 引起的寻常狼疮的发生率就明显增高。Horwits 报告 33 例 BCG 引起的寻常狼疮中,有 9 例接种 2~4 次 BCG。国内叶氏报告1例BCG接种后引起的皮肤结核病变,但未注明类型。

张杰民曾报道一例BCG接种后皮肤恶性淋巴瘤1例:患者男性,17岁,因左上臂肿物2年多、明显增大半年而住院。患者14岁时在左上臂三角肌处皮内曾接种BCG,数天后局部皮肤红肿疼痛,并出现黄豆大硬结,继而表皮溃疡,未予特殊治疗。2~3个月后溃疡愈合,但仍存硬结且发痒难忍,常用"无极膏"止痒。随后皮肤硬结逐渐增大,不痛并渐渐不痒,近半年肿块增大迅速达乒乓球样大小,局部皮肤潮红,有酸胀感。发病以来无发热及其他症状。查体,一般情况尚好,全身浅表淋巴结未触及肿大,左上臂三角肌处皮肤呈球面样隆起,肿块直径3.5 cm,局部皮肤紫红、小血管扩张,质硬,按压稍痛,活动度尚好,无溃烂,无波动感,亦无其他异常体征。临床以"血管瘤"手术切除并送病理检查。肉眼检查:肿块大小为5 cm×5 cm×4 cm,若半球形肿物隆起,与皮肤粘连紧。切开见肿块直径3.5 cm,与皮肤分界不清,与肿块底部软组织尚可分清。镜下检查:瘤细胞弥漫浸润真皮全层并聚集形成团块,瘤细胞为小多形细胞型、核深染、胞浆少、核膜薄、染色质细,核形复杂多样,可见曲核样、指突状或见棱角突起,核仁明显,可见分裂象。瘤细胞成片弥漫聚集处皮肤附件消失,表皮萎缩并受侵犯。肿瘤内小血管增生,周边部可见少许浆细胞、淋巴细胞浸润。病理诊断:左上臂皮肤恶性淋巴瘤。郝莉莉等报道BCG接种并发钙化上皮瘤1例:患者女性,14岁,复种卡介苗后反应正常,痂皮脱落处卡疤皮肤逐渐隆起成一肿块,8个月许长成5 cm×7 cm×6 cm大小,呈淡蓝色,壁薄,有蒂3 cm×4 cm,基底活动,其内坚硬、凹凸不平,壁和内容物间有囊性感。切除后病理显示钙化上皮瘤。作者认为可能系因BCG接种局部特异性反应过程刺激表皮毛囊增生所致。

Lotte认为,预防接种是为了增加机体对疾病的抵抗力,接种后发生与增强抵抗力有关的或必需的免疫反应是避免不了的,是为达到接种的目的要付出的代价,而发生其他与增强抵抗力无关的和非必需的,特别是有害的反应,包括一部分免疫反应,则是应当设法避免的。由于种种原因,BCG接种可引发的一些并发症是毋庸置疑的,虽然如此,还应着重指出的是:这并未也不能因此而改变BCG接种的方针。事实上,BCG接种的不良作用,更确切地讲,即使是长期播散性BCG感染所致严重并发症,与许多国家的结核病问题的严重程度相比实在显得微不足道。对于BCG接种导致因严重并发症而死亡的病例,往往是免疫功能极度低下甚至是衰竭的患者,即使不接种BCG也可能逃脱不了死亡的命运。从这方面看,BCG接种还是检验人体免疫力的"试金石"。当然,在肯定BCG预防接种重要性的同时,也不能忽视接种引起的反应。BCG所致少见并发症问题应该引起重视,要采取一切措施防范或减少发生,要认真研究加以解决。一旦发生,应及早诊断与治疗。在有些国家或地区,如果结核病疫情流行程度较轻,则应从BCG接种后严重并发症的发生率和接种后可能预防的病例数两者间权衡得失和比较经济效益后再决定取舍。有关BCG接种后的并发症见表20-2-1。

表20-2-1 BCG接种后的并发症

并发症	全世界病例数	欧洲病例数	斯堪的纳维亚病例数	日本病例数
狼疮	68（0.049/10^5）	62（0.355/10^5）	16（1.652/10^5）	3（0.023/10^5）
骨髓炎总数	171（0.123/10^5）	168（0.962/10^5）	149（15.386/10^5）	2（0.015/10^5）
卡介苗肯定	86（0.062/10^5）	83（0.475/10^5）	77（7.951/10^5）	2（0.015/10^5）
卡介苗不肯定	85（0.061/10^5）	85（0.487/10^5）	72（7.335/10^5）	—
全身感染总数	40（0.029/10^5）	32（0.183/10^5）	7（0.723/10^5）	1（0.008/10^5）
死亡	29▲（0.020/10^5）	22（0.126/10^5）	6（0.620/10^5）	1（0.008/10^5）
未死亡	11◆（0.007/10^5）	10（0.057/10^5）	1（0.103/10^5）	—
合计	279（0.201/10^5）	262（1.500/10^5）	172（17.761/10^5）	6（0.046/10^5）

注:( )中表示发病率;*卡介苗肯定17例;▲卡介苗肯定一部分;◆卡介苗肯定5例。

Lotte还认为,全面研究并发症主要是以医学科学观点阐明这些严重并发症的机理并设法防止其发生,从公共卫生观点去权衡两者的得失。作者为此搜集1 032篇相关的参考材料,情况汇集如表20-2-2所示。

表20-2-2 BCG接种后严重并发症汇集

并发症数	并发症数[a]		发生率
	A	B	
异常的原发复合征	7 349	6 602	$4.44/10^6$
异常的(非特异性)反应（疤痕瘤、皮疹眼症）	2 094	1 838	$1.25/10^6$
接种后播散病变（全身与局部）	1 128	1 072	$0.72/10^6$
非致死性病例			
耳炎及咽后脓肿	305	294	
皮肤结核样病变	254	242	
骨关节及软组织病变	295	291	
肾病变	2	2	
肺病变及肺门淋巴结炎	196	174	
肠系膜淋巴结炎	10	9	
多发性淋巴结炎（包括合并肝脾肿大）	30	28	
脑膜炎	1	1	
致死病例			
全身病变	35	31	
总计	10 571[b]	9 512[c]	

注:[a] Lotte报告和汇集的总数;[b] 发生于9 690例病人中;[c] 发生于8 674例病人中;A列为1948—1974年数据。

(戴举响)

第二十一章　卡介苗的接种对象

第一节　初次接种对象的选择

接种卡介苗的主要目的是使未受过有毒结核菌感染的人(结素试验阴性者)接受一次减毒结核菌(BCG)的人工感染,以获得对结核病的特异的人工免疫。现沿着我国实施过的历史路径介绍以往常规接种对象情况。笔者在此提个醒:这些情况主要是发生在大城市,农村是几乎闻所未闻卡介苗接种一说的。比如淮阴市(今淮安市),直到1980年前才开始试行这项工作。尽管那时卡介苗接种已经在我国历时五十余年。所以,宋文虎撰文:卡介苗接种作为预防儿童结核病的一项有效武器,已在全球广泛开展。我国婴幼儿接种率从1983年的34%上升到1989年的97%。目前,BCG接种已成为我国结核病控制的重要组成部分。对于BCG接种,笔者认为:BCG预防接种对结核病是有效的,尽管其在对成人有无预防作用上存在争议。但是,它花费不多,副反应很少,产生的有益效应是非常广泛并且高效的。因此,有条件时可以给合适的人接种。例如,调查显示我国的高年龄组(>60岁)结核病患病率高,就可以对这年龄段的健康人接种(对自愿者可以酌情收费)。当然,在政策层面的要求上,由于时代发展和科技进步,BCG接种对象在不同时期是不同的。尽管如此,对于如何发挥卡介苗的最大功效的研究仍然是很重要的。尤其在我国,结核病仍然是严重威胁公众健康的传染病,适宜人群接种BCG对预防结核病意义重大。

一、卡介苗接种的重点对象

（一）新生儿是初种重点对象

新生儿免疫功能差,对结核菌的抵抗力特别低,而且此敏感年龄组并发症较多。因此,在结核病流行区,结核感染机会较多,应给新生儿接种。正由于新生儿免疫功能差,为减少BCG接种引发的并发症和降低免疫反应,有极少数人认为BCG接种是必要的,但剂量应为成人的一半;而一般认为,新生儿是所有BCG接种对象中最重点的对象,做好新生儿接种工作可收到事半功倍的效果,剂量应该是常规剂量。接种时间不同对接种质量也有影响。据临床观察,新生儿出生前浸泡在羊水中,出生后皮肤呈水肿样,且覆盖一层胎脂,整个皮肤光滑油腻,所以出生0~12h注射操作很难掌握进针角度、剂量、皮丘大小等,阳性率偏低,而出生12~24h皮肤水分蒸发,胎脂吸收,皮肤松弛干净,利于操作注射,阳性率高。再者,现在爱婴医院要求新生儿出生后24h以内完成三苗接种,即乙肝疫苗、卡介苗与小儿麻痹糖丸,如果新生儿刚出生即进行乙肝疫苗、小儿麻痹糖丸接种,在12~24h接种卡介苗,与以上两种疫苗在时间上也保持一定距离,所以新生儿BCG接种最佳时间为出生后12~24h内。另外,因为胎儿20周后参与细胞免疫反应的T淋巴细胞已经成熟,结核菌的特异性细胞免疫力不可能从母体带给婴儿,但结核病感染率随年龄增长明显升高,故免疫接种越早越好;且医院接种方便,接种质量可靠、有保障,故新生儿在出生3d内即完全可接受BCG接种。尽管国际上有些发达国家在有效化学药物治疗保证下,将初种BCG年龄向后推移,初种已经从新生儿推迟到小学一年级或小学毕业。但根据我国实际情况和我国规定,新生儿仍然为首选初种对象。有以下几点原因。

1. 由结核病发生发展规律决定

先天抗结核免疫力有三个低谷:5 岁以下、青春期、老年期,亦即这三个自然时期在自然情况下结核病的发病、患病和死亡会出现高峰,而 5~12 岁却是一个低峰。如果不抓住新生儿接种的良机,就很难避开 5 岁以下结核病的发病及死亡高峰;另外,就算儿童已患严重的结核病,但痰内很少能找到结核菌,所以他们不大可能及时得到正确的诊断并按结核病接受治疗。

2. 婴幼儿易患急性严重性结核病

急性严重性结核病是造成儿童因结核病死亡的主要原因。比如 1950 年北京 <5 岁组有一个死亡高峰——死亡率达 $271/10^6$,若按该年龄组感染率为 17% 计算,则感染人群的死亡率达到 1 640/10 万,即平均每 1 000 个感染者中因结核病死亡 16 人,其中以 2 岁为最高。卡介苗在预防急性结核病上的作用已经毋庸置疑。Zoelch-Gaissach(1954) 对 743 例 1~3 岁儿童进行观察:重症播散性结核病按年龄发生的频率,<1 岁组播散性结核病占全部儿童的 16.5%(123 例),2 岁占 4.4%(33 例),3 岁占 2.1%(16 例)。在儿童出生早期就接种卡介苗,可以对儿童时期严重的结核病,如粟粒性结核、结核性脑膜炎提供保护,对这类结核病即使给予化疗,此类结核病也常常是致命的。由于卡介苗接种开展较好的国家,儿童结核的死亡率、患发病率大为下降,随着新生儿接种率的提高,儿童结脑发病明显减少。结脑发病率已被认为是考核防治措施在流行病学方面最敏感的指标。

3. 由结核病流行病学调查结果决定

我国结核病的感染率和年感染率均较高,属于传染较严重地区。1950 年北京市 15 岁以下儿童结核菌感染率达到 85% 以上;我国 1979 年流行病学调查表明,有 45% 的排菌病人未被发现,而 1985 年为 43.6%;1985 年第二次全国结核病流行病学调查结果估计,15 岁以下儿童结核菌感染率为 10% 左右,天津 7 岁以下儿童的感染率为 7.4%,辽宁 0~14 岁儿童的感染率为 12.5%,山西雁北地区 <15 岁儿童的感染率为 15.98%,年感染率约高于 1%。尽管现在流行情况有所好转,但从各项流行指标看,我国仍属于流行严重地区,所以新生儿初种工作一定不能放松,特别是结核高发地区的所有婴儿,在结核病低发地区有特定危险暴露于结核病的婴儿和儿童,暴露于多重耐药结核分枝杆菌者。但对已知感染了 HIV 的婴儿,不管有无症状均应排除(对这类婴儿可以接种卡介菌灭活的卡介苗)。流行病学调查显示,BCG 接种在控制结核病暴发流行中的作用也不容忽视。

4. 婴儿时期常患急性传染病

患传染病的婴儿在感染结核病前,因为抵抗力低而易感染,在结核病感染后易诱发恶化,治愈率低,预后差。Zoelch 报告,使结核病恶化的并发症中:麻疹占 19.1%,感冒占 13.2%,猩红热占 7.6%,白喉占 6.4%,扁桃体炎占 6.3%。上述情况充分说明做好新生儿 BCG 接种工作是十分必要的,同时也说明卡介苗接种对象主要是尚未受到结核菌感染的儿童。因此,卡介苗越早接种越好。北京自从推行 BCG 接种工作以来,始终将主要精力放在新生儿接种上,收到了良好效果。

5. 相关研究

Uaobi 对新生儿出生后 3 个月内接种 BCG 的相关情况做了推算,如表 21-1-1 所示。

表 21-1-1　儿童出生后 3 个月内接种卡介苗可避免结核感染的推算

人口数	1 042 572
0~4 岁	112 309
<1 岁人数(推算)(P)	22 500
感染危险因素(R)	0.2%
1 年中受感染人口数($I = P \times R$)	45

续表

若不接种卡介苗可能发病人数($D = I \times 0.1$)	4.5
接种卡介苗后可减少发病的人数($E = D \times 80\%$)	3.6
出生后3个月内接种比3岁接种可减少发病人数($E \times 3$)	10

6. 我国结核病疫情的需要

关于出生后即刻就要接种卡介苗对婴儿有否损害、接种效果如何的问题,1973年阿尔及利亚曾有过报告,他们将900名新生儿分为3组:①出生后12 h内接种;②出生后12~24 h接种;③出生后24~72 h接种。结果:3组90 d结素阳转率分别为81.95%、80.20%、78.20%;135 d结素阳转率分别为91.7%、89.8%、91.8%。接种后45 d 3组局部反应依次为7.3 mm、7.0 mm、6.8 mm。135 d局部多形成疤痕,直径为5~8 mm。结论:3组结素阳转率、局部反应,均无明显差异(无统计学意义);出生后12 h内接种是有效的,未见明显损害。

对于出生后多久接种卡介苗为宜,在探讨出生时(Ⅰ组)与出生后三个月(Ⅱ组)卡介苗接种的比较中,Ⅰ组有313例,Ⅱ组有334例。两组平均出生体重、体重增长情况及喂养情况均无显著差异。接种后3个月和一年复查PPD试验硬结直径,Ⅰ组均明显小于Ⅱ组(Ⅰ组为6.8~8.4 mm;Ⅱ组为10.4~10.5 mm,$P<0.001$);阴性者(硬结直径<0.5 mm),Ⅰ组明显多于Ⅱ组($P<0.001$);疤痕形成者,Ⅰ组明显少和小于Ⅱ组;淋巴结病大于10 mm者,Ⅱ组明显少于Ⅰ组;形成脓肿或淋巴管炎者,两组相似。结果显示出生后3个月卡介苗接种比出生后3 d接种更有效,PPD试验反应阳性率高,BCG疤形成率高,淋巴结病并发症少。据此建议,卡介苗接种由新生儿期改为出生后3月末接种。如何进一步研究、寻找最适卡介苗接种时间,以达到更好的免疫效果?笔者认为:卡介苗接种是我国儿童计划免疫的基础程序之一,是新生儿出生后的"第一针"。之所以这样规定,是疫情的需要,是经过实验研究得到的行之有效的方法,所以原接种规定最好不要改动。当然,似乎出生后接种比起3个月后接种有一定难度,但经过练基本功、操作娴熟、安全足量接种是完全可以做到的,特别是要做到专业化接种。另外,出生后3 d内接种是在医院内进行的,接种方便,易于观察,效果肯定;出院数月后接种,有诸多条件限制,也有遗忘漏种的可能,说不定漏种率还较高。

7. 从卡介苗接种后的免疫机理上考虑

BCG接种后刺激机体最终产生细胞免疫。细胞免疫的产生与增强,不但可以杀死与清除人体的病原微生物,而且其中的辅助T细胞可辅助与促进B细胞产生抗体,对人体的病原微生物起到杀灭与清除作用,促进与保证儿童的健康。这种作用是卡介苗接种后的非特异性免疫作用,其范围广泛,效果可佳。

卡介苗免疫预防策略:根据1990年我国第四次结核病流行病学抽样调查,0~14岁儿童感染率为7.5%,其中,7岁组为6.6%,年感染率为0.97%;14岁组为13.4%,年感染率为1.02%;全国儿童年感染率在1.0%左右;0~9岁组活动性肺结核患病率为152.3/10万,10~19岁组为187.9%。对于BCG接种工作,钱元福指出:1990年全国结核病调查时,0~4岁儿童的BCG接种率为65.0%,低于以往报道;0~4岁有BCG接种史儿童的结素阳性率仅为26.3%,农村的仅为22.1%,城市的阳性率最高也仅55.8%,表明BCG接种质量不高,必须找到原因且迅速改进。结果表明,我国目前BCG接种的保护效果对0~4岁儿童是明显的,但对5~9岁儿童不明显,因此必须进一步调查研究卡介苗复种的必要性。卡介苗复种可能是BCG接种质量较差的原因。根据全国监测点结果,0~14岁儿童结核性脑膜炎发病率为(1.7~0.6)/10万(1986—1993年);0~14岁儿童结核性脑膜炎死亡率为0.5/10万。从上述疫情概况可以看出,当时我国儿童结核病的感染率和发病率仍然比较严重。因此,新生儿BCG接种的免疫策略在一个较长时间内不仅仍需坚持,更要加强。WHO全球扩大免疫计划提出,1990年要使全世界儿童都能接种BCG。

(二)少年儿童是卡介苗接种的重点人群

除新生儿外,1998年前规定下列人员亦应接种卡介苗。

① 以前从未接种过 BCG 的托儿所、幼儿园的儿童,小学、中学的学生及散居儿童。
② 新进入城市工厂和大专院校的农村青年、军队入伍新兵、移民,以及从事商业、交通业、旅社等的服务人员。
③ 传染病院医务工作者及其他新参加医疗卫生单位的医务人员。
④ 儿童中结核病接触者。

总之,初种对象是依当地结核病自然感染情况决定的,选择发病率高的年龄组及有危险职业的人群组接种。应该接种却不接种和随意普种都是不恰当的。在结核病已受到控制的地区,应给某些有特殊危险的人群接种,不进行大面积、大集体人群的常规普种。但也要根据实际情况有针对性地处理与解决问题。吴新悦等(2004)对北京市丰台区外来人口集中居住地区 18 所小学二年级的北京市和外地借读共 2 470 名学生进行调查,其中北京市儿童 1 281 人,外地借读儿童 1 189 人,他们来自全国 25 个省、市、自治区。卡介苗接种情况:北京市儿童中有卡介苗接种史 1 267 人,接种率为 98.91%;外地儿童中有卡介苗接种史 456 人,接种率为 38.35%。已接种卡介苗儿童结核菌素阳性率,北京市儿童为 49.96%,外地儿童为 37.45%。经统计学处理,$P<0.01$,两者有显著性差异。外地学生进入城市后,由于环境的改变、人口密集、精神紧张、过度劳累、营养不良、居住条件拥挤等因素,结核病发病机会增加,儿童结核感染率随之升高,外地学生成为结核病发病的高危人群。调查显示,外地儿童来京后 3 年就达到结核病感染高峰,说明他们来京后很快受到结核病感染。接种卡介苗是预防结核病的重要手段之一,对预防儿童结核病、结核性脑膜炎和血行播散型肺结核尤为显著。吴氏认为,预防机构不仅应加强对流动人群中的新生儿卡介苗接种工作,而且还应该加强对学龄儿童的卡介苗补种工作,特别是对来京不久的儿童即应接种,以提高他们对结核的特异性免疫力。对这样的学龄儿童补种卡介苗,可以直接接种,不用先做结素试验。根据笔者对超万人皮内卡介苗接种的观察,对结素阳性者甚至是对有活动性病变的结核病患者接种,就是局部诱发速发反应:接种后 1~3 天就在接种局部发生红肿,继而出现溃破流水流脓情况,但数日即可出现痂皮,1 个月许,痂皮脱落留下疤痕而愈。所以,有人(包括笔者)和一些地方提倡不做结素试验而直接进行皮内卡介苗接种。因此,对结素阳性者做卡介苗接种不能算作接种的差错事故。

二、特殊人群卡介苗接种防控结核病问题

结核病暴发可发生在产院、托幼机构、学校(包括大、中、小学)、军队等,有资料表明学校占半数以上(约占 55%),同龄传染源导致暴发流行的比例较大。

(一) 青年学生

青年学生处于性逐渐成熟期,内分泌系统功能紊乱,自然免疫力下降。在青年人群高度集中的场所——学校里,人员密度大、相互接触密切,学习、住宿环境拥挤,学习压力大,营养条件差,缺乏体育锻炼等原因,可导致学生对结核病的抵抗力下降,一旦有传染源存在,易于招致结核菌感染后发病,容易酿成暴发流行。这样的报道颇多。由于我国结核杆菌感染人数多,在青少年这个特殊群体中,结核杆菌感染率并不低,导致学校是结核病的易发场所,学生是结核病的易发人群,学校结核病的暴发时有发生。杨志刚等报道,青海省同仁县逸夫中学初二(2)班一学生于 2004 年 12 月患结核病,在约 6 个月内酿成 35 名教师、625 名学生(全部为藏族)中发生结核病 16 例的结核病暴发流行事件。黄欢欣等对广西梧州市某院校 2009 年 5 月 15 日至 5 月 19 日因症就诊发现的 3 例结核病人进行流行病学调查,结合学校实际贯彻"有症必查、查出必治、治必彻底、影响最小"的原则,除对全校 8 000 多名师生继续症状排查外,还对 3 名患病同年级的全体学生(毕业班)进行 X 线胸透检查,又发现并确诊 2 名学生患肺结核。管红云等报道,广东深圳市在 2014 年 9 月至 2015 年 12 月间,包括中专在内的中学和大学的学生仅因症就诊于结防机构确诊的肺结核患者为 130 例。这些患者中接种过卡介苗者(即接种率)为 74.6%,不详和未接种者为 25.4%。可惜的是,调查中未检查卡痕,所以其接种率是否真实,其卡痕大小是否达到要求均不得而知。从文章所

述可见:其一,说明我国卡介苗接种工作远未达到要求,应该认真加强;其二,说明我国学生的患病率还很高。因为其中还有相当多的因未出现症状而未就诊,与出现一些症状而自认为伤风感冒或症状轻微不予理会的患者。1978年10月,按照当年全国结核病流行病学抽样调查实施细则对四川德昌县进行结核病流行病学调查,在1684人受检者中共查出结核病人96例,平均患病率为5.7%,其中男性为6.6%,女性为5.2%。调查中发现,有的家庭有2例患者,还有3例甚至4例的。上海市学校结核病聚集性疫情分析:6个月内密切接触者发病数占后续发现患者的73.81%(62/84),6~12个月发病数占15.48%(13/84),12个月后发病数占10.7%(9/84)。因此,严格落实入学体检和假期后返校时的传染病申报制度很重要。2004年江苏丰县疾病预防控制中心在城区各中、小学校学生17 845名中采用PPD试验开展结核病人筛查工作,实筛查学生17 753名中,PPD阳性者7 561名,总阳性率为42.59%,其中强阳性207人,强阳性率为1.17%;207人强阳性学生中发现活动性结核病患者12例,其中菌阳3例,胸膜炎1例,强阳性结核病检出率为6.28%。不同学校层次段结核病发生情况:小学0人、初中2人(0.05%)、高中10人(0.12%)。因此,学校的结核病防治工作应放在初、高中学生中,特别是高中部的高三学生,他们课业负担重、精神压力大、营养条件相对不足、学习和住宿环境拥挤等,导致他们感染后易发病,易造成结核病传播和流行。胡宏根等报告,江苏扬州市某高三(3)班2011年10月诊断了1例结核病病例,2012年3月9日高考体检中,发现5例结核病患者,罹患率为5.68%(5/88)。有资料表明,70%以上的肺结核病人是在综合医院发现的。据报道:一学校有1名学生在综合医院就诊中被诊断为肺结核,后对其同宿舍的7名同学及同年级的全体学生(毕业班)进行了相关检查,共发现5例结核病患者,这些患者结核菌素试验均为强阳性,他们都有周末去网吧上网的经历,平时缺少体育锻炼。这提示大家:网吧空间狭小,通气不畅,为了健康,学生最好少去或不去网吧上网;在学校对结核病普查时,可以先做结核菌素试验,对结核菌素试验为强阳性者再进一步检查,这样可以减少工作量及对正常人不必要的损伤;要培养学生及要求家长牢固树立有结核病可疑症状时主动就医,诊断为结核病时主动报告,主动远离学校和同学的"三主动"意识。祝俊等报道,贵州省福泉市疾控中心结核门诊等于2012年2月至9月,相继收治福泉中学在校学生活动性结核病例12例。随之福泉市疾病预防控制中心于2012年9月7日至8日对该校报告病例较多的高三(6)班和高三(3)班的学生119人、任课教师9人(计128人)及其他密切接触者进行PPD皮试等一系列检查的流行病学调查,其结果是:传染源为高三(3)班的1例学生,出现症状时间为当年1月5日,自认为感冒,没有到医院就诊,一直在学校生活、学习,4个月后,即5月13日才住院治疗,诊断为"双上肺继发性肺结核,痰菌阳性"。该次调查中,患结核病学生21名,其中涂阳肺结核3例,涂阴肺结核9例,未痰检肺结核3例,结核性胸、腹膜炎6例。遗憾的是调查中未报道卡介苗接种情况,由此也可看出卡介苗接种预防结核病的作用在调查者心目中不够重要。吴硎敏等报告浙江省杭州市某高校暴发结核病疫情情况:1位学生于2003年8月(暑假)起出现发热、咳嗽、咳痰,9月到校医务室就诊,医务室给予对症治疗,未做其他检查。该生10月下旬出现痰血,痰中找到抗酸杆菌4+,后陆续有16例结核病病例发生,但报告学校所在地疾控中心的仅7例。杭州市疾病预防控制中心知情后介入调查,确定调查范围和对象,对1 373人(其中学生642人)和其他自愿检查者132人(共1 505人)通过PPD皮试等综合诊断方法,发现继发性肺结核42例(涂阳肺结核6例),结核性胸膜炎9例,共51例。调查中,2003年10月确诊的患者被确立为传染源。调查结果显示:传染源所在班级的发病率为46.43%,所住楼层的发病率为22.92%。该调查中未进行卡介苗接种情况调查是一大遗憾。从结核性胸膜炎的比例似乎可窥见卡介苗接种工作不到位,亦可见结核病对人们健康的危害之大。但令人诧异的是,51例患者中完全不了解结核病防治知识者30例,其余21例也仅知结核病是传染病而已;甚至有的卫生机构对结核病纳入二类传染病管理很茫然。宋文虎调查结果:北京居民对结核病了解的仅7.3%,知道结核病如何传染的为21.8%,知道卡介苗预防结核病的为2.3%;河北省18个市居民接受调查的近5万人中,知道卡介苗预防结核病的为19.3%,农民知道的为6.7%;河南省对一些医务人员的调查,江苏无锡、黑龙江林业结核病医院对结核病患者的调查显示,其知晓率均很低。

李钧等报道,2010年11月至12月,山西省长治市长安慈善学校暴发肺结核病流行事件。长治市长安慈善学校是青海省玉树地震后于2010年5月转入内地学生的学校,有教职员工及学生1 080人,其中99%为藏族,实有学生929人,其余为教职员工。首例病例于11月3日确诊,后陆续于11月4日至12月17日先后有42人发病,除1人为汉族教师外,其余均为藏族初中学生,年龄在12~19岁。肺结核42例中,男性15人,女性27人;其中痰菌涂阳12例,5例合并真菌感染;其中原发性肺结核27人,血型播散型肺结核5人,继发性肺结核10人。尚有疑似肺结核病例35人。该学校肺结核病暴发流行从调查结果分析:玉树属高原地带,平均海拔4 km许,居民散居,卫生习惯差,人口相对稀少,即使有肺结核感染也属散发;学校匮乏结核病防治知识,对传染病控制管理重视不够,未能及时诊断首发病例(调查中未能查明传染源)造成疫情扩散;特别是当地疫苗接种不全,抽查藏民学生卡介苗接种率不足5%,形成对结核菌的低免疫屏障人群,该人群转入传染源相对高的内地和集体生活后引起暴发,令人震惊的是,在一次结核病暴发流行中有5例血型播散型肺结核患者。2013年2月26日,陕西某高校开学不久,校医院发现有3例胸膜炎学生患者,具有流行病学关联性,遂进行结核菌素试验等一系列流行病学调查,采用按暴露程度分组分批的集中圈模式,与首例患者同楼层居住且同教室上课座位近者为高暴露组,与首例患者仅同楼层居住或者同教室上课座位远者及老师为中暴露组,与首例患者仅同楼而非同楼层居住及涂阴肺结核患者所在楼层者为低暴露组。第一批学生中发现肺结核2例(含传染源刘某1例),第二批中发现肺结核1例(为续发传染源),第三批中发现肺结核1例,第四批学生及管理员中未发现患者,且强阳性率较低。未继续扩大筛查人群。该次调查对791名相关人员进行了PPD试验(其中学生782名,宿舍管理员及教师9名),阳性率为27.18%(215/791),强阳性率为9.86%(78/791),高暴露组阳性率与低暴露组阳性率差异有统计学意义($\chi^2 = 8.065, P < 0.01$)。根据患者分布、时间分布、空间分布的三间分布显示,后发病6例与首发传染源存在因果关系,于是确立首例患者刘某为传染源。调查中共发现患者7例,发现率为0.88%(7/791),其中临床诊断5例,实验室诊断2例,确定这是一起结核病聚集性疫情。陈丽萍等对华中科技大学校本部2004级10 833名新生(本科生和研究生)进行调查,有1个及以上卡疤者6 433人,无卡疤者4 400人,有卡疤率为59.38%。新生结核菌感染率为53.2%。卡介苗接种率低,免疫保护覆盖面小,但结核感染率高,容易导致结核病发生,甚至酿成聚集性疫情流行。

学校的结核病暴发流行,严重影响了学校的正常教学秩序,也给学生的身心健康和正常发育造成了很大的伤害,甚至造成了不必要的恐慌。虽说近年来国家、省、市下发了多个有关学校传染病防治工作的文件,如《全国结核病防治规划(2001—2010年)》和卫生部、教育部的卫疾控发〔2003〕187号《关于加强结核病防治工作的通知》、2010年的《学校结核病防控工作规范(试行版)》、卫办疾控发〔2009〕53号《关于进一步规范学校结核病防控工作的通知》、2017年国家"卫生计生委"和教育部办公厅联合下发的《学校结核病防控工作规范(2017版)》,要求加强结核病防治工作,为牢固树立"健康第一"的观点,要按照相关文件精神,有效发现中、小学校学生中的结核病人,防止结核病在学校暴发流行。足可见国家对学校结核病防控工作的重视,对学生身心健康的关心。据2015年年底的统计结果,我国大学、中学、小学、学前教育和特殊教育学校共49.6万所,在校学生2.5亿,占当年全国人口数的18.2%,当年新招生7 292.7万名。足可见我国学生这支队伍是何等庞大,对他们进行结核病防控工作是多么重要。成君等统计,2006—2017年全国学校结核病疫情总体呈下降趋势,2008—2016年,学生涂阳肺结核患者报告发病率从$6.7/10^6$下降到$2.1/10^6$,活动性肺结核患者发病率从$25.5/10^6$下降到$13.9/10^6$,但其间有起伏。可喜的是,学生的活动性肺结核患者报告发病率低于全人群,是全人群报告发病率的1/4,且学生肺结核病患者在全部肺结核患者中所占比例逐年下降。

屠德华、刘玉清等对26 543名健康学生进行了结核菌素试验和4年的发病观察,强阳性年均结核病发病率为$250.21/10^6$,前两年发病率很高,后随着时间推移有下降趋势。因此,在学校学生中进行PPD试验筛查PPD强阳性并及时预防控制发病或跟踪观察结核病发病情况,早期发现学校中的结核病人是有效控制结核病在学校暴发及流行的重要手段。

为了解结核病流行情况,贵阳市结核病防治院对该地区大学、中学、小学新生分别进行了结核菌素试验调查,其结果如表 21-1-2 所示。

表 21-1-2　贵阳市地区大学、中学、小学新生结素试验调查

组别	受检人数	阴性率/%	阳性率/%	强阳性率/%
大学	2 042	56.66	43.34	2.64
中学	8 904	51.65	48.35	5.00
小学	9 845	59.58	40.42	3.83
郊区中学	2 237	92.94	7.06	2.24
郊区小学	6 537	88.76	11.24	3.21
工矿中学	2 909	55.04	44.96	8.49
工矿小学	5 416	59.12	40.88	5.61
合计	37 890	64.15	35.85	4.45

卡介苗接种是防治儿童、青少年结核病的有力措施。从以上调查结果可以看出,该地大学、中学、小学新生结素阴性率大多在 50%~60%,这些结素阴性的学生是结核病的易感者,在当前仍有传染源存在的情况下,有计划地给这三个年龄组人群进行卡介苗复种,是控制结核病的有效方法,亦应作为该地较长时期内计划免疫的主要内容之一。该次调查检查出 5 例活动性结核病人。随之,调查者给 9 万多名学生直接接种卡介苗,未见异常反应,可佐证卡介苗直接接种是安全的。

有学者认为,新生入学体检、结核病患者的密切接触者筛查、高风险学校监测、预防性治疗等措施可有效预防和控制学校结核病传播和流行。笔者认为该举措似乎可收到一定效果,但未考虑到成本-效益(率)是何等之低,亦未考虑到其产生的危害又是什么。比如大量 X 线胸部透视、摄片,预防服药,这一举措要动用大量人力、物力、财力,耗费学生大量时间,对青年学生,特别是免疫机能尚未发育成熟的小学生、中学生做 X 线胸部透视、摄片,会给他们的免疫功能造成损伤,特别是对他们的有关分泌腺体器官组织造成损伤。据报道,我国的甲状腺疾患率明显上升,是否与人们接触放射线有关值得研究。另外,2019 年 4 月中央电视台早间新闻播发了一条新闻:人脑的间质细胞瘤与放射线相关。成军报道,2006—2017 年,全国共报告约 80 起学校结核病聚集性疫情,其多为寄宿制学校,约 70% 发生在高中或中专,约 20% 发生在民办学校(笔者不知道其数据的统计来自何处,有时实际发生数远不止这些。笔者于 20 世纪 80 年代曾处理过一起这类事件,尽管疫情很严重,但始终无法被如实报道。比如一个有近 200 万人口的县,在约 5 年时间内就有发生于学校高中部的结核病聚集性疫情 2 起,其中一起还引起学生家长要求转学的情况),均于当地发生,当地处理完事。成军等对这类结核病突发疫情处置情况思考后认为,人们对聚集性疫情处置往往会陷入误区,其中有:① 缩小或不切实际盲目扩大密切接触者检查范围;② 对密切接触者筛查方法不规范;③ 对结素皮试阳性密切接触者干预不力;④ 不规范抗结核药物治疗及不必要的辅助药物治疗,比如不合理选用二线抗结核药物治疗现象时有发生;低剂量或超限剂量给儿童结核病患者用药;迷信静脉用药;对无明显并发症患者滥用抗生素进行抗感染治疗;不必要的免疫增强治疗及过度的护肝治疗。因此,学校结核病防控工作应以教育系统和学校为主体,由卫生部门共同配合做好。2015 年全国报告的学生结核病的年龄组别,16~18 岁(高中阶段)占 39%,19~22 岁(大学阶段)占 32%,13~15 岁(初中阶段)占 16%。青海、西藏和贵州等地学生数占全国的 24%,但学生病例数却占全国病例总数的 43%。在探讨这种现象发生的原因时,我们联想到安徽工业大学 2004—2006 年城市生源的卡疤率为 78.8%,而农村生源的卡疤率为 59.3%,边远山区生源的卡疤率仅为 33.2%;西南民族大学 2001 年新生卡疤率,少数民族的为 55.88%,城市的为 62.91%,农村的为 45.80%。卡介苗接种率低,接种免疫覆盖面小,易感者多,防疫屏障薄弱,不但易发生聚集性疫情,也使未接种者发病受到结核病折磨。由此可见,在有些农村地区,特别是在边远少数民族地区,卡介苗接种离 EPI 提出的 1990 年使全世界儿童都能接种

卡介苗以控制结核病的要求相差甚远,和我国1990年城市卡介苗接种率达到90%以上、农村达80%以上的要求亦相差甚远。淮安市对高中学生抽检,卡疤率为94.94%,断面监测结果显示,儿时接种尤其是加强接种者在进入成年后结核病发病率是降低的。故研究者认为,做好新生儿的卡介苗接种工作,这是在预防结核病的基础免疫上下的功夫,尽管卡介苗预防结核病不是百分之百的,但它毕竟是有效的。笔者于1986年处理淮阴市范集中学高三(乙班)结核病聚集疫情时,对除诊断为活动性结核病者进行抗结核治疗外,其余的一律接种卡介苗,追踪之后未见有续发病例产生,结果令人满意。

从该事件处理中还可考虑到卫生经济学问题:① 资源投入。包括直接、间接和无形的费用。② 取得的收益。包括直接、间接、额外和无形的收益。③ 费用效果分析。用花费的资源与效果(指标)进行比较,以最低的费用达到既定目标(指标)。④ 费用效益分析。将花费的资源与取得的收益均用货币(效益)表示,加以比较的经济分析方法。

用该法计算(假设100人)接种卡介苗的费用:皮内卡介苗(5人/支,1.50元/支,实际接种3人/支),需50.0元;接种与管理人员工资,接种者每天接种100人,合计工资300元;注射器(0.2元/支)、酒精等,25元,合计375元。如果这100人中,结素强阳性10人,肝功能检查费(50元/人)500元;异烟肼+利福平(50元/月×3个月),1500元;药物副反应处理或护肝(每月每人200元×3月×2人)1200元;督导人员补贴工资3000元。合计6200元。

王芳芳等在《结核分枝杆菌感染人群诊断及预防治疗研究进展》一文中论述道结核潜伏感染(LTBI)者是结核病患者的重要来源,只有对由高风险发展成结核病或者能从LTBI的预防性治疗中获益的人群才应进行有针对性LTBI的检测。检测方法可通过免疫学方面检测(结核菌素试验和γ-干扰素释放试验)诊断,对LTBI的预防性治疗常用的标准治疗方案是使用6~9个月的异烟肼,由于该治疗方案疗程长、肝损害常见,完成率仅仅50%左右。

如何从根本上去解决学校结核病聚集性疫情问题?从事教育工作,特别是从事卫生工作的人们,务必牢记预防结核病的基础免疫是卡介苗接种。如果对调查中结素反应阴性者及时接种卡介苗,或许可避免其今后患结核病,功莫大焉。

(二) 应征新兵

军队结核病疫情控制与地方疫情控制有着密切的关联,地方疫情仍然很严重。2010年流行病学调查结果显示,当年我国约有499万活动性肺结核患者,其中传染性肺结核129万;每年新发结核患者100万,每年死亡约5.5万,仍居传染病发病和死亡的前列。结核病防控形势依然严峻。我国属于高感染率、高患病率、高死亡率地区,因此新生儿接种卡介苗仍有重要作用。入伍新兵做结素试验,如试验结果呈阴性反应,仍需补种卡介苗,亦有重要作用。林国忠从1989年3月至1994年12月对入伍新兵采取卡介苗直接接种预防结核病的实践证明:几年来在新兵中直接接种卡介苗是安全可行的,卡介苗预防结核病的效果值得肯定。李桥等对驻京部队2009—2012年新兵24 277人进行PPD调查,阳性人数12 628人,平均阳性率为52.0%。其中无卡疤者8 273人,来自城市的3 461名(41.83%),农村的4 812名(58.17%)。新兵中结核自然感染率4年来处于稳定状态,为26.3%,年感染率为1.59%,城市新兵为27.7%,城市新兵结核感染率高于农村。农村新兵平均结核感染率为25.2%,年感染率为1.52%,4年中无明显变化。较高的结核自然感染率是结核发病的基础。近年来,军队呼吸道传染病构成中结核病发病序位逐渐提升至第一位,成为危害官兵健康最主要的传染病之一。李桥等经20余年对驻京部队新兵结核菌素阴性者实施卡介苗补种措施,结果这些单位没有发生结核病的暴发流行。而2010年来,部队6起结核病暴发的单位均没有做新兵卡介苗补种,提示卡介苗接种对减少结核病易感人群及预防暴发流行起到重要作用。据张建平等:1995年部队肺结核仅为4例,1996年、1997年分别增加到19例和17例。为汲取该部队原有潜在或隐性感染者入伍后发病的教训,在新战士入伍后,了解其对结核菌的免疫状态是预防结核传染的第一关。于是,在新战士3 139名入伍后为其做PPD试验,3 d后观察反应结果,仅有506人阳性,阳性率为16.12%。这种情况表明,80%以上的新战士缺乏对结核菌的免疫力,这可能是该病在部队发病增高的主要原因。因此,随之对PPD阴性的2 633人全部接种卡介苗,后局部出现明显化脓破溃者只占接种过的0.006%。结果提示对这类人接种卡介苗可行。

张金龙(2015)等曾对入伍的1 715名新兵进行检查,发现5名肺结核患者,他认为把好新兵入伍关是预防肺结核传入部队的有效环节,故从循证医学的角度出发,结合国内外相关文献,就结核菌素试验对部队新兵结核病筛查中的应用进行探讨:部队是一个较为特殊的群体,平时多为封闭式管理,生活、学习、训练相对集中,而且训练强度较大,一旦有传染性肺结核患者进入,就有引起肺结核病播散的可能,易造成流行和暴发。而新兵来自全国各地,卡介苗接种覆盖率有差异,与外界人群接触程度不同,其年龄(18~24岁)恰处在肺结核病高发期。对新兵进行结核菌素试验,了解新兵结核感染状况,对其做适当处理,可以降低新兵结核病发病率。文献报道,我国现有肺结核患者600万,其中15~44岁的病例占33.6%,特别是传染性肺结核患者中43%为青壮年,几乎占全部传染源的一半,该年龄段正好是新兵入伍、地方学员特招入伍的年龄。1999年国家下发了《军队结核病防治方案》,军队结核病防控取得了一定成效,但离结核病控制还相距甚远,且1997年之后肺结核发病率在部队传染病报告中的构成比逐年升高,由近10%上升到约20%。全军疾病监测中心的疫情报告数据资料显示,1992—2001年全军共报告肺结核14 331例,10年间均居传染病报告的第3位;所有病例中,男性居多(92.31%),战士居多(66.06%),发病年龄以19~25岁居多。由此可见,肺结核仍然是影响部队官兵健康的主要传染病之一。对结核菌素试验阴性的新兵,在排除各种因素后予以卡介苗接种,可以使这部分新兵形成有效的免疫力,结核菌感染致病的可能性就会大大减少。西安某军校1996年发生结核病暴发流行,患病者达到20例,患病率为8.22‰。李赞等为了从根源上杜绝结核病发病,1997—2004年连续8年对该院校入学新生做结核菌素试验,进行结核感染状况调查,结果显示:10 784人中,平均阴性率为72.37%,阳性率为24.53%,强阳性率为3.10%,共发现活动性结核病患者12例。该文作者未对调查对象为结素阴性者采取措施,不免令人遗憾。笔者认为:抓住机会,对结素试验阴性者立即接种卡介苗,乃是着眼于长久、极负责任之举,亦为重要的流行病学调查目的所在。董恩军(2010)等选择2006—2009年驻京部队新兵计20 813人,对其结核感染状况进行了调查:观察有无卡疤并做PPD试验,其中无卡疤人数11 174人,占53.7%[由此可以看出我国有些地方(新兵来源地)的卡介苗接种工作离我国的要求相差甚远];无卡疤者PPD试验阳性者3 426人,感染率为30.66%。在这样的人群中,一旦有传染源进入,必酿成不良后果。

(三)青年军人

普通院校结核病疫情较严重,军队的院校也不例外。潘建新等报道,1999年10月至2000年3月某武警学校先后有16名军人因症就诊被诊断为结核病患者且住院治疗,这符合集团感染与暴发流行的特征,故立即对其进行流行病学调查。该校全体教官和学员皆为男性,计707名为调查对象,其中学员647人,年龄20~25岁,入校时间0.5~2年;教官60人,年龄22~43岁。调查方法采用PPD试验初筛,对PPD呈强阳性者进行胸部X线检查,受检率100%。结果是:707名官兵中结核菌素试验阳性者601名(85.0%),其中强阳性者324例(45.8%),对强阳性者行胸部X线检查又发现肺结核3例。此次该校结核病暴发流行共发现肺结核6例,其中痰菌阳性4例,胸膜炎10例,肺结核并胸膜炎3例,发病率为2.7%(19/707),是军队平均发病率0.8‰的33倍多。调查发现传染源系一名咳嗽剧烈被误诊为"气管炎"长达半年之久的痰涂片阳性的肺结核患者。军队院校易于结核病暴发流行的原因之一是军队院校为流动性很大的团体,每年都有大批来自农村或偏远城镇的新学员入校,调查发现该校70%的学员来自农村,无卡痕者占60%,学员入学后亦未接种卡介苗,使该校存在大量易感人群,加之学习训练任务繁重,生活节奏紧张,并且军队院校实行全封闭管理,学员生活空间"狭小",相互接触密切。故建议:入伍新兵、新学员在集训期间应常规进行结核菌素试验,对阴性者接种卡介苗以增强其对结核病预防的基础,降低人群易感性;对强阳性者应列为罹患结核病的高危人群动态观察,并给予相应医学保护措施。另外,应重视基层卫生与防疫人员的培训,提高结核病的诊治水平;要加强防痨宣传,提高广大官兵的自我防痨意识和自我保护意识,大力提倡"因症就诊",以求早发现、早治疗、早隔离,防止结核病的传播流行。来力伟(2008)等报道了1例19岁蒙古族武警某特勤中队战士毕某,该患者于1年前曾因咳嗽、咯痰、胸痛、盗汗、乏力、消瘦、无发热等症状入住驻地某中心医院,综合诊断为"右肺下叶肺炎",接受抗生素等治疗1个月,症状减轻,复查胸部CR片显示病灶吸收良好,"临床治愈"出院。出院后仍有间断咳嗽,咯少量白色黏痰及泡沫痰,时有胸部隐痛,未介意。后于某次训练中突然咯鲜红色血,经胸部检查考虑"双肺结核",痰涂片抗酸杆菌(+++),诊断双肺继发性结核并右下空洞伴咯血涂(+)初治。为了解该中队结核病疫情状况,随后进行流行病学调查:同住一特殊改造的大房间的干部战士达42人,发现5例继发性肺结核患者。2例患者痰结核杆菌涂片连续3次(+~++),3名为(-),且PPD皮试结果均在15 mm以上。该6例肺结核患者中,有卡介苗接种史2例,其余4例卡介苗接种史不详(未见卡疤),占肺结核发病的66.7%。高东旗等报道,在2013年1月至2014年6月对某部队上报的肺结核病94例进行个案调查和对可能的危险因素进行统计分析中,误诊10例,旧病例重复报4例,新发80例。病例以咳嗽、发热、咳痰、胸闷为主要症状。1周内确诊者占72.5%(58/80);1周至半年确诊者占23.8%(19/80),半年以上确诊者占3.8%(3/80)。多因素logistic分析显示,没有卡介苗免疫史者患肺结核的危险性是接种过卡介苗者的2.317倍。可见卡介苗接种的重要性,卡介苗对结核有较好的保护率,特别是卡介苗接种对预防结核性脑炎起到了重要作用,但可惜的是各地卡介苗接种的普及情况不同。

佟立波等报道,某部边防均为男性官兵65人,平均年龄23岁(年龄段为18~36岁),首发病例于2016年4月先出现高热、咳嗽等类似感冒症状,不久反复出现低烧、盗汗、腹痛、腹泻等症状,多次到体系医院及驻地医疗机构就诊,曾被怀疑为肠结核,后肺部结核灶空洞形成,在部队医院确诊为肺结核病后,该部卫生队依托驻地结核病防治机构,对该连及所在营部其余61名官兵进行调查,发生结核15例,其中痰涂片阳性1例;肺结核13例,结核性胸膜炎2例,结核发病率23.08%。该文章中未见有卡介苗接种与否的内容。笔者认为,该肺结核聚集性疫情符合感染后大部分在1年内发病的规律;如果首例患者是卡介苗接种者,或许不发病,即使发病,如果其他人接种了卡介苗,说不定也不会感染发病。由此可见,卡介苗接种对于类似群体的重要性。

(四)青壮年

20世纪70年代,我国青年人患结核病比例增高,很多人设想给青年接种卡介苗来控制发病。那么,青壮年是否需要接种卡介苗,接种后预计能解决多大问题?要回答这个问题,首先要了解青壮年感染的危险性及感染后发病的可能性有多大。有些学者的研究结果可能对我们是有用的:通常原发感染大部分发生于儿童及青年时期,故认为不管社会感染程度的高低,该发生原发感染的人大部分已经发生感染了(80%~90%),原发感染在24岁后就少了。

荷兰学者(Cohort)的研究材料如表21-1-3所示。

表21-1-3 荷兰1910—1955年3个年龄组占50岁自然感染比例

年份	4岁	14岁	24岁	50岁	三个年龄组人群的感染率占50岁自然感染率/%
1910	42	81	94	100	86.0
1920	35	78	95	100	64.1
1930	36	84	96	100	38.1
1940	44	86	97	100	15.1
1950	42	84	94	100	4.1
1955	40	80	90	100	2.2
平均	40	82	94	100	—

从表中可见,不做防治措施,那一代人在24岁以后感染率很快就达到了"饱和"状态。饱和的水平在越往后出生的一代人中越低,看来任何一个队列其感染都是在出生后短时期内发生的。有人研究了一代人:在10岁时感染"饱和"状态是25%,而50岁时感染"饱和"状态是35%,即10岁时感染"饱和"为50岁时感染"饱和"状态的约70%(25%÷35%),也就是说10岁以后的40年间,只不过增加10%的感染。这是因为随着年龄的增长,易感性人口(未感染者)减少,同时年感染率在下降。故在感染率急剧下降地区,在确定卡介苗接种年龄时就要考虑到这个实际情况,因为卡介苗接种仅对接种后有可能感染的人有效。

据报告,河北省涿县(今涿州市)幸福公社(今与其他乡镇合并),1958年调查结核病感染率50岁以上组为73%,而20~24岁、25~29岁组则分别为63%与67%,达到50岁以上感染率的86%与92%。1972年甘肃玉门、安西的调查显示:>51岁者结核病感染率为63%,而26~30岁为56%,达到>51岁的89%。1985年全国结核病流行病学调查青海省流调点感染率>70岁组约为33%,而25~29岁组则为29%,达到>70岁组感染率的88%。本节中的数据似乎给我们提示:在社会中活动范围小的人,比如山区、边远地区、交通不便地方的人因为活动范围较小,与人接触机会少,受到感染的机会就少;25~29岁组的人是强劳动力,社会活动范围大,接触的人多,受到感染的概率高。因此城市中的外地打工者,他们往往收入没有保障,营养条件差,住房差,休息差,而劳动强度却大,是结核病的高危人群,是应该重点关注的对象。另外有人研究发现,青壮年患原发性结核病在各型结核中比例甚小,也间接证实青壮年时期感染机会较少。综上所述,由于考虑到24岁后结核感染者已经感染,未感染者受到感染的机会也不多,所以决定青壮年是否接种卡介苗前首先要考虑这一客观规律。同时,结素阴性者在人群中的比例也需要考虑。据北京崇文区(今东城区)对青年工人占70%~80%的三个单位进行调查(OT,5 TU皮试)发现:约700名29岁以下的工人,结素阳性率为96.7%;阴性反应者只有23人,占3.3%。阳性率如此高,接种卡介苗可能对结核病的预防起不到明显的作用。

学术上是提倡百家争鸣的。有人对表21-1-3提出了一些看法:① 表中1910—1940年间,3个年龄组人群的感染率占50岁自然感染率是递降的。其原因是什么?是有结核病症状者被收进疗养院与外界隔绝,不再传染人的原因吗?是类似磺胺药或其他秘方的使用使结核病下降的结果吗?结核病在社会人群中的初始时间是否无法追溯?总之,结核病是一种历史久远的传染病。如果按照表中的递降速度,还要多久感染率近于0?② 1944年世界上第一种抗结核药物链霉素问世,可使当时重症结核病患者免于死亡;1946年第二种抗结核药物对氨基水杨酸钠问世,两种药物联合治疗结核病效果更好;1952年异烟肼问世,三种药联合组成的化疗方案可完全治愈结核病。所以表中从1950年占50岁自然感染率的比例越来越小应该是恰当的,但其3个年龄组人群的感染率并未明显下降。③ 20世纪80年代,有人对世界上一些国家结核感染率进行调查,结果显示我国35岁以上的社会人群感染率为100%,日本45岁以上人群的感染率为100%,北欧一些国家的人55岁以后感染率才为100%。这个结果反映了一个国家结核病控制的程度:患病率越高,传染源越多,人越容易被传染,感染者越年轻。当然,对于几乎和社会隔绝的人,则不在这个统计之列,比如边远山区的人因为交通不便等原因近乎不外出,感染率就低。④ 另外,"青壮年患原发性结核病在各型结核中比例甚小,也间接证实青壮年时期感染机会较少"。但是,对北京三个单位的调查发现,约700名29岁以下的无卡疤的青年工人,占工人数的70%~80%,结素阳性率为96.7%,阴性反应者只有23人,占3.3%。这是为什么?充分说明这个地方卡介苗接种工作做得未到位:婴幼儿期未接种,少年时期亦未接种,青年早期还未接种。如果有一个时期接种,这些29岁以下的工人就不会有这样高的感染率。也说明这些地方结核病疫情严重,传染源多,感染率高,其原发性结核病比例甚小是由于婴幼儿和少年儿童的比例甚高造成的,应该特别加强卡介苗接种工作,包括结素反应呈阴性的29岁以下的青年工人。临床实践中发现,到大城市打工的青年人患结核病者中胸膜炎的比例甚高。这反映卡介苗接种工作做得未到位,也反映这些胸膜炎患者以前未受到感染。2000年左右有一个统计数字:在上海这个人口约1 800万的大都市中,有传染性结核病患者1万多,他们中绝大部分(甚至接近全部)是外来打工者。杜启超报道,

1955—1996年上海市流动人口初治涂阳病人登记数为常住人口中病人登记数的4.6倍;1993—1996年深圳市流动人口中初治涂阳病人登记数为居民病人登记数的3.4倍(1 260/370)。

流动人口的特点均是从经济欠发达地区向经济发达地区流动,通常是结核病疫情严重地区向疫情较轻地区流动,农村人口向城市流动。这个特点从侧面反映我国卡介苗接种的普及程度还没有到位,或接种质量较差,这些人如果能在刚进入城市时就接种卡介苗,或许会避免这个疾病的痛苦与折磨。

杜启超报道,根据国家《食品卫生法》和《公共场所卫生管理条例》,对辖管的30多个单位在招工前按法规做常规健康体检:胸部透视、摄胸片和痰菌检查。受检人员包括北京户口居民、流动人口及外籍求职人员。10年共检查41 517人,结果是:① 涂阳肺结核发现率为$48.2/10^6$。其中北京居民涂阳发现率平均为$17.4/10^6$,流动人口涂阳发现率平均为$201.4/10^6$。后者为前者的11.6倍。② 北京居民与流动人口求职者的年龄组构成以20～39岁为主,分别占90.5%和89.8%,40岁以上者分别为9.5%和10.2%。从性别看,北京居民流动人口的涂阳发现率均呈女性高于男性趋势。北京居民女性涂阳肺结核发现率略高于男性,而流动人口中女性为男性的两倍。③ 不同省籍流动人口肺结核发现率:流动人口所占比例较大的前五个省份中,涂阳肺结核发现率由高至低排序依次为辽宁($458.0/10^6$)、河北($306.1/10^6$)、内蒙古($237.1/10^6$)、四川($193.2/10^6$)、广东($159.6/10^6$)。依据1990年全国肺结核流行病学调查资料,上述省当地结核病患病率比北京要高出5～13倍。在外籍及我国港澳地区求职者中:10年间,健检30～39岁213名,40～45岁21名。其中北美与西欧籍105名,亚非与中国港澳籍129名。共检出涂阳病人7例,其中无北美西欧籍的。遗憾的是,该文未对受检人员的卡疤进行检查。

三、卡介苗接种工作中存在的问题

卡介苗接种对预防结核病的重要性已经毋庸置疑,尤其在疫情严重的我国更显重要和紧迫。所以,我国对卡介苗接种工作非常重视,该项工作已开展几十年了。但是,各地对这项工作执行情况如何?接种质量如何?全国各地频频发生结核病聚集性疫情,特别是中学、高校、部队等青少年、年轻人集中的地方更如此,说明卡介苗接种质量差、普及率(覆盖面)低。李春菊等于2001—2002年对北京丰台区103所小学17 295名二年级儿童进行监测,其中北京儿童10 746人,外地儿童6 549人;外地儿童遍及全国29个省、直辖市、自治区,以河南省、河北省、浙江省、安徽省、福建省、山东省人数居多,占外来儿童总数的72.5%;外来儿童外地出生接种率为65.84%(3 178/4 827),卡疤率为93.39%(2 968/3 178),外来儿童北京出生的则相应为73.42%(1 257/1 712)、95.39%(1 200/1 258),北京儿童则是96.98%(10 421/10 746)、99.11%(10 328/10 421)。外地出生的外来儿童卡介苗接种率最低,北京市儿童卡介苗接种率最高;外来儿童外地出生及外来儿童北京出生与北京儿童卡介苗接种率进行比较,2001年和2002年均有显著性差异($P<0.01$)。北京儿童卡痕率最高,与外来儿童北京出生及外来儿童外地出生者比较有显著性差异($P<0.01$)。表明外来儿童卡介苗接种率及接种质量亟待提高。由于外来儿童流动性大,各地区应加强对外来儿童卡介苗接种情况监测,以便及时发现漏种者,给予及时补种。

郭建丽等亦报道,清华大学1999年、2000年两年新入校的全部本科生共5 534人,其中城市生(县城以上)4 581人,乡村生953人。1999级新生卡痕率为70.80%,2000年新生卡痕率为69.23%。其中卡介苗接种1次者占77.10%;2次者730人,占18.84%;≥3次者157人,占4.06%。两届学生中城市生源的学生卡痕率平均为71.97%,农村生源的学生卡痕率平均为55.40%,每一届城、乡生源学生卡痕率间均存在明显差异($P<0.001$)。考虑到有10%左右的人群接种卡介苗后无卡痕,推算这批农村学生中约34%的人群从未得到预防接种。调查中有卡痕者PPD阳性率为42.95%,可能是由于卡介苗接种后约3年,卡介菌逐渐死去,变态反应也随之减弱,结素试验阴转,对结核病的免疫力也降低,同时也说明日常生活自然感染在人群中也占有一定的比例。笔者提醒:这些学生是在我国普遍开展、规范化卡介苗接种工作后出生的,复种1次的仅占18.84%,复种2次及2次以上仅占4.06%。可见我国卡介苗计划免疫工作远远没有做到位。

第二节 复种对象的选择

北京市结核病研究所流行病学调查研究室在北京调查 12～15 岁儿童,有关卡介苗接种次数与结核病患病关系见表 21-2-1。

表 21-2-1　卡介苗接种次数与结核病患病关系

卡介苗接种次数(以卡疤计)	观察人数	患病人数	患病率/‰
0	1 690	9	5.3
1	3 951	11	2.8
2	2 705	1	0.4
3	1 019	0	0.0

如表所示:复种是有积极意义的,复种是必要的。

程华等对 7～8 岁儿童卡介苗复种前结核菌素(PPD)试验阴性率为 65.73% 分析,认为卡介苗能够有效地预防儿童时期各型结核病,通常采用的卡介苗复种年龄依次为 7 岁和 12 岁,有人认为接种卡介苗后所获得的免疫力持续 3～5 年,有效保护力为 14%～80%,因此提出卡介苗复种年龄为 3 岁、7 岁和 12 岁。结合该次调查试验,笔者赞成 3 岁、7 岁和 12 岁的卡介苗复种年龄为最佳。

确立复种对象要考虑的因素:①卡介苗的免疫期限;②青春期为发病高峰;③接种人数当地结核病疫情的实际情况。

以往从卡介苗接种后结素敏感性存在时间考虑,一般认为复种间隔时间应很短,有的是每年,有的是 2～3 年即需要接种一次。根据近些年研究,有学者认为一次有效的卡介苗接种免疫期是比较长的,可达 10～15 年,因而短期内复种似乎无必要。至于间隔多长时间复种最为合适,当前仍无最好方案,是一个仍需要积极研究的课题。一般认为,确定是否需要复种,主要可根据流行病学情况来考虑:新生儿为首选初种对象,若新生儿接种率高,接种质量好,婴幼儿结核病流行不明显,如果表现为粟粒性结核与结核性脑膜炎的发病率均非常低,则在新生儿初种后数年内可以不再复种。小学入学新生从家庭走向学校,活动范围扩大了,在社会上还存在一定传染源时容易受到感染,需要复种。调查资料显示学龄前儿童结素试验阳性率远较学龄儿童低,提示学龄儿童活动范围扩大了,造成感染率的增高。另外,从初种到小学一年级已隔数年,此时可考虑第一次复种。初中学生正进入青春期,如果中学生结核病发病率仍不低,加上社会上还有一定数量的传染源,则也应该再进行复种。需要着重指出的是:在国家预防接种计划中,若大部分应该接种对象尚未接种,就无须考虑复种问题,因为接种就是初种,只是时间向后推迟了;只有当初种比较普及时,才谈得上复种,复种工作才有意义。

在有的研究中,PPD 皮试反应阴性者进行卡介苗再接种时出现早发反应,因此研究者认为这类人群无须再接种,因为已可以防御 MTB 的侵入。笔者认为,这是一个误区。在机体对 PPD 反应阴性时,说明机体对 MTB 的致敏程度非常弱,之后再用卡介苗致敏强化,从而出现了早发反应。在这种情况下,机体不具有预防 MTB 感染致病的能力。原因在于:① 机体对 PPD 反应阴性,说明机体致敏 T 淋巴细胞很少、免疫强度低,分泌的细胞因子对 PPD 这种反应原的进入无能力达到皮肤有所反应的程度,在 PPD 刺激 1 次后再接种卡介苗,Mφ 对减毒的 MTB(卡介苗)的进入不但可以吞噬,也可以杀灭,刺激机体建立对 BCG 的免疫链条,强化了机体细胞免疫功能,是 PPD 和卡介苗的使用唤醒了免疫记忆或免疫反应(即再激活);② 如果 PPD 试验后,此时进入机体的是毒力强的 MTB,Mφ 可以将其吞噬,但无法杀灭,而且由于 MTB 生长繁殖使 Mφ 破坏,反复的过程可以减少 Mφ、摧毁机体对 MTB 的特异免疫系统,酿成结核病发生。临床工作中,有1个卡疤却发生结核病的患者屡见不鲜,尤其卡疤直径<2 mm的,而有2个卡疤却发生结核病的病例少见,未见有3个卡疤的结核病患者。由此看来,对结素反应阴性者接种卡介苗是恰当的,反复接种(最好能达到3次)或许是正确的选择。学术上各抒己见的目的只有一个:扩大免疫面(人群),使人群免受结核菌感染和不发生结核病;切断传染链,发挥卡介苗接种预防结核病的间接作用,真正有效地控制结核病。

1965年国际防痨联合会学术会议的预防接种委员会根据Maude的建议提出,各国卡介苗接种方法、步骤可以不同,不必强求一致,在条件较好的国家由于流行严重程度较低可以保留结素试验,以便对所发现的阳性儿童进行化学预防;在缺乏人力、物力的国家可以直接接种卡介苗,但在接种前应先做随机抽样调查,了解不同年龄组结素反应情况,一般是在感染率不高于25%的年龄组中进行直接接种;只对易发病人群进行选择性接种,如活动性结核病人的家庭接触者、青年医务人员,以及自结核流行严重程度低的地区到流行严重程度高的地区的儿童与青年人。

宋文虎(1990)指出,据1985年全国结核病流行病学调查,我国肺结核患病率为$550/10^6$,涂片阳性患病率为$156/10^6$,原发结核患病率为$55/10^6$,0~14岁结核性脑膜炎发病率为$1.2/10^6$,说明结核病流行仍较严重,卡介苗接种尚须继续多年。发展中国家继续卡介苗接种的必要性还基于以下理由:① 在发展中国家,多数结核病是根据出现的呼吸道症状做痰镜检才进行诊断,在发现患者前的传染难以避免,同时尚有相当多的排菌病人还未能及时被发现。我国1979年流行病学调查表明,有45%的排菌病人未被发现,而1985年为43.6%。② 儿童虽已患严重的结核病,但痰内很少能找到结核菌,他们不大可能及时得到正确的诊断并按结核病进行治疗。③ 在儿童出生早期就接种卡介苗,可以对儿童时期严重的结核病,如粟粒性结核、结核性脑膜炎提供预防作用。④ 卡介苗接种在控制结核病暴发流行中的作用也不容忽视。据此,WHO与国际防痨联合会提出了卡介苗接种方针,其要点是:① 卡介苗作为一种防痨措施,现在仍需继续应用。② 在流行病学的某些情况下,卡介苗对某些国家的作用尚不能预测,但这类国家也不要中断接种计划。在人一生中的早期,特别是在婴幼儿与儿童时期进行卡介苗接种,对发展中国家预防儿童结核病有重大贡献。③ 初、复种年龄要参照流行病学情况,但新生儿接种必须作为所有国家计划免疫中共同的目标而坚持下来。④ 虽然卡介苗已纳入扩大免疫规划之内,但卡介苗接种仍应属于综合性结核病防治控制的内容。⑤ 必须重视卡介苗质量、接种操作程序、接种技术等问题。⑥ 每个国家都应对卡介苗接种效果进行定期的监测与评价。

知识拓展 赵爱华(2016)等针对WHO关于卡介苗的两次文件、立场观点差异做的专家笔谈

对世界卫生组织(WHO)1995年发布的卡介苗声明与2004年发布的卡介苗接种立场文件中的相关观点进行比较、分析、解读,为重新认识卡介苗提供参考依据。同时,从结核病预防控制策略角度,探讨进行卡介苗对青少年及成年人保护效力临床评价的必要性,并对如何评价提出建议,以期充分发挥卡介苗的作用。

卡介苗(BCG)是目前预防结核病唯一可用的疫苗。虽然BCG对婴幼儿结核性脑膜炎和播散型结核病有明显的预防效果,但在婴幼儿时期接种并不能预防青少年及成年人结核病的发生(BCG的效力可能有时限性),这也是BCG备受争议的主要原因。目前,普遍的观点认为BCG无法预防青少年及成年人肺结核的发生。

WHO对BCG的系列立场观点,不但影响着人们对BCG的认识,也影响着国家卫生政策的制定。1995年,WHO发布了《关于卡介苗复种预防结核病声明》,认为BCG的复种效果无法得到证实,WHO不提倡复种,对任何人都无须进行多次复种。该声明发表后,实施BCG复种政策的国家陆续停止复种。中国原卫生部于1997年通知全国,停止BCG复种政策。但中国人民解放军一直实行对结核菌素皮肤试验阴性的入伍新兵接种BCG的策略。目前,世界上仅有少数国家实施复种政策,甚至接种多次。

WHO 发布的"关于卡介苗复种预防结核病声明(1995年)"有3个要点:① BCG 对结核病保护效果为 0~80%,差异大;在印度 Chingleput 进行的规模最大的试验,接种者超过20万人,结果表明 BCG 没有保护效果;② 用结核菌素皮肤试验来决定 BCG 复种对象缺乏依据;③ BCG 的复种效果无法得到证实。

然而,随着20世纪末大量结核病患者的出现,HIV 感染和艾滋病(AIDS)疫情蔓延及分枝杆菌耐药性的产生,WHO 于2004年又发布了关于 BCG 的立场文件,其部分观点有别于1995年发布的关于 BCG 复种预防结核病的声明,主要内容如下:

(1) BCG 接种效果

立场文件指出,在结核菌素试验阳性的个体中(无论其阳性结果是否由环境分枝杆菌、MTB 或 BCG 所致),接种 BCG 并不能提高其对结核病的免疫力。该观点实际上是明确了 BCG 的接种适应对象为结核菌素试验阴性个体。以此为基础,再来分析得出 BCG 无效的印度 Chingleput 临床研究,可以发现,该研究的受试者多为结核菌素皮肤试验阳性者。该研究对入选人群是否感染 MTB 进行检测,阴性以 3 IU PPD-S≤7 mm 为判断标准,结果显示,总人数为 260 000 名的研究对象中,仅 115 500 名为阴性。而按照国际惯例,通常以 5 IU PPD-S≤5 mm 为阴性判断标准。因此,其筛选出的"阴性"人群,由于采用低剂量高判断标准,极可能存在大量 MTB 实际感染者;阳性则以 3 IU PPD-S≥12 mm 为分界标准,结果在15岁以上各年龄组人群中,男性阳性率高达 62%~86%,女性阳性率为 48.5%~72.3%。该研究同时对人群是否感染 NTM 进行检测,结果发现,研究人群 NTM 感染率随年龄增加而升高。成年人中 NTM 感染率更高达 90%。由此可见,该研究人群特点是青少年及成年人 MTB 感染率非常高,同时,全人群 NTM 感染率异常高,不符合 BCG 接种对象应为结核菌素试验阴性者的要求。因此,该研究的结果只能证明 BCG 对已感染 MTB 或 NTM 的人群无效,对未感染人群无效的结论尚无确切证据,仅单纯凭此认为 BCG 对成年人无保护作用的理由不充分。

(2) 结核菌素试验与 BCG 复种

WHO 于1995年发表的声明认为,BCG 接种后导致的结核菌素皮肤试验阳转与 BCG 疫苗诱导的保护性免疫不相关;结核菌素皮肤试验阳性无法判断是由 BCG 接种引起的还是由 MTB 感染引起的,用结核菌素试验来决定 BCG 复种对象缺乏依据。BCG 对结核菌素皮肤试验阳性者接种是安全的,否定了结核菌素试验阴性为 BCG 复种的指征。同时,明确指出"那些使用结核菌素皮肤试验决定 BCG 复种的地方必须停止这么做"。2004年度立场文件则重新定位了结核菌素试验与 BCG 接种的关系,指出结核菌素皮肤试验阳性是 MTB 和其他分枝杆菌抗原产生迟发型过敏反应的标志,但不一定意味着机体对再感染产生了免疫力;肯定了以结核菌素试验筛选 BCG 接种者的做法,虽然通常不建议在成年人中接种 BCG,但对结核菌素皮肤试验呈阴性,而又不可避免地会密切接触多重耐药结核病患者的人,则可考虑接种 BCG。明确 BCG 对结核菌素皮肤试验阳性者无效的观点,虽然结核菌素皮肤试验阳性者接种 BCG 是安全的,但有可能影响其有效性(笔者认为,尽管结核菌素皮肤试验阳性者接种 BCG 有可能影响 BCG 的有效性,但可在此基础上再次激发、增强受试机体的免疫功能)。

(3) BCG 复种效果

WHO 于1995年发表声明指出,目前并无可靠的证据表明反复接种 BCG 可以预防结核病。对已经接种过 BCG 者不提倡复种,因为没有任何科学证据支持这一做法,任何人都无须进行多次复种。2004年度立场文件中,WHO 建议结核病高负担地区应在婴儿出生后尽快为其接种 BCG。某些国家还在开展加强免疫,但这种策略的价值尚未得到证实。如果受接种者在接种后结核菌素皮肤试验呈阴性,也可复种。同时提到,通常不建议在成年人中接种 BCG,但对结核菌素皮肤试验呈阴性,而又不可避免地会密切接触多重耐药结核病患者的人,则可考虑接种 BCG(笔者认为:特别是体液免疫亢进、细胞免疫功能降低、60岁及以上者可考虑接种 BCG)。

通过对WHO于2004年发布的立场文件内容分析,并将其与1995年发布的声明内容进行比较,可见,WHO基本否定了1995年声明中的相关建议,肯定了结核菌素皮肤试验阴性为BCG接种的指征;BCG接种对结核菌素皮肤试验阳性人群无效;BCG接种后结核菌素皮肤试验呈阴性,可复种;结核菌素皮肤试验呈阴性的成年人,可以接种BCG。然而,WHO于2004年发布的立场文件中的观点并未得到人们足够的重视。人们仍然认为BCG对成年人无效。同时,由于BCG本身存在免疫原性不足等缺陷,研究人员一直致力于结核新型疫苗的研究。然而,随着人们对结核病预防控制策略逐渐形成共识,以及第一个结核新型疫苗临床实验宣布失败,BCG对结核病的预防保护效果重新引起了人们的思考与评估。其中,迄今为止收集数据最多的系统回顾与Meta分析给出的结论为:BCG对结核病的预防保护效果存在变异;临床研究中没有剔除研究对象已受分枝杆菌致敏和研究现场靠近赤道(NTM影响)这两个因素,而这两个因素则可解释为何大部分BCG临床研究无效;BCG对结核病有预防作用,保护效期长达10年之久;由于大多数临床研究随访时间不够长,以致未观察到BCG是否存在更长的保护期,仅有的1个临床结果表明BCG保护效力可超过15年,并且针对BCG长期保护效力研究的缺失,不能作为判断BCG对成年人无效的证据。该研究最后建议:考虑目前仍缺乏BCG长久保护效力的临床证据,有必要进行BCG更长时间保护效果的研究;研究时应考虑受试者接种BCG时的结核菌素试验反应状态。

BCG作为预防结核病的唯一疫苗,已在全世界范围内广泛应用,未来仍将继续使用。但早期由于人们对其认识存在局限性,也限制了其作用的发挥。尤其目前临床上缺少结核菌素试验阴性青少年及成年人接种BCG是否有保护效果的相关研究,其对结核的预防保护作用尚需再评价。在目前国内外广泛关注BCG的背景下,我国应根据国内结核病疫情现状,对BCG的保护效果重新进行评估,以更有利于整体疾病预防控制策略的制定。尤其对于耐药结核病高发地区未感染人群的预防,目前除了BCG并无合适的疫苗。我国为耐药结核病高发地区,耐药性结核发病特别普遍,约25%的结核病患者对异烟肼、利福平或两种药均耐药,10%为多耐药结核病患者。因此对高危人群进行预防是控制结核病的重要手段。

在此,特提出建议:第一,证实BCG是否有效,只能通过接种疫苗或安慰剂后评价结核病发病率。目前多数临床研究结果表明BCG有效,而个别无效的临床研究结果只能证明BCG对已经感染人群无效,而BCG对未感染,且结核菌素试验阴性人群无效的结论缺少依据,应组织结核菌素试验阴性人群进行BCG接种效果的再评价。第二,依据儿童结核病相对发病率低,及接种一针BCG保护力可达到10年的状况,建议BCG初次免疫10年后开始进行体内分枝杆菌感染状态筛查,试验阴性者可考虑再接种;10岁以下的儿童无须进行BCG再接种。第三,WHO认为新生儿BCG免疫剂量通常为年龄较大儿童的1/2。目前,我国BCG免疫剂量为每人份0.05 mg,在进行结核菌素皮肤试验阴性青少年及成年人BCG接种效果评价时,应考虑BCG的接种剂量。第四,不同发病率地区、不同结核分枝杆菌感染危险程度的人群,BCG接种策略应有所不同。重点是针对结核病高危人群、结核菌素皮肤试验阴性的未感染人群的接种,主要包括老年人、与活动性肺结核患者密切接触的人群、糖尿病患者、免疫抑制剂使用者、监狱犯人、医疗工作者和高结核感染风险地区的易感群体。

(摘录)

笔者非常敬仰BCG的发明者Calmette和Guérin,是他们历经13年、231次接种,才培养出这个预防结核病、为人类健康发挥了相当大作用的菌苗。他们脚踏实地、孜孜以求的钻研精神为我辈医务研究人员树立了光辉典范。略觉可惜的是,BCG是牛型结核分枝杆菌而非人型。今天,人们总是在叹息BCG因为无以计数的在人为的环境中被反复培养、接种而产生了变异,丢失了不少重要的毒力基因,对结核病的保护作用不尽人意,其实笔者个人认为掌握高科技的科研工作者可以沿着Calmette和Guérin的路,利用$H_{37}Rv$培育出人型BCG。

以上是收集到的以往资料,目前国家规定:卡介苗不再加强免疫。

第三节　卡介苗接种的禁忌证与化学药物预防

卡介苗作为一种生物免疫制剂,其菌种的本质和其毒性、菌体蛋白、代谢产物等对一群受试者来说,均有一定的适用对象和时期,也有一定的禁忌对象和时期。因此,有些人群不能接种卡介苗,被 WHO 列为接种禁忌者的有:① 免疫功能受损的人员(有症状的 HIV 感染、已确诊或疑似的 HIV 感染、白血病、淋巴瘤或全身性恶性疾病者);② 正在接受免疫抑制治疗(皮质激素、烷化剂、抗代谢药物、放射治疗)的患者;③ 妊娠期妇女。

我国规定的禁忌证一般有以下几种:

1. 对于新生儿

① 体温不正常者,如 >37.5℃ 或 <35℃。

② 体重 <2 500 g 的早产儿或未成熟儿、难产儿,或有明显的分娩创伤及有临床症状者。

③ 顽固性呕吐及严重消化不良者。

④ 皮疹、脓皮病患者。

⑤ 病理性黄疸患者。

⑥ 先天畸形、脑膜突出、脊髓膨出、先天性心脏病及先天性脑积水者等。

2. 对于婴幼儿及学龄儿童

① 正在患各种急性传染病如麻疹、百日咳、猩红热、流感等,或发热,或处于慢性疾病的发作期,以及包括痊愈后不满一个月者。

② 全身广泛性皮肤病患者,如湿疹及不宜接种的皮肤病患者。

③ 有过敏史者,特别是对该疫苗的任何成分过敏者。

④ 慢性全身性疾病患者,比如肝炎、心脏病、肾脏病、结核病等患者。

⑤ 特别是免疫缺陷、免疫功能低下者,如 HIV 感染者。我国 HIV 感染率较高,是高负担国家。调查显示,HIV 母婴传播率可达 33%~35%,同时婴儿和儿童的 HIV 感染率的 90% 是通过母婴传播的。

⑥ 体弱或重度衰弱者,有过敏史者,有神经、精神障碍者。

⑦ 其他预防接种不足半个月者。但卡介苗与牛痘疫苗同时接种并无不良影响,必要时可同时分别在左右臂上方接种。

上述人群中,凡属于暂且不宜接种的,以后可以补种;长期不宜接种者,可采用其他预防措施。卡介苗的禁忌证有的是有时间限制的。刘静等对北京昌平区 2012 年出生,未在产院接种卡介苗、后进行登记补种的儿童共 1 038 人进行原因分析:未接种原因多达 32 种,其中首要原因是黄疸,约占 34.59%;其他主要原因包括早产,约占 21.39%,心脏疾病(室缺、卵圆孔未闭、心脏杂音、动脉导管未闭、二三尖瓣返流、心肌酶高)约占 19.85%,肺炎约占 7.61%,低体重约占 8.38%,轻度窒息占 1.06%,其他原因占 7.13%。前三种占所有未接种原因的 75.83%。

吴艳荣等(2009)对大中专院校入校新生共计 435 663 名进行了 PPD 试验,筛选出未定诊为活动性结核者的结核病易患人群 5%~7%,这类人群服用化学药物预防,收到了好的效益。

(戴举响)

第二十二章 优质卡介苗的标准

第一节 优质卡介苗菌苗要具有高的效能

卡介苗接种的目的在于使受接种者接受一次无毒结核菌感染,从而能产生抵抗有毒结核菌虽然感染但不致病的目的。为此,要求菌苗具有高效能。菌苗如何能达到这样的要求?

① 用高质量、活力强的菌株制备菌苗。因为卡介菌种的优劣是影响卡介菌苗质量的关键,菌种受环境条件的影响会产生某些生物学特性的变化,所以在传代培养过程中适当地选择较好的代数作为种子批菌种实属必要。

② 菌苗在效期内接种,最好是生产后3周内使用。菌苗生产后,不但要求尽快使用,而且须冷藏保存,不受日光照射,才能有活力强与较高活菌数菌苗;由操作技术娴熟的人接种,采用规范的接种方法。

③ 每次接种进入人体的活菌数应该为20万~80万个。

第二节 优质卡介苗菌苗高效能的检测方法

人体接种卡介苗后经过一定时间在结核结素试验中应产生阳性反应。这种检测一般在卡介苗接种后12周时进行。一种优质高效能的菌苗接种后除产生结核菌素变态反应大、淋巴结肿大及化脓外,不出现以下现象:结核结素试验出现水疱或溃疡;接种局部疱疹>20 mm;脓疱脱痂后疤痕>10 mm。

WHO关于菌苗标准化的基本要求是:
① 一切菌苗必须是由冻干种子批制成的;
② 减毒水平必须达到不产生严重的局部反应、全身性疾病及进行性结核;
③ 活菌数在使用时仍保持较高水平;
④ 必须使动物及人体接种后在一定时间内产生结核菌素反应;
⑤ 在实验室及临床上,菌苗能产生一定的免疫力;
⑥ 菌苗在培养及形态学上必须有其特性;
⑦ 菌苗中必须无杂菌;
⑧ 不能用弱毒株,否则达不到免疫接种目的。

以上要求曾引发以研究卡介苗究竟对成人有无保护作用为重点的印度大规模卡介苗接种研究项目,日本菌苗学者桥本达一郎就认为该研究选错了美国的Tice疫苗,因为那是弱毒株,并且首次使用冻干菌苗。当时对冻干菌苗经验较少,而且在印度那样的气候条件下,使用前对活菌数也未检测。因此,该研究项目结果依据不充分或不可信。Rouillon认为卡介苗的效果不仅取决于菌苗的质量和接种技术,而且也取决于接种年龄、人群中结核菌素阳性的比例、接种率的高低和接种后传染的可能性。该学者试图计算在不同情况下 15 年中卡介苗可能预防的病例数：每 10 万人为一组列，共计三组列人群，假设这些人分别在出生时、入学时（6.5 岁）、离校时（15 岁）接种。在一个国家每年新感染率是 2%，并持续不变；而另一个国家每年新感染率是 0.02%，且每年以 10% 的速率递降。假设菌苗有 80% 的保护力并且保持 15 年不变，用 10% 作为从感染到发病的发病率分界线，其情况见表 22-2-1。

表 22-2-1　不同流行情况下卡介苗接种可预防的病例数

年感染率	15 年中所预防的病例数（所有病型） 每组列为 10 万接种对象，保护力为 10%		
	出生时接种	6.5 岁时接种	15 岁时接种
2% 保持不变	1 507	2 557	2 934
0.02%（每年下降 10%）	7	14	19

通过这些计算可以获得在不同条件下，能从卡介苗接种中期望获得的流行病学最大效果的概念。

卢根等为寻找一株适合我国广大城乡接种、免疫效果好、副反应少、运输保存方便的优质菌苗，根据《全国丹麦Ⅱ卡介苗人群免疫效果及异常反应观察方案》的要求，于 1991 年选取兰州、长春、成都、广东及上海共 5 个生物所生产的"丹麦Ⅱ"冻干卡介苗，经随机分组并用双盲法在新生儿皮内接种 1 年后的观察，结果显示：各组 12 周阳转率均达 95% 以上，1 年阳性维持率也在 88.3%~96.1%，硬结平均直径较大，局部反应属正常范围，淋巴结肿大发生率不高，观察免疫效果是满意的。王慧玲等对甘肃省兰州市 2000 年新生儿卡介苗接种效果分析发现，初种卡介苗的 1 493 名幼儿阳性率为 64.01%，因故未接种而后补种的 1 143 名幼儿阳性率为 61.52%，初种与补种组阳性率间的差异无显著性（$\chi^2 = 1.552, P > 0.05$）。

（宋小艳）

第二十三章 卡介苗接种的注意事项

卡介苗是减毒牛型结核菌制成的疫苗,正常接种有益无害,不会产生大的副作用。但如果对其掉以轻心,就会给受试者带来不必要的身体和心理伤害,给施试者带来精神苦恼与名誉损失。

第一节 选择恰当的接种对象

Tshabalala 报道,用卡介苗接种1例疾病未愈婴儿,该婴儿发生过敏反应死亡案例:1982年1月,一名3月龄婴幼儿因呕吐入院,患儿发热,眼球凹陷,用抗生素和 Darrow 溶液治疗,3 d 后体温下降出院,并随之做卡介苗免疫接种。当天该女婴由于呼吸困难及发绀再次入院,出现心动过缓、发绀,接着面部肌肉抽搐,当即予以氢化可的松、氧气、输注葡萄糖酸钙和地西泮罩,20 h 后,做气管插管、胸部检查,发现患儿两侧肺底捻发音,肋间凹陷,并且口吐泡沫,气喘,继续投以尼可刹米和给氧,患儿死亡。

该案例发生的原因是:① 预防接种选择的对象不当;② 没有把握好反应处理抢救关。总之,该患儿是因为接种卡介苗死亡,其教训是非常深刻的。

第二节 卡介苗接种要规范化操作

卡介苗接种者一定要经过严格培训,考核合格后挂牌上岗、精心操作,必须掌握卡介苗的特点及有关技术操作方面的要求。如果菌苗没有摇匀,或过量,或注射过深,可引起局部脓肿或腋下淋巴结肿大。因此,接种人员力求专业化,技术操作要求熟练。为了保证活菌存活,卡介苗必须在 2~8℃下冷藏保存,在运输过程中及巡回接种时,也必须放在冷藏瓶中或保冷背包内,用一支取一支,由专人保管。否则,由于菌苗保存不当,活菌数的减少会直接影响接种效果。接种应在室内进行,尽可能在阴凉通风的地方,避免阳光直接照射。婴儿出生后因故未接种者,应尽早补种。

接种处应注意保持清洁卫生,但局部不需包扎或排脓,有破溃时可涂龙胆紫;分泌物较多或疑有继发感染时,可加用消炎软膏。有时在接种后 1~2 个月,由于菌苗经淋巴道到达淋巴结,以致发生腋下淋巴结肿大。如果淋巴结肿大超过 1 cm,则为异常反应,可热敷使之慢慢吸收;如果脓肿已变软,则可在无菌操作下抽出脓液;如果已破溃,可用异烟肼或对氨基水杨酸钠软膏外敷,并定期更换敷料,一般无必要口服异烟肼。另外,必须加强卡介苗接种的统一管理,各地区均应由专门机构负责人培训新生儿接种人员。对漏种的婴儿应给予补种,对已接种的婴儿要测定 12 周的阳转率情况,以便监测接种技术及菌苗的效价。只有全面普及卡介苗接种工作,增强免疫屏障,截断结核病传播链条环节,才能更有利于控制结核病。

1998年左右,笔者曾屡见报道,多次目睹或处理由于操作不当产生的接种差错事故。比如一起发生于一乡镇医院的事故,接种人员给疫苗抽液后排气时不小心将疫苗溅入眼内;无独有偶,时隔不久另一乡镇医院接种人员不但犯同样的错误将疫苗溅入自己眼内,还在注射时由于针孔斜面没有完全刺入皮内,疫苗溅入被接种孩子母亲的眼内。诸差错均得到及时处理,未产生不良后果。但是,还有一位26岁乡村医师就没有那么幸运:他在给疫苗抽液后排气时将疫苗溅入眼内,尽管他当时也立即用生理盐水冲洗,可两天后双眼充血、水肿,一开始他不以为然之后,近半个月时眼睛出现脓疱及溃疡才去医院(结核病防治所)就医,发现右眼内眦部出现黄白色脓疱3个,左眼角膜上见一4 mm×5 mm大小的溃疡,其他检查均阴性。随后接受积极抗结核治疗。3个月后,结痂脱落,右眼角膜内侧见一小云翳,视力为0.7;左眼角膜上见一3 mm×4 mm大小的斑翳,视力为0。可谓教训深刻。

溶解疫苗时,注意可能会影响制品均匀度的操作,如对冻干卡介苗稀释时没有在注入稀释液后反复、认真地摇动安瓿,或没有用注射针对溶液反复抽吸,菌苗未充分溶解,导致溶液中存在菌团,含菌数多寡不均,均匀度较差,接种后的局部反应、淋巴结肿大或化脓比例也随之增多,而且可能产生不理想的接种效果。比如洛桑在《西藏山南地区流调点卡介苗接种效果观察》一文中提道1990年该地区3个流调点15岁以下儿童卡介苗接种率平均为58.6%,卡疤率为69.4%。有接种史和卡疤者的结核菌素试验阳转率为12.8%,有接种史无卡疤者的结素阳转率为4.0%。1989年出生131名新生儿,有接种史者116人,接种率为88.5%,有卡疤者91人,卡疤率为78.4%。

第三节　卡介苗要防止污染致病菌或杂菌

卡介苗免疫预防接种及结核菌素试验采用皮内注射法,由于此法不需要抽回血,所以有些医务人员认为这不会引发医源性疾病的传播。宋文虎(1996)在《预防接种的安全注射》一文中报道其1984年的研究结果:皮内注射的针头、注射器与肌肉、静脉注射的针头、注射器同样可受血液的污染。对564人的观察显示,肌肉注射后,血液污染针头、注射器率为36%,卡介苗注射后针头污染率为15.8%,注射器为4.6%。于方濂等报告215名新生儿、婴儿及青年人在皮内注射后,有7例(3.2%)所用的针头中有红细胞;30例乙型肝炎患者在皮内注射后,对针头内第一滴剩余液做酶标免疫吸附检测(ELISA),结果有2例呈阳性。

(刘金玉)

第二十四章 常见卡介苗接种差错事故、并发症与防治

任何工作都免不了会发生差错事故,特别是在预防接种工作中。预防接种事故一般是由于生物制品的质量不合格,或由于接种的差错造成的。严格讲,差错事故不属于预防接种反应的范围之内,比如把治疗用的高浓度卡介苗当作皮内卡介苗进行皮内注射产生的疫苗过量的强反应能做接种反应吗?在实际工作中,差错、事故二者关系极为密切,有时也难以立即鉴别开来。一般人的观点是,"差错"是指发生的人数少或仅个例、影响不大、危害轻微、容易处置、后果不严重,而"事故"则与之相反,且"事故"原因往往发生于源头。在卡介苗接种工作中,由于其面广量大,服务对象遗传基因不同、健康状态各异、机体反应不一,特别是有些受种者反应性不正常或处于某种病理状态下就更容易发生差错事故,因为反应的发生与机体的免疫状态有关。当然,对于做预防接种工作的医务人员来说,首先思想认识方面要重视,预防差错事故发生,力求减少或防止差错事故的发生。但有时差错事故是接种医务人员无法控制的,比如疫苗质量问题。一旦差错事故发生了,就要及时处理甚至是积极治疗,以减少接种差错事故发生带来的危害。

长期以来,在推行卡介苗接种的世界各地,都有接种卡介苗引起的副作用的报告。

虽然接种卡介苗的一些并发症是毋庸置疑的,但应着重指出的是,我国并未因此而改变推行卡介苗接种的方针。事实上,卡介苗接种的不良作用,与许多国家的结核病问题严重程度相比,实在显得微不足道。至今对有关卡介苗接种的严重副作用尚无世界范围内系统的统计。然而,全面研究此问题重要的方面是:从医学科学的观点去阐明这些严重并发症的机理并设法防止其发生,从公共卫生观点去权衡卡介苗接种的严重并发症和卡介苗接种预防的病例数两者的得失和费用。

徐续宇曾根据会议论文综述《卡介苗接种后所致并发症及差错事故》于1981年专题报告中提及:1977年,江苏省连云港市东海县对202 189名15岁以下儿童给予皮内卡介苗接种,373例异常,其中接种处脓疡、溃疡、瘘管共357例,汇流区腋淋巴结肿大66例,其中化脓者5例,发生于7岁以内的有48例,发生率为$184/10^5$;仪征县(今仪征市)于1978年对124 285名儿童做皮内卡介苗接种,发现全身性并发症11例,发生率为$8.9/10^5$;抚顺市在1980年两次共对48 930儿童做皮内卡介苗接种,出现过敏性紫癜2例,发生率为$4.0/10^5$;沈阳市1979—1980年在卡介苗接种和结核菌素试验中发现银屑病7例;上海市在1977—1980年卡介苗接种后引起并发症314人,其中接种处溃疡49例,脓疡74例,汇流区化脓性腋淋巴结炎105例,瘢痕疙瘩79例,皮下结节7例。并发症出现的时间:局部接种处硬结、脓疡、溃疡发生于接种后1月至10月;全身性皮肤损害多发生于2~10 d;瘢痕疙瘩的发生早的在1年后,最迟的有报道可在28年后。卡介苗接种后所致并发症经较长时间治疗均能痊愈,对儿童健康尚未见明显不良影响。

20世纪70年代,芬兰对卡介苗骨炎已进行15年以上的研究,还对当时约4年内全部卡介苗副作用的世界文献进行了全面详尽的研究,国际防痨协会预防委员会表扬了这个回顾研究,Lotte等曾通过通讯邀请该协会成员194个国家和地区中300名医师回答填写关于在本国卡介苗接种中所遇到的严重并发症的标准调查表,而不拘这些材料是否发表过。截至1977年年底,从下述两方面共收集了1 032篇参考资料,包括从1948年到1974年卡介苗接种达$147×10^7$人次,发生的异常的卡介苗原发复合征、异常的卡介苗接种后反应、卡介苗播散性病变(全身的和局部的)的人次(每百万接种者发生率)依次是6 602

(4.49),1 838(1.25),1 072(0.72),提示要重视并发症。因这些并发症发生的原因当时尚不清楚,故必须对它做深入调查研究,以防止并发症的发生。

第一节　差错事故的分类

卡介苗接种发生的差错事故可谓五花八门,所谓类别,也只是比较粗略的分类。

徐续宇统计结果:卡介苗接种中发生的差错事故共 36 起,发生于 5 105 名儿童身上。事故分别是(起,人数):将皮上划痕用卡介苗误注入皮内(9,2 360);将皮内用卡介苗误注入皮下(16,1 286);对结核菌素试验呈阳性的儿童接种卡介苗(应该不算差错)(4,209);皮内用卡介苗 + 结核菌素做皮内注射(1,119);皮内用卡介苗或其他药物做结核菌素试验(4,884);误将卡介苗接种用的针筒用于其他注射(1,25);白喉预防注射后未满二周予卡介苗接种(1,222)。

皮上划痕用卡介苗误注入皮内的,在注射后 1～14 d 出现发热(37.2～38 ℃),一般在 4、5 d 后就消退,少数可持续 4～44 d,并伴有不适;同时注射部位出现红肿、脓疡、溃疡,也有可能在 1～2 月逐渐形成;有的伴有汇流区腋淋巴结肿大,但未发现化脓。病程经过:局部溃疡、瘘管一般在 2～3 月收口,最短的 1 个月,最长可达 12 个月至 14 个月之久,治疗效果均佳。林宝宗将 1981—1988 年发生的由卡介苗错种剂量、误种途径后所引起的局部和全身性异常反应都定为差错事故,计 35 起,受累人数 1 162 人,分析如下:误种有 27 起,占 77.14%,其中 10 起发生在初种,17 起发生在复种;另 8 起为错种。误做皮下注射又是所有事故中最为突出的问题。35 起差错事故中,由于工作责任心不强和技术素质差所致的分别占 42.9% 和 28.6%,由于制度不严所致的占 22.9%。

根据其他统计结果,一般差错事故发生的原因有以下几点。

一、生物制品生产质量因素

1. 菌毒种问题

菌毒种的本质和其残存毒性、菌体蛋白、代谢产物等均影响着菌苗接种后的反应。1958 年,美国接种小儿麻痹的疫苗中,有一部分因含有少量活病毒导致小儿麻痹症事故。白喉类毒素也曾导致过毒素解离而造成严重事故。

生产疫苗方面的教训最深的莫过于在制作卡介苗时由于操作不当在菌苗中混入了有毒结核杆菌,在 3 年内共死亡 73 名儿童的德国吕贝克事件,操作人员制造卡介苗时,不慎将一株有毒的人型结核菌混入,导致口服卡介苗的 249 名儿童中有 73 例发生重型结核病而死亡。

吕贝克事件是卡介苗历史上一件罕见的事,经过 5 年周密调查才查清楚了原因。该事件给了菌苗制作者深刻教训,从此世界各国制作卡介苗机构特别注意隔离制度,之后再未发生类似事件。

2. 卡介苗纯洁度与均匀度

在卡介苗的生产过程中,比如菌团过多、含菌数多寡不均,即均匀度较差,会影响接种后的局部反应,淋巴结肿大或化脓比例亦随之增多。

3. 污染致病菌、杂菌或生产工艺中存在问题

在卡介苗接种史上最严重的事故莫过于 1930 年德国的吕贝克事件。这一事件导致当时欧洲许多国家停止使用卡介苗,教训深刻。

二、操作者因素

1. 接种对象选择不当

卡介苗接种是有禁忌证的,比如HIV阳性者就不能接种。另外,对于发热者是暂缓接种卡介苗的。

2. 接种部位不正确、卡介苗误用

据相关报道,1981年10月,美国田纳西州某医院按制度给49名雇员做PPD皮肤试验时,错将BCG当作PPD使用,结果有47人在前臂接种部位出现对BCG的局部反应,1人无局部反应,另1人除局部反应外,还有腋下淋巴结肿大。所有这些反应都自然消退。接种BCG 10周后,49人中有20人再自愿接受5 TU的PPD皮肤试验,其中18人(90%)发生"显著"结核菌素反应(硬结直径>10 mm)。同月,在密歇根州某疗养院有63名疗养者和37名雇员也误种了BCG,3名过去有结核菌素反应或结核病史的雇员接种BCG 2天后,在接种部位出现大的红斑反应,其中2人还发生几天低热。接种5 d后,给全体接种者做了PPD试验,有6名过去结核菌素试验阴性的雇员出现"显著"反应。63名疗养者中,3人出现"显著"反应,在这3人中有2人过去结核菌素试验阴性。几周后,3名疗养者和1名雇员短期使用异烟肼以治疗经久不愈的接种部位溃疡。经会诊确认,接种部位的溃疡系BCG引起,于是停用异烟肼。原编者按:上述事故是BCG误作PPD所致。BCG接种部位溃疡颇常见,通常在数周后自愈。BCG接种也可引起腋下淋巴结肿大,常可自然消退,偶尔需给予治疗。

3. 接种途径不妥

有报道,将皮上划痕卡介苗(50 mg/mL或75 mg/mL)误作皮内卡介苗注射,或将皮上划痕卡介苗误作结核菌素试验,或将卡介苗当作其他药品(比如维生素K、破伤风抗毒素)进行肌肉注射,或用已经注射过卡介苗的针管吸入其他药品做肌肉注射,均能引起超量或深部接种反应。尽管超量程度和深部接种的深度有所不同,表现不一,但一般均能引起接种局部脓肿和淋巴结的强烈反应,少数儿童还可以出现发热、乏力、烦躁不安等全身症状,皮下或肌肉注射所引发的寒性脓疡可数月不愈。

4. 接种剂量错误

超量或深部接种:将皮内注射卡介苗(0.5 mg/mL或0.75 mg/mL)接种过深(进入皮下甚至注射入肌肉)或注射剂量过大(超过0.1 mL)。比如2002年宁夏隆德县将乙肝疫苗5 μg 1人份/支和卡介苗0.25毫克/支的混合液全部在患儿右臂三角肌处肌肉注入。类似情况在以往还多见于将皮上划痕苗等非皮内注射菌苗皮内注入。发生超量卡介苗接种事故时,可引起受试者短期内局部反应,可引发淋巴结强烈反应,还可引发全身如发热的反应。这应引起高度重视,如有发生,应及时上报。因为这不但可引起淋巴结强反应和局部脓肿或溃疡,溃疡可数月不愈合,还可引发菌血症导致发热。

5. 消毒不严

未严格消毒或操作不当致感染,这在卡介苗接种中罕见。

6. 误用与剂型不符的生物制品

在统计的卡介苗接种异常反应中,有相当数量的案例属于剂型不符导致接种部位错误或超剂量的实施差错。对这种错误操作要加强观察和追踪,必要时予病变部位适当的处理。江苏洪泽良种场将皮上卡介苗误作皮下注射,24 h内发现,及时做环状封闭,然后用麝香回阳膏贴敷,未做其他处理,愈合情况很好。1978年接种人员对南京浦口三河小学106名学生将皮上卡介苗误作皮下注射,因22 d后发现局部浸润、水疱坏死、溃疡形成(溃疡面基底为白色,覆有渗出物)、溃疡面上有淡红色肉芽组织增生等情况,方认识到接种错误。随即对硬结者以加味金敷膏外敷,待完全液化后主动切开排脓;对局部周围皮肤发紫暗色或灰白色表示血液循环不好、有坏死趋势者切开排脓并进行扩创处理,后每天换药1次,并且换药时根据情况加用诸如百宝丹、生肌散等药膏,效果较好;另外,对约1/2孩子采用不手术切开的保守治疗方法,结果疗程长,愈合慢(46~57 d)。因此,有人认为局部已经完全液化者应及早手术,可缩短疗程(平均33 d),但缺点是手术后疤痕太大(平均3.49 cm,不做手术者平均疤痕约1 cm),影响美观。对超量接种或接种过深等发生的差错事故可引起的深部脓肿、溃疡的处理方法,可参阅《常见卡介苗接种差错事故与防治及处理》等有关章节。刘还报道,2001年12月,某乡卫生院防保人员与护士及村医生误将卡介苗当作流脑疫苗,给116名某小学学生进行皮下注射,当接种完第116名学生后,配好疫苗的注射器跌落在地,操作人员拣起注射器和安瓿细看时,才发现种错了疫苗。虽及时报告有关部门并采取措施,仍有10多例学生出现需行切开引流的寒性脓疡。

7. 使用前未检查或使用中未摇匀

冻干疫苗未充分溶解或未摇匀,菌苗成团致使超剂量接种。

8. 稀释液使用错误

刘又报道,1988年,一乡村医生用卡介苗PPD稀释卡介苗,给某小学一年级共81名学生做结核菌素试验,后卫生院某防疫医生听说此皮试过程后,认为皮试"无效",再用PPD给这81名学生重新皮试,72 h后,31人阳性,50人阴性,最后对阴性的50人接种了卡介苗,造成双次PPD皮试和双次卡介苗接种差错事故,结果接种局部硬结直径在5 mm以上或有脓肿者62人。一患者因支气管哮喘到某防疫站购回卡介苗10支,在一大医院就诊时,要求门诊开单注射,用法每周2次,每次1支,注射后出现红肿、硬结,未引起足够重视,注射9支后,出现多处局部溃疡的接种深度的差错事故。

三、受试个体及其他因素

1. 健康状况

急性疾病如发热者,宜暂缓接种。

2. 个体差异

在接种前,最好询问受种者以前的病史和接种史,酌情处理。有过敏性体质,如泛发性皮肤病者,宜暂缓接种。(笔者认为:颗粒抗原的卡介苗接种应该有利于皮肤病的治疗,对过敏性体质的人或许有益,可能性还较大)

3. 免疫机能不全

不管是何方面免疫机能不全,均不宜接种卡介苗,只能接种灭活卡介苗。

4. 胸腺淋巴体质

这类人往往胸腺发育存在问题,导致T淋巴细胞功能不全,免疫机能不全,不能直接接种卡介苗。

5. 精神因素

接种时发生癔症和急性休克性的精神反应,易导致差错事故发生。

6. 接种时间

有人选择下午接种,但国内一些调查显示,下午的接种副反应较上午为多。

7. 药物及饮食影响

激素、免疫抑制剂使用期间,宜暂缓接种,否则会发生一些异常反应。另外,剧烈运动后、空腹及空气不良的环境中不宜接种;接种人员接种动作宜轻灵,受试者接种后宜清淡饮食。

8. 偶合其他疾病

在大量卡介苗接种中,除发生一些与接种有直接关系的反应外,也可看到一些偶合其他疾病的情况。严格讲,它与预防接种无关,但往往被认为是接种反应。当然,接种卡介苗也可能诱发其他一些疾病或加重原有疾病的症候群而引起误诊。为了预防这类情况的发生,要加强对受试者的体格检查,正确掌握禁忌证,过细询问其健康状况,力求不发生偶合症。一旦发生,应尽早做出诊断,针对性地处理。

(1) 偶合症

卡介苗接种时正处于某些急性传染病的潜伏期或前驱期,或患有某种慢性病但其症状潜伏不易察觉者,或有某些禁忌证而体检草率未能发现者等,这些患者在接种卡介苗后往往出现症状,甚至有不良后果。这些疾病在以后的检查中能明显地发现是由原来疾病引发的症状或后遗症,这是与接种无关的夹杂症。此外,偶合一些精神性疾病也有所见,特别是癔症,表现形式极为复杂。如能确诊受试者疾病,不必特别处理,而宜细心观察和分析,加以语言疏导即可。

(2) 诱发其他疾病

卡介苗接种有其禁忌证,包括急性传染病与其恢复期,此时一旦接种,有可能诱发其他一些疾病。在接种前仔细询问受试者健康状况,了解一下当地疾病流行情况,基本可以避免这种情况发生。

(3) 加重原有疾病

在原有疾病基础上,因卡介苗接种而加重病情或引起恶化。一般在慢性病或急性传染病的恢复期接种容易发生这种情况。

第二节 差错事故的预防

为避免卡介苗接种事故和不良反应的发生,必须注意以下几点。

(1) 学习文件,加强思想认识,提高工作责任心

我国早在1987年就制定下发了《计划免疫技术管理规程(试行)》,1998年对其进行了修订;法律法规《计划免疫工作条例》也对预防接种工作进行了规范;1995年,卫生部发出了《关于加强预防接种安全工作》的通知,对做好预防接种工作提出了进一步要求;1997年,卫生部下发了1997—2000年全国预防接种安全注射规范。因此,要按《计划免疫工作条例》《计划免疫技术管理规程》《预防用生物制品生产供应管理办法》等法规办事。在思想认识上首先应明白:计划免疫是一项由政府投入,旨在保护全体儿童健康,针对性、群体性、政策性、专业性很强,涉及面广、投入少,社会效益大的艰苦工作,认识要到位,要有强烈的责任感,按规章制度办事。比如李义怀等曾报道有因接种人员责任心不强,操作技术规程意识差而致误用乙肝疫苗稀释卡介苗进行接种的事故。因此,接种工作中稍不慎,就可能会发生差错事故,一旦发生,其危害性很大,将给受接种人造成肉体创伤,带来精神上的较大痛苦;且处理差错事故费时费力,在社会上会产生不良影响,给推行预防接种工作会带来负面效应,给今后预防接种造成阻力,以及给施种者自己也会造成非常不良的社会后发效应,如声誉降低、技术不过硬、工作马虎、对人不负责任等。因此,在进行接种工作时应当全神贯注,了解疫苗,精化代替粗化,明白注意事项,遵守操作规程和核对制度,各个环节都应做到考虑周到、一丝不苟,不犯操作技术错误,以饱满的热情像对待自己亲人一样对待工作对象,以杜绝预防接种医务人员因素造成的接种事故发生。

(2) 严格执行生物制品的制造与检定规程

各种产品不但求数量多,而且求质量好。

(3) 领导人重视,严格培训工作人员

许多差错事故都发生于工作人员对该项工作未足够重视。朱丽娟(1999)报道1 172名儿童接种卡介苗,有18例形成严重溃疡,原因是参加接种的医务人员中有人不懂这方面的基础知识。故已经培训的基层卡介苗接种的工作人员应尽可能保持相对稳定,在接种前应准备肾上腺素诸药物,在接种后应观察30分钟以上。

(4) 各地配合

省、市结核病防治机构应当及时发放有关宣传材料和操作常规指南,接种人员在开始接种前必须认真阅读、学习有关操作要求;接种人员要做好对受试者的宣传工作,使他们了解、配合接种工作;合理推行联合免疫。

(5) 遵循要点

在领取、存储、使用疫苗时进行"三查七对"。

(6) 加强审查和细心核对工作

接种人员在接种前必须熟悉不同制品的不同包装,接种时必须先核对制剂品名、浓度、有效期和使用方法等,以免临时取错、用错,误用与剂型不符的制品。经检查一切无误后方可开展工作。

(7) 正确使用菌苗

菌苗容易发生沉淀,因此在使用前将安瓿及注射器内的疫苗必须用力摇匀,最好现配现用、现抽现接种。

(8) 菌苗要妥善存放和保管

卡介苗与结素制品要有专人保管,建立健全疫苗领发、保管制度;疫苗要按品名、批号分别存放,并按照效期长短、进库先后,有计划地分发。疫苗的终端存放最好要有固定地点,不能与其他药品混放。皮内注射卡介苗与皮上划痕卡介苗、结核菌素也应分开存放,并且有明显标志。在基层,最好做到结素试验前发放结素,卡介苗接种前发放卡介苗,不要将两种制品一起发放下去,以避免、杜绝错用制品的可能。比如四川某县卫生防疫站在将某乡卫生院退回未使用完的 2 盒 A 群脑膜炎球菌多糖疫苗入库时,未进行核对又分发出去,结果流脑疫苗与卡介苗混装,导致了误种卡介苗事故的发生。

(9) 正确使用接种器具

结素试验与卡介苗接种的针头、针管要专用,不能再当作其他注射器使用。

(10) 合理推行联合免疫

联合免疫可减少接种次数,降低工作量和劳动强度,减少差错事故发生。

第三节 差错事故、并发症的处理与治疗

卡介苗接种工作中发生的差错事故,处理比较困难,处理的要点是:早期、及时、合理。

1. 首先要做好思想、物质上的准备,把好处理抢救关

卡介苗接种差错事故发生后,工作人员要弄清楚情况,根据情况采取措施,观察变化。其一是考虑该差错事故发生究竟会造成什么伤害,采取什么方法就可以消除;其二应该考虑采取措施,如 X 射线给患者带来的损伤,权衡二者的利弊后,对实属必要的予以实施。

2. 卡介苗引发的全身反应与处理

卡介苗毕竟是减毒苗,一般不致病。全身反应一般不会发生,有的是一过性的,可对症治疗,即使有少数是持续性的,亦多在数周内会消失。对全身反应的处理,北京市结核病研究所于方瀍认为:卡介苗事故后不宜早用异烟肼,最好待脓液排出后再用异烟肼,如早用异烟肼,则将推迟整个反应过程,脓液排出后使用异烟肼 6 周即可。对肺部有活动性病灶者,按病情轻重合理使用抗痨药物。

3. 局部处理治疗

① 如接种卡介苗前,针管排气时没有避开面部方向,不慎将疫苗溅入眼内。此时要立即用自来水,最好是生理盐水反复、大量冲洗,并且不停用棉签对眼上下睑结膜、角膜搽拭数分钟。为保险起见,用利福平眼药水滴眼,每天 3~4 次,连续使用 3~5 d。② 对强烈反应者的局部硬结,主要是采用毛巾湿热敷,促进吸收,每日 3~5 次,每次约 20 min;对局部小水疱或小脓疱及较轻溃疡,可用龙胆紫涂抹;为减轻创面刺激,可在创面周围用一纱布圈保护;若脓液已基本排出,溃疡面可用氦氖激光(激光综合仪,波长为 0.623 8 μm,功率 3 mW,距离 3 cm,每次照射 15~30 min)照射,促使其及早愈合;力求不用抗结核药物。对反应较重的,有人主张用少量利福平、异烟肼或链霉素粉剂涂敷,间隔 2~3 日换药比每日换药效果更好,数次即可。在发现超量或皮内、划痕苗皮下或肌肉注射的差错事故后,视超剂量多少而定:可以用链

霉素 0.3~0.4 g 加 0.5% 普鲁卡因做局部封闭,或用异烟肼 50 mg 加 0.5% 普鲁卡因做局部环状封闭,起初每日一次,在 3~5 次后改为每周两次,共 10 次左右;如果需要治疗,大多数卡介苗菌株对抗结核药物敏感。③ 对肉芽组织增生,可用消毒纱布块包裹一枚硬币加压包扎即可。④ 外科治疗。脓疡未溃破前切忌切开排脓,以防久不收口,宜用注射器抽取脓液。寒性脓疡形成后,波动明显,在有溃破趋势时可低位切开引流。适时切开排脓,冲洗脓腔,搔耙结核性肉芽肿组织有助于缩短疗程。

4. 差错事故的处理

如果是发生差错事故,要查清真相、明白原因;如果是接种部位错误,比如对未感染者误将皮内卡介苗做结核菌素试验的部位错误,这种情况可以不做处理,它只是造成卡疤不在应有的部位形成而已。但亦有人主张应在 24 h 之内即口服异烟肼,剂量为 10 mg/kg(体重),每日一次顿服,日总量不超过 300 mg。服用 2 个月左右后,检查接种局部情况,如果已无任何反应即可停药,有反应者应该继续服药,直至局部反应完全消失或局部已化脓溃破时再停药。这种处理方法几乎完全忘记了接种卡介苗要达到的目的,笔者认为此处理没有必要。

5. 一起卡介苗接种差错事故

该事故发生于 1992 年淮阴市(今淮安市)第二人民医院:一护士将 1 个剂量皮内卡介苗做了臀部肌肉注射,且其注射部位、深度均错误。课题研究组接到报告后立即给患者服用异烟肼 300 mg/d×7 d;让患者坐浴,用热水毛巾重点搓擦接种处约 30 min,直到臀部一片红晕(目的在于尽快让菌苗随着血液流动散开,不聚集在一起,减少局部炎症反应);给患者注射丙种球蛋白(体液免疫和细胞免疫在一定程度上有拮抗作用。目的在于抑制巨噬细胞效应,减少巨噬细胞向注射处移动,降低局部炎症反应)。处理后观察半个月,在注射处深触可及一花生米大小较柔软肿块,患者没有自觉症状。之后该柔软块变硬,6 个月后硬块开始消散,一年许,深触动还可及一黄豆大硬结,后停止随访观察。

1980 年 8 月 28 日,《中国防痨通讯》刊登了《关于防止卡介苗接种事故的意见(初稿)》和《卡介苗接种事故处理常规(初稿)》,可见上级部门对此工作的重视。

知识拓展　王良 1973 年 10 月 25 日在卡介苗经验交流会上的发言稿(节录)

卡介苗是接种效果好、反应少的疫苗。周转后,传代方法不同会导致卡介苗发生变异。美国白托夫氏培养卡介苗发现两种菌型:干皱和光滑。光滑型少,但毒力强。菌种选择问题:

(1) 混合菌种

巴斯德研究院沙因斯氏用卡介苗注射猴类,抽取血液培养,发现 32 个菌落中有 4 个光滑型。成都所用北京、兰州、巴西、成都四个生物所的卡介苗进行培养活菌计数,干皱和光滑型各不相同。说明卡介苗容易变异。

(2) 卡介苗的反应性和安全性

1973 年在成都有人误将划痕卡介苗作皮内注射用,每个儿童皮内注射 0.1 mL,即含卡介苗 7.5 mg,比一般应用的注射量大 100 倍,注射接种了 240 余人,约有 40% 发高热,入院治疗,继后局部溃脓,另有 40% 多只出现微热,局部溃脓约 20 例,局部反应较小。发热不到三星期即退,但局部溃脓四个月后才逐渐愈合,无一死亡,继后检查未发现留有病变。这个事故证明卡介苗毒性很小,接种儿童是很安全的。

(3) 淋巴系统和网状内皮系统的改变

人体的皮肤和黏膜,当然对外来的细菌侵袭起着重要的防御作用,但是一旦皮肤或黏膜有损伤,细菌侵入体内时,则是淋巴结内的结缔组织细胞、各脏器内的网状内皮细胞及血液中的多核白细胞担负着吞噬和消灭细菌的功用。这些细胞吞噬一切微粒和侵入的细菌,由于细胞内含有各种酶,将细菌消化使其完全消灭。但致病性细菌都产生毒素,能毒杀白细胞及其他吞噬细胞,在细胞与病菌搏斗时,常常不是细胞将病菌消灭而是细胞被病菌毒杀。免疫体内的细胞就大为改变,不仅这些吞噬细胞随时都处于"戒备"状态,一旦有某种病菌侵入,由于神经系统的传导,立即出动,将病菌包围在侵入局部并加吞噬,而且细胞经过免疫作用,内部具有一种新的特异物质,有消化某种病菌的功能,使病菌未进入内脏前即被消灭。

接种后,卡介菌首先进入淋巴结,使其产生细胞增殖。继后进入脏器,使网状内皮系统细胞增殖并游走出来。所以检查血中白细胞的总数和分类,就能明了接种后免疫作用情况。血中白细胞总数接种 24 h 后就增加,6~7 d 最高,可达接种前 1 倍以上,过后逐渐下降,20 d 后恢复正常。淋巴细胞增加最多,多核白细胞较少并有大单核细胞出现,说明网状内皮系统的细胞有增殖和活动情况。

血浆中的球蛋白是由脏器内细胞中的核糖核酸的作用综合形成的,测验血浆中球蛋白的变化,就能了解脏器的活动情况。三种球蛋白的等电点各不相同,在不同 pH 范围内产生沉淀,利用这种性能,就可分别测得它们的增减程度。若以 pH 为纵坐标,以混浊度为横坐标,可绘成曲线与对照做比较,表示出它们的动态。也可用电泳法测定含量。血中球蛋白增加,表示网状内皮系统功能加强,是接种后产生免疫效果的证据。

(4) 肝脏内脂酶活力的测定

结核菌外层有磷脂包裹,细胞不易吞噬和消灭,若机体内脂酶活力强,就能将它的外层磷脂分解,协助细胞消灭病菌。一般测验方法是用两支试管按比例加入肝悬液、乙酸丁酯溶液及食盐水,以一管加热破坏脂酶作为对照,摇动和匀,放 37 ℃ 条件下 1 h 后,用氢氧化钠滴定分解乙酸丁酯溶液的量,以推算脂酶活力。

(5) 菌种的免疫功能

我们用小白鼠做过多次保护力实验,有一次用了 3 个菌株(生产用菌种、分离的菌种和耐异烟肼菌种)进行了比较实验。每只小白鼠腹腔注射 1 mg,五周后连同对照动物,每支尾静脉注射牛型结核菌 0.1 mg。攻击后两周,取脾脏称重量磨碎,食盐水稀释 1 000 倍对照稀释 5 000 倍制成悬液,接种于鸡蛋培养基上,每管 0.1 mL,计数至第五周,结果较好。浦得氏做了一次免疫有效期限的实验,用豚鼠皮下注射 10 mg 卡介菌(巴黎菌种)12 个月后,结核菌素反应消失但死卡介菌皮上反应仍显著,至第 19 个月死卡介菌反应也消失,然后用结核菌攻击,免疫效果还未完全减退。此实验证明卡介菌接种后,免疫效能保持时期是相当长久的。另一方面证明免疫效果与变态反应不是平行的,是机体分别的两种机能。

(6) 减少菌团问题

卡介菌表面有一层蜡脂,使菌体互相粘连,在制造菌苗时用钢珠研磨,仍不易使其完全分散,总是有大小不同的菌团存在。这些菌团,在用口服法或划痕法接种后,都不易被吸收进入体内,因而不能起到免疫作用。用注射法接种就不同,菌团停留在注射部位,引起溃脓,较小的菌团随淋巴管进入局部淋巴结,由于组织结构紧密,不能通过,淋巴结因存在菌团的刺激,肿大甚至化脓,很久才能愈合。因此菌团的存在,对免疫不但无作用而且能引起溃脓反应。设法减少菌团,实为提高菌苗质量的一个重要问题。

1966 年制定的卡介苗制检规程中,载有用沉降法检查菌苗中含有的菌团数量,此次规程中将这一段删去。但是我认为这个方法对检查菌苗的细匀程度,仍为一个简便易行而又比较准确的方法。

免疫作用的产生,需要细胞吞噬卡介菌,并将它带入脏器内,主要是肝和脾,加以消化分解,网状内皮系统的细胞被外来物质刺激,引起增生,小部分活动起来,游走到血液中,这些都是大单核细胞吞噬和消化细菌作用较强。并且由于卡介菌在细胞内消化分解后,作为抗原存在,使细胞得到改造,增长了新的特异物质以适应需要,细胞获得改变后,更有效地吞噬和消化与卡介菌同类的细菌,一切抗酸杆菌包括各种结核菌,使这些细胞随时在戒备状态。若有细菌侵入,神经系统迅速传达,立即有大量细胞出动,将病菌阻挡在侵入部位,不让它到脏器,并加以吞噬消灭,因此卡介苗菌中必须是分散个体才能起到免疫效果。菌团的大小和数量,当然与菌种的性质、培育方法及制造过程都有关系,但是本发言者认为在制造工艺方面进行一些改革,也可能减少菌苗中的菌团。

(7) 关于菌苗的有效期

本届交流会上,我们有一部分材料是用各批卡介苗,每周测定活菌数至第六周,试验材料中列有活菌数表,这里不详细说了。证明保存六周菌苗中活菌的存活率在26%以上。若菌苗制成后含有活菌1 600万/mg,六周后还有活菌400万/mg以上,因此,效期延长至六周是可行的。当然菌苗应保存在10℃以下才行。

(9) 关于接种人体的效果

天津市郝敏报告,1957年患结核病死亡者只有1949年的17%,5岁以下儿童患病人数下降更为显著。1954年邹邦柱在重庆调查了结核性脑膜炎患者,三年来共348名儿童,只有三名系接种过卡介苗,当时重庆的儿童70%以上都接种过卡介苗。这三名患者之后都痊愈了。越南从1961年起用43℃灭活的卡介菌接种河内市15岁以下的儿童,之后调查各年新患结核病人数,结果每千人中发病数1961年为1.86,1962年为1.53,1963年为0.5,1964年为0.28,1965年为0.1。结果证明发病人数是逐年下降,灭活卡介苗仍能得到良好的免疫效果。

卡氏在1932年做了普遍调查,计有24个国家和一些附属区域送来报告,当时一概是新生儿口服接种,共计接种1岁以下的人数已达4 433 656个,因各种病死亡人数接种者占7.9%,同地区未接种者占15.3%。以上所举几个事例,说明效果调查须用几种不同的方式才能了解全面情况,同时证明卡介苗接种增强了机体的防御功能,对一切细菌、病毒产生的疾病,都表现出抵抗力有所加强。

(10) 结语

半个多世纪以来,世界各国实行了卡介苗接种后,结核病发病率都有不同程度的下降,其免疫效果显著。只是卡介苗种很不稳定,容易发生变异,我国各所用于生产菌苗的菌种,性能也不完全相同。本届交流会提出的冻干保存菌种法在现阶段还算是比较好的稳定菌种性能的保存方法。

选择菌种是一项艰巨的工作,但是为了"把我们中国的事情办好,十分重要",更有效地保卫人民健康,增强下一代的体质,选种工作必须进行。若能指定菌种的几个主要性能做精密的试验,还是可能获得决定性结果,足以证实某个菌种免疫功能较强,反应较小,生命力强,比较耐热,以供各所生产菌苗之用。

根据各地发生错误注射菌苗的结果看来,卡介苗在菌苗疫苗中可以算是最安全的制品。结核菌素试验变态反应倒是不大安全的,又须做皮内注射,农村中难以执行,加上效期甚短(不到两月),对卡介苗接种工作的推行阻碍甚大。兰州所用死卡介苗代替结核菌素做试验反应,皮上压刺,绝对安全,使用便利,实是试验变态反应最好的方法。

卡介苗接种后,人体的防御机能加强,不仅对结核病产生免疫效果,对其他传染病也增加了抵抗能力。我们应该继续加倍努力做好这项工作,为人民做出更大的贡献。

(顾春湘)

第二十五章　卡介苗接种的效果及影响因素

尽管全世界应用的卡介苗菌种均直接或间接来自法国巴斯德研究院,但卡介苗在其100余年的在不同地点、不同人工条件下菌株的培养、传代、保存、分离的次(代)数以千或万计的过程中,形成了不同特性的菌株及具有不同效价的混合株。自20世纪60年代开始,已经证实一些卡介苗菌株在免疫原性及致敏效价等方面有明显的差别。在连续传代过程中出现变异菌株是不可避免的,特别是比菌株的母细胞生长快的突变株,可在较短时间内占据优势。有时对培养基或培养基条件特意做一些改变,旨在得到毒力、接种反应及并发症发生等方面均更为理想,而结素的致敏性(即免疫原性)又不降低的菌株;或选用其他菌株,不但接种效果好,而且利于生产。但是,其生物学性质会发生变化,其变化是未知的,甚至是出乎意料和不可控制的。因为其在性质上有自然的变化,比如形态学、色素形成、生长率、实验动物感染的保护力等。总之,目前的菌株从可见变化看,它已经和原来菌株不再一样,不可见的变化可能也同时发生和存在,比如它对人的保护效力的改变。似乎有理由选择这样一个菌株,它在几种动物模型中效价均较高,且能使儿童产生强而持久的结素敏感性,可以用这种菌株来制作菌苗。当然,这只是理想目标。生产优质卡介苗是一项困难工作,制备一株满意的冻干菌苗比好的液体菌苗要困难得多。必须有一个明确规定的标准化生产技术,还需要有可靠的和可重复的检定方法以评价菌苗质量。为此,1947年和1966年WHO生物标准化专家委员会发布了卡介苗规程,1978年又做了修订,最重要的是1966年的规程介绍了种子批系统。所谓种子批,就是在一起处理过的成分一致的大量细菌,经冻干保存的菌种。在每个生产中心,原始种子批指的是从它取材接种培养为制备第2代种子批或制备单批原苗之用的菌种。第2代种子批或工作种子批是从原始种子批制备的,从原始种子批取来不应超过4次传代培养。种子批是根据冻干卡介苗规程制备的,它应在现场试验中被证明能在人身上诱导对结素的适当敏感性并且是安全的,还应在不同的动物模型中被证明对结核性感染有防御力。原始种子批通常是菌苗批的一部分,它在现场试验中被证明在人体内能产生对结素的适当敏感性,其不良反应的发生率很低。种子批应通过安全试验。用10只豚鼠,每只皮下或肌肉接种至少50个人用剂量,观察6个月以上。若动物活存60%以上及10个动物尸检全无肉眼可见结核病征象,种子批即可通过试验。若原始种子批用于菌苗生产,最多只允许传12代。若用第2代种子批,因为为生产这个种子批已用过4代,所以从这个第2代种子批用于生产开始只允许传8代。

WHO 1978年修订的生产设备规程指出,生产应在有隔离设备的完全隔离区进行。该区的位置和通风情况应使污染的危险减到最低限度。生产区内不允许有动物,可造成污染菌培养的检定制品所需要的试验应在隔离区进行,即制品质量检定不应在生产区,而应在隔离实验室进行。动物试验应在其他实验室设备内进行。生产区应专用于培养菌种和菌种保存,菌苗生产、分装、冻干和安瓿封口。只有经国家检定所批准的卡介苗生产菌种才能被引进生产区。由于卡介苗对日光敏感,制备卡介苗的工序应完全防止日光及紫外线的影响,这也和菌苗的试验、储藏及制品包装有关。生产菌苗的人员应身体健康,经健康检查无结核病,并应定期复查,每年1~2次。应由专门人员从事卡介苗工作,不允许他们做其他有传染性的工作。非生产区工作人员限制入内。菌苗生产应建立在种子批系统上,国家检定所应批准所用的菌种和从菌种制备的种子批。不推荐使用单一的菌种,但生产实验室可得到许多检定好的种子批。

卡介苗接种后人体对结核菌素试验产生阳性反应并且有疤痕形成与提高生存数相关,反映卡介苗接种对总体生存率具有有益的非特异性作用。卡介苗生产中细菌生长的变化与免疫应答也具有相关性,一项随机有对照的现场研究给低体重新生儿出生时接种卡介苗或延迟接种卡介苗,卡介苗的生产者测试了生长率相对较慢的时期制备的卡介苗和研究了卡介苗生产制备期间卡介苗的生长率与体内、体外诱导免疫应答之间的关联性。对 1 633 名新生儿在出生时随机接种卡介苗,并在其 12 个月龄时检查疤痕形成情况。在 2 月和 6 月龄时用 PPD 进行结素反应测定。对接种缓慢生长期的卡介苗接种产生的反应比例、反应程度及疤痕大小同正常生长期及正常生长前期所制批次制剂的反应程度和比例进行比较,同时也测定了各批次制剂对体外细胞因子的应答作用。结果显示:在 12 月龄时,慢生长批制剂与较高卡介苗疤痕形成比例(98.2%)有关,正常生长期前期的疤痕形成率为 92.3%($P=0.017$),但正常生长期批次制剂的疤痕形成比例又恢复至 98.8%($P=0.52$);而慢生长期批次制剂所致疤痕大小比正常生长期前期批次制剂要大(前者为 5.0 mm,后者为 4.4 mm,$P<0.01$),正常生长期批次制剂所致疤痕大小为 4.8 mm,$P=0.03$。同正常生长期批次制剂比较,慢生长期批次制剂与较高的 PPD 反应的比例相关联,在阳性 PPD 反应的儿童中,呈现出较大的 PPD 反应,在 2 个月时几何平均比例为 1.40(1.20~1.63),针对继之的异源性刺激与正常生长期批次制品相比较,用慢生长期批次制剂致敏的单核细胞诱导了高水平的 IL-6($P=0.03$)和 TNF-α 应答($P=0.03$)。该项研究结果表明,用不同生长期培养的卡介菌所生产的卡介苗制品可能对疫苗的免疫效果产生不同影响。

对卡介苗质量考核的另一个重要指标是卡介苗接种后的免疫作用。目前仍以接种后 12 周结素复查阳转率来衡量卡介苗的免疫效果。卡介苗接种的影响因素有下列情况。

第一节 不同菌株卡介苗的效价

一、国际上报告

① 瑞典菌株引起的淋巴结反应者少,而丹麦菌株则较多;

② 比较巴斯德、巴西、日本等 6 个通用菌株,观察卡介苗对网状内皮系统的刺激作用,结果显示卡介苗静脉注射后动物脾脏重量增大,以巴西菌株最明显,日本菌株效果最差;

③ 1976—1984 年丹麦哥本哈根血清研究所曾对 11 种卡介苗菌株分别进行卡介苗接种后局部反应与 8~10 周结素平均直径的观察,这些菌株中多数是 WHO 推荐的。其结果是:国际标准、丹麦、日本卡介苗菌株最强,2 个月结素反应平均直径超过 18 mm,最小者为捷克 1×St,仅 8 mm。卡介苗菌株是一种混合菌,培养中常可出现亚株。WHO 和 UNICEF 曾经在几个国家组织卡介苗接种运动,1956 年开始采用种子批生产卡介苗,1966 年 WHO 要求使用冻干卡介苗,目前认为这是可减少、防止菌种变异的有效措施。1973 年我国卡介苗会议一致同意采用冻干种子批方法生产卡介苗。

英国(1983)用 4 个不同卡介苗菌株制备菌苗,对其活菌数、耐热性和免疫原性进行了研究。4 个卡介苗菌株("法国 1173-P_2""丹麦 1331""日本 172"和"英国 Glaxo-1077")都是广泛用于抗结核免疫接种的。由于培养条件不同,各试验室均形成了各自的亚株。为了进一步观察制造过程和菌株的基因型对卡介苗特征的影响,使用这些菌株的卡介苗实验室分别用上述 4 个菌株制备 4 批菌苗进行比较试验。该研究仅报告巴斯德研究所的试验结果。4 个菌株在生长、形态、耐热性、活菌数和三磷酸腺苷的含量方面各不相同。豚鼠的 Jensen 试验和结核菌素超敏反应的结果表明,接种"Glaxo-1077"株和"日本"株引起的硬结明显小于其他两个菌株,4 个菌株都能保护小鼠免受一个致死剂量的攻击。与其他两个菌株相比,"英国 Glaxo-1077"和"法国 1173-P_2"菌株对小鼠有较高的保护力。在脾指数、迟发型局部反应(DLR)和对无关抗原的非特异性免疫增强反应方面,4个菌株均有统计学意义上的明显差异。法国株和丹麦株的效力强于其他两株。"法国1173-P_2"株和"英国Glaxo-1077"株的残留毒力比另两株高,"丹麦1331"株的淋巴细胞增生指数最高。试验结果证实,获得性细胞抵抗力(ACR)的强度与结核菌素超敏反应性、DLR、脾指数和对无关抗原免疫增强反应之间无明显关系。结果表明:"法国1173-P_2"和"丹麦1331"株的特性非常相似。"日本172"株的特点是活菌数高,耐热性强。"英国Glaxo-1077"株以前在深层培养,故较难适应在苏通培养基表面生长,从而形成非扩展型小菌落。作者指出:所有卡介苗菌株对人体都有良好保护力,但应准确注射适宜剂量以尽量减少不良反应。

二、国内的研究

目前,在世界上广泛使用的菌株有丹麦、巴西、巴黎、北京等菌株。好的菌种要求有高的免疫效能,较少的副反应。下面介绍两个国内研究报告。1973年黑龙江省结防所研究结果如表25-1-1、25-1-2所示。

表25-1-1 三种不同皮内苗菌株的效果比较(对象:学龄儿童)

菌种	浓度/(mg·mL^{-1})	接种人数	12周1:2 000 OT复查		
			受检人数	阳性人数	阳性率/%
丹麦Ⅰ(北京)	0.75	1 050	1 050	1 007	95.9
丹麦Ⅱ(上海)	0.50	1 328	1 308	1 273	97.3
巴西(长春)	0.50	2 233	1 940	1 816	93.6

由表25-1-1可知,阳转率以长春菌株的最低,以上海、北京菌株的阳转率较高,经检验,各组间具有统计学意义($P<0.01$);而上海、北京两菌株间无统计学意义($P>0.05$)。

表25-1-2 三种不同皮内苗菌株的效果比较(对象:新生儿)

菌种	浓度/(mg·mL^{-1})	接种人数	反应		
			阳性人数	阳性率/%	平均直径/mm
丹麦Ⅰ(北京)	0.50	203	193	95.07	7.92
丹麦Ⅱ(上海)	0.50	205	193	94.15	8.40
巴西(长春)	0.75	150	112	74.67	8.16

由表25-1-2可知,阳转率以"丹麦Ⅰ""丹麦Ⅱ"株较"巴西"株为高,平均直径为"丹麦Ⅱ"株较大,淋巴结反应"丹麦Ⅱ"株为0.98%,而"丹麦Ⅰ""巴西"株均未发现。

研究显示,液体卡介苗因为菌株制造和接种方法不同,其反应和效果也各不相同。在生物制品研究所对均取自卫生部药品生物制品检定所的卡介苗丹麦2株和巴西株菌苗的研究中,以培养14 d的苏通第二代培养物制成,皮内苗浓度为0.5 mg/mL,划痕菌苗浓度为75 mg/mL,压刺菌苗为20 mg/mL。接种对象选择2月龄至7岁的健康儿童。接种前先行结核菌素试验,对阴性者进行接种。皮内、划痕及皮上压刺三法均按常规方式进行。BCG接种后第6、8、17周观察接种局部反应强度及淋巴结反应情况并记录。皮内法以尺量局部硬结大小。划痕及压刺法接种局部反应强度按下面方法记录:弱反应(±),表示局部仅现轻度压刺或划痕;轻反应(+),表示接种局部划痕或压刺痕迹明显,并结有薄痂者,无红肿;中度反应(++),表示接种局部化脓结痂,并有轻度红肿者;重度反应(+++),局部反应重于中度者统属之。淋巴结反应则不论其肿大、化脓大小,在其观察过程中均予记录。BCG接种后第8周以1:2 000倍稀释OT做皮试复查,以后每年对上述阳转儿童进行一次复查,以观察其结素反应持续情况。其结果是:BCG接种8周后,做结素试验并且观察的1 863人,丹麦2株皮内法阳转率为98.54%,划痕法为97.89%,压刺法为92.79%;巴西株皮内法阳转率为92.07%,划痕法为96.91%,压刺法为95.35%。不同菌株及不同接种方法的阳转率互有高低,但差别不大。接种后局部及淋巴结反应:划痕法接种8周后丹麦2株弱反应占9.1%,轻反应47.6%,中度反应34.0%,强反应9.3%;巴西株则相应为22.3%,63.8%,12.6%和1.3%。

显示丹麦株接种反应显著。压刺法巴西株弱反应占70.4%,轻反应15.9%,中度反应8.5%,强反应5.2%;丹麦2株则相应为7.4%、46.0%、29.3%和17.3%。皮内法接种6周情况:巴西株局部硬结为4.6 mm,且大部分结痂愈合,少有溃破流脓者,而丹麦2株接种局部浸润硬结平均直径达8 mm,溃破流脓者至6周时仍然有近1/3未愈合。淋巴结反应:丹麦2株皮内接种法检查319人,有淋巴结肿大者32名,占复检人数10%,淋巴结化脓者3人,占复检人数0.9%;划痕法检查379人,发现有淋巴结肿大者9名,占复检人数2.3%,无淋巴结化脓者;压刺法检查389人,有淋巴结肿大者43名,占11%,淋巴结化脓者2人,占0.5%。巴西株接种后引起淋巴结肿大亦以皮内法和压刺法为最高,分别为0.6%和2.8%,划痕法共检查319人,未发现淋巴结肿大者。而淋巴结化脓者则在巴西株的三种接种法中均未发现。淋巴结肿大与化脓均发生在一岁以内的婴幼儿。如果不考虑接种方式,在0~6月年龄组丹麦2株共检查102人,其中发生淋巴结肿大者34人,占33.3%,化脓者4人,占3.92%;巴西株检查13人,未发现淋巴结肿大与化脓者;7~12月年龄组丹麦2株共检查33人,发生淋巴结肿大者10人,占30.3%,无淋巴结化脓者。巴西株检查8人,未发现淋巴结肿大与化脓者;1~3岁年龄组丹麦2株共检查344人,其中发生淋巴结肿大者24人,占7.0%,化脓者1人,占0.3%;巴西株检查398人,发现淋巴结肿大5人,占1.3%,未发现化脓者;4~7岁年龄组,丹麦2株共检查555人,淋巴结肿大者16人,占2.9%,巴西株检查620人,发现淋巴结肿大者8人,占1.3%。对BCG接种后出现化脓的时间进行了三次(6、8、17周后)观察,大部分儿童淋巴结肿大出现在6周以前,丹麦2株占57.2%,巴西株占61.5%;6~8周后又出现者丹麦2株为33.3%,巴西株为23.1%;而淋巴结化脓者则一般出现较晚,丹麦2株的5例均出现在菌苗接种后的第9~17周。肿大淋巴结出现的部位除1例在锁骨上,其余均在疫苗接种同侧腋窝。BCG接种后1~3年结素阳性的维持情况:1年复查丹麦2株划痕法为93.1%,皮内法为92.9%,压刺法为80.5%;巴西株划痕法为97.3%,皮内法为83.3%,压刺法为92.1%。2年后丹麦2株划痕法为80.0%,皮内法为76.0%,压刺法为84.3%;巴西株划痕法为65.3%,皮内法为57.1%,压刺法为77.6%。3年后丹麦2株划痕法为60.1%,皮内法为80.0%,压刺法为97.2%;巴西株划痕法为87.5%,皮内法为78.1%,压刺法为88.2%。二者无明显差别。

孙如芹等据卫生部"全国选用统一菌株"会议精神,对丹麦2株冻干卡介苗在我国北方省市推广使用情况进行了探讨。12周阳转率及结素均径:新生儿1 485例接种,阳转率为98.7%,结素局部硬结平均直径为10.74±2.79 mm;学龄儿童808人,阳转率为98.9%,结素均径为11.32±3.02 mm。12周卡疤率及卡疤均径:新生儿卡疤率为100%,卡疤均径为4.44±1.19 mm;学龄儿童卡疤率为99.1%,卡疤均径为4.53±1.19 mm。12周局部及淋巴结反应:局部反应已达结痂与疤痕阶段者,新生儿为99.9%,学龄儿童为98.9%,少数处于脓包阶段;新生儿有淋巴结肿大者4例,占0.27%。结果说明丹麦2株卡介苗适用于我国北方城市。

WHO把卡介苗接种列为计免项目之一,并提到卡介苗接种在结核病严重的第三世界国家是必不可少的。因为已有材料证明,卡介苗对新生儿或婴幼儿控制血行播散结核病具有重要意义,即它在防止粟粒性结核和结核性脑膜炎中起重要作用,所以接种卡介苗是一项防治结核病的重要措施。我国卡介苗的生产每年有1亿多人份。它的质量好坏直接影响到预防效果,关乎结核病的发病率和婴幼儿的健康成长。为此,中华人民共和国成立后,中国药品生物制品检定所等单位一直注意制品质量的改进与提高。曾经做过不少比较研究,后来也在菌种、剂型、剂量上有了一定的改进,但各所制品在质量上仍不一致。于是,在1983—1991年,使用可比性强的冻干皮内苗,先后共观察近2万人后,对此特做一总结。

该所分别用6株菌种制备的6种试制苗和全国五个生物制品研究所生产的5种成品苗,在杭州市、大连市和辽宁省3个点,对17 524名新生儿接种,分别于接种后不同时间用PPD做皮肤试验进行免疫反应观察。PPD均为检定所新生产的同一个批号,主要为H-PPD-C,也有少部分为BCG-PPD。

(1) 试制卡介苗

巴西株苗、北京株苗、日本株苗、长沪株苗、上海株苗、丹麦株苗,共6种苗。① 试制苗大连点自1983年11月至1989年7月历时6年,共观察1 395人。主要对象为大连市新生儿,6种苗预先稀释为0.75毫克/支,每人皮内接种0.1 mL。按常规法于12周后检测免疫反应。另于接种后1~5年内每年各进行一次皮肤试验。结果是：PPD阳转率以巴西株苗（94.7%）和上海株苗（94.2%）阳性率最高，北京株苗最低（85.8%）；接种5年后持续阳性率比较，持续阳性率仍为上海株苗最高（81.4%），北京株苗最低（53.0%）；持续阳性动态以上海株苗变化幅度最小（90.1%~81.4%），北京株苗变化幅度最大（78%~53%）；5年后，硬结均径均有增大，日本株苗最强（12.67 mm），其次为上海株（10.1 mm）。上海株苗导致2例颌下淋巴结肿大，无化脓。② 试制苗杭州点自1983年11月至1990年12月，共观察2 138人。主要对象为市一医院产科及省妇保院新生儿，少部分为门诊婴儿。于接种后12周、1年、3年及6年各观察一次结素免疫反应。结果是：12周的持续阳性率（%）日本株苗最高（依次是94.9、86.7、80.9、78.6），其次为上海株苗（85.4、76.4、66.3、63.3），北京株苗（73.3、52.4、46.2、44.5）和丹麦株苗（67.4、51.6、38.6、38.6）最低。

细菌活菌数日本株苗"83-1-1"批达到682万/mg，高于上海株苗，而阳转率两者基本一致。但上海株苗有淋巴结化脓2例（4‰），表明上海菌株的剩余毒力较强。

（2）成品卡介苗

上海苗、北京苗、长春苗、成都苗及兰州苗为当年各所的合格成品苗。从上述5种苗各抽一批，分为两部分：一半放冰箱保存，称A组苗；另一半放37 ℃环境中4周，称B组苗。A组苗、B组苗统称成品苗。① 在杭州点观察成品苗。杭州点自1988年6月开始，拟于3年内接种25 000人，观察到6周岁。至今已接种新生儿9 491人。五所各抽3批苗，共15批，每批不少于500人。上海苗为0.5毫克/支，长春苗及成都苗为0.75毫克/支，兰州苗为0.9毫克/支，北京苗为1毫克/支。接种后12周、1年进行观察。上海苗阳性率（%）最高[3批阳性率（%）/反应直径（mm）分别是：99.79/10.39、99.06/10.60、98.30/11.37]，北京苗居中（其剂量为上海苗的2倍）。② 在辽宁点观察。人数为400~500人，复查人数均在80%以上。接种12周后免疫反应以上海株苗最高，A组、B组的阳转率和硬结均径分别是：96.12%、95.18%；9.49 mm、7.88 mm。接种12个月、24个月后免疫反应比较：A组阳转率分别是92.3%、86.5%；B组阳转率分别是88.8%、72.1%。

淋巴结反应中主要为颈部淋巴结肿大，无淋巴结化脓发生。A组共9人，B组共10人，都属于正常情况。

第二节　卡介苗培养时间不同的效价问题

在冻干卡介苗生产中，卡介苗菌种和培养年龄在很大程度上影响着成品的活菌数。从不同的研究中观察到，较年轻的培养年龄对冻干的耐力大于较老的培养年龄。例如，用10~12 d培养年龄的苏通培养生产的液体卡介苗活力高，用更年轻的6~8 d培养年龄就更有利于制备冻干制品。若要获得充分的活菌数，重要的是每个实验室要从事这方面的研究工作，以便确定常规生产应使用哪种培养年龄。

我国对这个问题曾进行了研究，选用上海的一项菌苗培养时间与活菌数对两种经皮法效果观察试验结果。结果如表25-2-1所示。

表25-2-1　菌苗培养时间与活菌数对两种经皮法效果观察

方法	培养天数	活菌数/（万/mg）	复查人数	10 TU 阳转率/%	平均直径/mm	淋巴结反应发生率/%
皮内	9	590	607	88.96	8.8	9.58
	13	228	780	90.25	8.9	4.86
皮上	9	751	332	90.96	9.9	13.05
	13	217	326	89.57	9.4	6.88

从上面的表中可见培养相差 4 d,活菌数相差 $3\times10^6/mg\sim5\times10^6/mg$,对变态反应效果无影响,而与淋巴结反应则有显著正比关系。一般认为用 13 d 培养年龄为适宜。(北京生物制品研究所用苏通 12 d 的菌龄)

第三节　卡介苗的效价与培养基的关系

北京市曾经以新生儿为对象对这个问题进行过研究,其结果如表 25-3-1 所示。

表 25-3-1　不同培养基培养的卡介苗效价与淋巴结反应

培养基种类	试验人数	阳性人数	阳转率/%	平均直径/mm	淋巴结反应率/%
天门冬素胆汁培养基（1958 年前用）	240	230	95.8	10.90	5.4
味精培养基	323	261	80.8	8.54	0.6

由该表中数值可见,培养基的变化即不同培养基培养的卡介苗接种后对结素反应阳转率及淋巴结肿大比例均有影响,这反映了不同培养基对卡介菌的毒力和活性是有影响的。

第四节　卡介苗的效价与接种季节的关系

上海市在 1950—1953 年对不同季节卡介苗接种者进行结素阳转率情况复查。共 173 332 人,其中春、秋、冬三季接种者共 122 536 人,阳转率大致为 96%;夏季接种者 50 796 人,平均阳转率为 92.9%。这似乎提示:在夏季菌苗不易保存,夏季制造的菌苗不易摇散,故效果较差。如今,这些问题已经不存在了,因为冷链问题容易解决,制造的工艺流程环节问题亦容易解决。

常州市疾病预防控制中心(2016)对 2013 年 1—12 月符合条件的新生儿卡介苗接种进行免疫效果监测,在接种 3 个月后进行 PPD 皮试的影响因素单因素分析中发现:接种卡介苗新生儿 2 254 例,接种成功 2 090 例,接种成功率为 92.7%;金坛市(今金坛区)人民医院接种成功率为 95.15%,明显大于金坛市妇幼保健院的 90.17% ($P<0.05$);经组间比较,秋季接种成功率(97.94%)明显高于冬季(90.76%),差异有统计学意义($P=0.000$)。杨连清(2008)对 1996—2005 年在河南省南阳医学专科学校附属医院预防保健科做结核菌素试验的 5 344 名 3~12 个月婴幼儿的资料进行统计分析,结果为:1996—2000 年做结素试验的 2 610 名婴幼儿,卡介苗接种后阳转率平均为 75.55%,有效卡痕形成率为 92.3%;2001—2005 年做结素试验的 2 734 名婴幼儿,卡介苗接种后阳转率为 68.98%,有效卡痕形成率为 94.5%;两组结果均低于卡介苗平均阳转率 85% 的指标,说明卡介苗接种质量较差。结果中有 352 名婴幼儿卡痕小于 3 mm,其中不少为针尖形疤痕和浅小形疤痕,个别无卡痕,提示接种剂量不足。段俊霞(2012)报道,新生儿初种时间 1 月内的 PPD 试验阳性率(97.02%)明显高于初种时间大于 1 个月的阳性率(52%),相对优势比为 30.014。

第五节　卡介苗接种后的卡疤大小与免疫强度

杨守堂等人曾经随机抽取出生时已经接种卡介苗的2～11个月的婴儿计177名,其卡疤率为86.4%,卡疤分布无年龄、性别差异。观察 OT 反应:有卡疤者阳性率为56.9%,无卡疤者阳性率为33.3%。卡疤直径为2～5 mm 者阳性率为80.5%,阳性率随着卡疤直径增大而升高。所以,杨守堂等人认为选取卡疤直径3 mm 以上作为评价卡介苗接种成功的标志及效果,是一项简单易行的考核方法。

对卡痕与结核菌素反应的相关性,胡京坤曾做过研究:选择2009年北京市出生的已经接种卡介苗的3～4月龄的新生儿816名,对其做卡介苗 PPD 皮肤试验检查的同时检查卡介苗疤痕(卡痕)。皮试硬结横纵径平均值<5 mm 或无红肿硬结为阴性,≥5 mm 为阳性,≥15 mm 或虽然≤15 mm 但伴有水疱为强阳性。其结果是,阴性者12名(1.5%),阳性者804名(98.5%),其中强阳性者7名(0.9%)。12名新生儿PPD 阴性者6个月再次复查时全部阳转,反应大小为5～9.5 mm。这些新生儿全部排除自然感染。816名新生儿的卡痕率为100%。卡痕<3 mm 者114人(14.0%),结素反应阳性106人(93.0%),卡痕≥3 mm 者702人(86.0%),反应阳性者698人(99.4%)。卡痕≥3 mm 者结素反应阳性率明显高于卡痕<3 mm 者($\chi^2 = 23.12, P < 0.01$)。卡痕大小与结素反应平均直径的关系:PPD 反应平均直径为(9.94 ± 2.26)mm,卡痕<3 mm 的114人的 PPD 反应平均直径为(8.70 ± 3.16)mm;卡痕≥3 mm 的702人的 PPD 反应平均直径为(10.14 ± 2.40)mm。卡痕≥3 mm 者 PPD 反应平均直径明显大于卡痕<3 mm 者,差异有统计学意义($t = 4.65, P < 0.05$)。时文明等对1 533名婴幼儿卡介苗接种质量及其相关影响因素研究结果:卡痕率为94.59%,PPD 试验阳转率为96.09%;卡痕均径为3～5 mm 和>5 mm 的婴幼儿 PPD 试验阳转率均明显高于卡痕均径<3 mm 者($P < 0.01$)。李桂梅等对新生儿接种卡介苗12周后卡痕的大小与PPD 试验阳转时硬结之间的关系进行探讨:对2 600名新生儿进行结核菌素皮试,然后对其卡痕大小及结核菌素试验阳转硬结进行统计分析。结果显示,卡痕平均直径≥3 mm 者1 953人,PPD 试验阳转者1 933人,阳转率达99.00%。故作者建议将卡痕平均直径≥3 mm 视为接种成功(可免于行结核菌素试验)的标志。

第六节　卡介苗接种局部反应、变态反应与免疫力的关系

动物试验结果显示:
① 菌苗(灭活)剂量越大,局部病变越大;
② 剂量增大,变态反应也增大;
③ 活菌剂量越大,免疫力越大,即免疫力与活菌剂量成正比;
④ 菌灭活后引发的变态反应比活菌小得多;
⑤ 同剂量灭活菌与活菌引起的局部反应相同,而引发的变态反应与免疫力以灭活菌为小;
⑥ 局部反应与变态反应、免疫力是不平行的;
⑦ 产生较大变态反应的菌苗也产生较大免疫力。

卡介苗在人体的应用实践中证实:卡介苗接种剂量的大小与卡痕率及卡痕均径的大小呈正相关关系。12周后结核菌素试验阳转率及红肿、硬结均径与卡痕率及卡痕均径亦呈正相关。以上结果充分证明,卡介苗接种只要足量、规范,12周后卡痕形成率可达100%,阳转率可在95%以上。因此,把卡痕率明

确为评价卡介苗接种质量或考核其效果的客观指标是有现实意义的。

第七节 卡介苗的活菌数与效价的关系

对于卡介苗的活菌数与效价、活菌数与结素反应关系这方面的研究结果选用重庆市资料,重庆市1974年采用皮上多刺法给新生儿接种的有关报告如表25-7-1和表25-7-2所示。

表25-7-1 卡介苗接种的活菌数与阳转率关系

活菌数/(万/mg)	阳转率/%	平均直径/mm
50	50.0	5.4
500~600	65.0	6.4
800~900	73.8	8.2
1 000~	82.3	8.1

表25-7-2 卡介苗接种的活菌数与结素反应关系

活菌数/(万/mg)	人数	阳转率/%	P	平均直径/mm	T
<100	67	47.2	—	4.6±3.1	—
100~	135	75.5	<0.01	6.3±4.3	>3
200~	149	76.5	<0.01	6.7±3.6	>3
>400	27	79.0	<0.01	6.5±3.0	>3

成都生物所于1986—1988年用冻干皮内卡介苗给学龄儿童接种,初种者的阳转率为75.6%~84.85%,复种阳转率为86.72%,而1987年现场用接近失效期的冻干卡介苗对428名学龄儿童进行复种,12周阳转率仅为69.2%,还低于初种者的75%。1960年上海也进行了研究,报告如表25-7-3所示。

表25-7-3 1960年上海市卡介苗接种的活菌数与结素阳转率相关性

活菌数/(万/mg)	人数	阳转率/%
50	177	61.0
20	313	64.2
10	451	49.0
0	1 339	37.8

实验结果,显示结素变态反应(阳性率)与菌苗的活菌数有密切的相关性:活菌数高,变态反应的频率与反应大小均高。但活菌数与阳转率并不是绝对平行关系,变态反应降低的幅度比活菌数减少的幅度要小得多。当活菌数降到一定程度时,变态反应就发生变化,即从量变到质变。一般而言,活菌数100万/mg以上与100万/mg以下两者间的变态反应具有显著性差别,即有统计学上意义。因此,1973年全国卡介苗会议规定的制品规程要求卡介苗出厂活菌数不低于400万/mg。

当然,活菌数仅反映卡介苗"量"的一个方面。活菌数多但活力弱的菌苗,动物脏器培养的结果并不一定良好,说明菌苗活力差;只有活菌数高且生命力强的菌苗,阳转率与反应强度才均较强。

[附] 卡介苗活菌数计算方法

① 准备LOwenstein Jensens培养基、菌苗、稀释液、10 mL与1 mL吸管、中试管;
② 将培养基的凝固水倒掉,烤干管口;
③ 每批菌苗抽取10 mg/mL安瓿三支,用力摇匀,依表25-7-4进行稀释。

表 25-7-4　卡介苗活菌数稀释方法

稀释用物品	试管号						
	1	2	3	4	5	6	7
稀释液/mL	9	9	9	9	9	9	9
混合菌苗	1 mL→	1 mL→	1 mL→	1 mL→	1 mL→	1 mL→	1 mL
卡介菌含量/mg	1	10^{-1}	10^{-2}	10^{-3}	10^{-4}	10^{-5}	10^{-6}

每稀释一管换吸管一支,将试管放在电动振荡器上振荡 10 min(或人工摇动振荡),使其充分稀释均匀,菌团全部散开。

若为 75 mg/mL 划痕菌苗,亦可取三支混合,取混合菌苗 1 mL 加另一管含有 6.5 mL 稀释液,即成为每毫升含 10 mg。

④ 10^{-5}、10^{-6} 两个稀释度,各接种培养基 5~10 管,每支接种 0.1 mL,接种液流遍整个培养基表面,平放于孵箱内 1~3 d,去棉塞换上橡皮塞。

⑤ 自培育第三周开始,每周计数一次,直到第八周,记录于活菌计数表。

⑥ 计算方法:稀释 10^{-5} 接种 10 管培养基平均菌落为 17;稀释 10^{-6} 接种 10 管培养基平均菌落为 2。两个平均数相加除以 2,再乘接种量 10,即为 1 mg 所含活菌数,即 $(1\ 700\ 000 + 2\ 000\ 000) \div 2 \times 10 = 18\ 500\ 000$。

1977 年,世界卫生组织提出活菌计算方法:先稀释成 10^{-4},再稀释为 $1/8 \times 10^{-4}$、$1/16 \times 10^{-4}$、$1/32 \times 10^{-4}$,具体步骤见表 25-7-5。

表 25-7-5　WHO 卡介苗活菌稀释方法

稀释用物品	稀释度						
	10^{-1}	10^{-2}	10^{-3}	10^{-4}	$1/8 \times 10^{-4}$	$1/16 \times 10^{-4}$	$1/32 \times 10^{-4}$
生理盐水(mL)	9	9	9	9	7	1	1
卡介苗(1 mg/mL)	1→	1→	1→	1→	1→	1→	1

取改良罗氏培养基 16 支,以 10^{-4}、$1/8 \times 10^{-4}$、$1/16 \times 10^{-4}$、$1/32 \times 10^{-4}$ 四个浓度各接种 4 支,每支接种 0.1 mL,置于 37 ℃,4~6 周后观察结果。用 $1/8 \times 10^{-4}$、$1/16 \times 10^{-4}$、$1/32 \times 10^{-4}$ 三个浓度的平均菌落数,按统计学方法计算活菌数:

① $2W \geq \overline{X}_1 + \overline{X}_2 + 2\overline{X}_3$ 时,
　　$D_1/V \cdot 1/2(\overline{X}_1 + \overline{X}_2 + 2\overline{X}_3)$。

② $\overline{X}_1 + \overline{X}_2 + 2\overline{X}_3 \geq 2W \geq \overline{X}_2 + 2\overline{X}_3$ 时,
　　$D_2/V \cdot W \cdot \overline{X}_1/2W + \overline{X}_1 - (\overline{X}_1 + 2\overline{X}_3)$。

③ $\overline{X}_2 + 2\overline{X}_3 \geq 2W \geq 2\overline{X}_3$ 时,
　　$D_3/V \cdot W \cdot \overline{X}_2/(2W + \overline{X}_2 - 2\overline{X}_3)$。

④ $2\overline{X}_3 \geq 2W$ 时,
　　$D_3/V \cdot \overline{X}_3$。

W 为最适量(丹麦定为 40,北京生物所定为 20);

D 为稀释倍数(8×10^4,16×10^4,32×10^4 等);

V 为每管接种量(0.1 mL)。

$\overline{X}_1$、$\overline{X}_2$、$\overline{X}_3$ 系 $1/8 \times 10^{-4}$、$1/16 \times 10^{-4}$、$1/32 \times 10^{-4}$ 平均菌落数,当菌落 >100 时不使用。

第八节 儿童出生后不同时间接种卡介苗与效果的关系

洪幼萍等将出生健康婴儿8 699名分A、B两组,A组为出生时接种婴儿,计5 627名;B组为出生后3个月以内接种婴儿,计3 072名。结素试验在婴儿接受卡介苗接种后3~6个月进行,结果A、B两组婴儿卡痕率在99%以上,卡痕均径为4.37~5.20 mm,经统计学处理,A、B两组间卡痕率及卡痕大小无显著性差异,$P>0.05$。两组婴儿阳转率均为93.9%~98.57%,结素反应均径为8.79~9.86 mm。经统计学处理,A、B两组间结素阳转率和反应均径大小亦无显著性差异,$P>0.05$。笔者给读者提个醒:为免受结核感染的威胁,婴儿出生后,还是越早接种卡介苗越好。

(顾春湘)

第二十六章 卡介苗接种与其他预防疫苗同时接种问题

人们在与疾病斗争的过程中,逐渐明白接种疫苗的重要性。但在早期,人们尚未证实卡介苗与牛痘、麻疹、白喉、百日咳、破伤风、黄热病、脊髓灰质炎等疫苗或类毒素能否同时接种。随着科学技术的发展,多种传染病预防接种工作日趋增多,而许多传染病的好发又多集中于儿童,特别是免疫功能不全的免疫力低下的婴幼儿。目前,儿童在12岁之前需要接种8种疫苗,计初、复、加强等20多次。某些年龄组在一年中需要接种多种多次疫苗。在工作人员大规模开展预防接种时,常遇到数种预防接种疫苗在时间上出现冲突,影响及时接种。20世纪50年代的《卡介苗接种工作方案》规定:卡介苗接种后的1个月可接种其他疫苗,其他疫苗接种后2周方可接种卡介苗。到20世纪80年代,科学家肯定了卡介苗与其他疫苗在不同部位可以同时接种,给多方提供了方便,简化了免疫运作,节约了成本。对卡介苗与其他疫苗同时接种的观察,国内最早的研究是关于卡介苗与牛痘苗同时接种问题。于中瑛(1957)将603名新生儿分为302名出生后3~6 d同时接种卡介苗和牛痘研究组,301名出生后先接种卡介苗,40 d后接种牛痘对照组。在卡介苗接种后8周做10单位结素试验,研究组阳转率为98.1%,对照组为96.9%;牛痘"发痘"率研究组为98.1%,对照组为99.2%。因此,于中瑛认为两种疫苗可以同时接种。1974年北京市结核病防治所宋文虎等对1 113名7~13岁小学生进行卡介苗与牛痘同时接种的研究,其选例情况如表26-0-1所示。

表26-0-1 卡介苗与牛痘疫苗同时接种

分组	人数	结素试验	接种项目
甲组	295	阴性	牛痘疫苗与卡介苗同时接种
乙组	178	阴性	单独接种卡介苗
丙组	355	阳性	单独接种牛痘疫苗
丁组	285	阳性	先接种牛痘疫苗,1周后再接种卡介苗

接种以后的结果如表26-0-2与表26-0-3所示。

表26-0-2 三组疫苗接种后12周牛痘发痘率比较

项目	甲组	丙组	丁组	P 值
人数	295	355	285	—
发痘率/%	97.8	97.2	96.5	>0.05
淋巴结肿大率/%	2.7	2.8	4.2	>0.05

表26-0-3 三组疫苗接种后12周结素试验结果

项目	甲组	乙组	丁组	P 值
人数	295	178	285	—
阳转率/%	99.6	100.0	97.9	>0.05
阳性平均直径/mm	13.3	12.6	13.3	>0.05
淋巴结肿大率/%	0	0	0	—

以上结果说明卡介苗与牛痘同时接种,既不影响卡介苗12周结素试验阳转率效果,也不影响牛痘接

种的效果,同时也不增加两种疫苗并发症的产生。武汉市在20世纪70年代初曾经做了卡介苗与白喉类毒素液进行同时注射的观察:对3~10岁儿童,采用结素(5 TU)试验皮内法,做锡克(0.1 mL含1/50最小致死量陈旧白喉类毒素)试验,于72 h观察反应;卡介苗皮上划痕法(皮上苗75 mg/mL)接种后12周复查结素试验。类毒素用明矾沉淀,皮下注射1 mL,共三次(每隔一个月一次),第一次注射后12周复查。研究结果如表26-0-4所示。

表26-0-4　卡介苗与白喉类毒素同时注射的观察

结素试验	锡克试验	组别	人数	12周复验数	结素阳转率/%	锡克阴转率/%
−	+	同时接种	178	108	45.37	89.81
−	−	单独卡介苗	705	182	45.05	—
+	+	单独类毒素	100	51	—	90.19

研究结果显示:卡介苗与白喉类毒素同时进行接种注射,对双方的效果均不受影响,亦无不良反应,必要时可采用身体不同部位同时接种的方法。

WHO曾提出意见,当人群HBs-Ag携带率≥2%时,应将乙肝疫苗接种纳入扩大免疫规划(EPI)。据调查:用反向被动血凝法检查我国HBs-Ag携带率达7%~13%,故对新生儿应该普遍进行乙肝疫苗接种。那么,两种疫苗能否同时接种? 20世纪80年代中期,徐福根等对乙型肝炎疫苗和卡介苗同时或分别接种的免疫应答接种反应进行研究。在新生儿出生24 h内接种第一针疫苗后,96 h内,无论乙肝疫苗和卡介苗单独还是同时接种组,注射局部均未见明显红肿反应,也未发现中、强发热反应。各组不同时间(6~8 h、24 h、48 h、72 h、96 h)的低热率都低,均无显著差异。在整个观察期间也未发现任何异常反应;乙肝疫苗和卡介苗同时或分别接种者PPD阳转率很接近(86.96%~89.41%),相互比较无统计学差异。对221名正常新生儿同时接种卡介苗和乙肝疫苗,经1年的随访观察:两者同时接种与单独接种乙肝疫苗后产生的抗-HBs应答特征类似;而两者同时接种与单独接种卡介苗的婴儿结核菌素试验阳转率无统计学差异;两种疫苗单独接种与两种疫苗同时接种的不良反应也是相同的,均为轻微反应。同时接种疫苗的61名新生儿,结素阳转率为95.1%(58/61),单独接种卡介苗的200名新生儿,结素阳转率为96%(192/200),两者差异无统计学意义($P>0.05$);同时接种的乙肝疫苗接种后抗-HBs逐月增长:1月为13.1%,第二次接种乙肝疫苗后5个月阳转率为90.2%,第三次接种后6个月检查23名,抗-HBs阳转22名,占95.7%。提示同时接种无干扰现象,二者亦未发现不良的局部与全身反应,安全可靠。这些研究结果显示,卡介苗可与乙肝疫苗同时接种。1987年11月在美国华盛顿召开的全球EPI顾问小组会议上,有人提出卡介苗与乙肝疫苗可同时接种,而且可以与其他EPI所规定的免疫制品同时接种。之后,不少科研人员又对卡介苗与白喉、卡介苗与百日咳、卡介苗与破伤风联合疫苗、卡介苗与麻疹疫苗、卡介苗与脊髓灰质炎疫苗的同时接种进行研究,结果显示该方案安全可行。1986年卫生部颁布新的儿童基础免疫程序,确认四种疫苗(百白破三联疫苗、麻疹疫苗、小儿麻痹糖丸疫苗、卡介苗)可同时接种。

李稚琴等选择顺产新生儿110名为观察对象,其中77名婴幼儿为联合免疫(A组),接种卡介苗、白喉、百日咳、破伤风、脊髓灰质炎和乙肝等计6种疫苗;33名接种卡介苗、乙肝两种疫苗(B组),对照组选自1990年血清学监测对象,即按我国当时的免疫程序接种卡介苗、脊髓灰质炎、白喉、百日咳、破伤风5种疫苗。结果:通过本次实验,乙肝疫苗与卡介苗、麻痹糖丸、百白破联合免疫,两组抗-HBs均获得较好的免疫应答,其阳性率分别为97.4%、100.0%($t=1.01<1.96,P>0.05$)。两组抗体分布水平分别为7.23、7.109,无显著差异,说明各种抗原对HB抗原免疫应答也无干扰和抑制作用;并且两组婴儿全部注射HB疫苗(HB疫苗为卫生部北京生物制品研究所生产血源疫苗),经7个月观察,没有发现HBsAg及抗-HBc阳性,也没有发现任何异常反应,表明婴幼儿出生后进行乙肝、脊髓灰质炎、百白破、卡介苗共6种疫苗联合免疫,乙肝疫苗安全可靠;该试验破伤风、白喉抗毒素、百日咳凝集素和脊髓灰质炎Ⅰ、Ⅱ、Ⅲ型中和抗体阳性率与对照组相同,提示乙肝疫苗对脊髓灰质炎、百白破、卡介苗共6种抗原在机体的免疫应答情况。除观察到有较高的阳性率外,还观察了结素反应强度:其直径大部分在5~10 mm之间,两组无显著差异。研究结果表明不同的免疫方案均可获得良好的近期免疫效果,因此作者认为:此6种疫苗可列入我国现行的计划免疫规程,以减少免疫次数、简化免疫手续,又可获得计划免疫良好的免疫效果,是一种既经济又方便的方法,同时可收到满意的社会效益。

于方濂摘译的国外材料提到:英国为了防止漏种,于1966年12月—1969年3月在伦敦某地区对4个学校的初中学生进行了卡介苗与白喉、破伤风、脊髓灰质炎疫苗同时接种的观察。儿童接种卡介苗的年龄为10~13岁,脊髓灰质炎、破伤风、白喉的接种年龄为15~19岁。在儿童中,选择对结素反应阴性者及Ⅰ度反应者628名随机地分成3组进行预防接种。

1. 分组

观察Ⅰ:1组,只接种卡介苗,共170名儿童;2组,接种卡介苗+白喉+破伤风疫苗,共169名儿童;3组,接种白喉+破伤风,共61名儿童。

观察Ⅱ:1组,接种卡介苗,共95名儿童;2组,接种卡介苗+白喉+破伤风+脊髓灰质炎疫苗,共91名儿童;3组,接种白喉+破伤风+脊髓灰质炎疫苗,共42名儿童。

2. 菌苗

冻干结核菌苗0.1 mL皮内注射;白喉、破伤风氢氧化铝吸附类毒素0.5 mL肌肉注射;破伤风氢氧化铝吸附类毒素0.5 mL肌肉注射;脊髓灰质炎糖丸。

3. 观察方法

(1) 卡介苗

局部反应,接种后6周观察;结素阳转率,接种后12周以结素皮内注射,72 h查验反应。

(2) 血清检查

在观察Ⅰ中随机对各组中部分儿童于预防接种前及6周、12周后进行血清检查;在观察Ⅱ中随机对各组中部分儿童于接种前及接种6周后进行血清检查。

(3) 检查方法:白喉,根据Romer及Same法在豚鼠身上进行抗毒素滴定试验;破伤风,根据Glenny及Stevesn法在鼠身上进行抗毒素滴定试验;脊髓灰质炎,抗体检查,根据WHO规定方法进行。

4. 结果

两次观察共628名儿童,其中男、女各314名。

(1) 卡介苗

局部反应,于接种后第27~55 d(平均43 d)检查,523名接种儿童反应良好,在两次观察中1组与2组间反应大小无明显差异,亦未见异常反应;接种后76~89 d(平均83 d),对489名儿童做PPD皮内注射,反应大小各组基本相同,平均直径频率分布中心在10~15 mm之间。

(2) 白喉

在628名儿童中随机对219名儿童做血清抗毒素滴定检查,其中49名(占22%)注射前白喉抗毒素滴定小于0.01单位/毫升。在189名有接种前后血清检查结果的儿童中,7例注射6周后抗毒素滴定小于0.1单位/毫升,其中6例无既往接种记录。接种后几组抗毒素滴定反应大致相同,未受同时接种影响。只接种卡介苗者未见血清抗毒素滴定有任何变化。

(3) 破伤风

注射前,观察Ⅰ的104名儿童中77名(占74%)和观察Ⅱ的85人中54人(占64%),破伤风抗毒素滴定都小于0.02单位/毫升。注射后6周,观察Ⅰ的104人中30人(占29%)和观察Ⅱ的85人中57人(占67%)滴定都在0.5单位/毫升以上。只注射卡介苗者滴定无改变。

(4) 脊髓灰质炎

在观察Ⅰ中216名儿童在口服前做了脊髓灰质炎血清抗体检查,29名(占13%)对Ⅰ型,8名(占4%)对Ⅱ型,20名(占5%)对Ⅲ型病毒抗体滴定少于1/8,口服后大多数儿童对3种病毒抗体滴定都在1/128以上,未发现其他异常。

总之,该次观察结果表明13~14岁儿童同时接种卡介苗、白喉、破伤风与脊髓灰质炎疫苗都可以获得满意结果,并且结果互不干扰,特别在预防接种安排有困难时,同时接种可以提高接种率。

近年来的研究显示:卡介苗与许多其他疫苗同时预防接种在身体不同部位,并不影响免疫效力的产生,也不会增加并发症。目前许多第三世界国家已将牛痘、麻疹、白喉、百日咳、破伤风等疫苗在必要时与卡介苗同时接种。现在国内外已经普遍认为卡介苗等4种疫苗在不同部位同时接种是可行的。

鉴于预防接种的种类较多,即使能同时接种,仍然不是一种方便、易行的好方法。由此人们自然想到"联合疫苗"的问题,即将多种菌、疫苗制成一个制品,一次接种即完成多种菌、疫苗的接种问题。对这方面的研究曾做过动物试验,可能由于工艺流程复杂、试验结果不甚理想而终止。

(朱加宏)

第二十七章　卡介苗接种对结核病的预防作用

自 Robert Koch 于 1882 年发现结核杆菌找到结核病的细菌病因之后，找到预防结核病的方法就是各国科学家孜孜以求的目标。1891 年 Koch 观察到已受结核菌感染的豚鼠，再次感染结核菌后，只在注射局部形成病灶，诸引流淋巴结均可不产生结核病变，这一现象被称为"Koch 现象"。这些事实使许多学者致力于预防结核病疫苗的研究，其中研究最成功的就是卡介苗。卡介苗是由法国医学家 A. Calmette（1863—1933）和他的助手兽医学家 C. Guerrin（1872—1961）在总结了以往一系列研究结果后，采用 Pasteur's 关于变更培养条件可以改变致病菌毒性而不影响免疫的理论，于 1921 年研制出的预防结核病的疫苗。在 19 世纪后期，特别是 20 世纪 40 年代以前，人们不但在动物实验上证明了卡介苗有预防结核病的作用，并且也进行了卡介苗安全性及预防结核病的初步临床研究，获得了较好的结果。卡介苗就是因结核病猖獗应运而生的，所以卡介苗接种的重点目标是预防结核病。现追溯一下早期的研究状况，以对卡介苗预防结核病有较好、较全面的了解。

第一节　卡介苗接种对结核病的保护力

判断卡介苗接种是否有效，主要通过观察其对结核病的保护力：以未受 MTB 感染的人群接种卡介苗后发病、病型、死亡率与未受 MTB 感染的人群未接种卡介苗的对照组进行比较，尤其是对婴幼儿的结核病流行情况及儿童中结核性脑膜炎、粟粒性结核病发生情况的比较最为重要，另外就是对成人续发结核病的保护作用。对这个问题，芬兰对出生于结核病家庭的新生儿采取隔离同时接种卡介苗的效果进行观察，1910—1920 年间，一些出生于结核病家庭、生活在有传染危险的环境中，且没有采取任何预防措施的新生儿的预后材料说明：结核病的主要传染源是母亲，长期密切接触的儿童病死率明显为高，最常见的死因是结核性脑膜炎。20 世纪初，虽开始提倡隔离，但由于开始隔离时间较晚而效果不佳。1920 年前后人们才认识到将这些儿童出生后立即隔离的重要性。1939 年有人报告，暴露于结核病环境时间愈短，防止感染及发病的效果愈好。1934 年有人证实，卡介苗对出生于结核病家庭的儿童有受结核感染后可防止发生结核病的作用。此后，许多学者证明，卡介苗不仅能预防初染结核，而且能预防续发结核；同时了解到卡介苗的保护力是有限的，因为结核病流行情况受综合防治措施的影响。从流行病学出发，人群基本分为未感染、已感染及传染源三类。根据不同疫情对不同人群采用相应的防治措施可尽快地收到效果。卡介苗接种是针对未感染人群的一项措施，主要对象是儿童，儿童接种卡介苗后可以减少发病及发生严重性结核病，并可减少此后内源性恶化的可能性。这种可减少原发与继发结核病发生的风险是卡介苗接种的直接作用。由于卡介苗接种建立了免疫屏障，在一定程度上切断（中止）了传染环节，因此减轻了结核病疫情，这是卡介苗接种的间接作用。当然，由于儿童感染后发生传染性病例极少，因此在减少传染源、降低感染率方面，卡介苗的作用在短时间内是有限的。当前有人认为仅接种卡介苗一项措施便可控制结核病的流行，这种可能性近距离是很小的，疫情下降的过程是缓慢的。虽然在短时期内仅实施卡介苗接种一项措施不会过大影响传染环节,但与现代化治疗相比,卡介苗的作用更为有效,而且卡介苗接种的效果不会短时间内消失。因此,为了改善结核病流行情况,防治对策应是综合性的。卡介苗接种的作用主要是由于以接种人群替代自然感染人群的长期作用,效果应该很明显。目前全世界已公认卡介苗是预防结核病的有效疫苗,是预防儿童结核病的一种有效武器,而且接种是很安全的。在结核病流行情况比较严重的国家或地区,必须开展卡介苗接种,而且应该广泛及早地进行。WHO结核病委员会第9次会议认为,在一个国家内初次开展接种工作时,目标为争取最快地完成应接种人群(一般是15岁或20岁以下的全部人口)70%~90%的接种工作。1969年,根据K. Styblo对105个国家和地区卡介苗接种工作的调查,其中约25%的国家卡介苗接种是法定的。我国学者方濂在有关卡介苗接种的几个问题的大会发言中说:在许多国家广泛开展卡介苗接种和结核病防治工作后,经过了10~20年的努力,结核病流行情况有了好转,传染源逐渐被控制,年感染率、发病率下降,在这一情况下,新生儿仍为初种对象。系统地对一定年龄组进行复种,使人群中继续保持一定水平的保护力,称为"维持阶段"。例如,东欧一些国家分别以3、7、11、14、17岁为复种年龄。亚洲、非洲、拉丁美洲一些国家每5年复种一次。日本自1948年对30岁以下人群进行普种(法定的),还原定每年突击接种一次,目前45岁以下已有70%接种了卡介苗,15岁以下平均接种3次;由于接种率高、复种及时,接种后免疫力可保持较高的水平,因此日本决定自1973年开始定期化,每3年接种一次;1974年规定小学一年级、中学毕业生为复种对象。正是这些国家如此重视卡介苗接种工作,如此坚持强化免疫,覆盖面广,才建立了较强的免疫屏障,才收到感染率下降到较低(如日本1973年年感染率为0.2%)的效果。

为控制结核病流行,加强科学研究是必要的。但是,要做好这项工作,要有周密的研究计划,要选择条件相同、相近、数量可观的观察对象,随机抽样、分组,要有对照,力求灵敏、先进的检查方法,以及有足够的观察时间间隔等。自20世纪50年代后,国际上陆续报告了有对照的卡介苗接种观察。

一、Heimbeck 的观察

1924年,Heimbeck在对设有约七分之一的床位收治结核病人的奥斯陆市立医院职工进行结素试验,在这个过程中发现有超过半数的护士生在初期入学时结素试验阴性,但是经过3年,在毕业时,1924年班51个护士生结素试验阴性者中只有1例仍然阴性,而1925年班67个结素试验阴性者中有2例仍然阴性。于是,他对1924—1926年三班的护士生进行观察。结果是:入学时结素试验阳性者患结核病的人数及死于结核病的人数明显低于结素试验阴性者,如表27-1-1所示。

表27-1-1 结素试验不同反应者患结核病及死亡情况

年份	入学结素反应阳性者			入学结素反应阴性者		
	总数	病人数	死亡数	总数	病人数	死亡数
1924	58	1	0	51	18	7
1925	42	1	0	72	26	1
1926	52	1	0	62	18	0

由此Heimbeck认为:结素试验阳性者对结核病有较强的抵抗力。他进一步联想到,如果用人工的方法使人们对结素试验反应阳转,人们可能会对结核病产生抵抗力。于是他应用了卡介苗接种,使结素试验阴性者结素试验转阳,观察其发病情况。1927—1934年,他还对约900名护士生进行了观察。对结素试验阴性者,劝告其接种卡介苗,将不愿意接种者作为对照组。观察结果见表27-1-2。

表 27-1-2　结素反应阳性者、阴性者及接种卡介苗者结核病患病情况

年份	结素反应阳性者		结素反应阴性未接种卡介苗者		结素反应阴性接种卡介苗者	
	总数	病人数	总数	病人数	总数	病人数
1927	64	4	12	6	45	3
1928	65	4	19	11	40	4
1929	61	4	4	0	52	4
1930	58	4	7	4	43	12
1931	54	4	26	10	27	6
1932	42	2	13	5	53	3
1933	47	3	8	3	52	3
1934	45	2	6	3	56	2
合计	436	27	95	42	368	37

二、Aronson 的观察

1936—1937 年，Aronson 及其伙伴们进行了一次设计比较完善的卡介苗接种临床对照观察。他们对将近 3 000 名 1~20 岁结素（PPD，0.005 mg）试验阴性的北美印第安人，按照年龄、性别、学校等随机分成两组。实验组皮内接种卡介苗，对照组皮内注射生理盐水。接种后每年对这些人进行 X 线胸部检查及结素试验。一年后接种卡介苗组 93% 结素阳转，对照组 13% 结素阳转。此后几年中未接种卡介苗的对照组年感染率大约为 7%。观察 7 年后，1944 年的初步结果如表 27-1-3 所示：接种卡介苗组 7 年间患结核病人数及死亡人数都显著低于对照组，差异有统计学意义（$P < 0.005$）。经过 20 年观察，1966 年的最后结果如表 27-1-4 所示。卡介苗接种组因各种结核病死亡的人数明显低于对照组，其差别有统计学意义（$P < 0.001$）。

表 27-1-3　卡介苗接种组与对照组患结核病人数及死亡人数

项目	卡介苗接种组	对照组
观察人数	1 550	1 457
观察人年	8 977	8 367
结核病人数	40	185
结核病死亡病人数	4	28
总死亡人数	34	60

表 27-1-4　卡介苗接种组与对照组死亡情况

项目	卡介苗接种组	对照组
追踪随访观察人数	1 547	1 448
各种原因死亡人数	104	150
暴死人数*	45	40
非暴死人数	59	110
非结核病死亡人数	46	42
各种结核病死亡人数	13	68
死亡者中发现结核菌数	5	27

注：* 非暴死者两组人数经统计学计算：$\chi^2 = 17.3$，$P < 0.001$。

三、Hyge 的观察

1943 年，Hyge 报告了一所女子中学结核病暴发流行的情况。该校于一年前给绝大多数结素试验阴

性的学生接种了卡介苗,第二年对全校学生进行结素试验及X线胸部检查。检查后1~3个月,该校某些班级学生在灯火管制的防空洞内接触了大量开放性结核病人,导致结核病在该校暴发流行。其流行情况见表27-1-5。接种卡介苗组学生在近期及远期(3~12年)随访观察中,发生结核病的人数少于结素阳性未接种组,更明显地少于结素阴性未接种组。

表27-1-5 某学校结核病暴发流行的情况

组别	学生总数	暴露学生数	原发结核病	陆续发病数	
				3年后	12年后
结素阴性未接种	105	94	41▲	6	14
结素阳性未接种	130	105	1	4	10
卡介苗接种后阳转	133	106	0	2	2

注:▲其中37例洗胃液菌阳;除肺结核外,合并结节性红斑8例,腹膜炎1例,胸膜炎10例。

四、英国的研究

1950年,英国医学研究委员会(BMRC)以伦敦、曼彻斯特等大城市的14~15岁中学生约5万余人为研究对象,将结素反应阴性者无选择地分为卡介苗接种组(13 598人)、不接种卡介苗的对照组(12 867人)及鼷鼠杆菌菌苗接种组(5 817人)共三组,此后连续观察20年。结果是:5年时卡介苗接种组结核病的发病率是不接种的对照组的1/7或1/5;10年时卡介苗接种组结核病的发病率不足不接种的对照组的1/2。该研究结果显示,卡介苗对结核病有显著的预防作用,15年间结核病发病率减少了78%。卡介苗对各种类型结核病均具预防作用,对结核性脑膜炎、粟粒性结核的预防作用最突出。卡介苗的预防作用在接种后第1个5年内超过80%,高峰为2.5~5年,之后有所下降,10~15年间效果仍高达59%。即进行1次接种,其效果至少保持7.5年;鼷鼠杆菌菌苗接种也有效,但副作用大,因此后来未被采用。对卡介苗接种与不接种的功效观察如表27-1-6所示。

表27-1-6 皮内卡介苗接种15年效果观察结果(12~15岁组)

各种类型结核病人数	接种卡介苗13 598人	未接种卡介苗12 867人
结核性脑膜炎人数	0	5
粟粒性结核人数	0	5
结核性胸膜炎人数	0	51
肺结核人数	40	163

1980年前,英国在特异预防结核病方面,是用卡介苗接种未发生自然感染的某些人群。这些人群包括活动性病例的接触者、10~13岁学生及诸如医务人员之类的具有高度感染危险的人群。英国学龄儿童接种卡介苗的效果是毋庸置疑的。1950—1952年英国医学研究委员会进行对照试验,结果是20年内结核病发病率降低了77%。接种卡介苗组未观察到粟粒性结核和结核性脑膜炎病例,对照组内则发生10例病例,且其他类型结核病发病率均有降低。有证据表明,1967—1976年的学校卡介苗接种计划至少提供70%以上学生,接种者至少产生10年的保护作用。诸多的实践结果显示卡介苗接种是很安全的,但亦可导致卡介苗注射部位长期溃疡、皮下脓肿及偶有化脓性淋巴结炎等并发症。这些并发症常见于新生儿和婴儿,可能与注射剂量有关,也可能与所用菌株有关;播散性感染罕见。然而,卡介苗接种成功与否是以是否引起对结核菌素的敏感性的试验判断,结素试验阳性也是卡介苗接种后产生的一个结果,使结核菌素试验作为辅助诊断和流行病学调查的方法失去了价值,也使美国推荐的大规模的化学预防成为不可能。但结核菌素试验的阳性结果不利于流行病学研究、给个体疾病的诊断增加了困难等问题,不应被过分地强调,因为已有一种新的血清学方法能帮助诊断活动性结核病。

卡介苗接种安全、有效而且价廉。至于卡介苗接种的对象,借鉴英国学龄儿童卡介苗接种的效果,应继续对具有高度危险的人群如结核病密切接触者、医务人员和实验室工作者的结核菌素阴性者接种卡介苗,但对接触结核病可能性很小的乡村地区,可停止学校接种计划。1979年西米德兰结核病暴发的调查报告表明,在尚未接种卡介苗的儿童中进行结核菌素试验并加强追踪接触者有助于控制暴发(笔者认为:如此操作,花费的成本可想而知,不如接种1次卡介苗经济)。在讨论卡介苗接种作用时,不应低估诊断有症状患者、搜寻无症状感染者及对其有效治疗的重要性。

英国医学研究委员会报告的卡介苗接种后15年观察结果表明,接种后5年卡介苗对结核病发病的预防作用超过80%,至10~15年时还有59%的预防作用,因此主张根据英国的情况推迟初种年龄至12~15岁,一生中只种一次即可。

通过上述的研究结果,张立兴曾经撰文认为:卡介苗接种对原发性结核有保护作用,Lindgren对接种卡介苗后受结核菌感染的人因意外或非结核性疾患死亡后尸检研究证实,结核感染仅产生很小的原发灶,不累及局部淋巴结,形成"不完全的原发复合征";卡介苗接种对血行播散型结核有保护作用,对结核性胸膜炎有保护作用。结核性胸膜炎一般多发生于原发感染后的6~7个月,有10%~50%受原发感染的人可能发生胸膜炎。Wallgren认为,胸膜炎的发生取决于原发结核病灶的范围和位置,原发病灶较大或贴近胸膜易导致胸膜炎的发生。接种卡介苗既能有效地防止原发性结核的发生,也能有效地防止和减少胸膜炎的发生。英国医学研究委员会的观察统计,结素阴性未接种组胸膜炎的发病率为3.9/1 000,而结素阴性接种卡介苗组仅为0.6/1 000;卡介苗接种对继发性结核有保护作用,既能抵制外来感染,又能长期减少内源恶化。因此,Wallgren认为接种卡介苗既能有效地防止原发性结核的发生,也能起到减少源于这种潜性病灶的继发性结核的作用。卡介苗接种对继发性结核病的作用统计结果如表27-1-7所示。

表27-1-7 卡介苗接种对继发性结核病的作用统计

组别	观察人数	续发肺结核人数	骨关节结核人数	淋巴结结核人数	腹膜结核人数	泌尿结核人数	其他人数
未接种卡介苗组	12 699	163	3	4	2	3	1
接种卡介苗组	13 598	40	2	1	1	2	0

五、全球有对照研究的卡介苗接种预防结核病情况

在上述早期观察研究报告的基础上,为了证实及考核卡介苗预防结核病的效果,全球各地进行了不少设计比较完善、观察比较细致的对照研究。钱元福曾报告的研究情况及结果如表27-1-8所示。

表27-1-8 卡介苗接种效果对照研究统计结果

地点人群	年代	对象年龄	接种依据	NTB流行情况	随访年数	接种组 总数	接种组 发病人数	接种组 发病率/($1/10^5$)	对照组 总数	对照组 发病人数	对照组 发病率/($1/10^5$)	保护率/%
北美印第安人	1935—1938	0~20岁	PPD-S 250 TU 阴性	低度	9~11	1 551	64	320	1 457	238	1 563	80△
芝加哥	1937—1948	<3月	估计结素阴性	低度	12~23	1 716	17	57	1 665	65	223	75
英国城市人口	1950—1952	14~15.5岁	OT 100 TU <5 mm		15	13 598	56	28	12 699	240	128	78
波多黎各全国人口	1949—1951	1~18岁	PPD-S 19-20-21 10 TU <6 mm	高度	5.5~7.5	50 634	93	60	27 388	74	43	31
南印度村民	1950—1955	全年龄	PPD-RT 19-20-21 5 TU <5 mm	高度	9~14	5 069	28	61	5 806	46	9	31

续表

地点人群	年代	对象年龄	接种依据	NTB流行情况	随访年数	接种组 总数	接种组 发病人数	接种组 发病率/($1/10^5$)	对照组 总数	对照组 发病人数	对照组 发病率/($1/10^5$)	保护率/%
乔治亚州及亚拉巴马州	1950	≤5岁	PPD-RT 19-20-21 <5 mm	高度	14	16 913	11	17 584	23	13	14▲	
乔治亚州	1947	1~6岁学生	PPD-RT 18 100 TU <5 mm	高度	20	2 498	5	17	2 341	3	11	0
伊里诺斯智力延缓学校	1947—1948	青少年	1/1 000及1/100 OT阴性	高度	12	531	12	—	494	8	—	0
南印度 Chingleput	1968—1971	全年龄	PPD 3 TU <7 mm	高度	7.5	大约130 000	74	—	大约130 000	28	—	0

注：△在18~20年的随访过程中，卡介苗对结核病的保护率为82%。

▲统计学无显著性差异。

从表27-1-8可见，这些研究结果可分为三种类型：① 卡介苗接种预防结核病有很好的效果，保护率为75%~80%，而且在18~20年的过程中，卡介苗对结核病的保护率为82%；② 中度效果，保护率为31%；③ 效果微弱，保护率为14%或无效。第③种类型的研究即20世纪70年代，南印度Chingleput地区在美国资助下，由WHO负责组织对卡介苗效果进行研究，选定36万人群为观察对象，设置了3个组：卡介苗标准剂量组；1/10卡介苗剂量组；安慰剂对照组。随访5年，20世纪80年代初报告结果表明：在第1个5年里没有观察到卡介苗接种对结核病的保护作用，第2个5年保护率仅有45%，第3个5年保护率为16%。15年平均只有17%的保护作用。南印度这一令人失望的结果，引起了世界性轰动。对于③这个结果，有不少学者曾经发表过自己的见解。

桥本达一郎在《卡介苗对结核的预防接种——纪念结核菌发现100周年综述》中提道日本有关卡介苗安全性与效果的大规模协作研究调查结果是：接种对象是护士、士兵、工人、学生等时，接种卡介苗后结核死亡率减少了1/2，结核罹患降至1/8~1/9，表明卡介苗预防结核病是安全、有效的。从那以后，卡介苗的效果就仅靠结素反应阳转率来进行评价。而改用冻干卡介苗后到现在，关于卡介苗的感染保护效果，再也没有做过大规模随机对比研究。但是，通观全世界，从1935年在美国开始的卡介苗接种效果观察起，直到1986年南印度进行的现场实验为止，设有严密对照的比较研究共有7次，关于卡介苗接种效果的结论从完全无效到保护率为80%，未能得出一致的结论，而是处于一种混乱的现状。在北美及英国用液体卡介苗接种可获得75%~80%的保护率，而在美国南部接种卡介苗则几乎无效。关于这一效果的显著差异，下列3个原因具有最大的可能性：① 非典型抗酸杆菌感染。据调查，在当地环境分枝杆菌感染率1~4岁为34%，5~9岁为67%，10~19岁为92%，特别在美国南部或南印度有很多非典型抗酸杆菌感染，干扰了卡介苗效果的判定，使保护率降低。② 使用了效价低的菌苗。这一点是最容易理解的。虽说是液体卡介苗，但美国南部用的卡介苗是芝加哥的Tice研究所供应的，怀疑该菌株系免疫原性颇低的变异株。1949年从Tice研究所获得的卡介苗株就是毒力非常低的变异株。③ 南印度地区结核病人排出的结核菌对豚鼠呈低毒力，从中分离到的结核菌毒力低，该实验地区在流行病学上存在着一种异常现象，即那里的结核感染率高，可是在观察期间结核发病率却非常低；另外出现的现象是卡介苗接种后结素变态反应消退快，这可能是该地区居民免疫应答具有特殊性的表现。该实验地区是麻风、非典型抗酸杆菌感染很广泛的地方，卡介苗接种无效的原因是错综复杂的，而其中尤其该地区流行的结核病原性的特殊性乃是被注意的焦点。据Smith调查，当地70%的菌株是低毒力的。因此，当地结核发病率低。据Sutherland氏的观察，未接种卡介苗对照组的结核发病率与接种组的结核保护率相平行，也就是说在结核高发地区卡介苗的预防结核效果好，如果结核发病率下降，卡介苗的有效性也下降。概括以上三个因素来看,在结核高发地区使用高效价卡介苗进行预防接种,大致能获得近80%的保护效果,而在非典型抗酸杆菌感染高发地区如南印度、美国南部等,其有效率将降到50%~60%,如果再加上结核发病率低和菌苗效价低的因素,那么,卡介苗的保护效果不免会更加显著地降低。尤其是桥本达一郎1970年去印度的马德拉斯访问了提供实验用干燥菌苗的2个卡介苗制造室,见到了当时这些制造室生产的干燥卡介苗质量是如何低劣和不稳定。桥本达一郎还担心在高温的现场干燥卡介苗的溶解方法是否得当,是否把所要求的活菌数真正注射到了皮内。因为这个实验不论在接种前还是接种后,都没有检查过所使用的菌苗。

关于液体卡介苗,D'Arcy Hart早已指出菌苗效价低是降低卡介苗有效性的最大原因。人们应该重视印度的这个现场观察是初次用干燥菌苗进行的对照研究这一点,是否恰当值得考虑。因此,这个实验结论充其量也就是"干燥卡介苗没有感染保护力"或是"干燥Tice株卡介苗没有感染保护力",甚或是"印度马德拉斯(Madras)干燥Tice株卡介苗没有感染保护力"。遗憾的是,在解释卡介苗接种无效的几种假说中,没有对干燥菌苗本身或干燥菌苗接种量中活菌数少提出质疑的假说。大家担心的是在1963年就用干燥卡介苗做如此大规模的现场观察为时过早。

Ten Dam等的研究显示,感染了某些NTM的动物可对肺结核有一定程度的免疫力,但弱于接种卡介苗的动物,前者免疫力大约只为后者的一半;同时也发现,如果在感染了NTM的基础上加种卡介苗,最多能提高其保护率至与单独接种卡介苗相似。感染了NTM的人会对结素发生较弱的阳性反应。在英国,一群已感染了NTM而对结素呈弱阳性反应的人,在观察期其结核病发病率只为未接种卡介苗的人的一半,而高于卡介苗接种组的一倍。在美国一次招募海军的观察中也发现与上述类似结果:感染NTM的人们结核发病率低于对照组(未感染者)。

研究显示:卡介苗接种在整个控制结核病规划中的贡献出现较晚,对死亡率、患病率和年感染率的影响在最初5~10年中并不明显,几乎与无控制规划的自然趋向极为近似。十数年后才开始显示其影响。但卡介苗对发病率的影响比较明显,在最初5年内即开始产生效果,而且其效果越来越明显。可见,卡介苗接种对预防结核病是有效的,只有坚持不懈,方可发现其作用;而且卡介苗价格低廉,接种工作容易组织实施,每个医务人员1 d可接种数十个至数百个人。因此,各地应权衡当地情况,估算卡介苗接种在规划中的作用而合理加以运用。

20世纪80年代,WHO又组织了几项病例对照研究,发现卡介苗接种对小儿结核性脑膜炎的预防有高效,其中巴西观察保护率为89%,阿根廷为100%,印尼为75%,世界各地许多回顾性调查也同样提供了有力佐证。

世界上,有多个国家的卡介苗接种显示:凡接种卡介苗的年龄组,包括接种后数年内该年龄组儿童的结核病发病率下降最快,表明这些接种对象接种后有了即效性的预防效果。有热衷于卡介苗接种的国家,儿童结核病发病率的下降速度年率超过30%。这似乎在全世界也是少见的超高速下降。而一些低疫情的国家,在停止接种卡介苗后,儿童结核性脑膜炎的发病,与过去任何时期相比均呈上升趋势。

德国统一之前,西德防痨协会主席Look指出,西德经济技术条件比东德优越,原先东德结核病疫情较西德严重,只是由于东德早在1951年起即全面开展卡介苗接种和其他防治措施,而西德却晚10年才逐渐加强卡介苗接种,所以到20世纪70年代初,东德、西德结核病疫情基本相似,东德患病率甚至还低于西德。他认为:东德结核病流行的迅速好转与卡介苗接种关系甚大。西德汉堡市新生儿卡介苗接种率由1953年的33.3%逐年提高到1971年的98.3%,结核病发病从1953年每年700~800例降到1971年的28例。日本30年来结核病流行显著好转,患病率由1953年的34%降到1978年的0.17%,1982年为0.16%。日本国立卫生研究所Yamagizawa认为:卡介苗接种效果通过日本30年的实践已得到证明。日本冲绳曾受美军占领30年,故不接种卡介苗,15岁以下儿童结核患病率较日本本地同年龄组高3~6倍,1974年冲绳回归日本,开始卡介苗接种,5年后冲绳结核病发病率与日本平均数相差无几,1945—1973年患病率平均每年下降5%,1979年起平均下降速度增加到每年10%。瑞典1975年4月停止新生儿卡介苗接种,6年后观察儿童结核病登记发病率有所上升。还有不少国家都提出了"结核病的发病情况与这些国家(或地区)的卡介苗接种方针密切相关"的报告。另外,卡介苗的功效在结核病暴发流行时常显得更为突出。有人总结10起结核病暴发流行,发现卡介苗接种485人中发病6人(1.2%),未接种者486人中发病119人(24.5%)。

综上可见,卡介苗接种预防儿童结核病是高度有效的。

南印度卡介苗预防效果研究的发表,实际影响的是没有采取预防措施而受到结核威胁的发展中国家的婴幼儿。幸而WHO围绕这一研究结果已进行了一系列研究,数次国际会议上也展开了详尽讨论、召集结核专家小组审查研究,认为不管南印度的资料如何,对婴幼儿来说仍应继续进行卡介苗接种。虽然几乎没有进行过婴幼儿卡介苗接种的对照调查,但是,从以往做过的若干回顾性调查或者零星的小规模的观察例子中,无例外地都可看出卡介苗对婴幼儿结核有预防效果。特别是在结核患病率高的地区,婴儿出生后应尽可能早期(最迟在乳儿期)接种卡介苗,以预防儿童重型血行播散性结核。其实,如果能用几株有代表性的冻干卡介苗,以婴幼儿为对象进行随机对照研究,那么会有令人信服的说服力。

西太平洋地区马来西亚半岛,对于1974—1980年结核病的发病(包括菌阳及菌阴)调查显示,接种组发病率远低于未接种组,比例约为1:3。即卡介苗接种者,无论从菌阳病人结核病发病率还是菌阴病人发病率来看,均较未接种者明显低,卡介苗接种的保护率为50%~67%。这是一个比较有说服力的回顾分析。表27-1-9是马来西亚半岛19岁以下人口卡介苗接种保护作用回顾分析。

表27-1-9 马来西亚半岛19岁以下人口卡介苗接种保护作用回顾性分析(1974—1980年)

年份	人数/百万	登记菌阳人数/万	登记菌阴人数/万
1974年	5 376		
有卡疤	4 054	98(2.4/万)	180(4.4/万)
无卡疤	1 322	114(8.6/万)	138(10.4/万)
1975年	5 494		
有卡疤	4 274	124(2.9/万)	191(4.5/万)
无卡疤	1 220	129(10.6/万)	106(8.7/万)
1976年	5 612		
有卡疤	4 501	107(2.4/万)	163(3.6/万)
无卡疤	1 111	83(7.5/万)	88(7.9/万)
1977年	5 731		
有卡疤	4 733	137(2.9/万)	178(3.8/万)
无卡疤	998	66(6.6/万)	72(7.2/万)
1978年	5 849		
有卡疤	4 971	166(3.3/万)	168(3.4/万)
无卡疤	878	82(9.4/万)	55(6.3/万)
1979年	5 967		
有卡疤	5 215	192(3.7/万)	112(2.3/万)
无卡疤	752	76(10.1/万)	40(5.3/万)
1980年	6 086		
有卡疤	5 465	199(3.6/万)	124(2.3/万)
无卡疤	621	45(7.3/万)	39(6.3/万)

注:( )中为发病率。

六、Gerange 的研究

结核病的免疫疗法认为,1891 年 Koch 曾用结核菌素治疗结核病,但未达到预期的疗效,且有某些患者死于"结核菌素休克"。1903 年 Firedman 又将一种迅速生长的分枝杆菌制成菌苗,对结核病进行免疫预防与治疗。由于后来证实了现代短程化疗的效果,有人对有无必要再发展结核病的免疫治疗产生了疑问。1988 年举行的国际防痨与肺疾病联合会上提出,短程化疗历时虽较短,但不是足够短,且花费甚高,尽管患者病灶中的许多结核菌能在 1~2 周内被消灭,但治疗必须持续 5 个月以上患者才有可能痊愈,且后期治疗比最初 1 个月更为重要。所以寻找一种持续化疗 1 个月后就能有效杀死残留结核菌的免疫疗法是必要的。由于结核免疫与激活巨噬细胞吞噬、破坏结核菌有关,故以刺激巨噬细胞的方法来发展结核病的免疫疗法。有学者曾经使用维生素 D 和其他巨噬细胞激活物(左旋咪唑、γ干扰素、旧结核菌素),均未获得成功。原因可能在于患者患分枝杆菌病时巨噬细胞的免疫反应性有保护和致病双重作用,激活的巨噬细胞既可释放肿瘤坏死因子导致组织干酪样坏死,又可派生出蛋白酶使干酪样物质液化和造成传染性播散。

Stanford(1990)等选用了另一种免疫疗法,他们认为结核菌既存在引起组织损伤反应的种属特异性抗原,也存在一般种属甚至所有种属均具有的保护性抗原。这就解释了为何卡介苗能明显有效地抗麻风病,也解释了为何 1975 年在瑞士对新生儿停止使用卡介苗后瑞士腮腺炎发病率增加。

七、我国学者对卡介苗的临床应用研究

我国婴幼儿的卡介苗接种率,1983 年为 34%,到 1989 年上升为 97%。卡介苗接种已成为我国结核病控制措施的重要组成部分。我国在大力推行卡介苗接种后,接种工作做得较好的地区结核病流行情况明显好转。西藏在 20 世纪最后 10 年中,结核病患病率为 1 203.6/10 万,城镇年感染率为 1.07%。卡介苗接种的社会效益和经济效益更大。20 世纪 80 年代,我国上海、辽宁旅顺与大连等地也曾进行过观察,卡介苗对结核病的保护率为 84.8%~93.1%。Moodic 报告,我国香港地区 1954 年前新生儿卡介苗接种率仅 3.6%,到 1960 年上升为 71.5%;1954—1962 年 5 岁以下儿童结核病发病率下降了 80%,而同期其他年龄组下降缓慢。

(一)结核性脑膜炎发病人数减少

北京、上海等地 1953—1962 年的资料表明,95% 以上的脑膜炎患者发生于未接种卡介苗的儿童中(其中上海为 98.0%、重庆为 99.1%、北京为 91.3%、福州为 95.6%、江西景德镇为 94.8%),接种卡介苗者则极少发生脑膜炎。张学志等对黑龙江省卡介苗接种覆盖率与儿童结核性脑膜炎流行趋势进行了观察。首先,无选择地调查了省内城市、农村人口计 17 287 047 人,占全省人口的 53.37%,其中有 0~14 岁儿童 6 033 180 人,占全省 0~14 岁儿童总数的 53.38%。卡介苗接种覆盖率情况:1981 年前全省每隔 4 年或 5 年对 15 岁以下儿童实行大面积轮流接种 1 次,新生儿接种只是在少数市、县实施,大部分地区接种率近乎 0;自 1982 年起全省普遍实行新生儿初种(调查中接种率也仅为 68.68%),以及小学一年级和六年级复种一次,儿童卡介苗接种率逐年提高。1983 年后,全省卡介苗接种率均达到 85% 以上,其中新生儿初种率为 93.48%,复种率为 95.21%。1981—1988 年,0~14 岁儿童结核性脑膜炎发病情况:1981 年平均为 17.22/10 万,到 1988 年为 7.48/10 万,7 年间下降了 56.56%,平均下降 11.23%,可见结核性脑膜炎发病率随着儿童卡介苗接种率的提高而明显下降。1983—1988 年下降速度减慢,平均年递降率为 7.41%。究其原因,1981 年前全省新生儿接种卡介苗只是在少数市、县实施,每隔 4 年或 5 年对 15 岁以下儿童才实行非普种而是大面积轮流接种 1 次,卡介苗接种覆盖率低,有的年龄组接近 0,导致结核性脑膜炎发生率高;自 1982 年起全省普遍实行新生儿初种,接种面几乎 100%,并且小学一年级和六年级复种加强一次,以致儿童卡介苗接种率逐年提高,到 1983 年后,卡介苗接种率均达到 85% 以上,0~14 岁各年龄儿童的结核性脑膜炎发病率均呈下降趋势,尤其是 13 岁年龄组下降最快,每年以 20.71% 的速度下降,

1988年较1981年下降80.3%。由此可见卡介苗接种对预防结核性脑膜炎的明显效果。

吴启荣等对辽宁省卡介苗接种与儿童结核性脑膜炎发病情况进行了病例对照研究，1980—1987年下降幅度为59.75%，其平均递降速度为每年12.19%。卡介苗接种对结核性脑膜炎的保护率为72.34%，有肯定免疫效力。但尚不理想，低于北京1985年研究结果的80.80%。究其原因可能有以下几点：

① 卡介苗皮内接种未能达到标准化。1988年随访60例结核性脑膜炎患者，其中接种过卡介苗的仅24例，且卡疤均径仅为2.31 mm，其中0～4岁者平均直径为1.54 mm，与标准4 mm相差2.46 mm。1987年沈阳与大连的调查显示无卡疤率为3.8%(63/1675)。说明卡介苗接种工作未做到位。

② 结核病防治系统缺少冷链设备，卡介苗质量受到影响，致免疫效果下降。全省结核病疫情严重，结核性脑膜炎患者都有密切接触史。

③ 卡介苗接种覆盖率按EPI方法，1987年前全省平均未能达到85%。1980年0～14岁儿童结脑死亡率为0.23/10万，1988年为0.142/10万，结脑死亡率下降缓慢，究其原因，一是新生儿接种时间较晚。家访中12例死亡者中只有4例有接种史，其中3例有密切接触史，说明其因卡介苗接种前接触结核病患者而受到自然感染，影响了接种效果。二是对结脑儿童没有早期确诊与合理治疗。有70%患儿未能接受合理抗结核药物治疗。

熊昌辉等采用系统评价方法，检索1982—2007年中国医院知识数据库等文献，对纳入的相关信息进行分析显示：生态学研究均认为卡介苗对结脑的发病有保护作用；结脑病例中接种卡介苗所占的比例差别较大(0～69.08%)，粟粒性结核病例未接种卡介苗的比例为17.24%。Meta分析显示，卡介苗对结脑的保护效果为81%，95%可信区间为57%～91%。接种组与未接种组的对照研究显示，卡介苗对结脑有预防效果。

（二）卡介苗对原发结核及继发结核的预防作用

赵亚玲在探讨卡介苗初、复种对儿童结核病的预防效果中，对广西南宁市郊大部分学校7～12岁儿童做了结素试验。对35所学校共12 016名学生做结核病普查，分为接种卡介苗组和未接种卡介苗组。结果显示：新生儿卡介苗初种后7年内感染率为1.08%，复种后1～5年感染率为6.54%；卡介苗接种组感染率为8.39%，未接种组感染率为37.9%；卡介苗接种组10～14岁年龄组患病率为5.3‰，15～18岁年龄组患病率为4.25‰；未接种卡介苗组10～14岁年龄组患病率为15‰，15～18岁年龄组患病率为23.7‰。结论：新生儿卡介苗接种能有效地预防结核菌原发感染，对10～18岁年龄组的儿童、青少年结核病具有明显的预防作用。与国内叶文奎等的报道吻合。

吴新华等对302例0～1岁组婴幼儿初种卡介苗3个月后监测，并对324例2～7岁组儿童进行复查，所有儿童均使用BCG-PPD。结果：0～1岁组阳性296人(98.01%)，阴性6人(1.99%)；2～7岁组阳性99人(30.56%)，阴性225人(69.44%)。结论：肯定卡介苗接种近期免疫效果，但远期免疫效果不理想，应采取复种措施，使青少年人群继续得到免疫保护。近年来，青少年结核病发病率居高不下，比如大专院校、寄宿学校的学生常发生结核病的暴发流行。笔者认为与没有复种卡介苗有关。由于卡介苗接种后免疫水平逐年下降，而青春期为结核病的好发年龄，部分青年没有卡介苗的保护，因而易感染结核菌而患病。因此，在结核病年感染率居高不下的情况下，对这部分年龄组的儿童和以上年龄组的青少年继续实施卡介苗保护、复种卡介苗值得商榷。叶隆昌等选择传染性肺结核患者，根据自愿原则，一部分患者使用常规药物治疗，一部分辅以卡介苗缩短疗程治疗，这样的对照研究显示卡介苗接种可有效地辅助结核病缩短疗程的治疗。张大鹏将痰菌涂片阳性肺结核病患者180例采用随机方法分为单纯化疗方案为2HREZ/4HR的对照组与方案为2HREZ/2HR加用卡介苗的研究组，研究组于化疗开始1个月后取皮内卡介苗0.1 mg皮内注射，1次/月，持续治疗4个月。后对两组患者治疗结束时（近期）、治疗结束12个月（远期）时的痰涂片结果进行观察，结果为近期痰菌转阴率分别为92.22%(83/90)与97.78%(88/90)，二者差异无统计学意义($\chi^2=2.924, P=0.087$)；远期复发率分别为9.64%(8/83)与2.27%(2/88)，对照组与研究组差异有统计学意义($\chi^2=4.209, P=0.040$)。

20 世纪 20 年代启用的卡介苗,直到今天,仍然是预防结核病的唯一疫苗。

于方濂报道,卡介苗接种使结核病患、发病率下降:上海市及北京市东城区的观察材料表明,接种卡介苗者与未接种者结核病患、发病率之比分别为 1:14.6 与 1:10。

那么,卡介苗接种究竟对成年人结核病有无预防作用？林国忠报道,其所在部队自 1983 年 12 月—1987 年 11 月,入伍新兵中每年均有结核病散发病例,共发生肺结核病 12 例。因此,从 1989 年 3 月—1994 年 12 月,新兵 873 人,均为男性,其中有卡介苗接种史 459 人,城市兵 175 人。对他们排除结核病后不做结素试验而直接皮内注射卡介苗。接种后第 2 d,个别人出现低热不适,未做处理;部分人轻度痒、痛不适,不予处理,后出现脓点,少数化脓溃破,2～3 周大部分出现红肿硬结。之后新兵中除 1989 年发生肺结核病 1 例,1991 年发生颈淋巴结核 1 例,余无结核病人发生。实践证明:在新兵中采取卡介苗预防接种是必要的,卡介苗预防结核病的效果肯定。

卢立国等近年曾经进行过成人结核病与儿童期卡介苗接种及接种次数相关性断面监测,以求探讨儿童期接种卡介苗对成年后断面结核病发生的影响。江苏省淮安市自 1980 年开始试行接种卡介苗,按国家卫生部规定,无特殊情况下医院在新生儿出生后 24 h 内或在出院前完成第一次接种,小学一年级、初中一年级时各再加强一次,计 3 次接种节点的接种(卡介苗均为上海生物制品研究所生产)。到 1997 年年底,卫生部通知卡介苗不再强化免疫,因此从 1998 年起孩子只在出生时接种一次。原隶属于淮安市的沭阳县人民医院与泗洪县分金亭医院自 2010 年开始是当地结核病指定医院,两县所有结核病患者全部归口到这两所医院诊断、管理治疗。在临床工作中两医院对患者例行检查卡疤(直径 2 mm 及以上者为之,针尖样无法确定者摒弃)。那么,结核病的发生和卡介苗接种与否、接种次数间有无相关性呢？为此于 2010 年 1 月 1 日至 2014 年 12 月 31 日进行对结核病患者的登记、卡疤检查计 5 年的断面监测。登记对象是两县的医院就医诊断为新发结核病患者,且患者为 1980 年 1 月 1 日—1985 年 12 月 31 日出生的沭阳、泗洪县人;诊断结核病依据为痰涂片结核菌阳性,或病理诊断为结核病者;有咳嗽、咳痰、咳血、胸痛、发热等 1 项或多项症状,且影像学(CT 或胸片、超声)、结核菌素试验等提示结核病,行抗结核药物治疗有效,病灶吸收或病变范围显著缩小或纤维硬化,患者症状消失或明显减轻;所有病例均经有当地结核病专家参与的读片会定诊、制订化疗方案和疗效考核标准。统计方法:利用 SPSS 17.0 统计学软件行 χ^2 检验。$P < 0.05$ 表示有统计学意义。

2000 年 5 月对当地高中一、二年级抽样计 3 619 名学生,调查资料显示,其卡疤率为 94.94%。经检验,两县学生接种率间差异无统计学意义。接种率及人数见表 27-1-10。

表 27-1-10 抽样的高中部一、二年级学生卡介苗接种情况

卡疤数	学生数	比例/%
0	183	5.06
1	307	8.48
2	1 820	50.29
3	1 303	36.00
>3	6	0.17
合计	3 619	100.00

两个县人口资料显示共约 270 万人,1980—1985 年出生 231 429 人。根据卡疤率可以推算出该人群中未接种的有 11 710(231 429×5.06%)人,接种 1 次的有 19 625(231 429×8.48%)人,接种 2 次的有 116 386(231 429×50.29%)人,≥3 次的有 83 708(231 429×36.17%)人。

本次监测时间断面内共登记 169 例结核患者,其中男 92 例,女 77 例;浸润性肺结核 159 例(其中 1 例合并腹膜炎),胸膜炎者 7 例(6 例未接种卡介苗,接种卡介苗 1 次的 1 例),肺外结核 3 例(1 例颈淋巴结核,2 例腰椎结核)。3 例肺外结核和 1 例肺结核合并结核性腹膜炎患者均无卡疤。159 例肺结核患者,痰

菌涂阳 37 例,涂阳检出率 23.27%;166 例肺结核和胸膜炎者患者中打工者共 117 例,占 70.48%,打工者中不乏每日工作 12 h(二班倒工作制)者,其中还不时有工作 24 h 者;热衷于网吧者 13 例(7.83%),尤其是沉迷于网吧经常通宵达旦者往往是重症结核病患者,病变部位范围广泛、空洞多发,有的即时痰菌(涂) 3 +,其中 3 例曾经被怀疑是 AIDS,但 HIV 抗体阴性。1 例颈淋巴结核患者为美容店的理发师;2 例腰椎结核患者均为从事长途运输的货车司机。

169 例结核病患者与卡介苗接种关系见表 27-1-11。

表 27-1-11 结核病患者例数与卡介苗接种次数情况

卡疤数	结核病人数	比例/%
0	61	36.09
1	63	37.28
2	45	26.63
3	0	0.00
>3	0	0.00
合计	169	100.00

那么,监测期这些人群卡介苗接种次数与结核病(除外粟粒性肺结核与结核性脑膜炎)发生的关系如何呢? 发现结核病人计 169 例,其中无卡疤者 61 例(占 36.09%),卡疤 1 个者 63 例(37.28%),2 个者 45 例(26.63%),3 个及以上者均为 0(0.00%),如表 27-1-12 所示。

表 27-1-12 卡介苗接种次数与结核病发病情况

卡疤数	发病人数	未发病人数	合计
0	61	11 649	11 710
1	63	19 562	19 625
2	45	116 341	116 386
≥3	0	83 708	83 708
合计	169	231 260	231 429

经检验:未接种人群发病率(61/11 710)与接种 1 次的(63/19 625)比较,$\chi^2 > 6.63$,$P < 0.01$,差异有统计学意义;接种 1 次的发病率与接种 2 次的(45/116 386)比较,$\chi^2 > 7.88$,$P < 0.005$,差异亦有统计学意义。因此,儿童期接种卡介苗可能对成年后结核病(非血行播散性肺结核及结核性脑膜炎)有一定的保护作用,卡介苗预防结核病的作用是肯定的。儿童期接种卡介苗预防结核病是非常需要的,加强卡介苗接种可能更有意义。卡介苗至今仍是我国预防儿童结核病的重要武器之一。

卡介苗抗结核免疫力的持久性依赖于卡介菌(MTB)在机体内的存活,一旦体内 MTB 消亡,机体获得的抗结核免疫力也会随着记忆性 T 淋巴细胞数量的减少、功能的衰弱或消失而逐渐降低直至消失。有人称 MTB 这样的免疫为带菌免疫或传染性免疫(infection immunity)。新生儿接种卡介苗后诱导免疫应答通常仅维持 10~15 年,卡介苗对成人的保护效率为 0~80%。卡介苗在预防结核病的同时,还可降低耐药结核病的发生率,意义非同一般。

本次观察人群年龄为 25~34 岁,是卡介苗接种后 10~20 年的结果。如果对卡介苗接种后 20~30 年,甚至更长时间进行断面监测,其结果又如何呢? 令笔者深感遗憾的是,本次监测未能亦无力关注儿童期接种卡介苗后二三十年,机体的免疫池中不同细胞及细胞因子由于卡介苗接种及接种不同次数后引起的变化及反应。

2010 年全国第五次结核病流行病学抽样调查显示,肺结核患病率随着年龄增加逐步增高,75~79 岁组达到高峰。结果显示:60 岁后机体免疫力的下降,特别是细胞监视功能的下降可能是导致结核病高发的原因,也可能是导致肿瘤高发的原因。如果在这个年龄段接种卡介苗,甚至是加强接种,其作用如何呢？因卡介苗接种后诱发的非特异性免疫功能可以抵抗肿瘤，所以如果对结核病的高危成年人群和高龄人群接种卡介苗或许是有益的和值得的。笔者思考长久：在如今的生物制品和有关药品中，哪一种能较好地调动、激发机体的细胞免疫力，而且可辅助机体体液免疫的增强呢？即使有，它能和卡介苗相媲美吗？答案是否定的。因此笔者认为对外出打工者及诸如到非洲等结核病疫情严重地区的援外人员进行卡介苗接种甚至是复种都是必要的；考虑到其免疫的非特异性功能，对高龄人群接种或复种卡介苗也许是可行的，而且可不做结核菌素试验直接接种。如果强化卡介苗的接种，把人体的免疫力提高到最佳状态，机体能否降低或抵抗病原体如 HIV 的感染呢？目前，仍有诸多问题有待研究与探讨。

（三）结核病死亡率下降

于方濂报道，从北京市城区的资料可见，随着新生儿卡介苗接种率的提高，0～4 岁组婴幼儿结核病死亡率明显下降，1973 年新生儿卡介苗接种率为 96.9%，0～4 岁组儿童已无因结核病而死亡者，如表 27-1-13 所示。

表 27-1-13　北京市城区婴幼儿死亡率与新生儿卡介苗接种率关系

年份	0～12 月婴幼儿卡介苗接种率/%	0～4 岁组结核病	
		死亡率/(1/10 万)	死亡率占 1949 年的比例/%
1949	—	296.3	—
1950	21.6	270.9	91.4
1957	92.4	35.7	12.0
1963	93.5	3.9	1.3
1965	97.7	1.1	0.4
1973	96.9	0.0	0.0
1975	97.3	0.0	0.0
1978	97.2	0.0	0.0

卡介苗对流行病学是否有作用，主要取决于它能否通过切断传染环节防止未接种者发病，这种效果如果存在，则根据未接种卡介苗年龄组中病例数的减少即可以确定。Styblo 研究了在 15—29 岁接种卡介苗对未接种卡介苗婴儿及儿童的作用，发现荷兰从未大规模开展过卡介苗接种工作，于是将荷兰 0～14 岁儿童结核病发病趋势与 1950 年就给每个离校学生接种卡介苗的挪威进行比较，同时又将荷兰与丹麦两个国家 0～4 岁（因丹麦 5～14 岁儿童普种卡介苗）儿童的结核病发病趋势进行比较。可以看到 1951—1968 年，荷兰发病率曲线下降趋势比挪威和丹麦更明显。0～4 岁、5～9 岁、10～14 岁三个年龄组结核病发病率下降百分率，荷兰、挪威和丹麦三国依次分别是：12.4%、12.5%、13.2%；9.4%、8.6%、9.9%；8.9%、9.1%、9.1%。可见，IUAT/WHO 所提出的"在年感染率较高的发展中国家，在儿童结核病预防方面，以及早进行卡介苗接种为宜"的意见是正确的。卡介苗对各种类型结核病均具预防作用。

八、其他国家与地区的研究

法国、匈牙利、英国及日本都有类似报告，即结核病的发病情况与所在国家或地区的卡介苗接种政策密切相关。多数报告认为接种卡介苗对儿童预防结核病仍是一个有效的措施，其保护率约为 80%，保护作用可持续 10 年左右。WHO 西太区的观察结果发现，一些国家特别是南太平洋国家，接种卡介苗后结素阳转率很低，阳转者结素强度在接种后数年中消退较快，但卡介苗接种后的保护力仍显然可见。

统计显示，1930—1970 年，在大型的随机对照和病例对照研究中卡介苗的保护效果从 0～80% 不等。总体来说，在北美和北欧的保护率最高（60%～80%），而在热带地区临床试验的保护率通常较低甚至无保护。试验结果差异大的原因是：① 试验方法不同。许多不同的研究者所用的方法并不同质。研究结核病例诊断方面缺乏一个敏感、客观和可信的金标准。由于结核病例早期无症状，可能会被误诊。② 疫苗变异。卡介苗的对照试验至少使用了6种不同的疫苗,疫苗制作采用的毒株不同,而且卡介苗减毒株也在随时间变化不断改变。③ 环境分枝菌和卡介苗之间的相互作用也是可能的原因之一。环境分枝菌的易感性主要发生在全球的热带和亚热带地区。机体暴露于环境分枝菌可能导致低的结核菌素敏感性,这可能与肺结核的免疫力有关。④ 宿主因素。来自动物实验的证据表明,宿主基因因素可能决定宿主对卡介苗的反应等。但多年来的各种随机对照试验和Meta分析研究均证实,卡介苗可预防和控制结核性脑膜炎(结脑)、播散性结核,平均保护率为75%～86%。

另外,卡介苗接种对于预防控制麻风病的效果还是值得肯定的。

对于卡介苗接种后的保护期,新生儿接种卡介苗后的保护期尚未明确,但通常认为保护水平会逐年下降,经10～20年会降至保护力不显著的水平。

丹麦专家K. Bucnh-Christensen来华演讲中提及,匈牙利一项长期研究(1959—1983年)表明:① 在卡介苗再接种制度执行的第一个10年间,儿童期结核病发病率降低的速度(每年23%～32%)比不接种卡介苗的成年期发病率降低的速度(每年6%～16%)高3～4倍。② 在第二个10年间,这时重复接种的儿童已经成为年轻成人,各年龄组成人结核病患病率降低的速度进一步加快,达到每年12%～15%。结核病流行病学调查显示,结核病的减少可以通过系统的、持续不断的卡介苗再接种的制度得到促进,这一制度已被纳入WHO的免疫扩充计划。

九、结素阳性者对结核菌再感染的影响

在严重感染环境中已受结核菌感染的人比没有受过结核菌感染的人发病率低,表明已受结核感染者对再次感染有相当大的防御能力。如表27-1-14所示。

表27-1-14 在同样严重感染环境中原结素阳性与阴性者发病率

报告者	年份	原结素阴性者发病率/‰	原结素阳性者发病率/‰	阴性与阳性发病率之比	
				未接种卡介苗者数	已接种者
Heimbeck[1]	1938	126.6	—	12.3	10.3
Madsen[2]	1942	40.6	0.0	3.7	11.0
Damiels[3]	1948	28.3	—	8.0	3.5
Hyge[4]	1943	44.6	1.9	8.6	5.2

注:1. 奥斯陆女护校学生;2. 哥本哈根男医学生;3. 伦敦医护学生;4. 哥本哈根女子中学学生。

通常,人体对结核菌的特异性免疫力可以有3种作用:① 控制、局限自然感染的结核菌自由繁殖,限制结核菌数目的增长;② 增加人体破坏结核菌的能力,使活结核菌数目减少;③ 控制结核菌在体内的播散。在这种免疫力的作用下,原发病灶和肿大淋巴结里的结核菌,以及播散到全身各处的结核菌就停止繁殖,甚至消亡。于是原发病灶愈合或消失,肿大淋巴结也逐渐紧缩而钙化;血行播散停止,已播散的结核菌大部分被消灭。这种免疫力可长期存在,并且这种免疫力的存在可以抵抗外来结核菌的再感染。

Stanford等选用了一种免疫疗法,他们认为结核菌既存在引起组织损伤反应的种属特异性抗原,也存在一般种属甚至所有种属均具有的保护性抗原。这就解释了为何卡介苗能明显有效地抗麻风病,也解释了为何1975年在瑞士对新生儿停止使用卡介苗后腮腺炎发病率的增加。症状严重的结核病和麻风患者与那些虽受感染但尚健康的人相比,缺乏识别一般分枝杆菌保护性抗原的能力,因而某些分枝杆菌病者虽应用了有效的化疗,却缺乏对抗极少数残留分枝杆菌的免疫力。依据这一思路,他们将一种最初从牛粪中分离出来的不使人致病的腐生分枝杆菌制成死菌悬液,作为免疫治疗剂,使用菌株为NCTC 11659,它含有许多一般分枝杆菌保护性抗原,且含有尚未确定的抑制迟发型变态反应的物质。研究表明:注射辐射致死的分枝杆菌疫苗,可使结核和麻风病患者恢复对一般保护性分枝杆菌抗原的识别能力,减少机体的不良反应,改善机体的免疫反应性。结核免疫治疗的研究虽已取得令人振奋的结果,有了一定的进展,但是还有许多工作要做,如果能在细胞水平和分子水平上阐明结核免疫的机制,那将促使结核免疫治

疗发生更大的飞跃。

张立兴认为,由于结核病在人体内发生发展的特点,有关接种卡介苗效果的研究,须经长时间的观察才能获得可靠的结果。从分析中发现接种卡介苗组儿童发生结核病者,特别是粟粒性结核及结核性脑膜炎者,明显少于未接种组。因此,首先确定接种卡介苗对结核病能产生肯定的保护作用。卡介苗接种应用于人群后对结核病的流行产生明显抑制作用。有些研究中结素阴性未接种卡介苗组与接种组结核病发病率的差别逐渐减少的原因是:① 未接种对象在观察期间逐渐受到自然感染,抵抗力逐渐增加;② 未接种组的易感者因陆续发病而减少;③ 由于接种后菌苗的作用逐渐减弱,接种组抵抗力逐渐降低,以致接种所产生的初期效益不能继续保持。

张氏文章指出,Bjartveit 和 Waaler 通过对比分析三个斯堪的那维亚国家不同接种卡介苗措施和美国未开展卡介苗接种的两个州之间特定年龄组结核病发病率减少的趋势,以判断接种卡介苗对结核病流行的作用。三个斯堪的那维亚国家从 1940 年起大规模开展接种卡介苗工作。接种对象,瑞典是新生儿,挪威是小学毕业生(14 岁左右),丹麦是小学入学儿童(7 岁左右)。到 1950 年上述接种对象接种率已很高。各国各年龄组 1950—1960 年发病率下降情况分别是:接种卡介苗组,如瑞典 0~14 岁组,挪威青年组,丹麦 10~20 岁组的结核病发病率每年平均下降 20%~25%,而没有接种卡介苗组发病率仅下降 10% 左右。这三个国家不同年龄组发病率下降情况说明,直接受益最大的年龄组能反映出接种卡介苗的作用。美国没有接种卡介苗的两个州,虽然同期青少年组结核病发病率也下降,但和三个斯堪的那维亚国家相比,其下降速度较缓慢,差异十分明显。Moodie 报告,我国香港地区 1954 年前几乎未开展新生儿卡介苗接种工作,接种率仅为 3.6%,以后逐年开展,到 1960 年接种率达 71.5%。1954—1962 年,5 岁以下儿童患病率下降 80%,而同期其他年龄组患病率下降缓慢。Eherngut 等报告,德国汉堡市 1953 年新生儿卡介苗接种率仅为 33.3%,以后逐年提高,到 1971 年接种率已达 98.3%。在这期间儿童结核病发病率明显下降,在 1953 年左右每年有 700~800 例结核病患者,而 1971 年仅有 28 例。为使卡介苗接种对结核病流行产生较大效益,在制订接种卡介苗计划时,要充分考虑结核病感染率、新感染率和发病率的高低及变化趋势。现在国际上大致把结核病流行情况分为三类,这三类地区对卡介苗的应用也不同。

1. 结核病流行严重地区

这些地区是高感染率、高新感染率和高发病率地区,一般入学年龄段(7 岁左右)儿童的感染率超过 5%。在此情况下,应首先对青春期以下人群进行卡介苗普种;然后将新生儿定为首种对象,等其入小学时或小学毕业时复种 1 次,这样可以降低婴幼儿和青春期两个发病高峰。

2. 感染率高但新感染率下降地区

不少地区开展结核病防治工作后,传染源逐步得到控制,就会出现感染率高但新感染率下降的情况。一般 7 岁左右儿童感染率为 2%~5% 时,首次接种卡介苗时间可延长至小学一年级;该年龄段儿童感染率低于 2% 时,首次接种在 12~15 岁为宜。

3. 低感染率和低发病率地区

WHO 认为,14 岁儿童感染率低于 1% 时,接种卡介苗不产生多大作用,可不推行。Spirngett 认为,在接种数万人仅能预防 1 个病例时,应停种卡介苗。

英国胸腔及结核病协会研究报告指出,在英国,1968 年平均预防 1 名结核病人须接种 750 人,1973 年须接种 1 500 人,1978 年须接种 3 000 人,1980 年须接种 5 000~10 000 人。在推行接种卡介苗后,应不断考核接种效果,并依据结核病流行情况的变化调整卡介苗接种计划。

知识拓展 陶荣锦《卡介苗接种在结核病防治工作中的作用》(特约稿,1979)

能够影响卡介苗接种的效率,有下列几种因素:

① 接种时疫苗的效能;

② 受种人受传染的机会和受染后发生结核病的机会;

③ 未受染人口被接种的比例。

虽然卡介苗在近四十年来是预防传染病中施用最多的疫苗,直到如今,对于它的效用仍有不少争论。有关这个问题的文献有一百多篇报道,大多认为卡介苗对于结核病的预防有相当高的价值。最有代表性的文章,一篇是有关美国北部印第安人的研究,这是1936年开始的工作。3 000多名结核菌素测验阴性、1~20岁、住在美国北部的印第安人被包括在内,1 550人被接种卡介苗;另外1 457人只注射了生理盐水,两组人每年接受X线胸部检查一次,直到1947年为止。这两组人员头5年每年发病率的对比如表1所示。

表1 接种组与对照组依年发病情况统计

接种年	接种组		对照组		预防效率/%
	病人数	发病率/%	病人数	发病率/%	
第一年	11	0.72	22	1.55	54
第二年	13	0.87	30	2.20	60
第三年	4	0.27	31	2.31	88
第四年	5	0.34	29	2.24	85
第五年	3	0.21	31	2.50	92

预防效率一直持续到第11年还很显著。第二篇代表文章是英国医学研究院发表的有关伦敦北部地区50 000多14岁到15岁半的青年的研究。这是1950年开始的研究。从这50 000多人中挑出13 598人接种卡介苗,另外12 699人结核菌素试验阴性的编入对照组。以后平均每14个月复查一次,直到1960年。在接种后平均8.8年之内,接种组发现48名结核病患者,对照组则有213名病人,所以这段时期内预防效率约为79%。相反,美国公共卫生署在20世纪60年代相继发表了三四个报告,说卡介苗接种在乔治亚州、亚拉巴马州及波多黎各地区只能给接种者以0~31%的保护。为了这些争论,十多年前,世界卫生组织获得美、印两国政府的支持,在印度南部又开始了一个对卡介苗效力的研究。直到如今,还没有得出什么结论。主要是发病率在当地人口中已经很低,连对照组都找不到很多病人,所以和接种组的病人数比较起来,相差就很有限了。从这两派的争论中,可以看到一个很显著的差别,凡是说卡介苗接种有预防价值的,他们对于结核病人的定义是根据一年一度的X线胸部检查的结果,而另一派则是以临床发现有症状而被报告到卫生当局的患者为根据。前者对于病人数的估计或有偏高,后者的病人数则无疑是不完全的。这是除去疫苗本身差别之外的一个很重要的关于这个研究的结果为什么差别如此之大的解释。事实上,战后卡介苗的普遍使用,不少实地经验已证明了它的效力。最近的一个例子,就是我国香港在1952年左右,每年5岁以下儿童因结核病死亡的人数约1 500人,占全地区结核死亡总数的1/3。从那年开始,香港开始初生婴儿卡介苗接种工作,1960年接种率高达71.5%。据报告,在1974年,香港因结核病而死亡的5岁以下儿童只有8人,说明卡介苗对于儿童结核病的预防功用是不容置疑的。

也有一部分人士说,卡介苗对于成人结核病的预防价值很有限,特别是从整个社会新发生的病人观点来看。因为大多数的新患者(甚至全数)是从结核菌素试验阳性的人口中产生,所以受卡介苗的保护而减少的新病人数和估计总数比较起来是很低的。这在卡介苗施用初开始于一个流行很广的社会里时是正确的,但是假若卡介苗的使用得当,持续相当一段时期,大多数结核菌素试验阳性人口被卡介苗接种者代替,则每年新患者自然会不断下降。

卡介苗预防急性结核病的效力是绝对的,特别是死亡率极高的脑膜炎、粟粒性结核病和其他肺外的结核病。对于泌尿系统结核病的预防,似乎要多等些年月才能看出效力。

一个卡介苗制造所的产品,经过科学的研究证明有效,并不保证它在任何场合都会产生同样的效力,这是极明显的事实。每一个人接受的卡介苗,都要按这产品在接种时的情况来决定它的效果。通常要看疫苗的菌种,也要看真正注射进去活菌的数目。若是盼望取得最大的效果,不只是要选择最好的产品,同时也要给予疫苗最大的保护。卡介苗,特别是液体卡介苗,出产后的活菌数和储藏时间成反比例,甚至在最理想的储存情况下也一样。所以通常失效期是四个星期。若是菌苗放在4 ℃以上,活菌数目就会加速降低。假如疫苗偶然暴露于阳光之下,甚至一二分钟,死菌数就会急速增加,而使疫苗失去效力。所以对于卡介苗离开生产制造所以后的保护,特别在温度和露光方面,必须严加注意,以保持它的效力,直到它被注入人体。

任何疾病的预防需要,都由它受染和致病率的高低而定,像目前天花已在世界各国绝迹,牛痘苗接种便不再需要。结核传染率各国不同,在同一国家的不同地区也不一定相同,即使是同一地区,不同的时期,它也不会一样。传染率通常以每年每一百人受传染的人数来衡量。在很多发展中国家,这个比例还保持在每年1%~5%。若干经济富裕的国家,也是结核病流行最低的国家,他们的结核传染率已降低到每年万分之一二。一般原则是,传染率越高的地区,卡介苗接种应该越早开始,传染率较低的国家,像北欧斯堪的那维亚地区和南太平洋的澳大利亚,他们的卡介苗接种都集中在小学毕业的年龄(12~14岁上下)。在东南亚地区的国家里,只要环境许可,都是希望婴儿在不满12个月的时候接种卡介苗,以收较高保护效率。传染率的高低通常是由一个社会里传染源的多少和生活环境的好坏来决定的。

对于结核病的免疫力,一部分是先天性的,还有一部分是后天受感染后获得的。通常一个人对于结核病的抵抗力是从这两种来源合成的。有些种族的人,过去从来不曾和结核菌接触过,所以先天的免疫力特别低,一经传染,得病的机会很高,像南太平洋群岛上的土著人,大多属于这类;相反,文明发达较早的种族,像我国、埃及、希腊及高加索族,已经和结核病斗争了几千年,很多对结核病免疫力较低的人已被淘汰,适者生存的现代人,对于结核病的免疫力一般较高,他们所能得于卡介苗的益处也就较低。所以,卡介苗的保护力对于先天免疫力较低的人格外有益。

官内感染结核病的免疫力和年龄、性别甚至某些生理状况有相当的关联。通常5岁以下儿童、成年期的青年受到传染后,发病率较高。这种成年期的变化,在女性中发生稍早。相反,学龄儿童(6~12岁)对于结核病的免疫力似乎较高。过去很多国家的卡介苗工作集中于学龄儿童,主要是容易集中。事实上,如果同样的工作转移到学龄前的儿童或是15~16岁的青少年,可期望的效果可能会好得多。

第三个与卡介苗接种效果有关的因素是接种的完成率。卡介苗接种的对象是未受传染的人,一个社团或是国家里有多少人是结核菌素试验阴性的,其中有多少接受了卡介苗接种,和卡介苗在整个结核病防治工作中的作用当然有很大的关系。在一个传染流行很广的国家里,结核菌素试验阴性的人口不过20%~30%,即使这些人每人都被接种,未来的年月里,新发生的患者也不会减少太多。若是希望卡介苗对这个国家"有所作为",除了很快将现有的结核菌素试验阴性的人施以接种之外,还要开始对初生婴儿接种二三十年,然后才可收到卡介苗的具体效果。相反,在一个传染流行程度很低的国家里,结核菌素试验阴性的人口比例可能达到70%~80%,若是这些人先天免疫力较低,而能大多予以接种卡介苗,则受保护的患者将达最高的限度。但是,若是受接种的人占少数,使疫苗有效,可期望的效果也有限。

单纯靠卡介苗接种来控制结核病,可能要几十年,依目前的知识来衡量,这是不切实际的办法,还是要靠迅速减少传染源,也就是对于有传染性的病人的积极治疗。不过,组织一个全国性的结核病治疗措施,不是那么容易的。结核病要预防和治疗两方并进,但是组织一个全国性而有效的卡介苗接种的工作,比较容易办到。回顾最近三十年来在近百个国家,尤其是发展中国家里,几乎都是先组织全国性的卡介苗接种工作,然后再慢慢地发展结核病的治疗措施。

最后谈一下怎样加强我们现有的卡介苗接种工作的效果。

上面所提到的各种可以影响卡介苗接种工作效率的因素中,有几种不是人力可以立刻改变的,像总人口、未受感染的人口、传染率和发病率,可是以下三个方面则可以大有作为,因而可以大幅度地增加卡介苗工作在结核病控制中的作用:

第一,保持卡介苗在接种时的活菌量最高。操作时要小心避免疫苗的受热或是受到光线的照射;吸入疫苗后的针管,随时要遮盖住,不得露光;工作地点也要找阳光不强的地方。冻干的疫苗有效期能达一二年,又比较耐热,应该逐渐改造使用,以代替现用的液体疫苗(有效期只有一个月而且非常脆弱)。

第二,按流行病学对于传染率在不同地区不同年龄的情况,随时斟酌改变集中接种的年龄,以收到最大的效果,同时也随时随地考虑复种卡介苗的需要和要有适当的间隔年限。

第三,要在最快的速度下将被选的某种年龄的儿童全数(至少80%以上)予以接种。

如果将上述三个要求全数做到,毫无疑问,我们的卡介苗接种工作能够在全国结核病控制的斗争中,起到最高峰的作用。

(1979年8月,文章略有删除、改动)

第二节 结核病仍然是不可忽视的传染病

一、疫情仍然严重

人类对结核病的研究已经长达几个世纪,明确了结核病是由MTB引起的病因明确、防有措施、治有办法的一种慢性呼吸道传染病。在世界范围内,由于抗结核药物的开发,自1955年以来,世界上结核病的患病率和病死率均明显下降,有一段时间人们甚至认为结核病绝迹的时代已经到来;但自1980年开始,患病率和病死率下降的势头受到遏止。到目前为止,结核病仍然是由单一病原菌导致死亡人数最多的疾病,并且近年来呈现死灰复燃之势。WHO于1993年宣布结核病为新发的全球公共卫生事件,仍为全球尤其是发展中国家人口的主要健康威胁之一,是目前全球尤其是发展中国家最为严重的公共卫生问题。近年来,发达国家通过研制有效的抗菌药物和改善社会经济条件降低了结核病发病率和死亡率,使全球结核人均发病率逐渐下降,但下降率十分缓慢,下降幅度不到1%。2009年共有170万人死于结核病(包括38万名艾滋病患者),相当于每天约4 700人死亡。结核病主要影响年富力强的年轻成年人,绝大多数结核病死亡发生在发展中国家,其中1/2以上发生在亚洲;而艾滋病病毒感染者面临着更大风险,因为结核病对免疫系统受到削弱的艾滋病病毒感染者来说是主要"杀手"。根据2009年WHO估计,2007年全球结核病新发病例为927万,其中我国约为130万。1997年3月《亚洲医学新闻》报道:Kochi主任称,不规律治疗和HIV/AIDS的传播,已经使结核病失控。结核病已经是致青年和成人死亡的首要传染病,是HIV阳性者的主要"杀手",结核病致死的妇女比所有原因引起的产妇死亡人数都多。结核病患者中,2/3在亚太地区。目前,结核病仍然是严重危害人类健康的全球性公共卫生问题:2009年,在估计结核病发病率最高的15个国家中,13个国家在非洲,而所有新增病例的约1/3在印度和中国;2009年新增结核病患者940万,其中80%分布在22个国家。WHO网站上发布的《2012年全球结核病报告》指出,结核病仍然是当今一种主要的传染病,防治形势不容乐观:2011年有870万新发的结核病病例,全球负担仍然很重;结核病成为全球妇女的主要死因之一,非洲和欧洲区都未能按计划实现2015年将1990年死亡率数字减半的目标;全球范围内1/3 AIDS患者的死亡归因于结核病。HIV阳性者一旦感染了结核菌,那么其患结核病的可能性是HIV阴性者的30倍。在美国,尤其是随着AIDS患者的增加,耐多药结核病已成为一个严峻的问题;在日本,AIDS患者尽管不像美国那么多,但也应引起充分认识,HIV感染和糖尿病是结核病并存病或伴发病的热点研究问题。

1999年WHO的宣传材料表明:事实上,全球20多亿人感染了引起结核的微生物结核杆菌,占世界总人口的1/3,其中平均每10人中就有1人在其一生中将罹患活动性结核。宣传材料还表明:事实上,全球1/2的难民可能感染了结核;治疗的不规律与药物剂量不足导致机体耐药,使多耐药性结核病治愈需要付出更大的代价。耐多药结核病是不对使用一线药物的标准治疗作应答的一种结核病类型,在WHO等所调查的国家中,几乎无一例外都存在耐多药结核病。耐多药结核病在对二线药物产生耐药性时,引起广泛耐药结核病。这类广泛耐药结核病的治疗极其困难,几乎无药可救,非常可怕,人们对之束手无策,其病例已在50多个国家得到确认。因此,药物耐药性已经成为结核病治疗中的热点研究问题。

2008年估计新增耐多药结核病44万例,其中中国、印度和俄罗斯联邦三个国家的病例即占全球病例总数的50%。

根据1979年全国抽样调查结果,我国农村结核病疫情比城市严重,99%的大队(村)有活动性肺结核患者,80%的大队几乎均有3个排菌病人。全国有80%左右的肺结核患者在广大农村,而他们中尚有2/3未被发现。已经发现者也往往因经济原因或症状稍好转即自行停药,从而导致久治不愈的慢性迁延性病人逐渐增加。

流动人口对我国结核病疫情的影响不可小视。安燕生等报道:北京市户籍人口中,新登记活动性肺结核和痰涂片阳性肺结核数由1993年的2 347例和764例下降至2002年的2 204例和703例,变化较小;同期流动人口中,新登记活动性肺结核和痰涂片阳性肺结核分别由242例和90例增加至1 075例和304例,分别增加了344.2%和237.8%。如果把2002年北京市户籍人口和流动人口中新登记活动性肺结核人数和痰涂片阳性肺结核人数分别相加,分别为3 279和1 007例。流动人口中肺结核人数明显增加,对北京市结核病流行影响逐渐加重,必须采取有效措施加强控制。

2000年,国务院下发了《全国结核病防治工作规划(2001—2010年)》,围绕这一规划,卫生部、中国疾病预防控制中心等制定了一系列主要是针对成人的结核病防治工作技术规范。而与成人相比,儿童结核病患病率偏低,因此在国家结核病防治规划中往往得不到应有的重视。一方面,结核病防治机构临床医师的儿童结核病诊治能力有限,使儿童结核病的诊疗受到限制;另一方面,许多儿童医院不设结核患者病床,一些儿科医生对结核病的诊断、治疗原则和最新进展等知识了解不够,导致儿童结核病的规范诊治受到影响。崔宜庆(2009)报道,我国有症状病人中仅有57.2%曾就诊,就诊者中91.2%的首诊单位为各级非结防医疗机构,在这些医疗机构中病人的登记率仅为15.0%,规则治疗率也仅为21.0%。陈松华指出,青壮年是结核病易感人群,其活动性结核和涂阳肺结核患者分别占患者总数的53.0%和61.6%。

成诗明(2004)等报道,≥65岁年龄组肺结核涂阳患病率为440/10万,是各年龄组平均涂阳患病率的3.6倍;≥65岁老年人涂阳病例数占总涂阳病例数的28.6%;在已实施现代结核病控制策略(directly observed therapy short course,简称DOST)的13个省、自治区、直辖市和未实施DOST策略的15个省、自治区、直辖市中,老年涂阳病例数分别占各年龄组涂阳病例数的28.8%和28.9%;1992—2000年在实施DOST策略的13个省、自治区、直辖市的新涂阳病例登记数中,65岁老年结核病患者占11.4%。显示老年结核病患者涂阳患病率高,不论在实施DOST策略地区还是非DOST策略地区,所有涂阳病例中老年涂阳病例构成比例大,而新涂阳病例登记比例却最低。老年结核病患病率高、发现率低是结核病控制工作中值得关注的问题。

2010年第五次全国结核病流行病学调查结果显示:≥15岁人口患病率为459/10万,涂(菌)阳率为122(160)/10万,显示结核病仍是我国威胁人们健康和生命安全的重要疾病,使我国成为全球第二大结核病高负担国家。结核病报告发病人数始终位居法定报告甲、乙类传染病前列,我国每年因结核病死亡人数为其他传染病和寄生虫病死亡人数总和的2倍。究其原因,主要与人口老龄化和医疗技术进步所致的感染机会的增加、AIDS的出现等有关。

《中国结核病年鉴(2016)》报告了中国结核病的"六多"现象:一是结核菌感染人数多;二是结核病患病人数多;三是新发患者多,2015年发病数为91.8万,占全球8.8%;四是死亡人数多,2015年中国结核病死亡率为2.7/10万,死亡数为3.5万;五是农村患者多,全国约80%的结核病患者集中在农村,且主要在经济不发达的中西部地区;六是耐药患者多,我国为耐药结核病高发地区,是耐药大国,在我国耐药性结核发病特别普遍,约25%的结核病患者对异烟肼、利福平或这两种都耐药,10%为多耐药结核病患者。全国第五次结核病流行病学调查资料显示:15岁及以上人口涂阳肺结核患病率为66/10万、菌阳患病率为119/10万,结核病的疾病负担仍很严重;且存在肺结核疫情地区间差异显著、耐多药率情况较严重、地区间发展不平衡、无症状肺结核患者比例明显增加,以及肺结核患者以农民为主、受教育程度低、经济收入低、老年患者比例大等问题。目前,有的地区将公共健康存在长期潜在威胁的、传染广泛的传染病当作无关痛痒的常见病,管理治疗形同虚设;有的患者因对组合药中某药产生副反应中断治疗,导致不规律治疗,使结核病呈现普通结核病→耐药结核病→耐多药结核病→广泛耐药结核病。由此可见,结核菌产生耐药的速度远远快于抗结核药物的发展速度。广泛耐药结核病患者的死亡率是耐多药结核病的4.5倍。尽管广泛耐药结核病并不意味着不可救治,但救治的希望渺茫。就算是耐多药结核病,其诊断复杂,需要的设备多而特殊;治疗周期长,疗程18~24个月,甚至长达36个月;治疗药物产生的不良反应率高,通常有5~6种药物;治愈率低,近50%的患者无法得到治愈;药品价格昂贵,约是普通药物的130~200倍;另外,威胁还在不断增加,比如治疗资源有限或匮乏,致广泛耐药结核病的产生。

2017年2月,国务院下发了《"十三五"全国结核病防治规划》,提出要完善儿童结核病的防治措施,各省(自治区、直辖市)应专门指定儿童结核病定点医疗机构,对儿科医生开展结核病防治技术培训,规范儿童结核病的诊断和治疗服务。强化儿童结核病的登记报告制度,对所有以因症就诊、转诊、接触者检查、追踪和健康体检等方式前来做结核病确诊的儿童,均应严格按照《中国结核病防治规划实施工作指南》的诊疗流程和治疗转归结果进行及时登记,录入国家结核病防治规划(NTP)的结核病管理信息系统。对确诊结核病患儿,应按照《中华人民共和国传染病防治法》乙类传染病报告的要求进行24 h内限时疫情报告。

在机会感染日趋增多,结核病患病率再度上升的现在,详细了解结核免疫防御机制显得更为重要。细胞免疫不仅是对结核菌感染的防御,对结核病的发生也具有重要预防作用。对付结核病的方法是对现症患者进行规律全程的抗结核药物治疗,对于健康的新生儿、婴幼儿则是疫苗接种的预防,这是非常重要的基础免疫工作,其有效作用不可低估。现在的问题是:我们对基础免疫的重要性有足够认识吗?预防接种工作做到了吗?做好了吗?2000年全国查卡介苗接种卡痕率,城镇为77.0%~94.0%,农村仅为60.0%,到2008年我国城镇卡介苗接种率均在90%以上。在各型结核病中,未接种组重症结核发生率为38.7%,而接种组仅为2.7%,未接种组92.3%的病例来自农村,说明卡介苗接种对预防控制重症结核病具有非常重要的意义。崔宜庆认为,卡介苗接种质量和保护率有待提高,尽管卡介苗对成年人的预防效果尚不确定,其保护率为0~80.0%,但新生儿应最迟在1岁以内接种;对于每年新感染率超过1%的流行地区的婴儿和儿童人群,或者暴露于传染源的高危儿童,如果结核菌素试验阴性,仍推荐接种卡介苗。

二、结核病问题的经济学

据WHO统计资料,1986—1990年41.5%的发展中国家和25%的发达国家结核病的疫情恶化程度在上升,WHO宣布全球进入结核病紧急状态。曾瑜等为卫生资源配置与卫生政策制定提供依据,用包括Data等多种数据库在内的数据库自建库,截至2017年8月1日,对纳入研究的结核病相关人口、死亡和疾病负担进行统计分析,初检共得到760篇文献,经逐层筛选后共纳入中文31篇、英文9篇,计40篇文献,撰写了《中国人群结核病疾病负担的系统评价》。在世界上,结核病同艾滋病、疟疾一起被WHO列为当今世界重点控制的威胁人类健康的三大传染病,同时也是我国乃至全球的重大公共卫生问题。WHO 发布的《2017 年全球结核病报告》统计,全球罹患肺结核者在 2017 年已达 1.04 亿,耐药结核病患者新发人数为 60 万例。结核病相对于其他疾病而言,其病程和治疗周期长,治疗费用高,给国家、社会和个人三方面造成沉重负担。其疾病负担是指疾病、伤残以及早逝对生命健康和社会经济方面带来的损失和影响,因此疾病负担研究的指标被相应地分为公共卫生指标和经济指标两类。疾病流行病学负担研究指标从最初的死亡率、死因位次、发病率等传统描述健康状况的流行病指标,到将死亡数量及死亡年龄共同考虑在内的损失寿命年(potential years of life lost,简称 PYLL)及其派生的一系列类似指标,发展为伤残调整寿命年(disability adjusted life years,简称 DALY)。DALY 包括损失寿命年(years of life lost,简称 YLL)和伤残寿命年(years of lived with disability,简称 YLD)两部分,其将发病率和死亡率的信息有机地结合在一起,综合考虑了疾病造成的死亡和失能引起的损失,计算时又赋予年龄和时间偏好的权重,比以往的指标能更全面反映疾病负担。疾病的经济学负担是指疾病给患者、家庭和社会带来的直接经济损失和为防治疾病所消耗的卫生经济资源。

定性分析结果显示:自 20 世纪 90 年代以来,我国结核病患病率及其疾病负担逐年下降,但例均结核病疾病负担和疾病总经济负担呈增长趋势,疾病总经济负担由 1993 年的 42.7 亿元增长至 2003 年的 110.6 亿元,疾病经济负担增长了 1.6 倍,超过同期 GDP 增速;2015 年肺结核患者的人均住院费较 1999 年增长了 1.3 倍。专科医院 2004—2015 年约 10 年间肺结核患者住院费用的年增长率为 7.84%。研究结果显示,肺结核患者疾病经济负担沉重,且增速较快。随着我国结核病防治工作的不断推进,人群患病率和死亡率逐年下降。自 1991 年起,我国开始引进 WHO 推荐的 DOST 策略,从防治策略上实现与国际接轨。1991—2015 年国家层面共出台了结核病防治相关的重要政策 85 项,类型从完善规范防治工作到不断细化完善各方面,围绕耐多药肺结核诊疗亦有相关政策出台。

值得注意的是,结核病发病年龄集中在婴幼儿和青壮年,青壮年是结核病易感人群,其活动性结核病患者和涂阳肺结核患者分别占患者总数的 53.0% 和 61.6%,结核病是青壮年的主要"杀手";80% 的结核病发生在患者一生中最具经济产出的年龄。虽然我国结核病的社会疾病负担呈下降趋势,但随着耐多药肺结核病例的增加、复治肺结核病例比例的增大,我国肺结核患者的例均疾病负担仍较沉重。2004—2008 年,全国疾病监测系统显示结核病平均死亡率为 5.48/10 万,男性约为女性的 2 倍,城市与农村的比例为 0.629∶1。我国结核病疾病负担主要集中在 35 岁及以上人群,男性高于女性。中国结核病疾病负担仍较重,结核病防治工作应结合其流行特征和疾病负担变化与趋势,针对不同地区、城乡和年龄组人群优选卫生干预措施方案,优化卫生资源配置,在降低结核病发病率、死亡率的同时突出对耐药结核病的重点防治,减轻中老年人的疾病负担,加强对青少年的结核病预防工作。

三、结核病隐患——牛结核病

大家不要忘记,结核病是人畜共患传染病。尽管牛结核病在许多发达国家已被控制,但在许多发展中国家,它依然威胁着人民的健康。至今牛结核病所造成的损失大于牛的其他各种疾病所造成损失的总和。WHO 专家委员会第七次会议报告在分析影响结核病流行状况因素时指出:"除非扑灭牛结核病,否则人类结核病的控制是不会成功的。"这表明控制牛结核病是一个关系到控制人类结核病能否成功的重要因素。牛结核来源于野生动物。苏联报告:一次牛群结核病的暴发流行追踪结果显示,其是由当地患结核病的獾感染所引起的。后将所有的獾洞全部堵死,牛结核病的流行才被控制。由此看来,只有控制和消灭野生动物的结核病,才能切断许多牛结核病的传染源。这表明消灭牛结核病也是一项十分艰巨的任务。

苏联哥萨克结核病研究所发现,某些州结核病患病率最高的动物是邻近有结核病人的动物。结核病疫源地的自留牛的患病率高出健康人家庭中牛的 2 倍。活动性结核病人家中动物的患病率超出非活动性病人家中动物患病率的 2 倍。排菌病人家中的病牛(大多数每家有 2 头母牛),比活动性但不排菌病人家中的病牛高出70%,而比非活动性病人家中病牛超出4倍。因此,对排菌者家庭,不仅要加强对人的监督,而且必须加强对动物的监督。有病牛家庭的儿童对2U结素的皮内试验反应阳性者达54.1%,结素反应丘疹直径在17 mm及以上者约25.4%。儿童中,经检查有28%有局部结核病变(主要为胸内淋巴结结核)。在这些变态反应强的儿童中,几乎50%家庭中有因各种结核病而在防治所登记的病人。大多数局部型结核病儿童有双重接触:结核病人和结核病母牛。其中部分儿童通过尿检查出隐性泌尿生殖系统结核病。结核病人家庭中均发现鸡结核病,从病鸡器官中分离出牛型结核菌,说明鸡可成为人及动物的牛型分枝杆菌感染的来源。分析结果表明传染途径是:人→牛→猫,人→牛→鸡,鸡→人→猫,狗→人→鸡;人→狗;猫→牛→鸡。而人与鸡、牛与鸡则互为传染源,且比较常见。该研究者认为,在结核病混合疫源地区,病人不管是否排菌,均为流行病学上最危险者,应推行相应必要的预防措施。鸡结核病对人及自留牛具有流行病学及兽疫病学方面的危险性。这可由混合疫源地中鸡结核患病率(14.1%)较高及鸡排出牛型分枝杆菌加以证实。该研究者建议兽医人员在对结核病人家庭中的牛进行结素试验时,必须检查鸡有无结核病。

四、我国牛结核病疫情

我国牧区地域辽阔,几乎家家户户饲养牛,牛的营养价值和经济效益很高。牛奶是牧区人们的主要食品,人与牛日常接触较多。近年来城市家庭中喂养狗、猫等宠物的行为也日渐增多。这些动物也可在人群间传播结核菌。国际防痨和肺病联合会及其杂志编委会内都设有动物结核病研究组,专门负责对牛结核病的研究。几乎每次国际结核病会议都有动物结核的专题报告。国内防痨界和兽医界对人结核病与牛结核病关系的研究寥若晨星。为了促进和加速这方面工作发展,王忠仁对牛结核病与人结核病的相互关系进行了探讨。

(1)流行病学

① 病原菌:哺乳动物的结核病原菌包括结核分枝杆菌(以往称人型结核菌)、牛型分枝杆菌、非洲分枝杆菌、田鼠分枝杆菌。牛型分枝杆菌可使牛患病,也可使人患病。人型菌既可使人患病,也可使牛患病。1898年Smith T.发现了牛型结核菌,它可使猫、狗、猪、羊、骆驼、鹿、野兔、獾、雪貂、羚羊等动物患结核病。② 国内外牛结核病流行情况:牛结核病诊断以结素反应测定,结素反应阳性者即为患病。Wigle等(1940)报告:加拿大安大略省2个主要产奶区的牛结素阳性率为11%~24%,1960年下降为0.2%。日本柚本弘之报告:1897年日本有24万头结素阳性牛(4.6%),1950年降为0.6%,1972为0.004%,现在日本已经成为无结核牛国家之一。英国在20世纪30年代有40%的牛感染了结核菌,1950年开始结核病控制工作,依法将结核菌素阳性牛一律屠杀。1960年英国宣布为无结核病地区,但在20世纪80年代个别地区又有发生。1959年我国郭钧报告:北京市居民1952—1958年肺结核病普查显示,在261例痰标本中,分离出54株分枝杆菌,其中牛型菌占5.6%;1963年北京市未经化疗的肺结核病人痰标本中分离出50株分枝杆菌,牛型占6%;北京市部分地区1978—1979年在痰菌阳性病人中,分离出分枝杆菌452株,其中牛型25例,占5.5%;1979年全国结核病流行病学调查时,在6省2市2 791例肺结核病痰中分离出682例分枝杆菌,其中牛型菌25株(3.7%)。肖成志1982年报告:北京市南郊农场农民肺部普查中,肺结核病人痰菌培养阳性94例,其中牛型7株(7.4%)。1988年蔡慧梅报告,上海市1984—1985年12个区8个县痰标本1 953份,其中牛型29例(1.5%)。中国1985和1987年两次全国奶牛结核病抽样调查13 210头牛中3 235头结素阳性,阳性率24.49%;甘肃省1988—1989年对重点城市奶牛调查7 208头,平均阳性率为3.2%,最高达57%。1988年,王忠仁在内蒙古哲里木盟(今通辽市)对育肥黄牛(1岁组)进行了结素试验,阳性率为3.01%。值得指出的是,这称为年感染率或年患病率。为了进一步了解黄牛体内患病情况,王忠仁在一屠宰场研究,该厂专职检疫员肉眼检查发现结核病变占1.26%。上述情况表明我国牛结核病疫情还是比较严重的。③ 国内外人群中牛型结核病的流行情况:人类结核病变通过临床上X线和病理学检查均很难区别是人型还是牛型结核杆菌所致。时间、地点、情况不同,人结核中牛型结核的频率

亦各异。Schmied 报告:一农场排菌肺结核病人中 13% 为牛型结核分枝杆菌。丹麦 1952 年已在牛群中消灭了结核病,但在 1959—1963 年仍发现 127 例牛型结核病人,且多为中老年人,说明在牛群中消灭结核病后,人群中遗留的牛型结核并不会自行消灭。法国报告 123 例结核病人合并 HIV 阳性者中,2 例致病毒为多耐药牛型分枝杆菌。1992 年英国威尔士报道结核病人中牛型结核占 1%,加拿大为 0.5%,这些病人中 58% 是肺外结核。1982—1985 年爱尔兰报道结核病人中牛型结核占 0.9%,秘鲁为 4.45%,阿根廷为 0.45%~6.2%,64% 的病人在屠宰场或农场工作。屠宰场的工人患牛型结核病较多,牛型结核病已成为一种职业性危险病。热带 136 个国家中 94 个(69%)有牛型结核病。④ 牛群中人型结核病的流行情况:1953—1968 年英国报道牛群中作为结核病传染源的占 0.4%,人传染给牛或牛传染给人都同等重要。多年来已知人可以传染给牛。美国曾报道一养牛场中,一头牛在屠宰时发现有一小干酪灶,1 年前这头牛结核菌素试验为阴性。此后发现该养牛场中一农民患重症结核病,其痰菌阳性,菌型鉴定为牛型。笔者 1988 年在内蒙古一屠宰场做研究,对 100 例肉眼观察为结核的牛进行细菌培养,51 例为分枝杆菌,经鉴定 2 例为人型(6.8%)。王忠仁曾为某动物园一头可疑结核病的犀牛会诊,该牛低热、咳嗽、食欲缺乏,痰涂片、培养均为阳性,菌型鉴定为人型。经采用异烟肼、链霉素、对氨基水杨酸钠治愈。半年后同槽一小牛出现同样症状,用同样方法治愈。

(2) 牛结核病传染途径

在许多国家中,牛感染牛型结核主要有以下两种途径:① 呼吸道。患结核病的牛咳嗽时,可将带菌飞沫排于空气中,健康人和牛吸入即可引起感染。大部分是在肺部发病。在大自然环境中放牧的野生牛结核病患病率为 1%~5%,而圈养的奶牛和鹿由于牛棚通风差,互相密切接触,结核感染率可高达 25%~50%。若不严加管理,牛结核流行和传播也很迅速。② 消化道。饮用牛结核菌污染的牛奶、牛奶未经消毒或消毒不合理皆可引起人和动物发病。儿童饮用污染牛结核菌的奶可引起咽部或肠部发病,也可引起咽部及锁骨上浅表淋巴结炎,或在肠道引起肠系膜淋巴结炎。感染严重时,这些部位可以形成原发病灶。牛如果有乳房结核,可直接通过乳汁引起小牛感染。吉林省一梅花鹿场中的梅花鹿曾发生一起结核病暴发流行,是由于饮用了被牛型结核菌污染的牛奶所致。

(3) 牛结核病的诊断

① 结核菌素试验:最初牛结核的诊断是用纯结素给牛点眼,眼轻度充血即为结素阳性。因这种方法对牛刺激太大,牛很难接受,后改为皮肤试验,在牛的颈部或尾根部注射结核菌素,然后测量注射部位皮肤的厚度。和人结核病的诊断标准不同,一般牛结核菌素阳性即认为是有结核病。欧美一些国家法律明文规定,凡结核菌素阳性的牛一律宰杀,以此消灭结核病。但由于结素阳性的牛尸解并未见结核病变,所以引起人们怀疑和争论。美国 Pearson 于 1890 年曾在 Koch 实验室工作过,他从德国柏林进口 79 头牛,其中 39 头呈结核菌素阳性(49.4%),屠宰以后皆有结核病,但这些牛生前无一例有结核病症状。事实证明,结核菌素试验可以发现早期无症状的结核菌感染者。兽医学专家 Eber 教授报告,134 头牛中,结核菌素阳性者 113 头,占 84%。将 113 头结核菌素阳性牛屠宰尸解后,其中 89% 有结核病变。Eber 的数据表明,结核菌素实验的敏感度为 85%,特异度为 89%。Auerladeng 等 1987 年用 ELISA 试验和结核菌素对照观察牛分枝杆菌感染,ELISA 试验敏感度可达 88%。我国刘忠贤 1984 年报告,诊断牛结核采用牛分枝杆菌 PPD 与鸟结素试验效果较好,一般认为结核菌素阳性的牛 90% 呼吸道淋巴结有结核病变,肺部病变仅占 1%~2%。② 屠宰场肉眼观察牛结核的灵敏度:有研究者 1972 年报告,在一个肉联厂对牛进行了组织学检查,发现小肠特别是回盲部有 5% 肉眼可见的结核病理变化,呈现黏膜皱襞肥厚。原以为肠结核是继发于肺结核,实际上也可能是原发。1988 年,王忠仁在一屠宰场观察到 7 846 头黄牛尸解后,肉眼发现结核病变 100 例,该 100 例经细菌培养阳性有 51 例,经病理切片证实有 75 例。1987 年阿根廷 Kaufor 报告,在一屠宰场 719 头牛的肉检中,肉眼认定为结核者 10 头(1.4%),随机抽取 178 例,其中细菌培养阳性 5 例(2.8%)。王忠仁报告,1 572 头牛尸解后,经肉眼检查未发现结核病变,随机抽取 159 头,其中纵隔淋巴、肺门内淋巴经细菌培养阳性者 3 例(1.9%),病理证实 1 例(0.6%),二者共 4 例,占抽样头数的

2.5%,和 Kaofor 报告的结果近似。由此可见,在屠宰场采用肉眼检查,作为一种粗筛方法是可取的,但须对检验员不断培训。

(4) 牛结核病的防治

牛结核病防治首先需要国家立法。主要包括以下几方面:① 杀掉所有结核菌素阳性的牛。美国 1917 年决定,将结核菌素阳性的牛一律屠宰,到 1957 年,美国牛结核病基本得到控制。英国在 20 世纪 30 年代,有 40% 的奶牛结核菌素阳性,于 1950 年开始控制牛结核病的工作,到 1960 年,英国宣布为无结核病牛的地区。② 隔离有传染性的牛,使新感染降低到最低水平,对于此,我国现在尚未立法。许多奶牛场,从经济角度考虑不肯宰杀有结核病的牛,而采取把结核病牛进行隔离的措施。北京的经验是将全部结核病牛集中在一个农场喂养。凡是产自结核病牛的奶,一律不准上市,只供制作奶制品。③ 政府要明文规定,所有牛奶必须经巴氏消毒后方可上市或饮用。英国就是在规定牛奶必须经巴氏消毒后,人类患上牛结核病疫情才开始下降的。④ 卡介苗用于牛结核病防治,不仅效力低,而且得不偿失。国外兽医界早已放弃使用卡介苗。现已证明抗结核化学疗法,对结核病有特效,对个别珍贵动物可考虑使用。王忠仁曾用异烟肼、链霉素、对氨基水杨酸钠治愈两头患结核病的犀牛。

(5) 牛结核菌素变态反应试验

傅强民等报道牛结核病临床症状:其症状随患病器官不同而异,但共同表现为全身渐进性消瘦和贫血。多数病牛乳房常被感染侵害,乳房淋巴结肿大,泌乳量减少,乳汁水样稀薄;肠道结核多见于犊牛;牛有生殖器官结核时,发情频繁,性机能紊乱,易导致不孕或孕畜流产;脑结核病牛时常发生癫痫、运动障碍。牛结核菌素变态反应试验有:① 在牛颈侧中部上三分之一处剪毛,面积直径约 10 cm,用卡尺测量术部中央皱皮厚度,做好记录,固定奶牛,消毒术部,一手捏起术部中央皱皮,另一手持皮内注射器皮内注射提纯结核菌素 0.1 mL,正确注射后局部应出现水疱,72 h 后观察注射局部有无热痛、肿胀等炎症反应,并以卡尺测量术部皱皮厚度,如果皮差在 4.0 mm 以上,则为阳性反应。② 点眼变态反应试验:一般点于左眼,点眼时固定牛头,用 1% 硼酸棉球擦净眼外周的污物,用一手的中指、拇指和食指,使牛瞬膜与下眼睑形成凹窝,另一手持吸有提纯结核菌素的点眼管向凹窝内滴入 3~5 滴,0.2~0.3 mL。点眼后第 3 h、6 h、9 h 各观察一次,必要时第 24 h 再观察 1 次,每次及时记录阳性反应(有黄白色脓性分泌物自眼角流出或散布在眼周围或积聚在结膜囊内)。将检出的阳性病畜立即隔离,发现开放性结核病时宜加以扑杀或用抗结核药物治疗。

(6) 几点建议

我国应尽快建立牛结核病防治法规,卫健委与农业农村部应联合组织牛结核病的防治研究。① 全部奶牛每年做 1 次结核菌素试验,将阳性者屠宰或隔离喂养;② 结核病牛产的牛奶一律不准上市销售,只供制作奶制品,牛奶必须经巴氏消毒;③ 有条件的结核病机构应把病人的痰结核菌培养和菌型鉴定作为常规,以便及时搜集流行资料;④ 希望《中华结核病和呼吸杂志》《中国防痨杂志》经常登载有关牛结核病的诊断和防治经验的文章,经常介绍国际上有关牛结核病的研究动态;⑤ 对饲养牛要定期做结核菌素试验,将结核菌素阳性者交由专门机构处理。

第三节　结核病的其他研究进展

马麦卷等研究指出,流行病学调查显示,不到 10% 的结核分枝杆菌感染者会发展成为活动性结核病患者,而大多数的感染者却能控制或者清除体内的结核分枝杆菌。感染结核分枝杆菌能否发展成为有临床症状的结核病与机体免疫状态相关,而机体的免疫状态很大程度上是由宿主基因决定的,一系列的研究已经证明宿主的遗传因素在结核病发展过程中发挥着重要的作用。Stead 等研究发现,在 25 000 名结核菌素试验阴性的疗养院人群中,因为他们的生活环境和生活方式极为相似,亦未发现任何不同的环境危险因素,但黑人的结核感染率是白人的2倍多,从而认为结核遗传易感性在不同人种中的确存在差异。另一方面,对双生子的研究发现,同卵双生子患病一致性远大于异卵双生子,说明即使在同一种族内,遗传因素也对结核病发生起到不可忽视的作用。在这些重要结果发现以前,人们一直认为肿瘤、心脑血管疾病、糖尿病等慢性疾病具有明显的宿主遗传易感性,而传染病的发生及其所导致的死亡则是由不良的环境因素所致。然而,结核病易感基因的系列发现颠覆了这种传统观念,并促使该领域的相关研究迅速开展,但到目前为止,对于结核病易感基因的研究,甚至整个传染病领域易感基因的研究依然远远滞后于对其他非传染性疾病的研究,这是由于病原体、环境、宿主之间相互作用非常复杂所造成的。结核病等多种传染病的遗传易感性是多因素影响和作用的结果,因此,任何易感基因的研究结论都必须考虑到宿主遗传易感性之外的影响因素。目前HLA基因家族包括约200个基因,在不同的人群中有着高度的多态性,而这种高度多态性可能主要是由不同的选择压力所导致。近年来,精准医学在结核病相关领域的研究所要揭示的机制有以下几点。

一、结核杆菌的易感性

越来越多的研究证实,个体对MTB易感性或抵抗性的差异与宿主的某些基因或蛋白相关,其中较为明确的有:① 人类自然抵抗相关巨噬细胞蛋白1(NRAMP 1)。NRAMP 1蛋白的重要功能有待研究。② 维生素D受体(VDR),维生素D以活性形式与VDR结合后,发挥其协助单核巨噬细胞抑制MTB胞内生长的作用,VDR的多态性与MTB易感性相关。③ 人类白细胞抗原(*HLA*)基因,HLA分子是效应T细胞识别抗原过程的必要分子,是获得性免疫过程中的重要环节。对于三类*HLA*基因区多态性与MTB易感性的关系,国内外均有报道,以Ⅱ类基因区(也称HLA-D区)为多。虽然不同人种群间研究结果不尽一致,但是多个研究均发现*HLA-DR2*和*DRB1*15*与MTB易感性相关。④ TLR家族,TLR识别并结合MTB抗原,募集接头蛋白经不同信号转导途径进行信号转导,是人类天然免疫的有效组成。*TLR2*、*TLR4*和*TLR9*基因的多态性均有报道与MTB易感性有关。⑤ 甘露糖结合凝集素(mannose-binding lectin,简称*MBL*)基因,属于Ca^{2+}依赖型凝集素家族,可作为调理素促进吞噬细胞的功能,并有增强补体作用。*MBP*和*MBP-52*突变型等位基因、*MBP-52*基因位点C/T突变、*MBP-54*基因位点G/A突变均可能与肺结核发病相关。虽然从目前的研究结果来看,人类肺结核易感性与基因多态性相关,但不同种族间这种关联性存在差异,而且此种关联在MTB感染、发病过程中所起的作用和所占的地位尚不明确,使得有效的干预机制难以确定。随着全基因组测序(WGS)、全基因组关联分析(GWAS)、全外显子测序(WES)和全转录组测序(WTS)等技术的成熟,确定MTB易感性的高特异性遗传学指标,对高危人群进行筛查,并在早期予以有针对性的干预措施,是精准医学在结核病预防领域中的重要体现。

二、建立结核病的生物标识分子库

MTB感染机体后,无论是细菌生存和繁殖,还是机体免疫系统的防御过程,都可能产生一系列的生物学代谢产物。建立生物标记库,对这些产物进行系统的甄别,有可能会发现可作为疫苗的抗原、MTB潜伏感染(LTBI)或者活动性结核病早期具有高度特异性的诊断指标,以及疾病严重程度和预后评定的指标,抑或是评定疗效的预测因子;后者亦是缩短疗程的重要标准。免疫应答效应分子作为新的标志物,在抗结核化疗疗效中的提示作用越来越受到关注。研究发现,有效的抗结核治疗可以引起抗早期分泌靶蛋白6(ESAT-6)和抗Rv2626c抗体水平的下降,同时引起抗LAM和抗Rv0934的抗体水平的升高,但敏感度和特异度不高。乌干达的一项对LTBI患者采用异烟肼预防性治疗的研究结果发现,相对于未干预组,干预组在治疗过程中IFN-γ和血清中抗滤液蛋白10(CFP-10)的抗体水平逐渐降低,提示这两种生物学分子可作为LTBI患者治疗过程中的监测指标。血管和淋巴管增生并形成肉芽肿是MTB感染的重要特征。研究者通过对患者血液中的血管内皮生长因子(VEGF)的检测,观察到其与结核病的严重程度和荷菌量相关。

说明 VEGF 可作为监测肺结核严重程度、细菌负荷和评价抗结核治疗疗效的有效生物标志物。英国学者对比了结核病初治后复发患者和痊愈患者的相关基因,发现 668 个基因表达有差异,其中与细胞毒相关的基因如穿孔素、颗粒溶素和 Fas 配体等在复发患者中高度表达,提示这些因子可以作为预测结核病复发的生物学分子标志物。目前,有数个国家已开始着手建立结核病的生物标识分子库。比如英国的结核病免疫研究组,收集的标本包括患者的血液、尿液、痰液、各种体液和各种活检标本甚至骨髓标本,试图在大样本数据库中筛选出与结核病发病机制相关的特异性生物标识。除了免疫学方法之外,新型学科代谢组学方法,比如液相色谱-质谱联用(LC-MS)、气相色谱-质谱联用(GC-MS)和磁共振分子成像还可以用于筛选患者治疗过程中的代谢产物,评估疾病的临床病程、患者的预后或者药物的疗效等。利用这些生物学标识来进行个体的评估,可实现精准诊疗的目的。

三、药物遗传学对药物不良反应的预测

在群体中,不同个体对某一药物可能产生不同的反应,甚至可能出现严重的不良反应。这种现象称为个体对药物的特应性(idiosyncracy)。特应性产生的原因相当一部分源于个体的遗传背景。遗传因素引起的异常药物反应实质上就是遗传缺陷对药物在机体内代谢过程或对药物效应的影响。采用药物遗传学研究可以对药物的不良反应进行预测,前提必须是在大样本人群中获得大量的遗传信息和药物代谢动力学数据。在抗结核药物治疗的过程中,由于药物的不良反应导致治疗中断的情况并不少见。最常见的是药物性肝损伤和过敏反应,而研究较多的是 N-乙酰基转移酶 2(NAT2)。人 *NAT2* 等位基因与快乙酰化和慢乙酰化有关,其中慢乙酰化基因型较快乙酰化基因型发生肝毒性的频率为高,中国人群中 *NAT2*6A* 基因型发生肝损伤的频率最高。日本学者对初治的肺结核患者用药前常规进行 *NAT2* 基因型检测,并根据基因型的结果设定异烟肼剂量。结果显示,试验组较常规剂量组发生异烟肼所致肝损伤的比例或治疗的中断率均较低。这是一项采用药物遗传学指导精准化疗的典型的临床研究,而且取得了非常好的效果,提示采用精准医学指导临床治疗及药物监测的可行性。抗结核药物除可致肝损伤以外,导致的常见不良反应还有药物的超敏反应,但是是否与基因多态性相关,目前尚不明确,而且对于利福平和吡嗪酰胺导致的药物性肝损伤机制研究远不及对异烟肼肝损伤机制研究深入。如何预测这些不良反应是将来精准医学的重要任务之一。

四、宿主导向的治疗(host-directed therapy,简称 HDT)

HDT 属于抗结核治疗范畴中非常新的一种治疗方法,它将结核病的治疗从针对细菌转变成针对宿主的靶蛋白,通过影响宿主对抗胞内细菌的免疫通路的调控,影响炎症反应和免疫致病机制,从而抑制 MTB 的感染和感染后的发病。这种全新的治疗理念甚至可以被认为是继 20 世纪初结核病化学治疗实施以来的又一个重大突破,在耐药结核病流行、抗结核新药匮乏的时代具有里程碑式意义。目前,已有一系列具有 HDT 作用的药物或化合物在临床前或者临床试验阶段,包括增强 Mφ 及效应细胞功能的药物,以及减轻炎症反应、减少肺组织损伤的药物。典型例子包括:① 二甲双胍。体外研究显示,二甲双胍可以促进吞噬溶酶体的融合,增强线粒体活性氧的产生而抑制 MTB 的生长;动物研究显示,二甲双胍可以明显降低结核小鼠模型的肺损伤和荷菌量。② 齐留通(Zileu-ton)。它原是用于治疗哮喘的白三烯抑制剂,通过降低 I 型干扰素的产生,减轻局部的炎症反应,减少肺组织损伤,适用于 MTB 感染后机体免疫系统产生高水平 I 型干扰素的患者群体。③ 磷酸二酯酶同工酶 4(PDE4)抑制剂。它可抑制肿瘤坏死因子和其他一些前炎症细胞因子的产生。在动物试验中,PDE4 联合异烟肼治疗小鼠和家兔结核,可减少组织坏死,纤维化,肉芽肿数量、大小,MTB 的荷菌量。④ 抗血管内皮生长因子,比如贝伐单抗。贝伐单抗治疗可使家兔的结核肉芽肿中血管分布的范围及数量发生变化,使其趋向正常化,并可提高结核性肉芽肿对小分子物质的转运能力,改善结核性肉芽肿内氧合作用。目前 HDT 的候选药物种类已达 10 余种,前期研究所发现的较为肯定的效果令人振奋——联合化学治疗可以缩短疗程,提高耐药结核病的治愈率。因此,可以将之

视为结核病防治领域的"靶向治疗"。虽然目前的研究结果还局限于动物及小样本的临床研究,但其中许多候选药物属于上市药物,开展大样本的临床研究并非遥不可及。因此,精准医学在结核病防治领域中的应用尚处于起步阶段,与肿瘤防治领域相比,尚缺乏足够的前期大数据的研究结果支撑。精准医学的长期目标是通过全球科学家的协作和努力,开发创造性的新方法来检测、测量和分析大量的生物医学信息,并将成果覆盖到所有的卫生健康领域。据此推断,精准医学将极大地推动结核病基础和临床研究的发展,为人类最终战胜"白色瘟疫"(结核病)提供有利的方法。

五、固有免疫记忆

柏银兰等报道,固有免疫记忆是机体初次感染后对相同或不同病原体再次感染的高反应性,是一种不依赖 T 细胞或 B 细胞适应性免疫的、记忆性的固有免疫应答,又称为训练免疫。训练免疫机制涉及免疫、代谢组及表观遗传之间复杂的相互作用。卡介苗接种后诱导的固有免疫在 MTB 感染免疫中具有重要作用,而且对 NTM 再感染及肿瘤亦具有交叉免疫作用,其机制为卡介苗诱导的训练免疫。

病原体感染或接种疫苗会在机体免疫系统中留下印记,影响机体未来的固有和适应性免疫应答,并对机体再感染不相关病原体具有交叉保护反应,称为异源性免疫(heterologous immunity)或者交叉免疫。卡介苗是目前用于 MTB 感染引起的结核病唯一的预防性疫苗。卡介苗含有与 MTB 结构相似的、复杂的细胞成分,接种后诱导机体产生对 MTB 的异源性免疫。流行病学研究显示,卡介苗对很多 NTM 感染和一些过敏性疾病比如哮喘也有异源性免疫保护作用。在临床上卡介苗已用于浅表肿瘤的治疗。一直以来,由于缺乏生物学的解释,这些研究结果常常被质疑。近年来,人体和动物实验证明,卡介苗诱导的异源性免疫保护作用来自一种新定义的免疫应答——固有免疫记忆(innate immunity memory),又称为训练免疫(trained immunity)。固有免疫记忆(训练免疫):传统观点认为,免疫系统具有两种应答反应。一种是快速的、非特异性的反应,即固有免疫应答;另一种是高度特异性的获得性免疫应答。动物研究发现,病原体感染不仅诱导以 T、B 记忆性免疫细胞为代表的特异性免疫应答,也"训练"固有免疫具有免疫记忆,从而对非初次病原体的再感染产生保护力,为描述这种固有免疫记忆的过程,将其命名为"训练免疫",以区别于传统经典的适应性免疫记忆。训练免疫被定义为机体初次感染后对再感染的高反应性,可以是对相同病原体,也可以是对不同病原体,且反应是不依赖经典 T 细胞、B 细胞适应性免疫的。在低等动物上的研究表明,训练免疫可通过同种异体移植给另一个体,受捐献者产生的免疫应答甚至高于捐献者。参与训练免疫的细胞主要包括 M/Mφ、NK、DC。

研究表明,病原体能够诱导造血干细胞分化,影响 M 分化,引起 M/Mφ 的亚群发生差异;引起细胞 PRR 表达差异,比如 TLR、凝集素受体等表达增加;影响 Mφ 功能表型变化,比如吞噬功能改变,胞内信号转导改变,比如自噬的诱导及细胞因子的释放等。有研究表明,NK 细胞在某些微生物感染后受体增殖活化,再次感染后,这些记忆性 NK 细胞再次增殖诱导保护性免疫;DC 细胞也参与训练免疫。训练免疫机制涉及机体免疫、代谢组及表观遗传的复杂的相互作用。训练免疫诱导细胞代谢如糖酵解、氧化磷酸化、脂肪酸和氨基酸代谢等途径的深刻变化。比如白色念珠菌的葡聚糖可诱导训练免疫,使细胞新陈代谢偏向于蛋白激酶 B/哺乳动物西罗莫司靶蛋白/缺氧诱导因子 1α 通路介导的糖酵解作用,而取代一般正常细胞的氧化磷酸化(Warburg effect,瓦尔堡效应)。

对于卡介苗诱导的固有免疫应答机制的研究,通常来自卡介苗诱导的抗 MTB 感染免疫,主要观察免疫后产生的、针对活动性结核病的适应性免疫。接种卡介苗的儿童,结核性脑膜炎和粟粒性肺结核的发病率和死亡率均显著降低,儿童卡介苗接种的保护效率为 66%。因此,卡介苗诱导的免疫应答在 MTB 感染早期或自然感染过程中起主要作用。临床研究发现,儿童卡介苗接种可有效预防 MTB 潜伏感染,但是接种卡介苗儿童的 IFN 释放试验阴性,说明卡介苗诱导的抗 MTB 的免疫应答在接触 MTB 之前就产生了,证实了抗 MTB 感染免疫中固有免疫的作用。卡介苗非特异的免疫保护作用可以发生在免疫后几天到一周内,而 T 细胞依赖的免疫应答需要数周时间才能产生,表明固有免疫在卡介苗非特异性免疫保护作用中起主要作用。动物实验表明,卡介苗接种于重症联合免疫缺陷病(severe combined immunodeficiency disease,简称 SCID)小鼠,仍具有抗 MTB 感染保护力,明确了卡介苗诱导的固有免疫应答在 MTB 感染中的保护作用。卡介苗诱导的非特异性免疫为训练免疫,早在 1930 年,多项研究发现卡介苗免疫儿童因非结核病死亡率显著低于未接种卡介苗儿童。1969 年动物实验表明,卡介苗初次接种后,机体可产生增强的、有针对性的异源性免疫。多项流行病学研究发现,卡介苗接种儿童,尤其是营养不良儿童,多种呼吸道非结核菌感染的疾病如肺炎、菌血症的发病率和死亡率显著下降。此外,卡介苗作为非特异性免疫治疗剂,在临床上已用于膀胱癌、哮喘、生殖器疣等的免疫治疗。Kleinnijenhuis 等通过人体内和动物体内外实验证实,卡介苗免疫可诱导单核细胞产生针对无关抗原、非 T 淋巴细胞依赖的 IFN-γ、TNF-α 和 IL-1 释放水平的增加。用卡介苗、免疫 T 细胞和 B 细胞联合免疫缺陷小鼠,免疫后 3 个月小鼠仍可检测出卡介苗的免疫效应,并且卡介苗免疫可以延长全身念珠菌感染小鼠的存活期。动物实验证实,卡介苗免疫可抵抗麻风分枝杆菌、沙门菌、金黄色葡萄球菌、白假丝酵母菌,以及曼氏血吸虫、流感病毒、疟疾等的再感染,对其机制研究发现,免疫保护力来自卡介苗免疫诱导的固有免疫记忆,即训练免疫。该文在探讨卡介苗免疫诱导的训练免疫作用机制中认为葡萄糖是卡介苗诱导的训练免疫的主要能量来源。代谢变化是表观遗传修饰的结果。糖代谢向糖酵解的转变对于卡介苗诱导训练免疫引起的组蛋白修饰和功能改变至关重要。卡介苗免疫后 3 个月,小鼠外周血中的单核细胞数量明显增加,细胞因子产生增加,并且单核细胞表面的黏附分子 CD11b 和 TLR-4 的表达也显著增加。Kaufmann 等深入研究发现,卡介苗静脉接种可诱导体内造血干细胞(HSC)扩增及重编程,使其向骨髓系细胞分化。卡介苗接种诱导 HSC 的表观遗传变化传递给多能干细胞和骨髓来源 Mφ(BMDM)。基因表达差异主要集中于 DNA 复制、细胞分化和细胞周期调节因子。BMDM 的表观遗传修饰使其对 MTB 反应性增加,引起多种抗 MTB 感染的细胞因子,比如 IFN-γ、TNF-α、IL-6 和 IL-1β 表达增加,最终产生抗 MTB 感染的保护作用。卡介苗皮下接种未免疫的成人,可诱导单核细胞基因组训练免疫特征性的组蛋白修饰。卡介苗免疫后 1 年,单核细胞暴露于 MTB、金黄色葡萄球菌等病原体,训练免疫标志性的 TNF-α 和 IL-1 水平下降,而针对病原菌的 Th1 细胞和 Th17 细胞数量则不下降,表明卡介苗诱导的适应性免疫记忆持续时间较长,其诱导的训练免疫具有时间依赖性,即存在效应减退现象。卡介苗接种人群 PBMC 体外培养,并用热杀死的病原体或成分刺激后,单核细胞 CXCL10 表达水平显著升高,其抑制 MTB 的作用与卡介苗诱导的训练免疫相关。

第四节 结核菌素试验阳性者预防服药问题探讨

对于结素试验反应强阳性者预防服药预防结核病问题,屡有报道。在此,借助林存智《医务人员结核菌素试验强阳性者化学预防 10 年效果分析》一文,与诸位算一算账。该文选取医务人员 658 人进行结素试验筛查,阴性 202 人,阳性 456 人,其中强阳性 125 人,强阳性率为 19.00%。对强阳性者行胸部 X 线检查,查出肺结核患者 8 人,无异常者 117 人。根据治疗意愿分组,对预防组(59 人)给予异烟肼 300 mg,利福平 450 mg,每人各 1 次/天,疗程 4 个月;对对照组(58 人)无任何治疗。对两组人群随访 10 年。随访 3 年内,预防组和对照组分别有 2 人和 9 人发病,发病率分别为 3.39%(2/59)和 15.52%(9/58),差异有统计学意义($\chi^2 = 5.05, P = 0.025$);第 4~6 年内,预防组和对照组分别有 1 人和 2 人发病;第 7~10 年内,预防组和对照组均有 1 人发病;10 年内预防组和对照组分别有 4 人和 12 人发病,发病率分别为 6.78%(4/59)和 20.69%(12/58),预防组有 5 人发生药物不良反应,发生率为 8.47%(5/59),完成率 100%。结论为:医务人员是结核病易感人群,对结素试验强阳性者采用异烟肼等联合预防是安全有效的。

对预防服药问题,从卫生学角度算一笔经济账:① 结素强阳性 125 人中在 10 年内包括预防服药者共有 24 人发生结核病,发病率为 19.20%。这些患者痰菌结果是什么?诊断结核病时有专家参加、集体定诊吗？医务人员特别是结核病防治专业机构人员是结核病易感人群，可信、实在，但发病率未有如此之高。② 服药组59人，异烟肼（H）300 mg，利福平（R）450 mg，每人各1次/天，疗程4个月，服药（HR）236（人月），还有5人发生药物不良反应，发生率为8.47%（5/59）。未服药的58人中有12人发生结核病，按标准方案（2HRZE/4HR）计算，HR仅72（人月）加ZE 24（人月）。不管药物是什么时候的什么价格，从经济和节约时间、减少麻烦角度考虑，无特殊情况足可以说明没有必要予结素强阳性者预防服药。再从另一角度考虑：正常情况感染者中最后发病率5%~10%，平均为7.5%。如果均预防服药，则有92.5%的人陪同这7.5%的患者用药。相比一下：实际这7.5%患者较预防服药者，仅多强化期2个月和巩固期2个月而已。这只是经济账，心理负担、药物副作用等诸多问题还没有纳入。笔者观点：顺其自然，静观其变，确诊治疗，无碍大事。何况，预防治疗不容易成功。王芳芳等报道，常用的标准预防性治疗方案是6~9个月的异烟肼治疗方案，可以降低LTBI 90%的发病风险，由于该治疗方案疗程长、引起的肝损害常见，完成率仅仅在50%左右。在《为何结核病预防没有成功？》的文章中对此有所阐述：由于异烟肼对结核感染的有效治疗作用，结核病应在很大程度上得以预防，但自1984年以来，美国的结核病患病人数和发病率并没有下降。为明确预防结核病失败的原因，作者对美国亚拉巴马州的伯明翰、旧金山和芝加哥3个卫生部门的结核病发病情况进行了调查，共计279例，均经细菌学证实，患者年龄为1~95岁，平均52.5岁。肺结核占91.6%，肺外结核占8.4%，有2/3的患者在患结核病之前5年内至少到专科就诊1次。96例（34.4%）患者做过结核菌素（OT）试验，其中52例患者有明显反应，但在发病前2年内做OT试验的只有5.2%。13例接种过卡介苗者中有2例OT试验呈阳性反应，患结核病的主要因素之一是接触过有潜在传染性的患者。有近期结核病接触史（64例）或存在易患结核病危险因素（34例）的98例患者中只有11例接受过预防性治疗，平均预防治疗时间7.5个月。虽然异烟肼预防性治疗能够降低结核发病率，但美国每年仍有数以万计的新增结核患者，说明预防并不成功，失败的原因可能如下：患者在发病前没有加入健康保险；患者加入了健康保险，但他们未接受结核病普查，或虽接受了普查也发现了问题，但未得到适当的预防性治疗；OT试验出现假阴性，影响了普查结果。

另外，研究人员认为更为主要的原因在于：MTB进入人体后，巨噬细胞将其黏附并吞噬，通过溶菌酶、蛋白水解酶等发挥杀菌作用，但活力强的MTB则可通过其保护机制生长繁殖并刺激宿主产生细胞反应而构成感染，未被杀死的少数MTB在体内一些器官中残存下来，因缺氧、低pH环境等难以繁殖，相对静止状态的MTB通过改变自身的特征和代谢途径逃避机体的免疫作用而存活。细菌和宿主处于共存状态，称为潜伏感染。潜伏于体内的MTB在缺氧的情况下细胞壁增厚，DNA、RNA和蛋白合成代谢关闭，其通过乙醛酸循环支路代谢途径获得生存能量，其中异柠檬酸酶（LCL）是乙醛酸循环中的关键酶，对MTB的潜伏起决定性作用。在条件适宜时，MTB随着细菌代谢途径回归三羧酸循环，即恢复了生长增殖的代谢途径，细菌不断生长繁殖导致机体发生结核病。尽管理论上认为对感染者进行预防性化疗可以减少感染者体内MTB的数量，从而减少感染者的发病机会，但代谢完全"静止"的MTB细菌对其周围药物不吸收，导致药物无法对MTB造成伤害，机体对抗结核药物显示表型耐药。因此预防性化疗尚不能将体内潜伏的细菌全部清除，难以使感染者达到完全不发病的预防效果，致使预防治疗失败。特别是LTBI者为年幼的儿童时，不容易服药。当然，下列情况例外：对患有增加结核病发病危险疾病的儿童，比如患有糖尿病、慢性营养不良、新患麻疹或百日咳等疾病的儿童应考虑预防性化疗；对艾滋病病毒、结核分枝杆菌双重感染儿童和长期使用免疫抑制剂的儿童，在排除活动性结核病后应进行预防性化疗。但目前的抗结核药物不能完全清除潜伏在体内的MTB，疫苗对LTBI者体内的MTB也不能完全清除，这是结核病长期难以控制和消除的重要原因之一，因此积极研究清除和防止LTBI是控制结核病的重要任务。

有意义的是，有的国家的结核病学会对医疗工作者反复进行结素试验，并且建议对结素试验阴性医务工作者接种卡介苗。笔者认为，凡无活动性结核病者均可以接种卡介苗以预防结核病，这或许是上策，是注重内因、从固本加强基础免疫的解决问题的方法。

第五节　卡介苗接种预防结核病机理

Calmette 和 Guerrin 研制卡介苗的初衷就是预防结核病,卡介苗使用初期试用和以后逐渐普及到全世界的大规模接种实践证实,使用卡介苗的目的达到了:卡介苗预防结核病是有效的,降低了结核病发病率,也减少了死亡,特别是在预防结核性脑膜炎和粟粒性结核病等重症播散型结核病中效果尤显,赢得了人们的信任。我们不能因工厂选址环境不当、研究对象不当、疫苗接种不当、结核病疫情低(如发病率近乎零的区域,卡介苗接种无效)等因素影响的几个研究结果而否定卡介苗的效用,不能因此动摇对卡介苗的信任。我国坚定地走符合国情的卡介苗接种政策之路是正确的。

具有高度种特异性的分枝杆菌抗原,它们是各种分枝杆菌所拥有,在各种分枝杆菌亚株中,这类种特异性的抗原可部分存在,或部分缺失。卡介苗是目前用于预防 MTB 感染引起的结核病的唯一的预防性疫苗,儿童卡介苗接种可有效预防 MTB 潜伏感染。卡介苗含有与 MTB 结构相似的、复杂的细胞成分,接种后诱导机体产生对 MTB 的异源性免疫。MTB 的这类抗原可为蛋白、多糖或磷脂。在一般情况下,它们是引起 Koch 反应的唯一抗原,机体对病原菌的超敏反应是组织损伤的主要因素。

MTB 免疫应答细胞与分子生物学的研究显示,Mφ 是 MTB 的吞噬细胞,只有激活后的 Mφ 才是杀灭 MTB 的效应细胞;Mφ 是由活化了的 T 淋巴细胞分泌的细胞因子激活。所以,活化的 T 细胞是起关键作用的细胞。卡介苗接种的最终效果就是要激发机体产生活化的 T 淋巴细胞,一旦有 MTB 进入机体,适应性免疫应答立即做出反应,Mφ 聚集、局限"围歼"MTB,达到机体不发病的目的。

MTB 的免疫应答是一个紧密调节过程,有些机体受 MTB 驱动造成持续感染。这或许可解释为何适应性免疫应答的启动频率对成功免疫保护十分关键。如果效应性 T 淋巴细胞能被早期诱导,也许在有益于病原体的调节网络实施之前即可建立抗菌免疫控制。通过黏膜途径接种疫苗可诱导气道管腔效应性 T 细胞活化,抑制结核杆菌增殖。

近来应用 MHC Ⅱ类四聚体技术发现,抗原特异性(即 ESAT-64-17 特异性)$CD4^+$T 细胞表达与先前效应 T 细胞功能衰竭或终末分化有关的表面标志物,PD-1(programmed death-1)的功能是限制 $CD4^+$T 细胞的充分分化,这对于防止免疫病理学损害、维持抗原特异性 T 细胞长期数量稳定和最终控制结核杆菌感染十分重要。$PD-1^+$增殖前体细胞群可维持结核杆菌特异性 $CD4^+$T 细胞的数量和功能,$PD-1^+$T 细胞显示高度增殖,而 $KLRG1^+$T 细胞则较少增殖。但后者表达高水平的 IFN-γ 和 TNF-α。

在 MTB 与 Mφ 的较量中,原发病灶的扩大和/或肿大淋巴结破裂后 MTB 都可入血,引发菌血症,可造成身体多发感染。因此,MTB 感染后的终止或扩散,取决于结核杆菌的毒力强弱,对于结核病的发展和致病与否极其关键。虽然 MTB 与人类长期相伴,但人类对其致病的毒力机制仍不十分清楚。不同毒力的 MTB 感染 Mφ 后可诱导宿主细胞产生不同的转归:高毒力结核菌株 $H_{37}Rv$ 能够抑制细胞凋亡,在胞内存活、繁殖、扩散,导致细胞坏死,进而引发炎症反应、细菌扩散;而 $H_{37}Ra$、卡介苗等减毒株则能诱导宿主细胞大量凋亡。

研究显示,IL-4 和 IL-10 等 Th2 类细胞因子可拮抗 Th1 类细胞因子的作用,从而可能作为抑制 Th1 类细胞因子过度反应所引发的组织损害的负反馈机制而发挥作用;但 Th2 类细胞因子过度产生可加重结核菌感染。因此,结核菌感染后机体究竟朝着免疫防御方向发展还是朝着由于过度反应所致的组织损害方向发展,亦取决于 Th1 类和 Th2 类细胞因子之间的微妙平衡。

有学者应用感染结核菌小鼠动物模型,观察应用细胞因子后对小鼠的影响。结果发现:对卡介苗不敏感种系的 DBA/2 小鼠,经静脉感染 $1×10^7$ CFU 结核菌(H_{37}Rv 株)后,结核菌逐渐自肺内清除出去;而应用类固醇或抗 $CD4^+$T 抗体致免疫缺陷的小鼠,重复上述实验发现结核菌清除速度明显减缓,使用 Th1

类细胞因子 IFN-γ 后可明显加快清除速度，提示 IFN-γ 是抗结核保护性免疫中必要的细胞因子。对卡介苗敏感种系 Balb/c 小鼠经静脉感染 2×10^6 CFU 结核菌，随着肺内结核菌的不断增加，小鼠均在 7 周内死亡；若应用 IL-12，则小鼠肺内结核菌逐渐减少，全部存活。IL-12 是通过诱导 Th1 类细胞因子 IFN-γ 的产生和抑制 Th2 类细胞因子 IL-4 的产生而发挥其感染防御效应的。上述结果表明：IFN-γ 和 IL-2 在小鼠结核病模型中显示明显的抗结核作用。上述小鼠实验结果证实了 IFN-γ 的价值，人们期待将其引入人结核病的治疗中。

研究证明，卡介苗是一种 Th1 型免疫反应的强有力的诱导剂，它可刺激产生 IFN 的 Th1 淋巴细胞的发育和大量聚集、活化，激活 Mφ。而 IL-2 和 IL-12 在增强 Th1 型细胞免疫，介导天然免疫和特异性免疫之间的联系，介导抗结核免疫中发挥作用。通过 Mφ 与 MTB 间的反复较量，机体建立由细胞介导的特异性免疫应答，形成良性循环，控制、杀灭或清除由进入部位或随血流分布到身体其他部位的 MTB。由此最终激活 Mφ 成为效应细胞，MTB 通过多种机制消灭，包括自噬、凋亡、炎性小体、ROI 和 RNI。作为效应细胞的 Mφ 是宿主控制结核感染、播散的唯一细胞，可以组成重要的防御屏障。

由于 IFN-γ 等 Th1 类细胞因子和诱导 IFN-γ 产生的 IL-12，在以巨噬细胞为最终杀菌效应细胞的结核免疫防御机制中发挥明显作用。之后发现了新的 IFN-γ 诱导因子 IL-18、IL-18 在同样以细胞免疫为主的隐球菌的感染防御中起着重要作用。

卡介苗接种可以预防结核病，也可以辅助治疗结核病，这是由卡介苗激活 Mφ、活化 T 淋巴细胞及产生一系列细胞因子等的共同作用结果。有研究发现：难治性结核病患者血清及经 PPD 刺激后的外周血淋巴细胞培养液上清液中的 IFN-γ 水平偏低，提示难治性结核病患者系因某种原因致 IFN-γ 的产生受抑制；而难治性结核病患者经抗结核治疗后排菌量逐渐减少直至消失，胸部 X 线检查阴影改善者血清及经 PPD 刺激后的外周血淋巴细胞培养液上清液中的 IFN-γ、IL-1、IL-2 和 IL-6 水平升高。提示 IFN-γ 补充疗法可能对难治性结核病有效。如果进行这样的研究，还存在两个问题：① 全身应用 IFN-γ 后，外周血中免疫学指标的活性肯定会增强，但肺部病灶处这些免疫学指标的活性增强，是否也有利于提高感染防御功能？② IFN-γ 和致炎细胞因子过度产生、NK 细胞过度活化反而会加重组织损害，对机体不利。这就是之所以称细胞因子疗法为"双刃剑"的原因。为解决这些问题，需探讨 IFN-γ 的剂量、给药方法和途径等，以便使 IFN-γ 既能在病灶部位有效发挥作用又不致诱发过度损害组织反应。国外已有有关在各种疾病的基础上并发播散性不典型分枝杆菌病的散在报道，这些病例通过应用 IFN-γ 后临床表现和细胞学表现均有改善，但副作用有低热、轻度疲乏。IFN-γ 可以增强巨噬细胞的抗结核菌活性，这一点在小鼠实验中已得到明确的证实，但人巨噬细胞未必如此，甚至有人报道使用 IFN-γ 可抑制巨噬细胞的抗结核活性。巨噬细胞、血管内皮细胞进一步出现化生上皮细胞。学者 Kaplan 等提倡联合应用 IFN-γ 和 thalidomide 或其衍生物以防止 IFN-γ 副作用的发生，这也是今后需研究的课题。除 IFN-γ 外，还可试用 IL-12、IL-18 等诱导 IFN-γ 产生的细胞因子治疗难治性结核病。学者利用结核菌感染小鼠动物模型研究发现，IL-2 具有比 IFN-γ 更强的疗效。但具有广谱生物学活性的 IL-12 也易引起严重的副作用，在临床应用之前尚有许多问题亟待解决。阐明结核分枝杆菌感染巨噬细胞后细胞因子的表达，对于了解结核病的发病机制及新疫苗的筛选等具有十分重要的意义。众多研究已证实，结核病患者的免疫规律为：病变重、受损范围大者细胞免疫功能弱，抗体产生多，即细胞免疫随病情加重而减弱，体液免疫随病情加重而增强，明显表现为细胞免疫与体液免疫分离的现象。而卡介苗接种可以增强机体细胞免疫功能。基于上述结果，目前普遍认为接种卡介苗是一种预防结核病特别是儿童结核病的有效措施。

（张以祥）

第二十八章 卡介苗的一般临床应用

第一节 卡介苗对感冒的预防和治疗作用

所谓感冒,一般指普通感冒,是鼻腔、咽或喉部急性炎症的总称,由普通感冒病毒引起;而流感由流感病毒引起,应另当别论。感冒与多种因素相关,是一种危害人类健康的传染性较强的常见病、多发病,健康人一年内可数次、十数次甚至数十次感染发病。虽然感冒对人不产生大的威胁,容易治愈,但由它导致人体抵抗力下降而引发诸多慢性病的复发与加重,以及给患者带来的麻烦与危害可不能小视。对感冒,目前尚无有效的预防措施。

负责湖南省死卡介苗防治慢性气管炎协作组的谭礼智教授,自1971年起采用皮上划痕苗(75 mg/mL)加热至60℃ 1 h灭活,用皮上划痕法接种。自首次接种后可根据感冒易感者发作次数及对卡介苗的反应情况有区别地复种,包括划痕多少、大小、长短,以及以后是否须加强免疫,感冒易感者需治疗1/2~1年(40~60次)。在研究中选择的病例条件可比对的有感冒史者计270例,随机分为两组,一组接种BCG为研究组,第一个月每周接种2次,以后每周1次;另一组服用维生素C为对照组,每次50 mg,服用次数和接种BCG次数完全相同。接种次数少者各16次,多者各26次。观察时间少者3个月,多者5个月。研究组未发生感冒者63例,占46.7%,而对照组未发生感冒者仅31例,占23.0%,两组间差异有统计学意义($P<0.01$)。而且感冒常发、多发者亦少,即使有感冒者,其症状亦较轻。后谭氏对长沙市内22所幼儿园共721名有反复感冒史的儿童进行冬春季死卡介苗预防接种,除29名无效外,437名由常发变为不常发,255名为基本不发,有效率为95.9%;另外对450名过去不常发感冒者接种死卡介苗预防,其中292名转变为基本不发,有效率为64.9%。

长沙市卫生局防治气管炎研究室对慢性支气管炎患者和感冒易感者使用死卡介苗治疗前后的免疫状态进行了观察:经死卡介苗治疗后,患者原来偏低的淋巴细胞转化率、E玫瑰花率逐渐升高,原来偏高的IgA逐渐下降,直到接近正常;结素和PHA皮试反应在治疗后2~6个月也明显增强,但之后经持续的死卡介苗治疗后未见其继续增高。

1972年谭氏用死卡介苗治疗易患感冒者的研究中发生流感(甲$_3$型)流行,已经接种死卡介苗60~70次,发生流感的2人,发病率2%;有感冒史未接种组498人,发病251人,发病率为50.4%,二者比较,差异有统计学意义($P<0.01$)。

张佩中等人于20世纪90年代选择400名18~24岁的青年人,将其随机分为实验组204人和对照组196人,先行OT试验和血清Ig抗体含量测定,后对实验组接种BCG,该组平均结疤时间50天,未见全身反应及局部淋巴结肿大者。在一年的观察中,实验组感冒总人次315次,与对照组的425次有明显差异($P<0.005$),感冒症状也较对照组轻;接种前后OT试验均径,两组分别为5.1 mm,9.67±5.2 mm与6.66±4.8 mm,6.52±4.8 mm($P>0.05$);血清Ig抗体含量测定情况,BCG接种后亦较接种前好。

笔者在课题实施中,发现研究基地江苏省淮安市涟水县唐集镇发生流感暴发流行,于是依靠县、乡、村的防疫网络立即对其进行流行病学调查:19个行政村,在家的研究对象计7 079人,发生流感425人,其中未接种BCG者3 498人,发生流感337例,流感发生率为96‰;接种BCG者3 581人,发生流感88例,流感发生率为25‰,二者相比有明显差异,BCG接种对流感的保护率达97.54%。

第二节　卡介苗预防和治疗慢性支气管炎

慢性支气管炎(chronic bronchitis,简称"慢支")是气道黏膜、支气管黏膜及其周围组织的非特异性炎症,由感染或非感染性因素引起,比如寒冷刺激、化学物质刺激、细菌、病毒都可引起黏膜的非特异性炎症。慢支在中老年中发病率较高,好发于秋冬季节或交替季节,尤其在冬季发病率较高,北方慢支患病率高于南方;主要表现为咳嗽、咯痰或伴喘息,每年发作持续3个月,以连续2年或以上的反复发作的慢性过程为特征,慢支患者咳嗽、咳痰、喘息症状虽不典型,但可根据症状持续时间进行确诊。慢支病情若缓慢进展,常并发阻塞性肺气肿(chronic obstructive pulmonary disease,简称COPD),甚至肺动脉高压、肺源性心脏病,它是一种严重危害人民健康的常见病、多发病。该病发病率高,患病人数多,病死率亦高;疗程长,治疗困难;易复发,易迁延不愈;反复治疗易导致患者耐药,治疗效果差,预后不佳,社会负担加重。因此,慢性支气管炎已成为一个重要的公共卫生问题,亦是全球性的健康难题。为了人类的健康,为了节约医药资源,医学上迫切需要寻找有效途径来预防慢支的发生和治疗慢支以减少其急性发作,降低危害。为此,有些学者进行了增强患者体质、消炎、抗过敏等方面的探讨。

一、灭活卡介苗划痕方法的研究

1. 相关研究结果

在20世纪70年代,谭礼智等选择年龄50岁以上(占66.9%)计1 111例慢性支气管炎患者接种死卡介苗,疗程为3~21个月。结果为症状控制345例(31.1%),显效402例(36.2%),好转294例(26.5%)。选择50~81岁254例患者进行1年6个月的接种,观察2年者共221例,结果临床控制15例(6.8%),显效58例(26.2%),好转92例(41.6%);选择188例患者进行疗程6个月至3年的治疗,平均接种次数90.3次,结果临床治愈91例(48.4%),显效65例(34.6%),好转27例(14.4%)。研究中发现,患者病情轻重、有无并发症、年龄大小均影响死卡介苗的疗效。

林恩尧等按1979年制定的全国慢性支气管炎临床诊断及疗效判断标准,于1971—1981年用死卡介苗治疗60岁以上慢性支气管炎102例,行皮上划痕治疗,全部病例平均治疗18.8个月,102例中有94例(92.2%)每年发作频率由经常转变为不易,或由不易转变为偶尔;有效率为87.1%,显效率为84.3%;102例中有48例(47.1%)耐寒程度较前增强,有28例(27.5%)体力较前增强;102例患者3年的累加存活率为66.7%,5年的为51.0%,10年的为29.4%;经10年随访,存活的30例患者OT试验阳性反应者27例(90.0%),植物血凝素试验阳性者28例(93.3%)。在长期使用死卡介苗中,未发现导致免疫麻痹或自身免疫病的问题。

2. 谭氏用死卡介苗治疗慢性气管炎的实验研究过程

(1) 用二氧化硫熏49只大白鼠35 d制成慢性气管炎模型

停熏10 d后,将14只经腹腔注射死卡介苗,每次1.8 mg,10天3次为一个疗程,共3个疗程;另35只未行任何治疗作为对照。于实验第55 d、65 d、75 d各处死一批做病例观察。① 正常大白鼠叶支气管和细支气管杯状细胞平均百分比分别为8.1%及2.2%,熏35 d的大白鼠两处的杯状细胞百分比显著增多,停止熏后有逐渐恢复趋势,死卡介苗组恢复较快;② 观察了各级支气管炎性细胞浸润,测量了呼吸性细支气管的口径,观察了灶性肺气肿和肺萎陷等,均显示死卡介苗组恢复较快。

(2) 对呼吸道感染的防治观察

① 用湘防72-5流感病毒（甲₃型适应株）感染小白鼠55只，对其中27只在感染前2周开始注射死卡介苗，1次/周，每次0.5 mg，在其感染后继续注射直至处死，余28只未进行任何处理，作为对照组。在感染后3 d及12 d各处死一批做病理切片检查，结果是：感染3 d后的小白鼠死卡介苗组气管、支气管病变比对照组稍有减轻；感染12 d后的小白鼠死卡介苗组病变比对照组明显减轻，表现在支气管上皮增生和化生的倾向减轻，支气管上皮向肺泡"长入"的倾向减少，间质性肺炎和袖套状浸润都较轻。② 用湘防72-5流感病毒（甲₃型适应株）免疫一组大白鼠，对另一组在免疫前3周开始腹腔注射死卡介苗，2次/周，7周后改为1次/周，1.9毫克/次，直至实验结束。在免疫前及免疫后定期测定抗流感病毒血凝抑制抗体效价，结果显示：在免疫接种前、后经腹腔注射死卡介苗，能提高效价2.9～7.4倍，在免疫后18 d、38 d、55 d、69 d计4次效价测定，均有统计学意义（$P<0.01$）。免疫动物呼吸道分泌物内流感病毒中和抗体测定，加注死卡介苗组效价比单纯病毒免疫组高。

(3) 对呼吸道理化刺激的观察

用二氧化硫熏制大白鼠制成慢性气管炎模型的过程中，对一组同时每周加注死卡介苗2次，共10次，另一组不加处理，作为对照。5周后处死动物，病理切片显示注射死卡介苗组支气管、细支气管的杯状细胞和腺体的平均百分数均较对照组低，且对照组的腺体均有不同程度的增大，部分腺体内还有炎性渗出物。

(4) 对机体病变反应的观察

① 用猪血清致敏小白鼠，7 d后将其分为二组：一组注射死卡介苗，隔日1次，每次0.05 mg，共11次，一组作为对照。致敏后第28 d注射猪血清致敏。结果死卡介苗组20只中仅3只发病，对照组中12只中11只发病，两组发病率差异有统计学意义（$P<0.01$）。② 将死卡介苗注入豚鼠腹腔，5～10 d内注射2～4次，做离体气管试验，似能减弱组织胺引起的气管收缩；但注射5次后，做豚鼠在体平喘试验，组织胺喷雾组与盐水对照组未见明显差异。

据国内资料，慢性支气管炎患者首次发病有感冒史者达56%～80%，因感冒、着凉引起复发者达60%～91%。据1973年国内的一些报道，死卡介苗接种疗程1/2～1年，不但对慢性支气管炎显效率达30%～70%，对感冒的有效率亦在90%左右。众所周知，感冒（包括流感）往往是诱发慢性支气管炎的导火索。实验研究显示死卡介苗对第一型超敏反应动物模型有降低敏感作用。

二、灭活卡介苗皮内注射或口服方法的研究

赵廷高应用灭活BCG，通过皮内注射或口服治疗慢性支气管炎（慢支）。皮内注射法：每支卡介苗0.75 mg/mL，85 ℃ 30 min灭活。将三角肌常规消毒后皮内注射0.1 mL，1次/月，6个月为1个疗程，一般不超过3个疗程。1980年应用死卡皮内注射治疗慢支患者456例，停药后1年复查185例。患者普遍的反应是：炎症反应减轻，分泌物减少，支气管痉挛没有或很少，容易咳出分泌物（为纤毛运动排除），气道畅通。其结果是：近期有效率为87.7%（400/456）；1个疗程有效率为87.7%（211/246）；2～3个疗程有效率是98.4%（189/192）。2～3个疗程的有效率优于1疗程有效率（$P<0.01$）。而且其中喘息型慢支的有效率91.2%优于单纯型的72.3%（$P<0.01$）。远期疗效的有效率为73.0%（135/185）；按疗程考核则是1个疗程的有效率为58.1%（43/74），2个疗程为78.6%（66/84），3个疗程为96.3%（26/27）。其中3个疗程组明显好于1个疗程组和2个疗程组（$P<0.01$）。治疗前与治疗后白细胞总数与胸透无明显变化，局部反应及卡痕情况均属正常范围，未发现过强反应及过敏反应。

为避开皮内注射局部较强反应问题，有学者主张采用口服法。口服法从理论上和实践上而言效果都较差，但有学者认为卡介苗具有抗酸性，可以通过胃酸作用到达小肠，引起肠系膜淋巴结的免疫反应。而且小肠系淋巴结与支气管相关的组织可能是一种共同的黏膜系统，卡介苗经口服也能产生呼吸道的免疫力，且引起的副反应小，值得探讨。锦州市的资料显示：空腹服用卡介苗，成人每次150～300 mg，儿童每次75～150 mg，首次服苗后再隔5 d、7 d、10 d、15 d、20 d、30 d各服1次，7次为1疗程。240人进行治疗，

结果是近期有疗效率为 78.33%(188/240)(治愈 32 例,显效 74 例,有效 82 例)。1 年后慢支的喘息型与单纯型之间仍然保持着近期疗效的比例。

三、卡介苗直接注射的研究

死卡介苗、卡介苗素和菌体成分提取物,不但要经过灭活卡介菌的精心操作才能获取,还要在灭活卡介菌后再经过一系列工艺流程才能生产出,而且在使用上需反复,每几天就要划痕接种或注射治疗 1 次,一连几个月,要投入相当多的人力和时间,治疗费用也相应增加了。直接接种卡介苗是否可行?直接接种 BCG 能有如划痕灭活卡介苗接种或者注射卡介苗素那样有预防和/或治疗慢性支气管炎,控制其急性发作的效果吗?为了探讨这些问题,笔者在研究课题"成人接种卡介苗对结核、肿瘤等病预防作用群组对照监测研究"时,把防治慢性支气管炎也纳入了研究内容。

课题采用分层整群随机抽样的方法,确定科研点的江苏省淮安市涟水县唐集镇、洪泽县(今洪泽区)岔河镇计 83 个行政村全体村民为对象,将其随机分组,利用县、乡、村健全的三级防疫网络和疾病报告渠道畅通的优势,实施对慢性支气管炎患者慢性支气管炎的发生、复发监测。

2 个镇登记人口 108 189 人,其中慢性支气管炎患者 2047 例,患病率为 1.89%(2 047/108 189);20~55 岁村民中纳入研究的共 24 830 人,慢性支气管炎患者计 161 例。在 1997 年 12 月—2009 年 12 月的监测期间,研究组慢性支气管炎患者死亡 5 例,尚存 79 例;对照组死亡 7 例,尚存 70 例。其复发例数和复发次数及两组结果比较见表 28-2-1。

表 28-2-1　监测期间慢性支气管炎患者复发例数、次数统计表

组别	病例数	未复发数	复发数	复发次数
研究组	79	40	39	275
对照组	70	5	65	922
合计	149	45	104	1 197
统计结果	—	—	$\chi^2 = 33.300$ $P < 0.01$	$U = 351.000$ $P < 0.01$

BCG 接种组原非慢性支气管炎患者 12 331 人,已经死亡 451 人,尚存 11 880 人;对照组原非慢性支气管炎患者 12 338 人,已经死亡 597 人,尚存 11 741 人。两组新发生慢性支气管炎病例及发生、复发次数及两组结果比较见表 28-2-2。

表 28-2-2　监测期间慢性支气管炎患者发生例数及发生、复发次数统计表

组别	监测人数	未发病人数	发病人数	发生、复发次数
研究组	11 880	11 804	76	869
对照组	11 741	11 614	127	2 349
合计	23 621	23 418	203	3 218
统计结果	—	—	$\chi^2 = 13.537$ $P < 0.01$	$U = 1 496.000$ $P < 0.01$

本次慢性支气管炎患者急性发作不管是在例数上还是次数上,BCG 接种组和未接种组之间的差异均有统计学意义($\chi^2 = 33.300$,$P < 0.01$;$U = 351.000$,$P < 0.01$),比较充分地显示 BCG 接种对慢性支气管炎具有一定的治疗(控制)作用;同时在健康人群中发生的慢性支气管炎患者在例数上和发生、复发的次数上,两组间的差异也均有统计学意义($\chi^2 = 13.537$,$P < 0.01$;$U = 1496.000$,$P < 0.01$),也比较充分地显示接种 BCG 的成人对慢性支气管炎有保护作用,即对慢性支气管炎发生有一定预防作用。

BCG 注射防治慢性支气管炎机理探讨:人幼时的胸腺随着年龄增长而增长,但自青春期后开始逐渐萎缩,40 岁后特别是进入老年时,胸腺组织被脂肪代替,因此 T 细胞数量逐渐减少,功能逐渐降低。美国

Trudeau 研究所发现老年人的 Th 细胞丧失有效辅助产生抗体的 B 细胞功能,所以机体细胞免疫功能降低了,体液免疫功能也降低。而接种 BCG 后,卡介菌在机体内由巨噬细胞(Mφ)吞噬起始,经过一系列的免疫反应使 Mφ 活化,最终又被激活的作为效应细胞的 Mφ 逐渐杀灭,由此 BCG 可产生和提供蛋白抗原和脂质抗原。Watanabe Y 研究发现,脂质抗原能诱导识别 BCG 脂质活性的 CTL 细胞活化,即相当于 Mφ 把 BCG 信息呈递给 T 淋巴细胞并使之活化,CTL 本身就是强力杀菌细胞。另外 T 淋巴细胞大量增殖,数量增加的同时,活化的 T 淋巴细胞分泌、释放多种细胞(淋巴)因子,由此产生主要是非特异性的一系列免疫反应,并且增加和强化 NK 细胞的杀伤能力;Th 细胞也使 B 细胞活跃产生抗体,机体的整体免疫力都增强。有抗原呈递功能的 Mφ,其表面表达大量 MHC-Ⅱ,MHC-Ⅰ类共刺激分子、黏附分子等,能直接和 T 淋巴细胞发生作用,产生效力;Mφ 也是异质细胞和多潜能细胞,广泛存在于全身各组织中,它一般处于静息状态,只有活化以后才具有抗原呈递功能及活跃生物学的其他功能,比如免疫防御、免疫调节和监视功能。

免疫防御功能研究发现,BCG 中的脂质抗原是 Mφ 的强力激活剂。激活的 Mφ 胞体迅速增大,胞内溶菌酶增多,吞噬指数增加,溶解杀灭微生物功能增强。正因为如此,灭活卡介苗接种或卡介菌素注射对感冒、流感有预防作用。本研究中也发现 BCG 接种对流感有预防作用,显示卡介苗接种或其菌体成分注射后的机体对感冒病毒、流感病毒可以有杀灭或遏制作用,卡介苗注射可降低发病率的道理即在于此。感染是慢性支气管炎始动的成因和急性加重的诱因。谢灿茂等报道,80% COPD 急性发作由下呼吸道感染引起,20% 与环境因素和服药的依从性差等非感染因素有关。其下呼吸道感染病原体中 40%～50% 为细菌,以流感嗜血杆菌最常见,其次为肺炎链球菌和卡他莫拉菌。30%～40% 为病毒,5%～10% 为非典型病原体。细菌感染引起急性发作可以是下呼吸道的原发细菌感染,也可以是继发于病毒感染或细菌抗原诱发的支气管高反应性和嗜酸粒细胞炎症。Bandi 等还报道不可分型流感嗜血杆菌(nontypeable haemophilus influenzae,简称 NTHi)在慢性支气管炎患者支气管中定植。在定植状态下,细菌的持续存在可直接或间接促进慢性支气管炎的发病,也是慢性支气管炎急性发作最主要的致病菌。另外,呼吸道合胞病毒(RSV)是呼吸道疾病常见的病原体;肺炎链球菌常寄生于人的鼻咽腔中,为细菌性肺炎的主要病原体。薛旗山报道,病毒感染是 COPD 急性加重期的重要诱因,其认为病毒感染与 COPD 发病具有相关性。谢氏在稳定期或加重期(AE)的 COPD 患者气道内多可分离出细菌,AE 患者分泌物中致病菌的数量比稳定期多;宿主局部炎症反应与细菌量增加成正比。Miravitlles 推测,在 COPD 稳定期气道内存在一定负荷量的细菌定植,气道内负荷量增加到一定水平时会引发 AE,即有一个引发 AE 的细菌负荷量阈值,细菌负荷量超过阈值就会产生足够的炎症反应,从而诱发 AE 的临床症状。阈值的高低取决于患者肺功能状况、吸烟情况、支气管高反应性、慢性黏液分泌亢进、防御机制损伤、老龄和有并发症者阈值较低等情况,外界的影响有细菌类型、寒冷和空气污染。田曼等认为,BCG 接种使呼吸道病毒减少或被清除,致病毒感染引起气道高反应性的神经-受体机制的连环中断,使慢性支气管炎少发生或不发生。

根据上述观点,慢性支气管炎的发生、急性发作主要是病原体的感染所致,而 BCG 接种后激活的 Mφ 等不仅可以杀灭或遏制病毒类病原体,还可以非特异性地吞噬、溶解、杀灭、遏制除病毒之外的其他病原体,使其数量减少,达不到可引起 AE 的细菌负荷量阈值,或使引起气道高反应性的神经-受体机制的连环中断;甚至由 BCG 激活的 Mφ 等可廓清气管、支气管和肺内的病原体,从源头上解决由于感染导致的慢性支气管炎发生和复发的问题。另外,BCG 接种还有对非感染因素的影响,即 Mφ 的免疫调节、监视功能。Herz 认为,BCG 接种可促进诱导 Th1 反应分泌 IFN-γ 因子,抑制 Th2 型细胞因子 IL-4 的分泌和 B 细胞产生 IgE,降低机体的特异性或非特异性炎症反应,减少慢性支气管炎急性发作。李超乾等研究结果显示,BCG 能预防 Wistar 大鼠过敏性哮喘模型的形成,降低或消除气道内由此产生的炎症反应,可以减少慢性支气管炎特别是喘息型慢性支气管炎的发生,包括急性发作。免疫学研究发现,激活的 Mφ 有分泌功能,产生的细胞因子 IL-12 能驱使 Th0 细胞倾向 Th1 细胞分化;卡介菌多糖核酸即脂质成分具有诱生和促诱生 IFN-γ 的活性,抑制变应性炎症反应的能力,可降低 B 细胞 IgE 的分泌。因此 BCG 接种可使机体建立以 Th1 为主的 IFN-γ、IL-12 免疫优势,消除 Th2 细胞活化亢进的气道高反应性的发病基础,即机体未致敏,或虽然致敏但未进入反应期,或进入反应期而未进入激发期,使喘息型慢性支气管炎减少或不急性发作。另外,Mφ 还有免疫自稳功能和其他功能。这样,在 Mφ 作用下,机体可消除慢性支气管炎发生、急性发作的病因基础,或使慢性支气管炎的发病机制中断,达到治疗和预防慢性支气管炎的发生、急性发作的目的。笔者强调:BCG 接种后对慢性支气管炎急性发作、发生的治疗,预防控制的有效作用是机体免疫反应综合的结果,是整体平衡的结果。

谭氏使用死卡介苗防治慢性支气管炎有效,近乎成为共识。因此,对缓解期慢性支气管炎的治疗,内科学推荐用死卡介苗。侯松萍等报道,防御素是近年来在哺乳动物的上皮细胞中发现的一类具有广谱抗微生物效应的小分子多肽物质,其作用机制是破坏目的微生物的细胞膜,使目的微生物难以产生抗性突变,不产生耐药。但防御素 β-2 需在使用免疫调节剂如 IL-1β、TNF-α、LPS 等时才能大量表达。卡介苗膜中提纯的卡介苗多糖核酸(BCG-PSN)中就含有 LPS 核酸,它是很强的 Th1 型细胞因子活化剂,具有较强的诱导 T 细胞产生 IFN-γ 的活性,可以促进有关细胞分泌诸如 IL-1β、TNF-α,有利于 β 防御素 mRNA 表达;TNF-α 本身也是有效的参与机体抗细菌感染的细胞因子,它们间可能形成一个良性互动的效果促进作用。

谭氏研究用的是死卡介苗,为引起免疫反应应答,要连续反复划痕提供抗原;本次研究使用的是活卡介(苗)菌,接种后活卡介菌不但不会立即死亡,还将在机体内不断地生长、繁殖,产生更多的卡介菌,直到机体免疫程序完成,卡介菌才逐渐地被杀死,这个过程是比较长的。因此,使用 BCG 不用像死卡介苗那样频繁接种。根据学者于方濂的观点,卡介菌在机体内可持续存在 6~8 个月。因此,我们采取每 6 个月加强一次接种、连续接种三次的方法也只是一个探索,是否需要反复接种、接种多少次、间隔时间多久都是值得探讨和研究的。

卡介苗的有效成分主要是细胞壁成分——胞壁酰二肽,内主要含多糖、核酸、蛋白等。死 BCG 和 BCG-PSN 是直接使用 BCG 的细胞成分,本研究是通过机体的一系列免疫反应杀死 BCG,使 BCG 中的成分释放出来,所以和谭氏等的研究只是方法上有差异,但本质相同、机理一致,其效果相同或类似就是情理中的事了。通过以上研究可知,BCG 不仅是一种对慢性支气管炎有治疗作用的治疗性疫苗,也是一种有预防作用的预防性疫苗。另外,BCG 是否还有其他作用,以及如何应用能达到效果最佳、花费最少(即方案最优)值得探讨,特别是 BCG 入体后引起机体一系列免疫反应的微观变化、有关现象的机理详情更应引起关注。本次研究证明,成人直接接种 BCG 可行;接种 BCG 对健康成人慢性支气管炎的发生有一定预防作用,对缓解期的慢性支气管炎患者的炎症控制、症状改善、呼吸功能支持、内环境稳定和并发症减少有一定的治疗作用。与谭氏等学者的使用死卡介苗及卡介苗素等方法相比,效果相同,但本方法省时、省力、更经济。

第三节　卡介苗预防和治疗支气管哮喘

支气管哮喘(bronchial asthma)是一种由多种细胞和细胞组分参与、多种变应性和非变应性因素引起的以气道阻塞、高反应性慢性炎症为特征的异质性疾病,患者可以伴有黏液高分泌,出现可逆性气流受限,反复发作喘息、气促、胸闷和(或)咳嗽。支气管哮喘是发病机理复杂、病因多样的常见病、多发病;支气管哮喘长期发作会并发慢性阻塞性肺疾病、肺源性心脏病等,严重影响呼吸、心血管等系统功能。由于气候环境、生活条件、职业等因素的不同,各地哮喘的患病率是不一样的。国外的调查报告指出,儿童哮喘的患病率为 0.2%~7.4%,成人哮喘的患病率为 1.1%~9.9%。根据局部地区调查,我国哮喘的患病率为 0.5%~2.0%,也有报道高达 5.29% 的。哮喘可以发生在任何年龄,成人男女发病率大致相仿。多数国内外资料表明,农村或较偏于原始生活的地区,哮喘的患病率明显低于工业发达的地区。随着工业化程度的不断提高,近几年来,由于大气污染的加重和化工工业的发展等,哮喘的发病率有逐渐增加趋势。据美国报道,20世纪末的30年,美国哮喘的发病率增加了7倍,为4%。我国上海、北京两地局部调查,前者哮喘的发病率从1958年的0.46%提高到1979年的0.69%,后者哮喘的发病率从1959年的4.5%提高到1980年的5.29%。这种趋势值得引起重视。全世界有1.5亿~2.0亿人罹患支气管哮喘,每年死于该病者达18万多人,支气管哮喘成为影响人类健康问题的重要疾病。有人认为哮喘主要是由免疫球蛋白IgE介导的变态反应性炎症疾病,与个人的特应性体质、遗传、环境因素等有关;真正的支气管哮喘病因及发病机理尚未完全清楚,因此人们对其预防尚无良策。研究发现:支气管哮喘患者体内呈现过度Th2型应答,这是Th1/Th2失衡的结果。那么能否用纠正Th1/Th2失衡的方法预防支气管哮喘的发生与复发呢?李秋根(2008)等对轻中度哮喘患者采用口服卡介苗的方法纠正其Th1/Th2失衡,达到治疗哮喘的目的。Shirakawa等发现结核菌素反应阳性者,哮喘发病率低,血中IgE水平低,细胞因子趋向于Th1;Th1亚群与FEV1呈显著正相关,Th2亚群与FEV1之间呈显著负相关。Odent等1994年的研究结果表明,接种BCG和百日咳疫苗的学生哮喘发病率低,BCG能保护百日咳疫苗产生的免疫力而抵抗哮喘;在哮喘高发的国家如英国、澳大利亚、新西兰、美国、爱尔兰,对儿童是不进行BCG常规接种的,而常规接种BCG的国家如法国、东欧国家、前东德的哮喘发病率则低。Aaby等报告,出生数周内接种BCG的婴儿变态反应性疾病发病率降低。Von等报告,结核菌素反应阳性率高者,相应的哮喘和类风湿性关节炎症状就少。王伟(2002)等研究显示,支气管哮喘患者结核菌素反应多为阴性,而结核病患者多为阳性且常为强阳性;结核菌素反应阳性者血清IgE浓度明显低于阴性者,但血清IFN-γ浓度高于阴性者。慈溪市叶亚媛(1993)等采用单纯灭活皮内注射BCG做皮上划痕治疗支气管哮喘124例,显效64例,好转48例,未坚持治疗、疗程中断的12例则效果差;并且发现疗效与疗程长短有密切关系,两个疗程以上的有效率明显高于1个疗程的有效率,而疗效与年龄无关。

采用划痕法接种卡介苗首先要灭活卡介苗,为了达到有效的细胞因子浓度,必须连续、反复加强免疫原的供给,促进和提高正免疫应答。那么能否采用BCG直接接种的方法来预防支气管哮喘?为此,我们研究探讨了成人接种卡介苗能否对支气管哮喘有降低发病率和减少其复发(急性发作)的预防作用,对患者发作例数及次数的比较见表28-3-1。

表28-3-1 监测期间支气管哮喘患者发作例数、次数统计

组别	患者人数	未发病人数	发病人数	发生、复发次数
研究组	78	43	35	233
对照组	61	2	59	2 131
合计	139	45	94	2 364
统计结果	—	—	$\chi^2=42.07$ $P<0.01$	$t=9.46$ $P<0.01$

注:发作次数,研究组中位数为6,最小值为1,最大值为28;对照组依次为26,3,126。

监测期间BCG接种组原非哮喘患者12 334人,已经死亡432人,新发哮喘患者13例,发生、发作共计167人次;对照组12 347人中已经死亡511人,新发哮喘患者39例,发生、发作共计1 907人次。其情况见表28-3-2。

表28-3-2 监测期间新发支气管哮喘患者例数及其发生、复发次数统计

组别	监测人数	未发病人数	发病人数(比例)	发生、复发次数(比例)
研究组	11 902	11 889	13(0.11%)	167(1.40%)
对照组	11 836	11 797	39(0.33%)	1 907(16.11%)
合计	23 738	23 686	52(0.22%)	2 074(59.64)
统计结果	—	—	$\chi^2=13.17$ $P<0.01$	$t=6.31$ $P<0.01$

现研究认为功能性 CD4⁺T 淋巴细胞依产生细胞因子类型不同而分为 Th1、Th2 两亚群,两亚群各自产生特征性的细胞因子 IFN-γ、IL-4,以促进本亚群并抑制另一亚群的生长、分化。正常情况下,两者处于一种平衡状态,遗传变异及环境因素的变化可影响两者平衡的改变,导致 Th1 或 Th2 相关性疾病的发生。特应性的支气管哮喘患者几乎都是变应原的易感者,在接受变应原后致敏,导致 Th1/Th2 失衡,分泌 IL-4,促 Th2 样淋巴细胞优势分化、发育,使 B 细胞浆细胞化产生 IgE,与气道黏膜上肥大细胞 IgE 受体结合,使气道黏膜发生急、慢性炎症,进入致敏期。当引起机体产生某种特应性 IgE 的相同变应原再次进入机体,构成 IgE 的激发机制,使细胞内外离子不平衡,酶原激活,使异质肥大细胞或嗜碱性粒细胞活化后脱颗粒,释放多种有化学活性的炎性介质,分泌细胞因子和表达各种黏附分子等,参与支气管哮喘速发相和迟发相反应,引起气道炎症和高反应性,这是反应期。当多种化学活性介质达到一定浓度时,多种激发因子致支气管黏膜发生炎性反应,黏液分泌增加,支气管平滑肌痉挛及分泌物滞留所致的气道阻塞,即引起支气管哮喘的发生,这是激发期。因此,肥大细胞和嗜碱性粒细胞是由于 IgE 介导而激活释放介质的,这些靶细胞的激活关键也是防治变态反应发生的关键。

当然,支气管哮喘的发生与反复发作有其致病因素,还有相当重要的诱发因素,即呼吸道的感染在支气管哮喘的发生与复发中的促进作用,85% 的儿童哮喘和 44% 的成人哮喘都为上呼吸道感染诱发;各种类型的呼吸道感染如病毒感染、支原体感染和细菌性感染都可以导致任一年龄段人的支气管哮喘急性发作。在感染原中最受重视和关注的是病毒。因为病毒可以作为变应原引起气道变应性炎症,Th2 活化,免疫功能调节紊乱,呼吸道上皮损伤引起气道高反应性的神经-受体机制,同时病毒感染降低机体对皮质类固醇的敏感性,降低哮喘发生或复发阈值,共同酿成哮喘发生或复发。由此可见,呼吸道病毒与哮喘病因及复发有关。实际生活中也常常见到哮喘患者在感冒后哮喘复发甚至恶化加重。

BCG 接种对支气管哮喘发生和复发有预防作用的机理可能是:① BCG 非特异性免疫调节作用。Herz 及其他学者研究认为,BCG 接种后感染应答中巨噬细胞(Mφ)分泌的细胞因子 IL-12、Ⅰ型 IFN、IFN-γ 与共刺激信号使 Th0 向 Th1 分化。Th1 主要产生 IFN-γ、IL-2、TNF,抑制 Th2 活化,封闭 IgE 功能,稳定肥大细胞,抑制变应原所引起的气道高反应和嗜酸性粒细胞在气道聚集,减少脱颗粒细胞释放活性物质,消除或中断 Th2 类细胞因子网络及细胞信号转导相互作用的途径,以及具有抗乙酰胆碱所致的支气管痉挛作用,消除 Th2 细胞活化亢进的哮喘发病基础,即机体未致敏,或未进入反应期,或无激发期,达到抗过敏及平喘使支气管哮喘少发生或不发生,实现 BCG 接种预防哮喘的目的。这可能是 BCG 能预防哮喘的机制之一。② BCG 接种后机体的抗感染作用。BCG 接种后卡介菌主要被 Mφ 吞噬,并加工成与 MHC 分子结合且具有免疫原性的多肽片段激活 T 细胞,活化的 T 细胞分泌的细胞因子主要是 IL-2、IFN-γ、TNF,这些细胞因子都是强力的抗微生物物质,可以应对各种病原体的入侵,诱导 B 细胞产生 IgA、IgG 和 IgM,但不产生 IgE。这是 Th1 具有抗微生物感染的基础,这是其一;Mφ 不仅是抗原提呈细胞,激活后更是吞噬、溶解、杀灭 BCG 的效应细胞,激活后的 Mφ 细胞胞体迅速增大,溶菌酶增多,吞噬指数提高,杀菌速度增快,产生良好的非特异性免疫效用,由此增强机体抗细菌、病毒的能力,这是其二。本课题在研究中发现机体接种 BCG 后对流感有抵抗作用,显示机体接种 BCG 后对流感病毒具有遏制或杀灭作用。因此,机体接种 BCG 后可以抵抗细菌、杀灭或抑制病毒等微生物,减少或甚至是廓清呼吸道致病微生物感染,消除诱发因素,从而达到预防支气管哮喘发生与复发的作用。这或许是 BCG 能预防支气管哮喘的又一机制。

谭氏研究用的是死卡介苗,要引起免疫应答就必须连续、反复划痕提供抗原,本次研究使用的是活卡介(苗)菌,接种后活卡介菌不但不会立即死亡,还将在机体内不断地生长繁殖,产生更多的卡介菌,随机体免疫应答程序完善,卡介菌才逐渐地被杀死,菌体组分才逐渐释放出来。这时候 BCG 产生的作用就和死卡划痕法或使用 BCG-PSN 相类似。但使用活卡介苗不用频繁接种。由于卡介菌在机体内可持续存在 6~8 个月,因此我们采取每 6 个月加强一次接种、连续接种 3 次的方法,意在经过首次致敏、两次加强让 Mφ 细胞与 T 淋巴细胞发生正免疫应答,使尽可能多的未致敏的 Mφ 细胞与 T 细胞都被激活,力求使细胞因子网络处于最佳状态,充分发挥机体免疫潜能,减少支气管哮喘的发生与复发。笔者曾通过采用不同的接种途径、接种次数及接种时间窗等,多年来致力于寻求一种最有效的能够降低儿童哮喘发生率的方法,以进一步支持 BCG 接种能够预防哮喘发生的观点。当然该方法也只是一个探索。如果需加强接种,那么接种多少次、间隔时间多久为宜,以及目前 BCG 接种后支气管哮喘低发生、低复发的情况,显示 BCG 接种后约 10 年效用犹在,但究竟能维持多久等问题都是值得研究的。

总之,该研究结果显示:成人接种 BCG 可以降低支气管哮喘的发病率,可以减少支气管哮喘的发生、复发次数,达到了研究目的;与死卡介苗划痕法、BCG-PSN 注射相比,BCG 接种预防支气管哮喘的效果大致相同,但可以极大地节省精力、时间、经费。

第四节　卡介苗治疗扁平疣

扁平疣是由于人类乳头瘤病毒感染而引起的疾病,该病毒寄生于人体表皮细胞核内,并迅速复制、增殖。此病经直接接触传染,当人体免疫功能低下或表皮受到损伤时,易感染人乳头瘤病毒也可以通过接触患者或被病毒污染的物体而感染。本病好发于面部、颈项部、胸背部,大小不一,呈散在分布,数量有多有少,形态各异,病程不限,尤以青少年女性多见。从感染乳头瘤病毒到发生扁平疣,其潜伏期约 4 个月。

沈忠用卡介苗治疗扁平疣进行了疗效观察:治疗组 100 例,卡介苗(0.75 mg/mL)0.1 mL 皮内注射。对照组 100 例,采用利巴韦林针剂 0.2 g 肌肉注射,每日 2 次;局部涂擦利巴韦林针剂溶液,每日 3~6 次;口服板蓝根 1 包,每日 3 次。两组均以 15 d 为 1 个疗程,共 2 个疗程。治疗组痊愈 86 例,显效 10 例,好转 4 例,有效率为 96%;对照组痊愈 18 例,显效 40 例,好转 20 例,无效 22 例,有效率为 58%。其机理可能是卡介苗主要通过调节机体细胞免疫和体液免疫,刺激网状内皮系统,激活单核-巨噬细胞功能,诱导干扰素形成,通过机体自身产生抗病毒抗体来消灭表皮上的乳头瘤病毒。随着体内抗体增多,疣体内及疣体周围的乳头瘤病毒被彻底消灭,导致扁平疣逐渐萎缩、脱落。此方法优于石炭酸、冷冻、激光及五妙水仙膏祛除效果,无痛苦、无瘢痕、不易复发、简单易行、效果极佳,易被患者采用。此方法和肌肉注射细胞免疫增强剂(如转移因子、胸腺素)有着同样的效果。研究结果显示,卡介苗治疗扁平疣确实是一种安全、有效、可靠的方法。

第五节　卡介苗对银屑病的治疗作用

银屑病,俗称牛皮癣,其组织病理学表现主要为表皮基底层角质形成细胞角化过度伴角化不全,真皮层毛细血管增生、扩张,炎性细胞浸润,最常见的临床表现为红色或粉色的斑块、鳞屑等。关于银屑病的发病机制目前尚无定论。到目前为止,尚无法完全治愈银屑病或控制银屑病复发。由于银屑病是自身免疫性疾病,笔者在一位 30 岁男性患者自愿的情况下,对其用卡介苗做试探性治疗:取通常注射部位左三角肌下缘外侧,注射皮内卡介苗 0.15 mL,约 2 周后,患者感觉皮痒的程度明显减轻及皮损情况好转;待注射部位痂脱落,再次以相同剂量于右侧注射,患者各方面情况均有进步。注射第 3 针后,因工作原因与患者失去联系。从初期效果看,用卡介苗治疗银屑病是有一定效果的,该治疗方法值得探讨。

第六节 卡介苗对其他疾病的治疗作用

一、卡介苗治疗顽固性疖肿

有研究用 BCG 弱苗(超过失效期半年以内)及厌氧棒状杆菌菌苗(CP)联合治疗 16 例顽固性疖肿患者。BCG 弱苗 150 mg,受试者空腹用温或凉糖水送下;CP 1.2 mg,每月各 1 次。治疗 3 次后,计治愈 15 例,总有效率为 93.75%。BCG 是免疫加强剂,还能升高 IgG、IgM、IgA 水平,CP 具有激活单核细胞系统,增强机体对各种抗原的免疫反应及抗感染的能力,两者并用有协同和增效作用。该方法对急性感染发热、重症心血管疾病和肝脏疾病患者忌用。使用该法治疗期间不宜使用任何抗生素。

二、卡介苗治疗原发性肾炎

有研究者对 60 例原发性肾小球肾炎病人接种灭活皮内用 BCG(60℃灭活 1 h)0.1 mL。初始每周 2 次,之后每周 1 次,疗程 6 个月以上。配伍左旋咪唑、潘生丁、激素和丹参(部分病例配伍肝素),结果是有 32 例(53.3%)完全缓解。

(潘海洋)

第二十九章　卡介苗接种预防和治疗肿瘤

BCG 原本是用来预防结核病的疫苗,它怎么能和预防与治疗肿瘤相联系呢? 1929 年,一位名为 Perle 的学者发现结核病人中癌症的发病率明显低于正常人群的现象时,结核杆菌潜在抗肿瘤作用或预防肿瘤的作用就已为人所知,因此,有人试图将 BCG 用于肿瘤的预防和治疗。1935 年,瑞典的 Holmgrea 首次报道 BCG 作为免疫刺激剂用于癌症的治疗,但直到 20 世纪五六十年代才有学者真正开始了 BCG 治疗癌症的基础和临床研究。BCG 治疗有效的癌症包括白血病、结肠癌、肝癌、肺癌和黑色素瘤。Grace 等(1965)用急性粒细胞型白血病细胞为瘤苗加活卡介苗作佐剂以后又改用 Ph'(philadelPhia 染色体)阳性的慢粒患者急变期白细胞。这种细胞带有人粒细胞型白血病的特异性抗原。作者用卡介苗与白血病细胞混合物做皮内注射,以刺激机体产生对白血病的细胞免疫。为了区别疗效是由于卡介苗单独的作用还是卡介苗与瘤苗二者的共同作用,将患者随意分为二组:卡介苗组和卡介苗-瘤苗细胞组。在最初五年内未见有明显毒性反应,但不能完全防止急变,因此,增加了卡介苗剂量,缩短了接种的间期。开始 2 个月内接种 3 次,卡介苗量约 5×10^6 CFU 活菌,以后间期逐渐增加。由于患者对卡介苗产生过敏,卡介苗用量亦适当减少。以后全部患者做不定期"维持免疫治疗",每年 3~4 次。按照最初 8 个月所用接种方案,包括接种次数,将卡介苗毫克数和进入体内的活菌数分为强刺激、中刺激和弱刺激三组进行分析,在前 8 个月间,强刺激组为 13.1×10^6 CFU,中刺激组为 7.8×10^6 CFU,弱刺激组为 5×10^6 CFU。到 20 世纪 70 年代末,BCG 的作用已开始突显,比如法国的马泰(Geo-rge Mathe)教授等报告经化疗缓解的小儿白血病应用 BCG 有效。1970 年,加拿大 Davignon 等首次提出 BCG 接种可降低儿童白血病的发病率。他们在加拿大魁北克观察,发现≤15 岁儿童接种卡介苗后,其白血病的发病率是未接种儿童的一半。但始终有人对其资料来源及统计学方法持有疑问。英国医学研究委员会研究 Hems 和 Stuart 注意到白血病的死亡率在 20 世纪上半叶增加,而在 BCG 普遍接种后开始下降;在英国的一次 BCG 接种试验中,接种组白血病死亡率是 2.4/10 万,而结核菌素阴性的未接种组为 4.1/10 万,提示卡介苗接种有 40% 的保护作用。1972 年 S. Rosenthal 回顾性研究报告,芝加哥 1964—1969 年有 54 414 名新生儿接种 BCG,仅有 1 人死于白血病,而 172 986 名未接种儿童中有 21 人死于白血病。后来 S. Rosenthal 又续报,以上人群 20 岁前所有类型的癌症,特别是白血病、淋巴瘤、骨及结缔组织肿瘤的发生减少了 74%,这种降低提示 BCG 具有高度的显著性保护作用($P<0.001$);建议定期重复接种 BCG 可能效果更大,以研究是否应当给予预防结核较大些的剂量。而在一个对照分析中,接种组与未接种组的外伤死亡率相等。但是,Kincen 对上述结果统计分析认为,BCG 接种和白血病死亡之间并无直接联系,且有更多的研究未能证明接种 BCG 能降低癌症发生率。比如 Comstock 等研究 1949—1951 年波多黎各 1~18 岁的儿童共 191 827 名,其中 82 269 名结核菌素试验阳性者不再接种;109 558 名结核菌素试验阴性者中 50 634 名接种 BCG 者为实验组,27 338 名未接种者为对照组,另 31 586 名拒绝接种者不予计入,平均随访 23.3 年,结果两组中恶性肿瘤的总发生率相近,而接种组淋巴瘤与霍奇金病的发生率显著高于对照组,因而得出"BCG 接种并不能减少以后恶性肿瘤的发生率,对有些肿瘤甚至可能有相反的作用"的结论。Skegg 也有类似的发现:在新西兰南岛及北岛的一组学龄儿童,从 1951 年开始进行 BCG 接种,至 1961 年左右,南岛停止接种,而北岛仍继续接种。在南岛停止接种前,两岛淋巴瘤和白血病的死亡率相近;南岛停止接种后,两岛霍奇金病和白血病的发生率与

死亡率仍相近,然而非霍奇金淋巴瘤的死亡率北岛较南岛高4倍,二者具有统计学差异。Nillson等在瑞典调查1971—1974年出生的446 294名接种BCG的儿童,以及1976—1977年出生的194 351名未接种BCG儿童的肿瘤发生率,所得结果也未能支持BCG接种影响肿瘤发生的论点。但Ambrosch在奥地利5个省份调查认为,白血病死亡率与新生儿接种BCG之间呈负相关。

总之,要确定接种BCG是否能预防癌症,尚需在更多的人群中做有严格对照的前瞻性研究,对各类癌症分别进行统计,目前提出接种BCG作为预防癌症的措施尚缺乏根据。BCG在白血病和其他恶性肿瘤发病率方面的功效可能如菌苗对结核病的保护作用那样受地区与接种时间的影响。在许多获得成功的研究中,均以新生儿为接种对象。这支持了S. Rosenthal的假设,即对新生儿接种BCG,能刺激细胞介导免疫系统,破坏可能引起恶性肿瘤的胚胎残余。他还建议定期重复接种BCG,因为效果可能更大。法国著名的荣誉教授Robert Debre对这个研究总结后认为,用BCG对婴儿进行免疫作为预防白血病及其他儿童期恶性肿瘤的方法,这一问题是"很重要的,我们不应放弃此种免疫方法"。因为在Rosenthal的研究中,似乎对新生儿进行BCG免疫能使新生儿获得最大的保护作用,在3个斯堪的纳维亚国家,儿童在不同的年龄用BCG免疫,在各国儿童使用BCG免疫后的几年内白血病的发病率较低。这是通过免疫系统非特异性刺激的细胞介导免疫,对全身免疫系统具有长期稳定的激活作用。Haro认为,假如与环境分枝杆菌(即非结核分枝杆菌)接触就能干扰BCG的保护作用,若新生儿在出生后(尚未与环境分枝杆菌接触时)就接种,将会产生较高水平的获得性保护力。当前,新生儿的BCG接种能明显导致幼儿和青年白血病及肿瘤发生率的下降。所以,任何国家在放弃BCG接种之前,应充分考虑菌苗的各种可能的有益效果,不宜轻易放弃。在提出赞成或反对这一假说的证据时,将这种菌苗对结核病的保护效能的大范围变动必须加以考虑。所以,在此争论解决之前,必须在临床研究和细胞水平方面做更多的工作。在我国结核病与肿瘤发病率仍高的情况下,积极推行卡介苗接种,特别是新生儿的接种,具有积极的现实意义。

肿瘤的发生、发展与机体免疫功能,特别是免疫监视功能低下等因素密切相关,其预后亦与免疫功能状态相关。俄罗斯学者对274例鼻、咽、喉、耳部恶性肿瘤患者进行机体免疫状态检查,包括血清溶菌酶活性、血清杀菌活性、血清补体及末梢血T细胞和B细胞数,并用结核菌素做皮肤迟发超敏反应以判断细胞免疫水平。检查结果分两组,机体免疫状态正常者121例,降低者153例。对患者临床经过进行比较发现:免疫机能降低组,肿瘤扩散快,疗效低至正常的1/3,出现放射性皮炎者多一倍,术后伤口愈合出现二期愈合者是免疫机能正常组的1/3。综合治疗一年(每组各80例)进行比较,前者转移和复发率是后者的3倍,死亡率则为后者的4倍。故认为耳鼻咽喉科恶性肿瘤病人机体免疫功能低下者约占55.8%。有研究显示,癌基因(如RAS基因)激活或抑癌基因(如P53、FHIT基因等)失活,进而引起细胞的转化,最终导致细胞癌变。约30%的恶性肿瘤患者有RAS癌基因突变。研究表明,在肿瘤组织存在时,C反应蛋白(C-Reactive Protein,简称CRP)明显升高,可达正常的10~100倍。癌症患者血清CRP水平增高可能是由于癌症患者血清肿瘤坏死因子和白细胞介素IL-6水平增高,直接刺激肝脏合成CRP所致。研究结果显示,肺癌患者血清CRP水平较健康对照者明显升高,与有关报道基本一致;但不同类型肺癌患者之间CRP值差异无统计学意义。其中,小细胞肺癌患者化学治疗后CRP值下降显著,主要是小细胞肺癌对化学治疗有高度反应性所致。因此,血清CRP浓度可作为判断化学治疗效果的指标。另外,肺癌TNM分期越高,其血清CRP水平亦增高,表明在肺癌进展或复发时可合成大量的CRP,对病情判断亦有一定意义。因此,CRP是一种非特异性蛋白,具有多种功能,在目前许多肺癌标志物敏感度和特异性均不够理想的情况下,将CRP与其他检测指标联合分析,对肺癌的早期发现、病理分型、动态观察、治疗效果和预后判断具有十分重要的临床价值,可以提高肺癌的诊疗水平。故而,应重视采用传统的免疫调节疗法以增强患者的免疫功能,使传统的免疫调节疗法发挥积极而现实的临床意义。

现代肿瘤免疫治疗观念的产生与建立始于1953年,动物肿瘤特异性移植抗原的发现导致了肿瘤免疫学的诞生。1983年,多种非特异性生物制剂核糖核酸、转移因子等大量应用于临床与动物实验,为人类肿瘤免疫治疗奠定了科学基础。伴随现代分子生物学和生物工程技术的发展,重组细胞因子的出现,第一例肿瘤病人自体 CTL 过继免疫治疗的问世,Rosenberg,Oldham 等于 1983 年首先提出了生物反应修饰剂(Biological Response Modifier,简称 BRM)的概念,建立了现代肿瘤生物治疗的理论与技术,使免疫治疗成为除手术、化疗、放疗之外治疗肿瘤的另一种重要模式与手段,树立了肿瘤生物治疗新的里程碑。20 世纪 80 年代,由于基因工程、蛋白工程、细胞工程等促进肿瘤生物治疗的研究,建立了肿瘤疫苗疗法、过继免疫疗法、免疫导向疗法、细胞因子疗法四大生物治疗技术;90 年代又形成并且发展了基因疗法。BCG 作为一种生物反应调节剂,是非特异性生物制剂中重要的一种。早在半个多世纪前即被用于恶性肿瘤的治疗。近年来对 BCG 抗肿瘤作用机制的研究逐渐深入,对 BCG 防治肿瘤的范围不断拓宽,BCG 临床抗肿瘤疗效随着其抗肿瘤活性成分的提取、应用及给药方案的逐步完善明显提高。

1976 年 Morales 等首先报告应用 BCG 治疗膀胱癌。1980 年 Lamm 经过严格的对照研究,进一步证实了 BCG 治疗膀胱癌的作用。经过 40 多年的大量临床实践与随机前瞻性研究,已经证实了膀胱腔内灌注 BCG 在预防肿瘤复发、治疗原位癌、防止肿瘤进展、提高病人生存率和降低死亡率等方面是一种成功而有效的生物免疫疗法。BCG 膀胱灌注,对浅表性膀胱癌术后防止复发取得举世公认的效果,已成为 20 世纪 80 年代以来肿瘤免疫治疗最为成功的一个实例。研究过程中 BCG 治疗膀胱癌的给药途径包括皮内注射和经皮接种、肿瘤病灶内注射、口服给药、膀胱内灌注、经膀胱内灌注和经皮给药联合应用等方法。现在单纯膀胱内灌注已被广泛认为是最佳途径,但皮内注射或经皮接种亦能有效提高机体的免疫力。口服 BCG 的疗效也已经被认可,但 Lamm 对 BCG 口服与经尿道膀胱内灌注、经皮内接种的 3 组患者膀胱癌复发率进行比较,单独口服疗效基本被否定,BCG 在膀胱内直接注射在临床中也未能被进一步肯定。

1973 年美国学者 Steinman 发现了树突状细胞(dendritic cells,简称 DC),20 世纪 80 年代后被逐步用于临床,并以此为基础,2010 年 FDA 批准了 DC 疫苗 Sipuleucel-T(又称 Provenge)用于无症状或轻微症状的转移性去势拮抗性前列腺癌的治疗。20 世纪 70 年代单克隆抗体被发现后,迅速用于特异性的诊断,2000 年以后其被广泛用于多种恶性肿瘤的分子靶向治疗。到了 20 世纪 80 年代,细胞因子治疗出现,在 20 世纪 90 年代成为肿瘤免疫治疗的主流,直到今天仍发挥着作用。20 世纪 90 年代开始以肿瘤特定多肽为主的疫苗治疗,虽不断探索仍难有突破。与细胞毒药物不同,免疫治疗疗效温和而持久,应该有广阔的应用前景。比如 BCG 就是可供实用的最强力的佐剂活性制剂。其细胞壁的主要成分是糖脂和肽聚糖。这个特征性的化学构成使免疫者的组织细胞产生特异性反应。其抗肿瘤的活性意义在于 BCG 菌苗是单核-巨噬细胞系统的一种强力刺激剂,机体在 BCG 菌苗的激活下,感染部位产生强烈的慢性肉芽肿样炎症性反应,聚集着大量的淋巴细胞、巨噬细胞。这些细胞在 BCG 的刺激下释放多种淋巴因子,其中激活巨噬细胞因子对肿瘤细胞产生非特异性的毒性作用或抑制作用,进而杀灭或抑制肿瘤细胞的生长。当然,如果无肿瘤抗原,即使是最强的佐剂,也不会诱导机体产生肿瘤免疫。

BCG 抗肿瘤主要以非特异免疫反应为基础,也可诱发特异免疫反应从而抑制肿瘤的生长。肿瘤内的 BCG 首先引起局部炎症反应,吞噬 BCG 的巨噬细胞至所属淋巴结,BCG 致敏淋巴细胞,淋巴细胞于此处增殖,然后与 BCG 反应,释放淋巴毒素,直接或间接对 BCG 起杀灭作用。在这种反应中,活化的巨噬细胞作用最强,诱发杀伤 T 淋巴细胞,建立肿瘤特异免疫反应。如果 BCG 全身给药,主要起到非特异性的抗肿瘤效果。另外,BCG 活化 NK 细胞,也可在肿瘤监视和非特异的免疫治疗中起作用。BCG 肿瘤内给药有发热、感冒样症状、形成溃疡和肝功能障碍等副反应。似乎 BCG 的临床抗肿瘤作用有限,但如能提高 BCG 免疫反应条件,BCG 免疫可能也是较好的特异免疫疗法。临床上 BCG 常用于急性淋巴性白血病、急性骨髓性白血病、慢性骨髓性白血病、恶性淋巴瘤、非霍奇金淋巴瘤、肺癌、恶性黑色素瘤、乳腺癌、消化道癌、膀胱癌及卵巢癌等的治疗。

第一节 卡介苗治疗黑色素瘤

恶性黑色素瘤是一种能产生黑色素的高度恶性肿瘤,具有生长迅速,早期即可发生淋巴道转移,对放疗、化疗均不敏感的特点。如果对黑色素瘤患者采取手术切除黑色素瘤,后加调节剂 BCG 免疫治疗,其效果如何?黄大香自 1979 年至 1992 年,采用皮上划痕的 BCG 和皮内注射的 BCG,给恶性黑色素瘤患者计 116 例进行手术后加 BCG 免疫治疗,未做手术只做 BCG 免疫治疗者 32 例,单纯做手术者 41 例,进行对照研究。116 例手术后加 BCG 免疫治疗的恶性黑色素瘤病人,生存 3 年以上的 51 人,生存率为 44.0%,其中 2 例生存十年以上;未行手术只做 BCG 免疫治疗的 32 例,生存 3 年以上的 9 人,生存率为 28.1%;而单纯做手术的 41 例,生存 3 年以上的 10 人,生存率仅为 24.4%。3 组生存率差异具有统计学意义。故作者认为,手术加 BCG 免疫治疗组的疗效可能比单纯手术组及单纯 BCG 免疫治疗组的疗效好。BCG 免疫治疗后的皮肤迟发型变态反应比治疗前显著增强,未手术病变局限于表皮、皮下淋巴结的恶性黑色素瘤,BCG 免疫治疗后,肿块和皮下淋巴结明显缩小或消失,BCG 瘤内注射治疗恶性黑色素瘤效果更好,注射后 58% 的结节消退,未注射的结节也有 14% 的消退,BCG 瘤内注射后再截肢,复发率明显下降。

恶性黑色素瘤手术后加 BCG 免疫治疗效果的好坏与病人机体免疫状态有关,生存时间较长的都是经 BCG 免疫治疗后皮肤迟发超敏反应增高者,病变局限于表皮、皮下淋巴结者疗效明显;而广泛播散者疗效差,当内脏转移时 BCG 免疫治疗不起作用,与有免疫抑制作用的药物同时进行治疗的疗效差。因为 BCG 免疫治疗的作用机制主要是刺激单核吞噬细胞系统,激活巨噬细胞、T 淋巴细胞,增强机体的细胞免疫反应。

BCG 瘤内注射,除上述机制外,在瘤灶内引起的迟发型超敏反应也起重要的作用。如果在 BCG 瘤内注射的同时加用肿瘤周围环状封闭,效果应该更好。用 BCG 免疫治疗时,病人仅有全身不适,低热,划痕局部红、肿、热、痛、溃烂,食欲下降,轻微恶心、腹泻,病人一般都能耐受。个别病人反应较重,对其应停药做对症处理,待其反应减轻后继续治疗。

加拿大肿瘤研究委员会报道用 BCG 对 10 例均已有转移的黑色素瘤患者的治疗情况。方法系采用口服 BCG 的途径,因为口服 BCG 有一优点,即可给较大的剂量,同时病人不感到痛苦。所选择的病人为恶性肿瘤均已经手术切除者,共 300 例,其中半数被选择在术后一般疗法外加用 BCG,另外一半是对照。在治疗过程中,只要有肿瘤复发,就停止使用 BCG 而单用常规标准疗法。其结果是:10 例黑色素瘤患者在单独采用口服 BCG 的治疗方法后,有 5 例病人转移灶显示消退;有 3 例口服 BCG 再加 BCG 肿瘤结节内注射后,显示肿瘤消退;另 1 例系合并晚期肝损害,任何治疗均对其无效;最后 1 例是在第 1 个月的治疗期间死于颅内出血。另外对 14 例黑色素瘤患者在手术切除后给予 BCG 预防剂量进行研究,虽然这些病人无复发,但随访时间太短,尚不能肯定其效果。刘石麟等对经病理证实为脉络膜恶性黑色素瘤者 9 例均做手术治疗,其中 7 例除手术治疗外,还配合 BCG 免疫治疗,随访时间 1 年至 11 年,患者局部均无复发,全身无转移。刘氏认为:1 次接种的活菌数应超过 9×10^7 个,否则疗效差。陈维刚等以梅花针在病人皮肤或肿瘤周围皮肤上刺打,在刺打后的皮肤上涂以 BCG 悬液 2 mL,反复进行,结果该治疗组随访病例用 BCG 皮上刺打结合化疗者与未加用 BCG 者 5 年生存率分别为 70.0% 与 31.4%,两组有显著性差异($P < 0.05$)。用冰冻干燥的 Tice 株(芝加哥结核病研究所)和新鲜为液体的 Pasteur 株(巴黎巴斯德研究所)BCG 对 28 例切除肿瘤后再发的进行性恶性黑色素瘤(Ⅲ、Ⅳ 期)患者进行疗效比较。在 BCG 治疗前,凡检查显示术后还有残余肿瘤存在者均不被列入本研究。用 18 号针头以皮肤划痕法在受试者上臂或股部划 20 条长 5 cm 的痕接种。每周一次,连续三个月,接着每两周一次,连续三个月,然后每月一次直至复发。剂量:Tice 株 BCG(共治 9 例)高剂量每次划痕用 6×10^8 个活菌,低剂量每次用 6×10^7 个活菌;Pasteur 株

BCG(共治19例)。治疗后均收到一定效果。

第二节 卡介苗治疗白血病

1970年Davignon等第一次提出儿童接种BCG能减少白血病发生。1972年Rosentha等的试验表明,1964—1969年芝加哥医院出生的54 414名婴儿接种了BCG,在6岁前死于白血病的只有1人,而未接种的172 986名婴儿中有21人,年死亡率分别为$0.31/10^6$和$2.02/10^6$。随后还报道在相同的接种人群中,20岁以前各型幼儿癌症的发生率下降了74%。这种降低提示BCG具有显著性保护力($P<0.001$)。而对照分析显示,接种组与未接种组的外伤死亡率相等。

1969年Mathe报告应用BCG、异基因白血病细胞等免疫疗法(简称"免疗")配合化疗治疗急性淋巴细胞白血病取得疗效后,20世纪70年代许多学者开展了大量的临床研究。1980年,Whittaker对此做了总的回顾,认为免疗对急性淋巴细胞白血病患者无效,对急性粒细胞白血病患者仅可延长其生存期,并指出生存期延长的原因之一是BCG提高了复发后的再缓解率,评价不乐观。因此,20世纪80年代后对BCG应用于急性白血病免疗的探讨大大减少了,而部分学者仍肯定BCG免疗对急性白血病的作用。

BCG在白血病和其他恶性肿瘤发病率方面的功效可能如菌苗对结核病的保护作用那样有局限性。因此,在许多获得成功的研究中,均以新生儿为接种对象。这支持了Rosenthal的假设,即对新生儿接种BCG,能刺激其细胞介导免疫系统,破坏其可能引起恶性肿瘤的胚胎残余。20世纪六七十年代,国外许多学者对BCG应用于急性白血病的免疫治疗进行了大量研究,但作用机制方面的研究少有报道。BCG抗肿瘤是通过局部起作用;但也有研究证明,机体完整的免疫系统是其发挥作用所不可缺少的。在BCG介导的细胞免疫反应中,特异性免疫反应是其抗肿瘤作用的重要环节。树突状细胞作为T细胞增殖和应答的诱导者,是肿瘤细胞免疫中的主导力量。

杨静等人用来源于急性淋巴细胞白血病患儿外周血单个核细胞(peripheral blood mononuclear cells,简称PBMNC)的树突状细胞(DC),研究了BCG对DC体外扩增的影响:采用预热无血清的RPMI-1640培养基悬浮细胞,调整细胞浓度为1×10^6/mL,将细胞接种于24孔培养板,贴壁4小时。后将研究分为4组:对照组(仅加入RPMI-1640完全培养液和2×10^6个单个核细胞)和实验Ⅰ组(加入与对照组等量的单个核细胞和BCG 3×10^4 CFU)、实验Ⅱ组(加入重组人粒细胞-巨噬细胞集落刺激因子、重组人肿瘤坏死因子、重组人白细胞介素-4)、实验Ⅲ组(加入与对照组等量的单个核细胞和与实验Ⅱ组等量的细胞因子及实验Ⅰ组相同的BCG 3×10^4 CFU),简称实验Ⅰ组为"单纯BCG组",实验Ⅱ组为"细胞因子组",实验Ⅲ组为"细胞因子+卡介苗组"。观察见:① 新鲜分离的PBMNC表面光滑,呈球形分散分布,随时间延长,对照组细胞相继大量死亡,数量渐少。而实验各组在培养第3天均表现出聚集成大小不等的丛样集落生长,细胞体积变大,倒置显微镜下细胞由圆形转变为梭形或其他不规则形状,表面可见少许毛刺状、树枝状等不规则突起;至第9天,细胞呈现不规则形状,胞体明显增大,树枝状突起更为典型,且较前明显增多。Wright-Giemsa染色油镜下观察显示:对照组DC数为$(0.83\pm0.25)\times10^5$/L,明显低于实验组,差异有统计学意义。② 实验Ⅰ组、Ⅱ组、Ⅲ组均可见典型的DC,即胞体大,胞核偏中,易见双核,偶见三核,胞膜有树枝状突起。随即对各组细胞进行计数,应用流式细胞术检测各组细胞免疫表型,并行瑞氏-姬姆萨染液染色,在油镜下观察各组细胞的形态。结果表明:实验各组均得到一定数量典型的DC,其中单纯BCG组DC数低于实验Ⅱ组和实验Ⅲ组,而实验Ⅱ组和实验Ⅲ组DC数无显著差异。③ 培养至第9天,流式细胞仪免疫分析显示,细胞免疫表型分析实验Ⅰ组$CD1a^+$细胞比例明显高于对照组,但实验Ⅰ组$CD1a^+$比例明显低于实验Ⅱ组和Ⅲ组,而实验Ⅱ组和Ⅲ组间无差别。④ 实验组$HLA-DR^+$、$CD83^+$细胞比例明显高于对照组,实验Ⅰ组低于实验Ⅱ组和Ⅲ组。该实验研究说明,白血病的治疗目前主要依靠化疗,尽管骨髓移植或外周血造血干细胞移植可使白血病患者的5年生存率明显提高，但治疗费用昂贵，且病人体内残留的白血病灶极易引起白血病复发，所以如何清除残留白血病仍是治愈白血病的一大难题。在达到完全缓解后，患者体内仍存留 $1\times10^8 \sim 1\times10^{10}$ 的白血病细胞，单纯依靠化疗、放疗并不能将这些细胞彻底杀灭，反而由于化疗的毒副作用会使患者死亡率增加。研究发现：当微小残留病变（minimal residual disease，简称 MRD）的水平降至 1×10^3 左右时，放疗、化疗并不能起作用，此时 MRD 的清除主要依靠机体自身的免疫调节、控制机制，因此利用免疫疗法治疗急性白血病是一条较有希望的途径。

DC 是目前已知唯一能激活未致敏 T 细胞的专职抗原呈递细胞（APC），在激活宿主体内的抗肿瘤 T 细胞免疫中起关键性作用。目前已证明，在一些细胞因子（如 GM-CSF、IL-4、TNF-α）作用下，DC 可从外周血、骨髓、脐血的单个核细胞或 $CD34^+$ 造血祖细胞分化而来。但由于细胞因子价格昂贵，不利于临床推广使用，因此探索简便、价廉的体外诱导扩增 DC 的方法，是进一步研究及应用 DC 的关键。该实验的标本全部取自 6 个月以上完全缓解期的急性白血病患儿，此期正是进行免疫治疗的良好时机，因为发病初期患者体内存在大量瘤细胞负荷，免疫系统失去免疫监视功能，目前免疫疗法均需借助化疗将大量瘤细胞杀灭之后才能进行，这是选择 6 个月以上完全缓解期患儿的原因。该研究 DC 取自 6 个月以上完全缓解期的急性白血病患儿，经 BCG 扩增后能否转变为对肿瘤有特异性有待研究。而 BCG 介导的肿瘤免疫反应是其抗肿瘤作用的重要环节，主要包括 BCG 激活 DC 为主的抗原呈递细胞对肿瘤抗原的识别及呈递能力的增强，进而激活 CTLs 针对肿瘤细胞的特异性免疫反应。有研究表明，BCG 可直接诱导 DC 的成熟。分别用 BCG 与鼠及人外周血单核细胞来源的 DC 共同培养后，两种 DC 膜分子的 CD83 及 B7 表达水平增加，IL-12 分泌增多，提示 BCG 能直接诱导 DC 成熟。关于 BCG 促进未成熟 DC（immature dendritic cells，简称 iDCs）成熟后，DC 的抗原呈递能力是否增强，国外学者也做了相关研究。Petit 等诱导单个核细胞分化为 iDC 后，分别加 BCG 和 TNF-α 作用 48 h，再将 DC 与自体 T 淋巴细胞作用。结果发现，BCG 比 TNF-α 能更好地促进自体的 T 淋巴细胞增殖。

CD1a 是人类 DC 的特异性表达的标志，CD83 是成熟 DC 特有的标记，而最能反映 DC 免疫功能的是 MHC-Ⅱ类分子（即 HLA-DR）和共刺激分子 CD80、CD86 的表达水平。它们是 DC 识别、摄取抗原，以及与其他免疫细胞间信号传递的必要条件。该实验通过应用 BCG 体外培养 PBMNC，并选择 CD1a、CD83、HLA-DR 进行免疫表型分析，研究了 BCG 对 DC 扩增、成熟的影响。该研究结果表明，实验组中 3 个组均诱导出典型的 DC，其 DC 总数及 $CD1a^+$、$CD83^+$、$HLA-DR^+$ 细胞比例均明显高于对照组，提示 BCG 不仅可以促进 DC 的增殖，还可以促进 DC 的成熟。但实验中亦发现：实验Ⅰ组 $CD1a^+$、$CD83^+$、$HLA-DR^+$ 细胞比例显著低于实验Ⅱ组，实验Ⅱ组 $CD83^+$、$HLA-DR^+$ 细胞比例低于实验Ⅲ组，实验Ⅱ组与实验Ⅲ组 $CD1a^+$ 细胞比例比较无显著差异。它也表明：BCG 促进 DC 增殖的作用弱于 GM-CSF、TNF-α 及 IL-4 的联合作用，但 BCG 能促进 DC 的成熟。将 BCG 用于急性淋巴细胞白血病的免疫治疗，可作为其缓解后维持治疗的手段，以杀灭患者体内残留的白血病细胞，从而延长缓解期或生存期。但要注意卡介苗是活菌制剂，有一定毒副作用，具体研究有待进一步探讨。

在提供赞成或反对 BCG 接种对儿童白血病及其他恶性肿瘤保护作用这一假说的证据时，将这种菌苗对结核病的保护效能的大范围扩张变动必须予以考虑。所以，在此争论得到解决之前，必须在临床研究和细胞水平方面做更多细致的工作。

第三节 卡介苗辅助治疗膀胱癌

一、膀胱癌的流行病学

膀胱肿瘤占我国泌尿系肿瘤的第一位,我国每年新发膀胱癌患者约 78 000 例,其中非肌层浸润性膀胱癌(non-muscle-invasive bladder cancer,简称 NMIBC)占 75%,是泌尿系统最常见的肿瘤之一,与环境、吸烟及遗传因素有关。膀胱肿瘤高发年龄为 40 岁以上,男女比例为 4:1,其中表浅性乳头状膀胱癌发病人数占整个膀胱癌患者的 75%~80%,膀胱肿瘤约 30% 为多发肿瘤;在肿瘤疾病中,它的发病率在中国处于第 10 位,在美国男性中占第 4 位、女性中占第 8 位,占全身恶性肿瘤的 3.2%。由于其生物学行为的复杂性,其具有异时性、异位性、易复发、多发、易转为浸润性膀胱癌和转移等特点。临床上根据肿瘤的浸润深度将其分为表浅性 NMIBC 和肌层浸润性膀胱癌(MIBC)两型,其中 NMIBC(pTa 代表局限于黏膜的乳头状非浸润癌,pT_1 代表未浸润到膀胱固有层癌,CIS 代表原位癌)又分为低危(比率数小,复发率低,几乎没有浸润,如原发的小的孤立的中分化到分化好的 pTa 肿瘤)、中危(占比率数最大,包括表浅的复发,但没有明显的浸润)和高危[比率数小,尽管大部分行膀胱内治疗,但仍有很高复发率和浸润机会,多部位复发的 pT_1 三级肿瘤和/或 CIS(carcinoma in situ)]三组。

临床上发现的膀胱癌中绝大多数为表浅性移行性变化,经尿道进行膀胱肿瘤切除手术(trans urethral resection of bladder tumor,简称 TURBT)是 NMIBC 的主要治疗手段。TURBT 有两个目的:一是切除肉眼可见的全部肿瘤,二是切除组织进行病理分级和分期。而这种手术常有癌细胞残留而致复发的可能,复发率可达 60%~90%;低危病人和高危病人的 3 年复发率分别为 37% 和 77%(全部平均约 55%),大多数复发发生在手术后的第 1 年,浅表性膀胱癌术后 2 年内复发率达 50%~70%,且有相同的期别和分级;5 年、10 年和 15 年的复发率则分别是 65%、81% 和 88%。即使对膀胱部分切除的病例,复发率亦很高。在过去的几十年中,多数学者对这些表浅肿瘤的复发率高的预后因素如 DNA 倍体、染色体畸变率和标记染色体进行了研究,但无一能够预测个体患者的复发和进展,其中 30%~50% 患者出现肿瘤进展。

单纯 TURBT 术不能解决术后高复发和进展问题,因此 TURBT 术后行膀胱灌注化疗和免疫治疗很有必要。其中免疫治疗的常用药是 BCG。

虽然膀胱癌病理类型多样,但较集中,以膀胱尿路上皮癌(表浅性乳头状膀胱癌或移形细胞癌)、腺细胞癌及鳞状细胞癌较常见,且尿路移行细胞癌占所有膀胱癌(bladder cancer,简称 BC)的 90% 以上;另外还有不常见的癌肉瘤、小细胞癌及转移性癌等病理类型。表浅性膀胱癌必须进行手术治疗,手术治疗应尽量保留膀胱,医师采用的手术方式一般都是 TURBT。TURBT 是一种重要的治疗方法,主要适用于细胞分化好、直径 <2 cm 的 Ta 期至 T_1 期肿瘤。这种特殊的手术方法具有操作简单,出血少,视野清楚,需要时间短(约 30 min 即可完成),瘤体组织清除彻底,不会造成肿瘤腹壁种植,反复手术也不增加难度,患者的痛苦小、恢复快、术后并发症发生率低,治疗效果确切及保留了膀胱等优点。许明伟著文指出,郭建民等对 108 例表浅性膀胱癌患者的肿瘤进行 TURBT,平均每例时间为 36 min,无膀胱穿孔及大出血,全组无输血,术后平均留置导尿管 28 h,对 99 例随访 24 个月,结果复发 15 例(15%)。崔兴国对 40 例表浅性膀胱癌患者进行 TURBT 治疗并随访,结果显示 40 例肿瘤均一次切除,手术时间为 15~35 min,平均为 20 min,有 1 例膀胱穿孔;随访 12~24 个月,平均随访 21 个月,复发 11 例(27.5%)。阿布都热合曼等对 120 例浅表性膀胱癌患者行 TURBT 术,整个手术无输血和严重的并发症。英国的 Mofitt 肿瘤研究中心一个基于 119 个研究,包括 8 个随机对照研究(randomized controlled trial,简称 RCT)和 111 个 Ⅱ 期肿瘤临床试验的系统评价(systematic review,简称 SR)及临床指南指出,TURBT 是表浅膀胱癌的主要治疗方法,且疗效

可靠。但目前无论采用何种方法治疗,术中肿瘤细胞残留或脱落种植常可导致复发,复发率可超过50%,且多数在2年内复发,其中10%~20%的肿瘤复发后转为肌层浸润性膀胱癌。术后膀胱肿瘤的复发性、种植性、进展性,使任何一种保留膀胱的治疗方法均会有引起肿瘤复发的可能。黄建认为,如果术后不做处理,10%~67%的患者可在12个月内复发,术后5年内有24%~84%的患者复发。较高的术后复发率是目前临床难以有效解决的问题,而且复发后10%~25%复发者肿瘤分期、分级增加,即病理级别及严重程度均显著性升高。因此,单纯TURBT术不能解决膀胱癌术后高复发和进展问题,预防复发是其手术治疗后的关键。从1961年Jones和Swinney首次成功应用噻替哌膀胱内灌注治疗和预防表浅性膀胱癌以来,至今已有多位学者研究和使用了许多不同的膀胱内化疗药:噻替哌是第一个用于治疗表浅性膀胱癌的膀胱内使用化疗药,它是一种烷化剂,能抑制核酸的合成;丝裂霉素C(mitomycin C,简称MMC)也是一种烷化剂,它比噻替哌的治疗效果更好;另外还有表柔比星(epirubicin)等。泌尿外科医生常常在对患者手术后采用这些化学药物膀胱内灌注疗法甚至放射治疗,其基本理念是通过膀胱灌注,以药物的细胞毒性抑制和破坏肿瘤细胞DNA、RNA及蛋白质的合成,对手术残留、脱落肿瘤细胞予以杀灭或促使其凋亡,治疗潜在的癌前病灶及原位癌,阻止肿瘤进展,达到预防种植或复发的目的。理想的灌注药物应该是最低程度地被膀胱黏膜吸收,而且局部毒性低,决定膀胱黏膜吸收的最主要因素是药物成分分子量大小。S. Hinotsu的一项对1 732例表浅性膀胱癌患者术后膀胱灌注化学药物阿霉素或吡柔比星的随机对照研究显示,该治疗方法能够显著降低膀胱癌近期复发率,降低比例是1/3~1/2;放射治疗是用射线直接致肿瘤细胞发生变性和坏死以预防膀胱癌手术后复发的方法,这样的方法曾收到一定的临床效果,使复发率降低到约40%。

许明伟指出,表浅性乳头状膀胱癌复发率高,其预后与肿瘤的浸润程度及TNM分期有关。在治疗中,不管采用何种方法,包括TURBT、膀胱切除术、生物制剂等治疗,其复发率均为45%~70%。根据医学规则,各种治疗方案的评价,主要终点指标应该是患者的生存期,次级终点应该是治疗方案的有效率、患者疾病无进展生存期、药物的不良反应和患者的生活质量。

表浅性膀胱癌在灌注化疗后的复发和进展受到医学界的广泛关注,但尚未能依据某一临床或病理因素准确判断预后。可能鉴于此,衍生出众多灌注的方式方法,其中一项加大药物单次剂量对比常规剂量灌注的疗效研究结果显示,复发率与剂量无关。对膀胱癌常规术后膀胱灌注的多种常用化疗药物的临床对照研究显示,不同的药物在疗效上无明显差异,也有结果提示不同药物在预防复发上有明显差异;尽管膀胱癌常规术后膀胱灌注化疗可降低复发率,但复发率仍达60%。而且,灌注化疗副反应发生率亦高,主要副作用为血尿、尿路刺激征。即便如此,2011年版《膀胱癌诊断治疗指南》(以下简称《指南》)中建议所有非肌层浸润性膀胱肿瘤均应进行术后辅助性膀胱灌注治疗。可见,膀胱灌注化疗仍是膀胱癌术后不可或缺的预防复发手段之一。《指南》指出:对于单发Ta G_1或肿瘤直径<3 cm者,可术后即刻单次灌注而不再继续进行膀胱灌注治疗。《指南》还提示:膀胱肿瘤复发后,一般建议再次经尿道膀胱肿瘤电切术治疗,再依据术后分级、分期进行膀胱灌注化疗。欧洲泌尿外科协会(EAU)关于非浸润性膀胱癌的最新诊疗指南指出,对低度恶性的非浸润性膀胱癌,在诊断成立后应立即行膀胱内灌注化学疗法;对中度恶性的肿瘤,除应立即行膀胱内灌注化学疗法外,还要进行长期规范的灌注化疗至少1年;对高度恶性的肿瘤,除应立即行膀胱内灌注化学疗法外,还要至少进行1年的膀胱内灌注BCG辅助治疗。谷宝军等采用密集法灌注68例(T_1 37例,T_{2a} 26例,T_{2b} 6例),对比常规灌注73例(T_1 46例,T_{2a} 20例,T_{2b} 7例),发现对于符合单次灌注的患者优势在于减少脱落细胞的种植,不能全面有效地加速肿瘤细胞的凋亡,认为应予多次膀胱灌注化疗。国外有类似报道:常规多次的灌注化疗可造成膀胱局部持续的免疫应答或细胞毒性,从而抑制肿瘤复发或疾病进展;但无瘤复发率与疗程的长短无关。

二、卡介苗治疗膀胱癌研究成果

20世纪30年代,学者Perle在尸检研究时发现结核患者癌症的发病率明显低于非结核人群。1935年

Holmgren首次采用BCG作为免疫刺激剂治疗癌症(胃癌)。宋文虎指出,在20世纪三四十年代,BCG开始作为一种免疫调节剂被试用于数种肿瘤的治疗。1970年Davignon等第一次提出儿童接种该菌苗能减少白血病发生,1974年Silverstein等首次报道了用BCG治疗的黑色素瘤转移至膀胱的病例,1966年Coe和Feldman研究发现膀胱能对BCG产生免疫反应。随之,对BCG治疗膀胱肿瘤的研究越来越多,1972年泌尿外科专家Morales首次构想了使用BCG膀胱灌注的方法治疗膀胱肿瘤。Morales这一构想推动了美国国家癌症中心使用Morales的方法进行临床试验,1976年最初的一项临床对照试验显示卡介苗膀胱灌注的方法能够降低膀胱肿瘤的复发,取得了显著效果(Morales初次治疗采用在患者大腿内侧皮肤内用穿刺器注射BCG 5 mg,每周1次,连续6次,同时用BCG 120 mg溶于50 mL生理盐水直接灌注入膀胱内,保留2 h。Morales主张首次BCG膀胱内灌注应在TURB后10 d内施行,促使卡介苗与受手术创伤的黏膜直接接触以增加治疗效果,并且认为:BCG膀胱灌注治疗原理是高度致敏的膀胱能破坏向恶性转化的细胞,也可能是BCG所致的非特异性炎症反应能抑制肿瘤细胞的生长。Martinez-Pineiro认为单用BCG皮肤划痕接种的疗效比BCG膀胱灌注+皮肤划痕接种疗效为差,其肿瘤复发率前者为64%,后者为28%。后改为单纯膀胱内灌注)。此后卡介苗治疗膀胱肿瘤的研究与应用逐渐增多,并成为膀胱肿瘤治疗的一种重要疗法。次年,我国上海静安医院也做了同样的报道。1980年,我国西南肿瘤学小组有对照的研究表明,BCG灌注免疫在减低膀胱癌术后复发率和推迟复发时间方面有明确效果。1980年Lamm经过严格的对照研究进一步证实了BCG治疗膀胱癌的作用。经过多年的大量临床实践与随机前瞻性研究,科学家们已经证实了膀胱腔内灌注BCG在预防肿瘤复发、治疗原位癌、防止肿瘤进展、提高病人生存率和降低死亡率等方面是一种成功而有效的生物免疫疗法。Martilez-Pineiro用BCG治疗膀胱癌的8年观察亦证实了这一点。嗣后膀胱癌的BCG灌注免疫疗法被广泛接受。特别是20世纪80年代早期,世界上许多国家均快速兴起用BCG治疗膀胱癌预防膀胱癌术后复发,方法是以120~150 mg BCG溶于50~60 mL生理盐水中注入膀胱腔,持续2 h由患者自行排出。每周1次BCG膀胱治疗,共6周。还有经随机、多中心研究的统计,对于浅表性膀胱肿瘤患者,辅助性BCG膀胱内灌注治疗可使约2/3的患者无瘤生存5年以上。因此,BCG膀胱内灌注已成为预防浅表性膀胱肿瘤复发及进展的最有效方法。BCG除了起免疫预防制剂作用外,治疗作用显示其对残留小肿瘤有效率为50%~60%,对原位癌的完全有效率为70%~75%;BCG使5年以上持久缓解的总有效率为70%;把BCG直接灌入上部集合管系统,可有效治疗上泌尿道移行细胞癌,BCG比化学疗法有效。从卡介苗应用于治疗浅表性膀胱癌的国内外统计情况来看,治疗的有效率70%~94%,化疗药物的治疗有效率仅34%~76%,而膀胱癌手术后不用卡介苗或化疗,复发率高达80%~90%。另外,采用卡介苗进行维持期治疗组(2年以上)治疗,有效率为80%~94%;而仅进行诱导期治疗组(1个月)治疗,有效率为73%~89%。可以看到,长期采用BCG膀胱内灌注治疗是膀胱癌术后预防复发及进展的最好效果的方案。美国国立癌症研究所的研究人员说,对动物皮肤黑色素瘤模型皮内注射BCG在肿瘤治疗中是一个显著进展。BCG治疗膀胱肿瘤的有效率接近80%,已开始用BCG做膀胱内输注治疗复发性表浅膀胱肿瘤和原位膀胱癌。美国波士顿大学的泌尿科Babayan指出,BCG治疗膀胱癌的效力大于人们使用的任何药物,保护作用似可持续到疗程结束后至少2年。迄今,Babayan治疗了100多例患者,并公布了其中77例患者的治疗情况(其中有一半以上用硫替派、阿霉素或丝裂霉素C治疗无效):BCG治疗的成功率接近80%,仅有1名患者不能耐受连续滴注。

Shelley对于585例浅表性膀胱癌患者系统分析,对281例患者只行TUR治疗,对另外304例则是TUR加BCG治疗。结果发现后者的复发率明显低于前者。李嘉等所进行的浅表性膀胱癌术后灌注卡介苗的Meta分析提示,术后卡介苗灌注与单纯手术相比,在膀胱癌复发率方面的差异有统计学意义。提示术后卡介苗灌注在预防膀胱癌复发方面比单纯手术效果好,但不良反应的发生率高。Huncharek对于11个RCT 3 703位浅表性移行细胞癌患者的Meta分析显示,在1年的累积复发率中,用TUR+膀胱灌注治疗的患者复发率比单独TUR治疗的患者降低了44%,在随访的3年里复发率降低的比例为30%~80%。综上所述,术后膀胱灌注化疗和免疫治疗能够明显减低膀胱癌的近期复发率,对远期复发率无影响,可提高患者的生存期。这些研究充分说明 BCG 膀胱内灌注的确开创了膀胱癌治疗的新纪元。之后,BCG 成为浅表性膀胱癌免疫治疗和预防术后肿瘤复发的最有效的方法。BCG 膀胱灌注被认为是治疗 CIS、残余癌和预防术后复发标准的治疗方法,它可以阻止肿瘤进展,进而降低死亡率。Morales 的方案 30 多年来取得的显著疗效,开辟了膀胱癌治疗的新天地,使 BCG 已经成为一个常规的预防浅表性膀胱癌复发和治疗原位癌的药物。BCG 膀胱内灌注治疗膀胱癌被认为是膀胱癌治疗的经典方案,是"金标准"。

孙卫兵等对东北三省 18 家医院计 276 例膀胱癌患者用国产 BCG 膀胱内灌注治疗,情况如下:106 例患者(初发 73 例,复发 33 例),BCG 灌注平均次数为(13.4±4.0)次,术后随访 6~29 个月,9 例(8.5%)复发,其中 2 例(1.9%)出现进展;无复发 97 例(91.5%),无复发时间(13.5±5.7)个月。BCG 灌注治疗后,73 例初发肿瘤中 4 例(5.4%)复发,33 例复发者中 5 例(15.1%)再次复发。术后复发时间间隔为 3~13 个月。患者 1 年无复发生存率为 91.5%(95%CI:86.2~96.8)。肿瘤复发病史是治疗后再次复发的独立危险因素。BCG 引起严重全身反应极为罕见,BCG 败血症发生率仅为 0.4%。欧洲泌尿外科学会(EAU)指南指出,标准剂量 BCG 治疗对于多灶性肿瘤的效果更明显。在维持灌注时间的选择上,高危患者中标准剂量的给药维持 3 年的复发率低于 1 年。徐佩行等对初发 112 例、复发 49 例计 161 例高危非肌层浸润性膀胱癌(non-muscle invasive bladder cancer,简称 NMIBC)患者,均于 TURBT 术后进行卡介苗膀胱灌注治疗,总疗程 1 年。结果总体复发率 26.1%(42/161),1 年无复发生存率为 79.0%。单因素回归分析结果显示,BCG 灌注失败与膀胱癌复发病史、灌注化疗史及灌注前的手术史有显著相关性。对于我国每年新发膀胱癌患者 78 000 例,其中 NMIBC 占 75%,其有较高复发率与进展率。目前,Meta 分析显示:经尿道膀肿瘤切除术(TURBT)后灌注 BCG 能降低 NMIBC 的复发率与进展率。

(一)防治肿瘤的细菌和 BCG 接种途径的探讨

尽管 BCG 膀胱灌注是治疗膀胱癌的"经典方案""金标准",TUR 术后使用 Morales 的 6 周诱导疗程与单一行 TUR 术相比肿瘤复发率能降低约 40%。但是,现在已经明确对一些患者 6 周的灌注治疗并不是最佳的治疗方案,其复发率仍然比较高的事实也说明该方案并不完美。鉴于这样的实际,需要进一步研究如何降低肿瘤复发率,以及治疗方法中 BCG 最佳剂量、最优给药途径,如何取得最好效果,有无比 BCG 更好的制剂等问题。在探讨中,使用生物治疗的细菌亦多种多样。资料显示世界各国用于防治肿瘤的细菌至少有 12 种,而用 BCG 防治肿瘤的占 90%。BCG 治疗膀胱癌的给药途径包括皮内注射和经皮接种、肿瘤病灶内注射,口服给药,膀胱内灌注,经膀胱内灌注和经皮给药联合应用等方法。

在给药途径的探讨中,上海生物所尹行及其他学者于 1985 年 10 月协作开展了口服 BCG 控制膀胱肿瘤复发的研究:隔日 1 次口服 200 mg 以上剂量,1 个疗程 2 个月,治疗患者 80 例,均为移行上皮细胞癌,Ⅰ级 26 例,Ⅰ—Ⅱ级 39 例,Ⅱ—Ⅲ级 13 例,2 例资料不全。患者均接受过手术等治疗,一般在手术或激光治疗后 7 天口服 BCG 液。对 80 例患者平均随访 19 个月,所有患者口服 BCG 后均未发生副反应。膀胱肿瘤复发 12 例,复发率为 15%。14 例定期做 NK 细胞检测,治疗前 NK 细胞活性平均 26.69%±6.73%,对照组平均 39.49%±12.01%,$P<0.01$。研究中发现,结素阳转者效果好。

Lamm 对 BCG 接种途径比较研究总结后指出:单纯膀胱内灌注已被广泛认为是最佳途径,皮内注射或经皮接种能有效提高机体的免疫力。但亦有研究显示:膀胱内灌注 BCG 与皮内注射 BCG 合用并不能增强疗效。据此,著者根据对 BCG 多年的研究与使用情况特别指出:也许患者膀胱灌注与皮内注射同时合用并不能增强疗效,如果考虑到接种时间有先后不同,其结果将怎样?在患者还没有受到手术创伤之前注射 BCG,可以预先致敏机体、激发患者的特异性免疫和非特异性免疫,当机体接受手术后膀胱再灌注 BCG,可以减少或缩短反应期的免疫程序,从而可强力地发挥 BCG 的作用,理论上推测应该比手术后单独膀胱灌注 BCG 更好、更有效。因为机体 BCG 免疫后,监视功能的增强可以识别癌细胞特定标记的抗原,从而有助于吞噬细胞吞噬那些手术遗留或不在放疗部位的癌细胞团,在这样的细胞团开始增大以前将其杀灭;另外,人的免疫系统被激活启动以后,就能继续吞噬、杀灭体内任何新形成的癌细胞或癌细胞团。

有统计资料显示,约90%的肿瘤患者是因为微转移瘤而复发死亡的。近有报道,术前应用BCG可使肿瘤缩小或消退,提高了手术切除率,降低术后复发率。

(二) BCG剂量和疗程的探讨

BCG膀胱灌注治疗膀胱肿瘤及预防复发的剂量和疗程尚未统一。如何合理选择剂量与疗程?目前仍多采用Morales于1976年确立的治疗方案,即BCG 120 mg加生理盐水50 mL膀胱灌注,保留2 h,每周一次,共6次,称为诱导期。后来,在膀胱灌注BCG的剂量上,大多数学者采用BCG 120~150 mg(约5×10^8~5×10^9 CFU)为最佳剂量,其用法,一般是经尿道膀胱肿瘤电切术或局部肿瘤切除后的单纯膀胱灌注,每周灌注1次,连续6周,以后每月1次,坚持2年。其中,接种BCG的方法中仍然有口服、皮肤划痕或皮肤划痕加膀胱灌注等,结果以单纯膀胱灌注效果最好,而且几乎成为共识;BCG膀胱内给药是治疗浅表性膀胱癌的最佳途径。但亦有学者提出小剂量持续灌注及增加BCG剂量的意见,比如孟荟等用0.5 mg小剂量,每月一次不间断地灌注,使肿瘤复发率降至15.5%,认为小剂量BCG持续灌注能使膀胱黏膜始终处于BCG的免疫刺激下,从而达到预防肿瘤复发的目的,而且小剂量BCG灌注的并发症亦明显下降。梅骅等将BCG剂量增至225 mg,与常规剂量组对照,发现加大BCG剂量未必能提高疗效,且毒性反应明显增加。刘俊江等对BCG不同剂量60 mg组和120 mg组分别进行了研究报道,该研究中,灌注后外周血CD3、CD4、CD8因子水平无明显差异,所观察治疗期间临床治疗效果也无明显区别。2种剂量卡介苗灌注所引起的全身免疫反应增高也无差异。随访6~24个月。在治疗期间观察所有患者,第一组有2例复发,第二组有1例复发。两组比较差异无显著意义($P>0.05$)。这可能为减少BCG的药量提供了研究方向。M. Alvako等通过对97例膀胱癌患者进行随机研究发现,60 mg治疗组和120 mg治疗组的治疗效果相同。郑贯忠等在浅表性膀胱癌(transitional cell carcinoma,简称TCC)术后不同剂量卡介苗膀胱灌注的疗效比较中,对241例浅表性膀胱癌患者术后BCG量-效与副反应问题进行研究:将患者随机分为3组,分别接受120 mg($n=36$)、60 mg($n=163$)和30 mg($n=42$)3种不同剂量的BCG膀胱灌注治疗。灌注方法:BCG(规格为60毫克/支,细菌数为878×10^4/毫克,温度为4℃)溶于50 mL生理盐水中,经尿道插管注入膀胱,术后每周灌注1次,连续8次,以后每月1次,1年后改为每2个月灌注1次。灌注前复查血常规、尿常规,每3个月复查膀胱镜1次,1年后每6个月复查膀胱镜1次。随访6~24个月。结果:60 mg剂量组膀胱灌注毒副反应较120 mg剂量组轻($P<0.05$),较30 mg剂量组肿瘤复发率低($P<0.05$)。与120 mg和30 mg相比,BCG灌注剂量为60 mg时副反应更轻,肿瘤复发率更低,是最佳剂量选择。宋希双等对初发和复发的单发、多发及残余癌的Ⅰ~Ⅱ级7例,Ⅱ级5例,Ⅱ~Ⅲ级2例共计14例膀胱癌患者采用BCG 600 mg膀胱灌注治疗:在浅表膀胱癌活检后2周开始治疗,以上海生物所冻干划痕BCG 600 mg(Pasteur株7.5×10^7 CFU)溶于60 mL生理盐水中,经导尿管(F8~10号)注入排空膀胱残余尿的膀胱腔内,然后再注入数毫升生理盐水将残留在导尿管内药液完全注入膀胱,拔出导尿管,病人频繁更换体位,使药物广泛充分接触腔壁,持续2 h自行排出,后多饮水。这样治疗每周1次,连续6周后改为2周1次,直至肿瘤消失,后改为150 mg灌注,每月1次,维持灌注2年。结果:治疗后淋巴母细胞转化率升高72%,玫瑰花环形成率升高69%,膀胱黏膜活检可见淋巴细胞、巨噬细胞明显浸润;14例患者肿瘤在灌注5~7次后消失,其中1例膀胱复发肿瘤大小为0.2~10 cm,因为拒绝膀胱切除而改用BCG灌注,在灌注6次后肿瘤消失,随诊5年未复发,效果好于150 mg BCG的对照组;14例患者在随访5~62个月直到报道时无复发者;50%患者在BCG灌注5~10次后,尿液中排出坏死组织,病理检查为变性坏死的上皮细胞、癌细胞及炎性渗出物,膀胱镜及活组织检查见肿瘤脱落消失、膀胱黏膜为慢性炎症。该研究显示大剂量卡介苗灌注治疗浅表膀胱癌,肿瘤消失快、彻底,肿瘤不易复发。1982年,Brosman将BCG 600 mg(Shapiro等根据6×10^9量折算为600 mg)灌注治疗膀胱癌疗效亦显著,随访2年无复发;在治疗有效病例中有3例,因为膀胱内充满0.3~3 cm肿瘤,议定膀胱全切,经大剂量BCG灌注后肿瘤消失。吴天麟用BCG 600 mg治疗膀胱癌亦取得可喜效果。大连医学院附院在副反应观察中发现,600 mg BCG灌注除尿路刺激

症状、血尿较150 mg组的略严重外,并未出现严重并发症,特别是未引发膀胱外接种。对这样的研究结果,有的研究者不支持,认为过于加大剂量未见明显效果提高。当然,大剂量卡介苗接种不可忽视的是可以产生较大的副作用和较严重的并发症,如脓毒病。毕竟BCG是一种活的生物菌,具有一定的抗原性、致敏性和残余毒性,尽管其是良好的免疫增强剂。国内外文献报道所用的BCG剂量从0.5 mg到300 mg不等,但由于各家采用的菌系、菌株的毒力、活菌的浓度、接种途径不统一,因此不能进行比较。Lamm等认为BCG最佳剂量不仅与所用的菌株有关,而且与患者的免疫状态、OT试验结果、距上次灌注时间等因素有关,主张应根据患者出现的副作用情况调整剂量。BCG治疗结束后,免疫系统活性逐渐减退,表现在浸润白细胞、上皮细胞MHC表达和细胞因子水平减少。这说明需要维持灌注以增加细胞因子产生、细胞流入以及MHC和辅助分子表达。定期施行维持BCG灌注可降低肿瘤进展、减少膀胱癌复发。Catalona、Pagano等学者曾经对Morales的方案进行了改进,他们证明了在第1个6周诱导疗程失败后行第2个6周诱导疗程的价值。Martine-Pineiro等在一组前瞻性研究中采用2种剂量(81 mg和27 mg)对比分析临床疗效及不良反应,结果显示两种剂量在肿瘤的复发率和进展方面的疗效没有显著性差异,小剂量BCG的不良反应明显减少,但对于多灶性和高危肿瘤,前者疗效优于后者。

石涛等在动物模型的BCG膀胱灌注实验中,观察到黏膜下肌层亦有较多的淋巴细胞浸润。Lamm和Netto等人指出BCG治疗浸润性肿瘤也是有效的。Netto还报道口服BCG治疗10例浸入肌层的膀胱移行细胞癌,有7例肿瘤消失。这些研究显示,BCG的抗肿瘤效果与宿主对分枝杆菌抗原反应能力、肿瘤体积大小及BCG活菌数有关。观察表明,BCG对浸润性膀胱肿瘤亦有一定作用。

BCG治疗膀胱肿瘤的疗程分为诱导期和维持期两个阶段,前者为每周1次,共6周,因其诱导的局部和全身反应可以随时间推移而减弱,所以主张定期给予局部药物刺激以维持其抗癌效力。但关于维持期的长短以及灌注时间目前尚无定论。Lamm提出了"6 + 3"的"维持治疗"方案,即诱导期为每周1次,共6次,在6周诱导治疗后,间隔3个月再灌注,每周1次,共6次,第6个月及以后每6个月行每周1次共3次的维持治疗,维持期为3年。其无癌生存期为76.8个月,相对于单纯诱导治疗的复发时间35.6个月,两者差异有显著性($P < 0.001$)。该方法目前被认为是最佳治疗方案,其在降低复发率、延长复发时间方面比单纯诱导期治疗有明显优势,但由于其副作用大,仅有16%的患者能完成全部疗程。Lamm认为重复的灌注治疗能重新刺激免疫反应,并因此降低肿瘤的复发率和复发后进展。Lamm还认为,用BCG维持治疗的病人比仅一个疗程6周治疗的病人生存期有所提高。对高危病人,亦应行免疫制剂BCG灌注治疗,尽管BCG的副作用较其他药物明显,但一般较轻,停药后即可消失,BCG的维持治疗可减缓肿瘤发展,延长生命。这是应用BCG治疗以来最有价值的新方法。后续的研究均证明Lamm维持治疗的方案比单一6周方案更能降低肿瘤的复发率。虽然在维持治疗初期副作用有所增加,但在之后的治疗过程中副作用并无明显的增加。所以现在多数学者倾向于在6周诱导治疗后继续采用"维持治疗",对浅表性膀胱癌患者完成TUR后,用BCG治疗,开始的方案为每周1次,6周为1个疗程。BCG治疗第一疗程反应好的病人及以后复发的病人均有必要给予第二个疗程治疗。对高危病人(复发和CIS等)可给予2个疗程的治疗或维持治疗(如每月1次,灌注1年),2个疗程均失败的病人有侵及肌层的高危倾向,应考虑进一步的治疗,上述方案均能增加病情好转率,用BCG治疗后随访至少1年的研究显示,复发率从大于60%降至35%以下,优于膀胱内化疗,且有统计学意义($P < 0.01$)。综上所述,术后膀胱灌注化疗和免疫治疗能够明显减低膀胱癌的近期复发率,对远期复发率无影响,可提高患者的生存期。BCG似乎是降低肿瘤进展甚至减少膀胱肿瘤死亡的唯一药物,且BCG对于复发及进展的NMIBC疗效优于阿霉素类药物。

杨聪娴译文中,选择T_1G_3膀胱癌患者78例,其中58例(74%)患者是初发膀胱肿瘤,20例患者(26%)有膀胱肿瘤复发病史的高危表浅性移行细胞癌(TCC)。对这些病例首先行经尿道切除术(transurethral resection,简称TUR),切除一切肉眼可见的肿瘤,而后在TUR之后的3周内进行每周1次BCG膀胱灌注治疗,共6周(初期治疗),有42例患者进行了持续灌注(初期治疗后又至少进行7个月的灌注)。随访时间为16至238个月。随访包括在术后的前两年每3个月1次,第3~5年每6个月1次,而后每年1次的膀胱镜检查和尿脱落细胞学检查。治疗后有27例患者(35%)出现肿瘤复发,中位复发时间为8.5个月;第2年、5年、10年无复发病例生存率分别为76%、72%和62%。5年之内21例患者复发,10年之后2例患者复发。肿瘤进展的中位时间为31.4个月。第2年、第5年和第10年的肿瘤无进展生存率分别为92%、82%和80%。13例患者(17%)在治疗后5年内出现肿瘤进展,1例患者在5年之后出现进展,没有患者在10年之后出现进展。对所有复发患者均再次使用BCG,63%的复发患者出现疾病的进展。由此可见予TCC膀胱癌患者首先行TUR,切除一切肉眼可见的肿瘤后进行膀胱内BCG灌注非常成功地减少了T_1G_3膀胱癌患者疾病的复发和进展,因而认为BCG可作为TCC的标准治疗方法。

黄建将国外发表于权威杂志上关于BCG与其他化疗药治疗膀胱癌疗效相比较的30余篇文献进行汇总,文献对使用BCG灌注治疗的卡介苗组、使用化学药物治疗(阿霉素、丝裂霉素)的化疗组和手术后未进行任何治疗的对照组的治愈患者,大多做了不同时间的随访,短的3~6月,长的3~5年,甚至10年,非常注意BCG灌注预防膀胱癌术后复发的临床效果。BCG组、化疗药组及只做手术的对照组复发率的结果汇总如表29-3-1所示。

表29-3-1 国外30余篇文献资料统计结果

观察结果	卡介苗组	化疗组	对照组
总观察人数	3 579	4 473	—
复发人数(比例)	1 178(32.91%)	2 711(60.61%)	(87.67%)

可以看出,卡介苗治疗组的疗效最好,复发率仅32.91%,比化学药物组为佳,更优于对照组。

关于这方面的研究,国内的几乎与国外同步,治疗方案基本采用Morales方法。在我国每2~3年举行一次的泌尿外科会议上,卡介苗灌注治疗膀胱癌方法常被列为会议重点讨论内容之一。通过黄建对1985—1993年我国17篇文献的统计结果,可以看出卡介苗疗法在全国各地广为应用的情况。资料表明我国的随访时间较长,少则1~3年,多则5~8年,化学药物治疗多用索里派和表柔比星,由于研究是在一个国家范围内进行的,诊断标准、治疗方法、病人体质等较为一致。故此,我国的临床结果比国外资料可信值更高。该17篇文献统计结果见表29-3-2。

表29-3-2 17篇文献统计结果

观察结果	卡介苗组	化疗组	对照组
总观察人数	816	197	133
复发人数(比例)	143(17.52%)	67(34.01%)	81(60.90%)

黄建统计结果:BCG治疗组患者复发率为17.52%,197例化疗药组患者复发率34.01%,133例对照组复发率60.90%,与国外文献报道相似。本文中BCG 60 mg组1年和2年肿瘤复发率分别为17.2%和26.4%,120 mg组分别为16.7%和22.2%,也充分说明BCG降低膀胱肿瘤复发疗效确切。甘立志等在研究膀胱内灌注卡介苗(BCG)能否降低浅表性膀胱癌经尿道切除术治疗后的复发率文中显示,共有25项涉及4 767例患者的研究符合纳入标准,并对其数据进行分析,结果显示,2 342例患者接受了膀胱内BCG灌注治疗,其中949例(40.5%)出现肿瘤复发;而未进行BCG灌注治疗的2 425例患者中有1 205例(49.7%)出现肿瘤复发,对结果进行综合分析后显示,BCG灌注组与未灌注组肿瘤复发率间的差异存在统计学意义($P<0.01$)。李嘉等所进行的表浅性膀胱癌术后灌注BCG的Meta分析提示,术后BCG灌注与单纯手术相比,在膀胱癌复发率方面的差异有统计学意义。结果提示术后BCG灌注在预防膀胱癌复发方面比单纯手术效果好。Huncharek等的一项表浅性移行细胞癌患者的Meta分析(方法为TUR治疗和TUR+膀胱灌注BCG比较)发现,后者比前者的复发率降低了70%。免疫辅助(biological response modifiers,简称BRM)的概念逐渐为人们认可,并逐渐发展成为肿瘤治疗的第四模式(Fourth Modality of Cancer Treatment),在临床中广泛应用。40余年的大量临床实践和前瞻性研究已经证实,膀胱内灌注BCG预防肿瘤复发、治疗原位癌与术后残存瘤均有很明显的临床效果,是20世纪80年代人类应用生物免疫修

饰剂预防与治疗浅表性膀胱肿瘤取得的重大成果之一,被公认为治疗膀胱原位癌和浅表性膀胱肿瘤的首选疗法,其在减少肿瘤复发数目、降低复发频率及防止肿瘤恶性度增高三个方面,均优于传统的化疗药物,这一治疗方法已被普遍认可,BCG 已在临床上广泛应用,尽管人们对其抗肿瘤作用机制尚不完全清楚。

BCG 灌注治疗 NMIBC 效果较佳,成为 NMIBC 术后膀胱灌注的金标准,是最佳的选择,特别适用于难治性、复发的膀胱癌治疗。尽管 BCG 的副作用较其他药明显,但一般较轻,停药后即可消失。

2002 年,Bassi 总结了 1 496 例病人的临床研究资料证明,BCG 治疗膀胱 CIS 的完全缓解率为 60%~79%。目前认为 BCG 治疗膀胱癌是肿瘤免疫治疗最为成功的范例之一。所以,BCG 膀胱灌注是目前最受关注的方法,被认为是治疗膀胱原位癌、残余癌和预防术后复发的标准治疗方法,它可以阻止肿瘤进展,进而降低死亡率。

许明伟对 11 项有随机对照研究的 3 703 例表浅性移行细胞癌患者的 Meta 分析显示,在 1 年的累积复发率中,用 TUR + 膀胱灌注治疗的患者比单独 TUR 治疗的患者复发率低 44%,在随访的 3 年里复发率低的比例为 30%~80%。综上所述,术后膀胱灌注化疗和免疫治疗能够明显减低膀胱癌的近期复发率,对远期复发率无影响,可提高患者的生存期。在对膀胱癌手术后膀胱灌注化疗和免疫治疗用何种药物更为有效的探讨中发现:BCG 适合于高危浅表性膀胱癌的治疗,可以预防膀胱肿瘤的进展。BCG 不能改变低危浅表性膀胱癌患者的病程,而且由于 BCG 灌注的不良反应发生率较高,对于低危浅表性膀胱癌患者不建议行 BCG 灌注治疗。对于中危浅表性膀胱癌患者,其术后肿瘤复发率为 45%,而进展率为 1.8%。因此,中危浅表性膀胱癌膀胱灌注的主要目的是防止肿瘤复发,一般建议采用膀胱灌注化疗。潘建刚等应用荟萃分析探讨浅表性膀胱癌不同灌注方法对膀胱癌术后复发的影响,纳入 43 篇文献,结论为单独 BCG 灌注或者联合其他灌注方法能有效降低浅表膀胱癌术后的复发率。另外 Shelley 等的 SR 分析发现,高级别的 Ta、T_1 期的膀胱肿瘤,在 TUR 治疗后膀胱内灌注 BCG 进行辅助治疗,相比丝裂素 C(MMC)更能够有效地推迟肿瘤的复发。Shelley 等还分析 BCG(338 例)和 MMC(343 例)在预防中、高风险浅表性膀胱肿瘤复发率、肿瘤进展和生存率的差异,结果发现 BCG 组肿瘤复发率较 MMC 组低($P = 0.001$),但两组肿瘤进展和生存率均没有明显差异($P = 0.16, P = 0.50$),MMC 的局部、全身毒性发生率分别为 30% 和 12%,而 BCG 组分别为 44% 和 19%。研究最后认为,选择何种药物应基于药物不良反应和经济负担角度考虑。但 Bohle 等的 Meta 分析研究发现,BCG 维持治疗组(1 277 例)肿瘤进展发生率也较 MMC 组(1 133 例)明显低($P = 0.02$)。欧洲癌症研究与治疗组织(EORTC)泌尿生殖组观察结果:957 例的中到高风险 TaT_1 期膀胱尿路上皮细胞癌患者,按患者膀胱灌注表柔比星、BCG、BCG + 异烟肼三种灌注方法随机分为三组,灌注方法为术后每周灌注 1 次,共 6 次,然后在第 3、6、12、18、24、30 及 36 个月维持灌注连续 3 周,每周 1 次。研究变量包括复发时间、进展恶化时间、是否远处转移、总体生存率及疾病特异性生存率。837 例合格患者的平均随访时间为 9.2 年。两组(膀胱灌注 BCG 和 BCG + 异烟肼)在首次复发时间($P < 0.001$)、远处转移($P \leq 0.046$)、总体生存率($P \leq 0.023$)和疾病特异性生存率($P \leq 0.026$)变量上显著优于灌注表柔比星组;然而在肿瘤进展恶化上并没有不同。故研究者认为,膀胱灌注 BCG 不仅对于高危患者,而且对于中危患者在首次复发时间、是否远处转移、总体生存率、疾病特异性生存率长期疗效方面都优于灌注表柔比星。

于浩等集全国 30 家医院、历时 4 年的标准统一的中、高危非肌层浸润性膀胱癌术后复发的有效性、安全性的随机、对照、多中心临床试验中期研究结果显示:BCG 19 次灌注方案对于预防中、高危 NMIBC 患者 TURBT 术后 1 年复发的效果确切,优于表柔比星。

欧洲泌尿外科协会(EAU)在进行多方面的、认真的利弊得失权衡之后,于 2008 年在关于非浸润性膀胱癌的诊疗指南中指出,低度恶性的非浸润性膀胱癌手术后应立即行膀胱内灌注化学疗法,一次性灌注治疗就足够;中度恶性的肿瘤除应手术后立即行膀胱内灌注化学疗法外,还要进行长期规范的 MMC 等额外的辅助灌注治疗至少 1 年;高度恶性的肿瘤手术后就需要立即用 BCG 进行膀胱内灌注治疗,或行膀胱内灌注化学疗法外,还至少进行1年膀胱内灌注卡介苗辅助治疗。指南同时指出,非肌层浸润性膀胱癌患者在电切术后行膀胱灌注辅助治疗可降低肿瘤复发和进展成肌层浸润性膀胱癌的风险。膀胱灌注化疗药物和BCG都能降低TaT_1期膀胱尿路上皮细胞癌复发率。

中华医学会2007年公布的《膀胱癌诊断治疗指南》中指出:对低级别非肌层浸润膀胱尿路上皮癌患者,术后可只进行单剂即刻膀胱灌注化疗,而无须维持膀胱灌注治疗;对中、高危非肌层浸润膀胱尿路上皮癌患者,术后单剂即刻膀胱灌注化疗后,应进行后续化疗药物或BCG维持灌注治疗;对高危非肌层浸润膀胱尿路上皮癌患者,首选BCG膀胱灌注治疗。

综上所述,高级别的浅表性膀胱癌患者,在TVBT治疗后膀胱内灌注BCG进行辅助治疗有更好的疗效。经随机、多中心研究证实,BCG膀胱内灌注与电切后辅助性噻替哌、阿霉素等膀胱内灌注化疗相比,预防膀胱肿瘤复发及进展的效果更好;对于浅表性膀胱肿瘤患者,辅助性BCG膀胱内灌注治疗可使约2/3的患者无瘤生存4~5年,达到浅表性膀胱癌治疗的基本目标:去除存在的病灶、防止肿瘤的复发和防止肿瘤复发后的进展。

许明伟曾对1例54岁男性GⅢ膀胱非浸润性尿路上皮乳头状癌进行循证治疗:TURBT手术后2周开始采用预防复发的低剂量BCG(60~75 mg)膀胱内灌注治疗,需要维持1~3年(BCG维持灌注可以使膀胱癌进展概率降低37%)。因此建议在3、6、12、18、24、36个月时重复灌注,以保持和强化疗效;患者前2年复查随访每3个月1次,第3年开始每6个月1次,第5年开始每年1次直至终身。笔者在20世纪90年代曾见1例36岁膀胱癌男性患者,淮阴市人,在手术后2周开始膀胱内灌注60 mg BCG,每周1次,连续6次后,改为每月1次,连续6次,再改为6月1次(此时的BCG开始改为皮内苗,由当地防疫站供给,每次总量为60 mg),一直坚持,后因为别的疾病去世,膀胱癌生存期计16年。

(三)膀胱癌灌注治疗的副反应

卡介菌毕竟是一种生物异物,高浓度注入受到创伤的膀胱腔内,其相互反应的激烈程度是可想而知的。所以绝大多数病人灌注BCG后都有膀胱炎症状,常在第2~3次时出现。Lamm等复习统计1 275例BCG治疗膀胱癌患者的副作用和并发症,近1/2患者有轻度血尿,1/4患者出现低热及全身不适等症状。并发症主要有高热(3.9%)、肉芽肿性前列腺炎(1.7%)、BCG肺炎或肝炎(0.9%)、关节炎(0.5%),绝大多数并发症均为自限性,严重并发症经停用BCG或加用抗结核药物后大部分可治愈。尽管BCG的局部副作用达90%以上,且随灌注次数增加而增加,在临床中还常遇到患者不能耐受其明显毒副作用而终止灌注问题,但一般较轻,停药后即可消失。

三、卡介苗辅助治疗膀胱癌的机理探讨

BCG膀胱灌注治疗是高危浅表性膀胱肿瘤和原位癌灌注治疗中的"金标准"。它在浅表性膀胱肿瘤治疗中是一项优于化疗的有效治疗方法。在BCG用于辅助治疗膀胱癌的初期,人们注意力的重点是BCG的疗效和副反应。那么BCG辅助治疗膀胱癌的机理是什么? BCG的药物动力学是什么? 只有清楚这些,才是知其然,而且是知其所以然,才能更好地用BCG治疗膀胱肿瘤,兴利除弊,取得最佳效果。但是,欲达此目标绝非易事,因为至今在临床中,BCG治疗仍然对部分患者效果差,而且当前也无法预测该治疗对哪些患者有效,卡介苗免疫机制尚不完全清楚。对BCG或其MER成分研究表明,BCG的作用方式是复杂的,可因给药途径、时间、剂量的不同而表现为刺激或抑制免疫反应,也可因机体免疫活性或肿瘤的不同而有不同的作用,绝非单一的作用机理,而是各类免疫细胞相互反应的结果,其中巨噬细胞的作用尤其重要。近来动物实验证明BCG或MER使巨噬细胞发生功能变化,破坏瘤细胞的活性增加。豚鼠在腹腔给予BCG后巨噬细胞的趋化性及吞饮作用增加,并能选择性地毁坏瘤细胞,如感染BCG小鼠的巨噬细胞,在混合有肿瘤与非肿瘤靶细胞群中,只对瘤细胞有细胞毒作用。在BCG或MER治疗的癌症病人中,也发现有血清乳酸脱氢酶、溶菌酶水平、单核细胞数及细胞毒水平升高,说明巨噬细胞抗瘤活性增高。

Pimm 用无胸腺小鼠研究 BCG 对 3 株人恶性细胞系异种移植的影响,发现当瘤细胞混以 BCG 注射时肿瘤被抑制,但不能抵抗以后的肿瘤攻击,若将 BCG 与瘤细胞远距离分开注射则无抑制作用,表明在缺乏 T 细胞的情况下,虽不能产生全身免疫,但 BCG 可通过激活宿主的巨噬细胞起作用。上述实验说明了在细胞免疫受损的宿主中,BCG 仍然有抑制肿瘤的作用,这对临床应用有一定的参考意义。

膀胱内灌注 BCG 预防膀胱癌复发、治疗原位癌与术后残存瘤是 20 世纪 80 年代人类应用生物免疫修饰剂预防与治疗浅表性膀胱肿瘤取得的重大成果之一,临床治疗效果明显,随着分子生物学、细胞生物学、分子免疫学、分子病理学研究的不断深入与发展,对于 BCG 抗肿瘤作用机制的认识也从非特异性免疫或非特异性炎症反应发展到 BCG 相关分子与抗癌活性、钟样蛋白受体与局部细胞免疫效应、BCG 与多肽细胞因子、BCG 相关抗原表达等进行研究。对于下面的阐述,尽管 BCG 免疫机制的认识已取得了相当的进展,但在已有成果中有不少是推测性的。

(一)膀胱内灌注 BCG 治疗膀胱癌的病理研究成果

1. 吴金生等实验

BCG 对膀胱肿瘤细胞的生长具有抑制作用,通过抑制增殖活跃的肿瘤细胞,使其发生病理性坏死,且随 BCG 药物浓度的增加,在低浓度(0.062 5 mg/L)时,抑制能力较弱,当药物浓度≥0.5 mg/L 时呈现明显的抑制作用($P<0.01$),即抑制作用越来越强。这可能打破肿瘤生长平衡的体液环境,使肿瘤细胞缩小或延缓肿瘤生长,从而达到治疗肿瘤的目的。

2. 黎玮等实验

黎玮等对 BCG 灌注前后膀胱组织超微结构观察:随机选择膀胱癌术后膀胱灌注 BCG 治疗的患者 20 例,共切除肿瘤 34 个,肿瘤直径 0.5~4 cm。病理证实移行细胞癌 19 例,脐尿管腺癌 1 例;细胞分化为 1~2 级。临床病理分期:A 期 7 例,B_1 期 10 例,B_2 期 3 例。术后第 1~2 周开始膀胱内灌注 BCG 120 mg (80 mg/mL,含菌数 $4×10^6$/mL),保留 2 h,每周 1 次,连续 6 周,以后每月 1 次,维持 2 年。分别于灌注前及灌注 6 周后膀胱镜下咬取膀胱黏膜。10 例做透射电镜检查,超薄切片检查。

(1)BCG 灌注前

扫描电镜下可见膀胱黏膜表面布满黏性分泌物,结构模糊,无法辨认移行上皮盖层细胞的轮廓;上皮表面不平,细胞间隙特大,大部分呈疏散游离状,细胞之间的连接复合体无法辨认或消失;有的部分盖细胞向腔内高度隆起似息肉状,移行上皮细胞癌变征象典型;透射电镜下可见黏膜上皮细胞外形不规则,细胞间隙特大,细胞表面有少量微绒毛;胞核不规则,有外突或内陷,异染色质极少,仅呈薄层位于核膜下方,细胞器丰富。

(2)BCG 灌注后

膀胱灌注 BCG 后,BCG 与膀胱黏膜的附着是持久的。膀胱镜下可见黏膜充血、水肿,在局部出现非特异性急性炎症反应,多形核白细胞聚集,腔壁亦出现充血、水肿,有的出现溃疡,呈急性炎症变化,残留癌表面微乳头消失,色红、草莓状,肿瘤体积明显缩小,有的消失。取材活检,结果是:黏膜细胞层明显变薄,黏膜层和黏膜下大量淋巴细胞浸润,有的可见肉芽肿或非干酪样淋巴团形成。灌注后其微绒毛大部分消失,细胞连接开放,细胞间隙明显扩张,肿瘤间质可见多个淋巴细胞浸润,其相邻细胞严重变性,线粒体溶解呈空泡样变,粗面与滑面内质网扩张,有的细胞核固缩。随后是 Mφ 浸润,并吞噬卡介菌。扫描电镜可见黏膜上皮细胞外形、结构及细胞连接均接近或完全恢复正常;表层上皮细胞轮廓明显,呈不规则多角形,部分可见表层细胞呈脱屑状,邻接面紧密且呈线性隆起,细胞间隙小,并可见有丝状突,甚至呈间桥样连接,细胞间隙内尚偶见伴有性质不明的小球形物。透射电镜下可见固有膜结缔组织内大量免疫细胞聚积,各种免疫细胞相互贴附,并可见大量功能活跃的成纤维细胞与巨噬细胞、淋巴细胞相互贴附;成纤维细胞合成分泌旺盛,细胞外周充满大量胶原纤维束及基质;淋巴细胞与巨噬细胞密切贴附,且淋巴细胞线粒体均集中在与巨噬细胞相贴附一侧;巨噬细胞变形运动特别明显,伸出大量钝圆形特长特大伪足,向嗜酸性粒细胞移动，伪足处可见小型溶酶体，细胞器均发达，并可见不同大小的膜性囊泡；嗜酸性粒细胞异染色质发达，特殊颗粒呈椭圆形，内含棒状结晶颗粒，常与巨噬细胞和成纤维细胞相接触；肥大细胞与巨噬细胞密切相贴，并呈脱颗粒型，外形不规则椭圆形，胞核分叶，异染色质丰富，胞质颗粒全部呈不同程度的脱颗粒；与肥大细胞相邻的巨噬细胞功能活动明显，细胞器发达，胞质中含有大小不等的液泡，内含有大量电子密度较高的内含物。约6个月后均逐渐自愈。

该观察研究表明，淋巴细胞与巨噬细胞间有相互作用或信息传递。已知致敏的T淋巴细胞可产生巨噬细胞活化因子、巨噬细胞趋化因子等，使巨噬细胞活化并向淋巴细胞贴附，增强巨噬细胞的黏附性、伸展性和吞噬作用。还观察到与淋巴细胞接触的巨噬细胞细胞器非常丰富，分泌功能旺盛，胞质内含有大小不等膜性囊泡，且变形运动异常活跃，说明巨噬细胞已被活化而发挥其功能。该研究结果支持BCG灌注后激发局部细胞免疫而发挥抗肿瘤作用的理论，但同时发现在BCG灌注后，嗜酸性粒细胞及肥大细胞出现在局部，并与淋巴细胞、巨噬细胞相互贴附，细胞呈功能活跃及脱颗粒状态，提示嗜酸性粒细胞及肥大细胞在BCG抗肿瘤免疫中也起着积极的参与作用。

BCG作为一种活的生物菌，具有一定的抗原性、致敏性和残余毒性。这提示BCG对于膀胱黏膜上皮细胞及肿瘤细胞具有直接细胞毒作用。韩瑞发等发现，BCG灌注后肿瘤细胞表面结构严重损伤，表层细胞结构的变化导致黏膜上皮细胞坏死脱落。扫描电镜下观察到在BCG灌注前部分病人可见黏膜上皮细胞具有典型的移行细胞癌癌变征象，而在灌注后移行细胞癌癌变征象消失，代之以正常或接近正常的移行上皮细胞。此外还发现灌注后的黏膜表层细胞呈脱屑状改变。结果说明，BCG确实对黏膜上皮细胞及肿瘤细胞具有直接细胞毒作用，使上皮细胞及肿瘤细胞坏死脱落，达到杀伤肿瘤细胞，抑制或延缓肿瘤复发的作用。

张泰和等通过膀胱肿瘤电镜研究，认为细胞间连接减少，可能导致膀胱癌细胞的黏附力减弱，故易转移。本研究中扫描电镜下可见BCG灌注前细胞之间的间隙特大，大部分呈疏散的游离状，细胞之间的连接复合体无法辨认或消失，而灌注后上皮细胞排列紧密，并可见相邻细胞间有丝状突甚至间桥样连接，这种超微结构变化，可能有助于防止肿瘤细胞的脱落及向他处转移。该研究结果可看出BCG膀胱灌注后引起一系列超微结构变化：① 通过BCG引起局部炎症反应，形成有胶原纤维包绕的成纤维细胞、巨噬细胞、淋巴细胞团，干扰肿瘤细胞生长；② 诱发局部细胞免疫反应；③ 对黏膜上皮细胞及肿瘤细胞具有直接细胞毒作用；④ BCG灌注后使细胞连接的改变可防止肿瘤的扩散。通过以上途径达到抑制和杀伤肿瘤细胞的作用，从而抑制或延缓膀胱癌的复发。

3. BCG对体外培养膀胱癌细胞株的实验研究

由于BCG与肿瘤组织的接触是持久性的，那么，BCG与肿瘤或黏膜上皮细胞接触是否具有直接损伤作用，所表现的局部炎症反应究竟是细胞介导的免疫反应还是BCG接触组织的损伤变化？为了了解BCG除体内细胞介导的免疫效应外，有无对癌细胞的直接影响，李家贵等进行BCG（BCG用生理盐水稀释成 0.3 mg/mL、0.6 mg/mL、0.9 mg/mL、1.2 mg/mL的不同浓度为实验组）对体外培养膀胱癌细胞株（癌细胞悬液浓度为1×10^5/mL）的直接作用和形态学观察的研究：用相差显微镜观察细胞生长情况及膀胱癌细胞计数。其结果：用相差显微镜观察，癌细胞培养24 h，实验组0.3 mg/mL浓度组与对照组相比，其形态及生长密度无明显改变；0.9 mg/mL以上组可见细胞变圆、体积增大，细胞膜上黏附许多折光性很强的小体，但细胞间的界限仍能分清，随着时间延长，BCG浓度大，细胞生长速度变慢、形态变化更明显，培养液中出现大量坏死细胞，细胞膜与膜之间界限不清，甚至相互融合，并可见细胞大块从瓶壁脱落。细胞的生长密度极不均匀。而对照组的癌细胞贴壁生长良好，折光性强，细胞界限清楚，生长密度均匀。癌细胞生长曲线显示其与BCG和癌细胞二者作用的时间、BCG浓度有关，各时间点生长抑制率随BCG浓度增加而增高，各浓度组生长抑制率随时间延长呈递增趋势。BCG对膀胱癌细胞表面结构的影响：扫描电镜下可见对照组形态呈多边或三角形，表面微绒毛丰富，长丝突起分布均匀、清晰，有的多个长丝突起或微绒毛卷曲成丝样；胞浆丰富，胞质外展如裙。随时间延长，胞质外层减少、胞体隆起，呈叠层状，并可见细胞分裂象。实验组 BCG 与癌细胞作用 24 小时,0.9~1.2 mg/mL 浓度组细胞表面有 BCG 附着,结构改变,表面微绒毛减少,有的肿胀,长突起大部分消失,小球状结构增多。48~72 h,癌细胞表面结构损伤严重,微绒毛大部分消失,长突起消失,小球密集成片,破裂成孔,并可见细胞表面结构与胞体分离。该研究提示:BCG 与膀胱细胞直接作用 24 h 后,癌细胞部分出现一系列变化,最后细胞膜破裂死亡,符合 BCG 与癌细胞间的作用需要相互接触这一观点。BCG 与肿瘤细胞黏着并超过一定量时,可使细胞的代谢及膜的功能发生改变,影响细胞生长。众所周知,细胞膜是具有复杂结构和机能的半透膜。它允许物质有选择地通过,严格地保持细胞内物质和离子稳定。在扫描电镜下,细胞表面微绒毛、长丝突起实际上是细胞膜的一部分,其作用在于增加细胞表面积,扩大细胞与外环境的接触,有助于细胞膜内外的物质运转。除生长迅速的肿瘤细胞外,正常细胞膜表面很少出现小球结构。当肿瘤细胞受到损伤时,这种与细胞内代谢紊乱有关的小球结构显著增多,密集成片,甚至破裂形成大小不等裂孔,细胞膜结构受损、通透性增强,细胞内环境失调,细胞器结构和机能受损,屏障作用消失及运转机能障碍,致使细胞肿胀、变性、坏死、破碎。

根据 Bohle 等证明,BCG 可体外直接激活肿瘤患者外周血单个核细胞(PBMC)而成为对肿瘤有较强杀伤作用的 BCG 激活杀伤细胞(BCG-activated killer cell,简称 BAK),黄啸等将 BAK 与淋巴因子激活杀伤细胞(lymphokine-actived killer cell,简称 LAK)进行了对照研究:将膀胱癌患者的 PBMC 分别置于含 BCG(含活或死卡介菌 3.7×10^4 CFU/mL)、IL-2 的全培养基(CM)中培养,计算 BAK、LAK 扩增加倍数,检测培养细胞抗自体及异体膀胱癌细胞活性。结果:① BAK、LAK 分别于培养第 7 d、第 3 d 达增殖高峰,对自体瘤杀伤率分别为 36.2% ±2.7% 和 31.4% ±3.1%,两者差异有统计学意义($P<0.05$);对异体瘤(人膀胱癌细胞系 BIU-87)杀伤率则分别为 28.3% ±3.7% 和 25.2% ±4.1%,二者差异无显著性($P>0.05$)。显示 BAK 细胞抗自体瘤活性强于 LAK 细胞。② 新鲜分离的 PBMC 抗肿瘤活性较低(7.4% ±1.0%),经 BCG 或 IL-2 激活后,其抗肿瘤活性明显增强,与细胞增殖呈正相关(LAK 细胞和 BAK 细胞分别于培养第 12 天时,细胞数平均扩增 18 倍和 11 倍,二者在达其增殖高峰的时间上,其差异明显)。③ PBMC 在含死 BCG 的全培养基中,分化缓慢,无明显增殖高峰,培养 12 天共扩增 4 倍,抗自体瘤活性达到 9.2% ± 1.3%,与刚分离的 PBMC(7.4% ±1.0%)相比,差异无显著性($P>0.05$)。

任月伟等采用分离的人外周血中的淋巴细胞,分别经 BCG 和 IL-2 刺激,检测 BCG 激活的淋巴细胞的增殖和 LAK 细胞对 TBC-1 的细胞毒作用。结果:BCG 激活淋巴细胞于培养的 6 d、12 d、18 d、24 d、30 d,细胞增殖倍数分别为 3.08 ±0.34、8.27 ±0.55、25.21 ±3.01、46.39 ±3.20、40.21 ±2.19;LAK 细胞于培养的 6 d、12 d、18 d、24 d、30 d,细胞增殖倍数分别为 4.53 ±0.33、9.14 ±0.30、20.76 ±1.78、19.44 ± 1.50、16.35 ±2.74。BCG 激活淋巴细胞与 LAK 细胞的细胞毒作用比较,BCG 激活淋巴细胞与 LAK 细胞的细胞毒作用在效靶比 10∶1 时,差异无统计学意义($P>0.05$);在效靶比 40∶1、20∶1 时,有显著性差异($P<0.05$)。显示激活的淋巴细胞对膀胱肿瘤细胞株 TBC-1 的杀伤作用。

郑华摘录的文章中报道:发动人体内白细胞的杀伤作用战胜肿瘤细胞,这一新兴的"生物反应调控"方法已开始成为肿瘤治疗学领域的一部分。美国国立肿瘤研究所(National Cancer Institute,NCI)的研究人员将肿瘤患者血中的白细胞分离出来,与 IL-2 一起培养,3~4 d 后,这些细胞转化为淋巴因子激活的杀伤细胞 LAK,再将这些 LAK 细胞与一定量的 IL-2 一起重新注入患者体内,去攻击肿瘤细胞。该研究所 Rosenberg 博士等利用这一方法治疗了包括皮肤癌、肺癌、肾癌、结肠癌等 25 例不同类型的晚期癌症病人,其中 11 例肿块缩小 50% 或更多;1 例患恶性度极高的皮肤黑色素瘤患者,已有下肢、臀部和乳腺转移灶,在接受一个疗程的数周治疗后,其身上的肿块全部消失。另一例晚期结肠癌患者,接受治疗后肺部 5 个转移灶中有 3 个消失,另两个转移灶也明显地缩小到可以进行手术切除的范围。故 Rosenberg 博士等认为上述方法及其实施,无疑为肿瘤患者带来了福音。

（二）膀胱内灌注 BCG 治疗膀胱癌的动力学

1. BCG 在机体内的存活和转归

BCG 进入机体后首先在进入局部形成炎症反应，后沿局部淋巴管到达淋巴结，繁殖、增菌，逐渐在体内形成了一过性菌血症过程，但不出现任何临床症状和体征，对其在体内进驻的组织和脏器，不引起任何损害性病变；随之进入血流存于肝脾脏内生长繁殖，使肝脾呈增生性扩大。这样人体建立了特异性保护力，影响了细菌的持续生长，使细菌在体内的繁殖由少到多又转变为由多而少，最终全部被消除。从目前的观点看，BCG 接种使 MTB 入体的免疫程序与有毒 MTB 入体是一样的：其中吞噬细胞中起主要作用的是未成熟的，在摄取抗原后逐渐成熟，并且经血液和/或淋巴循环迁移并归巢到淋巴结等的 T 细胞区，将抗原信息递呈给初始 T 细胞，其下游是活化的 T 细胞（对 MTB 是特异的）分泌细胞因子，激活巨噬细胞（Mφ）成为效应细胞，逐渐把 MTB 吞噬、消灭，使菌量又由多而转少，以至于完全被清除，建立适应性免疫。其中激活的 Mφ 及诸多细胞分泌的细胞因子则是非特异的，即产生非特异性免疫力，从而增强了机体细胞免疫功能，增强对肿瘤的免疫力。

在膀胱癌术后灌注 BCG 辅助治疗中，还有膀胱黏膜组织的特殊性，即人的膀胱黏膜相关淋巴组织（mucosal-associated lymphoid tissues，简称 MALTs）是黏膜免疫系统的主要组织，其组织结构和功能有其特殊性，比如黏膜免疫系统存在与外周不同的淋巴细胞库；MALTs 淋巴细胞的定居、再循环途径与其他外周淋巴细胞系统中的淋巴细胞不同，即在黏膜集合淋巴结内的淋巴细胞受抗原刺激后，经区域淋巴结，最终进入胸导管，但这种在特定黏膜表面受抗原刺激的淋巴细胞选择性的分布于整个 MALTs 系统，然后再通过黏膜小血管重新回到 MALTs。此种 MALTs 淋巴细胞特定的再循环及其选择性的分布是由淋巴细胞和黏膜表面细胞黏附分子所介导的结果。因为黏膜上皮内淋巴细胞具有独特的发育方式和部位。由于 MALTs 中可分为免疫应答诱导部位和效应部位，黏膜局部的 DC 亦具有独特性分布，因此，当 BCG 灌注入术后膀胱腔内这一结构特殊的环境中时，膀胱内黏膜上皮组织中上皮细胞等将引起机体对感染物的应答，即首先出现一个迅速的急性反应期。

2. 膀胱内黏膜完整性的破坏

手术导致膀胱内黏膜屏障的破坏，因卡介菌病原体灌注入侵、繁殖和复制而造成感染产生。感染灶形成，膀胱内黏膜上皮组织中上皮细胞、NK 细胞、γδT 细胞、Mφ、DC 等多种细胞多种分子参与，启动固有免疫应答的炎症反应，内吞卡介菌，启动即时效应的炎症反应。膀胱黏膜组织中上皮细胞将卡介菌内吞，处理后还以囊泡形式转运到细胞基底膜，再以胞内运送作用释放转运到胞外空间。

3. 尿路上皮的基底膜及黏膜下层的纤维连接蛋白

BCG 与膀胱壁的黏附结合是抗膀胱肿瘤作用的第一步，其中纤维连接蛋白（fibronectin，简称 FN）在此过程中起着关键作用。早在 1948 年，纤维连接蛋白就以血浆冷不溶蛋白的形式被发现，1970 年 Mosesson 等分离提纯了 FN 后，其生物学特性及临床意义被逐渐了解。FN 是一种大分子非胶原糖蛋白，分子量 440 kD，广泛存在于体内，有血浆 FN、细胞表面 FN 及基质 FN 三种形式。在泌尿系统中它存在于尿路上皮的基底膜，在完整上皮表面基本无表达。FN 是细胞外基质的基本组成部分，在正常或病理组织的生长发展过程中都具有重要作用。它影响细胞之间的黏附连接，控制细胞的迁移，与细胞骨架一起控制细胞的形态与分化，也是体内凝血与细胞免疫过程中的重要启动因子。

BCG 发挥其抗肿瘤作用必须与膀胱壁紧密结合，而 BCG 与膀胱壁的结合依赖 FN 的介导。提高 FN 介导的 BCG 与膀胱壁的结合力是增强 BCG 抗肿瘤作用的关键，所以，提高局部 FN 的浓度可增强 BCG 与膀胱壁的结合力。Ratliff 等的研究发现，BCG 膀胱内灌注时只结合在膀胱壁的损伤处，而在正常膀胱黏膜上则极少有 BCG 附着。将 BCG 在体外用游离 FN 预处理或在 BCG 膀胱内灌注前用抗 FN 的抗体进行膀胱预灌注均可大大减少 BCG 与膀胱壁的结合。相反，提高 FN 在膀胱壁上的表达则可增强 BCG 与膀胱壁的结合力和抗瘤能力。而用Ⅳ型胶原或其他细胞外基质蛋白进行相同实验则无此作用。研究结果说明，

BCG 与膀胱壁的结合依赖 FN 的介导,与其他细胞外基质蛋白无关。膀胱壁损伤(包括电切损伤)可使膀胱基底膜处的 FN 裸露,同时损伤处形成的凝血块中含有较多量的 FN,两者一起使局部 FN 大量表达,介导了 BCG 与损伤处膀胱壁的结合。实验也证实 FN 功能亚基的碳末端可结合相应受体,卡介菌具有高亲和力的 FN 受体,当 BCG 膀胱内灌注后,在这微环境中,BCG 上的 FN 受体与膀胱壁上的 FN 结合介导了 BCG 与膀胱壁的黏附,这种特殊的情况使得 BCG 与肿瘤或黏膜上皮细胞 FN 结合,不仅是 BCG 黏附的分子生物学基础,也是 BCG 介导的局部细胞免疫和直接细胞毒作用的中心环节。Timothy 证实 BCG 通过其表面的 FN 受体的介导与 FN 结合在膀胱壁上,这种具有免疫原性的生物制剂通过诱导炎性反应产生使患者的膀胱黏膜始终维持在一种高度致敏性状态,特别是活的卡介菌在机体处于这种细胞癌变、膀胱壁生长了肿瘤的病变状态下,完整上皮被破坏,基底膜及黏膜下层暴露出来,卡介菌与膀胱黏膜或肿瘤细胞直接接触,更容易使 BCG 表面存在的 FN 受体与局部损伤处膀胱壁表面的 FN 结合。研究还发现组织正常黏膜对卡介菌的附着量为 1×10^2 个/单位组织,而受损的炎症组织黏膜附着量为 1.4×10^4 个/单位组织;具有高亲和力 FN 受体的 BCG 在发生炎症或创伤的膀胱黏膜处的 FN 较正常的膀胱黏膜上皮细胞 FN 多 200 倍,而且与受损黏膜的黏附是持久性的,就使更多的肿瘤细胞与 BCG 黏附,黏附的最后结果则造成肿瘤细胞表面超微结构的损伤,从而启动机体免疫反应,通过凋亡或坏死的方式促进肿瘤细胞死亡,达到杀灭肿瘤细胞的目的。二者密切接触的结果,尿道上皮细胞、肿瘤细胞等细胞吞噬卡介菌,并将其内在化(internalization),通过细胞壁等有效成分如溶酶体膜蛋白,促进炎症反应发生,BCG 活化 M/Mφ 细胞、NK 细胞、B 细胞、T 细胞,直到最后出现特异性免疫应答,启动了 BCG 的抗肿瘤作用,通过诱导肿瘤细胞凋亡等方式发挥抗肿瘤作用。

在膀胱腔内灌注 BCG 后,研究发现,BCG 黏附在膀胱壁损伤基底膜 FN 裸露处的黏附量和纤维蛋白凝块有关,若全身或膀胱内使用改变 FN 稳定性的药物,可影响 BCG 与膀胱壁的结合及 BCG 灌注治疗效果;临床应用 FN 溶解抑制剂可提高 BCG 治疗膀胱癌的疗效,FN 数量增多对 BCG 的抗癌作用非常重要。

为了证实凝血功能的改变可影响 BCG 与膀胱壁的结合力,Hudson 等在对 149 例接受 BCG 灌注的浅表性膀胱肿瘤患者的回顾性研究中发现,29 例因冠心病、关节炎等原因接受抗凝治疗的患者,膀胱肿瘤的消失率为 48%,而 120 例未接受抗凝治疗的患者膀胱肿瘤的消失率为 67%;前者膀胱肿瘤的复发率为 35%,而后者仅为 8%。两者相比,差异有统计学意义。推测抗凝剂的应用抑制了局部纤维凝血块的形成,减少了 FN 的表达,从而降低了 BCG 与膀胱壁的结合,削弱了 BCG 的抗癌能力。Hudson 等又做了动物试验进行进一步的研究:将大鼠膀胱黏膜损伤后,分成不同组,分别在鼠的尾静脉内注入氨基己酸(EACA)、肝素、PBS 或口饲华法林等,然后进行 BCG 膀胱灌注。发现 EACA 可明显增强 BCG 与膀胱壁的结合力,相反,肝素及华法林则明显抑制 BCG 与膀胱壁的结合。体内治疗试验也发现,EACA 可明显增强 BCG 的抗癌能力,而肝素及华法林则相反。由于 EACA 抑制了纤维蛋白的溶解,提高了膀胱壁局部纤维凝血块的稳定性,延长了 BCG 与 FN 的结合时间,提高了 BCG 与膀胱壁的结合量,增强了 BCG 的抗癌能力。相反,肝素促进纤溶,华法林抑制依赖维生素 K 的凝血因子的生成,两者虽作用机制有所不同,但都抑制了纤维蛋白的形成,最终降低了局部 FN 的表达,抑制了 BCG 与膀胱壁的结合,使 BCG 抗癌能力下降。Kavoussi 等的动物试验研究也发现局部应用肝素可影响 BCG 与膀胱壁的结合力。除了凝血途径的改变可影响 BCG 与膀胱壁的结合能力外,研究发现在 BCG 膀胱灌注时采用不同的稀释剂与浓度、不同的 pH 值及灌注时间均可影响 BCG 与膀胱壁的结合力。结果提示,将 BCG 用生理盐水进行稀释、在 pH 值为 7 及灌注时间保持 2 h 左右的情况下,膀胱壁上 FN 的稳定性最佳,BCG 与膀胱壁的结合力也最佳。See 等的研究发现,膀胱肿瘤患者经尿道电切手术可刺激尿中的 TGFβ1 浓度升高,而 TGFβ1 可通过信号转导途径促进肿瘤细胞表面的 FN 表达,使 BCG 易与肿瘤细胞结合而发挥其抗肿瘤作用。也有人将高表达 TGFβ1 的基因克隆后通过基因转导途径插入膀胱肿瘤细胞的基因组中,结果肿瘤细胞表面的 FN 表达明显提高,但如何应用于人体尚需研究。

4. 病原体相关分子模式

在漫长的进化过程中病原体一直保留着一部分结构成分,即病原体相关分子模式(pathogen-associated molecular patterns,简称 PAMPs),它完全不同于宿主机体自身成分。PAMPs 的重要特征是:很多微生物共有的一种保守分子模式,为病原体生存和致病性所必需,被宿主天然免疫细胞等称之为模式识别受体(pattern recognition receptors,简称 PRRs)所识别的基础。PRRs 是一类主要表达于固有免疫细胞表面、内体、溶酶体、细胞质中的非克隆性分布,可识别一种或多种 PAMPs 分子。同类固有免疫细胞均表达相同的 PRRs,且具有相同的识别特性。而人 MALTs 和其固有免疫系统免疫细胞中包括 Mφ、DC、NK 细胞、γδT 淋巴细胞表面存在表达丰富的 PRRs,PRRs 与 PAMPs 结合后主要是传递信号,活化细胞,介导快速的生物学反应和发挥生物学功能,在识别微生物中起重要作用。

黏膜上皮细胞表达 PRRs,在 PRRs 中起显著作用的是钟样蛋白受体(Toll-like receptor,简称 TLRs)。TLRs 丰富表达分布于 Mφ、中性粒细胞、上皮细胞、DC、B 细胞及 T 淋巴细胞。TLRs 是一种跨膜蛋白,属于富亮氨酸蛋白类,具有多种与微生物上配体 PAMPs 结合的细胞内信号传导功能,是最近研究较多的一种 PRR。研究发现,TLRs 具有促进吞噬、诱发炎症和启动 T 细胞免疫应答的作用。在抗肿瘤中,TLRs 通过识别 PAMPs 而被活化,上调与吞噬有关的基因表达,增强吞噬细胞对肿瘤细胞的吞噬及杀伤能力;诱导 I 型干扰素的产生,提高机体对肿瘤细胞的抵抗能力与清除能力;激活 NFκB 等转录因子,引起多种细胞因子和趋化因子的合成和分泌,诱发炎症反应并介导 Mφ 和中性粒细胞向肿瘤细胞部位浸润;募集活化 NK 细胞、DC,促进 DC 向 T 细胞递呈抗原,启动 T 细胞应答;活化 T 细胞产生细胞因子(比如 IFN-γ),进一步活化 M_0/Mφ,从而发挥固有免疫和适应性免疫的桥梁作用。

目前研究较成熟的是泌尿道黏膜上皮细胞可表达不同类型的 TLRs 识别微生物的成分,比如 TLR 的亚型中的 TLR-2 和 TLR-4,特别是 TLR-4 为重要的介导信号转导的 PRR。其中 TLR-2 识别菌的肽聚糖,TLR-4 主要识别所有细菌共有的胞壁成分脂多糖及结核杆菌的细菌脂蛋白(BLP)。进一步的研究表明,BCG 激活的免疫反应与 TLR 有关。Brightbill 等用结核杆菌胞壁成分 BLP 刺激人类单核细胞株 THP-1,可使其产生 IL-12,这种刺激作用呈剂量依赖关系。转染 TLR-2 隐性突变基因则可抑制 IL-12 的产生,说明结核杆菌 BLP 产生的效应确实是通过 TLR-2 介导的。而热灭活的 BCG 只能激活 TLR-2。

根据功能,可将 PRRs 分为可溶型、细胞吞噬型及信号转导型三种。PRRs 又可分为整合素、C 型凝集素、清除受体、补体调控蛋白、五聚体蛋白、脂类转移酶、富亮氨酸蛋白等 7 类。

在膀胱病变、手术后组织裸露,当 BCG 灌注入残缺的膀胱后,卡介菌与黏膜上皮细胞、病变的组织细胞等密切接触时,本是 MTB 的卡介菌表面表达丰富的 PAMPs 与位于黏膜组织下层的 Mφ、DC 等表面表达丰富的 PRRs 相遇、接触、识别、结合病原微生物,诱导 Mφ,特别是 DC 等多种吞噬细胞在多种细胞因子、多种机制的作用下出现一个迅速而激烈的炎症反应,引起机体对感染物的应答,导致对 MTB 的吞噬作用。比如 Mφ 企图通过氧非依赖途径杀死病原体。此外 Mφ 还可通过氧依赖途径产生多种毒性产物如 NO、O_2^-、H_2O_2 等,从而杀死病原体。

(三)BCG 治疗膀胱肿瘤的分子免疫机制探讨

Rattiff 等在其一系列的研究中发现,BCG 与膀胱 FN 的结合并被肿瘤细胞内在化是其发生免疫反应和发挥抗肿瘤作用的起始步骤,作用分为启动阶段和效应阶段与抗肿瘤的局部免疫作用和全身免疫作用;BCG 抗肿瘤的启动阶段,不仅能诱导肿瘤细胞表达可引起特异性免疫反应的抗原,即膀胱癌细胞及处于癌前阶段的正常移行上皮细胞表达肿瘤抗原,如表达可引起特异性免疫反应的肿瘤相关抗原(tumor-associated antigen,简称 TAA)和交叉反应抗原(cross-reaction antigen,简称 CRA),而且还可诱导肿瘤细胞表达细胞黏附分子(ICAM-1),从而增强效应细胞与肿瘤细胞结合。首先,BCG 以免疫活性形式接触并保留在膀胱,BCG 与膀胱的接触依赖于 FN。膀胱壁受损可使膀胱基底膜处的 FN 裸露,同时损伤处形成的凝血块中含有较多的 FN,两者一起使局部 FN 大量表达,介导了 BCG 与损伤处膀胱壁结合,启动了 BCG

抗肿瘤作用的效应阶段。FN功能亚基的碳末端可结合相应受体，而BCG结构上存在FN的受体。膀胱内灌注BCG治疗膀胱癌的实际情况是：膀胱是膀胱癌的肿瘤细胞抗原聚集地，也是BCG灌注后卡介菌这种免疫原最集中的场所，机体受到手术创伤的黏膜组织细胞及二种抗原共同集中处在一起、交织在一起，引发的炎症强度是极其剧烈的，其互相间的反应也是非常复杂的，膀胱黏膜也是由肿瘤细胞、免疫细胞、免疫因子等引发反应最特殊、最强烈、最重要的地方。Marcia的研究表明，BCG灌注时膀胱黏膜可被诱导表达40种基因与细胞因子。可见，膀胱黏膜理所当然是治疗肿瘤的主要场所。

膀胱内灌注BCG治疗膀胱癌，即将BCG直接灌注入术后膀胱残腔内让卡介菌与肿瘤细胞直接接触，这是特殊的菌苗被用在组织结构特殊及细胞特殊的地方来治疗特殊疾病的方法。这种BCG膀胱内灌注被认为是BCG治疗膀胱癌非同寻常的最佳给药途径。

在BCG膀胱内灌注治疗膀胱肿瘤机理的探讨中，首先要明确BCG抗肿瘤的机制是综合性的、复杂的免疫过程，除细胞免疫途径，还激活了体液免疫途径，研究发现膀胱灌注后膀胱壁有B细胞浸润，但由于其持续时间较短，通常认为其处于次要地位。在正常人体中，由于人体自身的非特异性保护力和BCG菌对人体的刺激，灌注后的膀胱腔壁出现水肿、充血，有的出现溃疡，呈急性炎症变化，但会逐渐自愈。BCG对患者的免疫调节作用主要为局部和全身所产生的免疫反应。它从黏膜进入淋巴系成为抗原，刺激淋巴细胞、吞噬细胞、白细胞等产生局部炎症反应，腔壁病理改变呈现BCG性肉芽肿样炎症反应，释放抗肿瘤因子等活性物质，6个月后炎症反应逐渐减轻。文章之所以从以下几个方面进行阐述，只是因为方便说明BCG的抗肿瘤作用而已，实际其作用机制是相互促进、相互调节，相互组成复杂的免疫网络，从而治疗原位癌，可以克服膀胱肿瘤的免疫逃避，防止转移、进展，使BCG发挥更大的抗膀胱肿瘤的免疫治疗作用。当然，尽管BCG的临床疗效是肯定的，但同时也应该认识到，膀胱肿瘤的病灶多少、肿瘤大小及病理分级仍然是决定肿瘤预后的最重要因素。因此，定期随访和监测仍是非常必要的。

1. 膀胱内灌注BCG对膀胱癌患者的局部免疫作用

膀胱内灌注BCG对膀胱癌的作用机制有直接细胞毒作用、局部非特异炎症反应、局部细胞免疫反应等。其中，局部灌注BCG引起的机体免疫反应可能是其主要机制。BCG灌注入膀胱腔内，固有免疫细胞、黏膜上皮细胞分泌细胞因子诱导炎症反应，并招募效应细胞进入感染部位。首先到达感染部位的效应细胞是中性粒细胞，6个多小时数量达到高峰，约增加10倍以上，它表达脂肪酸合酶配体，发挥有效的非特异性旁观者效应；此外，中性粒细胞可产生一系列细胞因子，造成较大的影响，是机体炎症反应的重要成分。在术后狭小的膀胱残腔空间、环境特殊和手术后黏膜组织结构受到创伤的地方，大量卡介菌的进入使之和膀胱黏膜上皮细胞及肿瘤细胞比较充分而密切地接触，在机体固有免疫分子如抗菌肽、溶菌酶、急性期蛋白、补体、黏附分子及多种细胞因子，还有如BCG的PRRs与PAMPs结合、NF与膀胱壁结合等情况下，致固有免疫的吞噬细胞如$M_0/M\varphi$、中性粒细胞、DC、黏膜上皮细胞、肿瘤细胞及NK细胞等多种细胞对卡介菌识别(recognition)、吞噬(ingestion)、消化(digestion)和参与，使它们相互交织在一起，组成一个复杂的抗肿瘤免疫效应网络，细胞产生的细胞因子作用于不同的靶细胞，效应细胞之间的相互作用通过信息分子又刺激放大这些细胞的免疫效应功能，使得抗肿瘤免疫效应既充分又持久，从而取得很好的临床治疗效果。当然，在这个局部环境中，首先会出现一个快速的炎症反应，导致一些组织坏死和有的细胞凋亡，然后进入早期诱导性免疫应答。它们之间的作用如下。

(1) BCG对尿道上皮细胞、肿瘤细胞的作用

在这个微环境中的有利条件，就是BCG和免疫效应细胞与膀胱上皮细胞、肿瘤细胞的直接接触、结合，感染癌细胞和正常上皮细胞，这种结合由卡介菌通过其表面具有的高亲和力的FN受体的介导结合在膀胱壁上，并可被尿道上皮细胞、肿瘤细胞等细胞吞噬、降解，即所谓的内在化。只有这样才能触发一系列免疫反应并直接杀伤肿瘤细胞。因此，许多报告显示BCG肿瘤内应用效果好于其他应用途径。在此过程中，BCG与膀胱上皮细胞相互作用导致重要的免疫变化，包括诱导细胞可分泌出相应的细胞因子如IL-1、IL-8、TNF-α等引起膀胱炎性反应和促炎细胞因子，促进效应细胞-肿瘤细胞相互作用。机体可出现尿

路刺激、发热、无力等副反应。而 BCG 的抗原递呈与 MHC 有关。MHC 中的 MHC-Ⅰ存在于所有细胞表面,可结合于递呈内源性抗原,并被 T 抑制性淋巴细胞(CD8)识别;MHC-Ⅱ则只存在于抗原递呈细胞如 Mφ、B 细胞、T 细胞等表面,它可结合外来抗原并递呈给 T 细胞,识别 MHC-Ⅱ的主要是 T 辅助性淋巴细胞(CD4)。BCG 被吞噬降解后作为外来抗原也主要是通过 MHC-Ⅱ途径进行抗原递呈。实验表明,肿瘤细胞可将 BCG 抗原递呈给 CD4 细胞。免疫组织化学研究也证实,正常尿路上皮内的淋巴细胞主要为 CD8 亚型,在 BCG 灌注后,CD4 与 CD8 之间的比例便倒置。CD4 细胞既可直接起到细胞毒性作用,也可分泌相应的细胞因子激活 CD8 细胞成为细胞毒性 T 细胞,或激活巨噬细胞等免疫效应细胞起到杀伤肿瘤作用。同时 BCG 灌注亦可上调尿路上皮细胞表面 MHC-Ⅱ的表达,起到正反馈作用,出现特异性免疫应答。在体外 BCG 感染膀胱癌细胞可阻碍其生长。体外观察还提示:BCG 灌注后产生的一些细胞因子本身对癌细胞可起抗增殖作用。细胞因子可引起癌细胞显露作为白细胞附着锚和激活信号的分子(如 ICAM-1、脂肪酸合酶和 CD40 等),从而为攻击癌细胞准备条件。继续治疗,可见膀胱壁明显的细胞浸润,其特征为尿中存在 T 淋巴细胞、巨噬细胞和中性粒细胞,进一步诱导,癌细胞显露 ICAM-1、MHC-Ⅰ和Ⅱ类分子,细胞学阳性转阴。白细胞浸润液分泌多种细胞因子,包括激活的 T 细胞和自然杀伤细胞的标志如 IL-2 和 IFN-γ,这些因子通常见于第 3 次灌注后。第 5、6 次灌注后通常达到细胞因子分泌、细胞流入量、ICAM-1 和 MHC 表达以及临床效果最高水平。

而尿道上皮细胞、肿瘤细胞等细胞黏附、结合、吞噬卡介菌,并以强烈的抗原信号诱导 $CD4^+T$、$CD8^+T$、巨噬细胞等大量免疫细胞侵入肿瘤及膀胱黏膜组织内,这种二者结合形式诱发的免疫反应是这种特殊治疗发生免疫反应和发挥抗肿瘤作用的起始步骤,是 BCG 发挥抗肿瘤免疫效应所必需的第一步,也是关键的一步。研究表明,BCG 对肿瘤细胞有直接杀伤和抑制作用。体外培养发现,BCG 能够损伤肿瘤细胞的表面结构,明显抑制肿瘤细胞的生长,其生长抑制率与作用时间和 BCG 浓度成正比。但目前对于 BCG 直接诱导肿瘤细胞凋亡的作用仍有争议。多数研究显示,BCG 具有直接的细胞毒性作用,BCG 抑制膀胱肿瘤生长,但不以直接诱导凋亡为主。因为尽管 BCG 治疗膀胱癌的机制可能有多种多样,比如直接细胞毒作用、局部非特异炎症反应、局部细胞免疫反应等,但其中病变所在的局部灌注 BCG 引起的机体免疫反应可能是最主要机制。因在抗原提呈这一反应过程中,BCG 感染细胞的强烈抗原信号可诱导大量免疫细胞趋向 BCG 抗原部位,在免疫细胞识别、吞噬与清除 BCG 感染细胞的同时其自身进一步被 BCG 抗原激活,使相关静止的如 NK 细胞直接或通过细胞因子激活后可直接杀伤多种细胞变异细胞。在 BCG 治疗膀胱癌的效应阶段,抗肿瘤免疫以细胞免疫为主,BCG 主要活化的是 $CD4^+$ 和 $CD8^+$ 的细胞毒性 T 细胞。启动免疫应答阶段产生少量的 IL-2、IL-12 和 INF-γ 等细胞因子,可以启动针对 BCG 和肿瘤细胞的特异性免疫反应,介导细胞免疫反应。研究表明,BCG 细胞壁骨架(BCG-CWS)和阿拉伯多糖(LAM)等通过 PAMP 诱导溶酶体膜蛋白的表达参与凋亡过程。

(2)肿瘤细胞对 BCG 的作用

膀胱癌这种肿瘤抗原是膀胱组织细胞异常分化增殖过程中产生的自身抗原,免疫原性弱。在 BCG 膀胱内灌注治疗膀胱癌的过程中,由于机体对 BCG 的反应,存在于该处的肿瘤细胞受到非特异性破坏时,若此肿瘤细胞在其细胞膜表面具有与正常细胞不同的抗原(即肿瘤特异性抗原),则此迟发型变态反应可诱导特异性细胞免疫。如果在存在癌细胞之处引起对 BCG 的炎症性反应,则癌细胞受其非特异作用被卷入并被破坏。被巨噬细胞破坏和吞噬的癌抗原,从进行多克隆性增殖的 T 淋巴细胞中选择癌抗原特异性 T 淋巴细胞,使其分化为杀伤性 T 细胞或迟发型变态反应的 T 淋巴细胞,这时肿瘤特异免疫的诱导才成立癌的免疫。为此,首先必须存在癌抗原,其次癌症患者的 T 淋巴细胞必须对该抗原起反应。但实际上癌症患者大多对 BCG 有反应,而对癌抗原无应答性。

王子明(1995)等对 17 例膀胱肿瘤和 23 例术后预防肿瘤复发者 BCG 灌注后膀胱原位单核细胞中免疫细胞的活化研究显示:BCG 灌注后,膀胱黏膜上皮出现大量 DR^+ 抗原表达;膀胱黏膜上皮细胞成为抗原递呈细胞,膀胱黏膜固有层单核细胞中的 Tac^+、I_2^+、T_9^+ 细胞明显增多,是 BCG 刺激膀胱局部,使免疫细胞大量激活的标志。王子明认为：原位免疫细胞活化需要 BCG 不断地刺激,预防肿瘤复发需长久灌注 BCG。

肿瘤细胞可以表达 MHC-Ⅱ,MHC-Ⅱ可通过与巨噬细胞的表达激活 $CD4^+T$ 细胞发挥效应。T 淋巴细胞是抗癌应答的最重要成分。Ratliff 等的研究表明,$CD4^+T$ 和 $CD8^+T$ 淋巴细胞为 BCG 有效治疗膀胱癌所必需。推测局部募集的 $CD8^+T$ 细胞通过诱导坏死或/和细胞凋亡而杀死癌细胞。Ikeda 等报道,活 BCG 可诱导鼠膀胱癌细胞株 MBT-2 和人膀胱癌细胞株 T24、J28 等增加表面抗原 MHC-Ⅱ、CD1、CD80 和 ICAM-1 等分子的表达,而且 BCG 作用过的 MBF-2 细胞能刺激经 BCG 激活的淋巴细胞产生 IL-2 和 IFN-γ,这些结果均有力地证明肿瘤细胞有增加 APC 的特性和功能。如上调 ICAM-1 和 Fas 受体的表达,从而增强免疫活性效应细胞与肿瘤细胞的结合,通过 Fas/FasL 和穿孔素等作用使肿瘤坏死或凋亡。细胞因子诱导凋亡包括多种途径：① 由死亡受体介导途径。死亡受体主要有 TNF 受体、Fas(CD95)、DR3、DR4、DR5 和 p75 神经生长因子(NGF)受体,其相应的配体为 TNF 或淋巴毒素 a、FasL(Apo1L,CD95L)、TWEAK(Apo3L)、TRAIL(TNF-related apoptosis-induing Ligand,Apo2L)及 NGF。② 诱导线粒体通透性改变,细胞色素 C 的释放,经 p53 依赖途径或非 p53 依赖途径。③ CTL 和 NK 通过穿孔素/粒酶途径。Leonhard 等阐述了凋亡发生中的几条主要分子通路,但无法确定 BCG 的抗癌机制中凋亡和坏死哪一个更为重要,凋亡又以哪些途径为主等问题。

抗原 BCG 对 HLA-DR 抗原表达增强,提高了肿瘤细胞对免疫细胞的易感性及免疫细胞的识别与杀伤活性。MHC-Ⅱ类抗原是免疫反应中细胞间相互作用的主要分子。它主要分布于 B 细胞、Mo/Mφ、内皮细胞和部分活化 T 细胞表面,在 IFN 诱导下,黏膜上皮细胞、膀胱肿瘤细胞和一些其他肿瘤细胞亦可表达,称为诱导后表达,是激活 T 细胞和免疫网络调节的生物学基础。最近研究发现,BCG 能够增强 MHC-Ⅱ类抗原的表达。Steerenberg 等对豚鼠肝细胞肿瘤内注射 BCG,发现肿瘤及局部淋巴结内 MHC-Ⅱ类抗原阳性细胞明显增加,肿瘤逐渐消退。对膀胱癌患者行 BCG 膀胱内灌注,也观察到肿瘤及瘤周组织 MHC-Ⅱ类抗原表达增加。MHC-Ⅱ类抗原能调节免疫细胞间的相互作用,增强 T 细胞识别抗原能力,激发其细胞毒作用,从而提高机体对肿瘤的免疫力。进一步研究揭示,FN 的肝素连接区也是 LAK 细胞(lymphokine activated killer)杀伤肿瘤细胞所必需的。BCG 与 FN 结合可能使 FN 的肝素连接区免受肿瘤蛋白酶的消化,从而保护了机体免疫细胞杀伤肿瘤细胞的活性。BCG 主要通过激活细胞免疫反应发挥抗肿瘤作用。BCG 抗肿瘤作用依赖于 T 细胞。进一步研究发现,经 BCG 灌注治疗的膀胱黏膜中 Th 和 Mφ 浸润增加,抑制性 T 细胞(surpessor T cell,简称 Ts)相对减少,Th/Ts 的比值增高。由 BCG 诱导激活的 T 细胞和 Mφ 中不仅增强了自身的细胞毒作用,同时还可分泌大量的细胞因子,如 IL-1、IL-2、IL-3、IL-6、IL-8、IL-10、IFN 和 TNF 等。BCG 及活化 $CD4^+T$ 细胞产生的 IL-2、IFN 都可增强 MHC-Ⅱ抗原的表达,后者表达的提高,增加了肿瘤免疫原性的增强。当然,其有效的杀伤过程还包含肿瘤细胞具有激活凋亡基因的能力。Ikeda 等报道,BCG 可诱导人膀胱癌细胞株 T24、J28 等增加表面抗原 MHC-Ⅱ、CD1、CD80 和 ICAM-1 等分子的表达,而且经 BCG 激活的 T 淋巴细胞产生 IL-2 和 IFN-γ,有力增加包括 DC 在内的 APC 的特性和功能,从而增强效应细胞与肿瘤细胞结合,提高对肿瘤抗原的提呈能力,从而诱发针对膀胱癌细胞的特异性免疫反应。

另外,免疫细胞自身的凋亡可能发生在 T 淋巴细胞和 B 淋巴细胞库选择时及 CTL 介导的杀伤过程中。在无血清培养基中加入细胞因子孵养,某些类型的细胞发生凋亡,这种现象称为细胞因子促发性凋亡。细胞因子撤离也可导致免疫细胞凋亡。激活诱导细胞凋亡(Activated-induced cell death,简称 AICD)是指淋巴细胞激活后,一方面可杀伤肿瘤细胞,另一方面免疫机制作用于自身,引起凋亡。AICD 在 T 淋巴细胞激活后经历三个阶段：

① 克隆扩增和效应期。在抗原刺激后发生,为 IL-2 依赖。

② 下调期。大多数的抗原特异性 T 淋巴细胞通过凋亡被清除。

③ 记忆期。一部分 T 细胞存活,进入记忆性细胞库,这对肿瘤的治疗是非常有利的。

(3) BCG 抗肿瘤的有效成分

由于 BCG 会引起副作用,人们开始从 BCG 里分离其有效成分来替代 BCG。BCG-CW 是从 BCG 中提纯的卡介苗细胞壁,是最早报道的用于调节免疫及肿瘤治疗的有效成分。腹腔注射BCG-CW可以明显提高荷瘤小鼠NK细胞的杀伤性,且能促进胸腺细胞的增殖能力。荷瘤小鼠腹腔注射BCG-CW还可以在小鼠体内抑制肿瘤细胞的生长。提示BCG-CW可能与BCG一样,保留着BCG的细胞免疫和体液免疫的双重调节作用,提高机体的免疫力。Morales等从灭活的分枝杆菌中提取了分枝杆菌壁提取物(MCWE)对61例有浅表性膀胱癌的病人进行膀胱灌注治疗,经治疗后随访,大多数患者病情保持稳定,表现出极好的耐受性和极小的毒性,MCWE的剂量及毒性均较活BCG小。胞壁酰二肽(MDP)是BCG细胞壁骨架中具有免疫活性的最小结构单位,具有很强的免疫调节功能,而罗莫肽(romurtide,简称RM)是新发现的MDP衍生物,又称硬脂酰胞壁三肽,其免疫活性比MDP更高。它可以诱导人PBMCs分泌高水平的IL-12和GM-CSF,而对Th2型细胞因子IL-4产生的影响很小。

① BCG的菌体成分的作用。BCG的胞壁中含有占菌体干重的20%~40%的大量脂质,主要为磷脂、脂肪酸和蜡质。它们大多与蛋白质或多糖质结合成复合物存在。BCG的胞壁磷脂占45%,能刺激单核细胞增生。LAM、BLP、PGP和LPS通过激活巨噬细胞、DC和T细胞表面钟样蛋白受体(TLRs-2,TLRs-4),使其激活并发挥抗肿瘤免疫效应。BCG胞壁中的蜡质D为胞壁中的主要成分,是一种肽糖脂(Piptidoglycalipids)与分枝菌酸(Mycolicacid)复合物,从其中提取的海藻糖二霉菌酸酯对鼠膀胱癌和乳腺癌细胞可产生高度抑制。脂肪酸在脂质中比重比较大,其中索状因子可破坏线粒体膜、毒害微粒体酶类。BCG可溶性抗原(S-BCG)可刺激T细胞选择性扩增γδT细胞,对膀胱癌细胞有强烈的杀伤活性。有研究表明,各种相互无关的肿瘤抗原部分交叉或具有与BCG抗原相似的特性,并由此推测BCG可引起宿主特异性抗肿瘤免疫反应。新的研究表明,BCG的细胞壁骨架(BCG-CSW)可介导DC的成熟,细胞表面CD40、CD80、CD83、CD86均有表达增高,其效果同TNF-α、热灭活BCG等刺激结果相似。

PAMPs包括脂多糖、细菌脂蛋白、肽聚糖、脂阿拉伯-甘露糖、脂磷壁酸、甘露糖及细菌DNA中未甲基化的CpG片段,通过激活Mφ、DC和T细胞等细胞表面的受体特别是TLR,使其激活并发挥抗肿瘤免疫效应。这种组织结构有利于BCG灌注治疗膀胱癌。

Ludwig AT等提出微脱氧核糖核苷(CpGoligodeoxynucleotide)通过IFN的产生介导TRAIL(tumor necrosis factor-related apoptosis-inducing ligand)表达,是BCG的抗肿瘤活性机制。作者通过ELISA法检测到尿中IFN-γ和TRAIL经BCG治疗后显著升高,更主要的是那些对BCG治疗有较好反应的病人尿中TRAIL升高相当明显。在体外实验中证明,TRAIL有杀伤膀胱肿瘤细胞的作用。这表明TRAIL在BCG介导的抗肿瘤效应中扮演着重要角色。Tsuji实验表明,BCG-CSW能通过TLRs-2、TLRs-4介导DC分泌TNF-α。BCG通过TLRs-2、TLRs-4激活免疫细胞,其具体机制可能为:a. BCG的胞壁成分(LAM、BLP、PGN)激活正常膀胱上皮细胞和癌细胞表面的TLRs-2和/或TLRs-4,通过一系列细胞内信号传导途经,使正常上皮细胞和癌细胞产生IL-8、IL-2、IL-12、TNF-γ、GM-CSF、ICAM-1、B7.1和B7.2。IL-8和GM-CSF作为趋化因子使单核细胞、Mφ、粒细胞、DC等天然免疫系统的效应细胞聚集,浸润于上皮细胞之间;IL-2、IL-12,NF-γ等与TH1型细胞有关的细胞因子则可启动针对BCG和肿瘤细胞的特异性细胞免疫;共刺激分子B7.1和B7.2是淋巴细胞活化、增殖必不可少的第二信号;ICAM-1则可加强各种效应细胞对癌细胞的杀伤作用。b. 种效应细胞因其表面的TLRs-2和/或TLRs-4被LAM、LP、PGN激活而进一步增殖、活化,使局部免疫效应不断扩大。c.活化的DC产生大量的TNF-α,使膀胱癌细胞抗原表达增加,有利于CTL对癌细胞的杀伤,癌细胞也可因TNF-α受体表达增加而凋亡。d. 胱癌细胞和处于癌前病变的上皮细胞也可因其表面的TLRs-2被BLP激活而发生直接凋亡。另外细胞与多肽细胞因子的作用:膀胱内灌注BCG后,可诱导膀胱黏膜上皮细胞、肿瘤细胞和局部免疫细胞产生IL-1、IL-6、IL-8、IL-2、IL-12、INF-γ等细胞因子,发挥直接抗肿瘤作用、免疫细胞网络调节效应和放大免疫细胞反应。

BCG的胞壁成分(LAM脂阿拉伯甘露糖,BLP细菌脂蛋白,PGN肽聚糖)可以激活钟声蛋白样受体(Toll-like receptors,简称TLRs),该受体属于人类IL-1受体家族,有9个亚型,在人类膀胱癌上皮细胞株和人类尿路感染模型上皮细胞也检测到TLR-2和TLR-4的表达,因此可以认为BCG的胞壁成分(LAM、BLP

和 PGN)激活肿瘤细胞表面的 TLR-2 和 TLR-4 通过一系列细胞内信号传导途径,使肿瘤细胞产生细胞因子和表面分子,如 INF-γ、IL-2、IL-7、IL-12、GM-CSF、ICAM-1、B7.1、B7.2 等,这些少量的细胞因子和分子可以促进 TH0 细胞向 TH1 细胞转化。李响等报道,经 BCG 刺激诱导后人膀胱癌细胞株 TLR-2 和 TLR-4 分子的表达水平增强,且经 BCG 刺激后,T_{24} 细胞的培养上清液中 IL-12 水平升高,并且与 BCG 呈剂量效应关系。IL-12 的分泌增加与 TLR-2 和 TLR-4 表达水平的增强有量效关系,二者具有一致性,而 BCG 刺激后人膀胱癌细胞株培养上清液中 IL-4 的分泌量并无明显增加。

② BCG 介导一氧化氮的抗肿瘤作用。BCG 能激活 Mo、Mφ、B 细胞、T 细胞、肥大细胞、中性粒细胞产生一氧化氮(NO)和促进 NO 合成酶(NOS)的表达增加。Jansson 等在人体膀胱肿瘤患者治疗研究中发现,一个疗程的 BCG 灌注 4 周后膀胱组织 NOS 表达明显增加,尿中 NO 水平比灌注前增加45%,许多研究证实 NO 对肿瘤细胞具有直接细胞毒作用。NO 是一种自由基性质的物质,NO 可使 DNA 氧化,诱导突变,并可能损害一些 DNA 修复蛋白。体外细胞培养也证实 NO 可以强有力地抑制 T24 和 MBT-2 的生长,故认为 BCG 治疗后高浓度的 NO 可能参与了 BCG 的抗癌过程,高浓度的 NO 导致了细胞内环境的改变和细胞毒性效应。NO 是在有 NOS 催化 L-精氨酸与氧分子经多步氧化还原反应生成的,NOS 是关键酶。NOS 在许多致炎因子的作用下可诱导表达,IFN-γ 是强有力的诱导剂,TNF-γ、IL-1 和 LPS 可以增强其刺激作用。

2. 膀胱内灌注 BCG 对膀胱癌患者的全身免疫作用

动物实验证明,BCG 能激活带瘤动物的细胞介导的细胞毒反应,Saijo 发现注射 BGG 的大鼠,在增强杀灭静脉接种之瘤细胞能力的同时,有脾淋巴细胞的三磷酸腺苷酶及酸性磷酸酶活性升高,Saijo 认为这种细胞介导的靶细胞毁坏与宿主免疫活性细胞的代谢改变有关。动物给予 BCG 后细胞介导的肿瘤免疫特异性也有所增加,这可能是因为 BCG 与癌细胞表面有交叉反应,从而产生抗肿瘤免疫。Wolfe 等报告小鼠应用 BCG 后能产生有细胞毒活性的自然杀伤(NK)细胞。

研究者证实,膀胱癌患者75% PHA 皮肤迟发超敏反应为阴性。外周血总 T、$CD4^+$T、NK 与 Mφ 的数量相对减少,T_S 细胞相对增高。膀胱内灌注 BCG 后,由各种粒细胞、M/Mφ、NK 细胞、DC、内皮细胞、黏膜上皮细胞等细胞,以及补体、抗菌肽、溶菌酶等体液性效应成分参与局部作用导致炎症反应,使 Mφ 等浸润,并吞噬卡介菌,这是非特异性急性炎症反应。吞噬细胞吞噬 BCG 后,卡介菌在吞噬细胞内并未被杀死,而是进入淋巴流,到达附近的淋巴组织。有实验显示,将 1×10^7 的卡介菌注射到豚鼠皮内,20 min 后已有1%的活菌到达附近的淋巴结,引发全身的免疫反应,促进 T 细胞的增殖。这种增殖通常受到注射的卡介苗菌的数量、菌株和菌的活性程度、比例等的影响,一般在 14 d 左右达到高峰,之后保持相当一段时期。增殖的 T 细胞,大部分对卡介苗敏感,但有部分辅助性 T 细胞多克隆性增殖。增殖的淋巴细胞在注射卡介苗后第 4~5 d 进入血流,2 周后达到高峰,循环到全身。后是 T 细胞致敏、增殖、分化,激活 Mφ 使之成为效应细胞,吞噬、杀死卡介菌;Mφ 分泌的细胞因子致敏更多 T 细胞增殖、分化,更促进机体细胞免疫的增强。离开膀胱到达身体其他部位的卡介菌,将会依照膀胱内卡介菌的免疫程序而逐渐被消灭,进而清除。同时,产生了对卡介菌的特异性免疫和典型的迟发型变态反应,亦产生了很强的非特异性免疫,产生并释放淋巴因子,使巨噬细胞激活并使其向病变处聚集,因而该处可见巨噬细胞浸润、吞噬卡介菌时也破坏肿瘤细胞,是对肿瘤的细胞免疫。由于膀胱黏膜上皮内淋巴细胞具有独特的发育方式、部位及由淋巴细胞和黏膜表面细胞黏附分子所介导使 MALTS 淋巴细胞特定地再循环及其选择性地分布,一旦有 T 细胞致敏,可以逐渐导致该循环中整个 T 细胞的致敏。虽然这种效应阶段的作用全身性的,但真正作用发生在膀胱局部,诱导肿瘤细胞凋亡,达到治疗肿瘤根基所在的预定目标。

3. BCG 膀胱内灌注产生治疗膀胱癌的细胞与细胞因子

肿瘤有特异性抗原与肿瘤相关抗原,对于免疫原性强的肿瘤,特异性免疫是重要的,而对免疫原性较弱的肿瘤,非特异性免疫应答更显重要。固有免疫应答可启动、调节适应性免疫应答,固有免疫亦影响适应性免疫类型和强度:活化 Mφ 分泌 IL-6、IL-12、IL-18、TNF-α,促进 T、B 细胞分化;PAMPs/DAMPs 被 Mφ、

DC 的 PRRs 识别活化后可上调共刺激分子的表达,增强免疫应答强度。肿瘤是一种全身性疾病。主要是细胞免疫,效应细胞主要有 Mφ、NK、T 等。黏膜上皮组织内除存在 Mφ、NK 细胞、T 细胞外,还存在 DC、NK 细胞和 NKT,以及由 BCG 激活的杀伤细胞(BCG-activated killer cells,简称 BAK)、淋巴因子激活的杀伤细胞(lymphokine-activated killer cells,简称 LAK)等细胞,免疫细胞杀伤肿瘤包括诱导凋亡和坏死两种方式。它们在膀胱内灌注 BCG 治疗膀胱癌中发挥各自不同的作用,共同作用的结果有利于肿瘤治疗取得较好效果。对免疫机制的进一步了解将有助于临床治疗改善,而对凋亡过程认识的缺乏可能也是对 BCG 免疫机制不明确的部分原因。

BCG 及其相应成分对免疫系统的非特异刺激功能,使之成为临床预防和治疗的重要辅助措施。对机体作用的细胞和细胞因子如表 29-3-3、表 29-3-4、表 29-3-5 所示。

表 29-3-3　膀胱内灌注卡介苗治疗膀胱癌中涉及的免疫细胞、细胞因子主要功能

免疫细胞	主要功能	注释
1. 细胞毒 T 细胞	诱导肿瘤凋亡和肿瘤细胞溶解	可能部分为肿瘤特异性
2. Th1 细胞	产生的 IL-2、IFN-α、TNF 等细胞因子肿瘤细胞旁立者杀伤,辅佐 BCG 激活杀伤细胞	可能少部分为肿瘤特异性
3. BCG 激活的杀伤细胞	肿瘤特异性杀伤	为体外现象
4. NK 细胞	产生 TNF、IFN-γ、IL-2、IL-13 等	对肿瘤细胞非特异性杀伤,抑制肿瘤细胞增殖
5. γδT 细胞	产生 IL-2、IL-4、IL-5、IL-6 和 IFN-γ、GM-CSF、TNFα 等	识别简单多肽、HSP 脂类和多糖
6. 树突状细胞	专职抗原提呈,产生 IL-2、IL-8 和 TNF-α,诱导和促进初始 T 细胞分化为 Th1 细胞	体外实验表明 BCG 是 DC 重要的激活剂
7. 中性粒细胞(PMN)	产生 IL-1、IL-8、IL-12、GM-CSF、INF-α、MIPIα 和 β、TNF、IP-10 等细胞因子	在浸润细胞中最先出现,数量最多
8. 巨噬细胞	抗原提呈,肿瘤细胞杀伤,辅助 BCG 激活杀伤细胞	

注:该表摘自陈复兴等《从卡介苗成功治疗膀胱癌论肿瘤的免疫治疗》。

表 29-3-4　膀胱内灌注卡介苗治疗膀胱癌中涉及的细胞因子、主要功能、产生细胞

细胞因子	主要功能	产生细胞
1. IL-2	诱导 T 细胞和 NK 细胞增殖,增强细胞毒性,阻延 T 细胞和中性粒细胞凋亡	T 细胞等
2. IL-6	协同刺激分子,上调 T 细胞 IL-2 受体,抑制或刺激肿瘤细胞生长,诱导 IL-1、IL-8 和 TNF 产生	T、B、Mφ、尿上皮细胞、PMN
3. IL-8	诱导 T 细胞和中性粒细胞产生趋化作用	DC、T、B、Mφ、尿上皮细胞、PMN
4. IL-12	Th1 极化物,诱导 T 细胞细胞毒性,促进 NK 细胞作用,诱导 IFN 产生,抗血管生成	DC、T、Mφ、尿上皮细胞、PMN
5. IL-18	诱导 IFN 和 IL-2 产生、T 细胞增殖,抑制 IL-10 产生	Mφ、尿上皮细胞
6. GM-CSF	促进 DC 成熟和增强 T 细胞毒性增强 PMN 和巨噬细胞吞噬功能,阻延巨噬细胞凋亡	DC、T、B、Mφ、尿上皮细胞、PMN
7. TNF-α	刺激 IL-1 产生,抗血管生成,诱导 ICAM-1、B7、MHC Ⅰ、MHC Ⅱ、CD40 和 Fas 的产生,杀伤抑制肿瘤细胞	Mφ、T、NK、DC
8. INF-γ	活化巨噬细胞,增强 T 细胞毒性,诱导 MHC-Ⅰ、MHC-Ⅱ、ICAM-1、Fas、IL-6、IL-8 生成,抗血管生成,抑制 Th2 细胞	T、DC、Mφ、PMN、尿上皮细胞
9. IL-1	T 细胞协同刺激分子,诱导黏附分子产生,诱导膀胱细胞吞噬 BCG	Mφ、PMN、尿上皮细胞

注:该表摘自陈复兴等《从卡介苗成功治疗膀胱癌论肿瘤的免疫治疗》。

表 29-3-5　膀胱内灌注卡介苗治疗膀胱癌中涉及的细胞因子、主要功能、产生细胞

其他关键分子	功能	受体
1. MHC-Ⅰ类分子	将抗原提呈给 CD8	细胞 CD8
2. MHC-Ⅱ类分子	将抗原提呈给 CD4	细胞 CD4
3. ICAM-1	黏附锚钓,抗原提呈协同刺激因子	LFA-1(淋巴细胞功能相关分子)
4. Fas	传送细胞毒信号,触发细胞诱导凋亡	Fas-L
5. CD40	抗原提呈协同刺激分子	CD40-L
6. D86	T 细胞激活的重要协同刺激分子	CD28

注:该表摘自陈复兴等《从卡介苗成功治疗膀胱癌论肿瘤的免疫治疗》。

A. R. Zlotta 等报道,遴选 9 名(男性 7 名,女性 2 名)患浅表性膀胱癌病人,采用巴斯德株 BCG(120 mg 溶于生理盐水)膀胱内滴注法治疗。6 周后以 ^{3}H-标记胸腺嘧啶核苷掺入,检查外周血单核细胞对 BCG 培养滤液(CF)、结核菌素和 BCG 提取液(EXT)的淋巴增殖反应。结果发现与 BCG 滴注前相比,9 名病人均对结核菌素、8 名对 CF、7 名对 EXT 产生淋巴细胞增殖反应。作者在随访 6 个月后还指出某些一开始就对分枝杆菌抗原起增殖反应的膀胱癌病人,需要 4 次 BCG 滴注即可发生最大的免疫反应,而对分枝杆菌抗原不敏感的病人则需要做 6 次滴注治疗才能达到相同的效果。

几十年的大量临床实践和前瞻性研究,已经证实膀胱内灌注 BCG 预防肿瘤复发、治疗原位癌与术后残存瘤有很明显的临床效果,这是 20 世纪 80 年代人类应用生物免疫修饰剂预防与治疗浅表性膀胱肿瘤取得的重大成果之一,被公认为是治疗膀胱原位癌和浅表性膀胱肿瘤的首选疗法,其在减少肿瘤复发数目、降低复发频率及防止肿瘤恶性度增高三个方面,均优于传统的化疗药物。只是其抗肿瘤作用机制尚不完全清楚。虽然 BCG 治疗膀胱癌的机理尚未完全明了,但 BCG 膀胱内灌注仍然被认为是高危表浅性移行细胞癌预防复发的标准方法。之所以有这样的共识,主要鉴于以下几个方面:

① 对 TCC 患者在接受 TUR 术后予 BCG 辅助性治疗的绝大多数均有效,有文献报道有效率约 2/3。除有效外,BCG 治疗还有以下特点:第一,BCG 治疗具有灵敏的特异性,只影响癌细胞而不杀伤正常细胞,无明显毒性,是一种无损伤治疗;第二,作用是全身性的,可用于播散性病变的治疗;第三,若癌细胞含有特异性的肿瘤抗原,则全部肿瘤细胞都应受到 0 级动力学(全部治疗的瘤细胞都被杀死称"0"级动力学)的作用;第四,不产生畸形和功能障碍等。从理论上来说,免疫治疗是癌肿治疗最理想的方法。虽然实际工作水平与此还有很大的差距,但近年来国内外学者对膀胱肿瘤的免疫治疗做了大量的工作,取得了一系列可喜的成果。

② BCG 价格低廉(1997 年,皮内苗 0.5 毫克/支,约 1.5 元/支);

③ 因 BCG 属于非抗癌药物,患者心理上易于接受;

④ 除少数患者外,大多数患者未发生难以接受的副作用;

⑤ 如果肿瘤复发,还可以给予 BCG 再治疗,或更换其他药物继续治疗。关于 BCG 应用方案,评论者认为 TUR 术后 1 周开始应用丝裂霉素 20 mg 膀胱内灌注,连续 8 周,目的是杀灭肉眼见不到的可能存在的小肿瘤灶或可能残留的癌细胞。待丝裂霉素膀胱内灌注 8 次结束后,改用 BCG 50 mg 膀胱内灌注,每月 1 次,连续 12 次。第 2 年每隔 2 个月 1 次,连续 6 次,第三年每隔 3 个月 1 次,连续 4 次。其 3 年内每隔 3 个月行 1 次膀胱镜检查,发现复发者再行 TUR。关于 BCG 应用剂量,各个医疗机构不尽相同,没有统一的标准。这可能与 BCG 产地、包装规格及医生的理念不同有关。对于其他膀胱内灌注药物的推广应用,不排除与 BCG 产品供应不足或有的地方 BCG 价格高昂有关。

四、卡介苗治疗膀胱癌的经济学

药物经济学是以卫生经济学为基础发展起来的一门新兴边缘学科。其主要任务是鉴别测量和对比不同药物的治疗方案、药物治疗方案与其他方案(如手术治疗)以及不同医疗或社会服务项目等所产生的

经济效果的相对比值。因为在临床用药方案中,只考虑效果不顾及成本的做法是不可取的,而只考虑成本不兼顾效果的做法也是无意义的。随着药物经济学日益受到重视,合理用药方案选择的研究将进一步深入,这对我国有限的医药资源的合理分配和使用具有非常重要的意义。

成本-效果分析是药物经济学最早应用和最重要的评价方法之一。膀胱癌是泌尿道最常见的恶性肿瘤之一,占整个肿瘤疾病的2%。药物治疗膀胱癌的疗效对比的报道常见,但对膀胱癌治疗方案进行分析的资料少过,为此,杨昕等以刘银龙等报道的数据为基础,对4种疗法的未复发率、生存率进行成本-效果分析,以寻找一种费用较低、疗效显著的方法,为临床合理用药和防治措施科学化提供依据。方法:杨昕等为寻找一种合理的治疗方案,根据文献,选择78例膀胱部分切除的浅表性膀胱癌患者,分别于腔内灌注丝裂霉素(17例)、噻替哌(24例)、顺铂(12例)、卡介苗(25例),并运用药物经济学的成本-效果分析方法对这4种治疗方案进行分析评价。治疗方法为术后1周开始上述常规药物剂量用药。灌注前患者一律排空膀胱内尿液,所用药物加入生理盐水稀释,经导尿管注入膀胱后,按时依序变换体位1次,共保留1 h。治疗结果是:各灌注组均在术后2年内每半年复查1次膀胱镜,2年后每年复查1次膀胱镜。由于膀胱灌注为局部用药,不良反应多数较轻微,一般无须特殊治疗,故本文进行成本-效果分析时,未考虑不良反应。不良反应发生数如表29-3-6所示。

表29-3-6 各药物灌注后发生不良反应情况

药物名称	不良反应例数						合计	比例/%
	血尿	膀胱炎	皮疹	发热	膀胱肉芽肿	白细胞下降		
丝裂霉素	1	2	1	0	0	4	8	47.06
噻替哌	1	3	1	0	0	1	6	25.00
顺铂	0	2	1	1	0	0	4	33.33
卡介苗	2	4	0	4	1	0	11	44.00

病例随访计算术后复发数、死亡数如表29-3-7所示。

表29-3-7 各药物组5年内复发与死亡情况

药物名称	0~2年内/例		3~4年内/例		5年内/例		合计/例	
	复发	死亡	复发	死亡	复发	死亡	复发	死亡
丝裂霉素	3	2	2	0	5	1	10	3
噻替哌	6	3	4	2	6	0	16	5
顺铂	3	2	3	1	1	0	7	3
卡介苗	4	1	2	1	2	1	8	3

(1)成本的确定

药物经济学的成本,不仅指药品价格,还包括治疗费用、实验检测、仪器损耗、劳动力损失等一系列费用。为了使分析结果具有一定的参考意义,所有费用均按1996年的价格计算,同时除去各种不确定的费用因素。

(2)检查及灌注成本

膀胱镜100元/次,膀胱灌注5元/次。

(3)药品成本:丝裂霉素(10 mg)90元,噻替哌(10 mg)2.8元,顺铂(10 mg)3.96元,卡介苗(80 mg)40元。4种方案的药品成本为:丝裂霉素组5 760.00元,噻替哌组268.80元,顺铂组665.28元,卡介苗组960.00元。其他费用:因膀胱灌注不需住院,故住院费用和劳动力损失均可看作零。

(4)总成本

总成本等于各成本之和。即丝裂霉素组为6 720.00元,噻替哌组为1 228.80元,顺铂组为1 675.28元,卡介苗组为1 880.00元。

(5) 效果的确定

效果指所关注的特定药物治疗方案的临床结果,是以某种特定临床治疗目标或非货币单位来表示,本文以未复发率和生存率表示。

(6) 成本-效果比和增加的成本-效果比分析

成本-效果分析的目的在于平衡成本和效果,在两者之间寻找一个最佳结合点。而成本(C)和效果(E)比(C/E)则把两者有机联系在一起,它以单位效果所花费的成本表示。在对不同方案进行比较时,有的方案可能花费的成本很多,且产生的效果也很好,但增加效果需要增加病人的支出,这时就需要考虑每增加1个效果单位所需花费的成本,即增加的成本-效果比($\Delta C/\Delta E$),它代表一个方案的成本-效果与另一个方案比较而得到的结果。本文拟用成本-效果比(C/E)和增加的成本-效果比($\Delta C/\Delta E$)对4种治疗方案进行分析。

术后2年内,顺铂与噻替哌的未复发率相同,4年内顺铂的未复发率低于噻替哌,且费用较噻替哌高,故无论从临床效果还是从药物经济学上分析,噻替哌均远优于顺铂。以未复发率为标准,从4种治疗方案成本-效果分析来看,2年、4年、5年内,卡介苗的未复发率在4种治疗方案中最高,成本-效果比与增加的成本-效果比(每增加1个效果单位所需花费的成本)与噻替哌相近,而远远低于丝裂霉素,4种方案以未复发率为标准进行成本-效果分析,以及以生存率为标准进行成本-效果分析看,卡介苗均为最佳治疗方案。

敏感度分析:药物经济学中所用的变量较难准确地测量出来,而且每个治疗方案在不同的人群或不同医疗单位中的成本费用及效果可能不同,很多难以控制的因素对分析结果也有影响。敏感度分析就是为了验证不同的假设或估算对分析结果的影响程度。在4种药物治疗方案中,检查及灌注成本占总费用的33.47%,药品费用占总费用的66.53%,所以药品费用所占比重较大,对分析结果的影响也较大。现假设药品价格下降5%,而其他费用不变,重新对4种方案进行成本-效果分析,从数据计算结果中可以看出,虽然药品费用下降导致成本-效果比和增加的成本-效果比值减小,但无论是未复发率还是生存率,结论均与前面一致,即从药物经济学观点来看,卡介苗组治疗方案仍然优于其他3种治疗方案。

膀胱癌的治疗效果与很多因素,比如年龄、性别、病理类型、病理分期等有关,因此在分组时,应尽量平衡,以减少这些因素对统计结果的影响。由于观察对象少,可能给分析结果带来一定的偏差,但从总体上来说,文中的资料仍具有一定的参考意义。

五、卡介苗与其他药物联合治疗膀胱癌

(一) BCG 联合化学药物灌注

为了克服以往单用免疫药物或化学药物疗效不佳的缺点,进一步降低膀胱癌术后复发率而采用的一种治疗新方法,即联合药物膀胱灌注。近年来卡介苗联合药物治疗已成为一热点,人们发现用某些毒副反应小的抗癌药物和小剂量的卡介苗联合治疗肿瘤,不仅可以取得类似或更好的疗效,而且大大减轻了其副反应。细胞化疗药物是通过细胞毒性来抑制和破坏肿瘤细胞 DNA、RNA 及蛋白质合成,而卡介苗能提高机体对肿瘤细胞的免疫力,并通过各种免疫细胞因子攻击杀伤肿瘤细胞,两者作用机制不同,可相互取长补短。卡介苗联合化疗药物行膀胱灌注治疗,若化疗药物先于卡介苗行膀胱灌注,则化疗药物在膀胱黏膜上皮产生的炎症使膀胱黏膜上皮破解,于基底膜上暴露出更多的纤维蛋白黏着点,使卡介苗能更有效地黏附,从而产生更有效的抗肿瘤效应;若卡介苗先于化疗药物行交替膀胱灌注,则卡介苗在膀胱黏膜上皮所产生的炎症也很有利于化疗药物黏附于膀胱黏膜上皮并渗透,从而使化疗药物发挥更有效的抗肿瘤效应。研究结果显示:传统化疗杀灭肿瘤细胞后释放的肿瘤抗原可活化免疫反应,促进免疫性肿瘤微环境的形成,从而增强免疫调节点抑制剂的疗效。因而可采用化疗联合免疫治疗肿瘤。Lamm等对膀胱癌术后患者分别应用卡介苗、丝裂霉素进行膀胱灌注治疗,平均随访27个月,377例肿瘤患者复发率分别为19.4%和32.6%。谭政等用吡柔比星联合卡介苗对膀胱癌术后患者行膀胱灌注,平均随访11个月,

发现其复发率仅为7.7%。

(二) BCG与细胞因子联合应用

BCG治疗膀胱肿瘤的机制是其激活了膀胱局部及全身的免疫反应,主要依赖于免疫细胞和细胞因子的作用,从而奠定了其联合细胞因子治疗的基础。研究认为,BCG联合细胞因子可以在保证甚至提高疗效的基础上,降低BCG的用量,减轻不良反应。当前应用较多的是BCG + IL-2 和 BCG + IFN。国内王军起等对两组患者分别采用BCG 60 mg + IL-2 2万U联合膀胱灌注和BCG 120 mg,比较其结果,前者疗效优于后者,不良反应轻,患者宜于接受,且IL-2诱导后细胞受体表达明显增加,提示联合灌注组机体的免疫功能得到更好改善,IL-2增加了肿瘤细胞对免疫反应的应答,两者有免疫促进和协同作用。另外,卡介苗膀胱灌注时加用IL-2可提高后者膀胱内浓度,而且IL-2可以增强卡介苗的免疫作用,同时减少卡介苗的用量及并发症的发生。例如,对有可比性的52例患者随机分配的对照研究中,随访6~36个月,结果表明:MMC、BCG + IL-2灌注均能降低膀胱肿瘤复发率,其中应用BCG + IL-2效果更佳,两组比较有显著性差异($P < 0.05$)。而且BCG + IL-2组病人不良反应轻,而MMC组毒副作用多。淋巴因子IL-2对肿瘤细胞有较强的杀伤作用,局部应用后能有效地直接解除肿瘤局部的免疫抑制状态,增强肿瘤微环境中肿瘤抗原对机体免疫反应的激活作用,促进局部抗肿瘤效应细胞(如NK细胞)的增殖和杀伤活性,使肿瘤局部的抗肿瘤免疫状态显著增强。BCG与IL-2二者联用实际上是将主动免疫与被动免疫有机结合,提高了膀胱肿瘤的治疗效果。李伟东等用卡介苗加IL-2行膀胱灌注来治疗膀胱肿瘤,发现其复发率及副反应发生率明显低于单用卡介苗。甘立志等学者报告:在使用BCG的同时亦联合使用细胞因子,对浅表性膀胱癌患者年龄30~74岁,平均52岁的单发肿瘤53例,多发肿瘤21例计74例中,45例行膀胱部分切除手术者,29例经尿道膀胱肿瘤手术切除。病理学检查:Ⅰ级52例,Ⅱ和Ⅲ级22例。将这些患者随机分为两组:应用BCG 120 mg + IL-2 100万U 40例,单独应用BCG 120 mg组34例。其灌注方法:两组患者膀胱灌注方法相同,具体操作为在患者排尿后,放置导尿管将药物灌入膀胱。嘱患者仰卧位、俯卧位、左侧卧位、右侧卧位各15 min;使药物和膀胱各壁充分接触,要求药液在膀胱内存留2 h以上。每周灌注1次,共8次,每2周灌注一次,共8次,每月灌注一次,共8次,以后2个月灌注1次至2年。灌注化疗期间,每3个月检查一次膀胱镜,定期检查血常规及尿常规。BCG + IL-2组5例患者主要不良反应为膀胱刺激症状,如尿频、尿痛、尿道灼热等,无须特殊处理,无严重不良反应及毒副作用。BCG组4例肿瘤患者不良反应主要为尿频、尿痛,无严重不良反应及毒性反应。术后2年的随访显示,BCG + IL-2组复发率为15.0%(6/40)(有效率85.0%),BCG组复发率为23.5%(8/34)(有效率76.5%)。二者间均有统计学意义($P < 0.05$)。该研究还对其副反应进行了探讨:74例病例,均无严重不良反应及毒副作用;而Kamat等收集1 278例BCG膀胱内灌注的并发症为91%的病例出现膀胱炎,发热者占3.9%,肉芽肿性前列腺炎1.3%,BCG肺炎或肝炎占0.9%,关节炎及关节痛占0.5%。说明BCG 120 mg + IL-2 100万U膀胱内灌注预防浅表性膀胱癌术后复发疗效安全可靠。因此,可以认为BCG + IL-2膀胱灌注是一种疗效显著、副作用较小的预防膀胱癌术后复发的有效方法。

在关于能否减少BCG的用量以求减少BCG的副作用产生的探讨中,有学者开始探索应用联合IFN治疗膀胱癌,以期减少并发症,增加免疫治疗的效果。临床上单独应用IFN-α治疗的有效率和复发率两项指标不如卡介苗,但毒副作用小。杜信毅等联合应用IFN-α和卡介苗,对56例浅表性膀胱癌术后患者行膀胱灌注,平均随访26.8月,发现复发率仅为7%。O'Donnell等应用IFN-α-2b与低剂量BCG联合,治疗那些单用BCG治疗失败的患者,平均随访30个月,患者12个月和24个月的无瘤复发率分别为63%和52%。在22例开始时建议膀胱全切的患者中,12例(占55%)肿瘤消失,膀胱功能良好。联合治疗的耐受性较好,其不良反应与单独应用BCG治疗表现一样,包括局限性膀胱炎、阵发性血尿、类似感冒的症状及发热等。研究者认为BCG与IFN-α-2b具有协同作用,二者联合诱导细胞因子IFN-γ和/或TNF-α的产生,而这些因子可抑制肿瘤血管的生成。IFN-α-2b可以增强和激发人的BCG免疫反应,这些免疫反应是通过 Th1 的作用产生的,因为 Th1 可减少抑制性 IL-10 的产生。史明报道,将均经病理证实的有原发、复发、单发、多发,Ta~T_1、G_1~G_3 期者计 66 例膀胱移行细胞癌的患者,随机分为 BCG 组和 BCG 加 IFN-α 组,行 TURBT 或行膀胱部分切除。BCG 灌注方法:术后 2~4 周开始灌注治疗。BCG 加 IFN-α 组用 BCG 60 mg 加 IFN-α 300 万 IU 加无菌生理盐水 50 mL,经导尿管将患者膀胱内尿液排空后注入药物。患者每 15 min 变换体位 1 次,按仰、俯位,左、右侧位循序而做。药物在膀胱内保留时间为 2 h,然后经尿道排出。疗程为术后每周 1 次,连续 8 次,再改为 2 周 1 次,连续 8 次,再改为每月 1 次,总疗程为 2 年。BCG 不加 IFN-α 组,方法同上。每次灌注药物前均检查血、尿常规,灌注后每 2 个月检查肾功能、肝功能,每 3 个月行膀胱镜检 1 次。镜检时对可疑组织做病理检查和电灼,并继续进行膀胱灌洗。66 例患者随访 12~24 个月(平均 16 个月)。BCG 加 IFN-α 组灌注后复发率为 8.3%(3/36),BCG 组复发率 26.7%(8/30),两组比较差异有显著意义($\chi^2 = 3.96, P < 0.05$)。BCG 加 IFN-α 组 3 例复发者均在术后 11~14 个月复发,复发肿瘤不在原部位,均为原发,肿瘤分期及分级均未见改变。灌注期间 BCG 加 IFN-α 组 13 例,BCG 组 9 例出现膀胱刺激症状,BCG 加 IFN-α 组 6 例出现类流感症状,治疗期间肝、肾功能均无异常。表浅性膀胱肿瘤占膀胱肿瘤的 70%~80%,而膀胱肿瘤的生物学特征之一就是易复发和再发。其中 10%~20% 的肿瘤复发后恶性程度增加。所以,表浅性膀胱癌术后如何预防复发是临床上重要的研究课题之一。现在膀胱肿瘤术后一般都采用膀胱灌注 BCG 或化疗药物来预防肿瘤的复发和抑制肿瘤向恶性发展。但是,许多研究一致表明,BCG 与噻替派、阿霉素相比能更好地防止肿瘤的复发。但在与丝裂霉素 C 的比较中,只有 6 项研究中的 2 项发现应用 BCG 治疗能明显降低肿瘤的复发,效果更好。对于那些用化疗方法治疗失败的患者,BCG 的应用也取得了良好的效果;BCG 适用于已证实的 Ta 和 T_1 期移行细胞癌和 CIS。

六、卡介苗治疗膀胱癌存在的问题与不足

尽管 BCG 似乎是治疗高危表浅 TCC 的首选药物,但仍有许多问题要解决,主要有 BCG 与肿瘤相互作用机理未完全明白、BCG 的最佳剂量未确定、BCG 的剂量-效果不一致、BCG 的临床方案不统一及 BCG 与宿主相互作用导致的免疫学结果可引起许多患者不适的副反应等。

(一) BCG 的治疗方案不统一、疗效不一致、疗程有长短

BCG 的研究效果差异大,目前尚无可靠的预后因素能准确预测治疗成功或失败:由于膀胱原位癌具有浸润或潜在浸润的特性,传统上采取根治性膀胱切除术。20 世纪 70 年代后期,BCG 膀胱灌注成为治疗原位癌的首选方案,但由于个体差异,即各患者免疫力不同,有对 BCG 不敏感或耐受的病例,因此选择恰当的方案成为一个难题。研究发现用 BCG 治疗膀胱原位癌,70% 有完全或持久作用,但最佳治疗疗程仍未确定。采用延长治疗时间(超过传统的 6 周疗程)的方法,有的研究其完全反应率未见明显提高;而且,延长 BCG 的用药时间增加了其副作用。而对浸润性膀胱原位癌而言,膀胱根治性切除术仍是有效的治疗方法。故有学者认为,由于膀胱原位癌病情的多样性、病史和其对治疗的反应的不可预测性,目前对膀胱原位癌的治疗方案仍无很明确的标准。不同形式的膀胱原位癌的最佳治疗方案的选择是一个复杂的治疗学问题,是否需要在总体框架下进行个性化的选择? 总而言之,对膀胱原位癌的最佳治疗方案的选择仍有争议。根据一些与肿瘤浸润行为相关的特征,可以预测治疗结果。但是,对那些侵袭肌层的肿瘤,深入前列腺或上泌尿道以至 BCG 不能直接接触肿瘤的无效者怎么办?

BCG 治疗膀胱癌的临床应用已有半个多世纪,但是 1976 年 Morales 等确定的 BCG 剂量和治疗方案至今很少改变,即每周一次 BCG 灌注,连用 6 周,第 12 施行膀胱镜检查以评价疗效。另加 6 周再诱导疗程或者应用维持及/或加强治疗,似可提高长期疗效。研究结果提示,BCG 剂量在多数病例中可减半,从而减少副作用,而疗效减低不明显。

(二) BCG 膀胱内灌注治疗膀胱癌有副作用

1. 早期的研究情况

在 20 世纪 80 年代早期,世界上许多国家用 BCG 治疗膀胱癌的方法很快兴起,初期,人们的注意力主

要集中于BCG灌注预防膀胱癌术后复发的临床效果,同时也注意对副反应的观察。BCG膀胱腔内灌注的副作用多有报道,从临床上局部来看,BCG副反应为BCG灌注后所致的急性或慢性尿路炎症反应的一种表现,它们的发生率在30%~90%,首先出现膀胱刺激类似膀胱炎症状:尿频、尿急、排尿困难、轻度血尿或脓尿。对于大多数病例而言,这些症状可自动缓解,持续2~3天即自行消失;对于很少一部分病例而言,这些症状变为慢性,出现长期的膀胱刺激症状,致使膀胱内BCG治疗出现中断;膀胱挛缩(0.2%)和随后的尿路梗阻是后期治疗最麻烦的并发症。

与膀胱内应用BCG相关的严重全身副作用较少见,而且这些全身并发症多数温和而短暂,威胁生命的很少。最常见的全身并发症是发热(≤38.5℃),经常伴有不同程度的寒战、周身不适,出现乏力、疲倦感明显或其他系统的一过性流感样症状(30%)。这些症状在使用BCG后24~36 h有自动减退倾向;有个别患者还可出现合并膀胱炎、尿道炎、前列腺炎、精囊炎或附睾炎等,甚至还出现严重尿血。除由BCG引起的特异性感染外,逆行非特异性感染也必须考虑,龟头炎、附睾炎、肾脓肿、肾肉芽肿、尿道狭窄,甚至膀胱萎缩的并发症亦偶有发生。根据反应出现严重程度的不同可分为三级:轻度反应,病人能耐受,不影响继续用药;中度反应,除有轻度反应的现象外,一般需暂停灌注,进行针对性和其他特效药物处理;重度反应,极为罕见,迄今我国未见报道,表现为高热、头痛、恶心、关节痛等类似败血病症状,BCG性肝炎(GPT、GOT轻度升高)、皮疹、骨髓炎、动脉瘤、肺炎等亦有报告,美国还报道过一例全身性BCG炎症,国外已报告7例患者死于膀胱灌注引起的BCG脓毒病。资料统计显示:90%以上的病人有局部副作用,且随灌注次数增加而增加。血尿见于43%的病人,少有严重的血尿,全身反应如发热(28%)、不适(24%)和恶心(8%)等,一般可自动缓解。严重的副作用见于5%的病人,包括发热(体温>39.5℃),合并膀胱炎、前列腺炎的生殖器感染、血尿,BCG所致肺炎、肝炎、败血症、脓毒病等,对这些病人的治疗均应停止。BCG灌注导致的并发症发生率有5%~50%,致命的并发症少见,且多由创伤性尿道炎引起,故治疗时间应延长1周以防止创伤性尿道炎的发生。

BCG副作用的治疗,可以从无须治疗到严格的抗结核治疗。对于产生轻度副作用的病例,一般症状如低热、轻度感冒样症状或轻度尿路症状,都不需要治疗。对于有局部症状和全身症状如长期发热的病例,应停止使用BCG。发热超过48 h或症状重的患者,在一般处理无效的情况下,可以考虑使用抗结核药物,如应用异烟肼治疗(300 mg/d,连用6周)。BCG对多数抗结核药物敏感,因此可用这些药物治疗使用BCG后的并发症。症状消退后,仍然可以进行BCG灌注治疗。如果用异烟肼治疗后患者仍持续高热,则应联合使用三种药物:异烟肼(300 mg/d)、利福平(600 mg/d)、乙胺丁醇(1 200 mg/d),疗程到体温恢复正常为宜。以后是否恢复BCG治疗,则视病情而定。许多文献报道,BCG对泼尼松龙敏感,因此必要时可考虑使用泼尼松龙(40 mg/d)。不到迫不得已不使用皮质激素,即使使用也要按次数或天数计算,不要超过7 d。当然,上述对副作用的治疗都应依据不同患者的具体临床表现做出。

凌科等曾进行卡介苗抗肿瘤化疗副作用的实验研究,从动物实验上观察到BCG具有抵消环磷酰胺化疗损伤的作用:从动物生存率看,当正常对照组动物死亡100%时,BCG免疫组小鼠仍有70%存活,短棒菌苗组仅存活33%,说明BCG具有抗环磷酰胺化疗副作用的明显效果;从白细胞计数结果来看,BCG亦具有升高白细胞的作用;从脾指数结果来看亦基本类同。这可能是BCG刺激单核巨噬细胞系统和骨髓造血系统增生的结果所致。有实验结果显示,在肿瘤患者术后生理机能基本恢复后、在化疗开始前2~4周,给予BCG皮内注射或口服(剂量要大,150~3 000 mg),BCG既能产生非特异性免疫治疗作用,又能产生减少肿瘤化疗副作用的效果。在给药方案上,有学者建议:注射给药的前两次注射(皮内注射0.1 mg),宜间隔2周为好,其后每1~2个月注射一次,每次皮内注射0.1 mg BCG作为巩固维持治疗。BCG作为免疫治疗,抗原注射次数和间隔不宜过短、过频,以免机体产生免疫麻痹。此点往往为临床医师所忽视,希望引起接种者足够的注意。

BCG膀胱内灌注治疗膀胱癌的禁忌证包括那些能影响BCG抗肿瘤活性或机体免疫机制的疾病或情况,比如活动期结核、先天性免疫缺陷病、获得性免疫缺陷病、霍奇金(Hodgkin)病、骨髓增生综合征、器官移植术后及正接受全身免疫抑制治疗、怀孕或哺乳、同时使用抗凝剂或抗生素（相对禁忌）、难治性泌尿系感染、以前应用 BCG 治疗带来全身性综合征等。

现就我国与美国 Tice 苗以及 Lamm 报道的有并给予抗结核治疗的相关副作用资料综合列表，如表 29-3-8 所示。

表 29-3-8　国内外 BCG 膀胱灌注后临床副反应资料比较

各类表现	美国 Tice（673 例）*		国内（351 例）**		Lamm（1278 例）**	
	出现例数	比例/%	出现例数	比例/%	出现例数	比例/%
尿痛/排尿困难	401	59.6	223	63.5	1163	91.0
尿频	272	40.4	146	41.6	1150	90.0
血尿	175	26.0	112	31.9	550	43.0
发热	134	19.9	152	45.0	411	31.9
不适/乏力	50	7.4	63	17.9	307	24.0
前列腺结节	—	—	12	3.4	22	1.7
关节痛	18	2.7	4	1.1	6	0.5
其他	362	53.8	92	25.6	166	13.0

注：*治疗的同时服用抗痨药；**治疗的同时未服用抗痨药。

在我国迅速开展 BCG 膀胱内灌注治疗膀胱癌的研究工作中，刘俊江等对 BCG 不同剂量副反应的发生进行了研究报道：63 例患者分为两组，均在膀胱部分切除 20 d 内或 TURBT 后 10 d 内进行膀胱内 BCG 灌注治疗，第 1 组用 BCG 120 mg，病例计 32 例，第 2 组用 BCG 60 mg，病例计 31 例，但均没有出现播散性结核感染病症。所有副作用多在灌注 1~2 d 后出现，持续 2~3 d 消退。随着灌注疗程延长，症状有所加重，在疗程结束后所有症状均逐渐消失。

副反应发生情况如表 29-3-9 所示。

表 29-3-9　膀胱内灌注 BCG 120 mg 与 60 mg 的副作用

副作用	第一组（120 mg）		第二组（60 mg）	
	副作用例数	占患者比例/%	副作用例数	占患者比例/%
尿频、尿急、尿痛	16	50.00	9	29.03
血尿	13	40.63	3	9.68
低热	20	62.50	8	25.81
高热（体温>39℃）	2	6.25	0	0.00
尿路梗阻	1	3.13	0	0.00

上述严重并发症的发生和 BCG 使用的不方便限制了其广泛的临床应用，提醒这一疗法亟待改进。

2. BCG 膀胱灌注引起临床副反应的原因分析

首先，BCG 是活菌制剂，注入膀胱后引起局部刺激和炎症反应基本是一种正常现象。出现排尿方面的一些症状亦是很自然的，但由于个人的耐受力不同和手术后受损组织的修复程度不同，这类反应不仅有轻有重甚至也能不出现。另一个原因是医生于手术或近期尿道创伤时不适当地应用 BCG，膀胱近处的器官和组织，比如尿道、前列腺、附睾、睾丸和后尿道等处有损伤或炎症，使灌注的卡介菌停留在其黏膜上，形成肉芽肿，出现较重的局部和全身症状；或灌注时如导尿管前端未进入膀胱腔而存留在后尿道，使卡介菌液黏附后尿道组织上造成膀胱外炎症反应。尿道黏膜上具有丰富的血管，BCG 菌可由血流进入全身，形成菌血症，并可发展成卡介菌性肝炎和肺炎。这个问题更显示出给这类患者提前予以皮内苗 BCG 接种的重要性：预早激发患者的细胞免疫，使这类患者通常的体液免疫占优势转化为细胞免疫占优势，就可以清除入血的卡介菌，而不至于发生卡介菌性肝炎和肺炎，正如婴幼儿接种 BCG 后可以预防由结核杆菌菌血症引发的粟粒性结核病和结核性脑膜炎一样。另外，BCG 生产菌种的剩余毒力和治疗剂量的大小不同。特别在20世纪80年代没有商品苗,国内和国外有多株菌种用于制造预防接种用卡介苗,质量差异较大,临床医生不知内情,无从挑选,还有剂量的不统一,这些因素也许影响到临床副反应。上述诸因素是引起副反应的客观原因,还有病人本身对副反应的发生或发生的严重性有时起决定性的作用,比如病人的免疫能力状态,对卡介苗的过敏性,免疫能力低下或患潜伏性艾滋病,以及心理因素等,与副反应的发生都密切相关。

正由于用BCG治疗膀胱癌在世界许多国家很快兴起,于是随之而来的是对BCG在机体内的免疫功能、在膀胱腔内的局部免疫作用及机体长期的免疫动态变化所做的广泛的研究,同时有的研究者对癌细胞与BCG活菌接触后癌细胞的分子结构受到细菌作用而受损、发育受阻的现象等做了详细的病理组织学观察,这些现象又引起全球某些药物实业家的兴趣,他们在研制规范化的治疗用卡介苗商品时,企图开发具有巨大潜力、经济升值的国际市场。虽然近年来一些效果差、反应大的化学药物未全下市,且新的疗效好且安全的药物如丝裂霉素C已经问世,但BCG在临床泌尿外科中常被视作首选药物。我国泌尿外科专家曾以国外赠送的治疗用卡介苗限用于特护患者,如今卡介苗已成为常规用药了。

(三) BCG剂量与疗效不呈直线关系

如同任何生物治疗一样,可能由于BCG剂量过大而产生严重副作用导致中断疗程和脓毒病,使人们开始探索较小剂量的应用研究显示,较小BCG剂量在体内可获得较好疗效。体外资料亦提示,增加BCG剂量可使负载超限而抑制细胞因子和黏附分子的最大诱导。此外,似乎只有活卡介苗才能有效治疗膀胱癌,这可能是反映诱导BCG激活杀伤细胞的条件。因此任何影响BCG生存力的因素都可降低疗效。例如,冻干BCG溶解与灌注之间的时间延长。另一方面,临床试验表明,免疫治疗补充大剂量维生素能显著增强其疗效。

Kamat等报告复发性膀胱癌Ta、T_1、Tis患者,TUR手术后才采用BCG 120 mg进行6次膀胱内灌注治疗与单纯TUR组比较,经10年观察,BCG组未复发率为61%,而单纯TUR组为37%,生存率BCG组为75%,单纯TUR组为55%。Morales认为BCG介导的抗肿瘤效应与剂量有关。他进一步比较60 mg与120 mg腔内灌注BCG的抗肿瘤效果,97例经膀胱活检病理组织学证实为Tis、Ta和T_1G_1—G_2低分化期、低分级浅表性膀胱癌,两组治疗方案相同,平均随访24个月,120 mg BCG治疗组有效反应率为67%,而60 mg组有效反应率仅为37%。虽然BCG经膀胱内灌注具有抗肿瘤和预防复发的疗效,但怎样正确应用并没有标准。一般认为首先疗程剂量要充足,复发病例常需要几个疗程的治疗;其次是维持治疗问题,维持治疗对预防复发是否有效仍有一定分歧。Cookson对86例复发性膀胱癌患者经1个疗程治疗后,连续治疗3~6个月,观察59个月,治疗前期复发率达69%,至观察期末肿瘤未复发率达91%。但是Hudson将治疗2个疗程后再维持治疗3个月的21例患者与未做维持治疗的21例患者比较,发现两组复发率无明显差异。Palou对65例术后常规灌注BCG 6个月的患者给予维持性灌注治疗2年,结果发现与未做维持治疗的66例患者的肿瘤复发率无明显差异。可见BCG对维持治疗的有效性不同研究尚不一致,但均提示了BCG维持治疗的有效作用。笔者提醒:维持治疗方法如果另辟蹊径将如何?即BCG不再是通过膀胱灌注方法入体。

(四) 特异性问题

抗癌应答是否有特异性,可能是BCG免疫治疗膀胱癌方面最有争议的问题。各种特异性和非特异性机理可能参与抗癌应答。最简单的解释是BCG膀胱灌注引起非特异性膀胱炎,伴有局部产生细胞因子和炎症细胞积聚,对恶性上皮的损害作用大于对正常上皮的作用。虽然这种非特异性作用在BCG疗效中起作用,但这不是唯一解释,因为其他治疗(如放疗、化疗和插管)引起的非特异性膀胱炎或其他生物体感染(血吸虫病)不能治疗膀胱癌。因此,BCG必然有特殊方面在其抗肿瘤效应中起作用。特异性和非特异性机理的协同作用可能使BCG成为膀胱癌的有效治疗因素。

BCG在体内外诱导膀胱癌表达黏附分子(如ICAM-1)的能力是重要的,因为这种表达可促进免疫活性效应细胞的结合。此外,有证据证明,人膀胱癌可表达能激发特异性免疫应答的抗原,说明特异性免疫机理可能起作用。这些抗原包括肿瘤相关 MAGE 抗原和 BCG 治疗后诱导的癌细胞交叉反应性抗原(如热休克蛋白)。人膀胱癌可表达能被自身 CTL 识别的靶抗原。必须进一步研究以确定 BCG 治疗中特异性 T 细胞应答的重要性。近年来发展的应用荧光标记的 MHC 抗原和抗原特异性复合物的细胞分离新技术应有助于分离特异性效应细胞。后者又可促进用于治疗侵袭性膀胱癌的过继性免疫治疗策略的建立。

（五）有效的抗癌应答是否存在 Th 1 依赖性

抗原攻击后诱发的免疫应答类型取决于产生的辅助性 T 细胞的性质。Th1 型应答导致 IL-2、IL-12 和 IFN-γ 等细胞因子的产生,促成细胞免疫应答的发生,而 Th2 型应答的特征是合成 IL-4、IL-5 和 IL-6 等细胞因子,促成体液免疫力的产生。对麻风杆菌的免疫应答情况可充分说明这个问题,局限性疾病患者显示 Th1 型细胞介导应答,而播散性疾病患者产生 Th2 型抗体应答。根据现有知识推测,BCG 治疗膀胱癌获得成功的原因可能归功于优先诱导 Th1 型应答,有许多证据证明了这一点。BCG 膀胱灌注后,患者尿中可检出 Th1 型细胞因子,如 IL-2 和 IFN-γ,而很难检出 Th2 型细胞因子如 IL-4。此外,治疗期间患者 PBMC 中 IL-2 mRNA 的诱导与临床效果密切相关。最后,在 BCG 治疗膀胱癌鼠模型中,治疗有效且 Th2 型应答转变为 Th1 型应答相关。但是也有一些矛盾的证据。首先,有效应答与局部产生 Th1 型细胞因子或 PBMC 产生的 IFN-γ mRNA 水平无关。此外,BCG 免疫治疗后局部产生多种 Th2 型细胞因子,包括 IL-5。报道的尿 Th1 型细胞因子如 IFN-γ 以及 Th2 型细胞因子如 IL-10 测量结果的部分问题是其在酸性尿液中的不稳定性,后者可能由其类似的同源二体结构所致。TNF-α(α 同源三体)最不稳定。目前已发展一些方法能准确测定治疗期间尿 IFN-γ 和 IL-10。

（六）其他方面

抗肿瘤活性有待研究的方面有:结核分枝杆菌细胞壁的主要成分是糖脂和肽聚糖。这个特征性的化学构成使免疫者的组织细胞产生特异性反应。使用 BCG 菌可以抑制小白鼠、豚鼠等某种肿瘤细胞的进展。应用分枝杆菌活细胞以 BCG 菌形式对实验动物与人的肿瘤细胞的生长呈现抑制效果,其抗肿瘤的活性意义在于 BCG 菌是单核巨噬细胞系统的一种强力刺激剂,具有抑制肿瘤细胞生长作用。如果采取 BCG 菌进行局部给药,即把 BCG 菌苗注射到肿瘤部位,所产生的抑制肿瘤效果尤其显著。

BCG 菌的抗肿瘤作用机制在于机体在 BCG 菌苗激活下,感染部位产生强烈的慢性肉芽肿样的炎症性反应,聚集着大量的淋巴细胞、激活的巨噬细胞和组织细胞。淋巴细胞在 BCG 菌的刺激下,释放多种淋巴因子,其中激活巨噬细胞因子对肿瘤细胞产生非特异性的毒性作用或抑制作用,进而达到吞噬、杀灭或抑制肿瘤细胞生长的目的。

应用 BCG 菌治疗黑色素瘤、皮肤肿瘤、淋巴肉瘤、肉状细胞瘤等肿瘤疾病均取得了良好效果。应用 BCG 菌治疗淋巴细胞性白血病、急性骨髓性白血病和慢性骨髓性白血病等白血病疾病只有部分效果。

BCG 菌对正常的细胞无作用,对机体尤其是单核巨噬细胞系统具有强的刺激作用并使其产生免疫应答,以对非己细胞产生杀灭或抑制作用,产生非特异性反应。

尽管在临床上应用 BCG 菌治疗肿瘤取得了相当成就,但由于主要是人为因素如 BCG 的菌株选用、培养条件、菌苗浓度、冷链运输、接种途径等一系列关键因素的不统一,使人们对它尚无一致评论,褒贬均有。作为一种疫苗,既然在很科学的、条件严格限制的实验研究中有肯定的疗效,就应当确立其作用地位,基于有的研究结果不佳者,不要让其混淆是非,研究者应当从自己的实验中逐个环节检查自己的美中不足或过失而造成不理想结果的原因。当然,也不能说 BCG 这一免疫原非常完美,例如,它比初期的产品已经丢失了一些基因导致其功能的降低。

七、治疗用卡介苗概况

对于使用的治疗用 BCG 品种,在 1990 年前后,欧美诸国分别制成了治疗用卡介苗的正式产品,比如加拿大的 Pasteur 苗、Connaught 苗,美国的 Tice 苗、Gato 苗,巴西的 Moreau 苗,荷兰的 RIVM 苗,计 4 个国家的6种产品。这些药品都经过本国审批合格,批量生产,投放市场作为临床正式用药。但是,这些药品的生产工艺可能是按 WHO 预防接种用卡介苗生产规程制备的,而生产菌种可能各有不同,还可能缺少疗效检定。并且当时国外卡介苗的正式产品问世以前,正是临床试用的鼎盛期,药物的来源各不相同,药物的质量各不一致,生产菌种、制备工艺、质控要求、保存条件和有效期也互有出入。特别是一些发达国家早已不使用卡介苗给婴幼儿做预防结核的免疫接种,缺乏生产这类药品的经验。因此,临床医生各自获得的试用品质量优劣各不相同。国外文献报告,其临床疗效和副反应相差很大,与其所用不同来源的卡介苗有关。比如 Tice 苗,有人认为可能就是用弱毒株生产的。

我国在1990年以后的几年中,泌尿外科中常使用的治疗 BCG 是美国 Tice 苗。之后,我国用于治疗膀胱癌的 BCG,由我国自产,其名为 CT-BCG,是由预防用卡介苗丹麦Ⅱ菌种制备的。该菌种是我国经30年研究筛选出,后采用不同于国外的制备工艺和检定项目研制的产品,其免疫原性好,反应轻微,具有中国的特点。另外,其治疗程序和药量设计是根据我国临床实践及国人体质而定的,更适用于我国患者。对此,黄建等还采用国产治疗用卡介苗 CT-BCG 对浅表性膀胱癌术后复发的预防及不良反应进行观察,并以丝裂霉素 C(MMC)为对照研究:选择的观察对象,先经血尿常规、肝肾功能、B 超、心电图、膀胱镜等检查,并取活体组织做病理检查。根据细胞分化的不同,分为 G_1(细胞分化良好)、G_2(细胞分化不好)和 G_3(细胞分化甚差)级。临床分期亦分为3期:T_1(癌组织限于膀胱壁黏膜层)、T_2(癌组织已侵入潜肌层)和 T_3(癌组织进入深肌层)。根据检查结果,仅选择肝、肾、心血管功能基本正常,但 G 和 T 分级略有差别的浅表性膀胱癌患者作为观察对象。将观察对象随机分为两组:CT-BCG 组,117 例;MMC 组,53 例。两组副反应比较:治疗后,部分患者出现尿路症状及低热,CT-BCG 组比例较高;MMC 组无发热患者。两组复发情况的比较:经1年治疗后,从复发患者原有的病情分布可以看出,MMC 组复发7例;CT-BCG 组复发22例。复发情况与病理等级相关,似与临床分级无关,与年龄也未见明显相关。复发时间以9个月为多。二组复发率差异无统计学意义($\chi^2 \approx 0.7, P > 0.05$)。因此,目前我国治疗用卡介苗仍为泌尿科医生治疗膀胱癌的首选药物。国外报道,用卡介苗(美国的 Tice 苗)防治膀胱癌的复发率为32.9%(1 178/3 579);国内报道(多以婴幼儿预防用另类卡介苗或佐剂卡介苗为代用品)为17.5%(143/816);而加拿大的 Connaught 苗,其使用说明书记载为30.0%。另一种治疗膀胱癌的有效药物为 MMC,其优于其他抗生素类和化学药物类。国内外对 BCG 和 MMC 进行了不少临床对照观察。兰卫华等报道,BCG 组复发率为37.4%(599/1 600),MMC 组为45.5%(684/1 503),二者差异有统计学意义($P = 0.001$)。本次观察 CT-BCG 的复发率仅为18.8%,与 MMC 的疗效相近,表明其疗效较好。张栋(2014)等采用壳聚糖温敏凝胶作为卡介苗载体对卡介苗在膀胱肿瘤治疗中的应用进行研究认为:与普通卡介苗相比,同等剂量条件下使用卡介苗的磁性凝胶载体可比普通卡介苗在膀胱内产生更多的免疫细胞因子,在膀胱黏膜局部募集淋巴细胞浸润,诱导更强的免疫反应。经验证,其抗膀胱肿瘤诱导效果优于普通卡介苗。

八、卡介苗治疗膀胱癌发展动态及有效成分的探讨

为了从根本上解决这些治疗用卡介苗在临床应用中存在的严重不良反应,研究者在实验中研制了新一代的产品,称之为防治用"卡介苗溶菌黏膜免疫调理剂"(简称 BCG-b)。以该制品应用于膀胱癌治疗将会极大降低由于活菌对人体所产生的不良反应,而且其作用机制与化疗药物不同,将 BCG-b 与化疗药物二者联合使用可增强其疗效。为此,观察了荷瘤小鼠接受 BCG-b 后,血清中溶菌酶含量的改变和引发迟发型变态反应的强度。研究结果显示,小鼠用黑色素瘤 B16 感染后,经 BCG-b 处理,小鼠血清溶菌酶含量比对照组均有明显升高($P < 0.05$ 或 $P < 0.01$),两次试验结果相似,与 BCG-t 组比较则相近;而 BCG-b 的高、中、低剂量组中无规律性差别。溶菌酶广泛存在于血清和其他体液中,是一种低分子量、不耐热的碱性蛋白,对革兰阴性菌有溶解作用,并能增强抗体和补体对革兰阴性菌的破坏和溶解。自身免疫力的增强,是抗肿瘤免疫疗法具有疗效的一个重要标志。

（一）胸腺素辅助治疗膀胱癌

Miller等于1961年发现了胸腺与机体的免疫功能及淋巴细胞的发育有密切的依赖关系,自此掀开了人类利用胸腺素的研究。1966年Goldstein等首先从小牛胸腺组织中提取出该活性物质,命名为胸腺素(thymic peptide)。胸腺素是由胸腺的组织上皮细胞分泌的一组小分子多肽,能通过影响淋巴细胞及IL-2和NK细胞等因子的活性来调节机体的免疫功能。胸腺素的有效组分主要包括胸腺素α1、胸腺生成素、胸腺体液因子和血清胸腺因子。美国1974年开始把小牛胸腺素应用于临床,主要治疗原发性细胞免疫缺陷病和某些肿瘤。Siemion等认为胸腺素通过以下途径进行免疫调节：① 诱导和促进T细胞分化、增殖和成熟；② 调节T细胞亚群的比例,使$CD4^+/CD8^+$趋于正常；③ 增强红细胞的免疫功能；④ 增强巨噬细胞的吞噬功能；⑤ 提高自然杀伤(NK)细胞能力；⑥ 提高白介素-2(IL-2)的产生水平与受体表达水平；⑦ 增强外周血单核细胞γ-干扰素的产生水平与受体表达水平；⑧ 增强血清中超氧化物歧化酶(SOD)活性。

（二）新疫苗的研究

BCG与其他药物联合及重组BCG(recombinant BCG,简称rBCG)联合治疗如前述。随着对BCG治疗膀胱肿瘤机理的进一步揭示及基因工程的研究进展,新的低毒力、高疗效的BCG终将问世,比如BCG细胞壁骨架和基因重组合成无致病性及分泌细胞因子的BCG,再加上合理的使用方法,有理由相信BCG对膀胱肿瘤的治疗将会有一个更为广阔的前景。

核酸或基因免疫研究在感染性疾病及肿瘤的防治研究中显示出巨大潜力,成为新疫苗研究热点。由于20世纪80年代前所用核酸疫苗诱导的特异性免疫应答强度较低,不能满足预防和治疗要求,阻碍了其发展。1982年,Neumann研究小组成功采用电转染技术(electro-potation,简称EP)进行了基因的细胞转移,操作简便、转移效率高,已普遍用于体外细胞的质粒DNA转染,近年来则被引入核酸疫苗领域以期达到增强疫苗免疫的效果。宋丹等对结核杆菌核酸疫苗免疫原性的研究结果显示:3次核酸疫苗初免后,采用蛋白质进行加强免疫,能显著增强核酸疫苗的抗体应答水平,而且不需要加入佐剂,这避免了新型佐剂可能带来的副作用,有利于核酸疫苗进入临床试验。而用卡介苗加强免疫,能诱导1型为主的细胞免疫应答,这对结核病的预防和治疗十分重要。

BCG的抗肿瘤机制是复杂的,以上几个方面的作用机制相互促进、相互调节,形成复杂的调节网络,相信人们今后可以从上述治疗中得到许多启示,设计出新型的抗肿瘤BCG疫苗,对BCG从分子角度的研究,有助于明确BCG的抗肿瘤机制,从而使BCG发挥更大的抗膀胱肿瘤的免疫治疗作用。除此之外,为了完全防止脓毒病的危险性,可应用掺入自杀基因的重组菌株。BCG膀胱灌注对晚期膀胱癌无效,重组分枝杆菌技术是否可改善这种情况,有待观察。

目前研究人员已完成结核杆菌基因组全序列测定,并在BCG的分散培养方面取得了明显进展。随着分子生物学技术的不断进步,BCG基因操作及其相关技术也会得到长足的进展。研究人员已成功构建含双启动子的穿梭表达载体,它可同时表达多个蛋白,为进一步研制多价rBCG疫苗提供了技术基础,可以大大改进传统BCG的免疫活性和抗瘤效价。尽管将rBCG疫苗应用于临床还有一些问题需要解决,但是令人鼓舞的临床前实验结果表明,rBCG进入临床造福患者指日可待。也有学者提出:弱毒$H_{37}Rv$的研制说不定更具现实性和有效性。

第四节　卡介苗治疗恶性淋巴瘤

有学者想探讨恶性淋巴瘤常规治疗中加进卡介苗免疫治疗的必要性和可行性,试图从卡介苗免疫治疗前后病人OT皮试反应能力与临床表现的动态变化来认识在常规治疗过程中加进免疫治疗的必要性和可行性:免疫治疗采用卡介苗皮上划痕法,每周2次,连续4周,结果表明,恶性淋巴瘤病人及非肿瘤对照者的OT皮试反应能力表现在高低范围内广泛分布的特点,这说明各个体间的免疫功能状态差别很大。进一步对比治疗措施对OT皮试反应能力的影响,结果提示手术、化疗、放疗抗肿瘤治疗均表现出有助于OT皮试反应能力的恢复与增强的作用,对于接受卡介苗免疗的病人,增强OT皮试反应能力的作用更为显著,甚至对接受微量或皮试抗原的病人也可激发出其明显的回忆反应。由于对比双链酶皮试反应能力的变化,卡介苗也有同样的增强现象,说明卡介苗免疗的效应涉及面广。

研究者采用代表细胞免疫力的皮试及能激发我国人群中广泛建立的抗结核免疫力基础的卡介苗免疫治疗,充分显示出恶性淋巴瘤患者OT皮试反应能力动态变化与病情进展密切相关。虽然皮试抗原类型及增强免疫力的制剂品种很多,但对我国人群来说,检测细胞免疫力用OT皮试最有代表性,增强细胞免疫力,卡介苗是最好的选择。

马慧琛和张子厚两位学者曾经使用过期BCG治愈了一例弥漫性淋巴瘤患者。故两位学者认为:恶性淋巴瘤与蕈样霉菌病二者均有浅表淋巴结肿大和相似的皮肤改变。蕈样霉菌病患者有相当一部分并发恶性淋巴瘤,或临终前演变为恶性淋巴瘤,故蕈样霉菌病也可被认为是一种侵犯皮肤的恶性淋巴瘤。过期BCG虽然在细胞内繁殖能力大大降低,但仍有激活巨噬细胞、增加吞噬功能的作用。如果反复接种,从理论上讲是能够不断增强机体的非特异免疫功能的。在用BCG治疗慢性支气管炎、哮喘及慢性结肠炎等经验的基础上治疗弥漫性恶性淋巴瘤,不仅肿瘤消失,而且没有任何副反应。

本例弥漫性恶性淋巴瘤患者正处在无可奈何的窘境中,马张二人创造性地用过期BCG为其尝试治疗,取得出乎意料令人满意的效果,这真正是应该受到高度关注、令人深思和受到启迪的:BCG的功用之库,重点在肿瘤及与免疫相关的疑难杂症等的预防、治疗上值得好好加以挖掘。尽管人们已认识到BCG主要是通过激活巨噬细胞,产生干扰素诱导、激活天然杀伤细胞而发生作用的,特别是1970年Morton在人的黑色素瘤内注射BCG获得成功后,BCG似乎研究广泛,但主要仍在黑色素瘤、膀胱癌、白血病疗效方面,且效果较好,其他方面报道得则较少。

第五节 卡介苗治疗胃癌

1936年Holmgren首次用BCG治疗胃癌,之后BCG治疗肿瘤的研究与应用经过了短暂的繁荣时期,由于放射疗法和化学疗法的进步,BCG治疗肿瘤的疗法逐渐停顿而被弃用;后膀胱灌注BCG治疗膀胱癌屡有报道,且取得了很好的疗效。但是灌注膀胱需要插管尿道,增加了患者的痛苦,也增加了感染的风险。如果将BCG用于胃癌患者,对其免疫功能有什么影响?加拿大肿瘤研究委员会试验采用口服BCG的方法治疗胃癌,因为该方法可给较大的剂量,同时患者不感到痛苦。由于在治疗肺癌的研究中采用的疫苗的剂量为120 mg,故对此研究中研究对象采用剂量为120~200 mg,每2~7天1次,共3周。接着改为每2周1次,共3个月,最后每月1次,直到18个月。如果病情好转或稳定,则口服BCG在门诊治疗;如果病情进展,则口服BCG合并化疗或放疗,或直接将BCG注射到肿瘤部位,或从患同种肿瘤而已进入缓解期的患者体内取白细胞回输给患者。

加拿大肿瘤研究委员会创造性地将BCG使用于胃癌患者的治疗,特别是其中1例在治疗方案中加用在瘤床部位注射BCG后,取得肿瘤消退的出奇佳绩,实在可喜。虽然有人认为口服BCG治疗胃癌,由于不存在BCG治疗膀胱癌的卷入反应,因而效果要差得多。但是,可以采取一些补救措施,比如,在瘤床部位注射卡介苗,加强皮内接种,加大口服疫苗剂量或缩短使用疫苗间隔天数等。某研究在BCG的非局部应用及其作用机理探讨中,给胃癌患者的正常皮肤接种BCG,对7例患胃癌而无法进行手术切除的患者采用该方法,1例在口服BCG和在瘤床部位注射BCG后,显示肿瘤消退。2例无发展,1例维持一年,其余

3例均恶化。王学敏等采用口服BCG加用胸腺素方法对胃癌患者进行了治疗研究。共选择患者44例，所有病例均经手术切除治疗，且术后病理确诊为胃癌。44例患者随机分为两组，对照组和观察组各22例。结果显示，两组患者治疗后血液中的$CD3^+$和$CD4^+$浓度均明显升高（$P<0.05$），$CD8^+$明显降低（$P<0.05$）；观察组患者治疗后血液中$CD3^+$和$CD4^+$浓度显著高于对照组（均$P<0.05$），$CD8^+$显著低于对照组（$P<0.05$）。两组患者治疗后$CD4^+/CD8^+$的比值及NK细胞数目均高于治疗前（均$P<0.05$）；观察组患者治疗后$CD4^+/CD8^+$的比值和NK细胞数目明显高于对照组（均$P<0.05$）。

第六节 卡介苗治疗鼻咽癌

BCG具有较强的非特异性免疫刺激作用，早期的研究结果显示BCG对膀胱癌、白血病、结肠癌等肿瘤具有免疫治疗作用。尽管BCG用于肿瘤治疗的确切机制还不明确，但它是美国FDA认可的免疫制剂，是肿瘤免疫治疗的常用药物。曾今诚等曾经用BCG对人鼻咽癌CNE-2Z细胞周期及凋亡的影响进行过研究：随着作用时间延长，Cyclin D1蛋白表达逐渐减弱，相对表达量与对照组差异有统计学意义（$P<0.05$）。从该研究中似乎可窥见结果与BCG能诱导肿瘤细胞周期阻滞和凋亡有关。BCG可诱导人膀胱癌T24、J28细胞Cyclin D1蛋白表达下降，Chk2和P21WAF1蛋白表达增高，发生G_1/S期细胞周期阻滞，诱导细胞凋亡。Cyclin D1是G_2/M期转换的重要调节因子。Cyclin D1在G_1期含量最高、活性最强，是G_1期细胞增殖信号关键蛋白，在G_1/S期转换中发挥重要作用。肿瘤细胞中Cyclin D1过度表达使G_1/S期转换时间缩短，促进细胞周期进展，加速细胞分裂进程，促使细胞过度增殖。BCG在抗鼻咽癌免疫治疗中的研究目前报道少见。该研究通过流式细胞术检测发现，随着BCG作用时间延长，G_1期细胞所占比例升高，由对照组的$(47.1±0.9)\%$上调至72 h作用组的$(65.3±1.3)\%$，S期细胞所占比例由对照组的$(39.2±0.7)\%$降低至72 h作用组的$(17.6±0.5)\%$，差异有统计学意义，说明BCG可诱导CNE-2Z细胞在G_1期进入S期的过程中发生周期阻滞。蛋白质印迹法（即免疫印迹试验，Western Blotting）检测发现，随着作用时间延长，Cyclin D1蛋白表达逐渐减弱，提示BCG诱导鼻咽癌CNE-2Z细胞的Cyclin D1低表达，从而使细胞周期阻滞于G_1期。此外，经BCG处理的鼻咽癌CNE-2Z细胞的NF-κB蛋白表达也受到显著影响。BCG通过何种途径诱导Cyclin D1低表达，该途径是否与多数研究认为的BCG激活NF-κB信号途径相关，有待进一步研究。Annexin V试验并未检测到细胞凋亡的发生。综合以上结果，提示BCG可通过诱导Cyclin D1低表达，使鼻咽癌CNE-2Z细胞细胞周期阻滞于G_1期，但有关BCG是否可以诱导鼻咽癌CNE-2Z细胞发生凋亡的问题，有待研究。

第七节 卡介苗治疗肝癌

刘恭植报道，1970年Burnet提出肿瘤免疫监视概念后，世界各地纷纷开展肿瘤免疫治疗的实验研究和临床观察，基本一致认为肿瘤的免疫治疗只能配合其他的治疗方法，可能在消灭残癌、降低复发率、改善机体的免疫状态方面有发展的前途。原发性肝癌的免疫治疗方法与其他肿瘤免疫治疗方法相似，可分为特异性及非特异性免疫治疗两大类。特异性免疫治疗又可分为主动、被动及继承性免疫。但这些免疫方法，由于人类肿瘤的特异性抗原（TSA）问题还没有完全解决，因此现在很少使用，国内学者曾用患者的肝癌组织经麻疹疫苗、化学药物或放射线等处理，制成肝癌细胞匀浆或合并BCG进行主动免疫治疗肝癌患者，能改善主观症状及延长生存期，但仅根据这些结果很难确定是特异性主动免疫的效果。关于继承性免疫治疗原发性肝癌,汤钊献等用异种的免疫核糖核酸治疗原发性肝癌,虽能提高机体某些细胞免疫指标,但不能延缓或阻止术后肿瘤的复发。

目前免疫治疗原发性肝癌有前途的方法还是非特异性免疫治疗。非特异性免疫治疗肿瘤的基本原则是:① 提高机体细胞免疫功能;② 调节机体免疫状态,使其恢复正常;③ 用单克隆抗体等免疫手段结合药物或毒素进行治疗。免疫促进剂或调节剂种类繁多,比如 BCG、短小棒状杆菌等生物制剂。1975 年,Tung 提出先做肝动脉结扎,后行瘤内注射 BCG,58 例患者中 2 例治愈,2 例不完全消退。汤钊献等发现单纯用 BCG 治疗 II 期肝癌患者的一年生存率比对照组显著提高($P<0.01$),并证明 BCG 合并瘤苗的疗效优于单纯 BCG 或瘤苗。K. Son 等(1982)基于肝细胞癌患者的 NK 细胞活性受到抑制,在体外用 INF 作用在肝癌患者的淋巴细胞,测定这些细胞中 NK 细胞的活性及细胞毒作用,证明白细胞分泌的 INF-α 能明显地增强这些患者的 NK 细胞活性。

实验研究证明,BCG 或其菌体成分对肝癌及其他肿瘤具有一定的免疫防治作用,但其中大多是在 BCG 较大剂量、较长时间应用时有的结果,患者常常出现体重下降、肝脂肪变性、肉芽肿性肝炎等毒副作用,也有一些动物因之而死亡。故李国利等用 BCG 短期内小剂量腹腔注射,研究对诱发性肝癌的影响:以二乙基亚硝胺(DEN)诱癌对照组,BCG 组的大鼠于投予 DEN 6 周后,腹腔内注射冻干 BCG,每次 0.5 毫克/只,每次间隔 2 周,共 4 次,总量为 2.0 毫克/只。与 Morii(1980)报道相比,给药时间仅为其 1/7,总剂量不足其 1/10,而结果是 BCG 组诱发率明显低于 DEN 对照组($P<0.05$),并且动物未出现任何明显的毒副作用。故认为 BCG 抗肿瘤作用很可能主要与单核巨噬细胞功能活力增强有关。

化疗药物一般都有很强的毒性,这是因为它既作用于肿瘤细胞,也作用于正常的组织和细胞,若与 TNF 联合使用可产生协同作用,从而降低各自的用药剂量,并能明显增强抗肿瘤效应。许多具有抗肿瘤活性的生物制剂与 TNF 合用也产生协同作用,比如干扰素、IL-2 和 TNF 合用,对杀伤肿瘤细胞起相辅相成的作用。Oka 等对 24 例不能手术切除肿瘤的肝癌患者进行免疫化学治疗(Immunochemotherapy),通过化疗泵经肝动脉灌注重组 IL-2、OK-432、阿霉素、环磷酰胺和法莫替丁,结果发现有效率高达 58.5%,总的 2 年生存率为 52%,而且治疗有效者的 2 年生存率高达 80%,说明经肝动脉的免疫化学疗法可作为治疗难以切除的肝癌的有效措施。

现代医学研究表明,某些中药具有抗瘤和提高机体免疫力的作用。有学者在合用 TNF 与有关中药治疗肝癌方面做了一系列的研究。比如日本"Sho-sai-to"(TJ-9)是一种常规用于治疗慢性病毒性肝病的草药,它可以改善机体的一般状况及防止肝癌的发生。Yamashiki 等将几种草药分别加入含有肝癌病人外周血单核细胞的培养液中观察 TNF-α 和 G-SF(粒细胞克隆刺激因子)的含量,结果发现 TJ-9 刺激单核细胞产生 TNF-α 和 GSF 的作用最强,所以他们认为这种草药能够通过缓慢诱发产生某些细胞因子来治疗顽固性的肝脏疾病。同时 Haranaka 等联合应用中药和 OK-432(Strptococcus Pgogenes)治疗晚期肝癌也获得了令人满意的疗效。

近年来对肿瘤坏死因子的基因克隆表达和大规模制备的研究促进了肿瘤治疗的发展,但由于肿瘤坏死因子半衰期短,大剂量和多次应用常导致机体产生严重的副作用,基因治疗为肿瘤坏死因子提供了新的应用途径。冯学胜等将含人 TNF-α-cDNA 的质粒型真核细胞载体(PSVK3-TNF-α)用磷酸钙法导入肝癌细胞 SMMC-7721 中,观察到 TNF 的高水平表达,然后在此基础上应用瘤内直接注射法将 PSVK3-TNF-α 导入人肝癌细胞裸鼠模型内,不仅发现裸鼠外周 TNF-α 出现一过性的增高,而且还观察到一定的抗瘤效应,因此对于那些无法手术的肿瘤病人可以采取这种方法进行局部原位治疗。

综上所述,TNF 对肝癌患者具有客观的疗效,也是对临床手术、化疗等常规治疗手段的有效补充。但目前尚未充分了解体内调节细胞因子环路机制的细胞间网络,将 TNF 作为药物可能比最初设想的更为复杂。对免疫系统生理学了解和临床试验的进一步深入,无疑有助于将这些治疗方法付诸实施,为肝癌治疗开辟新的途径。

有学者还将 BCG 作为免疫刺激剂应用在肺癌外科治疗上,在正常组织的再生和修复中有大量的细胞进行有丝分裂,其中分裂失常的细胞为机体内在的功能所破坏。近来免疫学研究指出,这是淋巴细胞和巨噬细胞的作用之一。实验和临床资料中也看出此种细胞免疫可能抑制肿瘤组织的扩展,而刺激免疫功能可提高肿瘤手术后的生存率,对肺癌也是如此。细胞免疫只在原发肿瘤和转移淋巴结切除以后才有效。已经知道许多细菌毒素和非细菌物质能产生免疫刺激作用,其中 BCG 的应用在动物肿瘤的抑制上和临床研究上效果较佳,也易于被患者耐受。作者对手术治疗后的肺癌病人做 BCG 接种,进行生存时间的观察。对患者在肺癌切除后 10 天皮下注射 BCG-Glaxo 0.5 mL(500 000 个细菌),观察 120 例(60 例为对照组)。2 年生存率对照组为 38%,而 BCG 组为 52%。其中鳞癌组自 50% 上升至 62%,有淋巴结转移组由 33% 上升至 53%。燕麦细胞癌病例虽少,也看出 2 年生存率由对照组的 11% 上升为 BCG 组的 50%。这一结果虽令人鼓舞,但病例较少,尚无统计学意义。

邹中华等于 1999—2002 年对平均病程 5.2 年的慢性乙型肝炎患者 266 例进行研究,将患者随机分成两组,研究组 134 例采用乙肝疫苗 30 mg 三角肌内注射,同时同侧皮内注射皮内卡介苗 0.1 mL,1 次/月,云芝多糖胶囊 1.0,口服,3 次/天,连续半年;对照组 132 例采用云芝多糖胶囊 1.0,口服,3 次/天,其余基础用药相同,连续半年。在乙肝病毒标志物检测方面,治疗后 1 个月、6 个月观察患者血清 ALT、AST、A 蛋白、G 蛋白及乙肝病毒标志物(HBsAg,HBeAg,HBV DNA)的变化。疗程结束后,研究组有效率为 90.29%,高于对照组(63.63%),$P<0.05$,且不良反应轻。因此作者认为乙肝基因疫苗联合免疫佐剂卡介苗有较好的抗乙肝病毒作用。另外,对 HCV 感染者的前瞻性研究显示:至少有 50% 的感染者发展为慢性肝炎,而有 10%~20% 最终发展为肝硬化甚至肝癌。因为 IFN 具有活化 Mφ 的功能,在防御病毒(如流感病毒)感染方面同样很重要。所以,BCG 的接种对其也有预防恶变的作用。

第八节 卡介苗对肺癌及恶性胸腔积液的治疗

Vesely MD 等人将免疫清除、免疫平衡和免疫逃逸统称为免疫编辑。认识免疫编辑,通过活化机体的免疫反应,使免疫环境发生有利于机体的变化,从而达到杀灭肿瘤细胞、恢复健康的目的,这种针对肿瘤的免疫治疗称为免疫肿瘤。2015 年 3 月,美国 FDA 批准免疫调节点抑制剂 nivolumab(anti-PD1)用于治疗肺鳞癌。相关研究显示,272 例复发转移性肺鳞癌患者中,接受 nivolumab 治疗 135 例,接受多西他赛治疗 137 例,中位 OS 分别为 9.2 和 6.0 个月($P<0.001$),1 年总生存率分别为 42% 和 24%,治疗相关的 3~4 级不良反应发生率分别为 7% 和 55%。免疫调节点抑制剂在对非小细胞肺癌治疗中也获得一定的效果。

1976 年,Mckneally 曾报告对肺癌手术后患者胸腔内应用 BCG 1×10^7 个活菌,随访 3 年,其中用 BCG 的 19 例 I 期患者无一例复发,而对照组 25 例 I 期患者中 9 例复发。张庆慈等在《卡介苗在临床中的发展应用》一文中报道:对于各期肺癌进行手术切除后,术后 3~5 d 在留置的胸管内一次胸腔内注射卡介苗 1×10^7 个活菌。注射后 14 d 起加服异烟肼 300 mg/d,共 12 周。发现对这类病人防止复发和延长存活期有较明显的效果。病人对此治疗方法无严重副反应,只出现一过性的发热和不适。Martin PM 对 40 例肺癌病人在外科手术后胸腔内一次注入卡介苗的存活率改善情况做了研究,结果为:已全部随诊 1 年多,17 例 I 期患者,未见复发及死亡;对照组 22 例 I 期患者,9 例复发,同期 5 例死亡,差异非常明显。对 II 期和 III 期共 3 例患者用卡介苗治疗,未见明显改善。

McKneally 等在手术后肺癌患者胸腔内注入 BCG,刺激区域淋巴结而导致残存瘤细胞的免疫毁坏,在 I 期患者中取得良好效果。BCG 对肺癌也有一定疗效,比如 McKneally 等鉴于肺癌术后发生脓胸的患者生存期较长,认为局部淋巴结由细菌感染引起的免疫消灭了残存的瘤细胞,因此采用肺癌手术后胸腔内一次注入 BCG 的治疗方法,初步取得疗效后,至 1977 年再次报告时已观察 101 例,所得结果仍支持原先的结论:BCG 对 I 期患者能延长复发期及存活期。此外 BCG 或 BCG-MER 配合化疗及(或)放疗有增强免疫反应,减少远处转移及改善存活状况等效果,但也有报告无效者。Yarnamura 自 1976 年开始对 455 例进展期肺癌病人做常规治疗与局部、区域和全身途径的 BCG-CWS 治疗,结果是这些病人的总存活期比 380 例历史对照组显著延长。在患者有胸腔积液时,胸腔注入 BCG-CWS 可防止胸腔积液积聚,并使胸腔积液中的癌细胞消失,且有恢复因放疗而降低的免疫反应的作用。气溶胶 BCG 治疗肺癌有严重的肺部副作用,自 Garner 报告后未见有进一步的研究报道。Matsumotor 等用 BCG 刺激肺癌患者外周血淋巴细胞激活 TLR-2 和 TLR-4,使淋巴细胞活化并产生 IFN-γ、IL-10、IL-12 等细胞因子治疗肺癌,收到较好效果。静脉注射 BCG 无严重副作用,该治疗方法已在较大量的急粒病人中应用,能延长病人生存期。也有学者将 BCG 用于治疗转移性黑色素瘤。

恶性胸腔积液是癌症晚期的一种临床表现。恶性胸腔积液产生的主要原因是恶性肿瘤侵袭胸膜,肝、肾功能不全及由此产生的低蛋白血症等是恶性胸腔积液产生的次要原因。恶性胸腔积液多数有胸痛、胸闷及呼吸困难等临床表现。恶性胸腔积液一旦产生,通常生长迅速,出现压迫症状,严重影响患者的生活质量及生存期。为此,有效地控制和减少胸腔积液的形成,在恶性胸腔积液的治疗中很重要,是临床上迫切需要解决的问题。治疗恶性胸腔积液的主要目的是减轻症状,使胸膜腔闭塞,防止胸腔积液再积聚。治疗方法很多,如果单纯胸腔抽液,97% 的病例会在抽液后 1 个月内又重现。治疗效果差,反复发生,往往很棘手。胸腔内注射化学药物是减少胸腔积液复发的重要方法,药物有氮芥、5-Fu、博莱霉素等,但有效率均不高,且副作用大,费用昂贵,注射后复发率在 60% 左右。这是否与抗癌药物在胸腔内刺激黏膜层,使炎性进一步扩散有关?有待研究。

卡介苗在胸腔内可以产生高的胸腔内药物浓度,达到原发病灶和胸腔内转移病灶同时治疗,以及起硬化剂的作用,有效地促进或加速胸膜粘连,阻止和减少胸腔积液的渗出;该方法有较好的疗效,优于胸腔内注入化疗药物;能提高患者的生活质量,病人痛苦少,消化道反应轻,可延长生存期,病人容易接受,该方法是目前治疗恶性胸腔积液的有效方法,值得推广使用。该方法的注意点是,引流速度要慢,因肺组织受压,引流速度如果过快,萎陷的肺组织突然复张容易引起肺水肿。宫岩等(1997)研究 30 例胸腔积液中均检查到癌细胞的支气管肺癌患者,先尽量排除患者的胸腔积液,后将 BCG 1×10^7 生物单位加入生理盐水 2 mL 中稀释,内加卡那霉素 1 g 注入胸腔内,使肿瘤细胞和 BCG 菌直接接触,1~2 次/周,配合皮内 BCG 0.1 mL 皮内接种和口服异烟肼的方法治疗恶性胸腔积液,结果显示:全部患者均有明显的淋巴细胞增强与白细胞增加,结核菌素阳转率由 0 转变为 100%。在人体研究中,对用化学疗法治疗无效的肺癌复发病人,先用结核菌素抗原治疗后再给予 OK-432,结果病人血清 TNF 水平激增,癌症损害缩小。

第九节 卡介苗对其他肿瘤的治疗

苏联学者于 1978—1985 年对恶性肿瘤免疫不足患者的临床特征进行了研究:共观察耳、鼻及鼻窦、咽喉部恶性肿瘤患者 274 例,均对其机体免疫状态进行检查,包括血清溶菌酶活性、β-溶素、血清杀菌活性、血清补体及末梢血 T 细胞和 B 细胞数,并用结核菌素和 Koch 结核菌素做皮肤迟发超敏反应以判断细胞免疫水平。检查结果分两组,机体免疫状态属正常者 121 例,降低者 153 例,降低者占 55.8%。对患者临床治疗进行比较后发现:免疫机能降低组,肿瘤扩散快,疗效是正常的 1/3,出现放射性皮炎的多一倍,术后伤口出现二期愈合者是免疫机能正常组的 1/3;综合治疗 1 年后每组各 80 例进行比较,免疫机能降低组转移率和复发率为机体免疫状态正常组的 3 倍,死亡率则为后者的 4 倍。结论:对于耳鼻咽喉科恶性肿瘤患者机体免疫功能低下者,应重视采用传统的免疫调节疗法的临床意义。免疫治疗中还要考虑的另一方面是宿主体内肿瘤的负荷问题,因为它亦是决定疗效的一个重要因素:对负荷较大的动物模型接种

BCG，至多延长其存活期，不能达到预防和治愈的目的；而在动物负荷减小时，BCG的疗效增加。对于人类，宿主防御机理能控制的肿瘤细胞数约为 1×10^8，可以检查出来的肿瘤含有的细胞数已远超过此数，因此即使对早期患者的治疗也必须配合其他的疗法以减小肿瘤负荷。

朱宏满等术前应用 BCG 瘤内注射治疗 34 例直肠癌和 20 例乳腺癌患者，有效率为 85%，表现为肿瘤缩小或部分变性坏死，临床症状基本消失。这为手术切除创造了有利条件。江然(2001)在《如何提高增强乳腺癌病人的治疗效应》中报道：胸腺素、IFN、IL-2 等细胞介素及抗乳腺癌 iRNA 等制剂有助于患者增强细胞免疫力，但不能替代自体瘤疫苗与 BCG 的免疫效应。有研究者用 BCG 对 5 例乳腺癌病例治疗，4 例显示好的效果；对 11 例肉瘤患者给予预防治疗，其中 9 例生存而且有临床症状缓解，但因人数太少，随访时间太短，所以目前不能下结论。

刘石峨自 1973 年—1987 年，对经病理证实为脉络膜恶性黑色素瘤者 7 例，除手术治疗外，均于手术后第 10 天开始行 BCG(含干重菌 75 mg/mL)免疫疗法：在患者患侧胸大肌部位先用 75% 的酒精消毒，后用消毒的 6 号针头或三棱针纵横划痕，间隔 0.cm 各划 10 条，以刺破表皮出现微渗血为度。向划痕处施加 BCG 75～150 mg，每周 1 次，10 次为 1 个疗程。以后每月重复划痕涂 BCG 1 次，持续半年至 1 年。此疗法完全可以在门诊治疗室进行。病人局部可出现红、肿、痛，全身轻度发热或畏寒，一般在 3 天内可自行消退。结果：7 例接受 BCG 免疫疗法的患者随访 1 年至 11 年，局部均无复发，全身亦无转移。脉络膜恶性黑色素瘤病人手术摘除眼球或行眶内容物剜除术后，配合 BCG 免疫疗法，效果均令人满意。由此研究可说明：除手术治疗外，BCG 的免疫疗法对残留的肿瘤灶的治疗是有价值的。应当注意，1 次接种的活菌数量应超过 9×10^7，否则疗效就差；该法对有活动性肺结核的患者忌用，对结核菌素试验阳性者慎用。

第十节　影响卡介苗治疗肿瘤效果的因素

1. 决定 BCG 疗效的主要因素

Bast 等在动物实验中证明决定 BCG 疗效好的主要因素有以下几点：

① 低肿瘤负荷；
② 宿主应有免疫活性；
③ 给药剂量、时间与途径适宜；
④ BCG 与瘤细胞紧密结合；
⑤ 瘤细胞具有免疫原性。

临床应用的效果亦与上述因素密切相关。

2. 应用 BCG 的时间、剂量与给药途径

(1) 时间与剂量

虽然有些报告指出在患者诱发或移植肿瘤之前给予 BCG 的效果良好，但临床上遇到的患者体内都已存在恶性病变，因此观察已建成或移植了肿瘤的动物更有实际意义。Smith 等研究豚鼠 Line-10 肝癌后发现，若在切除肿瘤前 7 d 对豚鼠皮内注射与局部瘤内注入 BCG，能根除显微镜下的淋巴结转移，相当数量的动物治愈；若在切除前 1 d 注射，则多数动物不能治愈。关于病灶内注射 BCG 与切除肿瘤的适宜时间间隔，研究表明，在肿瘤种植后 17 d 切除时，动物全部死于肺转移；如在切除前 3～7 d 注射 BCG，存活率可明显改善，但在术后皮下接种 BCG 则无效。这些结果提示临床上如能在手术或化疗前应用 BCG，或许能改进疗效。Allegretti 于术前 3～5 d 给黑色素瘤患者做 BCG 皮上划痕治疗，术后两周继续 BCG 治疗 1 年，与单独术后给药者比较，2 年存活率分别为 84.6%(11/13) 与 37.5%(6/16)。两次免疫治疗间隔时间的选择也甚重要，Thatcher 等观察黑色素瘤患者应用 BCG 后的一系列免疫功能指标，发现早期受抑制，随

后恢复,继之上升,接着又下降,因此如间隔太短则可能延长早期"阴性"期,间隔太长又不能持续增强反应期。此外,在与化疗药物合用时更应注意 BCG 给药时间的选择。

BCG 的疗效与剂量适宜与否有重要关系,剂量过大不但有严重的毒性,而且影响其抗肿瘤作用,甚至会出现免疫抑制或促进肿瘤生长。对动物在瘤细胞移植前给予一次大剂量的 BCG,然后种植时再给予一小剂量,能明显激活免疫反应。在临床应用时也可考虑首次给予较大的剂量,然后再用较小的剂量。

(2) 给药途径

给药途径作为影响疗效的一个重要因素,近来对其研究较多。① 病灶内注射:这种途径能使 BCG 与瘤细胞直接接触,除黑色素瘤外尚用于乳腺癌的皮肤转移灶及进展性前列腺癌。但此途径仅适用于注射可抵达病灶,且常引发较严重的并发症。这种治疗对局部病灶消退常有显著效果,但能否产生全身免疫及延长生存期尚无定论。② 皮肤途径:包括皮肤划痕、皮内多点穿刺、皮内注射与皮下注射等,前两者临床应用较多,但在动物实验中,皮肤划痕给药仅能推迟区域淋巴结转移,未能治愈。临床上此法引发的并发症较少,但确切效果尚待继续观察。③ 腔内注射:已在临床应用的有胸、腹腔与膀胱内注射,对动物尚做过直肠及结肠内注射。McKneally 等在手术后肺癌患者胸腔内注入 BCG,刺激区域淋巴结而导致残存瘤细胞的免疫毁坏,在 I 期患者中取得良好效果。Falk 等应用腹腔内注射并口服 BCG 配合化疗治疗胃肠道恶性肿瘤,延长了已有肝转移之结肠癌患者的存活期。此外膀胱内灌注 BCG 配合其他疗法治疗反复复发的浅层膀胱癌患者,初步结果提示复发率降低。总之,腔内注射属局部免疫治疗,可激发肿瘤引流区域内的局部防御机制,且无明显副作用,值得提倡。④ 其他途径:目前临床上尚用口服、气溶胶吸入、静脉或淋巴管内注射等途径。有人应用口服大剂量(120~600 mg)BCG 治疗黑色素瘤、肺癌、胃癌、胰腺癌、乳腺癌等,未发现严重副作用,但效果尚待进一步观察。气溶胶 BCG 治疗肺癌有严重的肺部副作用,自 Carner 报告后未见有进一步的报道。静脉注射 BCG 无严重副作用,已在较大量的急粒患者中应用,能延长生存期。也有学者用于治疗转移性黑色素瘤。Mangan 通过下肢背侧淋巴管注射 BCG,结合常规疗法治疗晚期妇科癌症,发现有严重的副作用,因此这种途径虽可能有价值,但在副作用问题解决之前似不宜轻易采用。

(3) 制剂的性质

目前所用的 BCG 菌株有 Pasteur、Glaxo、Tice、PhiPPs、Montreal、Gonnaught 及 RIV 等,虽然最初菌株都来自巴斯德研究所,但由于培养技术不同,子代已发生了遗传变异。同一菌株的各批制剂之间活菌与死菌的比例、游离可溶性抗原的含量亦不相同,一般认为死菌与游离的可溶性抗原代表佐剂的活性不良,这两种成分增加,BCG 刺激细胞免疫的能力就降低,而抗体产生增加,后者抑制 BCG 的佐剂作用。但也有人认为 BCG 制剂的抗肿瘤活性不受活菌与死菌比例影响,主要决定于活菌数目。Kreider 比较上述几株 BCG 及冷冻干燥或新鲜制剂对 $B_{762}A$ 大鼠乳癌术后转移的影响,结果各种菌株及不同制剂效果相同。但有报告 BCG 菌株经链霉素或超声处理后效果下降,而照射或热灭活者效果与活菌相同。

3. 肿瘤的性质与宿主状态

动物实验进一步证明 BCG 并非对所有肿瘤都有相同效果,即使在同系动物,也会由于肿瘤性质不同而出现疗效差异,生长速率低、抗原性强、与 BCG 有共同抗原者疗效较好。Salomon 等发现瘤内注射活 BCG 后,对 BCG 敏感的肿瘤内细菌继续繁殖,瘤内有进行性淋巴细胞浸润,对放射性同位素标记物的透过性也较高;相反对 BCG 不敏感者细菌很快消失,瘤内无淋巴样细胞浸润,同位素标记物透过性低,而且结核菌素皮试与被动皮肤过敏反应减弱较为明显。不同种系的动物对 BCG 反应不同,同一种系内宿主的免疫状态亦影响疗效。宿主体内肿瘤的负荷亦是决定疗效的一个重要因素,对负荷较大的动物模型 BCG 治疗至多延长共存活期,不能预防和治愈肿瘤,而动物模型在负荷减小时疗效增加。对于人类,宿主防御机理能控制的瘤细胞数约为 1×10^8,可以检查出来的肿瘤含有的细胞数已远超过此数,因此即使是早期患者治疗也必须配合其他减小肿瘤负荷的疗法。此外营养状态亦可能影响疗效,同一剂量的 BCG 细胞壁成分,能使营养正常的动物肿瘤消退,但对营养不良的动物并无保护作用。人体营养不良时亦降低免疫能力,因此临床应用时应考虑患者的营养状态。

4. 临床应用进展

BCG 治疗黑色素瘤与白血病已取得一定的效果,这方面已有专题综述,除此之外 BCG 对肺癌也有一定疗效,如 McKneally 等鉴于肺癌术后发生脓胸的患者生存期较长,认为局部淋巴结由细菌感染引起的免疫消灭了残存的瘤细胞,因此采用肺癌手术后胸腔内一次注入 BCG 的治疗方法,初步取得疗效后,至 1977 年再次报告时,已观察 101 例,所得结果仍支持原先的结论:BCG 对 I 期患者能延长复发期及存活期。此外 BCG 或 BCG-MER 配合化疗及(或)放疗有增强免疫反应、减少远处转移及改善存活状况等效果,但也有报告无效者。Yamamura 自 1976 年开始,对 455 例进展性肺癌患者做常规治疗与局部、区域和全身途径的 BCG-CWS 治疗,病人总存活期比 380 例历史对照组显著延长。患者有胸腔积液时,胸腔注入 BCG-CWS 可防止胸腔积液积聚,并使胸腔积液中的癌细胞消失,且有恢复因放疗而降低的免疫反应的作用。

采用化疗与 BCG 或 BCG-MER 治疗手术或放疗后的各期乳腺癌患者,已有较多的报告,取得了延长患者反应期与存活期的疗效,但也有报告无效者。在胃肠道癌症方面,Moretel 等对 36 例进展性胃肠道癌症患者做单独 BCG-MER 治疗,3 例肿块消退 >50%。也有人对 Duke's C 型的手术后结肠癌患者做 BCG 或 BCG 加 5-Fu 治疗,结果无病期及生存期均长于单独手术治疗的历史对照组,但也有阴性的报告。此外应用 BCG 合并其他治疗对复发及晚期头颈部鳞癌患者的疗效,报告仍不一致。较多的报告指出,对非霍奇金淋巴瘤、霍奇金病与伯基特淋巴瘤,BCG 治疗无显著效果。对肾癌、软组织肉瘤、骨肉瘤、膀胱癌、卵巢癌等肿瘤,BCG 治疗似有减少复发或延长存活的作用,但因病例少,确切疗效尚待观察。

第十一节 卡介苗对其他肿瘤的预防、治疗及展望

由于接种卡介苗可全面提高免疫力的状态为基础免疫,要想再提高免疫强度需要反复免疫。Calmette 所说的"接种卡介苗的婴幼儿不易罹患各种传染病"这句话未必是自夸,可以理解为接种卡介苗可使婴幼儿的非特异性抵抗力上升。不仅如此,接种卡介苗的婴幼儿白血病发生率约为未接种者的 1/2 或 1/4 的报道,以及卡介苗多次大量接种对白血病患儿有延长寿命和治疗效果这一类报告,都可说明机体抵抗力有所提高。如果对于白血病尚能期望取得这样的效果,则今后给婴幼儿接种卡介苗的目的已不是仅仅预防结核,而是将各种传染病也考虑在内,新生儿出生后应尽早给予免疫,以后还要反复接种以增强免疫记忆,并使吞噬细胞机能的激活水平维持在一定高度。包括白血病在内,机体对癌的免疫机制基本上与对结核的免疫没有多大差异。有人认为结核免疫是以激活了的吞噬细胞作为消灭细菌的主力,而癌免疫则主要由特异性致敏的 T 细胞以癌细胞为靶细胞进行攻击破坏。此时有可能由致敏淋巴细胞激活的吞噬细胞也参与对癌细胞的破坏,其结果是吞噬细胞又特异地致敏淋巴细胞而出现良性循环现象。经过反复接种卡介苗,也有可能使机体灵敏地察觉到癌的抗原性,提高免疫监视功能,使癌细胞更加容易成为免疫细胞的攻击目标,人们认为癌的抗原性可以微弱到足够逃避机体的免疫监视机能,那是监视功能还不够强的原因。将卡介苗与癌细胞混合进行皮内注射可以导致特异性抗癌免疫性,而且在癌组织内注入一定量的卡介苗时,由于受到局部结核免疫反应的影响,癌细胞就会被破坏。这一点可通过在人黑色素瘤和各种脏器瘤内注入卡介苗能破坏肿瘤并使之消失的事实得到证明。另外,如果预先接种卡介苗而使全身都已成致敏状态的时候,再反复接种卡介苗,则其效果显著,连远隔部位的癌细胞都能排除。通过这些事实可知,对于癌的免疫疗法需要反复性刺激,即通过反复接种卡介苗,特异地或非特异地激活免疫系细胞,并使其维持已经提高了的功能水平。

王子明(1995)等在《卡介苗防治膀胱肿瘤原位免疫细胞活化的研究》中报道:BCG 灌注后,膀胱黏膜

上皮出现大量 DR⁺ 抗原表达。膀胱黏膜上皮细胞成为抗原递呈细胞,膀胱黏膜固有层有些单核细胞明显增多,是 BCG 刺激膀胱局部使免疫细胞大量激活的标志。膀胱原位免疫细胞活化需要 BCG 不断地刺激,预防肿瘤复发须长久灌注 BCG。

从肿瘤发生学的机理上讲,肿瘤是免疫失衡的问题。因此,从理论上来说,免疫治疗是癌肿治疗最理想的方法。从总体上看,目前肿瘤的治疗仍需要综合治疗。肿瘤免疫治疗与其他治疗手段的联合应用前景广阔,相得益彰;免疫调节点抑制剂为肿瘤的治疗提供了新方法,其治疗反应的持久性或许可以治愈部分肿瘤。随着基础医学的发展、合理治疗策略的应用、精准医学的不断成熟,免疫治疗让肿瘤患者的长期生存成为可能。未来,免疫治疗进一步完善之后,这一疗效稳定、持久、人性化、个体化的合理疗法必将成为防治恶性肿瘤最重要的手段。

癌基因长久或永远不激活是预防肿瘤的最佳方案。而肿瘤发生后的肿瘤生物治疗包括肿瘤免疫治疗和基因治疗两个主要方面。前者是肿瘤生物治疗的基础,后者是肿瘤生物治疗的方向。抗癌效应细胞的激活、有效细胞因子的诱生、抗癌抗体的筛选、新型肿瘤疫苗的研制等均与免疫学理念、分子生物学技术相关,BCG 等生物潜力的发挥,最后必将免疫治疗引向基因治疗。

1. 对免疫肿瘤基础医学研究的要求

① 活化适应性免疫反应的肿瘤抗原的特点是什么? 这些抗原存在于什么肿瘤中? ② 肿瘤不同于细菌、病毒、寄生虫,抗原递呈和固有免疫信号如何影响抗肿瘤的能力? 不同抗原的差异何在? ③ 免疫逃逸与肿瘤的形成是否伴随发生,如何发生? 肿瘤微环境中的炎性环境如何影响肿瘤的发生、发展?

2. 目前研究中需要解决的问题

(1) 免疫关卡(checkpoint)

免疫关卡的研究方兴未艾。有的研究者认为,肿瘤细胞周围有一个避免免疫细胞攻击的免疫抑制微环境,是防止免疫杀伤的最后"堡垒",是肿瘤免疫治疗失败的常见原因。免疫抑制微环境包括免疫抑制细胞(如 T-调节细胞、MDSCs 等)、免疫抑制因子(如 TGF-P、FasL、PDL1、ID0 等)。在与其他治疗(如手术、化疗、放疗、分子靶向治疗、疫苗、细胞治疗、不同机制免疫关卡药物治疗等)的联合应用方面具有极大的发挥空间;高效活化的过继细胞免疫疗法包括 TIL、TCR 修饰、CAR-T 等极有可能取得突破成果。

(2) 疫苗治疗

主要以 T 细胞可以识别的肿瘤抗原为研究重点。特异性肿瘤疫苗的研究具有很长的历史,一直以来并未有显著的突破。但融合蛋白技术的出现及与细胞治疗的结合改变了现状。比如以疱疹病毒为载体的融合蛋白特异性肿瘤疫苗结合治疗剂量的抑制性免疫关卡抑制剂在前列腺癌、结直肠癌、乳腺癌等临床研究中,均取得了令人振奋的结果。继 sipuleucel-T 疫苗成功上市之后,肿瘤 DC 疫苗的研究如火如荼。以病毒为载体的融合蛋白疫苗值得期待。

(3) 细胞治疗

免疫效应细胞的治疗尝试,自 20 世纪 80 年代末期 LAK 细胞开始,在我国及其他亚洲国家和地区不断发展,但仅限于 T 细胞、NK 细胞的体外单纯扩增后回输,确切抗肿瘤疗效十分有限;sipuleucel-T 的出现改变了 DC 细胞治疗的现状。

(4) 肿瘤免疫治疗的特异性

由于肿瘤免疫治疗具有特异性,因此,免疫疗效预测生物标志往往与特定的免疫治疗有关。肿瘤免疫治疗是肿瘤生物治疗的重要基础,那么"特异性"就是关键,肿瘤特异性抗原的挖掘就成了"特异性"的中心环节。T. boon 采取特异性 CTL 克隆筛选,弄清了肿瘤特异性抗原(TSA)的本质,从而使肿瘤特异性免疫治疗有了坚实的基础。另外,T 细胞抗原识别机制的进展,使肿瘤特异性免疫治疗成为最具潜力和有应用前景的研究领域。该疗法是肿瘤抗原肽诱发的,以特异性 CTL 细胞免疫为主的免疫应答,具有针对性强的特点,特异性 CD8⁺ CTL 能直接杀伤相应的肿瘤细胞;特异性免疫反应产物如细胞因子等还能起到增强、放大与协同作用,有免疫记忆等功能。根据以往的研究,BCG 可以使机体 Th0 细胞向 Th1 细胞转化和 Th1/Th2 转换，BCG 虽然具有上述一些功用，但能否增强肿瘤抗原肽的免疫原性有待探讨。基因测序技术促进了肿瘤特异性标志物的发现，比如肺癌特异性标志物，推动了肺癌早期诊断和个体化用药的发展，促进了靶向药物的研发，开启了个体化分子医学的新纪元。

（5）肿瘤组织学类型

其区别鳞癌效果好于非鳞癌。在卵巢癌的免疫关卡抑制剂治疗研究中，发现免疫相关的生物标志包括白细胞总数、T 细胞总数、T 细胞在肿瘤组织中的位置、T 细胞表型、T 细胞激活状态、T 细胞表面免疫关卡表达状态、单核细胞、巨噬细胞、DC、MDSC 标志情况、趋化因子及其受体状态、HLA 类型、其他与治疗因子直接相关的特定标志（如 algenantcel-L 研究中血清抗 CALR 抗体滴度）等。免疫疗效相关标志物的研究才刚刚开始，会随着特异性免疫治疗研究的丰富而不断明朗和完善。

3. 免疫治疗疗效评价

近年来，肿瘤免疫疗效评价受到关注。根据肿瘤生物治疗是应用各种生物制剂和手段来激发、启动、调节、增强机体固有免疫功能和抗肿瘤能力，维护生理平衡和抗御肿瘤的基本原理思考，生物治疗有变被动治疗为主动抗癌的特点，为有巨大治疗潜力的方法。但也不能过分夸大它的独立抗癌能力和治疗效果，说成对多种肿瘤有效，也不能全部否定。细胞毒药物的评价标准不完全适合免疫治疗的评价。有证据显示，与细胞毒药物治疗相比，免疫治疗疗效的出现缓慢而持久，免疫治疗 2 个月之内即使治疗有效，而影像学也有可能显示病灶增大，这与免疫细胞在肿瘤细胞周围的聚集有关。因此，传统疗效评价时间往往在治疗后 1.5~2 个月，如此会造成理解混乱；尽管参考细胞毒药物的评价标准进行了改良，免疫疗效专用的疗效评价标准正在建立，但此时如何确认是否真的有进展并非易事。不能因为免疫治疗对多数肿瘤的疗效还不够高，就说该疗法无效。对其疗效必须做全面、客观、科学的评价和进行比较长期的观察，不仅要看近期的疗效，更要观察其长期持久的应答，只有这样，才能得出符合事实的结论。从生物治疗发展的过去和现代生物疗法的未来及取得的疗效看，生物治疗是有潜力疗效和光明前景的，从某种意义上说具有决定性的长期疗效。因为机体的疾病问题特别是肿瘤问题在一定程度上讲都是免疫失衡问题。所以，有助于免疫疗效预测的生物标志的研究也受到关注。

（马　浩）

第三十章 卡介苗制剂(卡介菌多糖核酸)及其功用

1921年BCG接种预防结核病首获成功。因此,BCG成为预防结核病的菌苗。法国Mathe教授因用它治愈几例白血病患者而获得诺贝尔奖,大大拓展了其功用与应用范围。但使用中,注入大剂量BCG后副作用甚大,除局部红、肿、溃疡外,还有可能引发结核病灶复燃(此可能性有待研究)的问题。因此,人们开始着手从BCG里分离有效成分来替代BCG。国内外学者设法除去BCG中引起副作用的蛋白质,保留其抗肿瘤有效成分,如英国、美国制成的MER,还有BCG-CWS。

我国学者采用死卡介菌防治感冒、流感、慢性支气管炎等取得较好疗效,但卡介菌易在注射局部产生炎性反应,对反复使用不利。自1974年起,王慧等学者开始进行卡介菌有效成分提取等研究,工艺已经多次改进,其中研究最多的部分是卡介菌多糖核酸(BCG Polysaccharide and Nucleic Acid,简称BCG-PSN)及热休克蛋白65(HSP65),制成了BCG-PSN,并由此形成了BCG-PSN的现行生产工艺。遗憾的是:BCG-PSN不能像BCG一样有效刺激外周血单个核细胞转化的树突状细胞分化成熟,HSP65单独也不能诱导外周血单个核细胞转化的树突状细胞分化成熟。因此需要进一步研究寻找更有效的替代物。

20世纪80年代末,我国研制、开发的具有知识产权的卡介菌多糖核酸,没有明显的不良反应。随着药理作用和临床研究的不断深入,人们发现卡介菌多糖核酸在免疫功能紊乱和免疫缺陷疾病等疑难病的治疗方面前景十分广阔。该产品的研制成功具有重要的意义。因此,进入国家药典1995年版《中国生物制品规程》一部(试行)。成都生物制品研究所根据1995年版试行规程对BCG-PSN进行了研究和试制工作。经多年反复操作,去粗存精,反复优化,共试制出3批半成品及成品,经成都所质管处及中国药品生物制品检定所对BCG-PSN半成品与成品进行理化检查,无菌、安全、热原及效力检定,多糖及核酸的含量的检测,以及BCG-PSN成品加速稳定性实验,即将成品放置于37℃条件下28d后进行效力试验,3批成品的实验结果均符合试行规程的标准要求,并于1998年底首家获国家药品监督管理局生产文号。BCG-PSN系采用酚醇梯度密度法从卡介苗中提取的物质,它除去了原卡介苗中异种蛋白成分,保留了卡介苗的免疫调节作用,减轻了毒副作用。实验证明BCG-PSN能够激活淋巴细胞,提高免疫效果,抑制IL-4的产生和促进IFN-γ的产生,使处于平衡状态的Th1/Th2向Th1转化。随着其临床应用范围不断拓展,对它的研究也不断深入。

1984年Tokunaga等研究发现BCG的DNA具有抗肿瘤活性,因此细菌DNA的免疫调节作用被人们广泛认识和重视,后来研究证实细菌DNA所含的非甲基化胞嘧啶鸟嘌呤二核苷酸(CPG)序列是其具有免疫活性的物质基础。CPG通过激活NK细胞、巨噬细胞和DC来发挥抗肿瘤活性。CPG-ODNS是具有CPG序列的寡核苷酸,该序列同样具有调节Th1型细胞免疫反应的功能,并且在不同的肿瘤模型中证实了其抗肿瘤活性。CPG-ODNS可通过激活天然免疫系统而控制肿瘤的发展,且在初期临床实验过程中CPG-ODNS表现出较低的毒性。

BCG-PSN为白色粉末,能溶于水或PBS。1986年,三批BCG-PSN产品经DU-7分光光度计扫描,含量接近。核酸含量约20%,磷甲苯胺法测多糖含量约70%;Lowry法测蛋白含量约0.11%;经氯仿提取后用酶法、薄膜层析及气相色谱分析检测脂类结果含量为0或微量。以DNA为标准物,分子量为0.28~0.6kb。

经过生物学检测，BCG-PSN 无急、慢性毒性，无致热原和致敏原性，不产生局部刺激症状。豚鼠注射 6 次，43 个人注射 63～136 次，每次注射 1 mg/mL，均不产生相应抗体；90 个人治疗前、治疗后做 OT(1TU) 和 BCG-PSN 0.01 mg 皮试，结果二者无显著性差异。提示 BCG-PSN 是非常安全的产品。

我国有相当多的用卡介菌的菌体成分提取物制成的产品，因为研究单位或生产单位不同而有不同名称，这些制品均符合 2000 年版《中国生物制品规程》的规定。研究中发现，采用浮膜液体培养较马铃薯固体培养的卡介菌提取的多糖核酸中核酸含量明显高。Tohru 等认为卡介菌纯核酸是免疫增强剂的有效成分，并具有抗肿瘤活性。因此，浮膜培养的卡介菌体更为适宜提取多糖核酸。

在现行规程中要求 BCG-PSN 多糖含量≥70%，核酸含量≥5%，可修改为多糖核酸总含量≥75%，以增加核酸的比例，提高其免疫治疗效果。从 BCG 中可以提取多种组分，其中 BCG-MER(BCG 甲醇提取残余物)对恶性黑色素瘤有较好治疗效果，BCG-CWS(BCG 细胞壁骨架)及 BCG-MDP(BCG 胞壁酰二酞)具有佐剂效果。陈一舫等发现 BCG-PSN 免疫后血清溶菌酶及巨噬细胞数均明显增加。BCG-PSN 还能诱生 IFN-γ 及 IL-2。感冒及哮喘都与患者 T 细胞功能减退有关，患者经 BCG-PSN 治疗后 T 细胞功能明显恢复，从而恢复了机体的免疫调节功能。另外，BCG-PSN 配合 6 个月短程化疗治疗肺结核，6 个月痰阴转率为 100%，显著高于单纯化疗对照，并能促进空洞闭合和病变消散。过去采用结核免疫法治疗结核之所以失败，可能与该方法诱发迟敏反应及产生过多肿瘤坏死因子(TNF)有关，而动物试验显示 BCG-PSN 并不诱生 TNF，也无迟敏反应发生。因而 BCG-PSN 辅助治疗结核可能具有一定的应用价值。

BCG-PSN 中多糖与核酸哪一种组合起主要作用目前还不明确。多糖相对分子质量大，应具有一定的免疫原性，核酸相对分子质量小，单独使用免疫原性差。日本国立医药品食品卫生研究所(NIH)专家片岗哲朗认为卡介菌纯核酸是免疫增强剂的有效成分并具有抗肿瘤的活性，他在卡介菌纯核酸中加入一定的佐剂后，其免疫能力及抗肿瘤活性明显增强，而 BCG-PSN 中多糖是否也起上述作用还有待进一步研究。

BCG-PSN 是一种良好的巨噬细胞激活剂。Gurrie 认为机体抗感染的血清溶菌酶主要由单核巨噬细胞分泌，其含量与巨噬细胞数和激活状态有关。在实践和研究中显示，从 BCG 中提取的菌体成分 BCG-PSN 具有调节免疫失衡、抗炎、抗过敏、抗肿瘤等作用。之后，主要在以下方面对 BCG-PSN 进行研究与应用。

第一节　卡介菌多糖核酸治疗肿瘤

一、肿瘤类别

（一）膀胱癌

浅表膀胱癌系多中心发病，是我国泌尿生殖系统最常见的恶性肿瘤，其多发率为 60%～90%。周庆余等对 167 例患者行经尿道钬激光切除，术后 1 周开始灌注 BCG-PSN，随访 3 个月至 7 年，8 例复发，复发率 4.0%，其中 5 例肿瘤在原位，经再次钬激光手术治疗后效果满意，全部病例未发生肿瘤转移。陈朝晖将膀胱癌患者 58 例分为两组(31 例与 27 例)，分别采用 BCG-PSN 15 mg 溶于生理盐水 60 mL 经导尿管缓慢推入膀胱(BCG-PSN 组)与丝裂霉素 C 40 mg 溶于 60 mL 生理盐水中(对照组)，以后步骤同 BCG-PSN 组。随访 18～24 个月，BCG-PSN 组复发 2 例(6.5%)，丝裂霉素组复发 9 例(33.4%)。二者相比差异有统计学意义。提示 BCG-PSN 组复发率低，而且副反应少。膀胱灌注治疗具有局部药物浓度高、全身毒副作用少等优点。因为卡介苗膀胱灌注后在粘连蛋白的促进下活菌吸附在尿路上皮细胞表面作为非特异性免疫刺激物引起膀胱内炎症等，和淋巴细胞浸润导致的膀胱炎并发症给患者造成了极大的痛苦，同时也限制了部分已有膀胱炎或尿道损伤患者的使用,而机体的抗肿瘤能力主要依赖于细胞免疫功能,所以只有减轻卡介苗所致的非特异性炎症才能提高临床有效率。根据本组结果,笔者认为 BCG-PSN 膀胱内灌注作为一种免疫疗法,发挥了细胞毒作用,激活了免疫系统,产生了局部非特异性炎症反应、局部细胞免疫反应、细胞因子介导的细胞杀伤作用、抗体依赖性细胞毒作用,BCG-PSN 有克服肿瘤免疫逃避机制,杀伤肿瘤细胞作用强。应用 BCG-PSN 对浅表性膀胱癌术后患者进行膀胱内灌注,肿瘤复发率显著降低,不但疗效满意,而且无治疗并发症。研究表明:浅表性膀胱癌患者经 BCG-PSN 治疗后患者外周血自然杀伤细胞(NK)活性、IL-2 活性、干扰素诱生水平、IL-2 受体表达、$CD3^+$ 细胞百分率、$CD4^+/CD8^+$ T 细胞比值均较治疗前显著增加,$CD8^+$ T 细胞较治疗前减少,说明 BCG-PSN 可改善膀胱癌患者细胞免疫功能。近年研究表明,参与抗肿瘤的机体效应细胞有 4 种:T 细胞、杀伤(K)细胞、NK 细胞、巨噬细胞。NK 细胞是机体抗肿瘤的第一道防线,一旦这些效应细胞功能减弱,人体便会出现肿瘤。BCG-PSN 能增强巨噬细胞吞噬功能和使之合成 IL-2 和 IFN 的能力增强,而 IFN 和 IL-2 又是 T 细胞和 NK 细胞功能强力激活剂,从而有抗肿瘤作用。

(二) 肺癌

我国是肺癌高发国,探讨引起肺癌高发的因素,首先就要提及人口老龄化、城市现代化、农村城市化和工业化进程加快,包括空气、土壤和水污染在内的环境污染化日趋严重,人们生活方式不良化(吸烟、酗酒和不健康饮食习惯),以及医学现代化的谓之"六化"的迅猛发展,是认识肺癌、诊断肺癌和治疗肺癌的水平明显提高的结果。研究表明,癌基因的激活和抑癌基因的失活导致的细胞异常增殖和凋亡障碍是肺癌发生、发展的关键。人类基因组计划的顺利完成,对包括肿瘤在内的各种疾病致病基因的筛查、发病机制的阐明及个体化诊疗具有里程碑式的意义。近年来,随着基因测序技术的飞速发展和广泛应用,越来越多的肺癌致病基因被发现,为肺癌临床诊疗技术的改进奠定了良好的基础。郑金波用 BCG-PSN 行封闭方法治疗其母亲所患的肺癌,介绍于下:郑医师母亲于 2005 年 2 月 8 日被诊断为左肺中心型肺癌晚期,在天津肿瘤医院做氩氦刀手术后,随即放疗 30 余次,化疗 6 个疗程。出现放疗局部皮肤红肿、瘙痒、抓挠后溃烂,先后用多种口服药物及药膏治疗均未见效,导致患者失眠、烦躁,在没有其他办法的情况下,由于郑医生本人在皮肤科工作,考虑用 BCG-PSN 局部封闭治疗:采用 BCG-PSN 1 mL,以瘙痒处为中心,放射状皮下注射,每周 2 次,三个月为一疗程,间隔一个月后重复下一个疗程局部封闭治疗,在使用 5 次后,瘙痒症状减轻,两个月后局部溃烂开始愈合,坏死组织恢复正常颜色和血运。同时发现左侧癌肿已消失、治愈,故考虑是 BCG-PSN 局部治理作用,结果使左侧肺部病变消散。尽管后来患者于 2009 年 4 月 10 日被发现并且诊断为肺癌右侧转移。

刘建新等探讨 BCG-PSN 与化疗药物联合治疗肺癌的机理:小鼠 130 只,分为 A、B、C 三组,分别测定单纯口服或腹腔内注射 BCG-PSN 后小鼠的巨噬细胞吞噬功能、淋巴细胞转化刺激指数及溶血素试验;单纯皮下注射环磷酰胺(Cy)和 BCG-PSN 与 Cy 联合用药后小鼠的 NK 细胞活性、巨噬细胞吞噬功能、白细胞介素-2(IL-2)活性和淋巴细胞转化率 4 项抗肿瘤免疫指标。结果是:单纯口服或腹腔内注射 BCG-PSN 组巨噬细胞吞噬功能和溶血素反应增强($P<0.01$),淋巴细胞转化率无变化;单纯皮下注射环磷酰胺组上述 4 项抗肿瘤免疫指标水平明显下降;BCG-PSN 与 Cy 联合用药组 4 项抗肿瘤免疫指标水平与单用 Cy 组相比明显增高($P<0.01$)。故作者认为卡介菌多糖核酸能恢复被化疗药物减退的抗肿瘤免疫功能,增强化疗药物的抗肿瘤作用。该研究为 BCG-PSN 与化疗药物联合应用于肺癌的治疗提供了理论依据。刘建新等的动物实验研究显示,BCG-PSN 可增强 Mφ 功能,增强 IL-2 及 NK 细胞活性,认为目前世界上最常见的恶性肿瘤是一种涉及各系统的全身性疾病的原发性支气管肺癌,生物(BCG-PSN)治疗可补充或增加抑制肿瘤免疫细胞的量及其能力,提高机体抗肿瘤功能。故选择原发性非小细胞肺癌(non-small cell lung cancer,简称 NSCLC)患者 60 例,以 BCG-PSN 与手术或化疗联合治疗进行探讨。结果显示:BCG-PSN 联合手术治疗或化疗能改善患者的细胞免疫功能,增强患者的抗肿瘤能力,能在一定程度上减轻化疗引起的

毒副反应，并且其作用疗效优于胸腺素。

恶性胸腔积液是晚期肺癌常见的严重并发症。为改善患者的症状、减轻其痛苦，又不因胸腔积液水治疗导致疼痛、发热、白细胞下降等并发症的发生，陈维刚等采用 BCG-PSN 胸腔内注射方法将经组织学和/或细胞学及 X 线确诊为肺癌，并胸穿证实有胸腔积液的 29 例患者随机分成两组，12 例胸腔注入卡介苗素（对患者均尽量抽液后，将 5~20 支每支含 0.5 mg BCG-PSN，以生理盐水 10 mL 稀释，缓慢注入患者胸腔，嘱患者不断变换体位使药液均匀分布于胸膜），另 17 例注入化疗药物。用药后 1 周左右，给患者做 X 线检查，与治疗前胸片比较，如胸腔积液明显减少，症状缓解，无须第二次给药；如果用药后 1 周 X 线检查提示胸腔积液较前增加，或增加不明显但症状加重，应再次抽液并注入较前次更多的 BCG-PSN。对 17 例化疗药物治疗者，于抽液后每次将 MMC 6~10 mg 以生理盐水 20 mL 溶解并加地塞米松 5~10 mg 后注入胸腔。17 例中有 3 例用 MMC 6 mg 及 5-Fu 1 g，以上治疗 2 次以上无效者 5 例改用 DDP 每次 40~80 mg 胸腔用药。29 例病人全部随访。疗效评定结果：BCG-PSN 组 12 例中，完全缓解、部分缓解与无效各 4 例，有效率为 66.6%。化疗组 17 例中无 1 例达完全缓解，部分缓解 3 例，无效 14 例，有效率为 17.6%。BCG-PSN 组 12 例中有 3 例曾用化疗药物胸腔内注射 3 次以上无效，又改用卡介苗素治疗，1 例注射 1 次（10 支）达完全缓解，2 例达部分缓解。治疗中 1 例，男性，43 岁，左肺中心型肺癌，纤支镜活检病理诊断为鳞癌，左胸腔大量血性积液，胸腔积液中找到癌细胞，胸腔积液癌胚抗原（CEA）>80 ng/mL（正常值 15 ng/mL），经过 16 次胸腔穿刺注射化疗药物，累计注射 MMC 为 72 mg，5-Fu 为 8.0 g，HN 为 230 mg，同时行 3 个疗程的全身化疗（CAP 为主的方案）。因胸腔积液未能控制（每 5~7 d 抽一次），改用 BCG-PSN 治疗，抽胸腔积液后注入卡介苗素计 20 支，每周 1 次计 2 次，胸腔积液被控制达两个月之久未见渗出。该研究 BCG-PSN 组半年和 1 年生存率为 58.3% 和 41.6%；而化疗组分别为 41.2% 及 23.5%。中位数生存期，BCG-PSN 组有 2 例治疗后已生存 15 个月及 16 个月，中位数生存期为 8 个月；化疗组也有 2 例治疗后已分别生存 15 个月及 28 个月，中位数生存期 4 个月。岳冀蓉等在患者恶性胸腔积液经抽液后用 BCG-PSN 注入患者胸腔内进行治疗，总有效率 81.0%，明显高于对照组（37.0%），不良反应发生率低，患者耐受良好。研究表明：BCG-PSN 除可引起胸膜肥厚粘连，有闭合胸膜腔效果外，还具有抑癌、杀癌细胞作用。BCG-PSN 可作为局部胸膜硬化剂，引起无菌性炎症，使脏、壁层胸膜粘连闭锁。

单纯化疗不能解决胸腔积液对心肺功能的严重影响，若在全身化疗的基础上进行胸腔内注射 BCG-PSN，能更快控制胸腔积液产生，减轻患者痛苦，改善患者呼吸功能和生活质量，且不良反应少。应德琴将 119 例恶性胸腔积液患者随机分为两组，两组尽量抽净胸腔积液或至胸腔积液最少量，试验组（60 例）采用胸腔内注入化疗药物顺铂联合 BCG-PSN，方案为 BCG-PSN 6 mL，顺铂 60~100 g，每周 1 次，连续 2~4 周；对照组（59 例）采用单药顺铂胸腔内注入。结果发现试验组有效率为 85.0%，对照组有效率为 42.4%，差异有统计学意义（$P<0.05$）。表明 BCG-PSN 联合顺铂胸腔内注入治疗恶性胸腔积液有较好的疗效，患者可耐受，值得临床推广。1983 年，Yamac 报告用以 MMC 为主的化疗药物胸腔内注射治疗 87 例恶性胸腔积液病人，6 个月和 1 年生存率分别为 32% 及 13%，低于该研究中 BCG-PSN 组的疗效。该免疫疗法有效率与短小棒状杆菌治疗恶性胸腔积液的有效率 67% 相近。BCG-PSN 治疗方法简便，无严重副作用，便于基层单位推广应用。

沈庆（2003）等在《卡介菌多糖核酸对肺癌细胞与脐静脉血管内皮细胞黏附力学特性影响》一文中提道：肺癌转移是肺癌患者死亡的主要原因。Weiss（1984）认为，癌细胞在血液流动过程中，与内膜发生短暂接触，继而沿血管壁滚动，其中大部分癌细胞被血流冲走，只有少量癌细胞存活、变形，与内膜黏附，穿过内膜形成转移。因此，癌细胞发生血道转移的关键是与内皮细胞黏附。故采用先进的微管吸吮技术检测了在 BCG-PSN 作用下，低转移人肺腺癌（PAa）细胞和高转移人肺巨细胞癌（PG）细胞与脐静脉血管内皮细胞（HUVEC）的黏附力（Fa）及相对黏附应力（S_1），从生物力学角度探讨并揭示在 BCG-PSN 作用下，肺癌细胞与脐静脉血管内皮细胞的黏附力学特性。结果显示：在未用 BCC-PSN 前 PG 与 HUVEC 的黏附力高于 PAa 与 HUVEC 的黏附力（$P<0.001$）；在 BCG-PSN 作用下，随其浓度的增高，PAa 细胞黏附力呈单

调浓度依赖性下降（$P<0.001$）。PG细胞黏附力在50 μg/mL及以上浓度组呈明显浓度依赖性下降（$P<0.001$），且S_1与Fa变化有较好的一致性，即用BCG-PSN以后，PAa细胞相对黏附应力呈单调浓度依赖性及时间依赖性下降（$P<0.001$）。叶惠凤等对72例肺癌患者进行血液流变学检测，并以50例健康人作为对照，结果表明肺癌患者存在高黏血症。随后对其中37例患者除常规治疗外加用BCG-PSN（试验组），另35例仅做常规治疗（对照组），结果试验组血流变指标有明显改善，提示BCG-PSN对肺癌高黏血症的治疗有积极意义，可作为肺癌的一种辅助治疗手段。蒋幼凡（2004）研究显示：BCG-PSN对肺癌细胞黏附及骨架结构有影响。阮寒光（2014）等研究显示，BCG-PSN在乳腺癌恶性胸腔积液治疗中有一定的价值。赵妍丽（2006）等单纯用BCG-PSN治疗恶性胸腔积液，治疗效果较好。

（三）肝癌

叶惠凤、李明震等各自在卡介菌多糖核酸治疗肝癌的疗效及其对血液流变的影响的研究中认为：由于肝癌细胞过度增生和产生的各种激活因子，代谢异常旺盛，组织缺氧，导致红细胞代偿性增加、聚集性增高，使红细胞容易形成缗钱状，成为血液黏度增强和红细胞沉降率加快的一主要原因；另外血红蛋白增高，进而引起红细胞比容和全血比黏度增加，而"高黏滞综合征有利于癌细胞的种植和转移"。因此降低血液黏滞度可作为抗肿瘤的一种手段。该研究中用BCG-PSN治疗（1毫克/次，肌注，3次/周，3周/疗程，连用2～3个疗程）后，全血比黏度、血浆比黏度、红细胞比容（HCT）、纤维蛋白原（Fib）及红细胞沉降率（ESR）等5项指标中，除HCT无明显变化外，余的变化均有统计学差异。显示BCG-PSN治疗肝癌可能有效。

在卡介菌多糖核酸与化疗药物联合治疗肺癌的实验研究中，加强患者免疫力，其指标是要求维持患者淋巴细胞转化率在70%以上。主要是用非特异性免疫刺激剂激活T淋巴细胞或巨噬细胞。一些药物可轮流交替使用。如使用BCG-PSN或直接接种卡介苗，但须在患者健康条件改善后应用。

二、BCG-PSN抗肿瘤机理研究

为探索BCG-PSN的抗肿瘤效应，朱炳法等对其增强NK活性的效应进行了研究。在0.1 mL效应细胞（人PRL）中加入0.1 mL BCG-PSN，不加BCG-PSN的NK活性为$(32.1±8.5)\%$，加BCG-PSN后NK活性增至$(40.4±9.2)\%$，为核实方法的可靠性，同时设有加入已知抑制剂组，其NK活性降至$(16.7±7.5)\%$。在检测系统中加入不同剂量BCG-PSN后发现，加入0.05 mL BCG-PSN，则NK活性增至$(34.6±6.5)\%$，0.1 mL为$(40.4±9.2)\%$，0.15 mL为$(40.2±6.8)\%$，0.2 mL为$(53.1±10.2)\%$（均为三次实验结果）。以上结果表明：BCG-PSN在体外有增强人NK活性的效应，而且随剂量增大NK细胞呈直线增加。NK细胞是机体抗肿瘤的第一道防线，一旦这些效应细胞的功能减弱，人体便易出现肿瘤。研究发现76例胃癌病人NK活性$(24.47\%±15.5\%)$明显低于正常对照组$(33.14\%±9.5\%,P<0.01)$。BCG-PSN是新一代免疫调节剂，主要通过调节机体内的细胞免疫、体液免疫，刺激网状内皮系统，激活单核-巨噬细胞功能，增强自然杀伤细胞功能来增强机体抗病能力。近年来，BCG-PSN已被广泛应用于临床，应用后可显著提高基础治疗的效果。无论从短期疗效还是远期评价，其均显示令人满意的效果，且安全可靠，具有良好的应用前景。

第二节 卡介菌多糖核酸治疗难治性皮肤病

一、皮肤病类别

(一) 慢性荨麻疹

慢性荨麻疹是一种常见的、反复发作的慢性瘙痒性、顽固性皮肤病,由于其病因和发病机制十分复杂,发病机制可以是变态反应型的和非变态反应型的,目前对其无特效疗法,临床治疗比较困难。彭蕾蕾等将130例湿疹患者中的68例采用BCG-PSN注射液2 mL肌肉注射,隔日1次,疗程6个月,联合脱敏治疗,作为治疗组;余62例采用脱敏治疗,疗程6个月,作为对照组。结果治疗组痊愈率为61.76%,对照组为32.26%,两组比较差异有统计学意义($P<0.01$)。刘梅等人选择43例慢性荨麻疹患者,给予BCG-PSN 0.5 mg,隔日1次,肌肉注射,连续36 d为1个疗程,共3个疗程,有效率为90.7%。结果显示BCG-PSN对慢性荨麻疹有较好的疗效,BCG-PSN联合脱敏治疗能明显提高临床痊愈率,达到满意的临床效果。杨铭华等用BCG-PSN联合咪唑斯汀治疗慢性特发性荨麻疹患者,有效率为92.1%。吴汉光等用BCG-PSN联合西地利嗪治疗慢性特发性荨麻疹患者,有效率为82.26%,单予BCG-PSN隔日1次肌肉注射2 mL,疗程均为2个月,有效率达46%。肖莉等选取慢性荨麻疹患者72例,分为常规治疗(5 mg/d 左西替利嗪睡前口服与炉甘石洗剂外用,两周为一个疗程,连续治疗三个疗程以上)与常规治疗加BCG-PSN(1.0 mg/d,隔天1次,两周为一个疗程,连续治疗三个疗程以上)注射两组。效果观察:BCG-PSN组有效率为97.2% (35/36),常规治疗组有效率为69.4% (25/36),差异具有统计学意义($t=10.000\ 0$,$P=0.002\ 1$,$P<0.05$);两组复发率依次是2.8%与13.9%,差异亦有统计学意义($P<0.05$)。

(二) 银屑病

银屑病是一种慢性炎症性、复发性皮肤病。发病原因比较复杂,病因尚未明确。近年来多数学者认为,银屑病与遗传、感染、代谢障碍、免疫功能障碍、内分泌失调有关。银屑病患者往往有多种免疫异常,尤其是与Th1、Th2细胞亚群的平衡失调及其产生的细胞因子有密切的关系,其中IFN-γ等在银屑病发病中起着重要作用。郑定辉等报道了42例银屑病患者应用BCG-PSN联合口服迪银片治疗,疗程3个月,总有效率达76.19%。在治疗前后分别检测T淋巴细胞亚群,发现治疗后$CD4^+T/CD8^+T$升高,提示BCG-PSN治疗银屑病是通过调节细胞免疫来实现的。

(三) 白癜风

白癜风是一种常见的后天性色素减退性皮肤病,属于自身免疫性疾病,即个体自身的免疫系统破坏自身的细胞、组织、器官而导致的疾病,易诊断,治疗难。林雯对35例白癜风患者应用BCG-PSN肌内注射治疗,2毫升/次,2次/周,皮损处外擦30%补骨脂酊,日光照射20~30 min,2次/天,连用6个月,发现BCG-PSN有控制皮损发展及增强复色作用的疗效,痊愈率为40.0%,总有效率为80%。

(四) 湿疹

湿疹是皮肤科常见的疾病。高莹对湿疹患者50例,用复方甘草酸苷注射液40 mL加入5%葡萄糖注射液250 mL中静脉滴注,1次/天,连用10 d,作为对照组;对另50例给予BCG-PSN注射液1 mL肌肉注射,2~3次/周,3个月为1个疗程,作为治疗组。结果发现治疗组开始有效时间最短3 d,最长7 d;对照组开始有效时间最短5 d,最长10 d;治疗组总有效率为88%,对照组为56%,两组有效率间差异有统计学意义($P<0.01$)。同时发现BCG-PSN治疗不但疗效较好,而且不良反应小,安全性高。任诗峰等选择湿疹及异位性皮炎患者29例,在常规治疗基础上同时使用BCG-PSN隔日1次肌肉注射,0.5毫克/(毫升·次),15 d内共注

射 8 次,亦收到明显效果。

二、治疗皮肤病机理

研究显示:难治性皮肤病大多与机体免疫功能异常有关。BCG-PSN 通过提高细胞免疫功能、调节体液免疫水平,实现治疗的目的。比如慢性荨麻疹患者体内嗜酸性粒细胞处于高度活化状态,可释放强碱性颗粒蛋白,引起肥大细胞释放组胺。BCG-PSN 可刺激机体产生 IgG 抗体与结合致敏淋巴膜上的 IgE 抗体竞争抗原,产生抗体"封闭"作用,使高于正常值的血清 IgE 水平降低来增强机体抗变态反应能力;荨麻疹患者经 BCG-PSN 治疗后,还可通过调节机体细胞免疫,刺激网状内皮系统,激活单核/巨噬细胞功能,稳定肥大细胞,减少脱颗粒细胞释放活性物质,提高机体抗病能力。白癜风患者淋巴细胞转化率、IgG、IgM、IgA 等指标均有异常,进展期尤为明显。经 BCG-PSN 治疗后指标可基本恢复正常。湿疹患者经 BCG-PSN 治疗后,$CD4^+$ 细胞含量升高接近正常值,$CD4^+T/CD8^+T$ 比值显著提高,比治疗前及正常值均高,说明 BCG-PSN 具有调节 T 细胞的功能。

第三节　卡介菌多糖核酸预防和治疗感冒、支气管炎、哮喘等呼吸道疾病

一、临床观察情况

王丽婷等选择 50 例反复呼吸道感染儿童给予抗感染及对症治疗,作为对照组;另外 50 例加用 BCG-PSN 1 毫升/次,隔日肌内注射 1 次,18 次为一疗程,作为治疗组。两组均随访 6 个月的结果:治疗组总有效率 90%,对照组总有效率 60%,两组差异有显著性意义。显示 BCG-PSN 治疗儿童反复呼吸道感染疗效好,方法简单,费用低,值得临床推广。龚小明(2007)等收集了反复呼吸道感染儿童 104 例,治疗组(64 例)在常规抗感染及对症治疗基础上给予 BCG-PSN 治疗,对照组(40 例)给予常规抗感染及对症治疗,结果:治疗组总有效率为 95.3%,对照组为 15.0%,两组总有效率差异有统计学意义($P<0.01$);治疗组治疗前后测定的血清免疫球蛋白 IgG、IgA、IgM 水平差异有统计学意义($P<0.05$)。提示 BCG-PSN 治疗后患儿血清免疫球蛋白的各项指标较用药前均有显著提高,呼吸道感染复发率降低。郑宝燕等对 107 例患儿研究表明:BCG-PSN 组总有效率为 97.23%,与对照组的 77.94% 相比差异有统计学意义($P<0.01$);BCG-PSN 在预防小儿反复上呼吸道感染方面效果优于利巴韦林,且无明显不良反应,是防治小儿反复上呼吸道感染较理想的药物。贾桂香在常规治疗儿童反复呼吸道感染的基础上,辅以卡提素治疗,有效率达 100.0%(对照组为 21.0%)。李奋等所做研究中 BCG-PSN 治疗组总有效率为 97.1%,对照组为 87.5%。两组比较,治疗组疗效优于对照组,差异有统计学意义($P<0.05$);门诊随访治疗组 30 例无复发,对照组中 26 例复发。胡静等在患者慢性支气管炎稳定期用 BCG-PSN 进行治疗,为期 1 年的观察研究显示:患者感冒次数、急性发作次数明显减少,发作程度减轻,平均发作持续时间大幅度缩短,且平均发作间隙时间明显延长,和对照组比较差异有统计学意义($P<0.01$),并且病死率、再住院率降低,患者肺通气功能有所改善。用卡介菌多糖核酸对呼吸道感染患者的治疗中,临床总有效率 97%,显效率 81.8%,易发率由原来 65% 降至 3%,重度感染由 18% 降至 3%,免疫指标数值明显好转。张二明等用 BCG-PSN 对 COPD 患者进行研究,预防组呼吸道感染例数、感染天数及未发生感染率均明显低于对照组($P<0.01$)。张柏膺等用包括每 3 个月一疗程注射卡介苗多糖核酸综合治疗,住院率由干预前 19% 下降为 5%,急性加重住院时间(12 ± 4.4)d,与以前的(19.24 ± 12.2)d 比较,差异均有统计学意义($P<0.05$)。

上述学者由于用卡介菌多糖核酸防治慢性支气管炎有效,还把它的使用范围扩展到 COPD 的治疗与预防中,并且均取得了一定的效果,充分佐证了卡介苗及其菌体成分对慢性支气管炎有一定治疗与预防

的功用。因此,研究者使用死卡介苗防治慢性支气管炎有效,研制出的卡介苗素对慢性支气管炎防治也有效,近乎成为共识,实用内科学推荐用卡介苗素 3 次/周、1 毫升/次、连用 3 个月的方法对缓解期慢性支气管炎患者进行治疗。

感冒易感者经卡介菌多糖核酸治疗后,T 细胞功能恢复,病情明显好转。卡介菌多糖核酸还通过改善免疫功能,降低免疫功能异常的反复感染患儿的发病率。鄂永安将卡介菌多糖核酸合用其他药物用于治疗变态反应性鼻炎,取得明显效果。孙俊霞观察了联合布地奈德气雾剂吸入治疗支气管哮喘的临床疗效:治疗组(50 例)给予 BCG-PSN 注射液 0.5 mg 肌内注射,隔日 1 次,1 个月为 1 疗程,连续注射 3 个疗程,同时给予布地奈德气雾剂吸入治疗,2 次/天,每次吸入 200 μg,连续吸入 8 周;对照组给予 0.9%氯化钠注射液 0.5 mL 肌肉注射,隔日 1 次,同时给予布地奈德剂吸入,疗程同治疗组。结果发现治疗组总有效率为 90%,显著高于对照组的 72%($P<0.01$),因此 BCG-PSN 联合糖皮质激素在早期诊治及儿童支气管哮喘预后方面有积极的临床意义。马煜等用卡介菌多糖核酸治疗儿童哮喘,总有效率为 88.2%。

二、卡介菌多糖核酸预防呼吸道疾病的作用机理

卡介菌多糖核酸(BCG-PSN)为一种新型免疫调节剂,能提高机体免疫力,显著增强机体自然杀伤细胞活性、白细胞介素-2 受体表达及干扰素诱生水平的活性,抑制 Th2 型反应,调节 Th1/Th2 反应平衡,在增强细胞免疫的同时增强体液免疫。详细情况与 BCG 相近,可以参阅。

第四节　卡介菌多糖核酸辅助治疗结核病

刘晓华在 60 例结核病患者使用 $2S_3H_3R_3E_3Z_3/6H_3R_3E_3$ 化疗方案的基础上,将其中的 30 例作为治疗组加用 BCG-PSN,另外 30 例为对照组。结果:治疗组满 2 个月痰菌阴转率达 93.3%,治愈率为 86.6%,对照组治疗满 2 个月痰阴转率达 83.3%,治愈率为 66.6%。从以上结果可以看出 BCG-PSN 辅助治疗复治涂阳肺结核效果良好。尹化忠等以短程化疗加用卡介菌多糖核酸治疗菌阳肺结核,疗效肯定。在初治涂阳和复治涂阳疗程末的痰菌阴转率、阴转速度、病变吸收、空洞闭合、空洞缩小等方面,加用卡介菌多糖核酸后结果均明显优于未加入组。研究表明,卡介菌多糖核酸能提高人体的细胞免疫力,增强单核巨噬细胞功能,增加补体 C3 含量,这些都有利于增强机体对病菌的杀灭能力,并能配合结核病化疗药物缩短疗程,促进空洞闭合和病变消散,以及激活机体修复作用。

在联合短程化学药物治疗肺结核中,结核患者肺组织损伤、抵抗力下降,化疗虽能杀死大量结核菌,但不能解决患者的免疫抑制状态,无法解决耐药和复发两大难题。继湖南省结核病防治所对初治涂阳肺结核患者推广全程佐使卡介菌多糖核酸的治疗方案 3HL2ET/6HL2ET 后(湘结控办字第 17 号,1995 年)后,卡介菌多糖核酸联合短程化疗治疗肺结核已在全国相当多的地方使用。

第五节　卡介菌多糖核酸治疗病毒感染性疾病

一、治疗尖锐湿疣

尖锐湿疣(CA)为病毒感染性疾病,是由人类乳头瘤病毒(HPV)引起的一种性传播疾病,发生于生殖器、外阴及肛门等处,以赘生物为主要临床表现,主要通过直接性接触传染,治疗后复发率较高。CA 与宫

颈、阴茎等生殖器癌的发生有密切关系。尖锐湿疣患者存在细胞免疫受抑制现象,外周血 T 细胞亚群失衡,全身免疫功能抑制,这是其复发的主要原因。

赵延东等将尖锐湿疣患者 42 例作为单纯采用激光除去疣体的对照组,另 58 例作为治疗组,在采用激光除去疣体后联合 BCG-PSN 注射液 1 mL 肌肉注射,隔日一次,共 18 次。结果是治疗组治愈率为 89.6%,复发率为 10.3%;对照组治愈率为 64.2%,复发率为 34.0%。可见激光联合 BCG-PSN 治疗尖锐湿疣既能提高治愈率,又能预防复发。邓辉等采用微波加 BCG-PSN 联合治疗尖锐湿疣患者 53 例,有效率为 92.5%,复发率 7.5%。王金芳等通过肌内注射卡介菌多糖核酸治疗尖锐湿疣,有效率 100.0%,痊愈率 84.0%。卢玉忠等对在医院皮肤科门诊就诊的尖锐湿疣患者采用电灼治疗后,对治疗组联用 BCG-PSN 穴位注射(用 5 号针头 5 mL 注射器抽取 BCG-PSN 注射液 2 mL,取双侧足三里、双侧曲池穴进针后对穴位进行捻转提插,得气后每个穴位注射 0.5 mL,2 次/周,连用 12 周。同时,给予匹多莫德胶囊口服,0.49 克/次,2 次/天。连续服用 12 周),对照组仅给电灼治疗。结果显示,治疗组 6 个月内复发率为 19.23%,明显低于对照组的 46.15%;治疗组痊愈率为 80.77%,高于对照组的 53.85%,二者两方面比较,其差异均有统计学意义($P < 0.05$)。

二、治疗扁平疣(verruca)

扁平疣系由人乳头状瘤病毒(HPV)感染引起的慢性皮肤黏膜新生物良性病变,偶尔发生恶变。在 HPV 致病过程中,机体的免疫系统起着重要作用,免疫功能低下尤其是细胞免疫功能抑制的人群 HPV 发病率高且易复发。患者外周血 $CD4^+T$ 较正常人明显减少,疣体内浸润细胞中,非消退期 $CD4^+T$ 较正常人明显减少,消退期 $CD4^+T$ 较非消退期明显升高。

扁平疣为皮肤科常见病,又称青年扁平疣,呈米粒至绿豆大,扁平隆起的丘疹,表面光滑、质硬,浅褐色或正常皮色,圆形、椭圆形或多角形,数目较多,多数密集发生,偶可沿抓痕分布排列成条状,一般无自觉症状,偶有微痒,好发于颜面、手背及前臂等处。

HPV 主要寄生于细胞核内,在核内复制,故药物难以直接将其杀死。组织病理改变呈明显角化过度和棘层肥厚;病程进展缓慢,可持续多年不愈。青少年及免疫功能低下者易患,可因搔抓、皮肤擦伤等而发生自身接种。目前该病的治疗方法较多,但疗效均不十分肯定,且治疗时间较久,患者往往缺乏耐心和毅力。孙祖斌采用注射 BCG-PSN 治疗扁平疣患者 60 例,每次 2 mL,隔日 1 次,18 日为 1 个疗程,分别在治疗 1、2、3 个疗程后复查与观察疗效。结果:治愈 31 例,其中 1 个疗程 2 例,2 个疗程 18 例,3 个疗程 11 例;总有效率 81.67%(49/60),优于用左旋咪唑治疗的对照组的 42.31%(11/26)。周莹(2005)等采用 BCG-PSN 治疗的扁平疣患者治愈率和总显效率明显高于对照组,提示 BCG-PSN 可以提高治愈率,特别适用于伴有免疫功能低下者。王金芳等采用肌内注射卡介菌多糖核酸治疗扁平疣,疗效满意。

BCG-PSN 治疗扁平疣的主要作用机制是诱导 T 淋巴细胞增殖活化,产生 α 及 γ 干扰素,促进白细胞介素的产生,增强吞噬细胞吞噬能力和自然杀伤细胞活性,通过体内非特异性免疫防御反应协同清除病毒。有人采用 BCG-PSN 治疗 37 例扁疣患者,隔日 1 次肌肉注射 1 mL,30 日为 1 个疗程。治愈率为 35.1%,有效率为 56.8%。未出现系统性不良反应,患者耐受性好,治疗方法简单有效,值得临床推广应用。尽管 BCG-PSN 注射后患者偶有红肿、结节,但经热敷后,1 周内消退。

经卡介菌多糖核酸治疗后,患者外周血 T4 细胞明显升高,外周血淋巴细胞的干扰素(IFN)-γ 诱生水平较治疗前明显升高。这说明卡介菌多糖核酸可使患者体内细胞免疫功能增强、干扰素诱生水平升高,从而促发了 HPV 的免疫应答,使疣组织消退。其中 IFN-γ 在这一过程中起了重要作用。

三、治疗寻常疣

常金风用卡介菌多糖核酸皮内注射治疗寻常疣,有效率 100.0%,痊愈率 84.0%。朱国军采用卡介菌多糖核酸与聚肌胞对照治疗扁平疣、寻常疣,结果发现卡介菌多糖核酸治疗扁平疣有效率为 86.5%,高于聚肌胞的有效率54.8%。

四、治疗带状疱疹

带状疱疹是水痘-带状疱疹病毒引起的一种常见急性皮肤病。刘兆珍将180例带状疱疹患者分为治疗组(93例)和对照组(87例),治疗组给予泛昔洛韦联合卡介菌多糖核酸治疗,对照组单用泛昔洛韦治疗。结果发现治疗组治愈率为63.4%,有效率为96.8%;对照组治愈率为44.8%,有效率为73.60%。两组的止疱时间、止痛时间、结痂比较,差异均有统计学意义($P<0.01$)。治疗组的起效时间明显短于对照组。因此,泛昔洛韦联合卡介菌多糖核酸治疗带状疱疹具有减轻疼痛、缩短病程的作用,疗效优于单用泛昔洛韦。

五、治疗频发性生殖器疱疹

甘小艳将48例频发性生殖器疱疹患者分为治疗组(28例)和对照组(20例),治疗组患者口服阿昔洛韦片联合卡介菌多糖核酸肌肉注射,对照组患者仅口服阿昔洛韦片治疗,疗程均为3个月,随访1年。结果发现治疗组痊愈率为92.86%,复发率为53.57%;对照组痊愈率是70.0%,复发率为95.0%。以上观察证明:卡介菌多糖核酸注射液联合口服阿昔洛韦治疗能明显降低生殖器疱疹的复发率。

第六节 卡介菌多糖核酸治疗肾病综合征及肾炎

患儿在肾病活动期的外周血单核细胞中存在呼吸道病毒,提示呼吸道病毒感染可能触发该病的发生、发展。林广裕等将BCG-PSN用于肾病综合征患儿的治疗:治疗组患儿首次尿蛋白转阴需(14.29 ± 3.45)d,明显短于对照组的(22.10 ± 8.85)d,年均复发(1.34 ± 1.25)次,也明显少于对照组的(4.13 ± 2.54)次。无复发率为65.3%,极显著地高于对照组的23.1%;非频繁复发率为24.1%,极显著低于对照组的53.9%。提示激素配合BCG-PSN使用治疗肾病综合征患儿,可以减少呼吸道感染次数,缩短尿蛋白转阴所需时间,降低年均复发率,提高无复发率。徐君杰采用BCG-PSN对60例激素不敏感的肾病型原发性肾小球肾炎患者治疗,完全缓解32例,基本缓解16例,部分缓解10例,无效2例;治疗后尿蛋白、人血白蛋白、血尿素氮和血清肌酐均有非常显著改善;随访1~2年的15例中,有13例完全缓解,随访<1年的6例中,完全缓解5例。BCG-PSN疗程长者(≥9个月)复发率低,复发病例再治疗见效快。BCG-PSN能明显地使原发性肾小球肾炎病人功能低下的单核细胞吞噬功能恢复正常。

第七节 卡介菌多糖核酸治疗变应性鼻炎

变应性鼻炎(allergic rhinitis,简称AR)为常见多发、易复发的耳鼻喉科疾病,治疗方法多,但疗效不肯定,远期效果不佳。Shirakawa(1997)通过对学龄儿童流行病学调查,发现哮喘、鼻炎、湿疹等特应性疾病的发病与结核菌素反应呈显著负相关,BCG接种后PPD反应转阳性的儿童与阴性儿童相比,特应性疾病的缓解明显增多。这一结果被随后进行的WHO追加研究进一步证实。据此,Shirakawa等提出用BCG诱导机体结核菌素反应转阳,或用卡介菌的细胞成分提取物治疗呼吸道变态反应性疾病,促进Th亚群向Th1转化,从而抑制Th2反应,以期达到控制变应性疾病的目的。王培兰等报道:将入选变应性鼻炎患者分成试验组和对照组,对试验组31例给予BCG-PSN注射液0.70毫克/次,隔日1次肌肉注射,对对照组30例给予西替利嗪片口服,每晚1次,疗程为3周。治疗后随访1年试验组总有效率为61.3%,对照组为 36.7%；3 年试验组总有效率为 48.4%，对照组为 26.6%。本研究随访长达 3 年，避免了季节的影响，足够说明卡介菌多糖核酸治疗变应性鼻炎的效果。该方法虽然起效慢，但长期疗效好，复发率低，值得临床推广。花粉症是典型的Ⅰ型变态反应性疾病，目前其治疗方法主要包括回避变应原、药物对症治疗及特异性免疫治疗（SIT）。魏庆宇等对入选患者在采用 SIT 治疗的同时给予 BCG-PSN 肌肉注射的联合治疗，每周 3 次，0.5 毫克/（毫升·次），连续使用 3 个月为 1 疗程，连续治疗 2 年。结果有效率为 89.1%，显效率为 48.6%。联合治疗显示二者具有相互协同或放大作用，而且不良反应少。因此，BCG-PSN 作为一种新型免疫调节剂，在临床中广泛应用于变态反应性疾病的治疗是可以取得良好效果的。

程雷等采用随机分组方法将符合 1997 年中华耳鼻咽喉科学会推荐的变应性鼻炎诊断标准的 120 例患者随机分为治疗组和对照组，各 60 例，分别以 BCG-PSN 注射液 1 mL（0.5 mg/mL）肌注（隔日 1 次）和酮替芬 1 mg 口服，疗程均为 6 周。检测项目是治疗前和治疗后做 PPD 皮试、鼻分泌物嗜酸性粒细胞（eosinophils，简称 EOS）计数与治疗 6 周后、治疗 6 个月后的疗效考核。结果是：治疗 6 周后，PPD 反应增强，EOS 减少，与治疗前有显著差异（$P<0.01$）；治疗 6 周后，二组疗效差异无统计学意义（$P>0.05$），但 6 个月后，BCG-PSN 组显效率（38.3%）与酮替芬组（16.7%）有显著差异（$P<0.01$）。

殷泽登等选取 50 例均未并发支气管哮喘的变应性鼻炎患者，随机分为治疗组（25 例）和对照组（25 例），治疗组采用 BCG-PSN 注射液 1 mL 肌注，隔日 1 次，疗程为 6 周。观察其临床疗效。对照组 25 例采用必可酮喷鼻，2 次/天，局部治疗，疗程为 6 周，治疗期间停用其他抗过敏药物。疗程结束时，有效率分别为 96.0% 与 92.0%。二组间差异无统计学意义（$P>0.05$）；随访 2 个月后再次进行疗效评定，BCG-PSN 组总有效率为 88.0%，对照组为 76.0%，二组总有效率差异有统计学意义（$P<0.01$），治疗组显效率明显优于对照组。

第八节　卡介菌多糖核酸治疗皮炎

特应性皮炎是由过敏原诱发的 IgE 依赖的速发型和迟发型反应引起的慢性过敏性皮肤病，患者多出现 Th1/Th2 细胞亚群失衡现象。毛明宇收集符合康克非等诊断标准的特应性皮炎患者 68 例，其中治疗组 38 例用 BCG-PSN 0.5 毫克/次，肌内注射，隔日 1 次，每个疗程 10～12 周；对照组 30 例口服阿司咪唑，每日 10 mg，服 10～12 周。两组局部均用炉甘石洗剂外用。用药前及治疗后 6 周、12 周均进行血常规、尿常规、电解质、血脂、血糖、肝功能、肾功能等检查。结果治疗组特应性皮炎患者治疗前后实验室各项检查结果均正常；治疗与对照两组 6 个月、12 个月的显效率分别为 32.21% 与 13.33%、63.16% 与 30%，两组相比，差异均有统计学意义（$\chi^2=3.90, P<0.05$）（$\chi^2=7.38, P<0.01$）。林蕾等用 BCG-PSN 联合布特软膏治疗特应性皮炎有效率为 94.2%。用 BCG-PSN 联合曲安奈德益康唑乳膏治疗特应性皮炎有效率为 88.2%，作为对照的单用曲安奈德益康唑乳膏治疗的则为 58.8%；且治疗 3 周后，在皮损湿疹面积和严重度指数评分与瘙痒视觉模拟尺度法评分法积分等指标方面，治疗组均明显优于对照组。研究表明，特应性皮炎患者外周血单核细胞经 BCG-PSN 干预后 NF-κB 活性降低，IFN-γ、IL-12 明显升高，而 IgE 水平下降。显示 BCG-PSN 可能通过抑制 NF-κB 的活化，上调 IFN-γ、IL-12 表达，调整 Th1/Th2 细胞亚群失衡而发挥治疗作用。BCG-PSN 对变态反应性皮肤病、病毒性皮肤病疗效确切。它通过刺激、致敏 T 淋巴系统，进而分泌和释放一系列细胞因子（如 IL-2、IFN-γ 等），增强机体的细胞免疫功能，同时通过稳定肥大细胞、抑制肥大细胞脱颗粒释放过敏介质如组胺、PGD2、LTs、PAF 等，并与 IgE 抗体竞争抗原，产生抗体封闭作用来阻断变态反应，并能促进单核巨噬细胞的吞噬功能，增强 NK 细胞的杀伤力、诱生干扰素等，明显改善机体免疫力，增强抗感染、抗过敏作用。

目前，口腔扁平苔癣（OLP）被认为是一种与全身免疫功能紊乱密切相关的疾病。郑华等将 15 例顽固糜烂型 OLP 患者用 BCG-PSN 注射液进行病损基底部封闭,0.25～0.5 毫升/次,隔日 1 次,注射 1～6 次后,13 例患者的局部病损愈合,在治疗完成以后 15 d 和 30 d 时各有 1 例复发,仅 1 例出现轻微不良反应。喻学洲等采用 BCG-PSN 治疗 32 例与口服左旋咪唑 20 例作为对照观察复发性口腔溃疡的治疗效果表明：BCG-PSN 的疗效明显高于左旋咪唑,但远期效果需进一步观察研究。

随着临床研究的不断深入,BCG-PSN 对于老年性皮肤瘙痒症、小儿紫癜、激素依赖性皮炎、玫瑰糠疹等其他皮肤病也已显示出较好的治疗效果。高立栋(2003)等认为,1 型糖尿病是一种胰岛自身免疫性疾病,Shenaden 等将 17 例病程 <1 个月的新诊断的 1 型糖尿病患者作为对照组。随诊 8 个月后,治疗组有 11 例(65%)取得临床缓解,治疗组缓解状况明显优于对照组。

第九节　卡介菌多糖核酸治疗儿童哮喘成本与效果

对于疾病的治疗,医师关注的是临床疗效,而患者和家属更关注的是疗效与费用之间比值是否最优。治疗药品的增加,必然导致医疗费用的增加,费用与疗效之间应如何考虑？对此药物经济学提供了一个很好的评价手段。药物经济学是将经济学原理和方法通过疗效与费用间的比较,评价临床药物治疗,并可借此指导临床医生制定出合理的效果处方。应延风等根据全球哮喘防治创议指南(the global initiative for asthma,简称 GINA)方案治疗儿童哮喘具有较为满意的效果,但仍有不少病人反复发作的实际情况,故临床上常加用免疫调节剂 BCG-PSN 或白三烯拮抗剂顺尔宁(孟鲁司特),延长其临床缓解期,由此对成本与效果进行了初步探讨:选择按 2003 年全国儿科哮喘防治协作组制定的儿童支气管哮喘防治常规确诊的、按病情严重度为 I 级和 II 级患者计 217 例,经患者家长同意后为随机将研究对象分为对照组(102 例)和治疗组(115 例)。对照组用药方案为 GINA 加用顺尔宁(每晚 1 次,3～6 岁 4 mg,6～13 岁 5 mg,疗程 10 周),治疗组用药率为 GINA 加用 BCG-PSN(1 毫升/次,2 次/周,肌肉注射,疗程 10 周)。两组构成经统计学处理,差异无统计学意义。两组随访时间为 1 年。治疗费用:直接费用为门诊(包括急诊)药物费用,住院费用为住院期间所发生全部费用。结果:完成随访计 196 例,失访 11 例,总失访率 5.06%；其中治疗组 3 例,失访原因为转学中断；对照组 8 例,失访原因为治疗效果欠佳而转院外地等。BCG-PSN 与顺尔宁两种方法治疗成本-效果分析如表 30-9-1 所示。

表 30-9-1　儿童哮喘用 BCG-PSN、顺尔宁两种方法治疗成本-效果分析

项目	治疗组	对照组
例数	115	102
平均发作次数(次/例)	1.78±0.54	2.97±0.96*
门诊单次发作药费(元/例)	138.5±85.5	68.8±38.2*
平均发作天数(天/例)	3.4±3.10	4.20±3.20
平均住院次数(次/例)	0.09±0.04	1.20±0.51*
平均住院天数(天/例)	0.37±0.24	2.38±0.65*
住院费用(元/例)	1 984±1 116	2 072±1 163
总费用(元/例)	2 834±1 516	3 504±1 998*
儿童上学平均缺课情况(天/例)	0.78±0.34	2.41±0.53*
平均满意分数	81.8±23.7	65.1±17.8*
C/E(总费用/平均满意分数)	36.4±12.4	51.2±10.3*

注:* t 检验($P<0.01$)。

顺尔宁是强效的选择性的白三烯受体拮抗剂,通过阻断白三烯作用,减少嗜酸粒细胞(EOS)浸润,防止支气管痉挛,《支气管哮喘防治指南(修订版)》肯定了白三烯调节剂在哮喘治疗中具有抗炎作用。国外研究显示,应用1周左右疗程的白三烯拮抗剂治疗哮喘能减轻症状,减少复发率;在国内已对顺尔宁治疗成人哮喘的有效性和安全性进行研究,通过观察能较好控制哮喘症状,肺部体征消失时间有较好作用,且不良反应发生率低。而 BCG-PSN 是一种非特异性免疫调节剂,主要是通过免疫调节,有助于哮喘患儿由 Th2 型免疫亢进向 Th1 型免疫转化,降低气道 Th2 型免疫反应,稳定气道壁上的肥大细胞膜,抑制其脱颗粒,从而降低气道高反应性,可在防治哮喘发作中起到积极作用。因此,顺尔宁和 BCG-PSN 二者均作为预防性用药,其治疗机理有相似之处,所以对它们的治疗进行比较应是可行的。

通过表 30-9-1 可见,观察的 10 个项目中,8 个之间的差异有统计学意义,说明 GINA 治疗加用 BCG-PSN 优于 GINA 治疗加用顺尔宁。

疾病治疗费用包括直接费用和间接费用,间接费用是指由于伤病或死亡所造成的工资损失,包括休学、休工、过早死亡所造成的工资损失,在儿科中主要是对父母工作的影响。这部分可从对儿童上学缺课情况调查中反映出来,国外研究认为,生病的患儿可能减少上学时间,从而影响他们的受教育程度。同时父母因照管孩子而中断工作时间增多,导致父母生活方式的其他不便,工作能力也受影响。间接费用的降低也是药物经济学研究的主要内容。在该研究中主要是研究较直观的成本-效果关系,间接费用与直接费用的发生有同等比例,所以未加以分析。从药物经济学角度来分析治疗疾病的费用,用直接发生在治疗上的费用计算其成本在临床上是比较可行的。

第十节 有关卡介菌多糖核酸的基础性研究

湖南医科大学王慧等学者曾经联合武汉生物制品研究所黄炳球等对 BCG-PSN 做基础性研究。

一、BCG-PSN 接种对仙台病毒的作用

(一) 选取纯系小鼠 $C_{67}BL$ 50 只

预处理时 BCG-PSN 每次 0.5 mL 含 1 mg,死卡介苗每次 0.5 mL(含 1 mg),均用 PBS 稀释,对照组 PBS 每次 0.5 mL。3 组均腹腔注射(ip)隔日 1 次,共 3 次(BCG-PSN 组另增设 2 小组,分别注射 1 次、6 次)。末次注射后隔日用不同浓度的病毒滴鼻感染做多方面研究。在用 10 个 LD_{50} 仙台病毒感染各组小鼠后观察 14 天,小鼠 $C_{67}BL$ 经 BCG-PSN 或死卡介苗预处理 3 次以上者(均 $P<0.025$),对仙台病毒有显著保护作用(每组 10 只,BCG-PSN 预处理 1 次的存活 5 只,和对照组比较,$P>0.05$;BCG-PSN 预处理 3 次的存活 8 只,6 次的 9 只,死卡介苗组存活 8 只,对照组 3 只)。

(二) BCG-PSN 预处理后

用仙台病毒 $8.3\times10^5 EID_{50}$/只滴鼻感染小鼠 $C_{67}BL$,不同天数的肺切片均显示有间质性肺炎、袖套状浸润,向周围肺泡间质扩散,部分肺泡扩张。感染后 3 d,BCG-PSN 预处理的小鼠病变范围均显著小于对照组($P<0.01$)。

(三) BCG-PSN 对小鼠 $C_{67}BL$ 预处理后

用仙台病毒 $4.15\times10^5 EID_{50}$ 滴鼻感染,感染后 1、3、5、7、10 d,基本按 Astry 法测定小鼠肺的 EID_{50},肺匀浆经过青霉素(1 000 U/mL)和链霉素(1 000 μg/mL)处理,每个鸡胚尿囊肿肺匀浆 0.2 mL。结果:二组 1 d(7 只和 8 只)、7 d(7 只和 6 只)、10 d(7 只和 6 只)的小鼠肺内 EID_{50} 含量均值虽然绝对值少,但差

异无统计学意义（$P>0.05$），而 3 d（7 只和 8 只）、5 d（6 只和 7 只）的 EID_{50} 含量均值（分别是 1.212 0 与 1.630 96, 1.116 7 与 1.436 5）比较，差异有统计学意义（分别是 $P<0.01$ 和 $P<0.05$）。

（四）检测小鼠 $C_{67}BL$ 肺内巨噬细胞（Mφ）对病毒的吞噬作用

按 Rogers 等法，Mφ 培养液 RPMI 1640、Mφ 浓度为 $1\times10^6/mL$，病毒血凝效价为 $1:1\ 280$。用间接免疫荧光法观察 BCG-PSN 对小鼠预处理后与对照组 Mφ 的吞噬作用。BCG-PSN 预处理后的小鼠 Mφ 在感染后 1~2 h 与对照组比较，Mφ 荧光阳性率即非常显著地高于对照组，然后较快地下降，与国外的研究结果相同。原因：先上升是由于 Mφ 对病毒吞噬能力增强和病毒在 Mφ 内繁殖所致，然后下降是 Mφ 杀毒功能增强的结果。

（五）各种脾细胞对病毒作用的观察

无菌制备去红细胞的正常小鼠的脾细胞和免疫小鼠（6 d 前 ip 血凝抑制效价为 $1:1\ 280$ 仙台病毒 1 mL）的脾细胞，按王长安等法从免疫脾细胞中分出免疫 T 细胞和 B 细胞。由腹腔输入各种脾细胞 4 h 后，用 5 个 LD_{50} 仙台病毒感染，观察 14 d，结果：免疫脾细胞数量为 5×10^7，小鼠 $C_{67}BL$ 存活/感染为 8/10（$P<0.05$），免疫 T 细胞数量 3×10^7，小鼠 $C_{67}BL$ 存活/感染为 9/10（$P<0.01$）。

（六）BCG-PSN 预处理对仙台病毒感染血清血凝抑制抗体产生的影响

用 8.3×10^5 EID_{50} 滴鼻感染后，不同时间取血测定抗体效价，结果显示：3、7、10、14、21 d BCG-PSN 预处理对小鼠 $C_{67}BL$ 感染仙台病毒后与对照组比较能加快、加强抗体产生，并且能维持较长时间。

二、BCG-PSN 治疗疾病作用机理的研究

（一）林氏等学者从卡介苗中采用热酚乙醇提取有效成分制成注射液

每毫克卡介苗含提取物干重 0.5 mg，用以调节慢性支气管炎患者的免疫功能效果的观察：选取慢性支气管炎患者 314 例为治疗组，用卡介苗提取物每次 0.5 mg，每周肌注 2 次。选取条件相同或近似患者 170 例为对照组，用死卡介苗（每毫升含菌苗 75 mg）皮上划痕法每周 2 次，每次 1~2 划，两组均共治疗 1 年。结果显示：治疗组与对照组的有效率分别为 96.5% 与 98.2%（$t=1.17, P>0.05$），显效率则分别为 77.4% 与 77.6%（$t=0.05, P>0.05$），近期疗效治疗组与对照组间比较，差异均无统计学意义；停止治疗后观察 2 年，治疗组 147 例，对照组 158 例，有效率分别为 88.4% 与 93.7%，二者比较无统计学意义（$t=0.50, P>0.05$）；显效率则分别为 66.6% 与 75.9%，治疗组与对照组间比较，差异亦无统计学意义（$t=1.78, P>0.05$），即其疗效均与死卡介苗对照组相似；对患者免疫学检测结果显示，卡介苗提取物治疗组 76 例在治疗前、治疗后 6 个月及 12 个月均做了血清 IgG 检测（单向琼脂扩散法）与 E 玫瑰花结试验（明胶分离法），其值均在正常值范围内；治疗组在治疗前与治疗后 3 个月、6 个月、12 个月均做了 OT 皮内试验，阳性率由治疗前的 67.3% 逐渐上升到 93.8%；皮试反应直径平均值由治疗前的 9.05 mm 到治疗后 12 个月时增大到 11.50 mm，差异有统计学意义（$t=2.98, P<0.01$）。治疗组治疗前植物血凝素皮肤反应阳性率 56.2%，治疗后 12 个月逐渐上升到 88.9%；皮肤反应直径平均值由治疗前的 4.46 mm 增加到治疗后的 7.85 mm，差异亦有统计学意义（$t=5.99, P<0.01$）。研究中对小白鼠过敏做反应试验，结果是：取 15~20 g 小白鼠 58 只，均用猪血清腹腔注射 0.1 mL，隔日 1 次，共 3 次致敏，于致敏注射后 7 d，治疗组 30 只开始注射卡介苗提取物每次 0.25 mL，隔日 1 次，对照组注射生理盐水，隔日 1 次。两组分别于致敏注射后 21、28、35 d 自尾静脉注射 0.5 mL 猪血清。结果：治疗组 30 只均存活，而对照组 28 只中死亡 7 只。显示卡介苗提取物有减轻小白鼠过敏反应的作用。另外对小白鼠做了肥大细胞脱颗粒试验：取 15~20 g 小白鼠 20 只，均用猪血清腹部皮下注射 0.1 mL，隔日 1 次，共 2 次致敏。致敏后研究组 10 只开始皮下注射卡介苗提取物每日 1 次，每次 0.5 mL（含卡介苗提取物 0.25 mg），对照组注射生理盐水 0.5 mL，每日 1 次。两组均连续注射 10 次后，尾静脉注射 0.8 mL 猪血清。取小白鼠背膜制片，甲醇固定后以吉姆萨染色，分

别计算完整与脱颗粒肥大细胞百分率。结果:研究组10只仅有1只无完整细胞,而对照组有7只无完整细胞。对豚鼠肺泡巨噬细胞功能测定:取体重200g左右的豚鼠44只分为三组。第一组10只为对照组,第二、三组为研究组,均肌肉注射卡介苗提取物1 mL,隔日1次,共7次,对第二组19只在停止注射后7 d,对第三组15只在停止注射后14 d均行腹腔麻醉,放血致死,取出心肺,以尖毛细刻度滴管用生理盐水反复计4次冲洗气管,将冲洗液离心去上清液留细胞沉渣,以生理盐水稀释至10×10^5/mL,取其悬液1 mL加浓度为1×10^8/mL的活葡萄球菌悬液0.5 mL振摇充分混匀,低速离心,沉渣涂片,用革兰氏染色,计数200个巨噬细胞中吞噬葡萄球菌的细胞数。结果:吞噬葡萄球菌的细胞数百分比的平均值,对照组为19.9,标准差为2.7,第二组则分别为25.9、5.3,第三组为23.3、6.9。经检验,研究的第二、三组和对照组比较,差异有统计学意义($P < 0.05$);豚鼠血液T淋巴细胞玫瑰花环试验:对上述体重200g左右的豚鼠44只分为三组:第一组10只为对照组。第二、三组为研究组,方法同前均肌肉注射卡介苗提取物,试验时取豚鼠抗凝全血1 mL,用明胶分离法留取细胞沉渣。利用豚鼠T淋巴细胞与兔红细胞形成玫瑰花的特性,分为两管,一管测活性花环(Ea),另一管测总花环(Et)。结果是,对照组血中的T淋巴细胞活性花环(Ea)18.8%与研究二、三组的22.5%、20.9%比较,差异有统计学意义($P < 0.05$);对照组血中的T淋巴细胞总花环29.8%与研究二、三组的35.1%、31.3%相比,,差异亦有统计学意义($P < 0.05$)。前述朱炳法等在卡介苗素对NK活性的影响研究中提到:卡介苗素在体外有增强人NK活性效应,而且随剂量增大而NK活性呈直线增加。在以上整个临床与试验各项研究中,卡介苗提取物除个别患者在注射部位因药物吸收缓慢而产生硬结外,别均无异常反应。

(二) BCG-PSN对感冒易感者防治效果及机体免疫功能的影响

在这方面的研究中,选取感冒易感者23人,初始对他们肌肉注射BCG-PSN 2次/周,每次1 mg/mL,半年左右后根据病情好转可改为1次/周。^{3}H-TdR掺入法PHA淋巴细胞转化试验基本按照周元江等方法,但每管全血为0.2 mL,PHA浓度分别为20 μg/mL和80 μg/mL。结果:感冒易感者经(97.2 ± 21.6)次BCG-PSN治疗,1年左右未发或轻发1~2次者9人,每年轻发作4次以内9人,另外5人发作次数明显减少,且为轻度;无论PHA浓度是20 μg/mL还是80 μg/mL,感冒易感者BCG-PSN治疗组治疗前、治疗后3~6个月脉冲数均明显低于正常人。研究还显示:分枝杆菌提取的组分有多种,胞壁酰二肽(MDP)需与索状因子共悬于油/水乳剂内方对流感病毒有效。

(三) BCG-PSN对慢性支气管炎防治效果及机体免疫功能的影响

选取慢性支气管炎(慢支)患者17人,初始对他们肌肉注射BCG-PSN 2次/周,每次1 mg/mL,半年左右后根据病情好转可改为1次/周。经(89.2 ± 24.5)次BCG-PSN治疗,1年左右慢支未发或轻发1~2次者11人,每年轻发4次以内3人,另3人有效。1年后慢支临床控制及显效者各6人,好转4人,1人无效。^{3}H-TdR掺入法PHA淋巴细胞转化试验对慢支患者在PHA浓度分别为20 μg/mL治疗前脉冲数和刺激指数均显著低于正常。感冒易感者和慢支患者在BCG-PSN治疗前后Ig和C_3效价:感冒易感组IgG、IgM和C_3血清效价,BCG-PSN治疗前后均显著高于正常人;而慢支患者仅C_3含量治疗前后高于正常人。

林丽星等探讨了某公司生产的卡介苗提取液治疗卡介苗(BCG)接种后结核菌纯蛋白衍生物(PPD)试验未阳转和T细胞亚群低下者的疗效。采用的方法:对PPD阴性者测得T细胞亚群低下的BCG接种后婴儿68例,用卡介苗提取液治疗,每次1 mL(0.5 mg)肌注,每周2次,5周为一疗程,疗程结束后2个月复查T细胞亚群及PPD试验。结果:治疗后T细胞亚群CD3、CD4、CD8、CD4/CD8较治疗前均明显升高,治疗前(后)依次为50.32 ± 7.18(62.60 ± 6.85)($T = 19.29, P < 0.01$),27.96 ± 5.27(38.49 ± 5.16)($T = 17.19, P < 0.01$),25.19 ± 6.32(27.29 ± 3.46)($T = 3.42, P < 0.01$),1.17 ± 0.33(1.42 ± 0.20)($T = 7.15, P < 0.01$),差异有统计学意义;PPD阳转57例(阳转率83.8%)。

赖克方等采用缓解期对尘螨均过敏的平均年龄约20岁的过敏性支气管哮喘患者16例,对照组健康成人13例,分离外周血单个核细胞(PBMC),分别加入不同浓度的BCG-PSN(1、10、100、1 000 μg/mL)、

TB-PPD(10 μg/mL)、尘螨抗原(DerP,10 μg/mL)体外培养 4 d,不加刺激剂者为阴性对照。收集培养上清液,用 ELISA 检测 IFN-γ、IL-5 浓度的变化,以观察卡介菌多糖核酸对过敏性支气管哮喘外周血单个核细胞 Th1/Th2 反应的作用。结果:BCG-PSN(1~100 μg/mL)刺激正常人 PBMC 分泌 IFN-γ 水平均高于哮喘患者($P<0.05$)。BCG-PSN(10 μg/mL)可以刺激哮喘患者 PBMC 分泌 IFN-γ(358.7 pg/mL,范围 0~2 433.0 pg/mL),但显著低于同等浓度的 TB-PPD 刺激作用(13 036 pg/mL,范围 600.5~35 100.0 pg/mL,$P<0.01$)。BCG-PSN 刺激 PBMC 分泌 IFN-γ 呈浓度依赖性,当浓度达到 100 μg/mL 时,与低浓度相比刺激作用显著增强($P<0.01$),与 TB-PPD 的刺激作用类似。DerP 刺激哮喘患者 PBMC 分泌 IL-5 水平显著高于正常人($P<0.05$)。BCG-PSN 刺激 PBMC 分泌 IL-5 的作用较弱,显著低于 TB-PPD 和 DerP 的刺激作用。结论:BCG-PSN 具有一定的 Th1 刺激作用,但低于 TB-PPD 的刺激作用,有待对 BCG-PSN 组分进一步优化以增强疗效,不过,该研究样本量尚少,希有志者进一步研究。

(四) BCG-PSN 对 PMA 诱导的 U937 细胞分泌细胞因子的作用

人髓系白血病细胞系 U937 细胞属于前巨噬细胞系统成员,具有巨噬细胞的多种特性,经过维生素 D3、维生素 A 酸、佛波酯(phorbol 12-myristate 13-acetate,简称 PMA)等作用后可以被诱导分化形成单核/巨噬细胞,是研究离体巨噬细胞的重要细胞株。张海萍等以人髓系白血病细胞 U937 细胞为模型,经过 PMA 诱导分化后,观察 BCG-PSN(卡介菌多糖核酸)对其产生(分泌)炎性因子 TNF-α、IL-1β 的影响。方法:U937 在含 10% FBS(胎牛血清)的完全培养基中于 37℃、5% CO_2 孵箱培养,每 3 d 更换培养基,当细胞数达到 $2×10^6$/mL 时传代并使之维持在 $1×10^5$~$20×10^5$/mL。用含 PMA(终浓度 10 ng/mL)的完全培养基孵育 48 h 后洗去悬浮细胞,继续于不含血清及 PMA 的培养基中培养 12 h 后用于后续试验。人髓系白血病细胞 U937 用 PMA 诱导成熟后分 5 组:正常对照组(在 U937 细胞中加入 RPMI 1640 培养液)、LPS 组(加入终浓度为 5μg/mL 的 LPS)、BCG-PSN 高剂量(加入终浓度为 35μg/mL 的 BCG-PSN)、中剂量(加入终浓度为 5μg/mL 的 BCG-PSN)、低剂量组(加入终浓度为 3.5μg/mL 的 BCG-PSN),培养 24 h 后收集上清液,采用 ELISA 法测定细胞培养上清液中 TNF-α、IL-1β 的浓度。结果:常规培养的 U937 细胞为单个悬浮细胞,经过 PMA 诱导后的细胞贴壁,形状不规则;经过 BCG-PSN 刺激的 U937 细胞培养上清中 TNF-α 的浓度高于未加 BCG-PSN 组,且随着培养液中 BCG-PSN 浓度的升高,TNF-α 的产生量增多,经统计学分析,差异有统计学意义($P<0.05$);经过 BCG-PSN 刺激的 U937 细胞培养上清中 IL-1β 的浓度与正常对照组相比,差异无统计学意义($P>0.05$)。TNF-α 不仅是抵御病原体感染的细胞因子,同时还具有杀伤或抑制肿瘤细胞、提高中性粒细胞的吞噬能力。研究显示,TNF 可以活化细胞中的 NF-κB,使之进入细胞核,导致炎症及抗凋亡基因的表达,从而启动炎症反应。在对 BCG-PSN 的研究中亦发现其同样可以激活人单核细胞的 NF-κB,使其具有与其特异的启动子序列相结合的特性,但是这种作用较弱,而且在一定程度上呈现双相调控作用。IL-1β 主要由单核细胞产生,低浓度时具有免疫调节作用,可以协同刺激增强 T 细胞和抗原提呈细胞的活性,促进 B 细胞增殖及抗体的产生。但是高浓度的 IL-1β 可以诱发肝急性期血浆蛋白合成,介导炎症反应,引起发热和恶病质状态。BCG-PSN 没有这样的作用。

由此可见:BCG-PSN 为一种新型免疫调节剂,大量的临床研究表明,应用 BCG-PSN 可预防和治疗变态反应性疾病、病毒感染性疾病、肿瘤及其他免疫功能异常疾病,是一种应用前景广阔的临床应用生物制剂。

知识拓展1 BCG 的甲醇提取残余物（BCG-MER）

BCG 的甲醇提取残余物（BCG-MER）为 BCG 菌的甲醇不溶解部分。BCG 经酚杀死及丙酮洗涤后，用无水甲醇在 56℃ 下彻底提取后的残留物，为一种无细菌成分的干粉末，不溶于水，借稳定剂形成悬液，MER 含有分枝杆菌细胞壁的某些成分，其化学结构尚未完全明了。这种物质是稳定的，在冰箱中能保存多年，在高温与冻融后仍有活性。MER 与 BCG 一样，具有非特异性免疫刺激能力，能增强对分枝杆菌及其他感染的抵抗力，并有一定的抗肿瘤活性，对某些动物肿瘤有预防或治疗作用，能预防或推迟转移的发生，但在某些实验条件下会出现促进肿瘤生长的现象，如果与化疗、放疗或特异性瘤苗并用，可消除这种作用，且可提高疗效。1972 年以来，先后在以色列及美国进行了系统的临床试验，目前 MER 已用于治疗淋巴肉瘤、白血病、软组织肿瘤、乳腺癌、骨肉瘤、肺癌与胃肠道癌症等。虽然在临床及免疫反应上获得了某些改善，且较少发生全身严重并发症，但迄今尚不能被确认 MER 是优于 BCG 的最有效的非特异性免疫刺激剂。

知识拓展2 BCG 的细胞壁骨架（BCG-CWS）

BCG 的细胞壁骨架（BCG-CWS）主要成分为分枝菌酸-阿拉伯半乳聚糖-黏肽，存在于分枝菌、奴卡氏菌与棒状杆菌的细胞壁，这种物质具有佐剂活性，应用时附着于油滴，能防止实验动物肿瘤的产生或抑制肿瘤生长，使带瘤动物的免疫受抑状态恢复正常，但对有些肿瘤非但无效，甚至能促进其生长。BCG-CWS 在临床上曾用于治疗肺癌、白血病、霍奇金病，初步取得一些效果，且并发症少。

（严明月）

第三十一章　卡介苗效力分析与新菌苗研制要求及动向

BCG 自 1921 年使用于人类以来,已在世界各地广泛应用,近百年的实践充分证明其是世界上最安全的疫苗之一。BCG 作为目前唯一应用于临床预防 TB 的疫苗,虽然对成人的保护效果不稳定,但它所提供的对新生儿到青少年阶段的保护效力是目前任何一种以非 BCG 为基础的候选疫苗无法超越的。而且,1974 年,BCG 已经被纳入 WHO 的全球扩大免疫计划,目前全球 159 个国家和地区接种 BCG,覆盖率高达 90%。推测在今后相当长的时间内,尚不可能有一种疫苗能够取代 BCG。BCG 的免疫原性持续约 10 年,可有效地预防严重的结核,保护效率为 65%～95%(平均 86%),但不能预防 NTB 感染,对肺结核的保护效率是 0～80%,差异很大。究其原因,虽然许多机制并没有研究透彻,但其可能受下列因素的影响:① BCG 菌株差异。在冻干技术发明前,通过培养传代和保存使当年预防肺结核非常有效的 BCG 菌株已不复存在。目前世界各国使用的 BCG 菌株之间差异极大,BCG 缺失了 129 个基因阅读框架,缺失了一些毒力因子(如 ESAT-6),也丢失了一些免疫保护基因,比如一些能够诱导有意义的 T 细胞应答的休眠期抗原的缺失。② 环境分枝杆菌(NTM)的感染。NTM 感染虽产生一定程度的免疫保护效力,但也减弱了 BCG 的免疫保护作用。③ MTB 感染菌株差异。不同地区人群感染的 MTB 菌株在毒力、基因、蛋白表达等方面的差异,也会影响 BCG 的免疫反应。④ MTB 内源性复燃或外源性再感染。BCG 不能预防 MTB 不再被人吸入,但能使这外源性吸入不发病,就达到了目的。早期接种 BCG 的儿童,之后发病率低就证明了这点。对于 BCG 再接种能否预防 MTB 内源性复燃的问题,请注意这个现象:BCG 接种发生创面久而不愈时,在另一侧再次接种 BCG,原创面周围会发生一些红肿,但在短时间内消退,创面收敛、结痂,两周许愈合。在 BCG 联合抗结核药物治疗结核病中,BCG 接种后拍摄的胸片显示:病灶炎症加重,范围也似乎增大,但不到两周的时间后再次摄片,病灶较前明显吸收。究其原因,笔者认为,在巨噬细胞杀伤力和 MTB 致病力相等时才发生 MTB 潜伏感染。这时实施 BCG 再接种,致敏机体迅速发生反应,巨噬细胞和 T 淋巴细胞释放的细胞因子强化或提高了吞噬 MTB(BCG)的巨噬细胞的杀伤力,从而达到治愈疾病(消除潜伏感染)的目的。据此可认为:BCG 接种可以预防 MTB 内源性复发。⑤ 接种人群的差异。人群遗传背景不同导致对 BCG 免疫反应的差异。⑥ 临床试验方法的差异:BCG 的保护效力具有地域性,不同国家和地区进行的临床试验在实施方法、评价指标等方面也不完全一致,影响效果的评价价值。因此,研制新型更有效的疫苗替代 BCG 或加强 BCG 的效力势在必行。

由于分枝杆菌免疫应答中能够被抗体或 T 淋巴细胞识别的抗原决定簇的图谱已建立,并且通过肽和糖类的化学合成,这些免疫学上有意义的抗原决定簇得到复制,从而推进了分枝杆菌免疫应答的研究,人类迈出了通向发展新疫苗研制的步伐。

根据对众多分枝杆菌的研究,其抗原的分类可按其在免疫应答中特异性的程度分为 4 类:第 1 类为所有分枝杆菌共有的抗原,第 2 类是为缓慢生长型分枝杆菌共有抗原,第 3 类为所有快速生长型分枝杆菌共有抗原,第 4 类为具有高度特异性的分枝杆菌抗原。当然第 4 类抗原对于各种分枝杆菌的亚株来说,这类种特异性的抗原可部分存在,部分缺失,这类抗原可为蛋白、多糖或磷脂。在一般情况下,它们是引起 Koch 反应的唯一抗原。在患结核病时,机体对病原菌的第 4 类抗原的超敏性是导致组织损伤的主要因素。

分枝杆菌抗原按其化学结构可分为蛋白抗原、糖脂抗原、糖类抗原等多种,不同的分枝杆菌抗原各具不同的免疫生化特性,在免疫应答中所起的作用也各不相同。理想的结核病新疫苗要求具备下列条件:具有强的保护效力,只需免疫1次或少数几次即可预防MTB感染和结核病发生;免疫原性稳定、持久;不良反应少;价格低廉;与其他疫苗相互间无干扰。分子生物学和免疫学的进步促进了结核新疫苗的发展,目前主要有以下几种。

1. 取代BCG的初种菌苗(priming vaccine)

这是一种优于BCG、具有更长久免疫保护效果的新菌苗,目前只有新型的重组分枝杆菌(或BCG)菌苗才有可能取代BCG。因为卡介苗已成为可同时表达多种外源抗原的新型疫苗载体,通过基因工程技术将BCG作为工程菌,利用基因工程技术将几种外源基因导入BCG中,依靠BCG在宿主内的复制,可诱导长期的细胞免疫和辅助体液免疫,表达多种外源抗原,以诱导对多种疾病的特异性细胞免疫和体液免疫的多价菌苗构建基因重组卡介苗(rBCG)是改造和提高传统BCG的有效途径。rBCG与BCG相比,前者集佐剂和载体于一身、兼多种外源基因与活菌苗于一体,一次接种可获得强而持久的多种(多价而不是单价)特异性免疫,是一种更好的免疫制剂。

2. 增强BCG效果的加强菌苗(late booster vaccine)

目前主要研究亚单位疫苗(如重组蛋白疫苗、DNA疫苗)、以病毒为载体的疫苗,以增强BCG初免效果及延长BCG初免时间。

3. 用于结核感染者的多相疫苗(postexposure multiphase vaccine)

这既是一种预防性菌苗,又是一种治疗性菌苗,主要用于预防内源性复燃和外源性再感染。因此,该疫苗的设计需包含MTB在急性感染期和潜伏期表达的两类免疫显性抗原。

4. 用于结核病患者的治疗性菌苗(therapeutic vaccine)

目前主要研究亚单位疫苗与化疗联合应用,以促进痰抗酸杆菌阴转、病灶减少、空洞闭合,期望能够达到缩短疗程的目的。

关于新型结核病菌苗的研究:为控制结核病,探索与BCG进行联合免疫的增强方案以维持或提高人群现有本身的免疫应答和免疫保护,不仅有很强的可行性,而且符合卫生经济学原则。目前已经进行临床试验的总共有11种方案,其中8种均是采用增强BCG初免的策略。未来研究将可能更加强调以亚单位或重组病毒载体为基础的异源性增强BCG初免的策略,同时将深入异源性增强(heterologous boost)免疫的疫苗类型、增强途径和机制等方面的研究。依据目前这些策略在临床前研究中获得的有效性,有理由相信异源性增强策略将会为TB预防提供新的临床免疫方案。所谓异源性增强免疫,即用相对于初免疫苗类型不同的抗原递送系统进行加强免疫。疫苗类型包括亚单位蛋白疫苗、DNA免疫和活病毒载体疫苗等形式,保护性抗原以BCG与MTB共同表达或仅MTB表达的抗原为基础。

目前,结核病疫苗研究的种类主要有下列3种:亚单位疫苗、灭活疫苗和活疫苗。

1. 亚单位疫苗

亚单位疫苗用MTB成分(如蛋白、多肽、分枝菌酸、糖脂等)作为疫苗组分,可诱导机体产生免疫保护或免疫治疗效果。在MTB早期培养滤液中有100多种蛋白,某些蛋白具有很强的免疫原性和较好的保护效力,如抗原85复合物、ESAT-6蛋白、相对分子质量为38 000 kDa的脂蛋白、相对分子质量为65 000 kDa的热休克蛋白等。其研制的关键在于保护性抗原和佐剂的选择、剂量的确定,选择抗原的主要标准是它们能否诱导保护性T细胞反应,保护人群抗结核。亚单位疫苗在安全性方面容易被接受,故非复制的亚单位疫苗只要与BCG保护效力相当即可能用于人类临床实验。MTB多种分泌蛋白混合或重组融合蛋白刺激的$CD4^+$T细胞反应和获得的保护效力均比单一蛋白成分强,但它们持续的时间都较短。纯蛋白抗原所诱导的细胞毒性反应比BCG弱,提示纯化蛋白疫苗的效力不如活的弱毒疫苗,但蛋白疫苗作为BCG免疫后的增强剂,保护效力明显强于单独BCG接种。

2. DNA 疫苗

DNA 疫苗由能引起机体保护性免疫反应的病原体抗原的编码基因和真核表达载体构建而成,在注入机体后,通过宿主细胞的转录系统表达蛋白抗原,诱导宿主产生细胞免疫应答和体液免疫应答,从而达到预防和治疗疾病的目的。DNA 疫苗不需要任何化学载体,故又被称为裸 DNA 疫苗(naked DNA vaccine)。DNA 疫苗可诱导体液免疫和 Th1 型细胞免疫应答,尤其是特异性细胞毒性 T 淋巴细胞(CTL)识别、杀伤、破坏被感染的细胞及清除细胞内的病原体,这对于清除寄生于巨噬细胞内的 MTB 非常有意义。

3. 活疫苗(包括基因重组活疫苗和减毒活疫苗)

重组活疫苗是指对 MTB 或 BCG 进行改良以减少前者的致病力或提高后者的免疫保护效力,主要包括表达分枝杆菌 T 细胞抗原的重组活疫苗、表达细胞因子的重组 BCG。表达分枝杆菌抗原的重组活疫苗是利用基因工程技术将外源基因导入分枝杆菌(如 BCG、耻垢分枝杆菌、母牛分枝杆菌等)或其他活细菌(如 Listeria monocytogenes、沙门菌)、活病毒(如牛痘苗病毒、腺病毒或仙台病毒等)中,依靠细菌、病毒在宿主内的复制,表达外源抗原,以诱导机体产生特异性的体液免疫和细胞免疫;表达细胞因子如 IFN-γ、IL-2、GM-CSF、IL-18 的重组 BCG 的免疫原性增强。这些基因工程菌苗不仅同时具备佐剂和载体功能,而且具有多种外源抗原与活疫苗的作用,一次接种可获得强而持久的特异性免疫。BCG 是目前所知最强的免疫佐剂之一,具有持久的非特异免疫刺激作用,而且安全、成本低廉、稳定,以 BCG 作为工程菌的疫苗具有许多优点。德国柏林 Max-Planck 研究所研制的 rBCG:AureC-hly 疫苗 VPM-1002,是表达李斯特菌的膜打孔李斯特菌素(Hly)而自身尿素酶 C 缺乏的重组 BCG,Hly 可促进抗原进入感染靶细胞的细胞质,加强抗原特异性 CD4$^+$和 CD8$^+$T 细胞的产生。动物试验显示它具有很好的安全性,其他方面的特性还需要进一步的研究。不过,目前上述方案均失败了。但笔者相信,人们不会因此而停步,在崎岖不平的科学探索小路上终会发现希望,迎来光明。

柏银兰等在《卡介苗诱导的固有免疫记忆》中提到,BCG 诱导的训练免疫是免疫细胞(Mφ)通过组蛋白修饰的代谢变化和染色质重塑介导产生的,对这些通路的识别可能是结合免疫和代谢刺激研制新型疫苗的第一步。一般认为,抗 MTB 感染主要依靠以 T 细胞为主的适应性免疫。目前有 14 种进入临床试验的新型疫苗均以 T 细胞免疫应答为评价标准,但是仍未获得理想的、可取代或加强 BCG 的疫苗或免疫策略。2015 年一种病毒疫苗 MVA85A 临床试验的失败,提示人们需要重新审视既往疫苗研究策略。虽然 BCG 接种诱导的训练免疫水平随时间延长具有减退效应,但其诱导的稳定的表观遗传学修饰并不依赖于 BCG 的长期暴露,再次感染后迅速诱导产生更强的免疫应答。因此,BCG 免疫对固有免疫应答的影响对开发新的 TB 疫苗具有重大意义,如果能将适应性免疫和固有免疫效应结合起来,有可能获得更有效的新疫苗。

MTB 减毒活疫苗:通过随机致突变或靶向同源重组技术从 MTB 基因组中将某些与氨基酸的生物合成有关的基因、毒力基因或与 MTB 在 Mφ 内长期存活有关的基因敲除或致突变,制备 MTB 减毒活疫苗。营养缺陷型减毒活疫苗在宿主体内只能存活较短的时间,通过有限的复制来刺激机体的保护性免疫反应。已发现许多 MTB 氨基酸营养缺陷株可保护小鼠抵抗 MTB 的攻击,保护效力与 BCG 相当,比如嘌呤营养缺陷型突变株不能在鼠 Mφ 中生长,在小鼠和豚鼠动物模型中的毒力也减弱;MTB Erdman 亮氨酸营养缺陷株在鼠 Mφ 中也不能生长,在 SCID 小鼠中毒力也减弱,它减少肺、脾组织中细菌数的效力不如 BCG,但造成的组织病理损害较轻。其他的弱毒或无毒分枝杆菌活菌苗(如牛分枝杆菌、耻垢分枝杆菌、微小分枝杆菌)菌苗对 MTB 的攻击无保护作用,微小分枝杆菌菌苗多次注射后有一定的保护效力。由此可见,减毒活疫苗的毒力和致病性显著降低,其免疫保护效力与 BCG 相似或优于 BCG,但持续时间短,产生的记忆免疫效果也不佳,长期的稳定性尚不清楚,还存在毒力恢复的问题。目前,证明牛分枝杆菌和耻垢分枝杆菌在减毒活疫苗的研究方面除了考虑减毒外,尚无明确的标准用于确定应该加哪些基因、应该去除哪些基因,无法判断何种程度的减毒才是安全有效的,国内研究较少。此外,即使获得了 MTB 减毒株,将来也可能会发生返祖而造成疫苗安全性的问题。笔者认为:上述研究内容可以探讨,但不应是重点。疫苗研究的目的是预防结核病，MTB营养缺陷型突变株、MTB减毒活疫苗应该作为研究、试制的重点。为此，今天不妨向Calmette Guérin二氏学习功夫，像Calmette Guérin二氏研制BCG一样，采用MTB的$H_{37}Rv$株反复培养，制造出优质、高效的预防、治疗MTB疫苗，因为它们的抗原性完全一致。

在全球性结核病变得越来越难以治疗、治疗成本越来越高，以及致死性越来越强的情况下，中国疾病预防控制中心与美国Aeras机构于2013年8月2日签署了一项旨在推进结核病疫苗研究和发展的谅解备忘录，新的合作关系将加强全球研究工作，结核病疫苗为根除这种导致每年百万例患者死亡的空气传播传染病带来了希望。根据WHO对耐多药结核病（MDR-TB）的全球估计数据，中国每年的MDR-TB患者例数位居全世界前列，约占全球患者数的25%，所以我们应该继续寻求更新和更好的方法，以预防和治疗我国各地的结核病。如果没有更有效的新疫苗，我们就无法完全战胜我国以及世界各地出现的结核病。中国疾病预防控制中心是实施疾病预防控制与公共卫生技术管理和服务的公益事业单位。Aeras是一家在美国马里兰州和南非开普敦均设有办事处的非营利性生物技术机构，其使命是推进全世界结核病疫苗的发展。Aeras为全球50%的候选疫苗临床试验提供支持，同时还支持着一系列的早期阶段候选疫苗。Aeras总裁兼CEO Tom Evabs说："在消灭结核病这场战役中最终奠定胜利的武器就是研究出能够防止儿童和成人感染和传播这种疾病的疫苗。"现WHO的宗旨是"使全世界人民达到最高可能的健康水平"。为此，人们翘首以待。

（姜红梅）

第三十二章　卡介苗接种工作的监测与考核评价

卡介苗接种已被纳入扩大免疫规划(Expanded Programme on Immunization,简称 EPI),是计划免疫的内容之一。我国卡介苗接种工作取得了一定成绩,但全国各地发展还很不平衡。为进一步做好卡介苗接种工作,必须进行卡介苗接种工作的监测与考核、评价。所谓监测(surveillance),是指连续、系统地收集卡介苗接种工作全过程中每一个环节的资料,经过成果的考核、验证,再分析、解释后及时反馈与利用该信息的过程。监测是结核病流行病学研究方面的一个进展,把结核病防治工作的科学管理向前推进一步。目的主要是了解卡介苗接种工作的实施情况,统一技术,提高接种质量。其内容有接种技术、接种效果、接种反应、接种后流行情况的变化、不同年龄儿童接种普及情况、宣传、工作方式方法、接种人员的培训、菌苗的供应与保管等。

监测包括4方面的特征:① 只有连续、系统地收集资料,而不是一次性调查,才能发现接种工作中存在问题的分布特征与发展趋势。比如结核监测组织(TSRU)研究显示:化疗前结核病感染、发病、患病及死亡等比例在缓慢下降趋势下平均每年下降3%~6%;采用化疗和BCG接种后,结核病的患病率与死亡率平均每年下降6%~15%。② 只有把监测的范围扩大到与健康、疾病有关的问题上,才能适应医学模式转变与健康卫生需要。③ 只有把接种中的原始资料经过整理、分析、解释后,才能转化为有价值的材料。④ 只有把有价值的信息资料反馈给有关部门和人员充分利用,才能达到监测的目的。

所谓考核、评价(evaluation),是以卡介苗接种后的实际成效为目标,考核其达到的程度,分析其原因,改善方法,采取措施,有针对性地解决问题,再实施到工作中。可见,没有监测和考核、评价,就难以明确前进的方向、采取的措施、改进的方法。卡介苗接种的优劣情况及效果是由各项防治措施效果的总和决定的,因此卡介苗接种工作的监测与考核、评价就显得很重要。当然,监测还包括对接种工作中评价方法的监测。

第一节　监　测

一、组织与计划

① 地方上是否对接种工作重视?接种工作是否纳入本地卫生规划?是否有专门负责接种组织工作及技术工作的人?

② 地方上是否制订了卡介苗接种工作的具体计划及实施方案?各有关部门分工是否明确,关系是否协调?还有无问题存在?如果有,是什么问题?

③ 接种点落实处有多少点?每个点有无工作制度,落实情况如何?每个点接种人员是否明确?每个点分别有多少人?人员素质、技术熟练程度如何?人员是否培训过,考核过?

考核内容:

① 据我国结核病疫情,卡介苗接种应继续开展,是否将新生儿列为首要、重点对象? 15 岁以下儿童的接种率是多少? 是否达到了普种的指标? 新生儿及 1 岁以下婴幼儿为主要初种对象,如何考核、如何补种? 对高危人群是否做到复种或补种的要求?

② 为保证接种质量,有没有加强技术培训? 接种点或人员如何防止差错事故发生? 防止差错事故发生的措施是什么? 落实情况如何?

二、经费预算及支出

① 卡介苗接种人均经费多少?
② 卡介苗接种人均支出多少?
③ 收支情况如何?

三、菌苗使用

① 菌苗预算符合率(%)。
② 每支菌苗使用人数。对这个问题要进行考核:5 人份的菌苗用 0.5 mL 溶剂溶解,能接种几个人? 我们的研究结果是 3 个人为恰当。如果监测结果是 5 个人或 4 个人,接种剂量肯定不足;请不要轻视针管和针头中的量,它所占 0.1 mL 的容量比例不低。所以,要保证接种时足量(即让受种者能接受副反应的剂量)、注射部位鼓起的凸疱约 0.8 mm。
③ 菌苗利用率。

四、接种普及率

① 接种单位普及率。
② 新生儿接种普及率。
③ 某年龄组接种普及率。
④ 某年龄组卡疤率。
⑤ 平均接种次数。
⑥ 目标达成度。

五、冷链情况

① 各菌苗存储点是否有冰箱? 是否有冰瓶?
② 冰箱日平均温度及最高、最低温度分别是多少?
③ 每月(日)停电否? 停电持续多少时间? 断电时冰箱温度是多少?
④ 存储点到接种点平均距离是多少? 需要运输多久(小时)?
⑤ 接种点冰瓶温度是多少(接种开始与结束时各为多少)?

六、菌苗效价

① 卡介苗质量管理。建议生物制品单位、研究单位研究高效优质菌苗,有关部门应千方百计设法保证菌苗活菌数。
② 不同批号菌苗到达存储点时活菌计数。
③ 接种点现场活菌计数(开始与结束时均各计数)。

七、接种质量

① 接种后 12 周结素反应平均直径(mm):北京对此的评价标准是结素反应平均直径≤8mm。若局部

反应强,是接种死菌苗导致的;局部反应弱,是接种时剂量不足导致的;接种局部反应强弱差别明显,原因是菌苗未摇匀或注射深度不一致。

② 接种后12周结素阳转率。

③ 结素试验反应检查者的考核:同一群受检者由标准检查者与受鉴定者分别读数,计算各自平均值(± 标准差、± 标准误)进行比较。

④ 接种后12周检查卡疤,记录无卡疤、正常卡疤、针尖样卡疤、瘢痕疙瘩等各自数目及比例,测量卡疤大小并计算平均值。

⑤ 检查、记录接种后各种并发症数目及比例。

⑥ 统计卡介苗接种工作中发生的差错事故,调查处理结果,分析原因。

八、卡介苗接种效果

① 卡介苗接种保护率:由前瞻性或回顾性研究获取。

② 保护率可信限、标准误(过去按 Heller 公式计算)。

③ 婴幼儿和儿童结核性脑膜炎发病率登记、统计。

第二节　考核评价

一、卡介苗接种工作计划与组织工作的考核评价

① 卡介苗接种工作已被纳入本地区卫生规划。

② 本地区已制订卡介苗接种工作的具体计划及实施方法。

③ 明确负责本地区卡介苗接种工作的责任人,专业与非专业人数恰当。

④ 卡介苗接种经费及支出情况:人均经费多少？人均支出多少？经费与支出比率多少？比值<1,合理。

⑤ 卡介苗接种登记制度已经建立;执行情况是否正常。

二、疫苗器材供应与使用

① 每月、每季、每年卡介苗进库、使用、库存,均有登记,账物相符。

② 疫苗使用做到精打细算,节约用苗。

三、卡介苗接种工作的差错事故

卡介苗接种工作的差错事故接近0。

四、卡介苗接种工作的覆盖率

① 卡介苗接种单位覆盖率:要求达到100%,没有死角。

② 新生儿接种覆盖率≥90%。

③ 接种后阳转率>90%。

④ 某年龄组接种覆盖率>90%。

⑤ 某年龄组卡疤率>90%。

如果反应直径能达到(6±2)mm,卡疤率>95%,说明接种技术良好。

五、卡介苗接种后保护率

① 卡介苗接种后对肺结核保护率>80%。
② 卡介苗对接种者粟粒性结核病及结核性脑膜炎的保护率近100%。

《全国结核病防治工作手册》中提出:据全国规划要求,新生儿初种接种率1985年农村为70%,城市为85%;1990年农村达80%以上,城市达90%以上;复种儿童接种率达90%以上。新生儿接种后12~16周结素试验阳转率1985年农村达75%以上,城市达85%以上;1990年农村达80%以上,城市达90%以上。复种阳转率达90%以上。

卡介苗接种是WHO在EPI中提出"到2000年人人享有卫生保健"的重要组成内容之一。在面大量广的接种人群中,抽样调查十分必要。WHO对预防接种普及率(coverage)的调查,推荐"按容量比例的概率抽样"。经过实践检验,该方法可靠。

凌罗娅等为了解浙江省农村新生儿卡介苗接种情况,特对浙江省杭州市萧山区1990—1992年卡介苗接种工作进行监测。监测内容和方法按《全国结核病防治工作手册》中卡介苗接种要求进行。在全区东、西、南、北、中地区抽取7个镇(乡)为监测点。接种工作由市防疫站防疫科计划免疫组管理,由镇(乡)级卫生院接种组实施接种。接种计划按浙江省计划免疫程序进行。初种在全区各镇(乡)按月接种门诊接种。7个监测点的接种由助产士、防疫医生或护士担任,7名接种人员中,6名经过专业培训,1名从事接种10余年已具备合格条件,各乡接种人员基本固定。抽查5个乡镇接种现场,操作技术合格。

1990—1992年新生儿卡介苗接种率分别为99.1%、97.5%及99.5%。本次对7个监测镇(乡)1990年6月至1992年5月出生的新生儿接种情况进行调查。1 601名中未接种卡介苗者6人,接种率为99.6%。由接种记录资料分析接种时间,3月龄内完成者占92.2%,4月龄内完成占98.4%,超过6月龄接种仅1人。

卡介苗质量管理、运输、保管及使用基本符合冷链要求。7个监测点接种现场菌苗都按要求存放于冰箱,抽取2个点的现场菌苗标本,经实验室测定,上海冻干卡介苗活菌含量省站冷库为535万/毫克,到接种现场为515万/毫克,未见明显减少。

接种效果:7个监测乡1992年4—7月使用同一批卡介苗共接种320名婴儿,7—10月由浙江省结防所接种后进行12周局部反应和结核菌素试验监测,卡痕率达100%,结素阳转率为90.6%,卡痕平均直径(8.24±3.32)mm。1992年,0~4岁结核性脑膜炎及0~15岁儿童结核病例均为0。

卡介苗接种副反应和差错事故:全区接种副反应无上报病例,1989年曾发生误种,后加强了接种人员的培训和管理,稳定了接种队伍,近3年未再发生。萧山区初种后卡痕率及12周结素阳转率均高于浙江全省连续6年平均水平。结素反应呈单峰型分布,高峰集中在8~9 mm。

(仲崇霞)

第三十三章 结核病防治工作的经济学

当前,卡介苗是预防结核病的唯一疫苗。人们应当对结核病预防产生的经济效益等进行研究。自1993年WHO首次因为单一疾病宣布"全球结核病处于紧急状态"后,2000年在荷兰阿姆斯特丹,2001年在美国华盛顿和2004年在印度新德里先后3次召开了结核病高负担国家的部长级会议,要求各国政府迅速采取行动,遏制结核病的流行。据WHO全球结核病控制年度有关报告显示,结核病仍然是当今世界严重的公共卫生问题,尤其在发展中国家。中国是全球22个结核病高负担国家之一,如果能从卡介苗接种中探讨出预防结核病的效果,就能依结核病的经济学换算出卡介苗接种的社会效果、社会效用与社会效益。近年,我国结核病患者人数一直位居世界第2,仅次于印度。这种虽可治愈,但可致残疾、致死的古老的传染病结核病,至今仍然危害着广大患者的健康和生命。对结核病疾病经济负担进行更深入的研究显示:社会经济状况和家庭经济收入直接影响当地结核病疫情和家庭人员是否会患病;结核患者医疗费用及经济负担是导致患者家庭因病致贫、因病返贫的重要原因。王前等对内蒙古自治区呼和浩特市、河南省开封市和江苏省连云港市结核病患者的抽样调查结果为:月均医疗费用占家庭月均非食品支出的比率在94.6%~119.0%,三城市分别有84.4%(27/32)、90.6%(29/32)和88.9%(32/36)的患者产生了灾难性卫生支出。

由于结核病流行与当地的社会经济发展密切关联,找出结核病流行与当地社会经济文化的内在联系有利于结核病控制。研究显示:卫生技术人员配备低、文盲半文盲人口多的地方,病死率高,反之则低。阮云洲等对1 301例肺结核患者的社会经济状况分析后认为:肺结核患者社会经济地位低,罹患肺结核给家庭带来了收入来源减少和医疗费用支出的双重打击,肺结核患者是经济脆弱的特殊人群。因此,科学、全面地评估肺结核病造成的社会经济负担,对政府制定结核病防治控制政策具有重要的价值和意义。

在发达国家,卫生经济学评价方法已经涉及全球疾病负担、社会经济、国家发展及患者生存质量等方面。疾病负担的研究方法和进展疾病负担(burden of diseases,简称BD)是指由于患病及早逝给患者本人、社会、家庭带来的损失。主要指人们因患病所造成的各种损失,包括经济上的损失、生活质量的恶化、生命年的损失等。疾病负担研究是分析和衡量疾病、伤残和早逝对社会经济和健康的影响,包括研究疾病的流行病学负担和经济负担两方面。1993年世界银行提出伤残调整寿命年(disability adjusted life year,简称DALY),1998年Hyder等提出健康寿命年(healthy life years,简称HLY),疾病负担被定义为健康期望寿命年的损失情况,综合考虑了疾病所造成的死亡和失能两种结局。DALY是目前应用最多、最具有代表性的疾病负担评价和测量的指标。除考虑疾病的流行病学负担外,还需考虑其经济负担。疾病经济负担是指由于疾病、失能(残疾)和早死给患者、家庭和社会带来的经济损失,以及为了防治疾病而消耗的卫生经济资源。疾病经济负担分为直接经济负担(direct economic burden)、间接经济负担(indirect economic burden)和无形经济负担(intangible economic burden)。结核病作为全球重大传染病纳被入了全球疾病负担评估。

阮云洲等采用卫生经济学中药物经济学(PE)最常用的成本-效果(CEA)、成本-效用(CUA)、成本-效益(CBA)3种方法,对《全国结核病防治规划(2001—2010年)》(简称《规划》)实施期间社会效果、社会效用和社会成本3个方面进行评估。资料来源于《规划》终期评估报告和《中国统计年鉴2011》,以及李玉梅等的《结核病控制的社会经济学评价》。结果表明,《规划》实施期间社会投入各种资源计约83.6亿元(人民币,下同),通过成功治疗431万例传染性结核病患者,3 231万名健康人免受传染,避免了约323万名健康人成为肺结核患者,为社会节约了22.6亿元医疗费用支出。另一方面,通过成功治疗患者,劳动力人口中的患者恢复了健康,减少了社会生产力的损失,共挽回了3 894.4亿元的社会经济损失。在现有的人员和设施、设备基础上,政府每额外投入1元,就能产生46.8元的经济效益。每避免1名健康人受传染,仅需投入259元;每挽回1个DALY损失,仅需投入272元。

1. 社会效果的测量

每例患者出现症状后马上就医,并纳入规划治疗管理,由于治疗能够在极短的时间内降低传染性,特别是治疗成功的患者,因此可以认为能够完全避免传播发生,即不会传染任何一名健康人。换言之,能够使10~15名健康人避免受到传染。

2. 社会效用的测量

实施规划控制措施不仅可以降低肺结核的死亡、减少传播,还可以通过成功治疗患者而减少伤残和恢复健康、提高生存质量。社会效用的测量就是寻找1个较好的指标,能够反映实施《规划》对患者生命质量的影响。目前,常用的一个指标是伤残调整生命年(disability adjusted life year,简称DALY)。该指标结合了因早亡导致的生命年损失(years of life lost,简称YLLs)和因伤残导致的生命年损失(years lived with disability,简称YLDs),1个DALY的损失即为1个健康生命年的损失。

3. 社会效益的测量

效益通常用货币来计算,包括直接效益、间接效益和无形效益三部分。

(1) 社会成本的测量

成本测量是一次相对粗略的估算,用实际支出来代替。

(2) 估算指标

具体公式如下。

① 成本-效果比:指每避免1名健康人受传染,规划需要投入的金额。成本-效果比 = 社会成本(r)/因规划而避免受传染的健康人数(c)。

② 成本-效用比:指每挽回1个DALY的损失,规划需要投入的金额。成本-效用比 = 社会成本(r)/挽回的总DALY(d)。

③ 效益-成本比:规划每投入1元经费,可产生多大的社会经济效益。效益-成本比 = [直接效益(h) + 间接效益(L)]/社会成本(r)。

结果表明政府实施《规划》,对结核病防治工作的10年投入符合成本-效果、成本-效用和成本-效益,具有很高的效率。建议各级政府继续加大对结核病防治工作的投入,以期获得更为久远的社会效益。

目前,由于TB仍然是世界上一个重大公共卫生问题,而且是严重的社会问题和经济问题。TB的发生流行等是多种因素共同作用的结果,既有个体因素,也有社会因素。然而疾病,尤其是这种传染性疾病的发生、发展和转归等均离不开其所处的生态学环境。已有研究证明,TB具有特定的空间分布模式,且随自然与社会环境等因素的变化而变化,因此有人提出生态学研究(ecological study)问题。生态学研究是以群体为观察和分析单位,通过描述不同人群中因素的暴露状况与疾病频率(健康水平),分析有关暴露因素与疾病(健康)之间的关系。作为描述性研究,生态学研究有一定优点。TB的生态学研究可简单定义为TB与其周围环境(自然和社会环境)的关系问题。因各研究所涉及人群不同,故结论不尽一致,但大多数研究认为,社会经济因素中主要包括收入水平,收入水平与TB发病呈负相关关系;经济状况与TB发病呈负相关关系;TB发病与极度贫困有关。英国对TB患者资料进行生态学研究时,单因素分析结果显示,贫困与TB发病率呈正相关关系,但多因素分析未发现该相关关系。进一步的分层分析结果则显示,非南亚人群中TB与贫困有正相关关系,而南亚人群中TB与贫困无关。对居住条件的大量研究显示,居住拥挤状况与TB发病有关,多数研究认为居住拥挤程度与TB发病呈正相关关系,而且研究发现家庭中的平均人口数、住房过度拥挤（或非自住住房）是 TB 的影响因素，与 TB 发病相关，但也有研究认为彼此无相关关系。当然，生态学研究也有其局限性，如生态学谬误常难以避免，研究中存在的一些混杂因素有时难以控制，研究的变量间的因果关系难以确定等都是研究中需要考虑的问题。

（叶继业）

第三十四章　卡介苗接种预防结核病等工作的课题设计

每一项技术都有自己的生命周期。目前，技术迭代速度加快可能更如此。比如当代生物学和医学的研究发展迅速，不断有新的理论和技术出现，推动着生物学和医学领域的不断发展。科学研究就是为了达到这个目的，实现这个目标。科研就是思考，比如临床医生应思考怎么做来简化对各类疾病的诊断程序，怎么做才能用最小的代价来减轻患者的病痛，达到最理想的效果；预防医学工作者，则思考怎么样用科学的方法、敏锐的眼光来发现面临的问题，对之进行解释并提出解决问题的方案，并且反过来用科学的方法来证明该解决的方案切实可行与进行必要的修正或创新。

在医疗卫生各个领域，到处都涉及医学伦理学和法律法规方面的问题，如《赫尔辛基宣言》《中华人民共和国侵权责任法》《疫苗条例》《国家自然科学基金条例》《执业医师法》等，在卡介苗接种预防结核病防治及其相关研究活动中同样如此。因此，医务人员学习相关文献、懂得法律法规，并且按规章制度办事，才能顺利设计课题与圆满完成计划内容实施。

为此，根据中国疾病预防控制中心结核病防治临床中心伦理委员会对实施性研究项目伦理审查的有关内容进行选题要抓住主要问题，明白经济发展与卫生投入间的相互关系；明白如何配置卫生资源，产生卫生服务；明白如何分配卫生服务，创收卫生资金；通过查阅文献论证其可行性；还要考虑如何把卡介苗接种预防结核病等及其相关研究活动中的伦理和法律问题进行联系探讨，以期对这方面的相关研究有所帮助。

第一节　课题设计概况

关于卡介苗接种预防结核病等实施性研究项目，往往采用的是前瞻性实验研究或回顾性调查研究，属于流行病学研究范畴。每一种流行病学研究均可视为一种"测量"。流行病学研究设计的目的就是保证这种测量的准确性，使研究结果较好反映真实情况。所以要力求减小随机误差（random error）以提高测量的准确性；减小系统误差（偏倚）以提高测量的真实性。

以人为研究对象的前瞻性研究，应该经过伦理委员会批准，有该委员会的标准文件，有受试对象的知情同意书以及临床试验注册号。

一、课题申报符合程序

在卡介苗接种预防结核病等实施性研究项目的立题和医学伦理审查时，都有对课题研究负责人及其参与者的资格、能力的审查与评估，包括其研究经历、专业特长等。

二、关于研究方案设计的评价

李荣德(1996)摘译 Lugosi 的文章提到,卡介苗接种的保护作用与生物统计学评价(效能、有效性、效率)有以下前提:(1)掌握有关疫苗统计学质量控制的资料;(2)拥有已接种或未接种疫苗者所在社区的结核病流行病学资料(发病率、患病率、感染危险),还需了解社会经济方面的情况;(3)运用生物统计学模式(参数的或非参数的)进行流行病学分析。在参数的或非参数的方法中应强调:数次卡介苗接种试验曾作为回顾性或前瞻性研究加以评价。值得注意的是,案例控制模式是一些常被误用的非参数方法,以至混淆塌陷并联表中的属性(性别、年龄、地点)。另一已知事实是,对并联表的评价受观察频度和实际发病率的影响。新近有人建议用多维并联表的对数回归或对数线性模式进行流行病学资料的生物统计学评价。

实验设计对科学研究的成败至关重要。因此,研究方案评价也是伦理评审的内容之一。这是因为如同前项所述一样,用同样的资源能否研究出有用的结果,其本身就涉及公平、正义及避免浪费资源等一系列伦理问题。一般包括以下几个方面。

1. 研究的目的和目标

研究课题的产生是基于公共卫生、公众健康需要或以往的研究工作的继续。因此,研究的目的和目标是否明确是一切研究中的基本要求,在卡介苗接种预防结核病实施性研究项目中,面对的主要是未受结核菌感染的健康者或其他,特别是新生儿、婴幼儿。按照卫生部颁发的《医务人员医德规范及实施办法》医德规范的要求,一切工作和研究的最终目的是为人民的健康服务、为减少疾病服务。

2. 研究项目的科学性、可行性

研究项目的科学性、可行性包括立题的依据要全面,技术路线要清晰完整,研究方法要可信、可行,要设立对照组,说明如何用随机抽样法抽样的,指标测定方法要符合国家的要求和标准,结果分析指标应明确且与题目研究目标相一致,以及资料的统计分析方法要符合资料性质与特点等,统计软件与方法在课题设计时就应该确定;另外包括研究组织能力,资料收集方法及获取的可能性,采取干预措施能为现行条件所允许。

3. 研究对象、样本量及计算方法

宋文虎曾经进行过研究。他认为:人群科研的观察对象,最常见的是新生儿与学龄儿童两类,特别是后者,由于人数多、较集中、易于组织、实际工作方便,为许多科技工作者所乐于采用。过去认为,上述两类对象在卡介苗科研工作中可任意选择,两类不同对象所获结果基本相同。因此,往往对观察对象的选用、限制并不十分严格。但研究对象样本的真实性和代表性会涉及科研工作的科学性,这是一个不可忽视的问题。为此,近几年来,他们采用 5 单位结素试验为指标在卡介苗科研观察中进行了不同对象差异的研究。

① 在菌种菌苗、贮存条件、活菌计数、接种方法、结素试验、技术操作等条件基本相同的情况下,使用 75 mg/mL 皮上划痕卡介苗,观察新生儿与学龄儿童两类不同对象卡介苗接种后结素试验阳转的情况。结果如下:使用在室温下保存 4 周的菌苗,二者人数、阳转人数、阳转率(%)分别为:137、108、78.8;164、153、93.3;使用室温下保存 6 周的菌苗,二者情况是:117、51、43.5;127、108、85.0;死卡介苗接种,二者的情况分别是:122、60、49.1;212、164、77.4。由此可见,在同样实验条件下,两类不同的观察对象所获结果并不相同。

② 使用氮气冻干皮内卡介苗,对新生儿(卡介苗接种均在出生后 2~3 d 进行)与学龄儿童两类对象接种后 12 周结素试验阳转的情况,二者试验人数、阳性人数、阳转率(%)、硬结平均直径(mm)±SD 依次是:198、145、73.2、7.44±2.1;93、93、100、10.30±2.5。

为了探讨两类不同的观察对象在同样实验条件下卡介苗接种所获结果并不相同的原因,又进行了如下的观察:选择初中一年级学生 572 人,以 5 个结素单位皮内法试验,阴性者(硬结直径<5 mm)144 人,

分成甲、乙二个组,对甲组48人给予卡介苗接种(皮内法,0.75 mg/mL,北京菌苗),对乙组96人不予接种。3个月后二组均再做一次5单位皮内结素试验,甲、乙组的阳性人数、阳转率(%)、反应硬结平均直径(mm)依次是48、48、100、13.38±4.8与96、55、57.3、6.21±4.3。

出现这种情况的原因可能是:连续结素试验导致出现复强作用;重迭试验(结素局部敏感性和非特异性早期反应)导致出现阳性反应;原隐性变态反应现显示阳性反应;回忆反应(威利斯现象);其他未知原因。

无论以上何种原因,事实上以学龄儿童为对象时出现了即使未接种卡介苗也有57.3%的阳性反应。这就解释了以学龄儿童为观察对象时,为什么出现普遍结果偏高的原因。综上所述,新生儿一般未受结核杆菌自然感染、因素单纯、对处理变化敏感,各组进行比较时条件易一致,有重复性,能较客观地反映卡介苗效能和接种效果。学龄儿童情况较复杂,特别是在已开展卡介苗接种的地区,可能因各种客观因素造成卡介苗接种后结素试验阳转率偏高,反应平均直径偏大,几个组相比较出现不规律结果或实际试验条件已发生改变而结果依然如故的假象,常常难以反映实际情况。这在统计学上即是所谓的"偏倚"。偏倚和随机误差不一样,误差主要由生物变异所引起,可以控制并可由统计检验确定其范围,而偏倚则应努力防止。总之,为了使卡介苗科研工作能提供确切有效的数据,便于各地交流与比较,卡介苗科研的观察对象选择应该具有同质性,应根据研究的需要加以一定的限制。

课题设计要根据保护重点人群和当地的结核病患病率疫情,确立要研究的对象;依现有的卡介苗接种后的保护率或预初试验的保护率或其他资料来计算、考虑、确定样本量的大小,力求做到能得出结果的样本量:若样本量过小,不产生有意义的统计结果;若样本量过大,则浪费人力、物力、财力。

4. 研究项目的创新性或先进性

研究项目的创新性或先进性包括研究项目内容在近年无重复;研究方法、测定方法若为新方法,应被允许,即都应符合国家有关规章、规定等,确立研究(观察)指标。

5. 结果的可用性

结果的可用性包括研究结果应具有为人民健康服务的推广、应用价值,同时其研究结果应具有广泛推广的可能性。同时还规定,其项目研究应与现有的预防、诊断和治疗方法进行比较,新研究项目带来的好处、存在的风险和压力以及其有效性等应优于现在已有方法;若无现成方法,应设空白对照组进行比较。在研究结束后,应使每个参加者都能利用研究得到的最好的预防、诊断和治疗方法去开展工作。

三、研究项目的风险分析与预防控制措施评价

人类的疾病救治和预防研究比其他自然科学研究存在更多风险,卡介苗接种预防结核病等的研究同样如此。因此,在方案制订及实施过程中应对存在和可能存在的风险进行认真分析,并制定有效的预防风险措施。当风险不可避免发生时,应具有相应的控制措施或医疗救治措施。尽管卡介苗是最安全的疫苗之一,但由于冷链运输、保存、安瓿开启、接种操作及接种人数多、情况有的不好预料等特点,故首先应注意根据受试者的自身特点去分析疫苗接种时存在的风险,同时也要分析检查项目风险和设立对照组带来的风险,受试者或受试者监护人有权知道研究带来的好处、潜在风险及可能造成的痛苦。研究中要求关注受试者的安全与健康权益,分析风险程度与受益比例以及受益与经济负担的关系,并在发生风险时应采取保护措施。

四、关于利益集团之间的评价

由于卡介苗预防的结核病是一种慢性传染病,因此其利益集团应包括患方、医方、社会公众及政府。其中受试者权益是第一位,社会公众权益是第二位,医疗卫生机构权益再次之。由于政府是执行公共管理,其权益就是公众的权益。这方面尚无伦理或法律的明文规定,只能按伦理原则对实施性研究项目提出一种伦理审查要求。

五、关于公平正义与对弱势贫困群体照顾

公平与正义是现代文明社会的表现,也是一个深层次的社会伦理问题。由于卡介苗接种预防的对象主要是贫穷地区、农村地区人员,以及外出务工的农民工。他们低劣的生活卫生环境和饮食营养不良状况,极易引发各种结核病发生与传播。因此,在有免费项目或优惠项目时,如何考虑向这一群体倾斜,就是社会公平性的体现,也是对弱势群体予以照顾的举措。"尊重患者的人格与权利,对待患者不分民族、性别、职业、地位、财产状况,都应一视同仁"。

六、关于告知与患者知情同意权

告知与知情同意是医方与受试者在义务和权利上的对立与统一,是尊重他人人权与人格的重要表现,因而也是最重要的伦理问题。许多细节问题值得注意:

1. 关于告知对象

受试对象(或监护人)必须十分注意其民事行为能力的状态。

2. 告知项目来源和做法

应让受试者了解项目目的、方法、利益,受试者有权决定自愿参加或拒绝参加及收回同意书。在《疫苗流通与预防接种管理条例》(简称《疫苗条例》)中规定得更详细,如接种规范、程序、原则、方案、方法都要公示,还要对医务人员不告知、不询问受种者情况所应承担法律责任做出规定。作为掌握有关信息极不对称的研究与被研究双方,医方必须充分向对方予以告知,并在对方充分了解和理解的基础上取得同意。

3. 告知利益和风险

告知受试者参与某项实验研究后,对本人会带来何种利益,但同时又可能或必然带来何种风险,以及出现这种风险应如何及时向医方反映和处理。在卡介苗接种中应告知疫苗不良反应如何观察、如何反映问题、何时应采取措施等。医务人员在诊疗活动中应当向患者说明病情和医疗措施。在预防接种用药时,《疫苗条例》中规定,应对接种品种、作用、禁忌、不良反应与注意事项予以告知。在实际工作中对于告知还应注意两个问题:其一是告知内容一定要有科学性,要实事求是,不夸大不缩小。尤其医方的说法、口径应一致,有纸质文字,否则会使患方或受试者产生疑惑。目前课题中有的纠纷是因医方人员的说法不一致所引起,这种纠纷处理起来更麻烦。其二是关于疫苗的说明,像卡介苗接种的效果持续时间长,可有不良反应,要向患者说清楚,应具有更大的耐心,尤其对低文化程度者、农民或落后地区的人们更要有耐心。

七、课题实施过程中的注意事项

既然是科学研究项目,就要以科学态度、科学精神,严格按照设计要求选择对象和指标要求严格实施;另外,凡涉及受试者生命权、健康权、隐私权等均列为保护范围。

八、关于对受试者造成损害的补偿

赔偿措施评价是一个难以解决、客观存在而又必须面对的伦理与法律问题,如果处理结果不合理或不合法,一方面可能损害患者的合法权益,另一方面又可能使疫苗接种工作受到损害而影响公众的健康利益。如果发生对受试者造成损害的情况,应按《民法》或《医疗事故处理条例》的规定,按损害程度、赔偿标准和程序给予患者"等价"的经济救助。卡介苗接种中有的不良反应引起的纠纷往往难以区分对待,患者是否为特异体质,可能造成的意外损害,均应预先告知对方。另外注意在参加研究过程中非医疗行为发生的损害,如途中交通意外损害、医疗机构内的意外损害等。在处理时应该区别补偿与赔偿,并且采取对应的措施。

九、投入-产出比亦是决定一项科研是否有意义的重要标准

投入-产出比亦是决定一项科研是否有意义的重要标准,这是因为任何研究的财力总是有限的,用有

限的经费能得到有益的结果,而不浪费经费和时间,就是个伦理学问题。

十、资料整理、分析与总结

项目结束后,将收集的资料进行整理、分析,得出结论,结题。

第二节 卡介苗接种预防结核病常用的研究方法

卡介苗接种预防结核病的科研设计一般为调查设计。调查设计可分为前瞻性、回顾性与横断面调查研究,其中前瞻性研究(prospective study)与回顾性研究(retrospective study)是主要的。

前瞻性研究是研究者根据选题和设计要求而进行的研究。其特点是有明确研究目的、周密的研究计划、合理的观察指标,严格按设计要求详尽记录检测、观察到的有关资料,并且对资料加以整理、归纳、统计、分析,得出某结论的研究方法。而回顾性研究是以现在为结果,回溯过去的研究方法。研究对象根据其在过去某时间点的特征或暴露情况而入选并分组,然后从已有的记录中追溯从那时开始到其后某一时间点或直到研究当时为止的这一段时间内每一样本的情况。回顾性研究从性质上来讲相当于从过去某时点开始的前瞻性研究的随访,但实际上是在现在调查过去的既成事实,这时暴露与疾病或死亡均已成事实,是一种由"果"至"因"的研究方法。回顾性研究的优点是容易实施,节省时间、人力、物力及经费,结果获取较快,缺点是资料积累时未受到研究者控制,记录的完整性和真实性难以保证,这会直接影响结果的可靠性,造成研究结果可能会有偏倚。目前许多医学科研工作者对回顾性研究的认识不深入,造成回顾性研究的质量参差不齐。

回顾性研究依据具体的研究内容可以分为不同的研究类型。例如,根据研究目的可以分为验证性研究与探索性研究;根据研究形式可以分为观察性研究和实验性研究;根据研究指标的数量可以分为单因素研究和多因素研究;临床根据研究对象可以分为以群体为基础的社区研究、以患者为基础的临床试验研究,以及以生物学标本为基础的实验室研究。各类临床回顾性研究在具体研究方法的选择上有共性,也有个性,应该按照实际情况进行正确选择。

通过回顾性研究可以启迪专业人员思想、推出新观点、发现新病种,为前瞻性研究提供研究方向及数据支撑。

回顾性研究设计的基本程序:明确研究目的;确定科学的研究方法;确定研究对象;研究对象的分组;明确研究指标;确定研究资料分析与收集的方法;确定研究质量的控制方法。

简单地讲,临床回顾性研究的目的就是总结过去的临床实践经验,为新的科学研究提供依据。所以临床回顾性研究的研究目的也是在既往资料的基础上提出的,要求是立题明确、具体,避免空泛,要考虑实施的可行性。临床回顾性研究的研究方法多种多样,研究方法要根据具体研究内容来选择,可以选择病例-对照研究,也可以选择观察性研究,还可以选择队列研究。各种研究方法的选择都要在回顾性研究的前提下,切忌犯原则性的错误。临床回顾性研究的研究对象选择,是在已有病例资料的范围内选择一部分具有代表性的病例,要求诊断明确、病例资料完整,并有科学的样本量。就研究对象分组来说,根据具体研究可以不分组,也可以分组。研究指标是根据研究目的而确定的,研究指标要与研究设计一致,避免提出回顾性研究不能解决的研究指标。回顾性研究的资料收集应客观、完整。在回顾性研究中不可能采用盲法,这就难免会造成偏倚,而资料的分析方法则取决于所选择的研究方法。回顾性研究的质量控制主要是避免各种偏倚,包括非随机化造成的偏倚和除干扰因素外其他干预因素造成的偏倚。

回顾性研究中的统计学分析应根据预期结果及其相关资料,采用正确的统计学分析方法。医学研究资料的分析类型较多,有定量的,也有定性的;有配对的,也有非配对的;有需要两组比较的,也有需要多组比较的;有需要做单因素分析的,也有需要做多因素分析的,等等。根据不同的研究资料类型采用相应的统计分析方法,计量资料的分析可选用 t 检验、u 检验、方差分析等;计数资料的分析可选用 χ^2 检验等。单因素分析可采用相关与回归分析;多因素相关分析可采用多元回归分析等。对方差不齐且非正态分布的数据,使用了非参数检验;两组间率的比较,则根据理论频数的不同分别选择 χ^2 检验、校正的 χ^2 检验或 Fisher 确切概率法。

在课题设计中,首先要考虑到样本的问题:样本过小,课题实施的结果无意义;样本太大,容易造成人、财、物的浪费。那么,样本究竟多大为好?

样本大小的估计方法:这里是指计数样本大小的估计。如:为了调查卡疤率及结素反应阳性率可采用随机抽样,对象为15岁以下儿童,粗略估计卡疤率为40%,标准误为±1%,估计随机抽样所需最小样本数(N)如下:

$$SE^2 = \frac{pq}{N}$$

$$\therefore N = \frac{pq}{(SE)(SE)}$$

$p = 0.40, q = 1 - p = 0.6$

标准误 = 0.01

样本数(N) = $\frac{(0.4)(0.6)}{(0.01)(0.01)}$ = 2 400

即所需最少的抽样数为直接抽样所需最少人数。

当样本不是直接抽取时,所需样本数应是上述值的1.5~2倍。为了减小偏差,每个调查点平均约需200名研究对象,需15~20个研究调查点,即多中心研究。

下面是宋文虎在1981年6月16日全国卡介苗会议上所做的专题报告《论卡介苗现场研究试验设计》,现摘录于下,供参考。

(一)试验设计的重要性

所谓试验设计即制订计划与方案,确定方法与步骤。做到事先对科研工作有个合理的安排,以最少人力、物力和时间,获取丰富可靠的资料,并使误差减小到最低限度。试验设计是否严密关系到结果的精密度、正确性、重现性。在卡介苗现场研究中,笔者曾见到不少具有良好设计的材料,较好地得出正确结论,推动了卡介苗接种工作的开展。但也常见有些观察由于对试验设计的重要性认识不足或对其基本原理理解不深、运用不当,造成不应有的人力、物力浪费,或减损研究结果的价值,甚或造成假象,得出错误的结论。例如,有几个单位合作对卡介苗菌种进行对比研究,经一段研究后,各协作单位间得出了各种各样甚至完全相反的结论,使人无所适从。造成这一情况尽管原因是多方面的,但试验设计不周到很可能是其中的主要原因。关于研究课题的选择问题有两个问题:其一,课题要来源于防治工作的实践,要解决当前急需解决的问题,实际工作中有什么问题解决什么问题,有什么条件就进行什么研究为好。有些县级机构在单独进行关于不做结素直接接种卡介苗的研究,或者单独进行气雾卡介苗的研究,这恐是力不从心的。其二,题目不要太大。虽然从理论上讲,通过一个试验可以研究许多问题,但考虑到人力、物力、时间、技术、经验等条件,一般还是将研究问题限制在少数几个为好,即抓住1~2个主要问题,避免面面俱到。例如,有人在研究死卡介苗预防效果时,既想有死卡介苗与活卡介苗对照,又想比较皮内注射法、皮上划痕法二种方法,还想有初种、复种之分,又欲进行各种不同剂量、不同制备方法的比较,这样一下子设计了十多个组,本想一次解决问题,但结果是选例过多,人力不足,事与愿违,欲速不达。

(二)科研前的资料收集

每项科研都具有历史渊源,不能割断历史看问题。因此,广泛收集有关资料十分重要。当前在卡介苗科研上的问题是重复太多,如皮内注射法与皮上划痕法比较,深划与浅划比较,熟练接种人员与不熟练人员接种质量的比较,冻干菌苗与制造冻干菌苗的原液体菌苗的比较,死卡介苗与活卡介苗的比较等早已有了明确结论,若没有特殊需要,没有什么新的见解和创新,重复这些研究就没有多大必要。但现实中又不断有人做重复研究,有些后做的研究在设计上甚至不如以前的。所以出现这种情况的原因,很重要的一条就是在试验前没有充分掌握资料。另外,由于资料收集不全,还会把特定条件下的结果扩大为一般规律,如卡介苗接种后疤痕大小和结素阳转率的关系,至少有十多篇这样的材料,结论大体是"卡介苗疤痕大小与结素阳转关系密切(或呈平行)""观察卡介苗疤痕可代替结素复查"等,这是一个明显的逻辑错误,因为并不是在任何情况下卡介苗疤痕大其结素变态反应也大。事实上卡介苗疤痕与结素变态反应的普遍规律是"接种卡介苗后接种局部的病变反应大小并不反映菌苗的活菌数和菌苗的接种效果",这个结论是有试验依据的。由结果可见,活菌剂量增加10倍,接种病变直径增加2~3 mm,结素反应增加2 mm,活菌剂量越大,结素反应越强,死菌100剂量的结素反应仅相当于活菌1/100剂量的结素反应;活菌剂量大,存活率高,死菌剂量大,存活率并不高;局部病变与菌体总量有关,与免疫力不呈正比。可见死菌与活菌同剂量接种产生的局部反应一样,变态反应死菌小、免疫力死菌亦小;局部反应和变态反应、免疫力是不平行的。所以,我们在特定条件下(一定的菌种、菌量、活菌数、接种技术、接种对象等)所获得的结果,不能轻易用来推断就是普遍规律。这个例子也说明在科研前掌握有关材料是何等重要。

(三) 随机对照研究设计

现代研究几乎离不开对照,对照是比较的基础,特别是现场研究在人群中进行,条件复杂,干扰因素多,难以全部加以控制,所以对比观察更为重要。对照的基本要求是:对照组与试验组在齐同(一致)条件下对比的原则,亦即经均衡性测定,两组确实可比才能对数据做进一步的统计处理。Roos于1951年统计美国5种出名杂志中的100篇文章,其中45%无对照,只有27%对照较好。经过近年大力宣传,卡介苗研究中没有对照的情况少见了,但是对照组和试验组条件不一的情况仍常有发生,主要是没有遵循齐同、可比的原则。当然要做到两组真正一致有时也不是一件容易的事,如要观察卡介苗预防结核病的效果,至少要考虑到每个观察者结素试验要呈相同反应,这就要求用同样结素、同样方法、同样剂量、同样查验反应时间、同样的标准。为避免自然免疫力的影响,最好用新生儿,或像英国医学研究委员会在"卡介苗和鼹鼠杆菌菌苗对青年人结核病的预防"研究中所做的那样,用100单位结素阴性反应者为对象,同时还要注意组间年龄、性别、人数的分配比例。如果试验对象和传染源共同生活的话,还应考虑到传染源的状况(排菌与否、菌量、毒力、治疗情况等),同时要考虑接触机会多少,接触的密切程度和时间长短在各组间分配一致。此外,生活条件(经济、居住、卫生、营养等)也要力求相似。总的来讲,要有可比的易感性及可比的受感染机会与程度才能比较。诚然,要达到这样严格一致有时是十分困难的,但必须使有关因素在观察组与对照组中均衡分配。两组间除处理不同外其他条件均应相同,不然就不宜对比。比如在卡介苗现场研究中还常见到有人将一个地区(或学校)作为一个组,将另一个地区(或学校)作为一个组来对比,这在很多情况下是不适宜的。合适的安排是不仅每个地区(或学校),就是每个班都要随机分组,否则各组间很难达到均衡一致。又如进行卡介苗口服糖丸与液体卡介苗的对比观察,选择对象时若仅据5单位结素反应直径<5 mm为阴性标准,则两组有可能分配不均衡,因为每组结素试验虽然均为阴性,但其中0 mm、1 mm、2 mm……的人数很难一致,所以最好以5单位结素完全无反应者为对象,甚至对5单位结素试验阴性者再用更高剂量结素试验,以高剂量无反应者作为对象则更好。这样,两组在易感性方面就具备了可比性。

(四) 研究中应用双盲法

实践作为检验科学真理的标准应该是客观的,但在科研中,人的主观因素总会参与其间。为了防止由于主观偏见所导致的错误结论,采取一些控制方法是很有必要的,双盲法就是其中之一。由于双盲法在卡介苗现场研究中不像临床研究那样困难,所以在可能条件下要尽量采用。例如,要在人群中观察不同菌种所致结素变态反应情况,不仅要求各种菌种所制菌苗要编有密码实行双盲,而且做结素试验时观察对象和观察反应者都不能知道观察对象接种的是何种菌种所制的菌苗,这样就大大减少了主观性。当前在卡介苗现场研究中,防止主观偏差的措施常常不足,所获结果往往带有严重偏性,难以重复,为了解决这一问题,双盲法是一个有效的武器。

（五）实验室研究是现场研究的基础

在卡介苗现场研究中,常用结素试验数据作为指标,由于结核变态反应和免疫的关系还有许多问题至今尚未解决,因此确定卡介苗的免疫效能必须有基础研究的结果,不能单凭人体结素反应结果而下结论。例如,关于死卡介苗,北京结核病研究所1972年报告在动物试验中43℃死卡介苗和活卡介苗在变态反应上无明显差异,而死卡介苗免疫力较活卡介苗明显为差。关于这一点,曾在小鼠、豚鼠、家兔中多次试验,结果基本上是一致的。动物试验的这种情况,在人体中很可能也是这样。

（六）要注意技术误差

目前在现场研究中,常可见对操作者限制不严,操作人员很多,操作人员标准、熟练程度各异,往往影响结果准确的现象。比如观察结素试验反应,各个观察者的差异是很大的,Mori(1973)对25名排菌病人进行结素试验,4名工作人员单独查验反应,共验3次,每个对象12次,平均直径最大与最小值分布在不同人之间平均差6.9 mm,每个人3次查验结果之间相差2.6 mm。1962年,北京结核病防治所曾进行卡介苗接种后结素试验测阳转的个人误差研究,发现同一查验反应者两次检查结果无差异,技术熟练者与不熟练者之间有显著差异,而技术熟练者之间无明显差异。因此,所有参加查验反应的人员事先必须经过训练并经测验证明技术操作基本一致方能进行试验,其他的技术操作也都要遵循这一原则。为了尽量减小误差,操作人员要固定,人数以少为好。另外,在进行结素反应前后对比时(如年感染率测定、结素阳转测定等)所用制品前后效价要一致,并尽可能用同一批号,以防止制剂本身的误差。

（七）关于统计处理

医学上的数据大致可分为二类:一类是测量资料,如结素试验反应大小、卡介苗接种疤痕大小等;另一类是计数资料如结素阳性人数、阴性人数,人群中有疤痕人数等。无论何类数据,在一般情况下常常带有样本性质,因此,不能单纯根据所得两个(或数个)平均数或率的表面数字的差别而下结论,要考虑到这种差别是否可能是抽样误差所引起,这样就有必要使用统计处理。在这个问题上当前有三种情况:其一,没有经过统计处理就下结论这是很不妥当的,常会导致错误的结论。如1971年有人报告,用中草药治疗肺结核30例,治愈率为80%;对照为化疗组30例,治愈率为57%。作者根据表面数字的差别下的结论为:前者治愈率较后者高23%。有人对此进行了显著性测验,结果卡方法$\chi^2 = 2.771, P > 0.05$;百分率比较法(加校正数)$\chi^2 = 1.945, P > 0.05$。说明两组在统计上并无显著性差异。由此可见,试验数据一定要经统计处理,绝对不可根据表面数字而下结论。其二,不能准确使用统计方法,这在国内外是很常见的。Gore曾报道,在1977年《英国医学杂志》中的68篇文章中就有18篇存在着严重的统计误差。周达生就《中华儿科杂志》16～18卷部分材料评阅,发现有10多篇材料存在着统计上的问题。所以做科学研究,一定要重视和学习一些基本统计方法。其三,不恰当地使用显著性检验可见到的材料中确实存在着一些不恰当地运用显著性检验的情况,这种例子是很多的。现举一例:有人观察成人普种卡介苗一年效果。试验分组不是随机分配,该研究者根据结素阴性接种卡介苗一年新登记率为0.11‰,结素阴性未接种者新登记率为5.89‰,就进行了显著性检验($P < 0.01$),认为接种卡介苗预防了发病。其实这种不是随机分配的二组之间是不能进行显著性检验的,因为数理统计方法的基础是概率论,而概率论是以随机抽样为基础的。在这种情况下计算P值,不但没有实际意义,反而容易出现假象,导致某种"方法"的盲目推广。由此可见,如果观察数据是主观作用的产物(虽并非有意)或试验设计不合理,那么统计方法也难以挽救因试验方法错误而导致的失败。

(马丙强)

第三十五章 流行病学和卫生统计学在卡介苗预防结核病工作中的应用

目前,结核病仍然是严重的公共卫生问题,在诊断、治疗、预防和如何控制结核病的临床研究、流行病学调查等方面的实践与科学研究中均离不开流行病学与生物统计学,而流行病学与生物统计学的经典理论和方法是开展公共卫生研究和实践的重要技术。

在人类与疾病的斗争过程中最早发展起来的是临床医学,其后医学向宏观和微观方向发展,形成基础医学与预防医学。流行病学是预防医学的一门学科,目前流行病学已被认为是整个现代医学领域的一门十分重要的基础学科,在人类预防疾病和促进健康的发展中,不同时期人们面临的主要疾病和健康问题不同,该学科的发展水平和人们认识问题的深度不同,流行病学的研究范围和目标也不同,这些均是变化的、发展的。如研究领域扩大,学科间相互渗透、融合和分支发展,且紧跟人类文明进程,其概念、方法与应用都迅速发展。尽管如此,流行病学的一些基本原则,比如群体研究的原则、比较的原则、现场的原则、从分布找原因的原则,以及逻辑推理的原则等都是经久不变的。

1662 年英国学者 John Graunt(1620—1674 年)发表了著名文章《关于死亡资料的自然和政治观察》(Natural and Political Observations on the Bills of Mortality)。他是世界上第一个用数据分析来研究生命现象的人,常被称为生命统计的奠基人。若从方法学的视角来回顾这段历史,也可以看作是流行病学与生物统计学的共同起点。流行病学与生物统计学是对群体现象的定量分析,其有两大特点:

其一,研究对象是以多个个体(每一个个体为基本单位)组成的群体以及此群体生存的宏观环境;研究范围涉及各种健康(卫生)问题及现象,以及其与环境的相互联系。这有别于研究每一个个体内的系统、器官、组织、细胞、分子的基础医学领域诸多学科(如组织胚胎学、生理学、病理学、药理学等),也有别于研究微观环境科学领域的诸多学科(如微生物学、环境毒理学等)。

其二,流行病学的发展始终与生物统计学的进展紧密相伴。流行病学发展中的需求不断地给统计学提出挑战,而统计学的进展又为流行病学提供了定量描绘、分析群体疾病、公共卫生事件及其影响因素的技术支持。与生物统计学方法紧密结合,运用数学定量方法来处理疾病、健康及其他公共卫生问题是流行病学一个很突出的特征,合起来称为"流行病与统计学方法"。对健康(疾病)群体现象的定量分析,亦广泛地应用于结核病防治与管理工作中。1979 年《全国结核病第一次流行病学调查方案》的设计抽取 888 个调查点,抽样比例 1∶718,实查人数 1 295 083 人,每点检查人数平均 1 458 人,受检人数占抽样人数的 96.8%,结核菌素受检率占 94.9%。受检对象检查的具体内容和实施后获取的资料,被外国学者见到后,竖大拇指赞叹说"这是金子般的资料"。可见,我国流行病学专家业务之精。

流行病学和卫生统计学方法在卡介苗预防结核病工作中的应用,其目的是既要反映上述的基本方法特点共性,又要说明不同具体方法的内容个性;既要介绍某具体方法的优点,又要说明该方法的局限。一般而言,流行病学与生物统计学方法作为对群体现象的定量分析,是"黑箱"方法。而探索"特异性致病因子及其发病机制"还应与生物、基础医学等学科结合,将宏观影响因素探索与微观机制研究结合起来。流行病学与生物统计学方法源于自然科学研究范式,强调在研究卫生事件与有关因素的联系时要排除各种偏倚,为公共卫生和临床医学引入"刚性自然科学实证研究范式",常称为"以数据资料(证据)为基础的公共卫生决策"和"以设计、测量和评估(DME)为基础的循证医学和卫生管理"。这是流行病学与生物统计学基本原理和方法的长处和特色。但是,由于公共卫生和临床医学实践是人类的社会活动,不完全符合单纯自然现象的规律,所以用单纯自然科学研究范式处理人类社会活动本身就会有局限性。

第一节　卡介苗接种及预防结核病中的流行病学

一、流行病学研究方法

（一）描述流行病学

描述流行病学主要是描述疾病或健康状态的分布、发病频率和速度,以及分布和变化动态,起到揭示现象、为病因提供线索的作用,主要包括现况研究（横断面研究）、公共卫生监测、普查、筛查和生态学研究。

（二）分析流行病学

分析结核病分布和变化动态的群体宏观原因,主要是检验或验证科研的假设,包括病例对照研究和队列研究等。

1. 单纯病例研究（case only study）

单纯病例研究由 Piegorseh 等于 1994 年首先提出,也称病例研究（case-case study）或病例系列研究（case series study）。该研究仅用病例来探讨不同临床类型或具有某方面标志的病例与危险因素之间的关系和相互作用,按病例对照研究的方式处理资料,以探讨不同临床类型之间危险因素的差异或某生物学标志与疾病之间的关系,如偶发的卡介苗接种差错或事故,适合罕见情况的研究。

2. 干预随访研究（intervention follow-up study）

帮助设计防治结核病的实验性研究属干预随访研究。将一个队列设计（接种卡介苗）与一个非观察性设计的全部或部分相结合,每种都有一个不同结局。开始为一固定队列,可以随机亦可不随机地给予研究因素或措施,并随访两个相继的时期。一般第一个随访时期较短（几分钟至几天）,以估计急性生物学副作用或行为副作用;第二个随访时期较长,以估计长期或慢性影响。该类研究可以检验急性反应与慢性健康影响的关系,还能检验引起短期生物学副作用或行为副作用的机制。如群组随机试验（cluster randomized trial）传统的实验研究将单个受试者随机分配入各研究组。但某些情况下,采用个体随机时可能会受到某些干预措施（如饮食干预）的影响,更好的方式是将个体构成的群组而非个体随机分配到各研究组,这种设计类型称为群组随机试验,可用于评价生活方式、卫生保健度（如卡介苗接种）、健康教育等非治疗性干预的效果。群组随机的单元多种多样,可大到社区、工厂、医院、学校、性倾向群体,小到邻里、车间、病房、家庭和运动队。其与现场试验的区别是观察完整的社会群体,与社区试验的区别是可做到随机分组。需要注意的是,由于随机化单位是群体,而统计推断单位是个体,且干预前后测量的观察对象不是同一批观察个体,而是内部个体不断变动的群,因此群组随机试验研究在研究设计、样本含量计算、统计分析方面都比传统试验研究复杂。

3. 队列研究（cohort study）

队列研究亦称前瞻性研究（prospective study）、发病研究（incidence study）、纵向研究（longitudinal study）和随访研究（follow study）。

队列研究的基本原理是在一个特定人群中按其是否暴露于某因素或按不同暴露水平分成不同的组,称为不同的"队列",追踪测量并比较各"队列"成员中疾病或死亡结局的发生比例,从而推断某暴露因素是否为该病的流行病学病因。队列研究可按其资料获取时间分为前瞻性(同步)队列、回顾性(历史性、非同步)队列和回顾性前瞻性(双向)队列三类。但是按从暴露到结局的方向而言,这三类队列成员都是由原因(暴露)分组开始,追踪其健康结局的差异。

(三)流行病学评估

流行病学评估是指定量评估实验性研究和各种干预措施的效果,包括对临床诊断方法可靠性和有效性的评估、对临床治疗效果和预后的评价以及对结核病的管理学评估等。

二、常见的流行病学关联性指标

在结核病流行病学研究中经常涉及结核菌素试验与卡介苗接种,在结核菌素试验和卡介苗接种工作中离不开卫生统计学。在应用卫生统计学方法时,经常使用一些关联性指标。所谓关联,也称为联系、相关,指两个或多个事件、特征或变量间的统计学依赖性。关联可以是偶然的或由其他原因引起的,不一定是因果联系,但因果联系的前提是事件(特征或变量)间必然存在统计学上的联系。表示变量间联系强度的定量指标,称为关联性指标。采用关联性指标可以估计人群中暴露导致疾病或死亡的效应。危险度比、率比、比值比等都是流行病学上常见的关联性指标。

1. 危险度比(risk ratio,简称 RR)

RR 通常用于比较两个人群之间的健康事件(如疾病、伤害、危险因素、死亡等)的危险性,是两个人群发病比例(罹患率)的比值。通常暴露人群是所关注的人群,非暴露人群是比较人群。

$$RR = \frac{结素试验阳性人数}{参加结素试验人数}$$

2. 关联强度

病例对照研究因不能计算发病比例或发病密度,所以不能计算危险度比或率比,只能计算比值比(OR)值。在病例对照研究中:

$$OR = \frac{12\ 周复查转变为阳性人数}{12\ 周复查人数}$$

OR 数值范围是从 0 到无限大的正数,不同数值范围表明不同程度的危险性。当 OR = 1 时,表示暴露与疾病无关联;OR > 1 时,说明暴露使疾病的危险度增加,是疾病的危险因素;OR < 1 时,说明暴露使疾病的危险度减小,暴露因素对疾病有保护作用。当然,关联是否有统计学意义,要经过统计学检验后下结论。在疾病病程比较稳定的情况下,采用病例-队列抽样和密度抽样选择对照得到的 OR 值,可以用来估计危险度比或率比。

三、流行病学疾病结局测量基本指标

测量(measurement)是流行病学上的一个基本特征。测量包含了对暴露因素、疾病结局及两者间联系的测量。对研究对象赖以生存的各种微观与宏观环境因素都可能成为暴露因素,是多元素的。

测量指标离不开比(ratio)、比例(proportion)和率(rate)这三个基本概念。

比是两个变量值之商,表示分子与分母间的倍数关系,分子与分母可以是单位相同或不同的绝对数,也可以是相对数(率、比例或比)。比例表示同一事物局部与总体间的数量比值,分子来源于分母,常表达为百分数。

流行病学上的"率"非常复杂,是对某种现象发生频率的测量,是衡量风险的指标。它可能表示某种疾病或状态发生的速度或强度,如发病密度;也可能是诸如罹患率、患病率和病死率,本质上不是一个表示速度的"率",而是一个比例。此外,"率"也可能只是一个比,如婴儿卡介苗接种率、12 周结素试验阳转率、孕产妇卡疤率。

现对常见的疾病结局测量指标、暴露与疾病结局间的关联指标进行一些介绍。常见的疾病结局测量指标有：

（一）测量结核病发病频率的指标

1. 结核病感染率（infection rate）

结核病感染率是指在某个时间内能检查的整个人群样本中，结核病现有感染者人数所占的比例。感染率是反映某病感染水平的一项指标，是评价人群健康状况的常用指标。现状感染率：其性质类似于患病率，所指特定时间内的感染率；新发感染率：其性质类似于发病率，所指某病新感染出现的频率。感染率 =（受检者中阳性人数/受检人数）×100%。

2. 结核病发病率（incidence rate）

结核病发病率是指一定时期内（通常是一年），一定人群中新病例出现的频率。

$$发病率 = \left(\frac{一定期间内的新发病人数}{可能发病人数}\right) \times 100\%$$

3. 结核病累积发病率（cumulative incidence）

当研究人群的数量比较多，人口比较稳定，资料比较整齐的时候，无论某病发病强度大小和观察时间长短，均可用观察开始时的人口数作为分母，以整个观察期内的发病人数作为分子，计算其累积发病率。累积发病率的量值变化范围为 0～1，其流行病学意义有赖于对累积时间长度的说明。发病率和累积发病率的区别在于：发病率的分子是一定期间内的新发病人数。累积发病率指已知未患某病的人群，经过一段特定的观察期（超过一年）之后，发生某病的频率。分子是在某一特定观察期内发生的某病新病例数，分母是观察开始时的暴露人数。某病 n 年累积发病率 = n 年内的新发病例数/n 年内的平均暴露人口数 ×100 000/10 万。

其计算公式如下：

$$CI = \frac{某特定时间内发生的新病例数}{开始观察时的暴露人数} \times K$$

$$K = 100\%, 1\,000‰, 10\,000/10\,万, \cdots\cdots$$

可以发现，CI 的分母是随访的起始人数，是那些具有发病风险的人。报告 CI 时，必须同时说明是多长时间，否则无意义。显而易见，CI 本质上一个比例，无单位，取值于 0～1 之间。应用 CI 时，观察的人口必须是稳定的固定人群或失访比例极低人群。在传染病流行或暴发事件中经常计算的罹患率，就属于观察时间较短，以日、周、月（或一个流行期）为单位而计算的 CI。

4. 发病密度（incidence density，简称 ID）

ID 是真正意义上的发病率，用人时为单位计算出来的率带有瞬时频率性质，称为发病密度，表示一定时间内发生某病新病例的速率，其分子与 CI 无异，但分母中直接加入了时间。最常用的人时单位是人年，以此求出人年发病率。ID 把发病意义喻为一种动态过程。发病密度的量值变化范围是从 0 到无穷大。其计算公式如下：

$$ID = \frac{某人群在观察期内发病例数}{观察期内观察对象人年数}$$

ID 的分母为人时，表示人群处于危险期及感染上疾病的总时间，通常表述为"人·年"（中间点号可省略）。当观察人口出现大的波动时，计算 ID 更准确，这时候计算的 CI 会低估真实的发病风险。队列研究中常计算 ID。实际应用中，常用观察到或报告的病例数作为分子，用年中人口数作为分母计算的发病率，这种类型发病率可与 ID 相比较。

5. 结核病罹患率（attack rate）

罹患率是评价人群新病例数的指标。该指标和发病率相似，表示较短时间内的疾病流行严重程度。罹患率适用于对小范围、短时间内疾病频率的测量。观察时间可以日、周、旬、月为单位。

(二)测量结核病患病率的指标

1. 结核病患病率(prevalence rate)

患病率也称现患率。通常讲的患病率为时点患病率,是指某一具体时点(一般不超过1个月),观察总人数中某病新旧病例所占的比例,常用于描述病程长、起点不明确的慢性病。患病率取决于发病率和病程两个因素,指某特定时间内总人数中结核病新旧病例所占比例。可按观察时间的不同分为期间患病率和时点患病率。结核病的期间患病率是指某观察期间一定人群中患结核病的新旧病例数与同期的平均人数之比,时点患病率是指某一时点一定人群中现患结核病新旧病例数与该时点人数(被观察人数)之比。通常K取$10^5/10$万。

$$时点患病率 = \frac{某一时点某一人群某病新旧病例数}{该时点人数} \times K$$

$$K = 100\%, 1\,000‰, 10\,000/10\,万, \cdots\cdots$$

时点患病率的分子来源于分母,本质上时点患病率就是一个比例。其数值变化随人群发病情况及疾病结局的变化而变动,影响人群中新发病例和现患病例数量增减的因素均可以影响患病率。患病率不能单纯反映疾病的发生,因此不适用于病因研究,而更适用于测量人群中的疾病负担,并用来指导医疗卫生政策制定和卫生资源配置。

2. 续发率(secondary attack rate)

续发率亦称二代发病率,是指某特定人群中第一个病例发生后,在该传染病最短潜伏期到最长潜伏期之间,易感接触者中因受其感染而发病的续发病例占所有易感接触者总数的百分率。续发率是反映该病传染力强弱的指标,可用于分析传染病流行因素,包括不同因素对该病传播的影响;可用来评价预防措施的效果,如对计划免疫、隔离、消毒等措施的评价。

3. 累积发病率(cumulative incidence,简称CI)

累积发病率也称为发病比例、危险度。CI指观察人口比较稳定时,整个观察期内新发患者例数除以开始观察时的暴露人数,表示无病的人群经过一定时间暴露于某种因素后发病的平均概率。

4. 结核病死亡测量指标

结局测量指标中,死亡测量指标较多,如结核病死亡率(mortality rate)、结核病病死率(fatality rate)等。

(1)死亡率

用于衡量某一时期、一个地区人群死亡的危险性,其分子为死亡人数,分母为同期可能发生死亡事件的总人数(通常为年中人数),常以年为单位表示。计算公式如下:

$$死亡率 = \frac{某期间内(因某病)死亡人数}{同期内人口数} \times K$$

$$K = 100\%, 1\,000‰, 10\,000/10\,万, \cdots\cdots$$

这样计算的死亡率也称粗死亡率。不同地区死亡率进行比较时须将死亡率标准化,标准化后的死亡率称为标化死亡率或调整死亡率。对于某些病死率高的疾病,以及病程和(或者)存活时间短的疾病,死亡率与发病率很接近,这时死亡率常用作病因探索的指标。

(2)病死率

表示一定时间内(通常为1年),患某病的人群中因该病而死亡者的比例,可以反映疾病的严重性,也可以反映医疗诊治水平。虽然称作"率",但病死率其实是比例。病死率较多应用于急性传染病,较少用于慢性病。因受疾病严重程度的影响,故应用这个指标评价不同医院的医疗水平时,须注意可比性。

$$病死率 = \frac{某段时间内因某病死亡例数}{同期患某病例数} \times 100\%$$

5. 注意事项

在应用上述这些测量指标时需要注意以下几点:

① 指标应用的条件是否满足。例如，发病比例只适用于稳定的固定人群或失访比例极小的人群，否则计算出的"发病率"会低估真正的发病风险。

② 指标的表述和解释是否符合指标本身的定义和内涵。

③ 凡是涉及不同时间、地区以及人群间某指标的比较时，一定要注意是否均衡可比。

（三）卡介苗接种

① 卡介苗接种率。

② 卡介苗接种阳性率。

③ 卡介苗接种阳转率。

④ 卡介苗接种对结核病的保护率。

第二节　卡介苗接种及预防结核病中的卫生统计学方法

统计方法是认识自然现象特征的重要工具。在卡介苗接种预防结核病及其他常见疾病中，通过卡介苗接种与用其他方法为对照组收集到的资料进行比较，哪些方法、方案取得了什么样的成绩？相互之间的差距是什么？今后努力的方向是什么？如何出台更有效的预防措施与计划？这些问题都要思考。因为，从个体的资料收集和记录，有计划地进行调查研究，在资料积累到一定程度后，就可以运用统计方法将资料科学地进行整理分析，透过众多偶然的、次要的因素阐明卡介苗接种对结核病及其他疾病预防作用的规律性，辨别卡介苗对这些疾病的保护在数量上的差别是否仅是偶然现象，从而得出正确的结论并应用于实际，同时，针对从中发现的问题制定措施、改进工作、提高效率。因为统计学研究的对象是有变异（variation）的个体，在同类的对象中往往存在变异。如果只要分析一个个体，就可以了解总体（population）的这种没有变异的东西，不是统计要研究的对象。统计研究的各种现象的表现结果是一种随机事件（random event）。随机事件是指一次试验结果不确定，而在一定数量重复条件下呈现出统计规律性的事件，所以统计是在一定数量观察的基础上进行研究的方法。

一、应用统计学方法的要求

1. 统计学符号

按 GB 3358—1982《统计学名词及符号》的有关规定，统计学符号一律采用斜体。

2. 研究设计

统计中应告知研究设计的名称和主要方法。例如，调查设计可分为前瞻性、回顾性、横断面调查研究；实验设计应告知具体的设计类型，如自身配对设计、成组设计、交叉设计、析因设计、正交设计等；临床试验设计应告知属于第几期临床试验，采用了何种盲法措施等。设计应围绕 4 个基本原则：重复、随机、对照和均衡。概要说明，尤其要告知具体如何控制重要非试验因素的干扰和影响。

3. 资料的表达与描述

用 $\bar{x} \pm s$ 表达近似服从正态分布的定量资料，用 $M(Q_R)$ 表达呈偏态分布的定量资料，用统计表时，要合理安排纵横标目，并将数据的含义表达清楚；用统计图时，所用统计图的类型与资料性质相匹配，并使数轴上刻度值的标法符合数学原则；用相对数时，分母不宜小于 20，要注意区分百分率与百分比。

4. 统计学分析方法的选择

统计中对于定性、定量等资料，应根据所采用的设计类型、资料所具备的条件和分析目的，选用合适的统计学分析方法，以便对因素之间的交互作用和指标之间的内在联系做出全面、合理的解释和评价。

5. 统计结果的解释和表达

统计中应写明所用统计学方法的具体名称、统计量的具体值进行表达和解释。

二、统计学的几个基本概念

1. 总体与样本

总体是同质的个体所构成的全体。其个体数可以是无穷大,而且只是设想的或是抽象的。例如,结核病患者每一例(个体)都有同质的(病原体为结核杆菌)特征,合起来就是一个总体。在研究中只能对一部分个体进行观察,这种从总体中取出部分个体的过程叫抽样(sampling)。所抽得的那部分个体就叫样本(sample)。在一个样本里可以含有不同的个体数,这个样本所包含的个体数目称为样本含量(sample size)。

2. 抽样误差

由于总体中各个个体存在变异,因此在同一总体中随机抽取若干个含量(个体数)相同的样本,各样本均数(或率)相互间会有所不同,这些样本间的差异同时反映了样本与总体间的差异。这种由抽样而引起的误差,在统计学上称为抽样误差(sampling error)。一般来说,样本越大,越和总体的情况相接近,正确性就越高,抽样误差也就越小。在实际工作中不可能观察太多的对象,只能从一个较小的样本资料来分析研究,计算出一系列的统计指标。这有赖于"概率论"导出的方法去处理。

3. 随机化

随机化(randomization)是抽样研究和抽样分配时十分重要的原则。这是为了使样本对总体有较好的代表性,使抽取样本以前总体中每个个体有同等被抽取的机会,并使抽样误差的大小可以用统计学方法来估计。

4. 概率

概率(probability)是反映某一事件发生的可能性大小的量。必然发生的事件概率为1,不可能的事件概率为0。概率范围一般在0与1之间。概率越接近1,表示这一事件发生的可能性越大;概率越接近0,表示这一事件发生的可能性越小。

5. 统计量与参数

在研究工作中,为了掌握研究对象的某些性质,需要对研究对象做若干次观察,依据观测值所定的量,称为统计量(statistic)。例如,卡介苗接种中有多少卡介菌数最好,有多少活菌数最佳,由一系列数值计算出一个平均数,这个平均数(mean,即样本平均数)是一个"统计量"。样本标准差(standard deviation)和样本的率(rate)也是统计量。这些总体的统计指标数值称为参数(parameter)。

第三节 结核菌素、卡介苗项目中常用的关联性指标

一、结核菌素常用的关联性指标

1. 结素试验率

$$结素试验率(\%) = \frac{实际参加结素试验人数}{本次应参加结素试验人数} \times 100$$

2. 结素试验阳性率

$$结素试验阳性率(\%) = \frac{结素试验阳性人数}{参加结素试验人数} \times 100$$

3. 结素试验复验率

$$结素试验复验率(\%) = \frac{72\text{小时参加复验人数}}{结素试验人数} \times 100$$

4. 结素试验阳转率

$$结素试验阳转率(\%) = \frac{12\text{周复查转变为阳性人数}}{12\text{周复查人数}} \times 100$$

5. 结素试验平均硬结直径计算

在以前的工作中,计算结素试验平均硬结直径,通常采用结素试验平均硬结直径计算。平均硬结直径反映一套变量值的平均水平,不仅能给人以简明概括的的印象,而且便于比较分析。

(1) 小样本资料算术平均数(简称均数)的计算法

当观察数不大时,可将各观察值相加除以观察值个数,算出均数。

$$\bar{x} = \frac{X_1 + X_2 + X_3 + \cdots X_n}{n} = \frac{\sum X}{n}$$

X_1、X_2、X_3……X_n 为各观察值,$\sum$(读 Sigma)为总和的代号。n 为观察值的个数。

例如:10 名学生接种液体卡介苗后 12 周结素试验反应硬结直径分别为(mm)8.0、9.0、10.0、11.0、6.0、9.0、8.0、7.0、13.0、6.0。

$$\bar{x} = \frac{8.0 + 9.0 + 10.0 + 11.0 + 6.0 + 9.0 + 8.0 + 7.0 + 13.0 + 6.0}{10} = 8.7(\text{mm})$$

(2) 大样本资料均数的计算法

当观察值个数过大(如数百、数千或更大)时,上述计算均数的方法相当麻烦且容易出错,此时,可采用简捷法来计算。下面先简单介绍有关均数的一些特性。

① 每个观察值同时加(或减)一个常数,均数的变化也同样是加(或减)这个常数。

例如:6、8、11、15 的均数为 10;

每个数加 2,变为 8、10、13、17,其均数变为 10 + 2 = 12;

每个数减 3,变为 3、5、8、12,其均数变为 10 - 3 = 7。

② 每个观察值同时乘(或除)以一个常数,均数的变化也同样是乘(或除)以这个常数。

例如:6、8、10、12 的均数为 9;

每个数各乘以 2,依次变为 12、16、20、24,其均数变为 9 × 2 = 18;

每个数各除以 2,依次变为 3、4、5、6,其均数变为 9 ÷ 2 = 4.5。

掌握了上述特征,对大样本均数的计算即可采用简捷法来操作。其原理是:各组中值同时减去一个常数(即假定均数,一般取与最大频数对应的组中值),然后除以另一个常数(组距)。用这种方法计算得的均数显然是一个缩小的均数,然后再乘以组距,加上与最大频数相对应的那一组组中值,那就应该仍旧等于用原始数据计算得到的均数。

计算前先填下表:

课题名称:　　　　　　　　　　　　　　　　　　　　　　　　　　　　　　年　　　月　　　日

组值	组中值	f	d	fd	fd^2
0	1				
2	3				
4	5				
6	7				
8	9				
10	11				

续表

组值	组中值	f	d	fd	fd^2
12	13				
14	15				
16	17				
18	19				
20	21				
22	23				
24	25				
26	27				

$$\bar{x} = X_0 + \frac{\sum fd}{N} \times i$$

$$SD = \sqrt{\frac{\sum fd^2 - \frac{(\sum fd)^2}{N}}{N-1}} \times i$$

$$SE = \pm \frac{SD}{\sqrt{N}}$$

计算步骤：

a. 首先计算结素试验的人数并分别统计结素反应的不同结果,然后将相同反应类别的人数加在一起,如无反应的有158人,1 mm反应的有152人,则0~1 mm反应的有310人,在组值"0"栏中 f 项填入310人；如反应2 mm的有258人,反应3 mm的有352人,则反应2~3 mm的有610人,在组值"2"栏中 f 项填入610人；余按此类推。

b. "d"栏中,先任选一项为0（假定均数所对的项）,向上每格分别填入 -1、-2、-3……,向下每格分别填入1、2、3、4……（由于假定均数接近于真正时计算方便,而通常真正均数大约在总频数一半附近,所以假定均数放在总人数一半附近,或放在最大频率相对应那一组的组中值均可）。

c. 将 f 与 d 相乘为 fd 项。

d. 将 f 与 d^2 相乘为 fd^2 项。

e. 把数据代入公式进行计算即可（公式中符号意义: $\bar{x}$ = 均数, X_0 为假定均数, SD = 标准差, N 为观察人数, SE = 标准误, i 为组距）。

上述是以前曾使用的方法,现在根据实际,使用软件输入数据即可。

二、卡介苗接种中常用的关联性指标

$$卡介苗接种率(\%) = \frac{接种卡介苗人数}{结素试验阴性人数} \times 100$$

$$卡介苗接种12周阳转率(\%) = \frac{接种卡介苗人数}{结素试验阳性人数} \times 100$$

$$卡介苗保护率 = \frac{接种卡介苗未发生结核病人数}{卡介苗接种总人数} \times 100$$

（马丙强）

第三十六章　卡介苗接种的规划、组织及实施

一、国际概况

一个国家或一个地区要不要接种卡介苗,给谁接种,什么时候接种,用什么方法接种等皆为制定规划需要考虑的问题。据 Loote 等 1972—1974 年调查 172 个国家和地区,当时统计全世界已接种了 10 亿人。在 169 个国家中 46 个国家是有法令规定的,广泛接种卡介苗的 68 个国家中,接种规模较大的有 36 个国家,极少接种卡介苗的有 19 个国家。国内外统计情况皆表明,卡介苗接种普及的地区,接种质量高的地区,结核病疫情下降明显。

给谁接种和什么时候接种卡介苗,一般是根据一个地区结核病流行情况来决定的,大致可分三种情况:

1. 结核病流行情况严重地区

结核病流行严重表明结核病防治工作尚未开展,传染源未被控制,新生儿应为主要接种对象。争取在新生儿出生后 3 个月内完成接种,接种率应达到 95% 以上,接种后阳转率应为高水平的。世界卫生组织提出年感染率高于 10% 时或 6 岁儿童感染率为 1%~5% 时都应给新生儿接种卡介苗。15 岁以下各年龄组皆应进行普种,连种数年。

2. 结核病流行情况好转地区

一个地区在开展结核病防治工作后,传染源逐渐被控制,年感染率、发病率下降,在这一情况下:

① 新生儿仍为初种对象,还应系统地对一定年龄组进行复种,使人群中继续保持一定水平的保护力,称为"维持阶段"。例如,东欧一些国家以 3、7、11、14、17 岁为复种年龄;拉美一些国家每 5 年复种一次;日本自 1948 年对 30 岁以下人群进行普种,此后日本 45 岁以下人群超过 70% 接种了卡介苗,15 岁以下平均种 3.3 次,自 1973 年开始定期化,每 3 年种一次,1974 年开始规定小学一年级学生、中学毕业生为复种对象。

② 当感染率下降至一定水平时,初种卡介苗年龄将由新生儿推迟至入学年龄;进一步下降时可推迟至 12~14 岁。例如,丹麦对 7 岁儿童进行第一次接种;日本 1973 年年感染率为 0.2%,预测年感染率低于 0.1% 时初种将推迟至小学一年级。当入学儿童年感染率低于 2% 时,初种推迟至小学毕业年龄,如挪威、英国。

3. 结核病流行情况较低地区

结核病流行情况较低地区由于感染机会减少,感染率下降,发病率也随之下降,卡介苗接种可有以下 4 种情况:

① 初种年龄推迟,而且只接种一次即可。

② 只对易发病人群进行选择性接种,如活动性结核病人的家庭接触者、青年医务人员及自结核流行情况低的地区到流行严重地区的儿童与青年人。

③ 北欧一些国家结核感染率、发病率虽已很低,但由于每年由国外移民较多,平衡了费用与收益的比例,所以接种卡介苗较发病所造成的损失还是经济的。

④一些国家由于结核流行情况很低,所以只对易感人群定期进行结素试验,对新感染者给予化学预防,如美国、澳大利亚。

在我国,由于卡介苗接种是结核病防治工作的基础,它具有经济、简便、安全、有效的特点,因此卡介苗接种工作应根据国家卫生计生委办公厅《关于印发预防接种工作规范的通知(2016年)》精神执行。卡介苗接种的组织工作包括组织领导、卡介苗接种工作中的计划与培训、卡介苗的供应、宣传工作及登记与统计工作等。以北京市为例,卡介苗接种工作业务领导部门是北京市公共卫生局,主管部门为北京市结核病防治所。

二、卡介苗接种计划与培训

大规模的卡介苗接种工作是一项既带有政治性,又有技术性,要求严格、时间性强的细致工作。要做好这项工作,必须依靠有关领导,发动群众积极参与才能做好。每个接种地区,要把卡介苗接种工作纳入整个卫生工作计划,并且与有关部门协商,共同安排。例如,北京市每年由市结核病防治所与市卫生防疫站共同拟订年度、季度的工作计划,与防疫注射错开时间,以免发生冲突。同时北京市按季度制订指标和要求,经过市卫生局妇幼卫生科及医院管理科的同意后,由市卫生局向各区卫生科下达执行。各区的卡介苗接种工作是由区妇幼保健所、区医院(卫生院)妇幼组织或结核病防治所负责,各区接种站是由各区不同系统的医院产科、保健科、公共卫生科实施。目前这项工作已经被纳入计划免疫,有接种制度,有专人负责接种工作。如果对大面积人群开展接种,首先必须要有健全的组织、合理的规划,根据任务的大小,抽调一定数量的医务人员、乡村医生、卫生员建立临时性专业队伍,进行扎实的1~3天的培训:理论联系实际,贯彻少而精原则;加强思想教育,认识该项工作意义;在理论学习基础上组织实习,使每个参加培训人员均能详细熟悉操作技术过程(包括接种处的消毒,抽吸菌苗,如何进针、退针,注射深度,注射剂量,观察反应,测量硬结大小),要相互操作,保证接种质量,杜绝差错、事故的发生,掌握副反应的处理技术。

三、卡介苗的供应

由于卡介苗有时间要求,产品存放时间越久,活菌数越少,效果越差。因此,生物所往往根据计划生产。所以,使用单位要预先订购。购得菌苗后要做好分配计划的安排,包括冷链运输、冷藏。要精打细算,避免浪费。只有选择好接种地点,布置好适宜的环境,有人维持好秩序,有条不紊地接种,才能不发生意外,收到应有的效果。

四、宣传工作

该项工作是做好卡介苗接种工作的重要环节。利用各种有效的宣传方式和工具,深入群众,让人们充分了解卡介苗接种的意义、接种对象、注意点、接种的反应过程、可能的异常反应及处理方法等。这样才能使受试者充分配合接种工作。

五、登记与统计工作

对接种对象,按照卡介苗接种表要求的内容,逐项做好登记,包括姓名、性别、年龄、日期、时间,有无不良反应,什么时候观察的结果及结果如何,同时记录菌苗生产单位、产品批号。这些均是监测工作的一部分。然后做好统计工作。统计工作也是总结工作,其内容包括经验是什么,教训是什么,这些为进一步做好以后的工作打好基础。

在如何做好卡介苗接种工作、提高效益方面的探讨中,周青等采用前瞻性评估系统流程的医疗失效模式与效应分析(healthcare failure mode and effect analysis,简称HFMEA)规范新生儿卡介苗接种流程,从流程中找出潜在失效模式、潜在失效原因与潜在失效后果,进行危害分析与决策树分析,对于需优先解决的问题制定并实施有效的控制措施,从而降低了卡介苗接种工作中的风险,提高了卡介苗接种的安全性。

王秋采用舒适护理联合疼痛护理用于小儿卡介苗接种的护理方法,提高了医务人员对小儿卡介苗接种不良反应的认识,减少了不良反应给患儿带来的痛苦,有利于患儿的健康恢复。

(张成富)

附录

卡介苗接种工作方案

1982年5月在上海召开的全国结核病防治学术会议上讨论并制定了全国结核病防治规划和三个技术方案(流行病学、卡介苗接种、化疗)。现将北京市根据该卡介苗接种工作方案制订的北京方案(1982)录于下:

卡介苗接种是基础免疫的组成部分,是预防儿童结核的有效措施。中华人民共和国成立以来,我国推行卡介苗接种工作,取得了明显的效果。但鉴于我国目前结核病疫情还比较严重,接种工作开展得还不平衡,接种工作质量也有待进一步提高。为此,根据1978年卡介苗接种工作方案及1981年全国卡介苗学术会议纪要,制订本方案,发全国各地遵照实施。

一、卡介苗接种工作的组织领导

① 在卫生部领导下,由北京、上海全国结核病防治研究中心及其分中心负责全国卡介苗接种工作的规划、人员培训、技术指导和科学研究等有关事宜。

② 在各级卫生行政部门统一领导下,结核病防治机构应主动与卫生防疫站、妇幼保健机构共同协商,统筹安排,把卡介苗接种计划纳入当地预防接种计划之内。结核病防治机构负责组织计划、人员培训、菌苗供应、技术指导、督促检查、效果考核、科学研究、统计报表、编制宣传材料等有关接种工作。妇幼保健机构应把卡介苗接种作为儿童保健的一项重要措施,做到出生后及时接种,形成制度。

③ 暂未设结核病防治机构的地区,由当地卫生行政部门指定卫生防疫站或妇幼保健机构负责卡介苗接种工作。

④ 凡负责卡介苗接种工作的机构,应指定受过训练的责任心强并有一定工作能力的专职人员负责此项工作,并应相对稳定,以提高工作质量,防止事故发生。

二、接种单位的分工

① 新生儿卡介苗接种工作,由妇幼保健机构负责,各产院、各级医院产科、街道医院、公社卫生院、大队接生员、赤脚医生负责接种。

② 学龄前、学龄儿童和青少年的卡介苗接种工作,由卫生防疫站、妇幼保健所(站)地段医疗机构、公社卫生院、农村医疗站负责。

③ 厂矿企事业单位、大中院校等的医疗机构应负责做好本单位儿童的卡介苗接种工作。

④ 结核病防治专业机构应建立卡介苗接种站,开展经常性接种工作。

三、卡介苗接种方法

目前接种的主要方法有皮内法与皮上划痕法,各地因情况不同,目前可选用适合于本地区的接种方法。但应创造条件,采取免疫效果较好的皮内法接种。为避免发生误种,同一局部地区不应同时使用两种方法。

不做结核菌素试验直接接种卡介苗已被认为是安全的接种方法。各地可根据疫情情况,采用做结素试验或不做结素试验直接接种法。但在推行直接皮内接种法前必须有本地的试点经验。

1. 结核菌素试验

局部皮肤常规消毒后,用 1 mL 蓝芯针管取 1:200 稀释旧结核菌素 0.1 mL(合 5 个结核菌素单位)注射于左前臂掌侧中部皮内。72 h 观察反应结果(如因特殊情况未能查验反应,可在 48~96 h 之内观察)。用手摸硬边缘,量出其纵横直径,凡平均直径达 5 mm 及以上者为阳性反应,小于 5 mm 者为阴性反应,阴性反应且无禁忌证者应接种卡介苗。

2. 卡介苗接种方法

(1) 皮内注射法

局部皮肤常规消毒后,用 1 mL 蓝芯针管将皮内注射用卡介苗(0.5~0.75 mg/mL)0.1 mL 注射于左上臂三角肌外缘下端皮内,使局部皮肤呈现一个凸起的小白疱。

(2) 皮上划痕法

将皮上划痕卡介苗(50~70 mg/mL)用力摇匀,消毒后打开安瓿。用针管安上 4 号或 $4\frac{1}{2}$ 号针头取菌液,在左上臂三角肌下缘局部皮肤常规消毒并待乙醇干后,滴 2 滴于局部皮肤上,以左手绷紧皮肤,右手取大号缝针(缝针用 75% 乙醇浸泡消毒,待乙醇干后用),通过菌液,与皮肤成 45°角,划一"井"字,每痕长 1.5 cm,两条痕间隔 0.5 cm,以划破表皮见血为宜,待菌苗阴干后穿衣。

3. 注意事项

① 卡介苗和结核菌素的保存,应由专人负责,不能与其他药物混放。皮内用卡介苗、皮上用卡介苗、结核菌素应注意分开存放。

② 液体卡介苗与结素必须保存在 2~10℃ 的冷暗处(可用冰箱、冰瓶或适宜方法冷藏)。冻干卡介苗也宜冷暗保藏。

③ 勿在阳光直接照射下进行结核菌素试验或卡介苗接种。

④ 结核菌素试验或卡介苗接种前应询问被接种者健康情况。凡患急性传染病(如麻疹、百日咳、猩红热、伤寒、痢疾、流感、肺炎等)痊愈后不满一个月及有全身广泛性皮肤病的患者暂不接种;有结核病、慢性全身性疾病(肝炎、心脏病、肾脏病)过敏史、免疫缺陷和癫痫、癔症等精神系统疾患者也不宜接种。

⑤ 在进行直接接种卡介苗时,接种对象家中如有肺结核患者,应先做结核菌素试验,对阴性者予以卡介苗接种。

⑥ 卡介苗与结核菌素在使用前应该核对品名、浓度、有效期和使用方法。如菌苗过期或安瓿有破裂,或启开安瓿达 30 min 以上者,应废弃不用。严禁将皮上划痕卡介苗用作注射。

⑦ 菌苗容易发生沉淀,使用前(包括已抽在注射器内)应用力摇匀。

⑧ 按扩大免疫要求,卡介苗与百白破、麻疹、小儿麻痹症疫苗采用同时不同臂等方法同时接种是可行的,但其他生物制品预防接种后半个月,方可进行卡介苗接种;卡介苗初种后一个月(复种半个月),可进行其他预防接种。

⑨ 卡介苗和结核菌素针管、针头必须分开使用,不能用于其他注射。针管、针头严格消毒,每接种一人应换一个针头、换一根缝针。

⑩ 结核菌素试验后,局部发生水疱或溃疡,卡介苗接种后如引起淋巴结肿大等强反应,应及时治疗处理。

⑪ 做好接种登记工作,注意原始接种材料的保存与管理。

⑫ 在接种工作中若发生差错事故或异常反应,应及时查明原因,积极妥善处理并及时逐级上报。

四、接种对象

1. 初种

以新生儿为主要接种对象,并应在其出生后 3 个月(最迟不超过 1 年)内接种,入伍新兵、大学新生、边远地区派出人员亦应列为接种对象。边远地区儿童青少年在进入城市前 2~3 个月接种卡介苗。

2. 复种

在初种基础上，对小学一年级、初中一年级学生进行复种。视必要与可能，也可根据结核病流行情况给其他年龄人群复种。

新开展卡介苗接种工作的地区，在集中力量做好新生儿接种工作的同时，也可进行 15 岁以下儿童的普种工作，并逐步开展按年龄组的复种。

五、效果考核等研究工作

各级结核病防治机构应切实掌握本地区卡介苗接种计划执行情况，考核接种质量。各地区每年抽查一部分新生儿及复种卡介苗后 12 周结核菌素的阳转率，观察接种后局部及局部淋巴反应，了解不同地区、不同接种人员的接种质量与菌苗质量；有计划地对不同地区进行卡痕抽样调查，了解接种普及率；了解儿童结核病疫情特别是结核性脑膜炎发生率的下降情况。

从提高接种质量与实际工作出发，制定研究课题，与有关单位协作进行。

六、宣传和培训

必须做好宣传和培训工作。各省、市、自治区应为所辖地（市）、县培训接种骨干，尽量减少培训层次，注意理论结合实际，着重实际操作，做到思想、组织、技术落实，以保证接种工作的质量，每次普种前都要组织接种人员进行短期培训，考核及格者方可参加接种。结核病防治机构应经常组织业务学习与科普讲座，不断提高专业人员的业务水平，并与有关部门配合，做好卡介苗接种的宣传工作。

七、经费

各地应将卡介苗经费列入各级卫生经费预算中，统一安排，合理使用。有关卡介苗接种所需的生物制品经费、接种材料的消耗费、集体所有制单位参加接种人员的误工补贴、储存菌苗冷藏设备及接种所需器材等经费，应根据卫生部 1980 年卫防字第 3 号文件中关于《预防接种工作实施办法》规定办理。

八、报告制度

卡介苗接种情况应按统一报表逐级上报，应于每年第一季度内，将各省、市（区）上年度接种结果分别报给结核病防治研究中心及其分中心，然后汇总上报卫生部。

（张成富）

参 考 文 献

[1] 安燕生,张立兴,屠德华.流动(非北京市户籍)人口对北京市结核病流行的影响[J].中国防痨杂志,2004,26(6):319-323.

[2] 安云庆.用生物发光测定法取代现行卡介苗活菌计数法的实验研究[J].首都医学院学报,1988,9(3):189-194.

[3] 白丽琼,肖水源,张贻瑞,等.结核病疾病负担研究进展[J].中国防痨杂志,2013,35(1):77-80.

[4] 白淑芳,秦大山,刘国栋.卡介苗灌注治疗膀胱癌的合并症[J].中华泌尿外科杂志,1990,11(6):335-337.

[5] 白咸勇,贾秀红,成令忠,等.干扰素和卡介苗对大鼠肝癌发生的影响[J].解剖科学进展,1997,3(3):242.

[6] 白旭华,霍万学.结核杆菌感染T细胞介导免疫应答研究的新进展[J].微生物学杂志,2012,32(1):75-79.

[7] 柏银兰,宁唤唤,徐志凯.卡介苗诱导的固有免疫记忆[J].细胞与分子免疫学杂志,2018,34(10):949-953.

[8] 包国建.丝裂霉素C与卡介苗膀胱灌注预防膀胱癌术后复发的疗效观察[J].中国现代应用药学,2007,24(7):650-652.

[9] 宾泽林,杨学峰,李少波.1 392名新生PPD阳性与胸部X线分析[J].实用预防医学,2005,12(1):131-132.

[10] 蔡玲斐,杨艳宏.六种结核杆菌培养基的制作及生长情况的比较[J].健康研究,2009,29(4):256-258.

[11] 曹友文,王蒙,汪腾和.卡介苗PPD与人型PPD及OT试验在小儿反应强度的临床观察[J].江苏医药,1991(8):433.

[12] 长沙市卫生局防治气管炎研究室.慢性支气管炎和感冒易感者死卡介苗治疗前后免疫状态的观察[J].中华结核和呼吸系疾病杂志,1980:160-162.

[13] 常金凤.卡介菌多糖核酸注射液皮损内注射治疗寻常疣[J].中国新药与临床杂志,2003,22(3):187-189.

[14] 陈保文,沈小兵,都伟欣,等.我国卡介苗保护力评价参考体系建立的探讨[J].中国防痨杂志,2012,34(3):150-153.

[15] 陈泊.结核病与白血病[J].中华内科杂志,1965,13(3):264-266.

[16] 陈朝晖.卡介菌多糖核酸膀胱灌注预防膀胱癌术后复发[J].肿瘤学杂志,2005,11(3):239.

[17] 陈涤平,张宇.三种不同化疗药物膀胱灌注预防浅表性膀胱癌术后复发的疗效比较[J].现代泌尿外科杂志,2008,13(2):121-123.

[18] 陈健康,许强.滴金免疫法快速检测结核血清抗PPD IgG的初步研究[J].安徽预防医学杂志,2001,7(5):388-389.

[19] 陈军,刘晓俊,袁凤花,等.卫生经济学评价在结核病防治工作中的运用[J].中国公共卫生管理,2018,34(2):259-262.

[20] 陈丽萍,胡永峰.武汉某高校新生结核菌感染和肺结核患病情况调查[J].中华全科医师杂志,2005,4(7):424-425.

[21] 陈强,沈忠.淮安市4所中学3 661名中学生结核菌素试验结果分析[J].中国校医,2011,25(3):163.

[22] 陈守君,肖和平.血清结核抗体检测及结核菌素试验对肺结核病诊断的价值[J].临床内科杂志,1999,16(5):252-254.

[23] 陈维刚,刘砚玉,徐书玲,等.肺癌胸腔积液的卡介苗素治疗[J].实用癌症杂志,1991,6(2):123-124.

[24] 陈维刚,徐书玲,刘砚玉,等.恶性黑色素瘤82例临床分析[J].青岛医学院学报,1992,28(4):323-325.

[25] 陈伟,陈秋兰,夏愔愔,等.2008—2012年全国学生结核病疫情特征分析[J].中国防痨杂志,2013,35(10):949-954.

[26] 陈曦,王丽.2009-2012年中央财经大学入学新生PPD试验结果分析[J].中国防痨杂志,2013,35(11):887-890.

[27] 陈向东,吴梧桐.重组卡介苗的研究与应用[J].药学进展,2003,27(5):259-263.

[28] 陈晓梅.某大学1995—2001级学生结核发病情况与PPD试验关系分析[J].中国校医,2008,22(3):301-302.

[29] 陈一舫,王慧,谭礼智.卡介菌酚提取物对小鼠巨噬细胞的激活作用[J].湖南医学院学报,1988,13(2):117-121.

[30] 陈振华,范雄林.卡介苗初次免疫-增强免疫策略抗结核病的研究进展[J].中国防痨杂志,2012,34(3):188-191.

[31] 陈振华,余艳艳,王珏,等.161例肺外结核全血γ-干扰素释放试验QFT-GIT结果分析[J].中国卫生检验杂志,2017,27(18):2639-2641.

[32] 程华,栾宝珍,苗成英.7~8岁儿童卡介苗复种前结核菌素试验分析[J].中华儿童保健杂志,1996,4(4):240-241.

[33] 程建杰,党昶永.卡介菌多糖核酸药理作用及临床应用概述[J].中国药师,2010,13(11):1660-1662.

[34] 程龙龙,姜述堃,杜阳,等.银屑病的发病机制及其研究进展[J].医学综述,2019,25(2):227-232.

[35] 程鹏飞,刘朝阳,陈艳红,等.卡介苗生产用菌株的遗传稳定性研究[J].中国生物制品学杂志,2013,26(10):1361-1365.

[36] 程万民.Th细胞及其分化调节[J].国际免疫学杂志,2007,30(3):167-170.

[37] 崔灵绸,穆沛红.一起高校结核病聚集性疫情调查分析[J].中国肺痨杂志,2016,38(1):74-76.

[38] 崔为国,王林,王哲,等.HIV/AIDS患者结核菌素反应及与CD4细胞关系[J].中国公共卫生,2005,21(6):677-678.

[39] 崔帷,靳鸿建.根据结核菌素反应强度界定学生预防服药标准的探讨[J].临床肺科杂志,2006,11(4):467-468.

[40] 戴洁,史景云,梁莉,等.非结核分枝杆菌肺病的CT表现:与继发性肺结核CT表现比较[J].中国防痨杂志,2014,36(8):706-709.

[41] 单渊东.DA 和 VDCP 等方案治疗成人急性白血病[J].中华内科杂志,1992,31(3):139-142+187.

[42] 邓国英,杨淑凤,刘欣,等.抗结核分枝杆菌疫苗的研究进展[J].中国微生态学杂志,2018,30(1):109-113.

[43] 邓辉,马春清,方长明,等.微波加卡介苗多糖核酸联合治疗尖锐湿疣的临床观察[J].临床外科杂志,2005,13(2):77.

[44] 董高宏,张衍国,魏凯军,等.65 年疣状皮肤结核病一例[J].中国防痨杂志,2011,33(12):844-845.

[45] 董梅,佟爱华,孙彬,等.活动性肺结核患者诊断指征与抗体水平观察[J].中国误诊学杂志,2009,9(10):2269-2271.

[46] 都本业.结核病的变态反应和免疫产生的物质基础[J].重庆医药,1974(3):31-36.

[47] 杜启超.招工健检中流动人口涂阳肺结核发现率的评价[J].中国防痨杂志,1998,20(1):14-15.

[48] 端木宏谨.儿童肺结核的常见类型及其年龄特征[J].实用儿科杂志,1990,5(5):228-229.

[49] 鄂永安.小青龙汤合卡介菌多糖核酸治疗变应性鼻炎 80 例[J].陕西中医,2003,24(12):1093-1094.

[50] 樊培禄.关于接种卡介苗和结核菌素试验的一些问题[J].实用儿科临床杂志,1998,13(1):50-51.

[51] 樊晓宁.结核变态反应 13 例临床分析[J].天津医药,2002,30(4):246.

[52] 范若兰,高东哲.结核菌状况在结核病发病和流行中的意义[J].中国防痨杂志,1984(1):30-32+19.

[53] 范水平,吴孝贤,李志钢.抗结核抗体和 PPD 试验对结核免疫反应性疾病诊断价值的探讨[J].张家口医学院学报,1998,15(3):50-52.

[54] 范小勇,李忠明,朱亚峰.结核病疫苗研制的免疫优化策略及新疫苗研究进展[J].中华微生物学和免疫学杂志,2013,33(1):56-65.

[55] 范亚可,张廷熹,李孟荣.PPD 反应与发作期哮喘患儿 ECP、IgE 及细胞因子表达的关系[J].中国当代儿科杂志,2003,5(1):20-22.

[56] 方敏,龚非力,李卓娅,等.卡介苗活化的 CD1-限制性细胞毒 T 细胞的抗膀胱癌效应[J].华中科技大学学报(医学版),2002,31(3):242-244.

[57] 房登楼,赵宝军,张进国,等.中小学生结核菌素纯蛋白衍化物试验阳性者结核病检出情况分析[J].河北医学,2012,34(7):1068-1070.

[58] 冯景济,宋达,陈瑛,等.旧结核菌素试验所致视乳头脉络膜炎一例报告[J].中国防痨杂志,1985(1):31.

[59] 冯学斌,马永红.常规人型-PPD、BCG-PPD、PHA 三联皮肤试验的临床应用及评价[J].滨州医学院学报,1995,18(6):21-23,142-143.

[60] 冯学胜,汤剑猷,郑仲承,等.人 TNF-α 基因转染的人肝癌细胞稳定高表达细胞克隆 SMMC7721-TNF 的建立及其部分生物学特性的初步观察[J].中华肿瘤生物治疗杂志,1995,2(4):275-276.

[61] 伏英.婴儿卡介苗接种的护理干预[J].生物医学工程与临床,2012,16(4):388-389.

[62] 付强民,左小强,李艳丽.关于奶牛结核病的探索[J].肉品卫生,2002(12):29+31.

[63] 傅勤,董永兰,夏凤琴,等.BCG-CW 对荷瘤小鼠 NK 细胞杀伤活性及胸腺细胞增殖能力的影响[J].实用肿瘤学杂志,1999,13(3):182-184.

[64] 甘小艳.阿昔洛韦联合卡介菌多糖核酸治疗频发性生殖器疱疹的临床观察[J].中国皮肤性病

学杂志,2008,22(6):390-391.

[65] 高波,贾林,武贵宏,等.7 914例新生儿卡介苗接种情况分析[J].中国防痨杂志,2003,25(4):278.

[66] 高东旗,乔杨,赵景平,等.某部肺结核发病感染情况及其危险因素分析[J].解放军预防医学杂志,2016,34(1):23-25.

[67] 高东哲,马淑萍,张鹏翀,等.接种BCG前后血内抗BCG-IgG水平的变化[J].中华结核和呼吸杂志,1987,10(3):168-170.

[68] 高桂英,张天民.全身播散性卡介苗感染[J].中国防痨杂志,1999,21(2):107-108.

[69] 高莹.卡介菌多糖核酸注射液治疗湿疹的临床疗效观察[J].中国药师,2008,11(6):701-702.

[70] 高玉然,张翠英,董恩军,等.2010—2011年某军校新学员结核菌素试验结果分析[J].预防医学情报杂志,2013,29(11):979-981.

[71] 高再发,胡修芝.结素实验的复强作用观察[J].中国防痨杂志,1993,15(4):183.

[72] 葛锡锐.生物应答调节剂[J].中国免疫学杂志,1991,7(6):381.

[73] 龚小明,朱春.卡介菌多糖核酸防治小儿反复呼吸道感染疗效观察[J].安徽医学,2007,11(10):887.

[74] 谷宝军,冯超,谢弘,等.密集膀胱灌注对抑制非肌层浸润性膀胱肿瘤术后复发的随机对照研究[J].临床泌尿外科杂志,2011,26(4):249-253+257.

[75] 管红云,谭卫国,杨应周,等.深圳市学生肺结核发病影响因素的病例对照研究[J].中国防痨杂志,2016,38(6):486-492.

[76] 郭建丽,刘瑛,刘玉清.5 534例高校新生卡介苗接种情况和PPD试验结果[J].中国公共卫生,2002,18(2):219-220.

[77] 郭建民,王炎民,张玉洪,等.经尿道汽化电切术治疗浅表性膀胱癌[J].吉林医学,2005,26(6):645.

[78] 韩端发,马腾骧,王文成,等.BCG灌注对外周血免疫细胞的调节及其功能的影响[J].中华泌尿外科学杂志,1994,15(2):100-103.

[79] 韩瑞发,马腾骧,董亚利,等.BCG对膀胱黏膜结构的影响及肿瘤超微病理的研究[J].中华泌尿外科杂志,1995,16(4):208-210.

[80] 郝建华.一起误将卡介苗当流脑苗注入肌肉层的处理[J].上海预防医学杂志,1999,11(10):471.

[81] 郝莉莉,邓文彦,柳吾录.BCG接种并发钙化上皮瘤1例[J].中国防痨杂志,1993,15(1):42+49.

[82] 郝玉玲,伏明菊.卡介苗的接种及注意事项[J].医学理论与实践,2005,18(9):1108-1109.

[83] 何广学,张立兴,屠德华,等.测量皮内结素试验反应两种方法的对比研究[J].中国防痨杂志,1997,19(3):133-136.

[84] 何礼贤.非结核分支杆菌医院感染的暴发流行[J].中华结核和呼吸杂志,2000,23(5):266-267.

[85] 何维.医学免疫学[M].2版.北京:人民卫生出版社,2010.

[86] 贺维烈.OT及PPD-C对新生儿卡介苗接种12周阳转考核的观察[J].中国防痨杂志,1987(1):13.

[87] 洪幼萍,何惠霞,李乐飞,等.不同时间接种卡介苗免疫成功率的比较[J].浙江预防医学,1999(5):16-17.

[88] 侯松萍,董震,关桂梅.卡介菌多糖核酸(BCG-PSN)吸入对肺炎大鼠肺组织β防御素mRNA表

达的影响[J].中华结核和呼吸杂志,2005,28(8):555-557.

[89] 胡宏根,陈国裕.扬州市江都区某中学结核病聚集性疫情调查报告[J].江苏预防医学,2013,24(2):48-49.

[90] 胡京坤.新生儿接种卡介苗后卡痕与结核菌素反应之关系[J].中国防痨杂志,2010,32(8):475-476.

[91] 胡静,熊邦泽.卡介苗多糖核酸治疗慢性支气管炎稳定期临床观察[J].中国医药指南,2008,6(24):24-25.

[92] 胡理明,赵媚媚,王谦,等.卡介苗免疫疗法对急性白血病复发病例再缓解的临床研究[J].白血病,1995,4(1):23-25.

[93] 胡美芳.131例结核病血沉、结核菌素、血清球蛋白、血小板数临床分析[J].中国预防医学杂志,2003,4(3):221.

[94] 胡鹏,殷宜文,赵晓荣.卡介苗的临床新用途[J].西北药学杂志,1997,12(3):131-132.

[95] 胡天勇,彭义莉,刘桂兰,等.结核菌素试验复强反应与血清IgE含量关系的研究[J].中国防痨杂志,1997,19(1)27-28.

[96] 胡忠义,杜寿昌,陆东明,等.酶联免疫吸附试验检测腹水结核抗体的初步研究[J].中华内科杂志,1987,26:146-148.

[97] 胡忠义.非结核分支杆菌与医院感染的暴发流行和预防控制[J].疾病控制杂志,2000,4(12):350-353.

[98] 湖南省死卡介苗防治慢性气管炎协作组.死卡介苗防治慢性气管炎、感冒和流感的临床和实验研究[J].中华内科杂志,1976(5):286-290.

[99] 黄方,杜先智.结核菌素纯蛋白衍生物刺激人γδT细胞效应分析[J].第三军医大学学报,2011,33(5):481-484.

[100] 黄华琼.BCG预防人类疾病的研究进展[J].国外医学(预防诊断治疗用生物制品分册),2005,28(6):251-254.

[101] 黄欢欣,黎炽森,黎启明,等.某校1起结核病爆发疫情的调查处理[J].中国校医,2011,25(5):343-344.

[102] 黄建,冯培忠,许纯兰.不同菌种卡介苗人体免疫比较[J].中国生物制品学杂志,1993,6(1):38-42.

[103] 黄建,王国治,许纯兰,等.国产治疗用卡介苗预防浅表性膀胱癌术后复发及不良反应的观察[J].中国生物制品学杂志,2010,23(4):419-421.

[104] 黄建,王国治.应用卡介苗防治膀胱癌的反应及效果[J].中国生物制品学杂志,1994,7(2):92-96.

[105] 黄建,晏子厚,王志,等.丹麦2株卡介苗人体反应及效果观察[J].中国生物制品学杂志,1998,11(2):123-125.

[106] 黄建.中国分支杆菌类免疫调节剂的评述与展望[J].微生物学免疫学进展,2002,30(1):56-60.

[107] 黄建.纯卡介菌素(BCG-PPD)[J].河南预防医学杂志,1990,1(1):73-74.

[108] 黄建.纯卡介菌素对人群的敏感性和特异性比较观察[J].中国公共卫生学报,1991,10(1):18-20.

[109] 黄建.国内外卡介苗治疗膀胱癌的经验与展望[J].微生物学免疫学进展,2003,31(1):26-30.

[110] 黄建.我国结核菌素的研制和应用现况[J].中国防痨杂志,1994,16(3):141-143.

[111] 黄璐,何毅,陈羽,等.大批量结核菌素试验注射管理流程体会[J].遵义医学院学报,2010,33(5):464+467.

[112] 黄美荣,曾建玲.1 213名新生结核菌素试验结果及卡介苗接种效果分析[J].中国校医,2006,20(2):184.

[113] 黄明龙,丁毅鹏.化学药物联合卡介苗多糖核酸治疗复治肺结核[J].中国热带医学,2005,5(3):483-484.

[114] 黄树则,林士笑.当代中国的卫生事业(下)[M].北京:中国社会科学出版社,1986:319.

[115] 黄啸,陈一戎,刘国栋.卡介苗激活杀伤细胞抗膀胱肿瘤作用研究[J].中华泌尿外科杂志,1997,18(11):664-666.

[116] 黄银霞,曾晓蓉,成玉妹.结核菌素皮试在肺癌与肺结核临床鉴别诊断中的价值[J].海峡预防医学杂志,2008,14(4):88-89.

[117] 贾彩霞,肖建勤.935例结核菌素试验及其结果分析[J].临床合理用药杂志,2012,5(12A):94.

[118] 贾桂香.卡提素防治儿童反复呼吸道感染24例疗效观察[J].河南职工医学院学报,2003,15(1):71-72.

[119] 贾文祥.医学微生物学[M].2版.北京:人民卫生出版社,2010.

[120] 简淑媛,孙素华,王志慧,等.对卡介苗接种后早发反应与结素试验的认识[J].中国防痨杂志,1987,9(2):76-77.

[121] 简淑媛.1981年贵阳地区大中小学新生中结核病流行情况调查[J].贵州医药,1982(4):55-56.

[122] 蒋翡翎,单保恩.卡介苗治疗膀胱癌的免疫机制与研究进展[J].中国热带医学,2005,5(3):640-642.

[123] 蒋幼凡,沈庆,薛亚梅.卡介苗多糖核酸对肺癌细胞黏附及骨架结构的影响[J].第三军医大学学报,2004,26(13):1178-1180.

[124] 金丕焕.医用统计方法[M].上海:上海医科大学出版社,1993.

[125] 靳长俊,林殿杰,辛洪涛,等.慢性阻塞性肺病患者的病毒感染[J].第四军医大学学报,2004,25(21):1973-1975.

[126] 卡介菌多糖核酸治疗肺结核协作组.卡介菌多糖核糖联用6月短程化疗治疗肺结核[J].湖南医科大学学报,1992,17(3):255-258.

[127] 阚冠卿.结核菌素试验对过敏反应的复强作用[J].中国防痨杂志,1990,12(1):39-41.

[128] 孔忠顺,刘京铭,高孟秋.结核性胸膜炎诊断的研究进展[J].中国防痨杂志,2016,38(4):327-330.

[129] 旷翠娥,程锋刚,韩建德,等.疣状皮肤结核1例[J].中国麻风皮肤病,2003,29(6):401-402.

[130] 来力伟,刘政,谭国超,等.武警某部一起肺结核暴发流行的调查分析[J].中国防痨杂志,2010,32(1):56-57.

[131] 赖克方,孙宝清,钟南山.卡介菌多糖核酸对过敏性支气管哮喘外周血单个核细胞Th1/Th2反应的作用[J].中华微生物学和免疫学杂志,2005,25(6):481-484.

[132] 兰卫华,靳风烁,王洛夫,等.卡介苗与丝裂霉素C膀胱灌注预防浅表性膀胱癌复发疗效及毒性比较的Meta分析[J].中华泌尿外科杂志,2006,27(1):29-32.

[133] 兰卫华.膀胱灌注预防膀胱肿瘤复发:长疗程是必要的[J].现代泌尿外科杂志,2013,18(3):285-287.

[134] 雷建平,熊国良,彭燕,等.卡介苗免疫治疗应用基础与临床研究进展[J].中国防痨杂志,

2012,34(3):184-187.

[135] 雷建平,熊国亮,胡群芳,等.化疗加用卡介苗免疫治疗预防耐多药结核病的研究[J].中华预防医学杂志,2008,42(2):86-89.

[136] 黎力,成漓涛,李飞.两种结核菌素接种反应强度分析[J].预防医学论坛,2009,15(4):324-326.

[137] 黎玮,蔡文清,刘贵生,等.卡介苗膀胱灌注前后膀胱组织超微结构的观察[J].中华泌尿外科杂志,1997,18(5):282-285.

[138] 黎燕琼,谭守勇,谭耀驹,等.儿童结核病密切接触者结核感染与患病状况分析[J].实用医学杂志,2013,29(23):3821-3823.

[139] 李超乾,徐永健,张珍祥,等.卡介苗预防哮喘大鼠模型形成及其与γδT细胞关系的研究[J].中华结核和呼吸杂志,2002,25(3):162-165.

[140] 李春菊,吴兆儒,郑素华,等.北京市丰台区外来儿童卡介苗接种状况的研究[J].中国防痨杂志,2004,26(4):220-222.

[141] 李奋,程华英.斯奇康对降低慢性支气管炎复发的疗效观察[J].吉林医学,2011,32(17):3466.

[142] 李桂梅,陈伟年,余肖兰,等.新生儿卡介苗接种12周后卡痕大小与PPD试验阳转关系的研究[J].中国实用医学,2012,7(18):136-137.

[143] 李国利,齐秉钧.卡介苗短期内小剂量腹腔注射对诱发性肝癌影响的病理学观察[J].实用肿瘤学杂志,1992,6(2):24-26.

[144] 李海军,杜天麟,高重阳,等.西安市雁塔区高校新生结核感染与患病状况调查[J].中国防痨杂志,2010,32(9):602-603.

[145] 李会林,王金伦,王新风,等.成人接种卡介苗防治慢性支气管炎监测研究[J].国际呼吸杂志,2010,30(6):326-332.

[146] 李家贵,徐文超,张旭.卡介苗对体外培养膀胱癌细胞株的直接作用和形态学观察[J].中华实验外科杂志,1994,11(3):184-185.

[147] 李嘉,陈国俊.表浅性膀胱癌术后膀胱灌注卡介苗随机对照试验的Meta分析[J].中国肿瘤生物治疗杂志,2011,18(1):70-74.

[148] 李洁,徐秀华.非结核分枝杆菌疾病的现代诊断与治疗[J].中国感染控制杂志,2009,8(1):69-71.

[149] 李靖,黎穗英,周志敏,等.成人呼吸道过敏性疾病与结核菌素反应的关系[J].广东医学,2006,27(12):1841-1843.

[150] 李钧,吴虹,张中权,等.长治市郊区长安慈善学校首次肺结核暴发流行调查报告[J].医学信息,2011,24(8):385.

[151] 李俐,卞方,梁丽丽.卡介苗多糖核酸治疗哮喘的临床研究[J].中国现代医药杂志,2000,8(9):18-19.

[152] 李桥,赵文娟,彦西军,等.驻京部队2009—2012年新兵结核感染状况调查[J].中国热带医学,2013,13(12):1475-1476+1479.

[153] 李响,龚志勇,李虹,等.卡介苗诱导膀胱癌T24细胞表达钟声蛋白样受体和产生细胞因子的研究[J].中华外科杂志,2004,42(3):117-181.

[154] 李晓萍,赵玉林,汪晓凯,等.卡介苗多糖核酸治疗常年性变应性鼻炎的临床观察[J].中国民康医学,2006,18(19):842-843.

[155] 李晓辕,温忠梅,荆蕾,等.结核感染T细胞斑点试验诊断老年人肺结核的价值[J].中华老年

学杂志,2013,33(17):4312-4313.

[156] 李昕辉,刘永义.卡介苗多糖核酸对COPD缓解期患者免疫功能的影响[J].中国全科医学,2004,7(18):1337-1338.

[157] 李昕洁,谭守勇,黄业伦,等.812株非结核分枝杆菌临床分离株流行病学特征分析[J].中国防痨杂志,2010,32(12):811-814.

[158] 李雅琴,李艳霞,刘欣.乙肝疫苗与白、百、破、脊髓灰质炎、卡介苗同时接种近期免疫效果观察[J].医学文选,1995,16(5):439-440.

[159] 李延河,尚军卫.94 914例学生健康体检结核菌素试验结果分析[J].临床肺科杂志,2010,15(3):410.

[160] 李义怀,陆冠臣,陆海.一例误用乙肝疫苗稀释卡介苗接种的报告[J].广西预防医学,1997,3(3):138.

[161] 李玉梅,龚幼龙.结核病控制的社会经济学评价[J].医学与社会,2000,13(6):11-13.

[162] 李毓清,潘小平.大学生结核菌素试验强阳性575例分析[J].中国校医,2007,21(1):78.

[163] 李赞,窦哲敏,谢建安.某军校1997—2004年新生结核感染状况及防控情况分析[J].现代预防医学,34(4):825-826.

[164] 李志华,郭玉霞.结核病人三种发现方式的分析与评价[J].中华医学全科杂志,2003,2(9):39-41.

[165] 梁艳,吴雪琼,王兰,等.应用酶联免疫斑点试验检测入伍新兵结核潜伏[J].中国感染控制杂志,2011,10(4):244-246.

[166] 廖守荣,王峰,王华.卡介苗复种后Koch氏现象的调查(摘要)[J].中国防痨杂志,1985(1):26.

[167] 林宝宗.35起卡介苗差错事故原因分析[J].中国公共卫生,1989,5(11):47-48.

[168] 林存智,李金凤,王芳芳,等.医务人员结核菌素试验强阳性者化学预防10年效果分析[J].临床肺科杂志,2015,20(8):1499-1501.

[169] 林恩尧,王世珍,刘冰洁,等.卡介苗提取物调节慢性支气管炎免疫功能效果的观察[J].中华结核和呼吸杂志,1987,10(1):41-43.

[170] 林广裕,马廉,曾虹,等.卡介苗多糖核酸辅治小儿肾病综合征的临床观察[J].中国当代儿科杂志,2004,6(4):307-308.

[171] 林国忠.新兵接种卡介苗预防结核病的体会[J].武警医学,1997(1):38.

[172] 林蕾,许素玲.布特软膏联合卡介菌多糖核酸治疗面部激素依赖性皮炎[J].现代实用医学,2005,17(7):439+447.

[173] 林丽星,尤苓.卡介苗提取液对结核菌纯蛋白衍生物试验阴性婴儿免疫效果观察[J].中国实用儿科杂志,2000,15(6):369-370.

[174] 林思尧,王世珍,梁英洁,等.卡介苗提取物调节慢性支气管炎免疫功能效果的观察[J].中华结核及呼吸杂志,1987,10(1):41-43.

[175] 林雯,林雁嘉,李勇忠.卡介菌多糖核酸治疗白癜风35例疗效观察[J].岭南皮肤性病杂志,2008,15(2):80-81.

[176] 林耀广.现代哮喘病学[M].北京:中国协和医科大学出版社,2004:71-110.

[177] 林哲,邓玮明,何娅娣,等.膀胱移行细胞癌组织中前胸腺素α的表达及其临床意义[J].临床泌尿外科杂志,2012,27(8):598-600.

[178] 凌科,都本业.卡介苗抗肿瘤化疗副作用的实验研究[J].北京医学,1996,8(2):113-114.

[179] 凌罗娅,任加宝,李毅本,等.萧山市新生儿卡介苗接种工作监测与评价[J].中国防痨杂志,

1994,16(1):35-36.

[180] 刘东来.北京市怀柔区部分中、小学生结核病感染调查[J].中国防痨杂志,2005,27(4):258-260.

[181] 刘二勇,李惠民,赵顺英,等.儿童结核病流行病学及诊治现状[J].中国实用儿科杂志,2018,33(6):423-426.

[182] 刘建新,金龙玉,曹培国,等.BCG-PSN与手术或化疗联合治疗非小细胞肺癌的临床探讨[J].肿瘤防治杂志,2004,11(1):61-64.

[183] 刘金保,钟南山,李树浓,等.PPD对豚鼠实验性哮喘气道炎症的作用[J].免疫学杂志,2002,18(5):350-352.

[184] 刘静,郝桂兰.2012年昌平区婴幼儿卡介苗补种原因分析及对策[J].临床肺科杂志,2015,20(10):1919+1925.

[185] 刘俊江.不同剂量卡介苗灌注治疗膀胱癌患者外周血T细胞亚群的临床观察[D].石家庄:河北医科大学,2002.

[186] 刘立华,刘哲.影响卡介苗接种因素及异常反应处理[J].吉林医学,2009,30(17):2015-2016.

[187] 刘梅,林俊萍,高兴华,等.卡介菌多糖核酸治疗慢性荨麻疹临床疗效观察[J].中国皮肤性病学杂志,2003,17(3):216.

[188] 刘梅枝.2003年郾城县中小学生结核菌素阳性者肺结核患病率的调查[J].职业与健康,2004,20(6):84-85.

[189] 刘容枝,李耀华.结核分枝杆菌复合群核酸检测试剂临床试验研究要点解析[J].中国防痨杂志,2016,38(9):765-767.

[190] 刘石峨.脉络膜恶性黑色素瘤术后卡介苗免疫疗法的观察[J].实用眼科杂志,1998,7(1):46-47.

[191] 刘同伦.实用结核病学[M].沈阳:辽宁科学技术出版社,1987:694.

[192] 刘小颖,侯双翼,叶建君,等.武汉市硚口区0—15岁儿童结核菌素试验结果分析[J].中国妇幼保健,2015,30(18):3035-3037.

[193] 刘晓华.卡介菌多糖核酸辅助治疗复治涂阳肺结核30例疗效观察[J].吉林医学,2009,30(22):2790-2791.

[194] 刘欣,唐孝富,朱文欣,等.重庆市合川区中、小学结核病感染调查分析[J].疾病监测与控制杂志,2015,9(4):219-220.

[195] 刘燕辉,谢广昭,刘奕广,等.27例医源性感染非结核分枝杆菌检测分析[J].应用预防医学,2014,20(2):109-111.

[196] 刘云霞,刘言训,薛付忠.结核病的生态学研究进展[J].中国防痨杂志,2011,33(1):66-69.

[197] 刘展华.卡介苗不当注射原因分析与对策探讨[J].预防医学情报杂志,2002,18(3):269-270.

[198] 刘兆珍.泛昔络伟联合卡介菌多糖核酸治疗带状疱疹疗效观察[J].中国初级卫生保健,2006,20(9):90.

[199] 柳超勤,杨采莲,徐顺凤,等.新生儿接种卡介苗剂量对卡疤率及阳转率影响的分析[J].当代医学,2008,14(20):153.

[200] 柳巍,曾令城,张慧,等.西安市大学新生结核病筛查结果分析[J].中国学校卫生,2016,37(2):313-315.

[201] 龙振洲.医学免疫学[M].2版.北京:人民卫生出版社,1999.

[202] 卢根,冯洁梅,黄建,等.五株丹麦Ⅱ冻干卡介苗的免疫效果观察[J].中华结核和呼吸杂志,1995,18(1):23-25.

[203] 卢锦汉.转移因子的特性及临床应用[J].北京医学,1979,1(3):177-179.

[204] 卢立国,严明月,孙婷婷,等.结核患者与卡介苗接种次数相关性断面监测及思考[J].临床医学文献杂志,2016,3(28):5526-5529.

[205] 卢玉忠,张银,谢勇宁,等.卡介菌多糖核酸穴位注射联合匹多莫德治疗对预防尖锐湿疣复发的效果观察[J].现代诊断与治疗,2019,30(2):194-196.

[206] 陆德炎,吴芳颐.复发型急性白血病预后因素的研究[J].中华血液学杂志,1993,14(1):40-41.

[207] 陆生钧.肺结核与肺癌的关系及其并存的诊断(综述)[J].中华结核和呼吸杂志,1982,5(4):251-253.

[208] 路希维,宋其生,刘作广,等.学校结核病集团感染控制策略的初步研究[J].中国防痨杂志,2012,34(10):637-641.

[209] 吕如飞.卡介苗素辅助治疗慢性支气管炎的临床观察[J].右江医学,2005,33(2):125-126.

[210] 马麦卷,刘玮,曹务春.结核病易感基因研究进展[J].中华流行病学杂志,2011,32(7):650-656.

[211] 马明宏,黄复军,周桂兰,等.卡介苗素治疗慢性支气管炎临床观察[J].临床荟萃,1995,10(1):45-46.

[212] 马琼锦,苏华林,王伟炳,等.上海市闵行区肺结核患者直接医疗费用及减免服务包扩展分析[J].复旦学报(医学版),2017,44(5):668-673.

[213] 马永海.卡介苗接种诱发过敏一例报告[J].中华结核和呼吸杂志,1987,10(6):353.

[214] 马煜,李秀芳,赵京,等.北京城郊学生卡介苗瘢痕与哮喘等过敏性疾病关系的调查[J].中华结核和呼吸杂志,2003,26(9):526-530.

[215] 马煜,陈育智,吴谨准.应用卡介菌多糖核酸注射液治疗儿童哮喘的研究[J].临床儿科杂志,2002,20(4):224-226.

[216] 马云波,吕家驹.卡介苗加吡柔比星膀胱灌注预防膀胱肿瘤复发的效果观察及尿中IL-8变化的研究[J].中华泌尿外科杂志,2006,27(10):713-714.

[217] 毛明宇.卡介菌多糖核酸治疗特应性皮炎38例[J].中华皮肤科杂志,2000,33(5):373.

[218] 梅骅,陈立中,欧阳颖敏,等.卡介苗防治膀胱癌疗效的进一步观察[J].中华泌尿外科杂志,1990,11(6):340-342.

[219] 梅云娟,史厚霞.改进型新生儿卡介苗注射法的应用及效果[J].临床医学,2013,32(4):25+27.

[220] 孟荟,唐涌志,张仁国,等.免疫剂预防表浅膀胱肿瘤的评价[J].中华泌尿外科杂志,1989,7:32-34+61.

[221] 孟荟.卡介苗膀胱内灌注的并发症问题[J].中华泌尿外科杂志,1990,11(6):332-334.

[222] 聂力平,宋育明.T细胞斑点试验与结核菌素试验检测结核病的比较[J].福建医药杂志,2014,36(1):80-82.

[223] 潘华,孙立荣.卡介苗体外对急性淋巴细胞性白血病患儿细胞毒性T淋巴细胞杀伤HL-60细胞效应的影响[J].中国当代儿科杂志,2012,14(3):184-187.

[224] 潘建新,张春霞,刘莅彤,等.某武警学校结核病暴发流行的调查与控制[J].临床军医杂志,2001,29(3):97-98.

[225] 彭宝洲,刘梓健,粟海波.结核病疫苗研究[J].生物化工,2018,4(4):124-128.

[226] 彭达平.精制结核蛋白衍化物 RT23 与旧结核菌素皮内试验反应强度的对照[J].中华结核和呼吸杂志,1980,3(4):230.

[227] 彭吉军,钟嘉惠.血清抗 PPD-IgG 检测对肺结核复发病例的诊断价值[J].中国防痨杂志,1993,15(4):162.

[228] 彭蕾蕾,罗瑛,程志英.卡介菌多糖核酸联合脱敏治疗慢性荨麻疹临床疗效观察[J].中国医院药学杂志,2007,27(12):1708-1709.

[229] 彭卫生,王英年,肖成志,等.新编结核病学[M].北京:中国医药科技出版社,1994:454-455.

[230] 彭晓雯,刘大卫.卡介苗预防接种安全性综述[J].中国疫苗和免疫,2010,16(6):558-563.

[231] 戚裕宏,徐永干,金鑫,等.丝裂霉素 C 联合卡介菌多糖核酸预防肿瘤再复发效果观察[J].现代中西医结合杂志,2004,13(12):1617-1618.

[232] 钱元福.从第三次流调结果探讨我国卡介苗接种工作[J].中华结核和呼吸杂志,1994,17(5):281-285.

[233] 秦光祖,汪月华,范四禄,等.快速 ELISA 检测血清抗 PPD-IgG 对肺结核的诊断价值[J].中国防痨杂志,1997,19(1):31-32+21.

[234] 裘祖源.结核病知识的发展[J].中国防痨杂志,1952(5):25-28.

[235] 全国第五次结核病流行病学抽样调查技术指导组,全国第五次结核病流行病学抽样调查办公室.2010 年全国第五次结核病流行病学抽样调查报告[J].中国防痨杂志,2012,34(8):485-508.

[236] 全国结核病流行病学抽样调查技术指导组.第四次全国结核病流行病学抽样调查报告[J].中华结核和呼吸杂志,2002,25(1):3-7.

[237] 任建平,党昶永.卡介菌多糖核酸治疗皮肤病临床研究进展[J].中国当代医药,2011,18(29):15-17.

[238] 任黎刚.卡介苗治疗膀胱肿瘤机理的研究现状及进展[J].国外医学(泌尿系统分册),2003,23(2):147-150.

[239] 任诗峰,张颖鹏,曾敏帆.甘草酸二胺联合卡介菌多糖核酸治疗湿疹异位性皮炎的疗效观察[J].中华中西医杂志,2004,15(18):157.

[240] 任世英,李风轮,郑世英,等.结核变态反应性疾病 421 例临床研究[J].解放军医学杂志,1991,16(6):435-437.

[241] 任月伟,韩瑞发.BCG 激活的淋巴细胞对膀胱肿瘤细胞株 TBC-1 杀伤作用的实验研究[J].中国实用医药杂志,2007,2(10):21-23.

[242] 阮云洲,何广学,成诗明,等.结核病防治社会效益评估方法探讨及应用[J].中国防痨杂志,2012,34(9):604-610.

[243] 阮云洲,何广学,张慧,等.1 301 例肺结核患者的社会经济状况分析[J].中国防痨杂志,2012,34(9):572-575.

[244] 沙巍,肖和平.值得关注的非结核分枝杆菌:耐热分枝杆菌[J].中华结核和呼吸杂志,2008,31(12):930-932.

[245] 上海生物制品研究所菌苗室.旧结核菌素生产、检定及影响效价因素的研究[J].药品与生物制品,1977(1-6):291-296.

[246] 沈华浩,朱元珏.哮喘免疫治疗的新进展[J].中华结核和呼吸杂志,2000,23(1):55-56.

[247] 沈忠.卡介苗治疗扁平疣疗效观察[J].现代中西医结合杂志,2006,15(2):171-172.

[248] 沈周俊,丁国庆.抗膀胱癌新型制剂:重组卡介苗的研究[J].临床泌尿外科杂志,2007,22(9):641-643.

[249] 石峰,魏全红.卡介苗素对老年 COPD 缓解期的防治作用[J].温州医学院学报,2002,32(3):

174-176.

[250] 时文明,史太平,朋文佳,等.1 533 名婴幼儿卡介苗接种质量及其相关影响因素研究[J].蚌埠医学院学报,2016,41,(4):531-533.

[251] 宋丹,张颖,黄嘉璐,等.电转染技术结合初免后加强免疫策略增强结核杆菌核酸疫苗免疫原性的研究[J].中华微生物学和免疫学杂志,2006,26(2):127-131.

[252] 宋其生,陈秀琴,赵琴,等.结核菌素纯蛋白衍生物试验净增值与 γ-干扰素释放试验在结核病群体感染中的诊断价值[J].中华结核和呼吸杂志,2012,35(9):669-672.

[253] 宋文虎.接种卡介苗对预防儿童结核病的意义[J].实用儿科杂志,1990(5):227-228.

[254] 宋文虎.卡介苗科研工作中不同对象的差异[J].中国防痨杂志,1981(2):35-37.

[255] 宋文虎.卡介苗在控制结核病中的作用[J].结核病健康教育,1933(1):7-9.

[256] 宋文虎.皮内结素试验测量方法的简化[J].中国防痨杂志,1980(3):29-30.

[257] 宋文虎.我国卡介苗接种工作概况[J].中国计划免疫,1997,3(3):133-137.

[258] 宋希双,黄剑刚,郑成福,等.大剂量卡介苗膀胱灌注治疗表浅膀胱癌(附 14 例报告)[J].大连医学院学报,1994,16(1):9-12.

[259] 宋艳华,高孟秋.肿瘤坏死因子-α 在抗结核免疫中的作用研究进展[J].中国防痨杂志,2012,34(4):254-258.

[260] 宋自卫.PPD-C、BCG-PPD 和 PHA 皮试鉴别结核自然感染[J].中国防痨杂志,1993,15(3):129-130.

[261] 宋自卫.结核菌素试验后第二次反应再现一例报告[J].中华结核和呼吸杂志,1987,10(4):245.

[262] 孙德山,丛丽华,韩凤英.卡介苗与乙肝疫苗同时接种的免疫效果观察[J].中国防痨杂志,1989,11(1):27.

[263] 孙俊霞.卡介菌多糖核酸在支气管哮喘中的作用[J].临床合理用药,2010,3(18):76.

[264] 孙利军,王慧,谭礼智.卡介菌多糖核酸对 ConA 诱生 IL-2 的实验研究[J].湖南医科大学学报,1992,17(3):213-215.

[265] 孙如芹,张仁红,王乐菊,等.丹麦株冻干 BCG 在我国北方应用的探讨[J].中国防痨杂志,1993,23(1):37.

[266] 孙卫兵,刘志宇,李泉林,等.卡介苗膀胱灌注预防中、高危非肌层浸润性膀胱癌复发的疗效及并发症分析[J].中华泌尿外科杂志,2019,40(1):14-19.

[267] 孙祖斌.卡介菌多糖核酸制剂治疗扁平疣疗效分析[J].实用中西医结合临床,2002,2(6):30-31.

[268] 谭红专.现代流行病学[M].北京:人民卫生出版社,2001:66-72.

[269] 谭礼智,陈清兰,熊德坤,等.卡介菌多糖核酸对哮喘防治的实验和临床研究[J].湖南医科大学学报,1991,16(1):77-80.

[270] 谭淑珍,张鹏,刘敬忠,等.结明(MycoDot™)检测血清中 LAM-IgG 对肺结核诊断的分析与探讨[J].中国防痨杂志,1997,19(3):136.

[271] 汤耀庭,朱云龙.卡介苗接种后结素试验反应的探讨[J].中国防痨杂志,1985(1):26.

[272] 汤钊猷.现代肿瘤学[M].上海:上海医科大学出版社,1993:121-137.

[273] 汤钊猷.原发性肝癌[M].上海:上海科技出版社,1981:326-333.

[274] 唐鸿珊.卡介苗引起的寻常狼疮一例报告[J].中华结核和呼吸杂志,1987,10(6):364.

[275] 唐志明.3 171 名青少年儿童结核菌素试验结果报告[J].中国初级卫生保健,2003,17(3):35-36.

[276] 田曼,葛传生,麦根荣.病毒感染引起气道高反应性的神经-受体机制[J].中华结核和呼吸杂志,2002,25(1):45-47.

[277] 佟立波,向彬,董骏,等.某部一起肺结核聚集性疫情的流行病学调查[J].人民军医,2019,62(1):47-49.

[278] 屠德华,刘玉清,张立兴,等.大学生预防性治疗的结核菌素反应强度标准研究[J].中国防痨杂志,2006,28(5):265-268.

[279] 拓培祥,周志虹,何永林,等.846例新兵结核菌素试验及发病情况随访观察[J].解放军预防医学杂志,1999,17(4):303.

[280] 万春辉,杜先智.维生素D诱导自噬对巨噬细胞清除结核分枝杆菌的作用[J].中国免疫学杂志,2015,31(4):456-461.

[281] 王彪,黄江波,邓长柳,等.丝裂霉素与卡介苗序联灌注预防膀胱癌术后复发的临床研究[J].临床和实验医学杂志,2009,8(2):112-113.

[282] 王成秀,符州.卡介苗在哮喘特异性免疫治疗中的潜在意义[J].重庆医学,2004,33(6):917-919.

[283] 王大春.一起高中学生肺结核病流行分析[J].中国学校卫生,2005,26(1):74.

[284] 王芳,郭晶晶,向攀,等.AIDS并发非结核分枝杆菌感染的临床分析[J].传染病信息,2017,30(6):331-334.

[285] 王芳芳,李金凤,林存智,等.结核分枝杆菌感染人群诊断及预防治疗研究进展[J].中华临床医师杂志(电子版),2014,8(23):4257-4360.

[286] 王赓涛,于光华,王树奎,等.皮内结素反应不同测量方法的观察[J].中国防痨杂志,1987,9(3):75.

[287] 王桂荣,黄海荣.非结核分枝杆菌的分布和生长影响因素及其传播途径研究[J].结核病与胸部肿瘤,2017(2):131-136.

[288] 王国治.结核菌素的制造与质量控制[J].中国防痨杂志,1991,13(3):140-142.

[289] 王海峰,凌桂明.浅表性膀胱肿瘤术后的免疫疗法[J].中华泌尿外科杂志,1999,20(11):679-700.

[290] 王洪海.全球结核病疫苗研究进展[J].微生物与感染,2017,12(4):198-205.

[291] 王慧,钟光明,梁英锐,等.卡介菌多糖核酸及其对感冒的防治作用[J].中华结核和呼吸杂志,1989,12(1):20-23.

[292] 王慧玲,米发泰,李顺民,等.兰州市2000年新生儿卡介苗接种效果分析[J].兰州医学院学报,2003,29(1):29-30.

[293] 王金芳,邓艳明,王仁高,等.卡舒宁治疗尖锐湿疣42例、扁平疣22例疗效综合报告[J].皮肤病与性病,2002,24(4):18-19.

[294] 王君寿.肺结核病人利福平治疗后肺癌增殖加速[J].实用内科杂志,1988,8(11):581.

[295] 王兰,梁艳,吴雪琼,等.2009年驻京部队入伍新兵结核感染及随访情况分析[J].解放军医学杂志,2012,37(8):827-832.

[296] 王乐群.结核病年感染率不同测定方法的实验研究[J].中国防痨杂志,1991,13(2):59-61.

[297] 王黎霞,成诗明,赵顺英,等.中国儿童结核病防治手册[M].北京:人民卫生出版社,2011:56-59.

[298] 王丽婷,于梅香.卡介菌多糖核酸治疗儿童反复呼吸道感染[J].医学信息(上旬刊),2011,24(4):2125-2126.

[299] 王龙成,魏建华,宋广荣,等.三种检测方法在肺外结核病诊断中价值的探讨[J].临床和实验

医学杂志,2012,11(11):881-882.

[300] 王明海.可溶性卡介苗抗原激活的γ/δT淋巴细胞对人膀胱细胞的杀伤作用[J].中华微生物学和免疫学杂志,1991,11(6):355-359.

[301] 王明聚,唐然玉,马车淑,等.死卡介苗不同接种方法的对照观察[J].中国防痨杂志,1966,7(2):84-86.

[302] 王培兰,马秀清,蔡兰萍,等.卡介菌多糖核酸治疗变应性鼻炎疗效观察[J].中国药物应用与监测,2010,7(4):202-204.

[303] 王秋.舒适护理联合疼痛护理用于小儿卡介苗接种的护理分析[J].中国医药指南,2018,16(17):226.

[304] 王巍,王安生.结核病细胞免疫和体液免疫研究的若干进展[J].中国防痨杂志,1997,19(4):197-200.

[305] 王巍.重视非结核分枝杆菌病诊断和治疗的研究[J].传染病信息,2009,22(1):14-17.

[306] 王希晨,路希维,杨蕴轶,等.大连市高校新生结核菌素试验结果及结核病患病状况[J].中国学校卫生,2017,38(9):1422-1423.

[307] 王昕,孙鑫,路园园,等.1 274名卫生员新兵结核菌素试验结果分析[J].检验医学与临床,2014,11(7):936-937.

[308] 王学敏,石荣亚,姜华.胸腺五肽联合卡介苗治疗对胃癌患者免疫功能的影响[J].现代中西医结合杂志,2014,23(27):3021-3023.

[309] 王永贤,王万卷,田伟,等.卡介菌多糖核酸对复发性单纯疱疱患者外周血T淋巴细胞亚群的影响[J].中国皮肤性病学杂志,1996,10(3):142-143.

[310] 王瑜,吴逢波,代国友.PPD致不良反应文献分析[J].现代预防医学,2007,34(5):942+945.

[311] 王宇.全国第五次结核病流行病学抽样调查资料汇编[M].北京:军事医学科学出版社,2011:17.

[312] 王正辉.结核菌素试验反应强度与肺结核发病关系的研究[J].中国实用医药,2008,3(2):89.

[313] 王芝薇.575例冻干皮内卡介苗接种效果考核[J].中国防痨杂志,1987,9(2):68.

[314] 王志虹,林江涛.卡介苗与哮喘的免疫治疗[J].中日友好医院学报,2001,15(4):235-236.

[315] 王忠仁,张本.中国结核病学科发展史[M].北京:当代中国出版社,1997.

[316] 王忠仁,张宗德,张本.非结核分枝杆菌病的流行趋势[J].哮喘与肺部疾病,2000(2):1-4.

[317] 王忠仁.牛结核病与人结核病的相互关系[J].中国防痨杂志,2005,27(2):123-125.

[318] 卫生部疾病预防控制司,卫生部医政司,中国疾病预防控制中心.中国结核病防治规划实施工作指南(2008年版)[M].北京:中国协和医科大学出版社,2009:1-2.

[319] 魏庆宇,朱晓明,叶晶,等.特异性免疫疗法(SIT)与卡介菌多糖核酸联合治疗花粉症的临床研究[J].辽宁医学杂志,2005,19(6):293-295.

[320] 温亮,李申龙,范国英,等.1996—2000年军队传染病发病的描述性分析[J].解放军医学杂志,2007,32(4):401-404.

[321] 翁绳凤,邢俊蓬,郭威.结核感染血清学诊断技术的应用评价[J].中国实验诊断学,2019,23(5):815-818.

[322] 吴金生,郑传秋,王清明,等.卡介苗对膀胱肿瘤细胞及代谢产物的作用影响[J].中国比较医学杂志,2017,27(11):56-59+74.

[323] 吴琍敏,罗军,陆敏,等.杭州市某高校一起结核病暴发疫情调查分析[J].医学研究杂志,2006,35(6):61-63.

[324] 吴启荣,刘海燕,赵秀梅,等.辽宁省卡介苗接种与儿童结核性脑膜炎发病的研究[J].中华结

核和呼吸杂志,1991,14(3):173-175.

[325] 吴瑞芹,杨林瀛,侯继申,等.两种浓度结核菌素试验结果相关性研究[J].护士进修杂志,2010,25(14):1255-1256.

[326] 吴新华,周凤先,张辉.卡介苗接种远期效果观察[J].成都医药,2004,30(4):224-225.

[327] 吴新悦,张成敏,郑素华,等.外来儿童卡介苗接种与结核感染情况调查[J].北京医学,2000,24(1):62.

[328] 吴雪琼,张宗德,乐军.分枝杆菌分子生物学[M].北京:人民军医出版社,2010:115-125.

[329] 吴雪琼.新型结核病疫苗的研究现状与发展趋势[J].中国防痨杂志,2012,34(3):133-137.

[330] 吴英梅.卡提素治疗呼吸系统感染的疗效观察[J].中国乡村医药杂志,2002,9(10):9-10.

[331] 武文清,李波,倪新兰,等.112例新生儿接种卡介苗引发淋巴结强反应的临床表现及疗效分析[J].中国防痨杂志,2012,34(4):241-244.

[332] 夏愔愔,马艳,陈伟,等.2011年中国在校学生肺结核疫情分析[J].中国防痨杂志,2013,35(11):871-875.

[333] 肖成志.结核病监测工作[J].中国防痨杂志,1983(3):24-26.

[334] 肖嵘,王仁林,张运昌.尖锐湿疣患者外周血淋巴细胞表型及治疗后的变化[J].中国皮肤性病学杂志,1995,9(4):204+217.

[335] 肖尚文,梅述怀.卡介苗与丝裂霉素C膀胱灌注预防浅表性膀胱癌术后复发的比较[J].河南职工医学院学报,2010,22(2):141-142.

[336] 谢灿茂,周宇麒.慢性阻塞性肺疾病急性加重的诊断与治疗新进展[J].中华结核和呼吸杂志,2005,28(5):346-348.

[337] 谢惠安,阳国太,林善梓,等.现代结核病学[M].北京:人民卫生出版社,2000:84-85.

[338] 熊昌辉,梁晓峰,王华庆.卡介苗预防儿童结核性脑膜炎和粟粒性结核效果的系统评价[J].中国疫苗和免疫,2009,15(4):358-362.

[339] 徐承良,尤国才,眭元庚,等.卡介苗膀胱灌注后的全身严重反应(附2例报告)[J].临床泌尿外科杂志,1989,4(4):201-202.

[340] 徐道康,支丽珍.皮内结素反应测量方法观察(摘要)[J].中国防痨杂志,1988(4):152.

[341] 徐福根,陈康凯,蒋金香,等.乙型肝炎疫苗和卡介苗同时或分别接种的免疫应答[J].中国生物制品学杂志,1992,5(2):90-92.

[342] 徐军.支气管哮喘发病机制研究新进展[J].中华结核和呼吸杂志,2007,30(7):490-493.

[343] 徐君杰,钱桐荪,蒋季杰,等.卡介苗治疗原发性肾炎的疗效观察[J].中华内科杂志,1990,29(3):152-154.

[344] 徐佩行,陆骁霖,沈益君,等.高危非肌层浸润性膀胱癌卡介苗灌注的近期疗效与预测因素分析[J].中华泌尿外科杂志,2019,40(1):20-24.

[345] 徐伟,吴春萍,王鹏.2015年北京市朝阳区大学新生结核菌素试验结果分析[J].现代预防医学,2017,44(20):3779-3780+3793.

[346] 徐伟,吴春萍,王鹏.北京市朝阳区2014—2015年大学新生结核菌素试验结果与患病情况分析[J].慢性病学杂志,2018,19(4):394-396.

[347] 徐新华.卡介菌多糖免疫调节治疗慢性支气管炎的疗效观察[J].中国医药指南,2013,11(31):119-120.

[348] 许纯兰,梁亚文,李弛,等.国产结核菌素纯蛋白衍化物与国内外常用结核菌素皮试的对照观

察[J].蚌埠医学院学报,1985,10(3):95-98.

[349] 许静,马锦玲,孟庆义.结核菌感染在经典型不明原因发热诊断中的意义[J].中国全科医学,2010,13(9C):3055-3057.

[350] 许明伟,张杰,周晓光,等.表浅性膀胱癌患者的循证治疗[J].医学综述,2012,18(10):1587-1590.

[351] 薛旗山,刘树卿,袁雅冬,等.慢性阻塞性肺疾病患者病毒感染的研究[J].中华结核和呼吸杂志,2002,25(6):341-343.

[352] 延芸,王刚.26 420名中学入学新生结核菌素试验结果分析[J].延安大学学报(医学科学版),2017,15(3):51-54.

[353] 闫世明,杨家道,于关成,等.三种结核抗体快速诊断试剂盒对三种常见结核病的诊断价值[J].中国防痨杂志,2001,23(3):174-177.

[354] 严碧涯,端木宏谨.结核病学[M].北京:北京出版社,2003.

[355] 晏子厚,曹慧,何菊,等.卡介菌多糖核酸的试制[J].中国生物制品学杂志,1999,12(4):208-209+224.

[356] 晏子厚,杨永芳,马明清,等.治疗用卡介苗的研制[J].微生物学免疫学进展,1998,26(1):19-22.

[357] 杨昌英,孙典龙,刘淑兰.卡疤评价新生儿卡介苗接种效果的探讨(摘要)[J].中国防痨杂志,1987(1):22.

[358] 杨聪娴.卡介苗(BCG)免疫治疗T_1期膀胱高级别移行细胞癌病人的长期随访[J].泌尿外科杂志(电子版),2009,1(1):61-62.

[359] 杨静,孙立荣,庞秀英,等.卡介苗对白血病患儿外周血树突状细胞扩增的影响[J].中国实验血液学杂志,2010,18(5):1240-1243.

[360] 杨明明.卡介苗生产中细菌生长的变化与免疫应答的相关性[J].微生物学免疫学进展,2016,44(5):42.

[361] 杨守堂,石增虔.结核菌素试验与卡痕反应结果关系分析[J].预防医学文献信息,2001,7(3):242-243.

[362] 杨晓丽,李月,陈东进,等.结核分枝杆菌核酸检测在硅肺结核患者中的应用价值[J].中国防痨杂志,2016,38(3):198-200.

[363] 杨昕,丁全.4种膀胱癌治疗方案的成本-效果分析[J].中国医院用药评价与分析,2001,1(2):90-92.

[364] 杨志刚,尕臧多杰,赵云芳.一起少数民族中学肺结核病暴发流行的调查报告[J].宁夏医学杂志,2008,30(8):696.

[365] 叶惠凤,罗词文,柳小梅,等.卡介菌多糖核酸治疗肺癌高粘滞血症的临床观察[J].肿瘤防治研究,1998,25(3):199-200.

[366] 叶利洪,陈永良,陶水祥,等.丝裂霉素C加卡介苗灌注预防浅表性膀胱癌术后复发疗效观察[J].中国康复理论与实践,2003,9(12):730-731.

[367] 叶隆昌,桑义胜,苏伯贤,等.抗结核药物联合卡介苗超短程治疗肺结核病研究[J].苏州医学院学报,1994,14(1):33-36.

[368] 叶任高,陆再英.内科学[M].6版.北京:人民卫生出版社,2005.

[369] 易著文.儿童肾病综合征临床研究的展望[J].中国当代儿科杂志,2001,3(2):129-131.

[370] 殷泽登,黎万荣,欧小毅,等.卡介菌多糖核酸治疗变应性鼻炎的临床观察[J].中国煤炭工业医学杂志,2004,7(9):809-810.

[371] 尹化忠,王观林.化疗并用卡提素治疗菌阳肺结核的观察[J].中国防痨杂志,1998,20(4):191-192.

[372] 应德琴.卡介菌多糖核酸联合顺铂治疗恶性胸腔积液的临床研究[J].重庆医学,2011,40(2):175-177.

[373] 应延风,杜娟,姚静婵.顺尔宁治疗儿童哮喘成本与效果的初步研究[J].浙江医学教育,2007,6(4):37-40.

[374] 于方濂,范若兰,胡修芝,等.简化皮内结素反应测量方法的观察[J].中华结核和呼吸杂志,1987,10(3):166-167.

[375] 于方濂.卡介苗接种对结核病流行病学的影响[J].中国防痨杂志,1983(3):10-12+48.

[376] 于浩,林天歆,李响,等.卡介苗预防中、高危非肌层浸润性膀胱癌术后复发的有效性、安全性随机、对照、多中心临床试验中期报告[J].中华泌尿外科杂志,2019,40(7):485-491.

[377] 于婧辉,侯英山.卡介菌多糖核酸预防慢性阻塞性肺病急性加重效果的临床观察[J].中国老年学杂志,2004,24(7):672-673.

[378] 喻学洲,陈书杰.卡介菌多糖核酸治疗复发性口疮[J].现代口腔医学杂志,2001,15(1):20.

[379] 袁迎春,陆月明.肥大细胞分子生物学特性及其在支气管哮喘发病中的新认识[J].国外医学呼吸系统分册,2000,20(3):134-136.

[380] 岳冀蓉,刘真真,张燕玲,等.卡介菌多糖核酸治疗恶性胸腔积液的历史对照研究[J].四川医学,2004,25(4):422-423.

[381] 曾今诚,鲍晶晶,王红梅,等.卡介苗对人鼻咽癌CNE-2Z细胞周期及凋亡的影响[J].国际检验医学杂志,2012,33(6):641-642.

[382] 曾星,梅玉屏,黄羽,等.rBCG-IL-2对小鼠肿瘤局部和全身免疫功能的影响[J].中国肿瘤生物治疗杂志,2000,7(3):206-208.

[383] 曾瑜,杨晓妍,周海龙,等.中国人群结核病疾病负担的系统评价[J].中国循证医学杂志,2018,18(6):570-579.

[384] 翟庆.卡介菌多糖核酸联合维A酸霜治疗扁平疣临床疗效观察[J].临床皮肤科杂志,2005,34(1):51-52.

[385] 詹鸢珠,杨林.固态碘治疗卡介苗接种后瘢痕过度增生的分析[J].护士进修杂志,1997,12(7):27-28.

[386] 张柏膺,顾学章.慢性阻塞性肺疾病稳定期干预治疗结果的研究[J].临床肺科杂志,2007,12(5):453-454.

[387] 张东芳.结核菌素在肺部疾病中的诊断价值[J].职业与健康,2006,22(7):549.

[388] 张二明,姚震,向平超,等.卡介菌多糖核酸对慢性阻塞性肺疾病患者呼吸道感染的预防作用[J].中国医师杂志,2002,4(2):154-155.

[389] 张海萍,常晓,连石.卡介菌多糖核酸对PMA诱导的U937细胞功能的影响[J].中国肺痨杂志,2011,33(3):166-168.

[390] 张建平,刘苗欣,张相安,等.3 138名新兵结核菌素试验结果分析[J].解放军预防医学杂志,1999,17(3):224.

[391] 张建陶.冻干卡介苗不同效期接种反应观察[J].中国生物制品学杂志,1997,10(1):29.

[392] 张景琼.大学新生结核菌感染和临床发病情况的调查[J].华北煤炭医学院学报,2004,6(6):728-729.

[393] 张立兴.接种卡介苗的效果及其在流行病学上的应用[J].国外医学(生物制品分册),1979(2):17-20.

[394] 张灵霞,吴雪琼,董恩军.四种卡介苗重组疫苗对结核病的预防作用[J].实用医学杂志,2011,27(12):2115-2117.

[395] 张佩中,史长生,杨秋风.卡介苗接种预防感冒临床效果观察[J].河北医药,1995,17(3):153-154.

[396] 张泰和.泌尿生殖系统病理学的进展[J].中华病理学杂志,1992,21(4):195-197.

[397] 张晓文,王立新,姚茂银,等.卡介苗有效成分罗莫肽刺激人PBMCs表达IL-12、IL-4和GM-CSF的研究[J].东南大学学报(医学版),2004,23(3):169-172.

[398] 张昕,李恒进,田红芳,等.卡介苗多糖核酸联合西替利嗪治疗慢性荨麻疹疗效观察[J].中国药物应用与监测,2006,3(6):34-36.

[399] 张友宏,马立伟,吴益,等.卡介苗、丝裂霉素C交替膀胱灌注预防浅表性膀胱癌术后复发[J].现代泌尿外科杂志,2009,14(4):281-282.

[400] 张子臻,沈艳莹,倪醒之,等.结核菌素对肝癌和肺癌肿瘤细胞生长和凋亡的调控作用[J].上海交通大学学报(医学版),2008,28(8):983-986.

[401] 赵海,李艳,朱虹.结核分枝杆菌重要诊断用抗原研究进展[J].生物技术通讯,2009,20(3):436-438.

[402] 赵伟强,王慧,谭礼智.卡介苗多糖核酸对干扰素的诱生和促诱生活性[J].湖南医科大学学报,1990,15(1):34-37.

[403] 赵文娟,张翠英,李桥,等.2010年度新兵结核感染状况调查与分析[J].人民军医,2011,54(10):870-871.

[404] 赵延东,何晓梅.激光术后联合卡介菌多糖核酸治疗尖锐湿疣临床观察[J].当代医学,2010,16(3):139.

[405] 郑宝燕,龙玲玲,嘉红云,等.卡介苗多糖核酸注射液预防小儿反复上呼吸道感染108例[J].广东医学院学报,2004,20(3):322.

[406] 郑定辉,杨娴,伍美香.卡介菌多糖核酸治疗寻常型银屑病的临床研究[J].中国热带医学,2010,10(7):872-873.

[407] 郑华,申俊,徐小萌,等.卡介苗多糖核酸局部治疗顽固性糜烂型OLP预试验结果分析[J].临床口腔医学杂志,2005,21(7):438-439.

[408] 郑惠文,赵雁林.大力加强非结核分枝杆菌病的实验室诊断研究[J].中国防痨杂志,2016,38(9):697-700.

[409] 郑金波,王建伟,周玮.卡介菌多糖核酸封闭治疗一例肺癌临床观察[J].医学信息(中旬刊),2010,5(8):2133-2134.

[410] 中国防痨协会.结核病诊断细菌学检验规程[J].中国防痨杂志,1996,18(2):80-85.

[411] 中华人民共和国卫生部.预防接种工作规范[M].北京:中国法制出版社,2005.

[412] 中华医学会呼吸病学分会.支气管哮喘防治指南[J].中华结核和呼吸杂志,1997(5):261-267.

[413] 中华医学会呼吸病学会哮喘学组.支气管哮喘防治指南(支气管哮喘的定义、诊断、治疗及教育和管理方案)[J].中华结核和呼吸杂志,2003,26(3):132-138.

[414] 中华医学会结核病学分会,中华结核和呼吸杂志编辑委员会.非结核分枝杆菌病诊断与治疗专家共识[J].中华结核和呼吸杂志,2012,35(8):572-580.

[415] 中华医学会结核病学分会.非结核分支杆菌诊断与处理指南[J].中华结核和呼吸杂志,2000,23(11):650-653.

[416] 中央人民政府卫生部防痨医师进修班.防痨医师进修讲义[M].北京:人民卫生出版社,1953.

[417] 钟南山,林江涛.支气管哮喘防治的新起点[J].中华结核和呼吸杂志,2007,30(7):481.

[418] 钟南山.中国医学科技工作者应为慢性阻塞性肺疾病的防治作出贡献[J].中华结核和呼吸杂志,2009,32(4):241-242.

[419] 仲铭.卡介苗[M].北京:商务印书馆,1950:19.

[420] 周坚波,韩美芳,王美君.结核菌素和死卡介苗治疗慢性支气管炎的对照观察[J].中级医刊,1990,25(11):18-19.

[421] 周青,吴强松,黄群.医疗失效模式与效应分析在新生儿卡介苗接种流程中的应用[J].解放军护理杂志,2017,34(8):61-64.

[422] 周庆余,刘齐贵,曹伟,等.经尿道钬激光切除术联合卡介菌多糖核酸膀胱灌注治疗浅表性膀胱肿瘤[J].检验医学与临床,2010,7(7):644.

[423] 周亚玲,郑梅,郑跃杰.结核感染与结核菌素皮试结果的相关性研究[J].儿科药学杂志,2010,16(4):22-24.

[424] 周燕华.群体结核菌素皮试早期不良反应发生的原因分析[J].天津护理,2008,16(4):188-189.

[425] 周迎春.植物激素及维生素对结核杆菌生长的影响[J].卫生职业教育,2002,20(6):88-89.

[426] 朱炳法,洪金秧,高惠宝,等.卡介苗素增强 NK 活性的研究[J].上海第二医科大学学报,1988(4):393.

[427] 朱道银.结核病疫苗的现状与展望[J].国际生物制品学杂志,2007,30(6):241-243.

[428] 朱国军.卡介菌多糖核酸对扁平疣、寻常疣的疗效观察[J].临床军医杂志,2005,33(5):587-588.

[429] 朱应群.卡介菌多糖核酸辅助治疗结核性胸膜炎近期疗效[J].医学临床研究,2007,24(1):170+175.

[430] 朱滋英.用卡介苗细胞壁骨骼(BCG-CWS)为佐剂免疫治疗肺癌[J].国外医学(生物制品分册),1980,3(4):186-187.

[431] 祝俊,谷永香,张永革.一起学校聚集性肺结核病疫情调查报告[J].基层医学论坛,2015,19(7):995-997.

[432] 邹邦柱,朱滋英,刘勇,等.死卡介菌免疫力的初步研究[J].中国防痨杂志,1966,7(2):87-92.

[433] 邹宇玲,贾淑珍,寇丽杰,等.卡介苗溶菌黏膜免疫调理剂对激活荷瘤小鼠免疫功能的研究[J].微生物学免疫学进展,2008,36(3):7-9.

[434] 邹中华,文志军,李振汉,等.134例乙肝疫苗加卡介苗治疗慢性乙型肝炎近期疗效分析[J].实用预防医学,2004,11(1):94.

[435] 祖军,顾鸣,胡道虎,等.1997年12月至2009年12月成人接种卡介苗对支气管哮喘防控作用监测研究[J].中华哮喘杂志(电子版),2010,4(4):245-251.

[436] JA W.当代药物治疗膀胱癌的推荐方案[J].国外医学(药学分册),1998,25(1):10-13.

[437] AGGARWAL A, GUGLANI L, FARIDI M M A. Standardization of Mantoux test[J]. Indian Pediatr,2002,39(4):404-406.

[438] AKAZA H, KOISO K, OZONO S, et al. A clinical study of PMCJ-9(bacillus Calmette-Guérin connaught strain) treatment of superficial bladder cancer and carcinoma in situ of the bladder[J]. Jpn J Clin Oncol, 2003,33(8):382-390.

[439] AKSAMIT T R. Hot tub lung: infection, inflammation, or both?[J]. Semin Respir Infect, 2003,18(1):33-39.

[440] MORALIZ A, NICKEL J C, WILSON J W. Dose response of bacillus Calmette-Guerin in the treatment of superficial bladder cancer[J]. J Urol,1992,147(5):1256-1258.

[441] ANDERDEN P,DOHERTY T M,PAI M,et al. The prognosis of latent tuberculosis:can disease be predicted? [J]. Trends Mol Med,2007,13(5):175-182.

[442] ARNOLD J, DE BOER E C, O'DONNELL M A, et al. Immunotherapy of experimental bladder cancer with recombinant BCG expressing interferon-gamma[J]. J Immunother, 2004, 27(2):116-123.

[443] BANDI V, APICELLA M A,MASON E,et al. Nontypeable haemophilus influenzae in the lower respiratory tract of patients with chronic bronchitis[J]. Am J Respir Crit Care Med, 2001, 164(11): 2114-2119.

[444] BASSI P. BCG(Bacillus of Calmette Guerin) therapy of high risk superficial bladder cancer[J]. Surgical On Cology,2002,11(1):77-83.

[445] BEVERS R F, DE BOER E C,KURTH K H,et al. Effects of isoniazid on the proliferation and cytokine production of bladder cancer cells in vitro induced by bacilli Calmette-Guerin[J]. Br J Urol, 1997,80 (1):35-39.

[446] BLOOM B R, MCKINNEY J D. The death and resurrection of tuberculosis[J]. Nat Med,1999,5 (8):872-874.

[447] BORECKY L. Current view on the perspectives of interferon therapy[J]. Acta Virol, 1986,30(2): 161-169.

[448] BRANDAU S,SUTTMANN H,FLAD H D,et al. Killing of fas ligand-resistant renal carcinoma cells by interleukin-2 and BCG-activated effector cells[J]. Cancer Immunol Immunother,2000,49(7):369-376.

[449] BRANDAU S,SUTTMANN H,RIEMENSBERGER J,et al. Perforin-mediated lysis of tumor cells by mycobacterium bovis bacillus Calmette-Guerin-activated killer cells[J]. Clin Cancer Res, 2000, 6(9): 3729-3738.

[450] BREWER T F, HEYMANN S J. To control and beyond: moving towards eliminating the global tuberculosis threat[J]. J Epidemiol Community Health,2004,58(10):822-825.

[451] BYRON N A, CABALLERO F, CAMPELL M , et al. T-Cell Depletion and in vitro thymosin inducibility in asthmatic children[J]. Clin Exp Immunol, 1978, 31(3):490-498.

[452] CASANOVA J L, ABEL L. Genetic dissection of immunity to mycobacteria: the human model[J]. Annu Rev Immunol, 2002,20:581-620.

[453] CATALONA W J, HUDSON M A, LISS A, et al. Risks and benefits of repeated courses of intravesical bacillus Calmette-Guérin therapy for superficial bladder cancer[J]. J Urol, 1987, 137(2): 220-224.

[454] CHALERMSKULRAT W, SOOD N, NEURINGER I P, et al. Non-tuberculous mycobacteria in end stage cystic fibrosis: implications for lung transplantation[J]. Thorax, 2006,61(6):507-513.

[455] CHIN J L, KADHIM S A, BATISLAM E,et al. Mycobacterium cell wall:an alternative to intravesical bacillus Calmette Guerin(BCG)therapy in orthotopic murine bladder[J]. J Urol, 1996,156(3):1189-1193.

[456] CODECASA L, MANTEGANI P, GALLI L, et al. An in-house RD1-based enzyme-linked immunospot-gamma interferon assay instead of the tuberculin skin test for diagnosis of latent mycobacterium tuberculosis infection[J]. J Clin Micmbiol,2006,44(6):1944-1950.

[457] COE J E,FELDMAN J D. Extracutaneous delayed hypersensitivity, particularly in the guinea-pig bladder[J]. immunology,1996,10(2):127-136.

[458] COLE S T,BROSCH R,PARKHILL J,et al. Deciphering the biology of mycobacterium tuberculosis

from the com-plete genome sequence[J]. Nature,1998,393:537-544.

[459] DALBAGNI G. The management of superficial bladder cancer[J]. Nat Clin Pract Urol, 2007,4(5):254-260.

[460] DALEY C L, GRIFFITH D E. Pulmonary disease caused by rapidly growing mycobacteria [J]. Clin Chest Med, 2002,23 (3):623-632.

[461] DAVID B, KENNETH C, DAVID C. Regulation of tumor necrosis factor production in healthy humans and in patients with cancer[J]. Arch Surg,1992,127(6):713-717.

[462] DAVOR L, SITUMM A, ETEROVIC D, et al. Immunoprophylatic intraresical application of bacillus Calmette-Guérin after transurethral resection of superficial bladder cancer[J]. Croat Med J, 2003,44:187-192.

[463] DETJEN A K, KEIL T, ROLL S, et al. Interferon-gamma release assays improve the diagnosis of tuberculosis and nontuberculous mycobacterial disease in children in a country with a low incidence of tuberculosis[J]. Clin Infect Dis, 2007, 45(3): 322-328.

[464] DHAR N, RAO V, TYAGI A K, et al. Skewing of the Th1/Th2 responses in mice due to variation in the level of expression of an antigen in a recombinant BCG system[J]. Immunol lett, 2003, 88(3):175-184.

[465] FALKINHAM J O. Nontuberculous mycobacteria in the environment[J]. Clin Chest Med, 2002,23(3):529-551.

[466] FARHAT M, GREENAWAY C, PAL M, et al. False-positive tuberculin skin tests: what is the absolute effect of BCG and non-tuberculosis mycobacteria?[J]. Int J Tuberc Lung Dis, 2006, 10(11):1192-1204.

[467] FENG C G,DEMANGEL C,KAMATH A T,et al. Dendritic cells infected with mycobacterium bovis bacillus Calmette Guerin activate CD8(+)T cells with specificity for a novel mycobacterial epitope[J]. Int Immunol,2001,13(4):451-458.

[468] GIRI P K, SCHOREY J S. Exosomes derived from M. Bovis BCG infected macrophages activate antigen-specific $CD4^+$ and $CD8^+$ T cells in vitro and in vivo[J]. PLoS One,2008,3(16):e2461.

[469] GOIDSTEIN D, SASZLO J. Interferon therapy in cancer: from imaginon to interferon[J]. Cancer Res, 1986, 46:4315-4318.

[470] GRANG J M. Immunotherapy of tuberculosis[J]. Tubercle,1990,71(4):237-239.

[471] GRIFFITH D E, AKSAMIT T, BROWN-ELLIOTT BA, et al. An official ATS/IDSA statement: diagnosis, treatment, and prevention of nontuberculous mycobacterial diseases[J]. Am J Respir Crit Care Med, 2007,175(4):367-416.

[472] GRIFFITH D E, BROWN-ELLIOTT B A, Langsjoen B, et al. Clinical and molecular analysis of macrolide resistance in mycobacterium avium complex lung disease[J]. Am J Respir Crit Care Med, 2006,174(8):928-934.

[473] GRIFFITH D E, GIRARD W M, WALLACE R J JR. Clinical features of pulmonary disease caused by rapidly growing mycobacteria. An analysis of 154 patients[J]. Am Rev Respir Dis, 1993, 147(5):1271-1278.

[474] HAMMEED A, SEZIAN N, THWAINI A. Bladder contracture: review for intravesical bacillus Calmette-Guerin complication [J]. Can J Urol,2007, 14(6):3745-3749.

[475] HAN R F, PAN J G. Can intravesical bacillus Calmette-Guerin reduce recurrence in patients with superficial bladder cancer? A meta-analysis of randomized trials[J]. Urology,2006,67(6): 1216-1223.

[476] HARA I, MIYAKE H, TAKECHI Y, et al. Clinical outcome of conservative therapy for stage T1, grade 3 transitional cell carcinoma of the bladder[J]. Int J Urol, 2003, 10(1):19-24.

[477] HARTMANN G, WEINER G J, KRIEG A M, et al. CpG DNA: a potent signal for growth, activation, and maturation of human dendritic cells[J]. PNAs, 1999, 96(16):9305-9310.

[478] HASSER W, DROLLER M J. Current concepts in assessment and treatment of bladder cancer[J]. Curr Opin Urol, 2000, 10(4): 291-299.

[479] HECKELS M K, RALL K, BECK S, et al. Peritumoral CpGDNA elicits a coordinated response of CD8 T cells and innate effectors to cure established tumors in a murine colon carcinoma model[J]. Journal of immunology, 2002, 169(7):3892-3899.

[480] HENKLE E, WINTHROP K L. Nontuberculous mycobacteria infections in immunosuppressed hosts [J]. Clin Chest Med, 2015, 36(1):91-99.

[481] HERR H W, MORALES A. History of bacillus Calmette-Guerin and bladder cancer: an immunotherapy success story[J]. J Urol, 2008, 179(1):53-56.

[482] HERZ U, GERHOLD K, GRUBER C, et al. BCG infection suppresses allergic sensitization and development of increased airway reactivity in an animal model [J]. J Allergy Clin Immunol, 1998, 102: 867-874.

[483] HESS J, MIKO D, CATIC A, et al. Mycobacterium bovis bacille Calmette-Guerin strains secreting listeriolysin of listeria monocytogenes[J]. Proc Natl Acad Sci USA, 1998, 95(9):5299-5304.

[484] HIDDEMANN W, BUCHNER T, HEIL G, et al. Treatment of refractory acute lymphoblastic leukemia in adults with high dose cytosine arabinoide and mitoxantrone (HAM) [J]. Leukaemia, 1990, 4(9): 637-640.

[485] HINOTSU S, AKAZA H, OHASHI Y, et al. Intravesical chemotherapy for maximum prophylaxis of new early phase superficial bladder carcinoma treated by transurethral resection: a combined analysis of trials by the Japanese Urological Cancer Research Group using smoothed hazard function[J]. Cancer, 1999, 86(9): 1818-1826.

[486] HOLMGREN I. Employment of BCG, especially in intravenous injection [J]. Acta Med Scand, 1936, 90:350-361.

[487] HORSBURGH C R J R. Epidemiology of disease caused by nontuberculous mycobacteria[J]. Semin Respir Infect, 1996, 11(4): 244-251.

[488] HU J, CHEN H. The effect of BCG-PSN on T-cell subsets and cytokines in vernal conjunctivitis[J]. J Huazhong Univ Technolog Med Sci, 2002, 22(1):77-79.

[489] HUDSON M A, et al. Choice of an optimal diluent for intravesical bacillus Calmette-Guerin administration[J]. J Urol, 1989, 142(6):1438-1441.

[490] HUNCHAREK M, GESCHWIND J F, WITHERSPOON B, et al. Intravesical chemotherapy prophylaxis in primary superficial bladder cancer: a meta-analysis of 3 703 patients from 11 randomized trials[J]. J Clin Epidemiol, 2000, 53(7):676-680.

[491] HUNCHAREK M, MCGARRY R, KUPELNICK B. Impact of intravesical chemotherapy on recurrence rate of recurrent superficial transitional cell carcinoma of the bladder: results of a meta-analysis[J]. Anticancer Res, 2001, 21(1B):765-769.

[492] HWANG J H, KOH W J, KIM E J, et al. Partial interferon-gamma receptor deficiency and non-tuberculous mycobacterial lung disease [J]. Tuberculosis (Edinb), 2006, 86(5):382-385.

[493] IKEDA N, TOIDA I, IWASAKI A, et al. Surface antigen expression on bladder tumor cells

induced by bacillus Calmette-Guerin (BCG): a role of BCG internalization into tumor cell[J]. Int J Urol, 2002, 9(1):29-35.

[494] ISEMAN M D, BUSCHMAN D L, ACKERSON L M. Pectus excavatum and scoliosis. Thoracic anomalies associated with pulmonary disease caused by Mycobacterium avium complex[J]. Am Rev Respir Dis, 1991,144(4):914-916.

[495] JACKSON A M, JAMESK B U, LAPPIN M B, et al. Understanding the most success immunotherapy for cancer[J]. Immunology,1994,8(1):208-215.

[496] JANSSON O T, MORCOS E, BRUNDIN L, et al. The role of nitric oxide in bacillus Calmette-Guerin mediated anti-tumour effects in human bladder cancer[J]. Br J Cancer,1998,78(5):588-592.

[497] SCHOREY J S, LI Q, MCCOURT D W, et al. A mycobacterium leprae gene encoding a fibronectin binding protein is used for efficient invasion of epithelial cells and Schwann cell[J]. Infection Immun,1995,63(7):2652-2657.

[498] JEONG Y J, LEE K S, KOH W J, et al. Nontuberculous mycobacterial pulmonary infection in immunocompetent patients: comparison of thin-section CT and histopathologic findings[J]. Radiology, 2004, 231(3):880-886.

[499] KANG Y A, LEE H W, YOON H I, et al. Discrepancy between the tuberculin skin test and the whole-blood interferon gamma assay for the diagnosis of latent tuberculosis infection in an intermediate tuberculosis-burden country[J]. JAMA,2005,293(22):2756-2761.

[500] ERB K J, HOLLOWAY J W, SOBECK A, et al. Infection of mice with mycobacterium bovis-basillus Calmétte-Guerin (BCG) suppresses allergen-induced airway eosinophilia [J]. The Journal of Experimental Medicine,1998,187(4):561-569.

[501] KONG D, BELOSEVIC M, KUNIMOTO D Y. Immunization of BALB/c mice with mIFN-gamma-secreting mycobacterium bovis BCG provides early protection against leishmania major infection[J]. Int J Parasitol,1997,27(3):349-353.

[502] LAMM D L, STOGDILL V D, STOGDILL B J, et al. Complications of bacillus Calmette-Guerin immunotherapy in 1 278 patients with bladder[J]. J Urol, 1986,135(2):272-274.

[503] LAMM D L, BLUMENSTEIN B A, CRISSMAN J D, et al. Maintenance bacillus Calmette-Guerin immunotherapy for recurrent TA, T1 and carcinoma in situ transitional cell carcinoma of the bladder: a randomized Southwest Oncology Group Study[J]. J Urol,2000,163(4):1124-1129.

[504] LAMM D L, BLUMENSTEIN B A, CRAWFORD E D, et al. A randomized trial of intravesical doxorubicin and immunotherapy with bacille Calmette-Guérin for transitional-cell carcinoma of the bladder[J]. N Eng J Med, 1991, 325: 1205-1209.

[505] LAMM D L, THOR D E, HARIS S C, et al. Bacillus Calmette-Guerin immunotherapy of superficial bladder cancer[J]. J Urol,1980,124(1):38-40.

[506] LUO Y, YAMADA H, CHEN X, et al. Recombinant mycobacterium bovis bacillus Calmette-Guerin (BCG) expressing mouse IL-18 augments Th1 immunity and macrophage cytotoxicity[J]. Clin Exp Immunol, 2004,137(1):24-34.

[507] MARKO B, OOSTERLINCK W, SYLVESTER R, et al. EAU guidelines on non-muscle-invasive urothelial carcinoma of the bladder[J]. Eur Urol,2008,54(2):303-314.

[508] MARKS J, PALFIEYRNAN M, YATES M D, et al. A differential tuberculin test for mycobacterial infection in children[J]. Tubercle, 1977,58(1):19-23.

[509] MARRAS T K, WALLACE R J J R, KOTH L L, et al. Hypersensitivity pneumonitis reaction to

mycobacterium avium in household water [J]. Chest, 2005, 127(2):664-671.

[510] MATHE G, AMIEL J L. The roles of adoptive and active forms of immunotherapy in the cure of children suffering from acute lymphoid leukemia: a) underestimation of active immunotherapy benefit, b) its immunogenetic indications to select sensitive patients, hence prevent chemotherapy's late effects[J]. Biomed Pharmacother, 2001, 55: 531-542.

[511] MATHE G, AMIEL J L, SCHWARZENBERG L, et al. Active immunotherapy for acute lymphoblastic leukaemia[J]. Cancer, 1969:697-699.

[512] MAZUREK G H, JEREB J, LOBUE P, et al. Guidelines for using the Quanti FERON ®-TB gold test for detecting mycobacterium tuberculosis infection, United States[J]. MMWR Recomm Rep, 2005, 54(RR-15):49-55.

[513] MCKNEALLY M F, MAVER C, KAUSEL H W, et al. Regional immunotherapy with intrapleural BCG for lung cancer[J]. J Thorac Cardiovasc Surg, 1976, 72(3):333-338.

[514] MEANS T K, LIEN E, YOSHMURA A, et al. The CD14 ligands lipoarabinomannan and lipopolysaccharide differ in their requirement for Toll-like receptors[J]. J Immunol, 1999, 163(12):6748-6755.

[515] MEYER J P, PORSAD R, GILLATT D A, et al. Use of bacille Calmette-Guérin in superficial bladder cancer[J]. Postgrad Med J, 2002, 78(922):449-454.

[516] MILSTIEN J B, GIBSON J J. Quality control of BCG vaccine by WHO: a review of factors that may influence vaccine effectivenessand safety[J]. Bull World Health Organ, 1990, 68(1):93-108.

[517] MORALES A, EIDINGER D, BRUCE A W. Intracavitary bacillus Calmette-Guerin in the treatment of superficial bladder tumors[J]. J Urol, 1976, 116(2):180-183.

[518] MORALES A. CHIN J L, RAMSEY E W. Mycobacterial cell wall extract for treatment of carcinoma in situ of the bladder[J]. J Urol, 2001, 166(5):1633-1637.

[519] MORAN-MENDOZA O, MARION S A, EIWOOD K, et al. Tuberculin skin test size and risk of tuberculosis development: a large population-based study in contacts[J]. Int J Tuberc Lung Dis, 2017, 11(9):1014-1020.

[520] MURRAY C J, LOPEZ A D. Mortality by cause for eight regions of the world: global burden of disease study[J]. Lancet, 1997, 349(9061):1269-1276.

[521] MURRAY P J, ALDOVINI A, YOUNG R A. Manipulation and potentiation of antimycobacterial immunity using recombinant bacille Calmette-Guerin strains that secrete cytokines[J]. Proc Natl Acad Sci USA, 1996, 93(2):934-939.

[522] NAKAZAKI H. Preoperative and postoperative cytokines in patients with cancer[J]. Cancer, 1992, 70(3):709-713.

[523] NETEA M G, CREVEL V R. BCG-induced protection: effects on innate immune memory[J]. Semin Immunol, 2014, 26(6):512-517.

[524] ODA N, MINOGUCHI K, YOKOE T, et al. Effect of suplatast tosilate (IPD-1151T) on cytokine production by allergen-specific human TH1 and TH2 cell lines[J]. Life Sci, 1999, 65(8):763-770.

[525] OGUNMEKEN D A. The extent and importance of sensitization by opportunist mycobacteria in Lagos, Nigeria[J]. Tubercle, 1977, 58(4):201-205.

[526] OLIVIER K N, WEBER D J, WALLACE R J J R, et al. Nontuberculous mycobacteria Ⅰ: multicenter prevalence study in cystic fibrosis[J]. Am J Respir Crit Care Med, 2003, 167(6):828-834.

[527] O'DONNELL M A, ALDOVINI A, DUBA R B, et al. Recombinant mycobacterium bovis BCG

secreting functional interleukin-2 enhances gamma interferon production by splenocytes[J]. Infect Immun,1994, 62(6):2508-2514.

[528] O'DONNELL M A, LUO Y, HUNTER S E, et al. Interleukin-12 immunotherapy of murine transitional cell carcinoma of the bladder: does dependent tumor eradication and generation of protective immunity[J]. Urol,2004,171(3):1330-1335.

[529] O'DONNELL M A. Combined bacillus Calmette-Guerin and interferon use in superficial bladder cancer[J]. Expert Rev Anticancer Ther,2003,3(6):809-821.

[530] PAGANO F, BASSI P, MILANI C, et al. A low dose bacillus Calmette-Guérin regimen in superficial bladder cancer therapy: is it effective? [J], J Urol, 1997, 146(1): 32-35.

[531] PAI M, MENZIES D. Interferon-gamma release assays: what is their role in the diagnosis of active tuberculosis? [J]. Clin Infect Dis, 2007, 44(1):74-77.

[532] PAI M, KALANTRI S, DHEDE K. New tools and emerging technologies for the diagnosis of tuberculosis: part I. Latent tuberculosis [J]. Expert Rev Mol Diagn, 2006, 6(3): 413-422.

[533] PATARD J J,MUSCATELLI-GROUX B,SAINT F,et al. Evaluation of local immune response after intravesical bacilli Calmette-Guerin treatment for superficial bladder cancer[J]. Br J Urol, 1996,78(5): 709-714.

[534] PELOQUIN C A, BERNING S E, NITTA A T, et al. Aminoglycoside toxicity: daily versus thrice-weekly dosing for treatment of mycobacterial diseases [J]. Clin Infect Dis, 2004,38(11):1538-1544.

[535] PIERSIMONI C, SCARPARO C. Pulmonary infections associated with non-tuberculous mycobacteria in immunocompetent patients [J]. Lancet Infect Dis, 2008,8(5):323-334.

[536] RAY D,SAHA K,KRISHNA K S. Serum immunoglobulin E response in sputum positive patients with pulmonary tuberculosis[J]. Indian J Med Res,1993,97:151-153.

[537] REIDER H L. Epidemiologic basis of tuberculosis control [M]. Paris:IUATLD,1999.

[538] REILLY L M, DABORN C J. The epidemiology of mycobacterium bovis infection in animals and man: a review[J]. Tubercle and Lung Diseases, 1995(S1):1-46.

[539] REVES R, SCHLUGER N W. Update in tuberculosis and nontuberculous mycobacterial infections 2013 [J]. Am J Respir Crit Care Med, 2014, 189(8):894-898.

[540] ROSENTHAL S R, COLBERT M J, NIKURS L. Tuberculin reaction trends and BCG vaccination: special reference to young adults (medical students)[J]. Arch Environ Health,1965,11(6):794-803.

[541] WU S C. BCG vaccination for tuberculosis control in China[J]. The Chinese Medical Journal, 1947, 65(9&10):381-383.

[542] SAROSDY M F,LAMM D L. Long-term results of intravesical bacillus Calmette-Guerin therapy for superficial bladder cancer[J]. J Urol,1989,142(3): 719-720.

[543] SCANGA C B, LE G G. Development of an asthma vaccine: research into BCG[J]. Drugs, 2000,59(6):1217-1221.

[544] SCHADENDORF D,HODI F S,ROBERT C,et al. Pooled analysis of long-term survival data from phase Ⅱ phase Ⅲ trials of ipilimumab in unresectable or metastatic melanoma [J]. J Clin Oncol,2015,33(17): 1889-1894.

[545] SEIBERT F B. The isolation on and properties of the purified protein derivative of tuberculin[J]. Am Rev Tuberc,1934,30:713-720.

[546] SHELLEY M D,KUMAR S,WILT T,et al. A systematic review and meta-analysis of randomised trials of neo-adjuvant hormone therapy for localised and locally advanced prostate carcinoma[J]. Cancer Treat

Rev,2009,35(1):9-17.

[547] SHIMOJO N, KOHNO Y, KATSUKI T, et al. Diminished interferon-gamma(INF-γ) production by bacterial antigen-specific T cells in atopic patients[J]. Clin Exp immuol,1966,106(1):62-66.

[548] SHIN D M, JEON B Y, LEE H M, et al. Mycobacterium tuberculosis eis regulates autophagy, inflammation, and cell death through redox-dependent signaling [J]. PloS Pathog,2010,6(12): e1001230.

[549] SHIN J H, LEE E J, LEE H R, et al. Prevalence of non-tuberculous mycobacteria in a hospital environment[J]. J Hosp Infect, 2007,65(2):143-148.

[550] SIELING P A, MODLIN R L. Toll-like receptors: mammalian 'taste receptors' for a smorgasbord of microbial invaders[J]. J Curr Opin Microbiol,2002,5(1):70-75.

[551] SILVERSTEIN M J, DEKERNION J, MORTON D L. Malignant melanoma metastatic to the bladder: regression following intratumor injection of BCG vaccine[J]. JAMA,1974,229(6):688.

[552] SIMEONE E, GENTILCORE G, GIANNARELLI D, et al. Immunological and biological changes during ipilimumab treatment and their potential correlation with clinical response and survival in patients with advanced melanoma [J]. Cancer immunol immunother,2014,63(7):675-683.

[553] PRESCOTT S, JACKSON A M, HAWKYARD S J, et al. Mechanisms of action of intravesical bacille Calmette-Guérin: local immune mechanisms[J]. Clinical Infectious Diseases, 2000, 31(S3): 91-93.

[554] SUTTMANN H, JACOBSEN M, REISS K, et al. Mechanisms of bacillus Calmette-Guérin mediated natural killer cell activation[J]. J Urol, 2004, 172:1490-1495.

[555] SVATEK R S, TANGEN C, DELACROIX S, et al. Background and update for S1602 A phase Ⅲ randomized trial to evaluate the influence of BCG strain differences and T cell priming with intradermal BCG before intravesical therapy for BCG-naive high-grade non-muscle-invasive bladder cancer[J]. Eur Urol Focus, 2018,4(4):522-524.

[556] SYLVESTER R J. Natural history, recurrence and progression in superficial bladder cancer [J]. Scientific World Journal, 2006, 6:2617-2625.

[557] TANG F F, Studies of BCG. Cultures[J]. Chinese Medical Journal Supplement, 1936:189.

[558] TEN DAM H G. BCG vaccination and HIV infection[J]. Bull Int Union Tuberc Lung Dis,1990,65(2):38-39.

[559] THOMAS DORMANDY. The White Death: a history of tuberculosis[M]. Rio Grande, Ohio: The Hambledon Press, 1999:348.

[560] TINAZZI E, FICARRA V, SIMEONI S, et al. Reactive arthritis following BCG immunotherapy for urinary bladder carcinoma: a systematic review [J]. Rheumatol Int, 2006,26(6):481-488.

[561] TOKUNAGA T, YAMAMOTO H, SHIMAGA S, et al. Antitumor activity of deoxyribonucleic acid fraction from mycobacterium bovis BCG. Isolation physicochemical characterization, and antitumor activity[J]. Journal of the National Cancer Institute, 1984, 72(4): 955-962.

[562] TSUJI S, MATSUMOTO M, TAKEUCHI O, et al. Maturation of human dendritic cells by cell wall skeleton of mycobacterium bovis bacillus Calmette-Guerin: involvement of toll-like receptors[J]. Infect Immun, 2000,68(12):6883-6890.

[563] TSUKAMURA M. Diagnosis of disease caused by Mycobacterium avium complex[J]. Chest, 1991, 99(3):667-669.

[564] RICHARD J, WALLACE J, BROWN B A, et al. Nosocomial outbreaks/pseudo-outbreaks caused by nontuberculous mycobacteria [J]. Annu Rev Microbiol, 1998, 52(1):453-490.

[565] WALLIS R S, KIM P, COLE S, et al. Tuberculosis biomarkers discovery: developments, needs,

and challenges [J]. Lancet Infect Dis, 2013, 13(4): 362-372.

[566] WANG R, KLEGERMAN M E, MARSDEN I, et al. An anti-neoplastic glycan isolated from mycobacterium bovis(BCG vaccine) [J]. Biochem J, 1995, 311(3): 867-872.

[567] WANGOO A, BROWN I N, MARSHALL B G, et al. Bacille Calmette-Guérin (BCG)-associated inflammation and fibrosis: modulation by recombinant BCG expressing interferon-gamma (IFN-gamma) [J]. Clin Exp Immunol, 2000, 199(1): 92-98.

[568] WHITTAKER J A. Annotation: Immunotherapy in the treatment of acute leukaemia [J]. Br J Haematol, 1980, 45: 187-193.

[569] WU X Q, LI Q K, YANG Y R, et al. Latent tuberculosis infection amongst new recruits to the Chinese army: comparison of ELISPOT assay and tuberculin skin test [J]. Clin Chim Acta, 2009, 405 (1-2): 110-113.

[570] YAMADA H, MATSUMOTO S, MATSUMOTO T, et al. Murine IL-2 secreting recombinant bacillus Calmette-Guerin augments macrophage-mediated cytotoxicity against murine bladder cancer MBT-2 [J]. J Urol, 2000, 164(2): 526-531.

[571] YAMADA H, MATSUMOTO S, MATSUMOTO T, et al. Prostaglandin E2 down-regulates viable bacille Calmette-Guerin-induced macrophage cytotoxicity against murine bladder cancer cell MBT-2 in vitro [J]. Clin Exp Immunol, 2002, 128(1): 52-58.

[572] YU D S, LEE C F, HSIEH D S, et al. Antitumor effects of recombinant BCG and interleukin-12 DNA vaccines on xenografted murine bladder cancer [J]. Urology, 2004, 63(3): 596-601.

[573] ZHANG Y, KHOO H E, ESUVARANATHAN K. Effects of bacillus Calmette-Guerin and interferon alpha-2B on human bladder cancer in vitro [J]. Int J Cancer, 1997, 71(5): 851-857.

[574] ZHAO W, SCHOREY J S, BONG-MASTEK M, et al. Role of a bacillus Calmette-Guérin fibronectin attachment protein in BCG-induced antitumor activity [J]. Int J Cancer, 2000, 86(1): 83-88.

[575] ZIMMERMANN P, CURTIS N. The influence of BCG on vaccine responses-systematic review [J]. Expert Rev Vaccines, 2018, 17(6): 547-554.

[576] ZLOTTA A R, DROWART A, HUYENK, et al. Humoral response against heat shock proteins and other mycobacterial antigen after intravesical treatment with bacillus Calmette-Guérin (BCG) in patients with superficial bladder cancer [J]. Clin Exp Immunol, 1997, 109(1): 157-165.

[577] ZUMLA A, GEORGE A, SHARMA V, et al. The WHO 2014 global tuberculosis report-further to go [J]. Lancet Global Health, 2015, 3(1): 10-12.